コミュニケーション　入院時の情報収集　入退院支援　意思決定支援 感染防止　環境整備　サービス担当者会議　看取り，死後の処置	基本技術
食事　排泄　活動　休息・睡眠　清潔・整容　衣生活（更衣）	日常生活 援助技術
バイタルサインの測定　検査　呼吸・循環管理　ストーマ管理　皮膚管理　与薬　安楽	身体ケア 技　　術
窒息　転倒・転落，打撲，骨折　せん妄　熱傷　心肺停止	救急手技

JN218653

はじめに

『根拠と事故防止からみた老年看護技術』の初版発行以来，多くの方々にご愛読いただき，今般第4版を発刊する運びとなりました．

保健・医療・福祉，地域・在宅の各ケア現場において，看護ケアを必要とする高齢者は増えています．加齢による心身の変化やフレイル，そして疾患に伴う症状や苦痛により，自立した日常生活が困難になる高齢者には，多職種連携による支援が求められています．また，治療に伴う看護ケアも，成人看護とは少し異なり，包括的な視点や予測的観点からの心身社会的なアプローチが必要です．高齢者看護では，その高齢者1人ひとりの人生史や家族の状況，生活環境，生活の場を理解し，本人の意思を尊重した看護ケアによって，老年期というエンド・オブ・ライフを支えることが不可欠です．

第4版では，項目を見直し，ガイドラインで改訂された内容や最新のエビデンスを反映し，より深く学修できるようにしました．また，付録として，看護技術の手順を簡潔にまとめた"手順マップ"を新たに収載し，看護学生の皆さんが実習や演習で技術を実施する際に手順を確認しやすくしました．さらに，主な技術は動画でも確認できるようにし，詳細な動きや流れを具体的に学べるようにしています．

各項目の冒頭では，高齢者の特徴を踏まえた各看護技術の目的や必要性について説明し，事前のアセスメントや確認すべき点，必要物品を挙げています．そして，各看護技術の手順，留意点と根拠を詳しく説明し，実施後の評価では対象となった高齢者にとっての評価の視点や評価項目を示しています．

本書が看護学生のみならず，高齢者ケアの現場で働きはじめた看護師にとっても有用な一冊となることを期待しています．また，多様なケアの現場で働く看護師や学生教育担当の看護師の方々にもご活用いただければ幸いです．

本書の制作にあたっては，執筆，撮影，動画の編集などで多くの方々からご協力とお時間を頂きました．撮影で医療機関の現場をご提供していただくなど，関係機関からも多大なご理解とご協力を賜りました．医学書院の方々には，細部にわたり適切な指示をいただき，本書を完成させることができました．

最後になりましたが，引き続き，読者の皆様からご意見を賜りますようお願い申し上げます．

2024年9月

亀井智子

編集

亀井　智子　聖路加国際大学看護学部学部長・大学院看護学研究科教授　老年看護学

執筆(五十音順)

江藤　祥恵　前聖路加国際大学大学院看護学研究科助教　老年看護学

大友　晋　川口市立医療センター看護師

亀井　智子　聖路加国際大学看護学部学部長・大学院看護学研究科教授　老年看護学

河田　萌生　聖路加国際大学大学院看護学研究科博士後期課程

桑原　良子　松本看護大学看護学部准教授　老年看護学

杉本　知子　北里大学看護学部教授　生涯発達看護学

谷口　好美　金沢大学医薬保健研究域保健学系看護科学領域准教授　老年・リハビリテーション看護学

鳥谷めぐみ　埼玉医科大学保健医療学部看護学科准教授　老年看護学

長谷川真澄　札幌医科大学保健医療学部看護学科教授　老年看護学

松本　美香　医療法人社団景翠会金沢病院医療安全管理者/聖路加国際大学臨床教授

南　琴子　聖路加国際大学大学院看護学研究科博士後期課程

柳井田恭子　川崎市立井田病院地域医療部課長

山本　由子　東京医療保健大学千葉看護学研究科准教授　老年看護学

撮影協力施設(五十音順)

育生会横浜病院
川崎市立井田病院
景翠会金沢病院
聖路加国際大学
中央区立介護老人保健施設　リハポート明石
初富保健病院
ライフサポートいずみ
谷原病院スタジオ

写真・動画撮影(五十音順)

亀井宏昭，高原マサキ

撮影協力(五十音順)

卯野木健，大溝茂実，長田誠子，小島英子，後藤順一，菅谷久恵，髙橋佑太，武井主税，内藤祥子，
牧野晃子

第1章　基本技術

第4章 救急手技

高齢者の特徴とケアの必要性 ▶▶ アセスメント ▶▶ 予防 ▶▶

☑ **ケアの目的・意義を明確に**

はじめに，高齢者の様々な背景と特徴を整理．「どんなケアが，なぜ必要なのか？」を理解し，技術習得の目標地点を定めましょう．

☑ **高齢者の特徴を踏まえてアセスメント**

看護技術の実践にあたって必要なアセスメント項目を挙げました．客観的情報と主観的情報の収集と分析は，実践の前にも，また実践しながらも意識しましょう．

☑ **症状発現と悪化の予防**

適切な看護介入によって，症状発現や悪化を防ぎ，対象者の苦痛を減らすことができます．

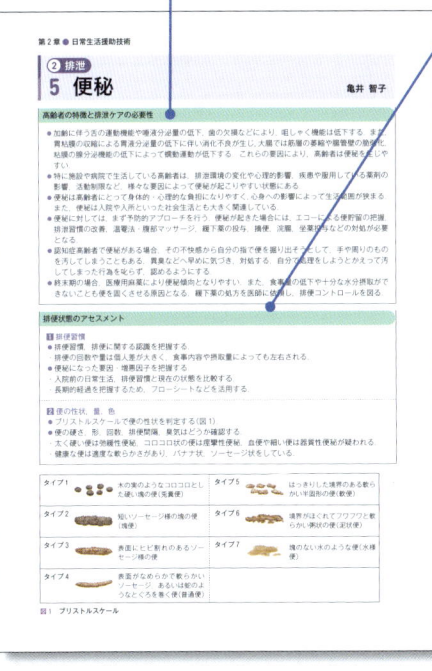

アセスメントや予防の要点がよくわかる

本書の構成と使い方

手順 ▶▶

目的・要点・
必要物品などを
確認できる

動画で手技の
イメージができる

動画の使い方⇒ xiv ページ参照

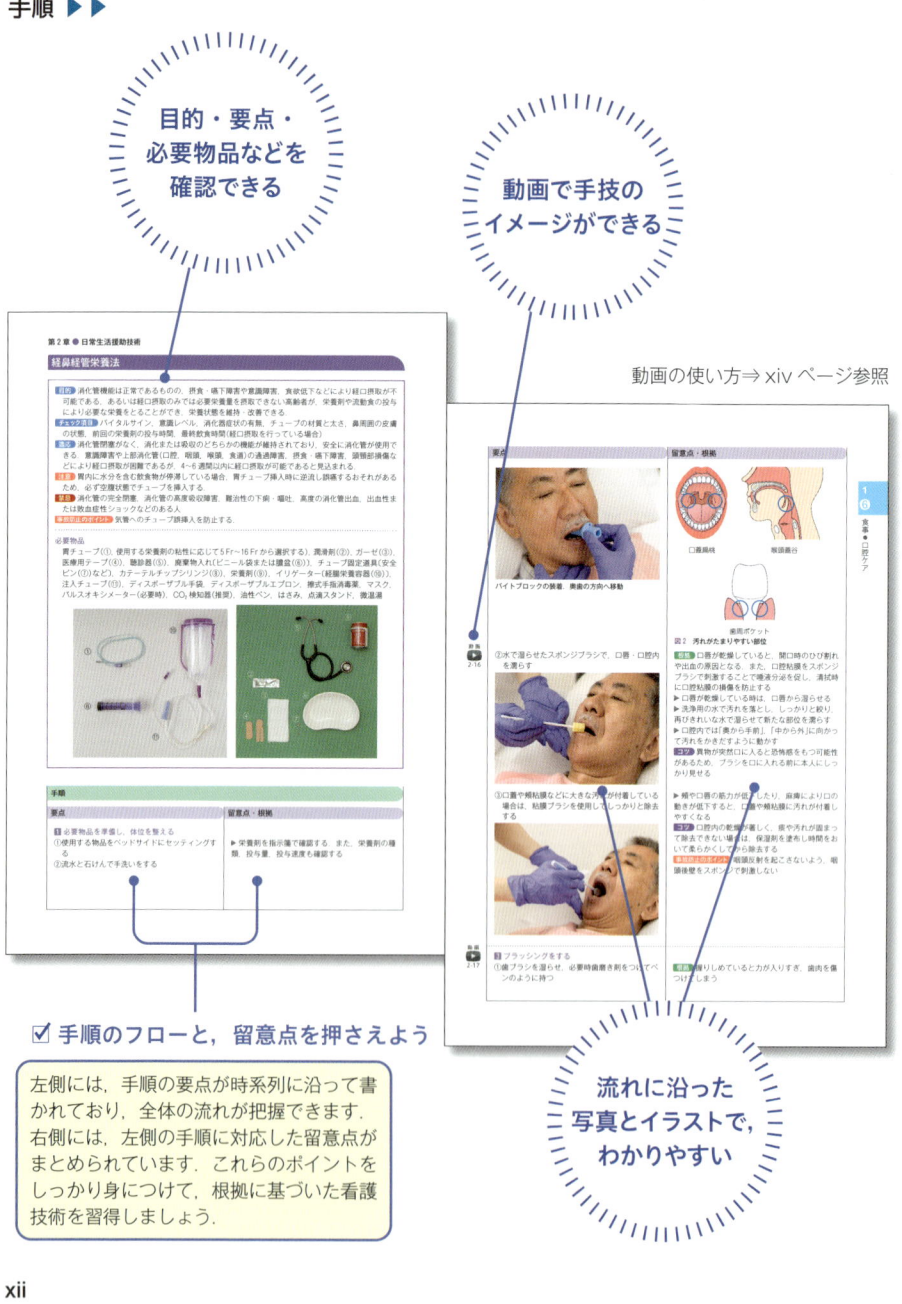

☑ 手順のフローと，留意点を押さえよう

左側には，手順の要点が時系列に沿って書かれており，全体の流れが把握できます．
右側には，左側の手順に対応した留意点がまとめられています．これらのポイントをしっかり身につけて，根拠に基づいた看護技術を習得しましょう．

流れに沿った
写真とイラストで，
わかりやすい

手順 ▶▶ 評価

☑ 知っておきたいポイントをチェック

根拠 確かな技術の支えとなり，応用を可能にします．高齢者や家族への説明にも不可欠．

コツ ちょっとした工夫と知識で，実践がスムーズに．プロとして身につけておきたいノウハウが一杯です．

事故防止のポイント 医療事故を防ぐために，必ず押さえておきましょう．

注意 見落とすと重大な結果につながるポイントを赤字で示しました．

禁忌 "やってはいけない"を赤字で記載しました．

緊急時対応 高齢者の急変につながる危険な徴候がみられたら，初期対応が大切．いつでも慌てず適切な対応ができるように覚えておきたい事項を，赤字で示しました．

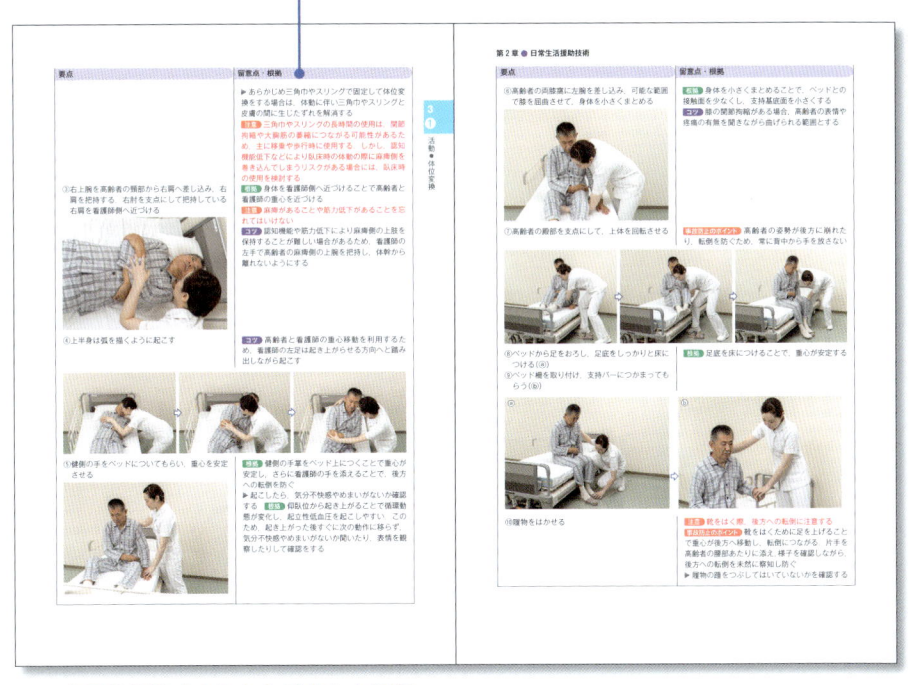

☑ 目的が達成されたかどうかを評価

最初に考えた「どんなケアが，なぜ必要なのか？」という視点にかなったケアができたでしょうか？　安全で確実な技術が実践できたでしょうか？
自分の行動や技術を振り返り，評価します．
クリアできれば，スキルアップへの一歩！

動画の使い方

本書の動画の見かた

QR

URL

https://www.igaku-shoin.co.jp/prd/05692/

本書で マークがついている技術の動画をご覧いただけます．右記QRコードまたは URL の Web サイトにアクセスし，ID と PASS（次ページ下のスクラッチを削ると記載されています）を入力してください．

本 Web サイトの利用ライセンスは，本書1冊につき1つ，個人所有者1名に対して与えられるものです．第三者への ID・PASS の提供・開示は固く禁じます．また図書館・図書施設など複数人の利用を前提とする場合には，本 Web サイトを利用することはできません．不正利用が確認された場合は，閲覧できなくなる可能性があります．

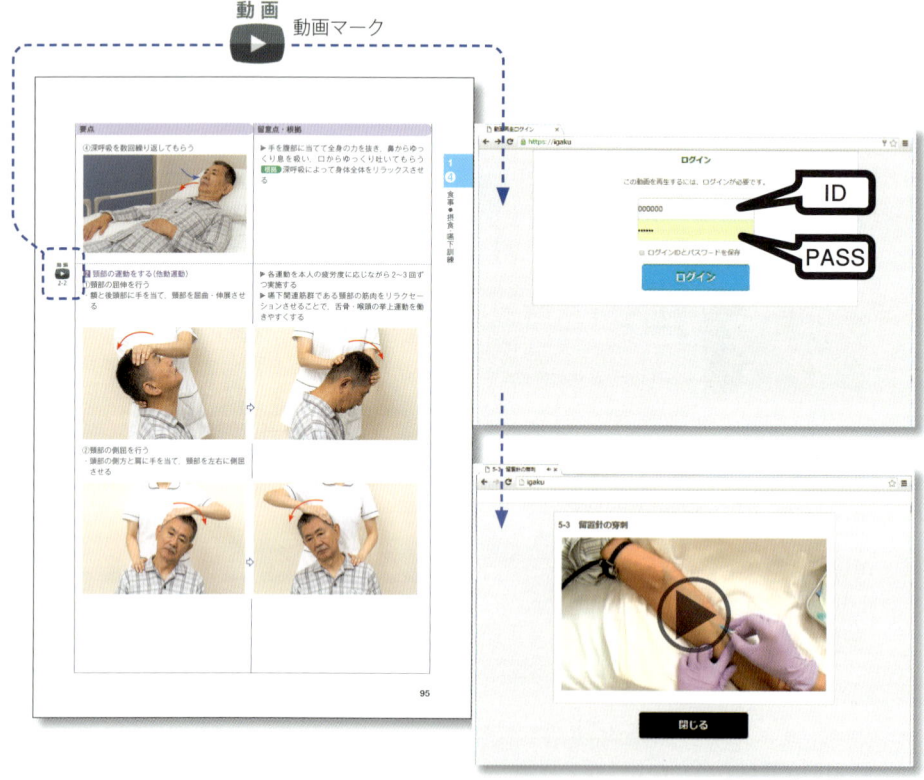

＊画面の画像はダミーです．

＊動画の閲覧は Web 配信サービスとなります．PC，スマートフォン，タブレットなどで視聴可能です．
＊本動画には，音声データは含まれていません．
＊本書や付録動画においては，撮影対象の動きや表情を見やすくするなどの理由で，個人防護用具を使用せずに手技を行っていることがあります．臨床現場では，標準予防策をはじめ，感染のリスクに応じた感染対策が必要となります．施設内の感染予防マニュアルをご確認の上，施設の方針に則り個人防護用具をご使用いただきますようお願いいたします．

動画一覧

スクラッチを削ると
IDとPASSが記載
されています

手順マップの使い方

☑ 手順マップについて

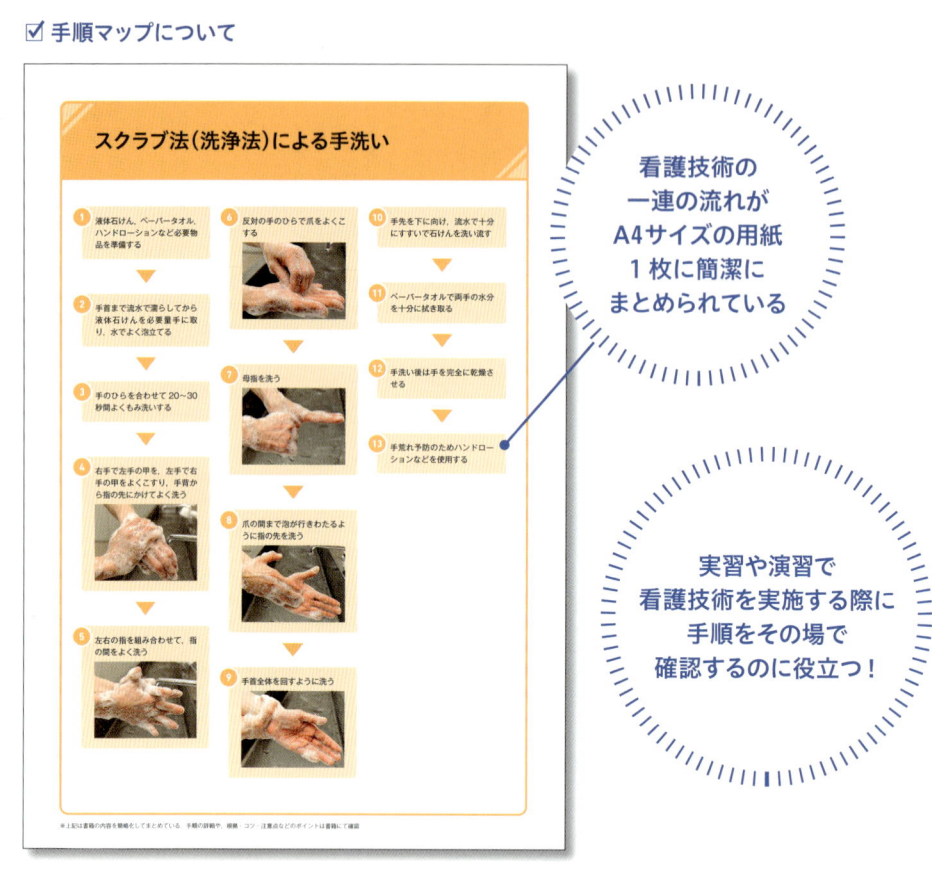

看護技術の
一連の流れが
A4サイズの用紙
1枚に簡潔に
まとめられている

実習や演習で
看護技術を実施する際に
手順をその場で
確認するのに役立つ！

① 右記の QR コードまたは URL から本書の商品ページにアクセスし，ページ内の「付録・特典」タブをクリックします．

② 必要な手順マップを選択し，PDF データをダウンロード，プリントアウトします．

③ それをバインダーなどに挟んで持ち運び，実習や演習で看護技術を実施する際に手順をその場で確認するのに活用します．

QR

URL
https://www.igaku-shoin.co.jp/book/detail/115197#tab5

手順マップ一覧

手順マップの PDF データ(A4 サイズ)は，左ページに記載している QR コードまたは URL のサイト内でダウンロードすることができます．プリントアウトした手順マップを持ち運ぶことで，実習や演習で看護技術を実施する際に手順をその場で確認することができます．

第1章 基本技術

① コミュニケーション

1 コミュニケーション向上への援助 亀井 智子

高齢者の特徴とコミュニケーション向上への援助の必要性

- 対象者とのコミュニケーションは看護の基本である. 高齢者の人格を尊重した話しかけを行う. 子どもに話しかけるような話し方や過度にゆっくりとした話し方,大声で話しかけることは望ましくない.
- 「ひろい(広い)→しろい(白い)」,「いちじ(1時)→しちじ(7時)」,「さとうさん(佐藤さん)→かとうさん(加藤さん)」,「はくしゅ(拍手)→あくしゅ(握手)」など言葉の聞き間違えが生じやすいものは, 言葉のバリアフリーを念頭において, 言い換えることも検討する.
  (例)
  しちじ→ななじ
  はくしゅ→手を叩く
  あくしゅ→手を握る
- 言語的コミュニケーションだけでなく, 表情,動作などの非言語的コミュニケーションも重要である.
- 加齢に伴う視覚・聴覚機能の低下, 認知機能の低下, 唾液分泌量の減少, 歯の欠損などにより, 聞き取り, 発語や会話などのコミュニケーション(意思疎通)上の障害や機能の低下が生じやすい. 補聴器や眼鏡を利用しやすい場所に置き, 手に取りやすいよう工夫する.
- 特に施設や病院で生活する高齢者では,生活環境の変化や入院・入所による心理的影響,コミュニケーションパターンの変化, 服用薬物による唾液量の減少の影響, 活動制限など, 様々な要因によってコミュニケーションに支障が生じやすい状態となる.
- 高齢者にとってのコミュニケーション不足は, 心理的孤立感を生み出し, 生活範囲を狭め, 入院・入所といった社会生活の質にも大きく関連する.
- 入院前のその人のコミュニケーションの特徴を把握し, 意思疎通を左右する補聴器, 眼鏡, 義歯などの利用を確認し, 必要に応じて受診を勧めるなど, コミュニケーション上の障害につながる問題への対処が必要である.

アセスメント

■ 言語・会話

- 声かけによる返答から, 発語, 構音状態を判定する.
- 言葉を話すことはできるが, 咽頭,声帯などの発声器官や, 唇, 歯, 舌, 軟口蓋などの発語器官の運動障害があり, 発音が不明瞭で, 他者に意図が伝わらない状態を構音障害という(表1).
- 発声器官に異常があれば失声(ささやき声)や嗄(さ)声(かれ声)が生じる.
- 発語器官に異常があれば, 音が不正確になる.
- 構音障害の原因となる疾患・障害を確認する.
- 高齢者に多い構音障害の原因は, 麻痺, 錐体外路の障害などで, 嚥下障害や流涎(りゅうぜん),感情失禁, 脳血管疾患や認知症などを合併する場合が多い.
- 発声やコミュニケーションの特徴を把握する.
- 入院前や発症前の日常生活, コミュニケーションの状態を把握し, 家族にのみ理解できる発声やコミュニケーションの特徴などがあれば, それらの情報を収集する.
- 高齢者にはゆっくり, はっきり話してもらうよ

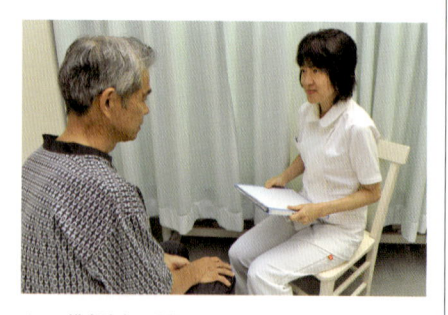

表1 構音障害の分類

器質性構音障害	音声器官の形態上の異常により生じる発音上の障害
運動障害性構音障害	音声器官の運動機能障害による発話上の障害
聴覚性構音障害	聴覚障害による二次的な発音上の障害
機能性構音障害	本態性の発音障害

うにする．また，看護師はうまく聞きとることが重要である．
・脳血管疾患などによる構音障害や失語などがあれば，病歴やリハビリテーションなどの経過を把握する．
・声かけへの返答がない，返答があいまいでちぐはぐである，言葉が出そうで出ない，「あれ」「それ」など明確な言葉を話せない場合には，認知機能の低下を疑う．頭部の画像検査や認知機能スクリーニング検査の結果などの経過を把握し，本人に合ったコミュニケーション方法や言葉を検討していく（p.5 **5** 参照）．

2 聴力・聞こえ

● 会話から，聞こえの様子を判定する．
・一般的に，高齢者ではまず高音域の聴力が低下する．低音域は比較的保たれるが，加齢とともに可聴域の低下が進行する．
・内耳で変換された電気的信号が蝸牛神経，脳幹部を経て，大脳皮質へ伝わる経路の障害を，後迷路性（中枢性）障害という．神経細胞の萎縮や減少により聴力障害が生じる．
● 耳垢(じこう)はないか観察する．
・耳垢による栓塞は，高齢者の難聴の原因になる．耳の閉塞感，難聴，耳鳴り，自分の声が大きく響くなどの場合は，耳垢を確認する．耳垢の種類は乾性耳垢と湿性耳垢に大別され，塞栓が大きい場合は耳垢水(重曹，グリセリン，水の混合液)を使用して，耳垢を軟らかくしてから除去する．

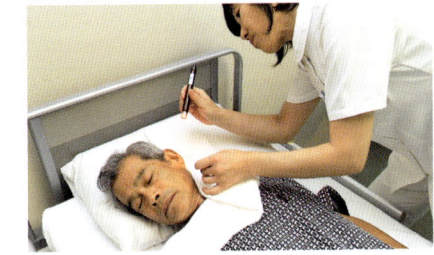

● 補聴器は定期的に調整しているか確認する．
・補聴器をもっていても，バッテリー切れでは使用できない．また補聴器の使用感が悪いために，使用しない高齢者がいることも念頭におく．
● 聴力検査の必要性を判断する．

3 視覚機能

● 日常生活の支障の程度から，視力障害を判定する．
・加齢に伴い，一般に視力は低下する．明順応，暗順応ともに調整速度が遅くなる．水晶体は黄染化し，柔軟性が低下する．
● 視野障害，複視はないか確認する．
● 視覚機能に影響を及ぼす疾患・障害の有無を確認する．
・基礎疾患をもつ高齢者では，特に視力低下，視野狭窄が生じやすい．白内障，緑内障，加齢黄斑変性，糖尿病網膜症，脳血管障害の既往歴や現病歴がある人には留意する．
● 眼鏡を使用している場合，定期的に調整しているか確認する．
・眼鏡が視力に合っていないことがある．老視と近視の両方をもつ高齢者では，遠近両用2焦点レンズなどが必要となる．

4 薬物の使用状況

● 服用・使用している薬物を把握する．
・高齢者は薬物を使用していることが多く，薬物の副作用で唾液分泌量の低下をきたすことがある．
・抗うつ薬，鎮痛薬，利尿薬，パーキンソン病治療薬，降圧薬などの副作用として，唾液分泌の低下がある．抗うつ薬，抗不安薬などは神経受容体に働き，唾液量を低下させる．降圧薬や利尿薬は体内の水分を尿として排泄させる結果，唾液の分泌が抑制される．

5 認知機能

● 知的機能の程度を把握する．
・認知機能の低下や認知症早期では，つじつまの合わない会話が生じることがある．
● 見当識障害の有無と程度を把握する．

- ●記憶障害の有無と程度を把握する.
- ・大脳の萎縮などが進み，認知症が重度化すれば，言語的コミュニケーション能力は低下する.
- ●人格・行動障害の有無と程度を把握する.
- ●うつ病などの精神疾患の有無を把握する.
- ●せん妄の誘因の有無を確認する.
- ・入院による生活環境の変化，電解質バランスの不均衡，発熱，納得していない入院によるストレスなどは，高齢者のせん妄の誘因となり，コミュニケーションの障害につながることがある.

6 検査・診断
- ●視力検査，視野・眼圧の検査
- ●純音聴力検査
- ●改訂長谷川式簡易知能評価スケール(HDS-R)，ミニメンタルステートテスト(MMSE)，Ｎ式精神機能検査などの認知スクリーニング検査
- ●認知症確定診断のための PET，SPECT，MRI 検査
- ・PET では脳の糖代謝による活動性を，SPECT では脳の血流状態を，MRI では脳の形態，萎縮状態を検査する.

コミュニケーション向上への援助

1 構音障害への対応
- ●正面に向き合い，ゆっくりと話しかける．急がせずに，ゆっくりと話すように伝える.
- ●原因となる疾患やリハビリテーションの経過を把握し，言語リハビリテーションが必要か検討する.
- ●疾患治療により水分が制限されている場合を除き，ドライマウスを予防するため，十分な水分摂取を勧める.

2 難聴，補聴器への対応
- ●耳鼻咽喉科での聴力検査と補聴器相談医などの指導を受け，適切な補聴器を選択できるように援助する．また，定期的な調整を受けるように促す.
- ●高度難聴に対しては，人工内耳の埋め込み手術による聴力改善の方法も検討する.
- ●耳鼻科を受診し，耳垢栓塞などの処置を受けるように促す.

3 視力・視野低下への対応と眼鏡
- ●眼科での視力を確認し，適切な眼鏡を選択できるように援助する．また，定期的に眼鏡の調整を受けるように促す.
- ●眼圧や視野を確認し，眼圧上昇，視野欠損などがないか把握する.

4 唾液分泌の促進
- ●唾液全体の分泌量は加齢とともに減少し，80 歳では老人性腺萎縮により男女とも 25% 以上の低下が生じるといわれている．また，高齢者の「口が渇く」「のどが渇く」などのドライマウスは義歯の安定にも影響を与え，痛みによる食事摂取量の低下につながることもある.
- ●ドライマウスの場合，唾液腺のマッサージ，味覚刺激，咀しゃく運動刺激，口唇運動や舌の運動により，唾液分泌を促す．特に食事の前には唾液腺マッサージ，口唇運動などを行う.

5 高齢者とのコミュニケーションを図る工夫

● リラックスしてコミュニケーションが図れるよう環境を整える.

・椅子の高さ,室温,周囲の音,排泄環境などを調整し,プライバシーにも配慮する.

● 生活史,文化的背景,生活習慣を理解する.

・過去100年ほどの主な出来事を年表などにまとめ,それをもとに高齢者の生活史,文化的背景,生活習慣を理解するとともに,話題にできるようにしておくと会話がはずむことがある.

● 高齢者を尊重した言葉遣い,接し方などコミュニケーション方法に配慮する.

・高齢者とケア提供者間には,世代間ギャップがあることがほとんどである.高齢者のコミュニケーションの特徴を知り,尊厳に配慮した言葉かけ,コミュニケーションを図るようにする.

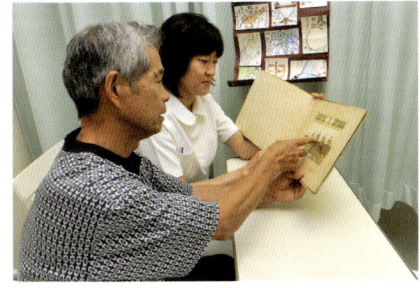

写真などを見ながら人生を語ってもらうことで,その人の生きてきた背景を理解するライフレビューは,ケアとしても有効である

① コミュニケーション
2 高齢者とのコミュニケーションの工夫 亀井 智子

目的 高齢者の不安，症状，伝えたいことなどを聞き，ニーズを把握する．また，行うケアの内容を豊かにするために高齢者の生活史や生活習慣を知り，援助につなげる．

チェック項目 聴力，視力，薬物使用状況，症状や痛みの有無，バイタルサイン

必要物品 （必要であれば）補聴器，眼鏡など．高齢者の生活史を把握する時には年表（明治・大正時代から現在までの100年ほどの主な出来事）などを用いると，コミュニケーションを促進しやすい．

手順

要点	留意点・根拠
1 接し方・配慮 ①対面する位置が高齢者の正面になるようにし，落ち着いたはっきりとした言葉で伝える．威圧的にならないようにする 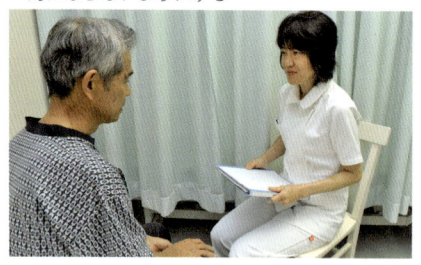 ②高齢者の聴力や視力を把握し，その程度に応じた対応をとる ③家族との交流の時間をもてるよう配慮する ④高齢者が話しやすい状況をつくる	▶ 前方から視線を合わせ，うなずき，身振り・手振りなどを用いて傾聴し，受け止めている態度を示す ▶ 高齢者の感情に応じて表情などを工夫し，より安心感や信頼感を得られるようにしていく ▶ 手を握る，肩をさするなどタッチングによるコミュニケーションは信頼感を得てから実施する ▶ 突然にタッチすることは控え，距離のとり方は個別に検討する ▶ 行うことはわかりやすく，丁寧に本人に伝える ▶ 必要であれば補聴器や眼鏡などを用意してもらい，装着するよう依頼する ▶ 生きてきた時代や時代背景について尋ねる．看護師も時代背景を理解できるように，用意した年表を見ながら，高齢者の話を聞くなど，コミュニケーションや意思疎通の向上を図る
2 認知症高齢者とのコミュニケーション ①本人の正面に位置し，視線を合わせる ②適切な距離まで近づく ③なじみの関係性を築けるよう，不安を軽減する声かけを行う ④自尊心を尊重し，高圧的な態度をとらず，受容的に接する	**根拠** 認知症をもつ人では，注意力が低下していることがあるため，どこから声をかけているかわからない場合，コミュニケーションが成立しない ▶ 認知機能が低下した高齢者では，どのくらいの範囲まで注意力が向くかを把握し，その距離まで近づいて話すよう工夫が必要である **根拠** 高齢者は入院などの慣れない環境下で不安や居心地の悪さを感じていることが多い．特に認知症をもつ人はその傾向が強い ▶ 事実と異なる話の内容でも否定せず，そのまま受け入れる

要点	留意点・根拠
	▶ 排泄などで失敗した場合でも，しかりつけたり，頭ごなしに否定したりしない
	▶ 攻撃的な言動，物盗られ妄想による言動などが生じることがあるが，言い返さず，一度受け止め，落ち着いてから「一緒に探しましょう」などと言って対応する
⑤非言語的コミュニケーションによる表現を理解する	▶ 表情や行動から，排泄の欲求や痛みがあることがわかる場合がある

評価

- 高齢者の生活史，時代背景，現在の訴えなどを把握できたか.
- 構音障害，失語などによる高齢者のコミュニケーションの特性や障害を把握できたか.
- 高齢者の不安が軽減され，居場所として安心しているか.
- コミュニケーション障害の原因が把握できたか.

NOTE

認知症高齢者とのコミュニケーション方法

■バリデーション[1]

バリデーションとは，認知症高齢者に敬意をもって共感的に接し，そのまま受け止めるというコミュニケーション方法である．認知症高齢者がなぜそのような言動や行動をしているのかを考え，共感し，コミュニケーションをとることができる．認知症高齢者がたどる4つのステージ（認知の混乱，日時・季節の混乱，繰り返し動作，植物状態）を理解し，各段階に応じた14のバリデーションテクニックを用いる（表1）.

表1 14のバリデーションテクニック

1	センタリング（精神の集中）
2	事実に基づいた言葉を使う
3	リフレージング（本人の言うことを繰り返す）
4	極端な表現を使う
5	反対のことを想像する
6	思い出話をする
7	真心をこめたアイコンタクトを保つ
8	あいまいな表現を使う
9	はっきりとした低い，優しい声を使う
10	ミラーリング（相手の動きや感情に合わせる）
11	満たされていない人間的欲求と行動を結びつける
12	好きな感覚を用いる
13	タッチング
14	音楽を使う

■ユマニチュード[2]

ユマニチュードとは，認知症高齢者への包括的なケア方法である．正面から視野に入り，目線の高さを合わせ，見下ろさずに「見る」ことを第一とし，優しい心地よい言葉を使って繰り返し話しかけること，いきなり認知症の人に触れずに，行うことをすべて言葉で伝えながらケアをすること，認知症の人の身体に触れて，スキンシップを図り，優しく背中をさすったり，そっと手を添えたりなど本人が安心できるようにすること，そして寝たきりにならないよう，自力で「立つ」ことを大切にする.

● 文献
1) フェイル，N（藤沢嘉勝監訳）：バリデーション―認知症の人との超コミュニケーション法 第2版. 筒井書房，2002
2) 本田美和子，イヴ・ジネスト，ロゼット・マレスコッティ：ユマニチュード入門. 医学書院，2014

② 入院時の情報収集

柳井田 恭子

高齢者の特徴と情報収集の必要性

- 高齢者の限りある時間をその人らしく生きられるよう支援するためには，その人を知らなければならない．その人の現在のありように大きく影響を与えていると考えられる過去の生き方や人生観，希望，生い立ち，家族関係，職業経験，歴史的時代背景を知ることが必要である．それにより，看護師は個別ケアに必要な情報を多く得ることができ，ケアに生かすことができる．
- 高齢者は複数の疾患の既往をもつだけでなく，加齢による機能低下により，急激に状態が悪化することもあり得る．そのような事態に備え，延命処置をどう考えているかを把握し，本人・家族が悔いを残さずに終末期を迎えられるよう情報を共有しておく．また，状態の急変などがあった場合の連絡先，家族が病院に来るまでの時間なども把握しておく必要がある．
- 老老介護や独居，キーパーソンがいない場合などの連絡先，連絡方法を把握する．生活保護受給者では，福祉事務所担当者との連絡が必要になる場合もある．
- 入院時は常に，退院後の生活と治療を考慮して情報を収集する．
- 高齢者は，環境が変わることで不穏やせん妄を生じやすい．できるだけ自宅での介護方法やなじみの物を取り入れ，環境の変化を最低限にするように情報を得ることが大切である．
- 情報収集の際は，高齢者の主体性によって語られていくことに価値をおき，「語る」ことによって高齢者が癒されることも念頭におく．
- 入院時の情報収集は高齢者を知りアセスメントに役立つだけでなく，信頼関係の構築にもつながる．
- 聴取した情報を関わる医療従事者と共有し，その後の治療やケアに役立てていくことが重要である．

アセスメント

1 現在の身体状態

- 本人の主訴：現病歴，既往歴（発症状況，部位・範囲，持続，増悪要因，随伴症状など），生活歴を把握する．
- ・今の身体がどのような状態かを把握し，ケアの方向性を決める．
- ・複数の疾患を有することが多いため，フィジカルアセスメント（問診，視診，触診，打診，聴診）を通して身体状態の異常について確認することが大切である．
- 治療方針を確認する．
- ・今後の方向性を本人・医療従事者で共有することが重要である．
- ・医師の説明に対する本人・家族の理解度や受け止め方を確認し，一致していなければ再度説明する機会を設ける．
- 認知機能の状況を把握する．
- 身体機能（ADL/IADL）を確認する．

2 生活状況

- 入院前の日常生活状況（食事，排泄，活動など）を把握する．
- ・入院生活における具体的な援助が明確になる．
- 経済状況，介護保険（訪問看護，デイサービス，通所リハビリテーションなど）や生活保護，その他の医療・福祉サービスなどの活用の有無を確認する．必要に応じて，退院に向けて手続きを始める．

3 家族の状況

- 家族のメンバーの年齢と家族構成（核家族，拡大家族など）を把握する．
- 本人・家族の死生観に関する情報を会話から自然な形で得る．
- 家族の居住地，病院までの所要時間，面接が可能な時間帯などについて確認する．
- 家族内のキーパーソン，介護者を把握する．
- 面接時の本人・家族の相互関係を把握する．
- 入院後に病棟のスタッフに期待していることや治療・ケアに対する希望を確認する．

4 アドバンス・ケア・プランニング

- 疾患の状態やその他のインシデントによっては死に至る場合もあるため，本人・家族が看取りや急変時の治療方針をどのように捉えているのか把握しておく．
- ・がんの末期，老衰，救命の可能性がない患者などで，患者本人または患者の利益に関わる代理者の意思決定を受けて心停止時に心肺蘇生を行わないことを DNAR(Do not attempt resuscitation)と呼ぶ．DNAR 指示は，本人・家族・医療従事者間での丁寧な話し合いの経過を経て，決定される必要がある．
- アドバンス・ケア・プランニング(advance care planning：ACP)により意思決定がなされているか確認する(詳細は「第1章【4】意思決定支援」p.17 を参照)

情報収集

目的 その人を知り，今後のケアや治療に生かす．
チェック項目 身体状態，生活状況，家族の状況，価値観
適応 すべての高齢者
事故防止のポイント 個人情報の漏えい防止

必要物品　筆記用具，紙，問診票など

手順

要点	留意点・根拠
1 面接の準備をする ①以前の入院情報や外来の情報などをカルテで確認しておく	
2 情報収集の目的を説明する ①挨拶し，自己紹介で所属・名前を伝える．なぜ情報を収集する必要があるのかを説明する 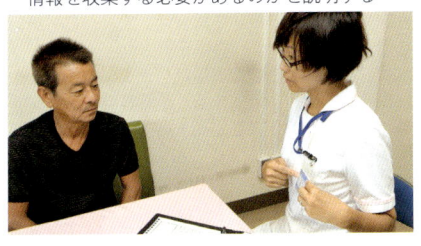	▶個人的な情報を提供することを躊躇する人も少なくない．目的を伝えることで，本人・家族の安心を促す

要点	留意点・根拠

3 面接室に案内する

①高齢者は歩行が困難なこともあるため，本人のペースに合わせて案内する

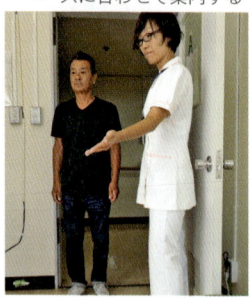

▶本人の体調が悪い場合は，苦痛を与えないようベッドサイドで現病歴や今一番つらいことなどを聞く程度にし，その他の情報は落ち着いてからあらためて聴取する

②話しやすい雰囲気をつくるとともに，安心して話ができるような環境を整える

根拠 最初の印象がその後の信頼関係に影響する．入院の環境下で緊張していることがある

4 情報を収集する

①入院に至ったプロセスを確認しながら，わかりやすい言葉を使って質問したり，観察，測定（聴診，触診，打診）などにより，情報収集を行う

▶前述の**アセスメント**で挙げた内容を中心に情報を収集していく

▶情報収集にあたっては，本人の言葉だけではなく，非言語的コミュニケーションである表情，声の大きさや抑揚，行動なども観察する

▶主観的データは本人が実際に発した訴えや感情，自覚症状などであり，客観的データは観察したり測定して得られた情報（表情，行動，聴診，触診，打診，検査データなど）である．本人から主観的データを得ながら，客観的データを得るための観察や測定を行うことが必要である

②難聴や認知症症状がないか観察する

根拠 高齢者は，難聴で質問が聞こえていなかったり，認知症症状で適切な返答ができないこともある

▶家族が付き添っている場合は，家族からも情報を得る

③記録する

▶情報を記録する際は看護師と本人・家族がともに見られるように配慮する **根拠** 情報を共有することで情報の正確性が高まるだけでなく，信頼関係も築きやすい

注意 個人情報であるため，情報の保管に留意し，プライバシーを保護する

評価

● 現在の状態や思いを，高齢者自身から聞くことができたか．
● 家族から情報を収集できたか．
● 高齢者の人柄を理解できたか．
● 高齢者がどのような終末期を迎えたいと思っているのか確認できたか．

③ 入退院支援

柳井田 恭子

高齢者の特徴と入退院支援の必要性

- 高齢者は複数の疾患をもち，病状が慢性化していることが多い．そのため，入院中の処置を退院後も必要とするような医療依存度の高い状態で退院する場合が多い．
- 疾病や入院による環境の変化をきっかけに，認知機能やADLの低下をきたすことが多く，たとえ完治したからといって元の生活に戻れない場合もある．
- 家族構成が独居，核家族であったり，介護者が高齢である，介護者に仕事があるなど，家族の介護が不足していることが多い．
- 認知症や認知機能の低下などにより，最善な治療や療養場所について判断し，伝えることが難しい高齢者も少なくない．結果として，家族と医療者の意向を優先して治療・療養方針が決定されてしまうことがある．
- これらの高齢者の特徴を踏まえた上で，入院前・入院早期から，本人の状態や入院前の暮らしぶり，家族状況，介護力，本人・家族の思いと意向，退院困難な要因の有無などを把握し，退院支援が必要か否かをスクリーニングすることが必要である．
- 様々な職種や関係者を交えた退院支援カンファレンスを実施して，退院後の療養生活で課題になることについて検討し，その課題に応じた支援を行ってく必要がある．
- 退院後の療養場所や医療を自らで決められるように，本人の希望や意思を引き出しながら，必要な情報を提供することや，医療処置や介護が退院後も継続して行えるように必要な知識や技術を本人・家族に指導することも重要である．
- 介護保険制度をはじめとした社会保障制度や地域の社会資源，医療福祉を中心とした公助・共助・自助サービスを退院後の生活に合わせて利用できるように調整し，本人・家族が安心して生活の場に戻れるように入退院支援部門と連携する．

アセスメント

▌1▐ 本人の状態

- 病名，病態，既往歴，入院目的と治療の方向性，苦痛症状などを把握する．
- 身体機能，生活機能，認知機能，精神機能を把握する．
- ・入院時のADL（起居動作，移乗，移動，食事，更衣，排泄，入浴，整容）とIADL（服薬管理，電話や交通機関の利用，金銭管理，買い物，食事の準備）がどの程度自立して行えるか，また介護（一部介助，全介助など）が必要か．
- ・視力・聴力などの感覚機能や認知機能の低下がどの程度みられるか．
- ・意欲の低下（何をやるにも時間がかかる，挨拶をしないなど言葉数が少なくなる）や抑うつ気分（憂うつな気持ちが続く，気落ちする），興味または喜びの喪失（好きだったことをしても楽しめない），不安・焦燥（起こりそうもないことを心配している）などの抑うつ症状がないか．

▌2▐ 入院前の暮らしぶり

- 入院前の暮らしぶりを確認し，今後の予想を含めて評価する．
- ・在宅で行っている医療処置（気管カニューレ・吸引・酸素療法，経管栄養，膀胱内留置カテーテル，ストーマケア，褥瘡処置，疼痛管理，症状コントロール，など）はあるか，また自己管理ができているか．
- ・どのような介護サービスや社会保障・社会資源を活用しているか．
- ・入院前の住宅環境はどのようなものか．

▌3▐ 家族状況，介護力

- 家族メンバーの年齢や家族構成，家族内のキーパーソン，介護体制（仕事による日中の不在など），介護者の健康状態などを把握する．

4 本人・家族の思い，意向
- 病状や入院に対する思いや，今後の希望を確認する．
- これまで病とどのように向き合い，どのような思いで生活していたのか．
- 入院の経緯をどのように理解し，受け止めているか．
- 入院してどうありたいと思っているか．
- 今後の療養生活についてどのように考えているか．
- 現実と希望との間にずれがないかを評価する．

5 退院困難な要因
- 退院困難な要因の有無を確認する（表 1）[1]．

表 1　退院困難な要因

1) 悪性腫瘍，認知症または誤嚥性肺炎などの急性呼吸器感染症のいずれかであること
2) 緊急入院であること
3) 要介護状態であるとの疑いがあるが要介護認定が未申請であること，または要支援状態であるとの疑いがあるが要支援認定が未申請であること
4) コミュニケーションに特別な技術が必要な障害を有する者
5) 強度行動障害の状態の者
6) 家族または同居者から虐待を受けているまたはその疑いがあること
7) 生活困窮者であること
8) 入院前に比べ ADL が低下し，退院後の生活様式の再編が必要であること（必要と推測されること）
9) 排泄に介助を要すること
10) 同居者の有無にかかわらず，必要な養育または介護を十分に提供できる状況にないこと
11) 退院後に医療処置（胃ろうなどの経管栄養法を含む）が必要なこと
12) 入退院を繰り返していること
13) 入院治療を行っても長期的な低栄養状態となることが見込まれること
14) 児童などの家族から，介助や介護などを日常的に受けていること
15) その他，患者の状況から判断して1)〜14)までに準ずると認められる場合

※本項目では，入退院支援のプロセスを，第 1 段階〔外来（入院決定）〜入院 3 日以内〕，第 2 段階（入院 3 日〜退院），第 3 段階（必要になった時点〜退院まで）の 3 つに大別し，各段階で必要なアセスメントや支援について解説する．

入退院支援

> **目的**
> - 外来受診時（入院前）または入院早期から院内の多職種や地域と連携し，退院後も住み慣れた自宅や施設などの療養の場で安心して生活が送れるように支援する．
> - 退院支援カンファレンスを行い，退院後の療養生活で課題になることや支援内容について検討する．
> - 退院後，疾病や障害をもちながら，その人が望む療養生活をできるよう様々な職種と連携し，療養生活の環境調整をする．
>
> **チェック項目** 本人の状態，入院前の暮らしぶり，家族状況，介護力，本人・家族の思いと意向，退院困難要因の有無
>
> **適応** 退院後も医療管理や看護，介護が必要な状況にある高齢者・家族
>
> **事故防止のポイント**
> - 個人情報の漏えい防止
> - 適切かつ十分な入退院支援を実施する．それができなかった場合，本人・家族が不安を抱えたまま退院することとなり，退院後に適切な医療管理や看護，介護が継続できない，また医療現場に対して不満・不信感を抱くといった，様々なリスクが生じる．

手順	要点	留意点・根拠
	◆第1段階（外来（入院決定）～入院3日以内） ■情報収集を行う ①本人の状態や入院前の暮らしぶり、家族状況、介護力を把握する	▶本人の状態に関する情報として、病名、病態、既往歴、入院目的と治療の方向性、苦痛症状、身体機能、認知機能、精神機能、生活機能などを収集する ▶特に、食事、排泄、移乗、保清（入浴）、およびその介助の程度については、「入院前の状態」「現在の状態」だけでなく、「退院時に予想される状態」の視点からもアセスメントする ▶入院前の暮らしぶりに関する情報として、在宅で行っていた医療処置と自己管理の程度、利用していた介護サービスや社会保障・社会資源、住宅環境などを収集する コツ 情報収集をする上で、高齢者総合機能評価（表2）、入院時情報シート、退院支援計画書、看護情報提供書などを活用する ▶高齢者への入退院支援は、外来の時から始まっている。外来の入院支援部門では、入院が決定した時点で情報を収集し、病棟と連携している

表2 CGA7 高齢者総合機能評価：評価内容、正否、解釈、次のステップ

番号	CGA7の質問	評価内容	正否と解釈	次のステップ
①	（外来患者）診察時に被験者の挨拶を待つ （入院患者・施設入所者）自ら定時に起床するか、もしくはリハビリへの積極性で判断	意欲	正：自分から進んで挨拶する 否：意欲の低下	Vitality index
②	「これから言う言葉を繰り返してください（桜、猫、電車）。あとでまた聞きますから覚えておいてください」	認知機能	正：可能（できなければ④以降は省略） 否：復唱ができない＝難聴、失語などでなければ中等度の認知症が疑われる	MMSE・HDS-R
③	（外来患者）ここまでどうやって来ましたか？ （入院患者・施設入所者）「自宅ではバスや電車、自家用車を使って外出しますか？」	手段的ADL	正：自分でバス、電車、自家用車を使って移動できる 否：付き添いが必要→虚弱か中等度の認知症が疑われる	IADL
④	「先程覚えていただいた言葉を言ってください」	認知機能	正：ヒントなしで全部正解。認知症の可能性は低い 否：遅延再生（近時記憶）の障害＝軽度の認知症が疑われる	MMSE・HDS-R
⑤	「お風呂は自分ひとりで入って、洗うのに手助けは要りませんか？」	基本的ADL	正：⑥は、失禁なし、もしくは集尿器で自立。入浴と排泄が自立していれば他の基本的ADLも自立していることが多い 否：入浴、排泄の両者が×＝要介護状態の可能性が高い	Barthel index
⑥	「失礼ですが、トイレを失敗してしまうことはありませんか？」			
⑦	「自分が無力だと思いますか？」	情緒・気分	正：無力と思わない 否：無力だと思う＝うつの傾向がある	GDS-15

日本老年医学会編集／発行：「健康長寿診療ハンドブック（スライドセット）」. 2012より転載（原出典：鳥羽研二：高齢者総合的機能評価ガイドライン. 日本老年医学会雑誌42(2)：177-180, 2005より一部改変）

要点	留意点・根拠
②病状や入院に対する本人・家族の思いや，今後の希望を確認する	▶ 病状や入院に至る経緯をどのように理解し，受け止めているかを把握する．また，どのように病状説明がなされているかも確認する ▶ 入院してどうありたいと思っているか，今後の療養生活についてどのように考えているかも把握する ▶ 現実と希望との間にずれがないかを評価する
③退院困難な要因の有無を確認する	▶ 詳細は，前述のアセスメント(p.12)参照
2 退院支援が必要かアセスメント・評価する ①前記①〜③の情報収集から，退院に向けて支援が必要かアセスメントする ②必要と評価した場合は，**◆第2段階**へと継続して支援する	▶ 退院支援の必要性を医療者・本人・家族の間で共有する **コツ** 退院支援が必要だと判断した場合は，退院調整看護師，院内医療チームと連携をとっていく
3 退院支援計画書を作成する ①退院支援計画書の作成に着手する	

◆第2段階(入院3日〜退院)

要点	留意点・根拠
1 情報収集とアセスメントを継続的に行う ①情報収集とアセスメントをチームアプローチで継続的に実施する	
2 退院支援カンファレンスを行う ①退院支援カンファレンスを実施し，ケアプロセスの全体を共有し，方向性を検討する ②話し合いから，検討課題を抽出する 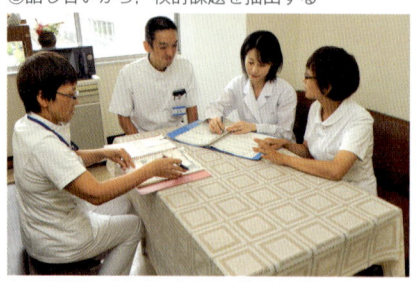 病棟看護師，主治医，薬剤師，訪問看護師によるカンファレンスの様子	▶ 退院後の生活を見据え，退院調整部門，院内医療チーム，在宅支援チーム(介護支援専門員や訪問看護師)，医療ソーシャルワーカー(MSW)などの多職種チームなども交えて行う **コツ** 医療・看護上の視点と生活・ケア上の視点から，検討課題を抽出する ▶ 医療・看護上の視点から，病状や治療状況，今後の予測される状況，本人・家族の病状および入院への理解や受容状況，退院後の医療管理能力，在宅での医療処置の内容とセルフケア能力などにおいて課題がないか検討する ▶ 生活・ケア上の視点から，ADL/IADL，介護力，経済的・社会的な事柄，利用するサービス，社会保障・社会資源などにおいて課題がないか検討する ▶ 経済的・社会的な課題がある場合は，MSWや行政などと連携を図り，支援を検討・実施していく

要点	留意点・根拠
③ 退院後のイメージを本人・家族と共有し，再構築していく ①今後の療養生活について具体的にイメージできるように，本人・家族との話し合いの場を繰り返し設ける ②退院後の療養場所や医療を自分で選択できるよう，本人の思いや希望を引き出しながら，必要な情報を提供していく ③医療処置や介護が退院後も継続して行えるようにするために，必要な知識や技術を身につけられように指導する（自立支援）	▶ 現実と希望のすり合わせを行う ▶ 第1章【4】意思決定支援(p.17)参照 コツ 退院支援カンファレンスにて課題を整理しておくことで，どのような指導をすればよいかが明確になる
◆第3段階（必要になった時点～退院まで） **① 退院後に利用するサービスの調整を行う** ①退院調整部門などと協働し，社会保障・社会資源や地域の医療福祉を中心としたサービスを退院後の生活に合わせて利用できるよう調整する ②必要に応じて，退院前合同カンファレンスや退院前自宅訪問などを実施する	コツ 退院支援カンファレンスにて課題を整理しておくことで，必要なサービスが明確になる ▶ 退院前合同カンファレンスでは，本人・家族，院内多職種，地域の在宅ケア関係者が集まり，療養生活への移行に向けて必要な情報を共有し，ケアプランの確認と検討を行う ▶ 病院と地域との役割分担を明確にすることで，移行がよりスムーズになる

評価

- 入院前・入院早期から退院後の生活に向けた支援を始められたか．
- 高齢者本人を「生活者」としてみていたか．
- 本人・家族が望む退院となったか．
- 退院直後から必要な介護保険サービスなどが切れ目なく利用できたか．

●文献
1）診療報酬の算定方法の一部改正に伴う実施上の留意事項について（通知）（令和6年3月5日保医発0305第4号：別添1，p.82）
2）日本老年医学会：高齢者診療におけるお役立ちツール—CGA7　高齢者総合機能評価：評価内容，正否，解釈，次のステップ
3）鳥羽研二：高齢者総合的機能評価ガイドライン．日本老年医学会雑誌42(2)：177-180, 2005
4）宇都宮宏子：これからの入退院支援・在宅移行支援—「ケアプロセスマネジメント」と「意思決定支援」の視点から．看護管理28(11)：960-964, 2018

NOTE

入退院支援に関わる診療報酬加算

　在宅医療の拡大に伴う入退院支援の推進を目的として，「退院前訪問指導料」や「退院後訪問指導料」などの診療報酬加算がある．また，2018年度診療報酬改定では「入院時支援加算」が新設され，また従来の「退院支援加算」の名称が「入退院支援加算」に変更となった．

　入院前・入院早期から介入し，状態に応じた支援体制や地域との連携，外来部門と入院部門（病棟）との連携などを推進し，患者が住み慣れた地域で継続して生活できるようにすることを目指すものである．

■退院前訪問指導料について

　継続して1月を超えて入院すると見込まれる入院患者の円滑な退院のために，保険医療機関が入院中または退院日において行う訪問指導を評価するもの．

　入院期間が1月を超えると見込まれる患者の円滑な退院のため，患家を訪問し，当該患者またはその家族などに対して，退院後の在宅での療養上の指導を行った場合に，当該入院中1回（入院後早期に退院前訪問指導の必要があると認められる場合は，2回）に限り算定できる．

■退院後訪問指導料について

　医療ニーズが高い患者が安心・安全に在宅療養に移行し，在宅療養を継続できるようにするために，患者が入院していた保険医療機関が退院直後において行う訪問指導を評価するもの．

　厚生労働大臣が定める状態の患者の地域における円滑な在宅療養への移行および在宅療養の継続のため，患家などを訪問し，当該患者またはその家族などに対して，在宅での療養上の指導を行った場合に，当該患者が退院した日から起算して1月を限度として，5回に限り算定できる．

■入院時支援加算について

　"入院の予定が決まった患者"に対し，入院前に以下の1〜8の内容を含む支援を行い，入院中の看護や栄養管理などに関わる療養支援の計画を立て，患者および関係者と共有した場合に算定できる（算定要件）．

1. 身体的・社会的・精神的背景を含めた患者情報の把握
2. 入院前に利用していた介護サービス・福祉サービスの把握
3. 褥瘡に関する危険因子の評価
4. 栄養状態の評価
5. 服薬中の薬剤の確認
6. 退院困難な要因の有無の評価
7. 入院中に行われる治療・検査の説明
8. 入院生活の説明

■入退院支援加算1について

　退院困難な要因（表1，p.12）をもつ患者を早期抽出し，入院早期から退院直後までの切れ目のない支援を評価する診療報酬．以下の業務などを行うことで算定できる．

1. 原則として入院後3日以内に患者の状況を把握するとともに，退院困難な要因を有している患者を抽出する
2. 患者および家族と病状や退院後の生活も含めた話し合いをする
3. 関係職種と連携し，入院後7日以内に退院支援計画の作成に着手する

④ 意思決定支援

南 琴子

高齢者の特徴と意思決定支援の必要性

- 老年期の心身機能の低下や疾患の発症は，医療ケアに関わる意思決定の機会を増やし，健康状態が深刻な場合は短時間で難しい医療ケアの選択を迫られることも少なくない．
- 高齢者の意思決定支援の典型例では，治療方針やケアサービスの決定，終末期ケアの選択，療養場所の選定などがあり，包括的な検討が必要とされる．
- 精神疾患や認知機能の低下を有する場合は，自らの意思表明や判断が難しい．本人の希望を尊重した医療ケアを提供するためには，現在の認知能力に応じ，医療従事者と家族が，本人の希望や推定意思を汲み取り意思決定を支援する．
- 意思決定支援の1つに，アドバンス・ケア・プランニング(advance care planning：ACP)がある．ACP とは「本人が人生の最期までその人らしくいられることを保証するために，将来受けたい医療とケアについて，本人の価値観と希望に基づき，医療ケアチームと本人および家族が事前に話し合いを繰り返し，本人にとって最善となる医療ケアの方針を導くプロセス」である．
- ACP で協議される内容には，疾患，予後，治療方針，現状への認識，精神的不安，代理意思決定者の選定などがあり，これらの話し合いでは精神的負担が生じやすいため，本人の心の準備状態を慎重に評価した上で実施する．
- ACP は，終末期医療ケアの決定に関連する話し合いの促進や，事前指示書(advance directive)やリビングウィル作成の促進において効果を示し，現在は医療機関や地域を中心に普及しつつある．
- 看護師が行う ACP は，病状理解の促進，予後に関わる適切な情報提供，豊かに生きることへの視点，本人の人生の価値観を尊重した意思決定支援といった視点を含めることができ，このような支援はQOL 支持に効果が期待できる．
- 治療選択などの大きい場面に限らず，ADL 支援の場面で生じる具体的な希望を尊重する小さな意思決定も重要とされ，日常の中にある連続的で細やかな意思決定支援は終末期の重大な意思決定を支えることにつながる．

アセスメント

1 病歴や治療・ケアに関する情報

- 本人または家族から，病歴，病状の経過と進行の程度，治療内容，現在の症状などについての情報を収集する．
- ・本人または家族からの情報収集において得られる情報が限られる場合，かかりつけ医や利用していた介護施設との連携を図りながら必要な情報を入手する．
- 予測される病状の進行経過，治療方針，予後予測の推定なども確認する．
- 本人の病状が悪化し重篤な状態をむかえた時を予想し，胸骨圧迫，人工呼吸器，人工栄養(輸液，中心静脈栄養，経管栄養)，昇圧薬などの侵襲的な医療行為に対する本人の希望を事前に確認し，方針を決定しておく．
- ・治療を行った場合と行わなかった場合の予想される臨床経過や生活への影響について，その利益と負担を確認する．

2 個人と生活に関する情報

- 年齢，出身地，学歴，職業，婚姻暦，家族歴，同居の有無，家族間の関係性，キーパーソン，介護力，主介護者，経済的状況，社会的つながり，信仰する宗教の有無など，意思決定を行うために必要な情報を収集する．
- 価値観，生きがい，人生観，死生観などについて，本人または家族の負担にならないよう精神的配慮を心がけながら可能な範囲で情報を得る．
- ・趣味や習慣について情報収集し，本人の価値観を推し量る．
- 高齢者自身や，家族が捉えている本人の性格や特徴について確認する．
- 日々の ADL と介護度，1日の過ごし方，生活のニーズの詳細を把握する．

3 認知機能および意思決定能力

● 認知機能を把握する.

・改訂長谷川式簡易知能評価スケールやミニメンタルステート検査(MMSE)を使用し,認知機能を客観的に評価した上で,意思決定能力への影響を確認する.

● 健康状態に関する本人の理解力を把握する.

・本人および家族への聞き取りから高齢者自身が健康状態をどのように捉えているかを確認し,本人の認識と現状との間にずれがないか評価する.

・医療従事者,本人,家族の間で認識と意見の不一致や対立がある場合は,不安を与えないよう丁寧に情報を聞き取りながらコミュニケーションを図る.

● 意思決定能力を把握する.

・意思決定には,理解,認識,論理的思考,表明などに関わる能力が影響する.

・これまでの健康管理や日常生活における様々な意思決定の場面において,どのように意思決定しているかを情報収集し,本人の意思決定能力を評価する.

・例えば,日常の買い物,食事,洋服選びに始まり,医療機関の受診の判断,ADL 介助に関わる要望といった医療ケア上の決定まで,日頃の意思決定の状況を具体的に確認する.

● 認知機能の状態と意思決定能力を評価した上で,対象者が理解しやすい説明方法や,対象者なりに意思決定できる方法をよく検討し,適切な支援へとつなげる.

4 今後に関する希望

● 今後の生活に関する本人および家族の希望や目標を把握する.

● 将来受けたい医療ケアや,希望する療養場所についての情報を収集する.

・希望する治療やケアを決定するために行われた話し合いの詳細は,各施設の基準に従い正確に記録し,医療従事者間で情報共有し,認識の一致を図る.

アドバンス・ケア・プランニング(ACP)の流れ

目的 医療従事者と高齢者・家族が行う治療・ケアの方針に関する話し合いにおいて,高齢者本人の意思が尊重され,本人にとって最善となる治療とケアが提供される.

チェック項目 病歴,生活歴,認知機能,意思決定能力,健康状態に関連した今後の希望

適応 医療ケアの意思決定を必要とする健康状態にあるすべての高齢者

注意

・本人・家族が ACP に参加できる状態にあるかをよく確認し,話し合うことが心身に過度な負担をかけないよう,場所の設定や ACP 前後の関わりまで,チームで継続した支援を心がける.

・高齢者の身体状態や精神状態,協議する内容などによっては,不安,恐怖心,怒りや混乱などを生じるおそれがあるため,本人の心情の変化に十分に注意しながら意思決定支援を行う.

・意思決定のための話し合いの希望,タイミング,協議内容の他,自らの希望を主体的に伝えることが難しい高齢者など,意思決定のかたちは様々で個別に存在する.個人の価値観や希望に対し,医療従事者が否定的または対立の姿勢をとることがないように配慮しながら実施する.

必要物品 カルテ,病状説明に必要な臨床情報,筆記用具,メモ用紙,実際の医療機器やイラスト,施設にある意思決定支援のパンフレットなど

要点	留意点・根拠

1 ACP を実施する環境を設定する

①本人の認知機能，意思決定能力を確認し，医療従事者間であらかじめ対応の仕方を検討しておく

②面談時間の調整，面談室の用意，必要物品の準備，医療従事者のスケジュール調整，予定している協議内容（病状説明や治療方針，情報収集したい内容など）の確認を行う

③本人・家族のプライバシーが保たれるよう個室を用意し，静かで話し合いに集中できる環境を設定する

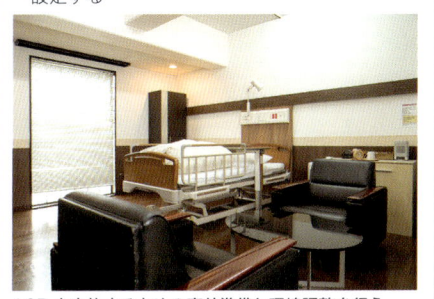

ACP を実施するための事前準備と環境調整を行う

▶ 病状の具体的な説明内容，話し合う内容の方向性，想定される質問への対応などを事前に確認する

▶ 本人・家族の緊張を和らげるためには，安心して話し合いを進めるための事前準備が重要となる．話し合いに必要な資料や必要物品はあらかじめ揃えておき，予定通り進行できるよう環境を調整する

根拠 本人の病状や心理状態によっては，話し合いの進行が困難なものになることが予想される．全員が討議に集中し，お互いの認識を理解しながら進めていけるような環境を設定する

事故防止のポイント 本人・家族の精神状態を確認し，精神的負担が生じているようであれば無理に行わず，場所や時間を慎重に再検討する

2 ACP の目的を説明する

①本人・家族に挨拶し，病状，治療方針，生活歴の聴取，今後の医療ケアに対する希望などについて話し合うことと，その目的を説明する

②本題に入る前に，本人・家族が話し合いに参加する準備ができているか許可を得る

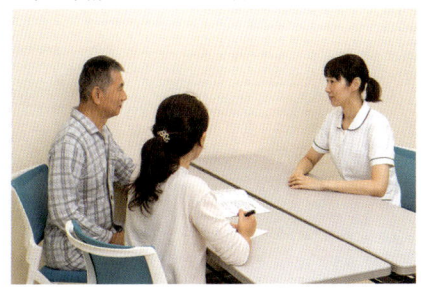

高齢者の目を見て，穏やかな態度で説明を行う

▶ 本人・家族の認知機能や意思決定能力に合わせて，話し合いの目的をわかりやすく説明する

事故防止のポイント 本人・家族が精神的負担を感じているようであれば無理に行わず，状況を確認して時間や場所を再度検討する

コツ 円滑な話し合いを進めるためには，双方向の信頼関係の構築が重要となる．信頼関係の形成には日常的なコミュニケーションから得られる情報が重要な手がかりとなる

要点	留意点・根拠
3 病歴，生活歴，認知機能，意思決定能力について情報収集と評価を行い，対象者に適した説明と意思決定方法の検討を行う ①病歴や生活歴に関連する様々な意思決定の状況について，高齢者本人が説明できる場合は，最初に本人から情報収集を行う	▶ 本人が自らの意思をどのように表明するのかを確認し，認知機能と意思決定能力を適切に評価する ▶ 十分に意思表示できない場合，本人が理解しやすい言葉や文字を使い，ゆっくり丁寧に聞き取る．相互に認識のずれがないかその都度確認する **根拠** 最初に家族から情報収集すると，本人の考えや希望，理解状況などが適切に評価できなくなる可能性がある
②本人・家族が話している間は，相手の話を遮ることなく，相槌をうつなどして傾聴や共感の姿勢を示す ③認知機能の低下により本人の認識と現状に差異がある場合，本人とは別室で家族から再度情報収集することも検討する	
4 病状，治療・ケアの方針などについて説明し，本人・家族の希望を聞き，話し合う ①病状，治療・ケアの方針の他，今後選択が必要となる治療内容，医療ケアや介護に関わるサービス，療養場所などについて，本人・家族に説明する 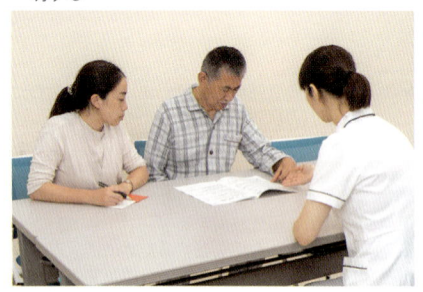 資料を用いて説明している ②本人・家族それぞれから，希望や意思を確認し，その希望や意思を示した背景または理由なども理解する	▶ 本人が具体的にイメージしやすい説明方法を心がける．本人の認知機能と意思決定能力に応じて，文字，写真，イラスト，模型などを用いる ▶ 病状や治療方針について十分に説明を行った上で，「ご本人やご家族の今のお気持ちや今後のご希望をお伺いしてもよろしいですか」と声をかけ，本人と家族のACP参加への任意性を確認する **根拠** ACPは普通の健康状態である人にとっても簡単なものではない．高齢者の病状が重篤であればあるほどACPは難しく，意思決定内容が本人の病状，生活，人生に影響を与える．そのため，本人が理解できる説明の仕方で意思決定を進めることが重要となる **注意** 話し合いに参加する医療従事者が一方的な見解や姿勢をとることがないように留意する ▶ 本人・家族から自発的に話される内容を尊重し，その反応（表情や行動）を観察して記録する ▶ 本人の理解や推定意思が不確実な場合も，本人が示す反応を手がかりにし，肯定的か否定的か，迷いがあるかなどを確認する **コツ** 話し合いにおいて"沈黙"も活用する．沈黙は，本人・家族が考えや意思を整理する時間になり，意思決定においては重要なことである．医療従事者は対象者が話し始めることを待つことの大切さを認識する

要点	留意点・根拠
	注意 意思決定を迫るなど，医療従事者中心の一方的な態度をとることがないよう注意する **事故防止のポイント** 本人または家族に心身の影響がみられた際は，時間をおき，別の機会を調整する
③本人と家族から別々に聴取する必要がある場合には，必要に応じて別室で対応する	
⑤ 記録し，カンファレンスなどで他の医療従事者と情報共有する ①医療従事者の説明，本人・家族が話した内容，その時の反応などを正確に記録する ②多職種カンファレンスにおいて，本人・家族の希望や意思について情報共有し，意向に沿った治療・ケアの方法を検討し，治療ケア計画に反映する	▶ 本人・家族の希望が，健康状態や社会的状況と照らし合わせると実現困難であり，本人にとって最善ではないことがある．多職種カンファレンスでは，医学的判断，倫理的配慮を併せた総合的な視点から見解を示し，どの選択が本人にとって最善かを判断する．大切なことは，本人の意向に可能な限り近い方針を決定し，それを生活や医療ケアに反映させることである
③本人・家族から治療・ケアの方針を変更したいという申し出があった場合，可能な限り本人の希望に沿った計画に変更できるよう多職種で再検討する	

評価

- 本人・家族から，病状，治療内容，治療方針についてどのように理解しているかを聞くことができたか．
- 本人の価値観，生きがいなどについて確認し，その人らしさを知る糸口が見出せたか．
- 認知機能と意思決定能力を確認し，本人の状態に合わせた意思決定方法を工夫できたか．
- 治療・ケアや療養場所の選択について，どのような意思や希望をもっているのか聞くことができたか．
- 本人・家族の意思や希望について多職種で共有し，治療ケア計画に反映することができたか．

●文献
1）伊藤 香，大内 啓：新訂版 緊急 ACP―悪い知らせの伝え方，大切なことの決め方．医学書院，2022
2）厚生労働省：人生の最終段階における医療・ケアの決定プロセスに関するガイドライン．2018
3）厚生労働省：認知症の人の日常生活・社会生活における意思決定支援ガイドライン．2018
4）McMahan RD, Tellez I, Sudore R：Deconstructing the Complexities of Advance Care Planning Outcomes：What Do We Know and Where Do We Go? A Scoping Review. J Am Geriatr Soc 69(1)：234-244, 2021
5）日本老年医学会：高齢者ケアの意思決定プロセスに関するガイドライン―人工的水分・栄養補給の導入を中心として．2012
6）日本老年医学会：ACP 推進に関する提言．2019
7）Sudore RL, Lum HD, You JJ, et al：Defining Advance Care Planning for Adults：A Consensus Definition From a Multidisciplinary Delphi Panel. J Pain Symptom Manage 53(5)：821-832, 2017

⑤ 感染防止

1 標準予防策(スタンダードプリコーション) 松本 美香

高齢者の特徴と標準予防策の必要性

- 高齢者は老化に伴い身体免疫機能の低下が起こり,細菌,ウイルス,病気の原因や障害などに対する防御反応が低下している.
- 老化に伴う臓器機能の低下に加え,複数の疾患や慢性化した合併症をもっていることが多い.免疫機能や抵抗力が低下していない健常高齢者であっても,全身状態は栄養や環境などの外部要因の影響を受けやすい.このため,療養病床や介護施設の高齢者の多くが感染症に関してはハイリスク集団といえる.
- 高齢者の療養環境における感染対策では,認知症が大きな問題となる.特に角化型疥癬(かいせん)など隔離が必要な場合,理解力の低下した高齢者では隔離という環境の変化により認知症が急激に悪化し,ADL の低下や寝たきりなど二次的な問題が生じる.
- 入院中の高齢者の健康を守るためには,職員は自分自身が感染源になり得ることを常に認識し,自らの健康管理に留意する.また,早期発見・早期対応を心がけ,感染症のまん延を防止することが重要である.
- 医療現場での感染防止の原則は,日常的な標準予防策の遵守と,感染症発生時における感染経路別予防策の徹底により感染経路を遮断し,集団発生を防止することである.

標準予防策(スタンダードプリコーション)

- スタンダードプリコーションとは,米国疾病管理予防センター(CDC)が推奨する院内感染防止対策の方法である.
- ・すべての患者の血液,体液,分泌液,排泄物(汗を除く尿,便,喀痰,唾液,創傷部の排膿液,精子,腟分泌液),傷害のある皮膚,粘膜は何らかの感染性があるものとして取り扱う.
- ・上記の物質との接触が考えられる場合,表 1 のような対策を行う.

表1 CDC が設定したガイドライン

接触した場合	必ず手洗い
接触が予測される場合	手袋を着用し,操作後手洗い
顔面に飛散または接触が予測される場合	マスク,ゴーグルを着用
身体に飛散または接触が予測される場合	ガウン,ビニールエプロンを着用
針刺し防止	注射針のリキャップ禁止,感染性廃棄物専用容器使用

- 院内感染防止対策として,標準予防策や隔離などが行われる.
- ・院内感染:入院直後から 48 時間以内に発症した感染症のすべてをいう.
- ・内因性感染:本来自分がもっていた病原体が,何らかの機会に感染症を起こすもの(カンジダ症や誤嚥性肺炎など).
- ・外因性感染:本来自分がもっていなかった病原体が体内に侵入して感染症を起こすもの(インフルエンザ,ノロウイルスなど).
- ・日和見感染:健常人には発症しないが,免疫機能が低下した場合に起こる感染症.

目的 入院(入所)中の高齢者を感染症から守る,職員を(未同定の)感染症から守る.

チェック項目 感染症所見(発熱,悪寒,咳嗽,喀痰,下痢,嘔吐,残尿,頻尿,腹痛,褥瘡,皮膚の発疹,紅斑など),入院高齢者の感染症既往歴,入院高齢者の感染症発生経路,問題となる感染症発生時の対応,個室管理,集団隔離(コホーティング),ベッドコントロール,感染予防対策マニュアル,感染予防や感染が発生した場合のまん延防止に関するマニュアル,施設環境,食器など衛生管理に関する

マニュアル，感染症届け出報告，職員の日々の健康状態のチェックと必要な対策，職員の感染症健康診断，実習生・ボランティア・委託業者などの感染症健康診断，本人・家族への感染予防に関する教育的指導・情報提供

適応 入院高齢者とその家族，病院職員とその家族，病院委託業者，実習生，ボランティア，面会者など

禁忌 小学生以下の子どもの面会や本人が体調不良の場合の面会は禁止する．

必要物品 標準予防策を実施する上で必要な物品，衛生学的手洗いに必要な消毒薬入り液体石けん，速乾性手指消毒薬，ペーパータオル，ハンドローションなど，感染防護用具（personal protective equipment；PPE）：手袋（①），N 95マスク，サージカルマスク（②），キャップ（③），ガウン（④），ゴーグル（⑤）など

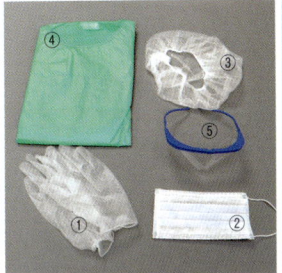
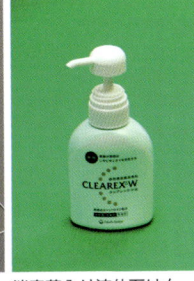
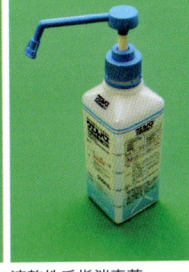
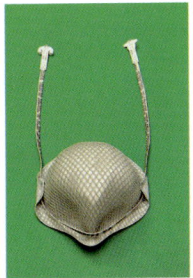

消毒薬入り液体石けん　　速乾性手指消毒薬　　N 95マスク

衛生学的手洗い

手順

要点	留意点・根拠
◆スクラブ法（洗浄法）による手洗い ● 消毒薬の入った液体石けんを用いた流水による手洗い法	▶ 微生物の伝播の多くが手指を介した接触感染であるため，感染対策を実施する上で，手指衛生の励行は最も効果的で安価な方法である **コツ** 手洗いの原則（1 処置1 手洗い，手が汚れた時，手袋を外した時，勤務開始前，勤務終了時，清掃の後）を徹底する **根拠** 職員の手指を介した交差感染から高齢者を守る．また，未同定の病原体から職員を守る
1 手洗いの準備をする ①液体石けん，ペーパータオル，ハンドローションなど必要物品を準備する	**注意** 緑膿菌などのグラム陰性桿菌は，石けんの中でも生息できる．固形石けんが湿潤していると細菌の温床になるため，十分乾燥させるか液体石けんを用いる **禁忌** 液体石けんは継ぎ足し使用しない **根拠** 容器の不衛生な管理下で継ぎ足し使用をすると細菌に汚染されやすい **注意** 爪は短く切り，マニキュアはしない

要点	留意点・根拠
	注意 指輪や腕時計は外す．指輪が外れない場合は指輪をずらして洗い，よく乾燥させる

②前腕を十分に露出する

動画
1-1

2 スクラブ法手洗いをする
①手首まで流水で濡らしてから液体石けんを必要量手に取り，水でよく泡立てる
②手のひらを合わせて 20～30 秒間よくもみ洗いする(ⓐ)
③右手で左手の甲を，左手で右手の甲をよくこすり，手背から指の先にかけてよく洗う(ⓑ)

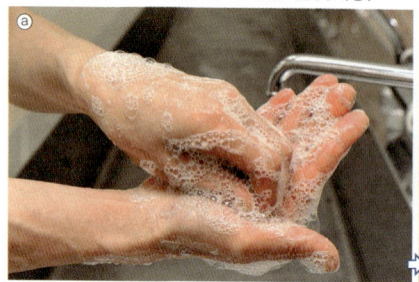
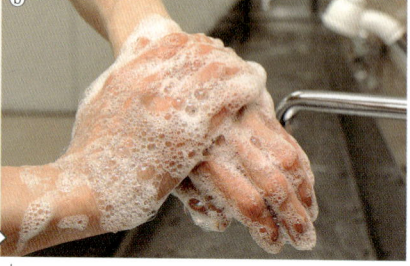

④左右の指を組み合わせて，指の間をよく洗う

コツ 指先，指と指の間，手首および母指の付け根の洗い残しに注意し，手指全体をこすり合わせてもみ洗いする
注意 指先，指と指の間，母指の付け根は洗い残しが多い

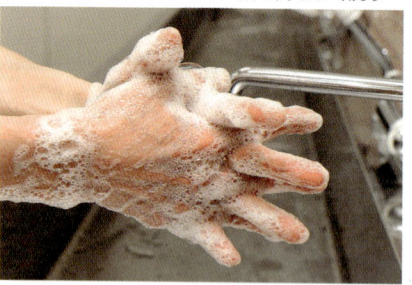
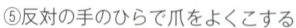

⑤反対の手のひらで爪をよくこする

▶ 両手の爪をよくこする

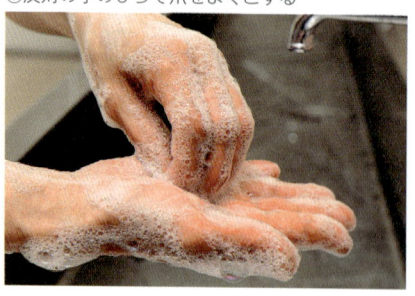

要点	留意点・根拠
⑥母指を洗う 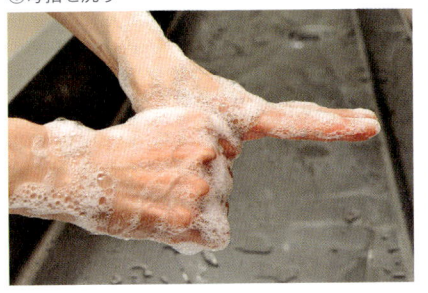	▶ 両手の母指を付け根までひねるように洗う
⑦爪の間まで泡が行きわたるように指の先を洗う 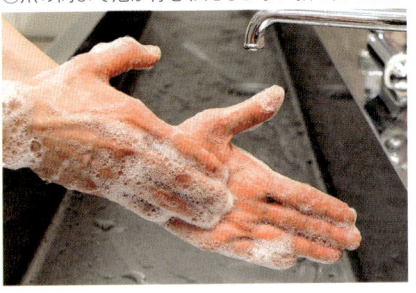	▶ 両手の爪の間を洗う
⑧手首全体を回すように洗う 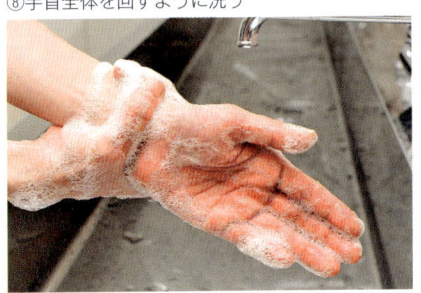	**注意** 洗い残しに注意する
⑨手先を下に向け，流水で十分にすすいで石けんを洗い流す ⑩ペーパータオルで両手の水分を十分に拭き取る ⑪手洗い後は手を完全に乾燥させる ⑫手荒れ予防のためハンドローションなどを使用する	**コツ** 手の高さを腕より低くし，指先から水が落ちるようにすすぐ **禁忌** 布製タオルを共用しない　**根拠** 細菌繁殖の温床となる **注意** 温風式乾燥機は乾燥が不十分になりやすく，乾燥機内部の菌を巻き上げて付着させる可能性がある **注意** 自動式でない蛇口は手首や肘を使って蛇口を閉める．手動式蛇口は直接手が触れないようにペーパータオルを用いて閉める **根拠** 手荒れは細菌の増殖・付着の原因となる **注意** 手指が荒れていると手洗いしても菌数は減少せず，傷から感染するおそれがある

要点	留意点・根拠

動画
▶
1-2

◆ラビング法（擦式法）による手洗い

- 流水を用いずにアルコール含有の速乾性手指消毒薬を用いる手洗い方法

▶ 2002 年，米国のガイドライン改訂により衛生的手洗いではラビング法が第一に推奨されている
根拠 肉眼的な汚れが付着していなければ，石けんよりも手指消毒用アルコール製剤のほうが下記の点で優れている
- ・抗菌作用が高い
- ・効果の持続性が長い
- ・皮膚の乾燥防止
- ・利便性が高い

① 速乾性手指消毒薬のポンプを押して消毒薬を手に取り，指先にすり込む
② 次に手のひらにまんべんなくすり込んだ後，指を交差させて指間にすり込む
③ 手背，手の側面→母指→手首の順にすり込み，アルコールが完全に揮発するまで両手をすり合わせる

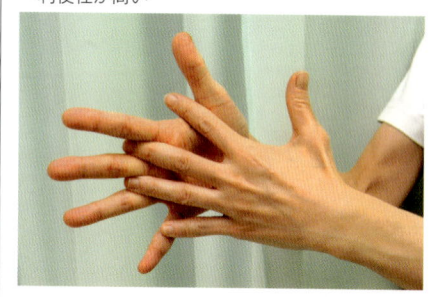

手袋の着脱

手順	

要点	留意点・根拠

◆手袋装着

① 血液，体液，粘膜や創のある皮膚に触れる時は必ず手袋を着用する

▶ 1 処置 1 手袋を徹底する．処置終了後や他の高齢者へ移動する際は速やかに手袋を外し，手指消毒や手洗いを行う
注意 手袋着用は手指消毒や手洗いの代用にはならない **根拠** 手袋にはピンホールの可能性がある．また，手袋着用により手指が湿潤して常在菌が増殖したり，手袋を外す時に手指が汚染されたりする可能性がある

動画
1-3

◆手袋の外し方

①利き手で，もう一方の手袋の外側（袖口から約3cmの部分）をつかみ，汚染された手袋の外側が内側になるように裏返しながら手袋を外す

注意 手袋外側は汚染しているとみなし，周囲に触れないよう速やかに外す

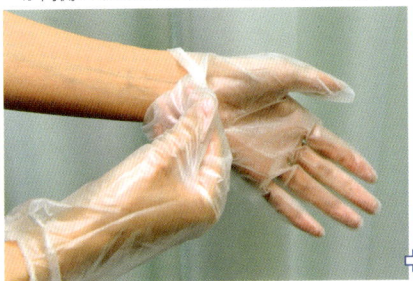 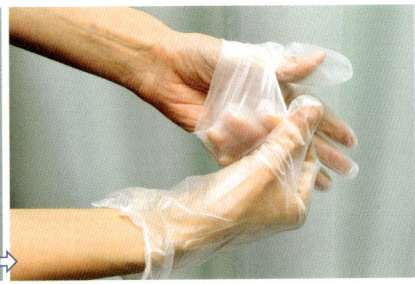

②外した手袋は利き手で丸めて握り，もう一方の手で，利き手の手袋の袖口の内側に手を入れる

注意 手袋の外側に触れない

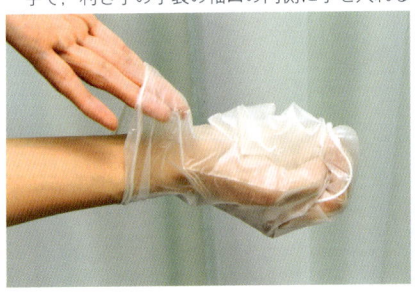

③先に外した手袋を包み込むようにして手袋を外す

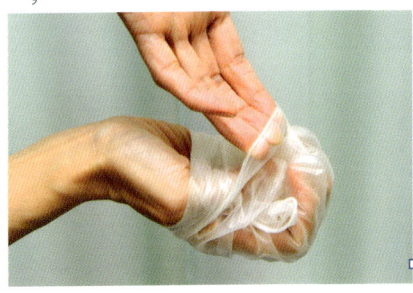 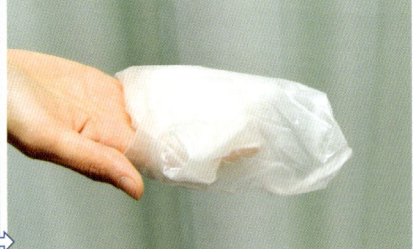

④外した手袋を感染性廃棄物として，所定の容器に廃棄する
⑤手指消毒を行う

5
❶
感染防止 ● 標準予防策（スタンダードプリコーション）

マスクの着脱

手順	
要点	**留意点・根拠**

●飛沫感染，空気感染は呼吸器を介して病原体が伝播する．呼吸器を守る感染防護用具(PPE)がマスクである ・飛沫感染予防：サージカルマスク ・空気感染予防：N 95 マスク ●咳をしている高齢者に接する時は，必ずマスクを着用する	注意 肺炎球菌，インフルエンザ菌，肺炎マイコプラズマ，インフルエンザウイルスなど飛沫感染の疑いのある場合だけではなく，咳をしている患者の中には結核菌を排菌している患者もいる可能性がある．結核が判明していない時点では費用の面からN 95 マスクの着用は難しいが，病原体から可能な限り身を守る対策を常日頃から心がけることが大切である

◆サージカルマスクの着用

●飛沫感染するインフルエンザ，マイコプラズマ肺炎，ウイルス性肺炎などが対象

①金具が上部，マスクのプリーツが下向きになるように着用する
②金具を曲げて顔面にフィットさせる
③マスクのプリーツを広げて，鼻と口を十分にカバーする

▶ 材質は不織布で防水性のあるものが適している
根拠 体液などの湿性物質からのバリア性が保たれる

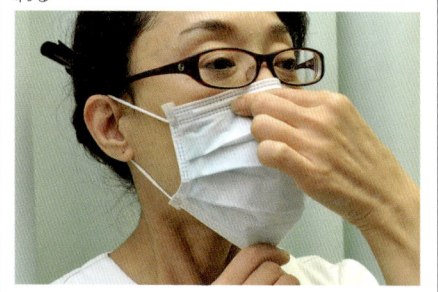

◆N 95 マスクの着用

●空気感染する結核，水痘，麻疹が対象

①マスクを両手で押さえて空気の漏れがないように顔にフィットさせる(フィットチェック)

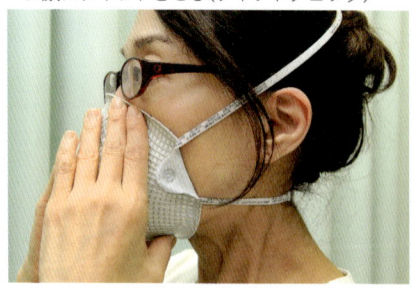

▶ 空気中の 0.3 μm 以上の微粒子を 95% 以上除去することができる
▶ 両手でマスク全体を覆い, 息を強く吐き出して, マスク周囲からの空気の漏れがないかを必ず確認する．空気が漏れる場合は，ゴムバンドや鼻あてを再調整する
注意 着用時は息苦しさを感じるが，マスクの密着性を維持すること

感染防護用具（PPE）の着脱

手順

要点	留意点・根拠
1 着け方 ①マスクを着用する ②キャップをかぶる ③ゴーグルをつける ④手袋（内側）をつける ⑤ガウンを着る ⑥手袋（外側）をつける ⑦長靴をはく	▶ 病原体，病態，医療行為から判断して必要な PPE を用いる 根拠 感染力の強い嘔吐物や排泄物などを処理する場合，手袋を2枚重ねにすることにより，汚染された PPE を外す時に最後まで素手で触れることを回避し，病原体から身を守ることができる
2 外し方 ①外側の手袋を外す	注意 PPE は着用する時よりも，汚染された可能性のある使用後のものを，どのような順番で外し，廃棄していくかが重要である．施設ごとに PPE の外し方を決定し，周知しておく コツ 最も汚染された可能性のある物から順に外し，廃棄していく
②ガウンを脱ぐ ③速乾性手指消毒薬で内側の手袋着用のまま手洗いをする ④ゴーグルを外す ⑤キャップを外す ⑥再度，速乾性消毒薬で内側の手袋を着用したまま手洗いする ⑦手を使わずに長靴を脱ぐ ⑧マスクを外す ・サージカルマスクは，両手でひもを持って顔から外す ・N 95 マスクは，首の後ろ，頭頂部の順にゴムバンドを外す ⑨最後に内側の手袋を外し，手洗いを行う	コツ 可能な限り，素手は病原体から防御する 注意 頭の上から後ろにマスクを外してはいけない 根拠 マスク表面に付いた病原体が身体に触れてしまう 注意 マスクの表面には触れないよう注意する 注意 PPE を着用していても使用後の廃棄の段階で手の表面が汚染されてしまうことがある

❺ 感染防止
2 感染経路別予防策

松本 美香

感染経路別予防策

- 感染症を予防するには，感染経路を遮断することが最も効率的かつ効果的な方法である．主な感染経路は接触感染，飛沫感染，空気感染である．
- 接触感染予防策の基本：標準予防策，手指衛生と手袋着用，清掃
- 汚染された手指や器具への接触により感染する．
- 耐性菌（MRSA など），病原性大腸菌 O157，赤痢菌，ノロウイルス，ロタウイルス，アデノウイルス，ヒゼンダニなど
- 飛沫感染予防策の基本：標準予防策，うがい，サージカルマスクの着用，手指衛生と手袋着用，清掃
- 咳，くしゃみ，会話などによって飛び散る，微生物を含む飛沫を吸入することによって感染する．
- 飛沫核粒子の直径は 5 μm 以上で，保菌者から約 1 m の距離まで飛んで落下し，空気中に浮遊しない．
- 髄膜炎菌，インフルエンザウイルス，アデノウイルス，マイコプラズマウイルス，風疹ウイルス，ムンプスウイルスなど
- 空気感染予防策の基本：標準予防策，N 95 微粒子用マスクの着用，陰圧個室隔離
- 空気中を浮遊している 5 μm 以下の飛沫核粒子を吸入すると感染する．
- 結核菌，麻疹ウイルス，水痘ウイルスなど

空気感染（飛沫核感染・塵埃感染）/接触感染予防策：ノロウイルス感染症（感染性胃腸炎）

- ノロウイルスは，極めて単純な構造で，直径約 38 nm の球形で非常に小さいことから小型球形ウイルス（SRSV）と呼ばれていた（2002 年，国際ウイルス命名委員会により「ノロウイルス」と命名．2003 年，それに伴って食品衛生法でも名称が変更された）．熱に比較的強く，死滅させるには食材の中心温度 90℃ で 90 秒以上の加熱が必要である．乾燥や酸にも強く，水中でも長時間生存できる．
- ノロウイルスは多数の遺伝子型があるため，同じ人が違った型のウイルスに複数回感染する．さらに，小腸の上皮細胞での局所感染のため，免疫持続時間が短く，同じ遺伝子型にも繰り返し感染する．
- 高齢者施設ではウイルスの侵入経路は限定されており，職員，面会者，委託業者，新規入院者など外部からの持ち込みや食品を介した感染経路となる．
- 潜伏期間は 24〜48 時間，主症状は，小腸の炎症による下痢，腹痛と胃の運動機能の低下による悪心・嘔吐，軽度の発熱である．基礎疾患のある免疫能低下宿主や抵抗力の低下している高齢者では脱水になりやすく，また嘔吐物による誤嚥性肺炎や気道閉塞による窒息を起こし，重症化することがある．通常は 1〜3 日で治癒し，後遺症は残らない．
- ノロウイルスの感染経路には，①経口感染（食中毒），②接触感染，③飛沫感染，④空気感染がある．①にはウイルスに汚染された食品を十分に加熱しないで食べた場合，感染した人が調理した食品や水が汚染され，それを食べたり飲んだりした場合などが該当する．②には感染した人の便や嘔吐物に触れ，手指を通してウイルスが口から入った場合，感染した人の手指や触れた衣類，器具などに接触し，手指を通して口から入った場合などが挙げられる．③には感染した人の便や嘔吐物が飛び散り，またはそれらの処理時にその飛沫を吸い込んだ場合などが該当する．④には空気中を浮遊している乾燥した便や嘔吐物の飛沫核粒子を吸い込んだ場合，空気中に浮遊したウイルス（3 週間程度感染力を持ち続ける）が食物や身の回りのものに付着し，手を介して口に入った場合などがある．
- 4℃ 程度の低温下では 60 日以上生存できる．

目的
- ノロウイルスを院内に持ち込まない．
- 標準予防策の徹底を図る，感染経路別予防策の徹底により感染拡大を防ぐ．
- 汚染物をウイルス学的に安全・確実に処理する．

チェック項目 ノロウイルス汚染場所（便座，ドアノブ，手すり，水道蛇口，清掃用具，ベッド回り，車

椅子の押し手，机，椅子，引き出しの取っ手，受話器，カーデックス，処置台など)の清掃と消毒，嘔吐物処理，おむつ交換時の処理，汚染された衣類の処理，排泄介助後の手洗い

適応 入院高齢者とその家族，職員とその家族，委託業者，面会者，実習生など病院に出入りのある人

事故防止のポイント
・排泄介助の必要な現場で頻回の下痢症状を認めたら，標準予防策としてまず接触感染予防を優先する．
・嘔吐物中のウイルスによる空気感染と，手指を介した接触感染の拡大を防止する．
・不顕性感染の疑いや症状消失後 1〜2 週間は糞便中にウイルスを排出していることを見落とさない．
・嘔吐物処理に使用した物品は原則としてすべて使い捨てとし，清掃用具は専用用具を使い分ける．

必要物品
・感染防護用具(personal protective equipment；PPE)：サージカルマスク，手袋，ビニールエプロン(以上 3 点は 2 人分以上用意する)，新聞紙，消毒液 0.1%(1,000 ppm)次亜塩素酸ナトリウム，ペーパータオル，ゴミ袋(5 枚以上)，専用バケツ，シューズカバーまたはスリッパ，厚紙などのへら(以上は 2 セット用意する)，キャップ，ゴーグル(必要時)
・専用モップ，専用バケツなどの清掃用具

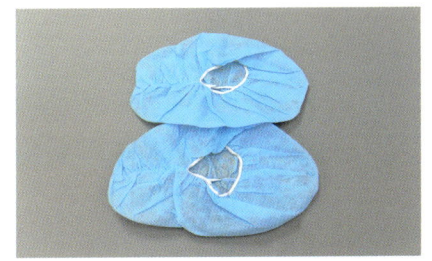

シューズカバー

手順

要点	留意点・根拠
1 処理をする前に ①嘔吐物処理用具をあらかじめ準備しておき，保管場所をすべての職員に周知しておく ②バケツや消毒液を希釈するためのペットボトルなどの容器に希釈液量の線を引いておき，嘔吐者が出た場合，すぐに次亜塩素酸ナトリウム希釈溶液がつくれるようにしておく	**注意** 高濃度の次亜塩素酸ナトリウムは人体に有害な薬品のため，子どもや高齢者の手の届かない場所に保管する
2 次亜塩素酸ナトリウムを希釈する ●0.1% 次亜塩素酸ナトリウム液 1 L＝塩素系漂白剤原液(通常 5%)20 mL＋水 980 mL	**注意** 商品によって原液の濃度が異なるため，原液の濃度に応じて希釈する ▶ 高温・直射日光を避けて保管する．未開封の状態でも使用期限があるため，注意する ▶ 希釈した次亜塩素酸ナトリウムは，目に見える汚れ(有機物)の混入がない状態での保管であれば比較的安定した効果が得られるという結果も出ており，遮光下で 1 か月程度保管可能ともいわれている．しかし，原則，原液で保管し，使用する時に希釈し，その日のうちに使い切ることが望ましい **コツ** 次亜塩素酸ナトリウムは有機物の少ない時は 0.02%，嘔吐物，糞便中では 0.05〜0.1% の濃度が必要である．0.1% の次亜塩素酸ナトリウムを用いると，準備する消毒液が 1 つでよく，簡便

要点	留意点・根拠
3 処理の上で必要な準備する ①複数の職員で対応することが望ましい ②周囲の者を別の場所に誘導する ③窓を開けて換気をする ④ラビング法またはスクラブ法で衛生学的手洗いを行う	
4 作業の身支度をする ①サージカルマスクを着用する ②必要時ゴーグルを装着する ③手袋(内側)を着用する ④ビニールエプロンまたはガウンを着用する ⑤手袋(外側)を着用する ⑥シューズカバーまたはスリッパをはく 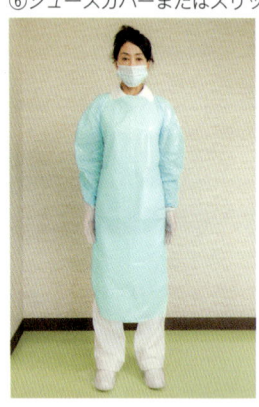	**注意** 時計と指輪は外す ▶ 乾燥していない排泄物には空気感染の伝播能力はないため,サージカルマスクで対応できる ▶ 処理中に嘔吐物がはねて目に入る危険性がある場合のみでよい ▶ 手袋は2枚重ねる **根拠** ピンホールの可能性がある ▶ 床面に飛び散った見えない嘔吐物が靴底に付着すると,ウイルスの伝播経路を拡大してしまう.シューズカバーを着用するか,スリッパに履き替えて,安全かつ確実に処理する **コツ** シューズカバーがない場合はスーパーのレジ袋やキャップなどを代用してもよい **注意** 手首が露出しないように覆う.ガウンの場合,袖口と手袋の隙間から肌が出ないように覆う
 1-4 **5 嘔吐物の処理をする** ①専用バケツにゴミ袋を二重にしてかぶせる ②嘔吐物を新聞紙で覆い,その上から消毒液(0.1% 次亜塩素酸ナトリウム液)をかけて10分間放置する 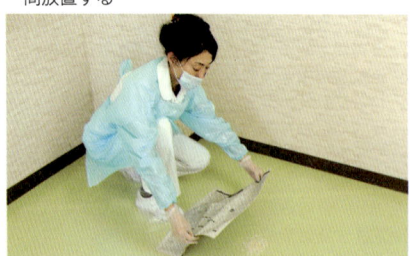	**コツ** 厚紙などをへら代わりに用いて,嘔吐物をかき集めるとよい **コツ** 希釈液のバケツの中に新聞紙を浸しておくと,移動している間に消毒液が染み込む

要点	留意点・根拠
③新聞紙で覆った嘔吐物を外側から内側に寄せながらゴミ袋に捨てる 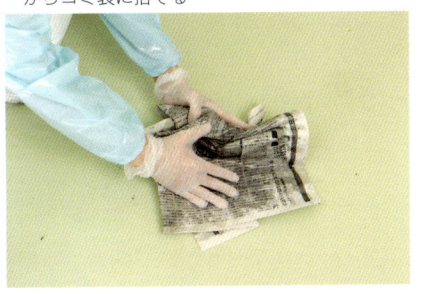	▶嘔吐物や排泄物はウイルス学的に安全・確実に処理し，病原体の伝播拡大を防止する
6 床を消毒する ①嘔吐物を除去した場所を中心に3mの範囲で新聞紙を敷き，その上から消毒液をかけて10分間放置する 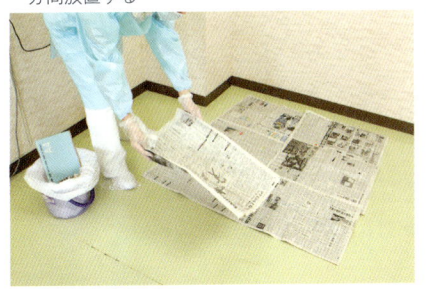	注意 糞便や排泄物には1gあたり100万～10億個もの大量のウイルスが存在し，わずか100個以下でも感染力がある．ノロウイルスは室温で2週間程度生存するとされる
②外側から内側に向けて，消毒液の染み込んだ新聞紙を寄せながら包み込み，捨てる ③次亜塩素酸ナトリウムを染み込ませたペーパータオルか布きれで床を浸すように残留物を拭き取る．壁面も同様に拭く 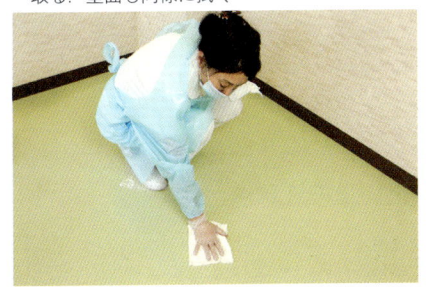	▶外側から内側に向けて（一方向），拭き取り面を折りたたみながら（1面1拭き取り），静かに拭き取る ▶拭き取りを3～4回行う．その際，膝を床につけてはいけない ▶拭き取ったペーパータオルはゴミ袋に捨てる 注意 次亜塩素酸ナトリウムは金属を腐食するため，最後に必ず水拭きする

要点	留意点・根拠
7 予防具などの処理をする ①シューズカバーを外す．代用品を使用していない場合は，必ず靴底の消毒をする ②処理後のペーパータオルはゴミ袋に捨てる ③外側の手袋を外してゴミ袋に入れ，消毒液を入れて，二重になっている内側のゴミ袋の口を閉じる ④エプロンを外し，外側のゴミ袋に入れる ⑤速乾性手指消毒薬で手袋のまま手洗いする ⑥マスクを外し，ゴミ袋に入れる ⑦ゴミ袋の口を閉じる ⑧最後に内側の手袋を外し，手洗いをする	▶ 靴底は嘔吐物で汚染されているおそれがあるため，消毒液に浸した新聞紙やペーパータオルを踏み，消毒する ▶ 口を閉じる時は，袋の中の空気を力強く押し出さない 注意 ウイルス学的処理が確実で袋に破損がなければ，廃棄袋は一般ゴミとしても捨てることができる
◆嘔吐者への対応 ①嘔吐物処理者と別の職員は，新聞紙とゴミ袋を持ち，嘔吐物処理と同様の身支度を整え，嘔吐者のもとへ向かう ②嘔吐者の衣類が汚れた場合は着替えさせ，汚れた衣類をゴミ袋に入れる．着用していた外側の手袋もゴミ袋の中へ入れる ③嘔吐者に別のゴミ袋を口に当ててもらい，次の嘔吐に備える ④嘔吐者を汚染区域外（嘔吐物から 3 m 以上離れた場所）に誘導し，スリッパに履き替えてもらう ⑤汚れた衣類と靴が入ったゴミ袋を，汚染区域外に設置しておいたゴミ袋(黒)に入れる ⑥エプロン，マスク，内側の手袋の順に外し，先ほどのゴミ袋に廃棄する ⑦素手でゴミ袋(黒)の口をしばり，それを持って嘔吐者と一緒に退室する ⑧手洗いをする	 ▶ 汚れた靴は②のゴミ袋に入れる ▶ 感染防護用具(PPE)の着脱(p.29)参照

NOTE

ノロウイルス感染者の使用物品の取り扱い上の注意点

・食器類は限定的にディスポーザブルのものを使用する．
・義歯や歯ブラシ（または口腔ケアセット）を洗浄する際は，室内の洗面台を使用する．
・体温計，血圧計，聴診器，SpO_2 測定器（またはバイタル測定器具）は室外に持ち出さない．個別専用化する．ポータブルトイレも該当する．
・尿器，便器は中性洗剤で洗浄後，0.1 % 次亜塩素酸ナトリウム液に 30 分浸漬する．
・吸飲み，コップは消毒後，水洗いし，乾燥させて保管する．

- 疥癬(かいせん)は高齢者施設で日常最も問題となる感染症であり，しばしば集団発生の危険を伴う.
- 疥癬虫(ヒゼンダニ，大きさ 0.2〜0.4 mm)が人体の皮膚に寄生して起こる感染症である．主症状は瘙痒であるが，夜間就寝中に強まり，昼夜でその差が著しいことが特徴である．瘙痒の原因はダニの糞や脱皮殻によるアレルギー症状である.
- ヒゼンダニは人体から離れると 2〜3 日で死滅し，乾燥や熱にも弱い(50℃，10 分で死滅)が，卵は乾燥状態でも 1 週間は生存する.
- 疥癬は，通常疥癬と角化型疥癬の 2 つに分類される．通常疥癬のヒゼンダニ寄生数は 1,000 匹以下(全身で数十匹の場合が多い)であるが，角化型疥癬のヒゼンダニ寄生数は 100 万〜200 万匹にも上り，免疫能力の低下した人にみられる．通常疥癬と角化型疥癬の違いの特徴は，ヒゼンダニの寄生数と感染力である.
- 通常疥癬に対して過剰な対応を，角化型疥癬に対して不十分な対応をとることを避ける.
- 通常疥癬ではガウンテクニックは不要であるが，寝たきり高齢者の介助にはガウンと手袋の着用が望ましい.
- 疥癬の主な感染経路は皮膚との直接接触感染とリネン，器具などに接触して起こる間接接触感染である．通常疥癬の場合は，効果的治療開始後 24 時間で感染力はなくなるため，患者から医療従事者への感染リスクは低いとされている．しかし，感染後約 1 か月の潜伏期間があるため，再発防止策は必要である.
- 疥癬虫や虫卵を内包している落屑が飛散している部屋への出入りや,落屑が付着している寝具や衣類,医療器具，介護用具を介して感染する．職員を介して感染の伝播が拡大し，集団発生を起こすこともあるため，標準予防策と接触感染予防策の徹底と皮膚科医の診断が必要である.

目的
- 早期発見による角化型疥癬の拡大防止
- 通常疥癬は手洗いの励行による標準予防策の徹底
- 角化型疥癬は接触感染予防策の徹底

チェック項目　皮膚症状と瘙痒
- 紅色丘疹の好発部位：腹部，胸部，腋窩，上肢の内側，大腿の内側
- 紅色小結節の好発部位：陰茎，陰囊(のう)，腋窩，肘，殿部
- 疥癬トンネルの好発部位：手掌(手関節部)，指の間，陰部，腋窩，殿部，足
- カキ殻様の厚い痂皮(かひ)

適応　入院高齢者とその家族，職員とその家族，委託業者，面会者，実習生など病院に出入りのある人
禁忌　ダニの生存中は瘙痒に対してステロイド薬を投与してはいけない．疥癬虫に対する免疫反応を低下させ，症状を悪化させたり，角化型疥癬が発症しやすくなる.

事故防止のポイント
- 症状の早期発見による感染拡大防止
- 感染拡大状況調査と感染源の特定：疥癬症状の観察，聞き取り調査による本人・職員・家族の罹患状況を把握する.
- 皮膚科医による診断
- 早期治療開始
- 接触の程度による予防的投与開始：疥癬感染者と寝具の共用をしていた人，同居家族，角化型疥癬感染者の皮膚への接触および寝具を素手で取り扱った人

必要物品
- 標準予防策(p.23)，接触感染予防策(p.31)に準じる.
- 治療薬：現在，保険適用の内服薬はイベルメクチン(ストロメクトール) 1 種類のみで，外用薬はフェノトリン(スミスリンローション)とイオウがある．保険適用外であるが，保険審査上では認められているクロタミトン(オイラックスクリーム)や，特殊製剤のため本人へのインフォームドコンセントが必要な安息香酸ベンジルなどがある

> ・専用清掃用具(HEPA フィルター付き真空掃除機,マイクロファイバークロス,モップ,バケツなど),ピレスロイド系殺虫剤,ローラー型粘着テープ

手順

要点	留意点・根拠
1 本人・家族に診断・治療について説明する	▶ 保険適用外の薬剤を使用する場合は,本人もしくは代理人によるインフォームドコンセントを文書で取得する
①診断名や全身状態,治療方法について説明する	**事故防止のポイント** インフォームドコンセントの取得が重要
②感染症であること,角化型疥癬の場合は個室への隔離が必要であることを理解してもらう	▶ 隔離期間の目安は,治療開始からおおむね 1〜2 週間程度である
	事故防止のポイント 角化型疥癬以外では隔離する必要はないが,ひとり歩きや認知症により接触感染防止ができない場合や,抵抗力が低下している高齢者と同室している場合には隔離する必要がある
③面会時の注意事項について説明する	**注意** 長時間手をつないだり,肌をマッサージしたりするなど,直接的な接触を避ける
④予防的治療を行う	▶ 複数の疥癬感染者の発生や集団発生の場合には,接触した可能性のある人にも治療を行うことが望ましいとされている.ただし,確定診断がついていない人への薬剤投与は保険適用外となるため,インフォームドコンセントを取得して治療を行うことが望ましい
2 接触感染予防策を徹底する(角化型疥癬の場合)	
①本人の居室に入室する際は,ディスポーザブルの手袋とガウンを着用し,居室用の履物に履き替える	**注意** すべての介助はガウンテクニックで行う.ガウンの再利用はしない
②退室時には石けんと流水で手洗いを入念に行う	**注意** ヒゼンダニはしわのくぼみに入り込んでいると簡単に落ちないため,手洗いを入念に行う
	注意 爪と皮膚の間も注意して洗う.また,爪は必ず短く切っておく
③診療器具や看護・介護用具は本人専用のものにする	▶ 体温計,血圧計,聴診器,車椅子,ポータブルトイレなど
	▶ 部屋からの移動をできるだけ少なくするため,排泄はポータブルトイレを用意し,室内で行う
	注意 使用直後のポータブルトイレや車椅子などには落屑が残っている可能性があるため,直接触れない.ウェットティッシュなどで拭き,殺虫剤を噴霧する
3 リネン,衣類,おむつを交換する	
①包布,シーツ,横シーツ,枕カバーは毎日交換する	**注意** 使用済みリネンを床に直接置かない
	注意 家族に洗濯物を渡す場合はビニール袋に入れて殺虫剤を噴霧し,24 時間密封してから渡す

②リネン類は落屑に注意しながら，ほこりを立てないように内側に折りたたみ，専用ランドリーバッグに入れる．殺虫剤を噴霧し，密封する

③角化型疥癬では1週間に1回，ベッドマットに差し込み式ピレスロイド系殺虫剤を6か所に噴射する

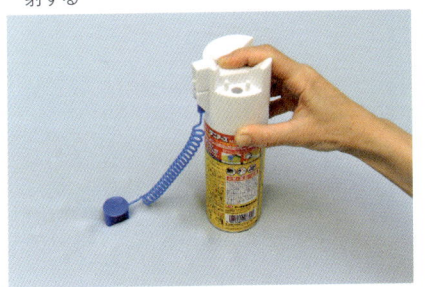

④新しいシーツを敷く前に，ベッドマットをローラー型粘着テープで清掃し，掃除機をかける

⑤熱処理*のできる衣類を多めに準備する

⑥可能な限り，衣類の洗濯は業者に依頼する

*熱処理：50℃の環境が保てるところ（熱水，乾燥機，アイロンなど）に10分以上放置すると，ヒゼンダニは死滅する

▶洗濯を業者に依頼する場合は，専用ランドリーバッグに入れ，「疥癬」と明記して日付を表示する

▶排泄物などが付着している場合は，分けてまとめ，付着物を明記する

▶院内で洗濯する場合は，蓋付きポリバケツで衣類を50℃以上の熱湯で10分間以上熱処理した上で洗濯する．洗濯後は乾燥機で乾燥させ，仕上げる

注意 熱処理が不可能なものは，ビニール袋に入れて2週間放置した後に洗濯する

⑦おむつの交換を行う

▶排泄物には感染性はないため，ビニール袋に入れて通常の分別ゴミに出す

4 居室を清掃する
①床面は専用掃除機で吸引した後，モップで水拭きする

②ベッド周囲，車椅子，ポータブルトイレ，床頭台，ドアノブなどは雑巾で水拭きする

▶本人の入浴時などに毎日行う

▶使用したモップや雑巾は50℃以上の湯に10分以上つけて熱処理する

▶発症後2週間経過したらベッドマット，ベッド周囲，床にピレスロイド系殺虫剤を噴霧し，1時間後に専用掃除機で清掃する

5 入浴時の注意
①通常疥癬は最低週2回，角化型疥癬は毎日入浴する

②介助者は長靴，ディスポーザブルのガウンと手袋を必ず着用する．介助は必ず2名で行う

注意 入浴は最後に行う

注意 浴槽内で疥癬に感染する可能性は低い．ただし，角化型疥癬では疥癬虫や卵を含む落屑が浴室や脱衣室で飛び散り感染する可能性があるため，接触感染予防策を厳重に行う

要点	留意点・根拠
③浴室への搬送の際は，清潔なシーツを広げた車椅子の上に座らせ，シーツで足先から身体全体を包み込むようにして居室から移動する 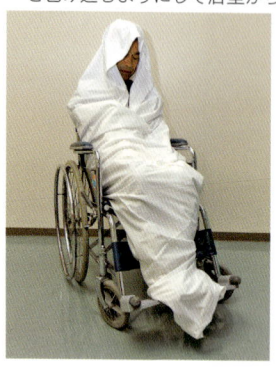	**注意** 独歩可能でも，移動は車椅子を使用する **根拠** 移動中の接触および落屑による感染防止
④脱衣室にビニールシートを敷き，その上に車椅子を止め，脱衣する 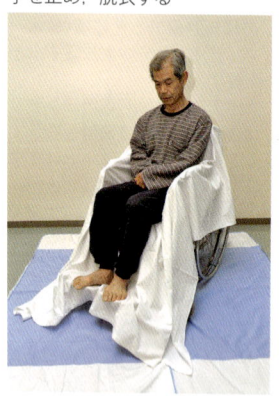	▶ スポンジなどは本人専用のものを使用する．使用したタオル類は専用ランドリーバッグに入れ，密閉して業者へ洗濯に出す
⑤本人を浴室に誘導し，介助者1名が身体を洗う	▶ 入浴時に鱗屑をピンセットで剝がす **コツ** 角質の増殖している部位（足趾など）は湯につけて柔らかくし，ブラシでこすってしっかり落とす．鱗屑はピンセットで剝がす
⑥皮膚科より処方された外用薬を塗布する（**6 外用薬の塗り方**を参照） **《介助者1名が身体を洗っている間に脱衣室の処理を行う》** ①可能な限り，着用していた衣類の洗濯は業者に依頼する（**3 リネン，衣類，おむつを交換する**を参照） ②移動時や車椅子で使用したシーツの始末をする ③車椅子や床，床のビニールシートなどを雑巾で水拭きする ④車椅子に新しいシーツを敷く	▶ 雑巾は使い捨てが望ましいが，再利用する場合は50℃以上の湯に10分以上つけて熱処理し，乾燥させる

要点	留意点・根拠
⑤脱衣室の処理が済んだ後，本人を脱衣室に誘導し，着衣をする ⑥車椅子に乗せ，ドライヤーで髪を乾かす	▶ 使用したブラシは 50℃ 以上の湯に 10 分以上つけて熱処理し，乾燥させる
6 外用薬の塗り方 ①必ず手袋を着用する ②手足の指の間，爪の周囲，外陰部を忘れずに，全身に隙間なく塗布する ③外用薬を塗布した手足をビニール袋で覆い，テープで固定する ④爪白癬を発症している場合は，薬剤で軟化させた後，ニッパーで外科的に除去する	注意 通常疥癬では首から下の全身，症状のない部位にもしっかりと塗る（乳幼児は全身に塗布） 注意 角化型疥癬では顔や頭，耳の後ろも忘れずに塗る ▶ 外用薬により用法・用量は異なるが，フェノトリンは 1 回 30 g（1 本）を頸部から足底までの皮膚に塗布し，塗布後 12 時間以上経過した後に入浴・シャワーなどで洗浄，除去する．通常 1 週間隔で同様の処置を行う 根拠 掻いた時に他の部位に感染させるのを防止する．角化型疥癬は爪疥癬を発症していることが多く，指は疥癬再発の温床になる．また，角化の強い部位に塗布する融解作用のある薬剤の浸透を高める 根拠 薬剤の効果を高める
7 浴室の後片づけを行う ①長靴，スポンジ，その他の使用物品の熱処理を行う ②落屑が残らないよう床や壁をモップブラシでしっかり洗い流す ③浴槽は熱湯で消毒する ④脱衣室は専用の電気掃除機をかける	
8 隔離室解除後に居室を清掃する ①寛解した人が通常の部屋に戻った後，隔離室の清掃を行う ②ディスポーザブル手袋，マスク，ガウンを着用して清掃を行う ③床，壁，ベッド周囲，床頭台にピレスロイド系殺虫剤を噴霧し，指示時間部屋を密閉する ④専用の電気掃除機をかけ，全体を水拭きし，窓を開けて十分に乾燥させる ⑤布団は，治療終了時に 1 回だけ熱乾燥させる．またはピレスロイド系殺虫剤散布後に専用の電気掃除機をかける ⑥使用した清掃用具は熱処理する	注意 角化型疥癬の場合は隔離室を 2 週間閉鎖した後，清掃を行う ▶ 加熱・乾燥が困難な畳・ベッド・マットレスなどの場合，2 週間放置後，通常の湿式清掃を行ってから使用する ▶ 室内へのピレスロイド系殺虫剤散布が十分であれば，居室の閉鎖時間は施設の規定に準じる 注意 角化型疥癬感染者と同室であった人のベッドなどは，角化型疥癬の場合と同様に扱う

要点	留意点・根拠
9 療養上の留意点 ①皮膚症状ではなく，ヒゼンダニの検出や疥癬トンネルの新生を治療継続の判断基準とする ②高齢者では再燃することがあるため，数か月間は経過観察が必要である	▶ かゆみやしこりなどの症状は，半年～1年間残ることがある

飛沫感染予防策：インフルエンザ

- インフルエンザは，インフルエンザウイルス(A型，B型，C型)によって引き起こされる急性呼吸器感染症である．感染経路は，咳やくしゃみ，会話などで感染者の体内から唾液や鼻水とともに飛散したウイルスを吸入することによる飛沫感染と，ウイルスに汚染された手指や環境面(コンタクトポイント＝様々な人が触れる箇所)に付着したウイルスからの接触感染がある．インフルエンザウイルスは空気中を浮遊するほど小さくはないが，まれに空気感染の報告もある．
- 季節性インフルエンザと抗原性が大きく異なる新型インフルエンザが近年注目されており，一般に国民が免疫を獲得していないことから，全国的かつ急速なまん延により国民の生命および健康に重大な影響を与えるおそれがあると考えられている．2009年に発生した新型インフルエンザ(A/H1N1)は世界的に流行し，わが国でも緊急対策がとられた(2011年4月1日以降は，通常の季節性インフルエンザ対策に移行)．
- 高齢者施設で最も問題となる感染症の1つであり，予防対策の基本はワクチン接種と手洗い，うがいである．
- 医療従事者を介して施設内感染が拡大するのを防止することや，病院機能の維持のために職員自らが健康管理に留意し，ワクチン接種を積極的に受けることが重要である．
- 潜伏期間は1～3日で，通常3～4日，長引いても1週間で自然軽快するが，インフルエンザ肺炎などの重篤な合併症を併発すると死に至ることもある．その他の合併症としては脳炎，髄膜炎，ライ症候群(脳や肝臓などの障害)などがある．
- インフルエンザ不活化ワクチンの発症防止効果は，健康成人では70～90%だが，乳幼児では20～60%と低い．

チェック項目
- 突然の頭痛，筋肉痛，倦怠感，悪寒戦慄，高熱(38℃以上)，感冒症状(咳，くしゃみ，鼻水など)，腹部症状(下痢，嘔吐など)
- インフルエンザ簡易検査
- 基礎疾患(循環・呼吸器系の慢性疾患や糖尿病，免疫不全など)の既往の確認
- 施設内における発生動向の確認(同室者や接触者の確認)

適応 入院高齢者とその家族，職員とその家族，委託業者，面会者，実習生など病院に出入りのある人

事故防止のポイント
- インフルエンザ予防対策：ワクチン接種(本人とその家族，全職員とその家族，実習生，委託業者，面会者など病院に出入りする人)
- 施設内の温度・湿度管理(22℃前後，湿度60～70%)
- うがい，手洗いの励行，サージカルマスクの着用

必要物品 標準予防策(p.23)，飛沫感染予防策，接触感染予防策(p.31)に準じる．

要点	留意点・根拠
1 鑑別診断により感染者を特定し，早期の予防策を徹底する ①インフルエンザ簡易検査を実施する	▶ 検査キットの改良により，インフルエンザ診療のさらなる効率化と院内滞在時間の短縮が可能となった ▶ 咽頭ぬぐい液や，咽頭より感度のよい鼻腔ぬぐい液を使用して約5分で判定可能 ▶ 陽性症例では90%以上が2分以内に判定可能 **注意** ・発症後間もない時期ではウイルス量が十分増加しておらず，陰性を示すことがある ・検体採取量が不十分な場合にも陰性を示す ・多量の血液混入があると陰性を示す
②陽性となった場合，隔離を行う	**根拠** 感染力が強いため **事故防止のポイント** 同室者や濃厚接触した職員の感染の有無を確認し，対処する
③標準予防策を徹底する ④飛沫感染予防策を講じ，サージカルマスクの着用を職員・本人に徹底させる	▶ 咳をしている人にもマスクを着用してもらう **根拠** インフルエンザウイルスを含む飛沫（直径5μm）は，約1m飛散する．湿性物質の曝露対策が必要
⑤接触感染予防策を講じ，手洗いとうがいの実施を徹底する	▶ 石けんと流水による手洗いが推奨されるが，肉眼的な汚れが付着していなければ，ラビング法（擦式法，p.26）でもよい
⑥処置時はディスポーザブル手袋を着用する ⑦タンパク失活除菌剤などでコンタクトポイントの清掃を徹底する ⑧抗ウイルス薬の予防投与を行う	**根拠** 手から手の感染経路を遮断する **注意** 液体洗剤の噴霧は気流によりウイルスを飛散させる可能性があるため行わない **根拠** 同居家族のインフルエンザ発症予防や，職場や高齢者施設の集団発生の防止 **コツ** インフルエンザウイルスの侵入経路である呼吸器で抗ウイルス作用を発揮するリレンザ（吸入薬）が推奨されているが，高齢者には服用が簡単なタミフルが適している
2 療養上の留意点 ①治療は抗インフルエンザ薬（リレンザ吸入，イナビル吸入，タミフル内服，点滴注射薬など）の投与が中心となる ・タミフル：A型とB型に有効 ・イナビル：A型とB型に有効 ・リレンザ：A型と新A型に有効．C型には無効 ②ゾフルーザを服用してもらう	▶ 発症後48時間以内の投与が有効 ▶ 解熱・軽快しても5日間服用を続ける必要がある **根拠** 抗インフルエンザ薬は細胞内で増殖した多量のウイルスが細胞外に放出されるのを抑制する ▶ 服薬や吸入が難しい場合には，点滴（ラピアクタ，原則的に1回使用）もある ▶ 1回のみの内服でよく，アドヒアランスが良好 **注意** 新薬のため，十分な臨床データがなく，予期せぬ副作用の出現に注意が必要．タミフルの半減期が6〜10時間に対して，ゾフルーザの半減期は77.6〜114時間であり，副作用が出れば，確実に4日前後続くことになる

要点	留意点・根拠
③対症療法を行う ④脱水，肺炎などの合併症を防止する ⑤居室の室温，湿度を調節する(22℃ 前後，湿度 60〜70%) ⑥十分な休養と栄養補給に留意する ⑦合併症の徴候の早期発見に努める	**注意** インフルエンザ肺炎は重篤な呼吸困難や，急速に進行して呼吸不全を起こす可能性がある **根拠** インフルエンザウイルスは湿度の高い環境下では不活化する ▶ 食欲低下，呼吸状態の悪化(SpO_2 低下，呼吸数の増加など)，喀痰の増量，肺副雑音，熱型の変動，顔色不良など

評価

- 医療現場での感染対策の原則は，標準予防策と感染経路別予防策を組み合わせて徹底することであることを理解し，実施できたか．
- 高齢者の療養環境では，感染対策の上で集団発生を防止することが重要であることを認識できたか．
- 日頃からの 1 処置 1 手洗いを遵守できているか．
- 自らが病原体の媒介者とならないこと，また自らの身を病原体から守ること，そのために必要な感染防止の知識と方法論を習得し，実行できたか．

NOTE

新型コロナウイルス(COVID-19)

　2019 年に中国で発見された新型コロナウイルス(SARS-CoV-2)は，翌年 3 月には WHO からパンデミック(大規模流行)宣言が出されるほどの感染拡大をみせた．2021 年 8 月には日本国内の累計感染者数が 1,000,000 人を超えた．厚生労働省は，換気の悪い密集空間を避けるよう勧告し，「オンライン診療」「オンライン服薬指導」の適切な実施に関する指針を通達した．また，3 年半にわたる「新型コロナワクチン集団接種会場」運営なども，感染拡大を踏まえた対策の特徴といえる．

　新型コロナウイルス感染症は飛沫感染と空気感染の中間の性質をもち，エアロゾル感染(マイクロ飛沫感染)と表現される．エアロゾルは飛沫より軽く，長期間空気を漂うが，飛沫核ほど広い範囲に浮遊することがないため，感染が広がる範囲も小さい．新型コロナウイルスはエアロゾル内で 3 時間，ステンレスやプラスチックには 72 時間残存すると考えられている．ただし，空気感染症の麻疹ほど感染力は強くはない．

　感染症法では，感染力や感染した場合の重篤性などを総合的に勘案し 1〜5 類等に分類して，感染拡大を防止するために行政が講ずることができる対策を定めている．新型コロナウイルス感染症の位置付けは，当初「新型インフルエンザ等感染症(いわゆる 2 類相当)」とされていたが，2023 年 5 月 8 日から「5 類感染症」に変更された．これにより新型コロナ陽性者の外出自粛は求められなくなり，「外出を控えることが推奨される」期間として，発症後 5 日間が示された．このような行動制限をはじめとした日本国民の生活様式は，「Stay home」から「With コロナ」へと移行していった．

⑥ 環境整備
1 病床環境

杉本 知子

高齢者の特徴と環境整備の必要性

- 高齢者では横隔膜の働きが弱くなるため，浅くて速い呼吸がみられるようになる．また，肺胞の萎縮や線維化に伴う呼吸機能の低下が生じ，息切れもみられるようになる．さらに，心室の心筋細胞に線維化などが生じて心筋の働きが低下し，血液循環が不良になる．このような呼吸器や循環器の機能低下は，高齢者の運動耐容能を低下させ，運動時に苦痛や疲労感を抱くだけでなく，活動を制限するきっかけとなる．

- 骨格筋の筋線維の萎縮や減少に伴い，筋力低下が生じる．骨は，骨芽細胞と破骨細胞の働きで骨の形成と破壊を繰り返しているが，このバランスが崩れて骨の破壊が活発になると骨粗鬆症となり，転倒した時に骨折しやすくなる．

- 関節軟骨の変性が進行したり，靭帯の緩みが生じて関節の安定性が低下するため，関節痛が生じやすくなる．また，疼痛のために関節を動かさない状態が続くと筋力の低下が進行し，その結果，関節の安定性がさらに悪くなり，疼痛が持続するようになる．

- 水晶体の弾力性の低下や，毛様体筋の収縮力の低下に伴う毛様体小帯の緩みの影響で調節力が落ち，老視になる．これにより，手元近くの細かい字が読みづらくなる．

- 蝸牛内の基底板の感覚上皮の脱落や聴神経の萎縮，鼓膜や耳小骨の振動伝達機能や音の増幅機能の低下により，聴力の低下が生じる．音が耳に入ってから脳に伝わるまでのどこかの段階で障害が起こり，音や言葉が聞き取りにくくなったり，全く聞こえなくなったりする症状を難聴というが，高齢者に多くみられる老人性難聴では特に高い音や子音の聞き取りにくさが生じる．

- 高齢者のなかには認知症をもつ人が多くいる．認知症の症状には中核症状や行動・心理症状があるが，前者に含まれる見当識障害は場所の判断に支障をきたすため，環境変化への適応を困難にする．

- 加齢に伴い高齢者には視覚，聴覚などの感覚機能の低下や，筋力などの運動能力の低下がみられるようになる．そのため，成人期と比較して環境の変化を的確かつ敏感に捉えることが難しく，自分の思うように身体を動かせなくなっている場合が多いと考えられる．

- ホメオスタシス(生体恒常性)とは，生体内部や外部環境の変動に対して生体を一定の安定した状態に常時保とうと自己調整する仕組みのこと，またはその調整が一定に保たれている状態を指す．この仕組みは通常，「自律神経系」「内分泌系」「免疫系」の3つの機能の相互作用によって維持されている．しかし，加齢に伴いそれらの機能は低下していくため，高齢者は環境変化の影響を非常に受けやすくなる．

- 高齢者が快適に生活・療養できる場を整えることは，心身の健康維持や病状の回復・安定を図る上で欠かせない．また，これらの環境が整うことで闘病意欲の向上につながるため，病床や住居の環境整備は高齢者看護において重要な要因となる．

アセスメント

■ 病室，廊下

- ベッドとベッド周囲が快適に療養生活を営める状態にあるか否かを把握する．
- ベッド上の汚染，シーツのしわ，床頭台の上の整理整頓と汚染，オーバーテーブル上の整理整頓と汚染，ベッド柵の汚染と安定性，ベッドのストッパーとキャスター(車輪)の向き，室内に設置された手すりの状態，ナースコールやベッドライトなど，高齢者が使用している機器の故障や破損の有無などを確認する．
- 快適で清潔な療養環境を整えることで，治療効果を最大限に引き出すとともに，感染症を予防し病状の安定を図ることが可能になる．

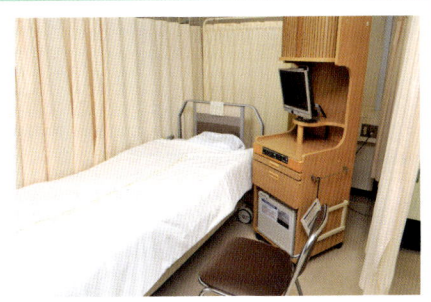

ベッドとベッド周囲の環境が，常に安全で清潔な状態に保たれていることが必要

- ●室内の温度や湿度，臭気，採光・照明，騒音などを確認する．
- ・同室者との関係により，普段は気にならない音を騒音と感じてしまうこともある．
- ●室内全体および廊下が整理整頓されているか確認する．
- ・高齢者の動線上に車椅子やカートなどが置かれ，歩行を妨げていないか，床の水濡れや汚染，段差の有無を確認する．
- ●プライバシーが保たれているか確かめる．
- ・介護保険施設ではユニット化および個室化がすすめられている．その一方で，病院では経済的な理由などから多床室を利用する人も多い．多

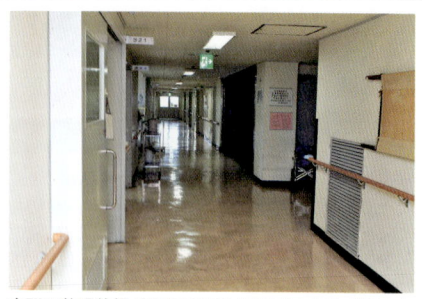

廊下の整理整頓がされているか(動線上に物が置かれていて，歩行が妨げられていないかなど)を確認する

床室を利用する高齢者の物理的環境はもちろんのこと，人間関係なども把握し，快適な病床環境づくりに努める必要がある．

2 洗面所，浴室

- ●洗面所，浴室の床の状態(水濡れ，汚染の有無)や手すりの位置を確かめる．
- ・水濡れがあったり，手すりの位置が不適切だと，転倒事故につながる．
- ●洗面所，浴室内の整理整頓がきちんとなされているか確認する．
- ・動線上に物が置かれていると，歩行の妨げとなる．
- ●洗面所，浴室内の温度や湿度，照明などを把握する．
- ・病室との寒暖差がなく，本人が快適に過ごせるように温度や湿度を調整するとともに，照度が適切かどうか確かめる．

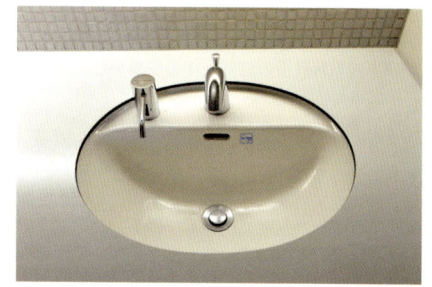

洗面台(センサーで感知し水が流れる)

- ●洗面台，鏡に汚れがないかや，温水が使用できる場合，その温度が適切に設定されているかを確認する．

3 日常生活動作能力

- ●排泄，移動，食事などの動作を確認する．
- ・入院のきっかけとなった疾患の重症化または新たな疾患の発症に伴い，日常生活動作能力が低下している可能性がある．また，自己の体力を過信していることもあり，思わぬ事故を起こす危険性がある．

4 階段，スロープ

- ●段差の有無と程度を確認する．
- ・段差は，転倒事故の要因の1つである．段差の程度や高齢者の身体機能に応じて，手すりを設置するなどの対策を講じる必要がある．
- ●階段やスロープに設置された手すりの状況を確認する．
- ・握力の低下をきたしている高齢者では，身体のバランスを崩した時に手すりをしっかり把持できないことがあるため，注意する．

⑤ トイレ

- ●補充用トイレットペーパー，温水洗浄便座の設定，便器とその周囲の汚染，床の水濡れや汚染の状況の確認をする．
- ●トイレ内に設置された手すりを確認する．
- ・横の手すりは座位を保持するために，縦の手すりは立ち上がりの際に使用する．跳ね上げ式の手すりは，看護師が排泄の介助を行う際は引き上げておく．
- ●臭気，照明の確認をする．
- ・視力低下や視野の狭窄がみられる高齢者も多いため，足元の危険物を確認できるよう，足元灯などの照明を点灯させる．

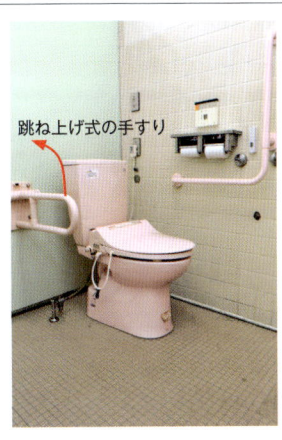

跳ね上げ式の手すり

車椅子でも使用できるトイレ

病床環境整備

　今日では病室を含めた病棟内の清掃，シーツ交換などをハウスキーパーに委託したり，看護補助者に依頼していることも多い．しかし，「快適な病床環境づくり」は本来，看護師の重要な役割である．そのため，環境を常に注意深く観察し，必要時には積極的に環境整備を行う姿勢をもつ必要がある．

目的　病床環境を整備することで，入院の契機となった疾患や障害の重症化，新たな疾患の発症に伴って生じた様々な変化の影響を緩和し，病状の安定と治療効果を最大限に引き出す．

チェック項目　バイタルサイン，病状，日常生活動作能力の程度，使用している補助具（車椅子や歩行器など），ドレーンや点滴ルートの有無とその挿入部位など

適応　入院するすべての高齢者

事故防止のポイント　ベッドからの転落防止，転倒防止

必要物品　ローラー型粘着テープ（①），予防衣またはディスポーザブルエプロン（②），雑巾または清拭クロス（③），消毒薬入りバケツ（各施設で使用する薬剤が異なる），ビニール袋（④），ディスポーザブル手袋（⑤），シーツ各種（必要時），マスク（⑥）など

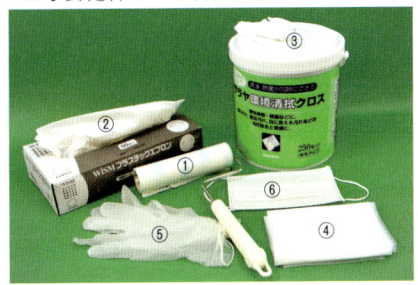

手順

要点	留意点・根拠
1 説明する ①高齢者の状態を確認し，環境整備が行える状態かどうかを判断する ②手順，目的，所要時間を伝える	▶ 高齢者は不安を感じていることが多いため，質問に対して丁寧に説明する
2 環境整備の準備をする ①看護師は手洗いを行う ②必要物品をベッドサイドに用意する ③可能であれば，高齢者に別室などへ移動してもらう．不可能であれば，臥床した状態のまま環境整備を行うことを告げる ④感染防止のための予防衣やマスク，ディスポーザブル手袋を着用する	▶ 日常生活動作能力や病状を把握し，離床できる状態であれば別室に移動してもらう．必要に応じて車椅子やストレッチャーでの移送や，付き添い歩行を行う **根拠** 環境整備の際に出るほこりの吸引を防ぎ，不快感を抱くことがないようにする ▶ 食事時間を避けて実施する **根拠** 衛生面に配慮する ▶ 別室に移動できない高齢者には，マスクを着用してもらう 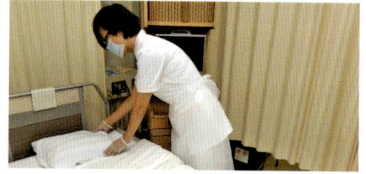

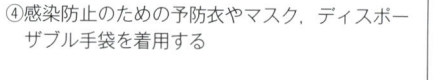

◆ベッド・ベッド周囲の環境整備

①可能であれば窓を開ける．多床室の場合，他の入室者に窓を開けること，環境整備を行うことを説明しておく．プライバシーを守るためにカーテンを閉める ②ベッドのキャスターの位置とストッパーがかかっているかどうかを確認する．看護師が作業をしやすいように，ベッドの高さを調整する ③床頭台や椅子をベッド周囲から離す．不要なベッド柵は取り外す ④安楽枕やナースコールなど，高齢者が使用している小物を一時片づける．この時私物を移動させることを説明し，許可を得る．安楽枕カバーなどに汚染があればカバーを外す ⑤掛け物を外し，シーツの汚染状況を確かめる ⑥離床できない場合は，ベッドの片側に移動してもらう．ドレーンが入っているなど，側臥位になれない場合は可能な体位で行う	▶ 窓やドアの開閉が制限される病室もあるため，確認しておく **根拠** 無理な姿勢で作業を行うと，腰痛の原因にもなる ▶ 厚生労働省が示す入院料等通則において，「寝具類が常時清潔な状態で確保されていること，シーツ類は週1回以上の交換がなされていること」と規定されており，汚染を確認した場合を含め，適宜シーツ類の交換を行う

⑦シーツ上に落屑や毛髪などがある場合，ローラー型粘着テープで取り除く

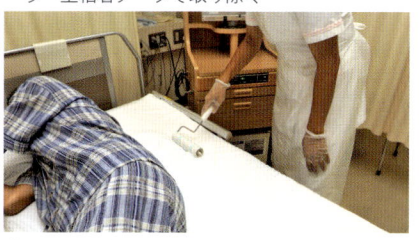

⑧ベッドを整える
・マットレスパッド，敷シーツ，防水シーツおよび横シーツ（必要時）などのシーツ類のしわを順に伸ばし，ベッドを整える

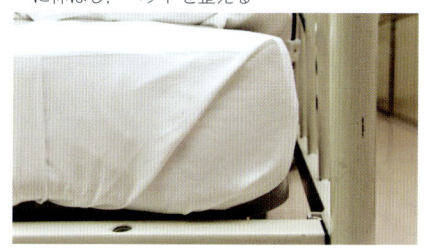

シーツはマットレスの下にしっかり敷き込む

・離床できない場合は，看護師の手前側からシーツを整え，その後，整った側に移動してもらい，ベッドの反対側を整える
・枕は空気を入れ替え，形を整え，再度枕元に置く
・汚染がある場合は，シーツや枕カバーを取り換える

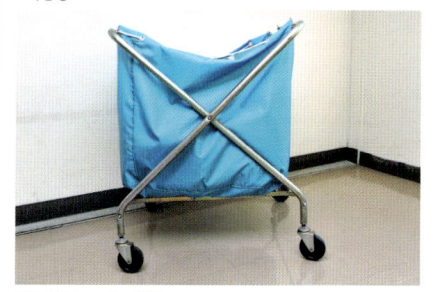

ランドリーボックス

⑨掛け物を整えるとともに，いったん取り除いた（必要時にはカバーを取り替えた）安楽枕やナースコールなどを配置する

根拠 落屑や毛髪などの周囲への飛散を防ぐ

▶ シーツの側面を，角が三角になるようにマットレスの下に敷き込む　根拠 三角にすることで，シーツをしっかりと敷き込むことができ，型崩れしにくくなる

注意 ベッドから転落しないようにベッド柵をつけたり，1人の看護師が高齢者の身体を支え，もう1人の看護師が実施したりする

コツ 汚染したシーツを取り替える場合は，汚染した部分を内側にした状態で丸めてベッド上から取り除き，ランドリーボックスに片づける
根拠 感染防止のため，落屑や毛髪などを周囲に飛散させずに片づける
コツ シーツの汚染部位が内側になるように丸めるが，ベッド上の移動が安楽に行えるようにするため，できるだけ平坦になるように整える
事故防止のポイント 高齢者が臥床した状態でベッドを整える時は，転落しないように配慮する
コツ 尿器を常時使用している場合は，本人の手の届く位置に設置する。また，使用頻度の高いテレビのリモコンやティッシュペーパー，イヤホン，コップなどについても，可能であれば本人とともに位置を確かめながら再配置を行うとよい
▶ ナースコールは，必ず本人の手が届く位置に再配置する
コツ 視力低下のある高齢者に対しては，すぐにナースコールがわかるよう「赤色のテープを付ける」など，目印で工夫する

要点	留意点・根拠

留意点・根拠

コツ 身体の障害に応じて，ナースコールを置く場所を検討する．上肢の片麻痺がある場合，健側にナースコールを配置する　**根拠** 脳血管障害の後遺症として片麻痺が生じた高齢者では，同時に患側の空間無視が存在することも多く，患側にナースコールを配置すると見落としてしまう危険性が高くなる

▶ 本人が抱える疾患や障害の程度に応じて，ベッド柵の様々な活用を検討する

⑩ベッド柵の設置状況とストッパー，キャスターの向きを確認する

コツ 片麻痺がある場合，一般的に健側からベッドへの昇降ができるように整える　**根拠** 本人の健側の残存能力を最大限に引き出し，日常生活動作能力の維持を図る

注意 ストッパーの固定を確実に行う．また，キャスターが足にひっかかり転倒する危険性があるため，キャスターがベッドの外側に出ないよう向きを調整する

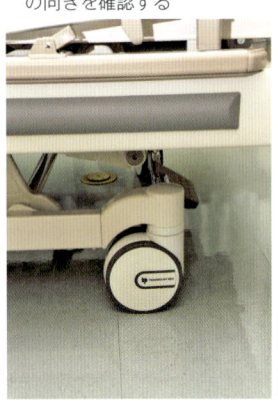

キャスターが高齢者の動線を妨げていないかを確認する

⑪ベッドの高さを本人の状態に合わせて再度設定する

▶ ベッドが高すぎると，ベッドから転落し，けがをする危険性が高くなる．また，昇降時の動作が不安定になり，転倒しやすい．低すぎると，筋力が低下していたり，関節可動域の制限が強い場合，座位から立ち上がった時に筋肉や関節にかかる負荷が大きくなる

事故防止のポイント ベッドの高さが本人に合わないと，転倒・転落の原因となるため，高さを調整する

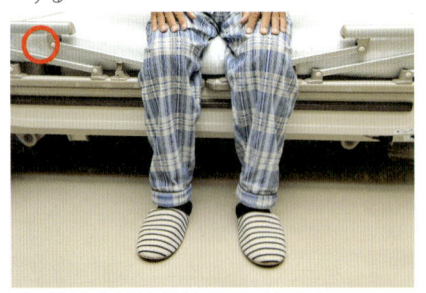

ベッドは本人の足底が床に着く高さにする

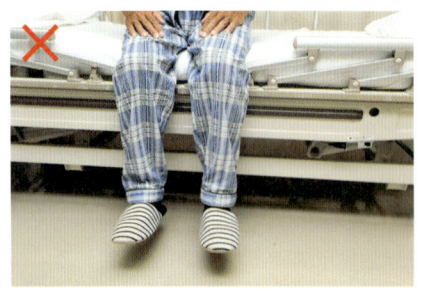

不適切なベッドの高さ（高すぎる）

要点	留意点・根拠
⑫臥床している場合は，本人の体調やドレーン，点滴チューブの状況などを確認する	
⑬床頭台の整理整頓を行うとともに，清拭クロスなどで拭く	▶床頭台やオーバーテーブルなど，ベッド周囲の整理整頓は本人の許可を得た上で行う
⑭オーバーテーブルの上も同様に整理整頓を行い，清拭クロスなどで拭く	
⑮ベッド柵とベッドライト周辺を清拭クロスなどで拭く	
⑯ベッドやベッドライトを含めた室内の設備を点検し，故障などがないか確認する	
⑰病院の規定に従ってごみを処分する	▶認知症高齢者の場合には，放置されたごみなどを異食してしまう危険性もあるため，こまめに片づける

◆病床環境の調整

1 臭気を確認する

①不快な臭気がないか確認する

②必要時，本人の許可を得て窓や病室のドアを開け換気をする

③多床室の高齢者が使用するポータブルトイレや尿器は，使用後速やかに後始末する

▶臭気には常に配慮し，適宜換気を心がける

▶高齢者が入所する施設ではポータブルトイレや尿器，おむつなどが常時使用されることも多い．使用後の尿器やおむつの汚染が確認された場合には，すぐに片づけるようにする

コツ 消臭剤の使用も適宜検討する

2 温度と湿度を調整する

①廊下と病室で寒暖の差がないように湿度と温度を調整する

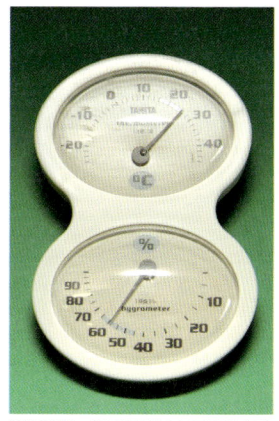

温湿度計：温度計（上）と湿度計（下）

②冷暖房を調整し，温度を整える．冷暖房を稼働させると空気が乾燥することも多いため，湿度の変動にも注意する

根拠 『病院設備設計ガイドライン（空調設備編）』では，「夏期は設計条件において 26℃，50％ の冷房最大能力を持つ機器の選定が望ましい」「冬期は設計条件において，22℃，50％ の暖房最大能力を持つ機器の選定が望ましい」とある．さらに，病室の乾球温度として夏期は 24～27℃，冬期は 22～24℃，相対湿度として夏期は 50～60％，冬期は 40～50％ を示すとともに，窓側冷輻射や日射の影響に注意する必要性を指摘している

コツ 病室の窓側に病床がある場合は，窓から隙間風が吹き込み，寒さを訴えることがある．このような場合は，ブラインドやカーテンを使用し，隙間風を遮るようにする

▶上記の室温や湿度を目安に調節を行うが，本人が快適に感じるとは限らないため適宜声をかけ，快適さを確認する

要点	留意点・根拠
③必要に応じて，寝衣や布団(掛け物)で調整する	
3 明るさを調整する ①室内の照度が適正に保たれているか確認する ②高齢者の顔面に直射日光が当たらないよう，カーテンやブラインドで調整する ③夜間は常夜灯が点灯しているか確認する	▶病室の窓側に病床がある場合，直射日光が顔面に当たり，まぶしさを訴えることがある．ブラインドやカーテンを使用して照度の調整を行う．廊下側に病床がある場合，他の入室者が使用するカーテンによって光が遮られてしまうことも多い．検査や治療に関わる書類などを読むことができるように，病床周囲の照度を適正に保つ ▶夜間は，常夜灯(足元灯)を点灯させ，室内の照度を確保する **根拠** 加齢に伴い暗順応(明るい所から暗い所に来た時に感度調節を行い，弱い光でも物体を捉えられるように感度を上昇させること)の機能が低下する．高齢者は，暗さに慣れるまでの時間(暗順応に要する時間)が長くなる．ただし，常夜灯の光が睡眠の妨げになる場合もあるため，注意する
4 騒音に配慮する ①テレビやラジオを使用する時は，イヤホンの使用を促す ②多床室の高齢者に多くの面会者が訪れる場合は，面会室などを活用してもらうように促す ③多床室ではいびきなどにも配慮する ④夜間は，ナースステーションからの騒音(特に話し声やナースコールの音)が漏れないように配慮する ⑤医療従事者の靴音が高齢者にとって騒音とならないように靴選びに配慮する	▶『病院設備設計ガイドライン(空調設備編)』では，病室の騒音レベルの標準値は Noise Criteria(NC)値で 30〜35，または 40〜45 dB とされている ▶靴底がゴム製のシューズは足音が生じにくい
5 安全面に配慮する ①高齢者の動線上に車椅子などが置かれ，歩行を妨げていないかを確認し，片づける ②安定の悪い物品が部屋に置かれていないかを確認し，片づける ③医療機器のコード類はできるだけまとめ，つまずくことのないようにする ④食品や飲料の差し入れなどがある場合は，賞味期限や保存状況を確認する	▶入院施設の構造のみでなく，高齢者の周囲全体を環境として捉え，安全を確保する **注意** 見舞いとして差し入れられた食品の賞味期限を確認せずに摂取させてしまうと，食中毒に至る場合もある

評価

- 清潔が保たれ，感染予防に対する配慮がなされているか．
- 事故防止に対する配慮がなされ，高齢者が安全に過ごすことができているか．
- 温度や湿度，明るさが調整され，高齢者が快適さを感じながら過ごすことができているか．
- プライバシーや騒音に対する配慮がなされ，高齢者が落ち着いて過ごすことができるか．

2 住環境

杉本 知子

アセスメント

1 寝室・居間などの室内

● 室内（特に床）の整理整頓の状況
・生活動線上に衣類や新聞などが置かれていない
か.
● 寝室や居間などの段差の状況
・床に置かれた物や小さな段差に気づかず，転倒
することがある.
● カーペット
・端がめくれないようにしてあるか確認する.
● コード類
・ケーブルカバーなどでまとめられているか，壁
際に固定されているか確認する.
● 室内の照明器具の設置状況と明るさの程度
・高齢者は，加齢に伴い視力低下をきたしている
ことも多い. また，暗順応の機能が低下し，暗
さに慣れるまでの時間が長くなる.
・室内が急激に暗くならないような照明器具が設
置されているか確認する.
● ベッドや家具の設置状況
・ベッドは床に足底がしっかりと着く高さがよい.
・ベッドが高すぎると，立ち上がりの際に不安定
になり，転倒しやすい. 低すぎると，立ち上が
り時に過度の負担がかかる（自力で立ち上がる
ことが難しくなる）.
● キャスターが付いたワゴンや不安定な家具の有
無
・ワゴンや家具に寄りかかったり，つかまったり
した時に，転倒の原因になる.

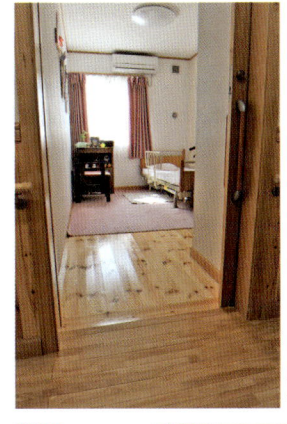

段差がなく整理整頓された床面

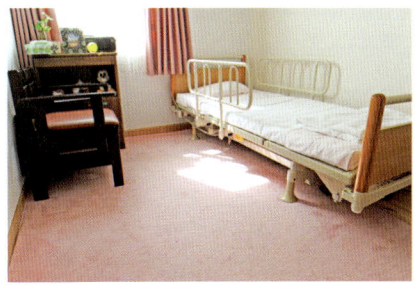

2 玄関，階段，廊下

● 段差の有無と程度
・階段などの大きな段差に対しては，高齢者は比較的注意を払って生活できる. しかし，階段で転倒した際には大きなけがになる可能性が高いことから，安全面への配慮は欠かせない.
● 階段の特徴
・段差の程度のみでなく，段数や傾斜，構造がどのようになっているか把握する.
・階段の段鼻（だんばな）部分（段の角）には滑り止めをつけることが望ましい.
・高齢者では，筋力や持久力，バランス保持能力など様々な身体能力が低下するため，階段昇降能力にも影響が現れる.
● 手すりの設置状況
・階段の手すりは両側設置が望ましい. 片側のみの場合は，降りる時の利き手側に手すりがあるように設置されることが望ましい.
・階段は上る時よりも降りる時に転倒・転落などの事故発生が多い.

3 浴室，トイレ

- ●脱衣場と浴室，廊下とトイレの段差の有無と程度，および居室とこれらの非居室との温度差
- ・浴室と脱衣場への出入り，トイレへの出入りにおいて，段差があるかどうかを確認する.
- ●床の状態
- ・床にタイルを使用している浴室は，石けんの泡が十分に洗浄されず残っていると非常に滑りやすくなる.
- ●浴槽の深さ，またぎやすさ
- ・据え置き式は床に直接浴槽を置く設置法で，浴槽の縁から床までの高さが高くなるため，浴槽への出入りに困難が生じる.
- ・埋め込み式は浴槽の縁が床とほぼ同じ高さになるように低い位置に設置されたもので，浴槽の底から縁までの高さが高くなるため，浴槽への出入りに困難が生じる. 筋力やバランス保持能力が低下した高齢者では，大きくまたぐ動作(片足立ちする動作)をとることで転倒の危険性が高くなる.

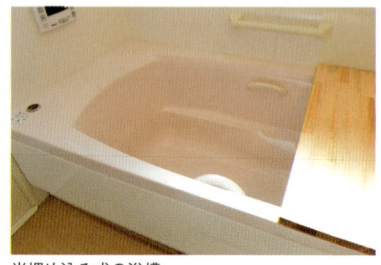

半埋め込み式の浴槽

- ・半埋め込み式は，床から浴槽の縁までの高さが低く，またぐ高さが抑えられるため，高齢者に適した浴槽といえる.
- ●便座の種類と高さ
- ・筋力の低下や，下肢の関節可動域に制限がある高齢者では，洋式便器にすることで排泄に関連する一連の動作が容易になる.
- ●トイレと寝室の距離
- ・トイレが寝室から離れていると，夜間頻尿のある高齢者では移動に負担を感じることもある.
- ●照明の設置状況と明るさ
- ・高齢者が転倒した状況を分析すると，トイレへ向かう途中に転倒した事例が多いことが報告されている. 夜間頻尿のある高齢者は多いため，トイレ内のみでなく，トイレまでの経路の照明の設置状況にも配慮し，転倒などの事故防止に努める.

住環境整備

　高齢者が福祉用具を活用することにより，日常生活動作の自立が可能になったり，介助者の負担の軽減が図られることも多い. しかし，生活機能の障害が重度でなくても，年齢を重ねるうちに障害の程度が進行していることもあるため，定期的な日常生活動作能力の見極めと環境の再調整を行う必要がある. また，常に事故防止を意識した環境づくりに努めるのみならず，高齢者が生活しやすく，介護者が介護を行いやすい環境づくりを進めることが求められる(次頁の NOTE を参照).

- **目的** 住み慣れた自宅で快適に過ごすことができるような生活環境を工夫することによって，高齢者の意欲を引き出すのみでなく，健康状態および病状の安定化と改善を図る.
- **チェック項目** 高齢者の心身の状況, 特に日常生活動作能力や病状, 同居家族の有無, 家族の支援体制など
- **適応** 地域で生活を営むすべての高齢者
- **事故防止のポイント** 浴槽への転落による溺水防止，浴室内・室内での転倒防止

住環境の整備

要点	留意点・根拠
◆寝室・居間などの室内環境整備	
①室内，特に床の整理整頓を行う	**事故防止のポイント** つまずきによる転倒防止

要点	留意点・根拠
②カーペットの端はめくれないように安全な画鋲などで止め，段差を解消する 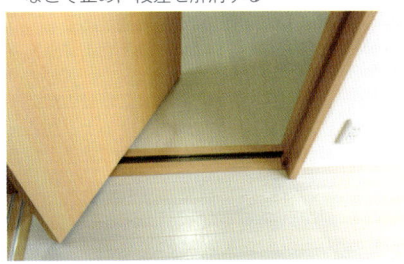 段差のない敷居	▶ 高齢者の生活動線上にある衣類や新聞などを含め，不要な物を片づける ▶ フローリングの床にホットカーペットを敷いている場合には，滑り止めのマットを活用するとよい 根拠 布団の端やカーペットのめくれ，コード類につまずき，転倒に至る場合が多い．危険な箇所を把握し，危険回避のための工夫を施す必要がある
③コード類はケーブルカバーなどでまとめ，壁際に固定する	
④夜間も照度が確保できるように器具を配置する	▶ 夜間に頻繁にトイレへ行く高齢者も多い．センサーで自動的に点灯するライトなどを設置し，夜間の歩行が安全にできるようにする．また，居室からトイレまでの照明は，若年者に比べて明るくする 根拠 高齢者は，加齢に伴い視力低下をきたしていることが多く，暗順応も低下しており，照度の変化にうまく適応できない
⑤高齢者が操作しやすい照明器具やコンセントを設置する	根拠 車椅子使用の高齢者は，壁に設置されているスイッチに手が届かないこともある．また，筋力低下や関節可動域の制限により，足もとにあるコンセントの操作が困難になることもある

NOTE

高齢期の健康で快適な暮らしのための住まいの改修ガイドライン

　2019年3月に国土交通省が策定した同ガイドラインは，65〜74歳のアクティブシニアと呼ばれる世代と，これから高齢期を迎える50〜64歳のプレシニアと呼ばれる世代の人々を主な対象とし，高齢になっても自宅で快適な暮らしを送るために必要な既存住宅の改修に関する配慮事項を示したものである．その中では，目指す住まいのイメージとして「自立して自分らしく暮らせる住まい：外出，趣味，交流を楽しむなど豊かで多様な高齢期のライフスタイルに応じた空間が確保され，地域とも連携して自立して自分らしく暮らし続けられる住まい」「介護が必要になってからも暮らせる住まい：高齢期の生活に必要な住宅性能を確保し，介護が必要になっても軽微な対応（介護保険の適用による手すりの設置や福祉用具等の使用）により暮らし続けられる住まい」など4つの目標が掲げられている．それとともに，高齢期の健康で快適な暮らしを実現するために配慮すべき8つの重要項目として，温熱環境，外出のしやすさ，トイレ・浴室の利用のしやすさ，日常生活空間の合理化，主要動線上のバリアフリー，設備の導入・更新，光・音・匂い・湿度など，余剰空間の活用を挙げている．

要点	留意点・根拠
⑥不安定な家具を取り除き，安定性のよいものと交換する	**根拠** 高齢者は，家具などにつかまりながら歩行したり（つたい歩き），立ち上がり時につかまったり（つかまり立ち）する場合がある．家具などに体重をかけた時にバランスを崩すことがないよう，不安定な家具を取り除いておく必要がある

⑦ポータブルトイレを居室で使用している場合には，使用後速やかに洗浄する
⑧ベッドは高齢者の足底がしっかり床に着く高さのものにする

▶ 臭気などに配慮し，快適に生活できるようにする

根拠 ベッドが高すぎると，立ち上がりの際に不安定になり，転倒しやすい．低すぎると，立ち上がり時に過度の負担がかかり，自力で立ち上がることが難しくなる

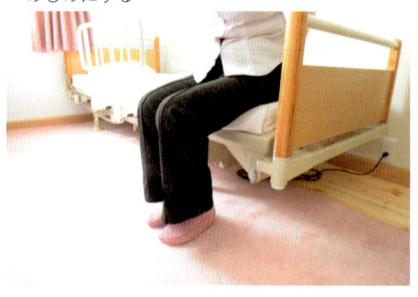

◆玄関，階段の環境整備

①靴の着脱に支障がある場合には，椅子を設置する

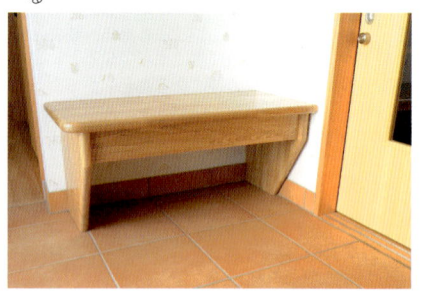

玄関には椅子を設置する

②玄関マットなどは転倒の引き金になるため，可能であれば取り除く
③玄関に大きな段差がある場合は，手すりを縦に付ける
④階段の手すりは，降りる時に利き手側にあるとよい．また上り口と降り口にはできるだけ照明器具を設置する
⑤階段の滑り止めが摩耗していれば，取り換える

根拠 椅子に座って靴の着脱を行うことで，動作が安定し，転倒の危険性を回避できる
▶ ロコモチャレンジ推進協議会が紹介しているロコチェックは，運動器症候群（ロコモティブシンドローム）を確認することのできる指標である．この中には，「片脚立ちで靴下がはけない」など7項目があり，1項目でも概当する高齢者は運動器症候群のリスクがあると判断することになる．なお，運動器の機能低下は転倒の危険要因となるため，このような1つひとつの日常生活動作の自立度を確認する

根拠 玄関マットにつまずいて転倒する危険がある

▶ 安全に階段の昇降ができるよう，手すりの設置場所を検討する．同様に，段差部分の色を変えるなど段差が見分けやすくなる工夫をする

◆トイレ，浴室の環境整備

①身体機能の状態によっては，和式便器から洋式便器に取り換えることを検討する

②車椅子使用の高齢者の場合は，トイレの間口が広めであると使いやすい

③座位保持が難しい高齢者では，トイレ内に手すりを設置する

④トイレが居室から離れている場合は，できるだけ動線が短くなるように居室の位置も検討する

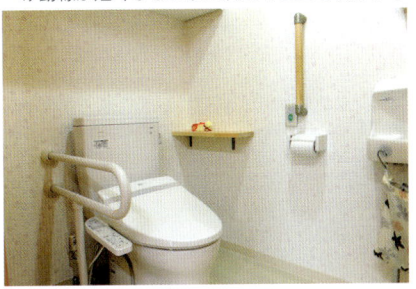

手すりを設置する

⑤浴槽が広い場合は，滑り止めを底に敷く

⑥身体能力に応じて浴槽に板（バスボード）をかけ，座位で浴槽内に入れるよう配慮する

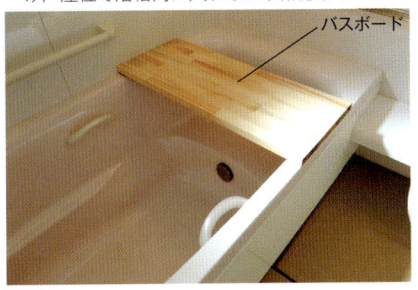

バスボード

⑦浴室と脱衣場の出入り口付近には手すりを設置するなど，歩行やまたぎ動作を安定させるための工夫を図る

▶身体機能の低下が生じている高齢者では，便器を和式から洋式にすることで排泄に関連する一連の動作が容易になる

▶立ち上がり時に手すりで身体を強打してしまう事故の発生も報告されている
【根拠】自宅における転倒では，排泄に関連するものが数多く報告されている

▶高齢者では健常者よりもやや小さめの浴槽を用いるとよいとされている　【根拠】高齢者では浴槽で溺れるなどの思わぬ事故が起こりやすい
【事故防止のポイント】浴槽への転落は溺水を招くこともあるため，家族は注意を怠らない
【根拠】筋力やバランス保持能力が低下した高齢者では，大きくまたぐ動作（片足立ちする動作）をとることで転倒・転落の危険性が高くなる．浴槽が深い場合，バスボードなどを利用し，そのような動作を回避する
【事故防止のポイント】浴室の床に石けんの泡が残っていると足を滑らせて転倒することも多いため，泡は素早く洗い流しておくようにする

要点	留意点・根拠
⑧脱衣場に椅子を準備し，必要時には高齢者が座位で更衣できるようにする	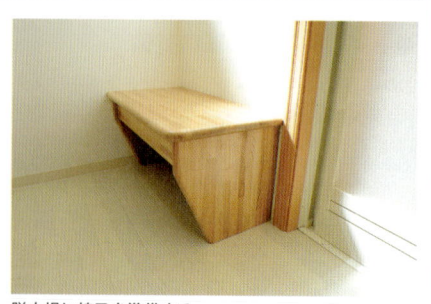 **脱衣場に椅子を準備する**
⑨ヒートショックへの対策を行う	▶ 急激な温度変化に伴う血圧変動のために生じた健康被害をヒートショックと呼ぶ．このヒートショックがきっかけとなり，心筋梗塞や脳梗塞を発症することがある．日本の家屋では，トイレや浴室の室温が居室などと比べて低くなっており，大きな温度差が生じていることも多く，これらの場所でヒートショックが生じやすい **根拠** 入浴のために衣服を脱ぐことにより，身体全体が寒冷刺激に曝されて血管が収縮し，急激な血圧上昇が生じる．その後，温かい湯につかると，血管が拡張し，一度上昇した血圧が一気に低下することで，失神を起こす危険がある ▶ ヒートショックを防ぐため，暖房器具などを活用し，室温が下がりやすい場所を暖めておく

評価

- 清潔さが保たれるとともに温度や湿度，明るさが調整され，高齢者が快適さを感じながら過ごすことができているか．
- 事故防止に対する配慮がなされ，高齢者が安全に過ごすことができているか．
- 高齢者のもてる能力を発揮することができるように生活環境が整えられているか．
- 介護を担う家族が介護にやりにくさを感じていないか．

⑦ サービス担当者会議

杉本 知子

高齢者の特徴とサービス担当者会議の必要性

- 高齢者が抱える問題は，加齢に伴う身体機能の低下や疾患および障害がもたらす影響のみならず，経済的な状況，介護する家族の状況などが絡み合い，複雑化していることが多い．このような複雑化した問題は，単一の専門分野による援助のみで解決することは困難である．
- 介護保険制度では，様々な専門的知識・技術をもつ人々が協働することによって，複雑化する高齢者の問題を効果的に解決することを目指している．サービス担当者会議は，そのための手段として取り入れられている．
- サービス担当者会議は，利用者の自立支援のために必要なサービス提供を目指し，利用者にふさわしいサービス計画を作成・実施する目的で開催される．
- 介護保険サービスを利用するためには，サービス計画を立案する必要がある．この役割を担っているのが，介護支援専門員（ケアマネジャー）である．同時に介護支援専門員は，サービス担当者会議における調整などの中心的割割も果たしている．

サービス計画の作成とサービス担当者会議

①高齢者自身や家族が居宅介護支援事業者に連絡し，介護支援専門員にサービス計画の立案を依頼する．
・介護保険サービスの利用者である高齢者および家族は，居宅介護支援事業者と契約を結び，サービス計画の作成をしてもらうことが一般的となっているが，介護支援専門員に作成を依頼せず，自分で計画書を作成することもできる．
・介護保険サービスの利用を希望する高齢者と家族は，その利用申請を居住地の市区町村の窓口で行った後，市区町村による認定調査を受ける．この調査結果と主治医意見書に基づいて，要支援1～2，要介護1～5のいずれかの状態区分が認定され，申請者のもとに通知される．
・要介護認定・要支援認定の程度により，介護保険の支給限度基準額が設けられている．
②高齢者および家族の状況や意向を確認し，高齢者の自立支援に向けたサービス計画を立案する．
・高齢者と家族の状況を確認し，抱えている問題を明らかにするため，課題分析（アセスメント）を行う．
・アセスメントでは課題分析表（アセスメント表）を用いることにより，介護支援専門員個人の能力に左右されず，一定の質を保った課題分析が可能になる．なお，「基本情報に関する項目」と「課題分析に関する項目」に大別される「課題分析標準項目」が厚生労働省から示されている．この項目内容を網羅してアセスメントを行うことが重要となる．
③会議を開催し，計画の内容について担当者間（例：介護支援専門員，利用者と家族，サービス事業者，その他の必要なメンバー（医師，行政担当者，メディカルソーシャルワーカー，看護師など））での意見交換や調整を行う．
・会議の開催により，高齢者および家族へのサービス提供の方向性を共通理解し，各担当者がチームアプローチにより支援を実践していけるようにする．
・介護老人保健施設や介護老人福祉施設などに入所する高齢者に施設サービスを提供する場合を例に挙げると，個別の援助計画と施設サービス計画をともに立案することが必要とされている．前者は，サービスを提供する看護師，介護福祉士，栄養士，理学療法士，作業療法士などの専門職がそれぞれの専門性に沿って作成するものであり，この計画に従って具体的なケアや援助が提供されることになる．一方，後者は個別の援助計画の基本計画として捉えられるものであり，施設に配属されている介護支援専門員が作成する．なお，サービスの計画はケアプランと呼ばれることが多い．
④会議での担当者の意見に基づき，計画を修正する．
⑤高齢者および家族にサービスの計画や内容を説明し，承諾を得る．
・サービスを利用する高齢者と家族がサービスを選択できるよう配慮することが重要である．
・介護保険制度開始以前は，市区町村がサービスの必要性を判断し，提供を行う「老人福祉法による措置」によって高齢者の介護が行われてきた．介護保険制度では，利用者本位のサービス提供が理念として掲げられている．

⑥各担当者に計画を伝達し，サービスを開始する．
⑦高齢者の日常生活動作能力の変化などによって計画を修正する必要が明らかになった場合は，再度アセスメントを行い，計画を変更する．

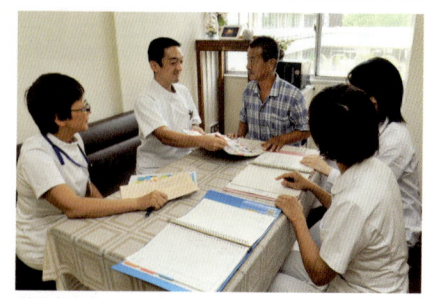

・介護支援専門員は定期的に利用者のもとへ赴き，ケアプランに基づいて開始されたサービスが適切に実施されているか，サービスの提供を受けた利用者がどのような状況にあるのかを面接によって把握・評価する．これをモニタリングという．

・モニタリングは，居宅サービスの提供時には少なくとも1か月に1回利用者の居宅を訪問し，面接することやその結果を記録するよう取り決

利用者を交えての各担当者（看護師，医師，栄養士，介護支援専門員など）による会議

められている．一方，施設サービスの提供時には，頻度に関する具体的な取り決めは示されていないが，定期的に入所者と面接し，その結果を記録することが必要とされている．また，利用者の状況が変化した場合や要介護認定の更新，区分変更が行われた時は必ずモニタリングを行うことになっている．

⑧計画の変更点は，再び会議を開催して担当者間で検討する．
⑨変更した計画については，利用者の承諾を得た後に各担当者に伝達する．

評価

- 各担当者がサービス利用者の問題や具体的なケアの方針について意見を述べ合っているか．
- サービス担当者が情報を共通理解できているか．
- サービス担当者とサービスの利用者がともに目標を共有できているか．
- サービス利用者は満足感を得られているか．

⑧ 看取り，死後の処置

松本 美香

高齢者の特徴と看取り，死後の処置の必要性

- 看取りとは，看病すること，およびその人の臨終に付き添うことを意味する．
- 高齢者は，加齢→老化→老衰という避けられない自然経過をたどる上に，様々な慢性疾患をかかえていることが多いため，その死にゆくプロセスは個々に異なった様相を示す．
- 終末期の定義について，一般的には，癌患者の場合などでは余命3～6か月を終末期と想定することが多い．日本老年医学会の2012年の「立場表明」では，「病状が不可逆的かつ進行性で，その時代に可能な限りの治療によっても病状の好転や進行の阻止が期待できなくなり，近い将来の死が不可避となった状態」が高齢者の終末期とされている．高齢者の予後予測は困難であることから，同学会の定義では残された時間については具体的に設定されていない．このように，高齢者の終末期に関する時間的区分は曖昧である．
- ターミナルケアや緩和ケアには癌に限定的なイメージが伴う．これに対して，時間的予測が困難で，慢性的に緩やかに推移する高齢者の終末期に対する新しい概念として，エンドオブライフ・ケア（end-of-life care）が用いられるようになってきた．疾患の種類に関わらず人生の晩年期を死のその時まで生きる，という意味を含んでいる．
- ここでは，広義の終末期（余命6か月程度）あるいはエンドオブライフではなく，予後が数日～1週間程度，数日中の死が避けられない時期を「看取り期」とし，この時期の看護ケアと死後の処置について記述する．
- 看取り期においては，本人と家族の意思決定に対する満足度の評価が重要である．これは残された家族に対して受け入れがたい死の受容を助け，喪失による悲嘆への支援となる（グリーフケア）．
- 遺族や関係者の精神的・経済的負担に配慮し，ケアを行う．
- 故人や遺族の宗教上の習慣や意向を考慮して，別れの準備を行う．
- 死後の処置においては，院内感染予防だけではなく，遺族や遺体の搬送に関わる葬儀業者の安全，および帰宅後の公衆衛生も視野に入れた感染予防が重要となる．
- 死後の処置においては，生前と変わらない尊厳を保ち，敬意を込めて遺体に接する．
- 遺族とともに遺体を清拭し，エンゼルメイク（死化粧）を施しながら，故人への感謝や悲しみなど様々な感情を表出することはグリーフケアにおいて大切である．

アセスメント，ケア・看取りのポイント

１ 身体徴候，日常生活動作

- 身体徴候を観察する．
- ・全身倦怠感，せん妄，不穏・興奮，意識状態，呼吸困難，死前喘鳴（気道内の分泌物が増加し，下咽頭から喉頭にかけてゴロゴロという喘鳴が呼気時に聞こえる状態）の有無
- ・看取り期を迎えた高齢者では，予後の予測につながる明瞭な身体徴候を見いだすことは難しい．高齢者の多くは加齢による変化に加え，複数の慢性疾患をかかえている．
- ・終末期の進行を把握する目安となる，主な身体徴候（表1）を知っておくことは有用である．
- 日常生活動作の障害を観察する．
- ・経口摂取量，体動，寝返り，排便・排尿，会話，応答

２ 死にゆく人へのケア

- 家族や身近な人に付き添ってもらい，話しかけるよう促す．
- ・この時期は視覚などの感覚は低下するが，聴覚は最後まで保たれるとされる．
- ・死にゆく人にとっては大切な人が付き添い，身体に触れられたり話しかけられたりすることにより安寧が得られる．
- せん妄への対処
- ・看取り期のせん妄は低酸素血症，電解質異常，感染，不安などの精神症状の他，薬剤の副作用が原因

表 1　高齢者の終末期にみられる主な身体徴候

時期	観察項目	時期	観察項目
亡くなる 6〜数か月前	歩けなくなる 体重減少 失禁	亡くなる 1〜2 週間前	ほとんど食べない 傾眠傾向 尿量の減少 血圧の低下
亡くなる 1〜2 か月前	寝つく 嚥下困難 食事摂取量の低下 発熱を繰り返す 日中の睡眠時間の増加	亡くなる 1〜2 日前	呼吸困難・呼吸の異常 （下顎呼吸，チェーン・ストークス呼吸） 低体温 脈の弱まり 死前喘鳴 意識レベルの低下，昏睡 無尿

で起こることが多い．腎機能や肝機能が低下している高齢者に安易に鎮静薬を投与する前に，家族の付き添いや面会，家庭的な雰囲気の提供などの工夫で，せん妄を改善することを検討する．

● 味わう楽しみを得られるようにする工夫

・看取り期では，嚥下困難により経口摂取が中止されることがほとんどである．しかし，本人の希望があれば，できる限り味わう楽しみを最期まで大切にする（アイスクリームを 1 さじ，または棒状キャンディーをひとなめするなど）．

● 呼吸困難への対処

・看取り期の呼吸困難は様々な原因で出現する．死にゆく人には酸素療法とセデーション（鎮静）を含めた酸素療法，安楽な体位の設定，家族がそばにいるなどの精神的な援助が重要である．

・不安や恐怖，失望，うつなどが原因の呼吸困難に対しては，抗不安薬の投与により症状を軽減できる．

● 口腔ケア

・唾液分泌の低下により，舌苔（ぜったい）や口臭が生じやすいため，レモン水などで口腔ケアを行う．

● 四肢の清潔

・基礎代謝の低下により四肢が冷たくなる．部分浴などで手足を温め，清潔の保持に努める．

● 症状の緩和

・この時期に出現する症状を緩和する方法の知識をもつとともに，緩和困難な苦痛への対処法についても検討しておく必要がある．

3 LCP を用いた看取り

● LCP とは，Liverpool Care Pathway の略で，2000 年代に入って，イギリスの王立リバプール大学病院のグループが中心となって作成した看取りのケアに関するクリニカルパスである．

・日本語版についてはホームページ（http://www.lcp.umin.jp/）参照

・LCP は「看取り期」（予後が日単位で，数日中の死が避けられない時期）に使用するもので，終末期（予後が 6 か月程度）に使用するものではない．

● LCP の使用基準：患者に関わる多職種チームが予後数日または 1 週間程度と判断し，かつ以下の項目のうち 2 項目以上が当てはまる場合

・患者が終日臥床状態である．

・半昏睡/意識低下が認められる．

・経口摂取がほとんどできない．

・錠剤の内服が困難である．

● LCP 開始時に行う初期アセスメント

1）身体症状

・疼痛，呼吸困難，気道分泌，悪心・嘔吐，便秘，尿閉・失禁，嚥下困難，意識障害，認知障害，不穏・興奮，抑うつ，その他（例：浮腫，瘙痒）．これらの症状が本人に苦痛を与えないよう適切な看護介入を行い，安楽を維持する．

2）安楽の評価

・必要な内服薬を静脈内注射や坐薬などに変更，もしくは必要でない投薬を中止する．

・不必要な治療・検査を中止または減量する.
　　a. 血液検査：定期的な採血を中止する.
　　b. 抗菌薬：症状改善より，腎機能の悪化や認知症の進行などの副作用の可能性のほうが高い.
　　c. 輸液：過剰な輸液は気道分泌を亢進させ，苦痛を増強させる要因となる.
　　d. 心肺蘇生：DNR(延命処置をしない)について意思を確認する.
・不必要な看護介入の中止を決定する.
　　a. ルーチンの体位変換から快適性の目的のみの体位変換へ.
　　b. 褥瘡予防のマットレスの導入を検討し，皮膚の完全な状態の適切な判断を行う.
　　c. バイタルサインを頻回に測定している場合，適宜回数を減らす.
3)精神面/病状認識
・病状や死が近いことについて現時点での患者・家族の認識をアセスメントする. 患者・家族に確認する必要はない.
4)宗教/信条
・宗教上あるいは個人の信条に合わせた配慮の必要性を確認し，支援を行う.
5)家族/関係者とのコミュニケーション
・第一・第二連絡先，および緊急の場合に病院に来るまでにかかる時間を確認しておく.
・病院施設の案内書を渡し，駐車場や宿泊設備，携帯電話・公衆電話が使用可能な場所，洗面所・トイレ，面会時間などを理解してもらえているか確認する.
6)看取り期のケア計画
・死期が迫った場合にどのようなケアを計画しているか，患者・家族・関係者に説明し，相談しているか確認する.
・家族・関係者が現在のケア計画を理解しているか把握する.

死後の処置

目的 故人の尊厳を守る，遺族の心のケア，感染防止
チェック項目 医師による除去が必要な体内挿入物(ペースメーカー，植え込み型除細動器，中心静脈(CV)カテーテル，CV ポート，胃瘻，各種ドレーンなど)の有無，褥瘡などの創傷の状態，体液漏出の可能性のある部位(気管切開痕，ドレーン抜去痕，ストーマ，鼻腔，口腔など)，故人や遺族の希望，宗教上の慣例，地域の慣習などを確認する
適応 故人とその遺族
事故防止のポイント 感染防止，搬送後の血液や体液漏出の防止

必要物品　予防着，手袋，マスク，ゴーグル(必要時)，創処置用の物品，口腔ケア用の物品(ガーゼ，消毒薬，アルコール綿など)，全身清拭用の物品(p.318 参照)，陰部洗浄用の物品(p.295 参照)，セーフティセット(必要時)，エンゼルセット(納棺シーツ，白布など)，死後に着せる衣装，ごみ袋など

手順

要点	留意点・根拠
1 処置の準備を行う ①死亡確認後，遺族と故人だけの時間をつくる	**コツ** 15～30 分を目安に遺族と故人を残し，医師と看護師は席を外す ▶点滴の滴下は止め，各種モニタや人工呼吸器などの外れる医療機器を取り外す
②この間に必要物品を準備する	

要点	留意点・根拠
③個室や処置室などが確保できれば，部屋の準備をする	▶ 処置の前に，故人と遺族の希望・意向や，宗教上の慣例，地域の慣習などを確認しておくと，トラブルを防ぐことできる

2 挿入物の抜去を行う

要点	留意点・根拠
①予防着，手袋，マスク，ゴーグル（必要時）を着用する	▶ 標準予防策(p.23)，接触感染予防策(p.31)に準じる
②中心静脈ライン，末梢静脈ライン，酸素カニューレ，胃管カテーテル，膀胱留置カテーテルなどを抜去する	▶ 処置に入る前に故人に一礼して敬意を表する ▶ 胃管カテーテルでは，抜去する前に心窩部を圧迫し，胃内容物を十分吸引する ▶ 中心静脈ラインの抜去は，院内の手順に準じて看護師が実施してもよい ▶ 点滴抜去後は，血液を絞り出し，圧迫固定する ▶ 気管切開，ドレーンなどにおいて，抜去部から多量の滲出液の排出が予測される場合は，医師による縫合が必要である **注意** 縫合しない切開痕は，脱脂綿を用いて体内に貯留した血液を除去した上で，高分子吸収剤を詰め，圧迫固定を行う **根拠** 適切な圧迫固定は死後の体内ガスを逃し，止血につながる
③体内挿入物（バンパー・チューブ型の胃瘻など）の除去は，医師が行う	▶ バルーンタイプは，看護師が固定水を抜き，抜去する ▶ ペースメーカーや植え込み型除細動器の取り扱いについては各医療機関の判断による．医師が皮膚切開して取り出す場合は，必ず縫合し，滲出液の漏出を防止する ▶ 昨今はペースメーカーの小型化や火葬炉の火力調整などにより破裂の可能性が減少し，除去しないケースも増えている **事故防止のポイント** 遺体から除去しない場合は，必ず葬儀社に植え込みがしてあることを遺族もしくは医療者から伝える **根拠** 急激に加熱されると破裂する可能性があるため，火葬場スタッフの安全確保上，重要な情報である **注意** 破裂により遺体の骨（喉仏：第 2 頸椎）が破壊されやすい

3 創処置を行う

要点	留意点・根拠
①創部の状態に応じて消毒し，縫合またはテープやドレープ材を用いる ②褥瘡がある場合は，清拭・消毒後にラップで密閉し，臭気や滲出液の漏出を防止する	▶ 血液汚染がある場合は，0.5% 次亜塩素酸ナトリウムを用いて拭き取る ▶ 必要であれば，防水フィルムドレッシングテープを貼付する **注意** 死後の体内からのガス放出により，薄くて伸展性のある防水フイルムが膨らんで隙間ができ，血液・体液が漏出することがある
③ストーマ装具を装着している場合は，排泄物の入ったストーマ袋（パウチ）を廃棄する	

要点	留意点・根拠

4 口腔ケアを行う

①ガーゼと消毒液，またはアルコール綿などを用いて，舌，歯と歯茎，口腔内壁の汚れを落とす

`根拠` 口腔内の雑菌は腐敗を早め，また悪臭の原因になる

▶ 口腔ケアは顎硬直が始まる前に行う `根拠` 環境温度 20℃ 前後では，死後 2～3 時間で顎関節から死後の硬直が始まり，開口しにくくなる

②水分をしっかり取り除く
③義歯がある場合は装着する

5 全身清拭，陰部洗浄，体液漏出防止の処置を行う

①清拭の準備をし，顔，上肢，胸腹部，下肢，背部の順に清拭を行う

▶「第 2 章 **5** 清潔・整容⑤全身清拭」p.318 参照
▶ 遺族が希望する場合は一緒に行う `根拠`「自分の手で最後のケアをしてあげられた」という満足感，納得感は死の受容を助け，心のケアにもつながる
`コツ` 手浴(p.310)や足浴(p.306)などのケアでは，声掛けをし，参加を促すとよい．また，遺族の希望があれば，故人の好きなアロマオイルを使用する

②尿が流れ出る場合は，恥骨上部を軽く圧迫して排尿させる，または紙パットで吸収させる．便は表面に付着しているものを拭き取り，陰部全体を洗浄する
③陰部には紙パッド，紙おむつを当てる

▶「第 2 章 **5** 清潔・整容②陰部ケア」p.294 参照
▶ 便の用手的排出は不要

④必要に応じて，体液漏出防止の処置をする
・セーフティセットを準備し，ゼリー入りシリンジとカテーテルを用いて，鼻腔，口腔，外耳道，肛門の順で，ゼリーを体腔内に注入する
・鼻腔への注入の際は，下顎を挙上する(気道確保の体位)．どちらかの鼻孔からカテーテルをストッパーまで挿入し，シリンジの中のゼリーを注入する

▶ 慣例的な肛門，腟(女性)などへの綿詰めは，最近では行わない傾向にある
`注意` 処置を行う際は仰臥位にする
▶ セーフティセット(市販の体液漏出防止剤で，口腔用，直腸用など様々なアプリケータがある．各製品によって使用法は異なるため，説明書に従う)を脱脂綿や青梅綿の代用として使用する
▶ 最近は詰め物をしない傾向にあるが，全身性浮腫のある遺体などでは，皮膚表面の開口部からの体液漏出の可能性が高いため，部位によって詰め物を検討する
▶ ゼリー入りカット綿(口腔用)は頬の落ち込みがある場合に使用する
▶ ゼリー入り綿球(鼻孔・耳用)を使用する場合には，綿球(脱脂綿)はなるべく外から見えないようにする

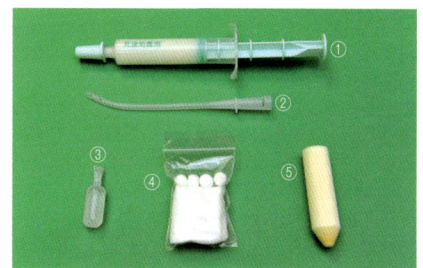

①ゼリー入りシリンジ(咽喉用ゼリー入りシリンジ)，②カテーテル，③グリセリン，④ゼリー入り綿球(鼻孔・耳用)，ゼリー入りカット綿(口腔用)，⑤直腸用坐薬タイプ(ゼリー)

要点	留意点・根拠
6 着替えと整容をする	

①病院で用意した浴衣，または遺族が準備した衣服に着替える

▶ 浴衣などの和装の場合は，衣を左前にし(ⓐ)，帯は縦結びにする(ⓑ)

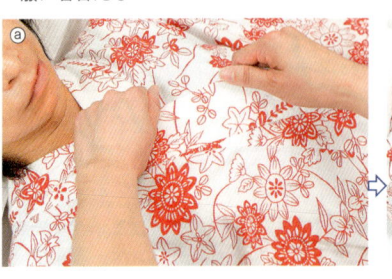 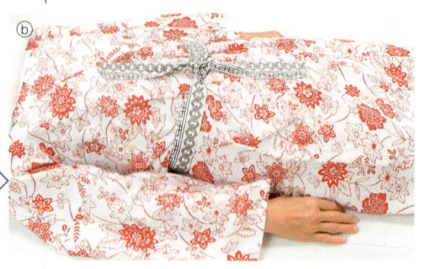

②爪切り，髭剃り(男性)をする
③下顎を固定し，閉眼させる

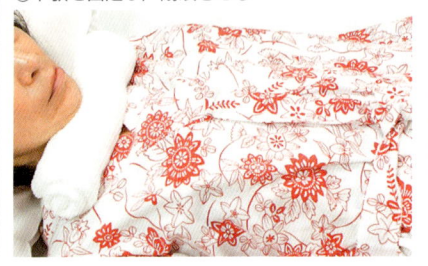

コツ 枕を高くし，ロール状に丸めたタオルを顎下に入れ，口が閉まる位置に調節する
▶ 閉眼しない場合は二重瞼形成用接着剤を上下眼瞼に塗って閉じる

④両手は無理に組ませず，体幹に沿って伸ばすか，腹部に乗せる
⑤エンゼルメイク(死化粧)を施す
⑥顔を白布で覆う

注意 包帯やバンドで故人の身体を縛らない

要点	留意点・根拠
7 冷却する	

①状況に合わせて冷却を行う．病院や葬儀業者の冷蔵庫で保管することが多い

根拠 冷却することで細菌の繁殖を防ぐ．遺体の腐敗を主として生じる細菌は25〜40℃で繁殖しやすい．また，低温にすることで体内の酵素による自己融解も防止できる
▶ 遺体からの体液漏出や脱糞は，腐敗による胸腔内圧と腹腔内圧の上昇によって起こる
注意 敗血症や肺炎など高熱の状態で亡くなった場合や，臭気対策の必要性が高い場合は，できるだけ死後早期から身体深部まで冷却する
▶ 冷却には，遺体からの二次感染のリスクを低下させる効果もある

②在宅など常温環境下では，ドライアイスや保冷剤によって内臓付近の冷却を行う

▶ 効果の高い部位(胸部・腹部)を特に冷却する(図1)
注意 敗血症や肺炎など腐敗のリスクが高い場合は，胸部・腹部に加えて頸部，腋窩部，鼠径部の冷却を行う

要点	留意点・根拠
	  a. 通常の遺体　　　　　b. リスクの高い遺体 **図1　冷却部位**

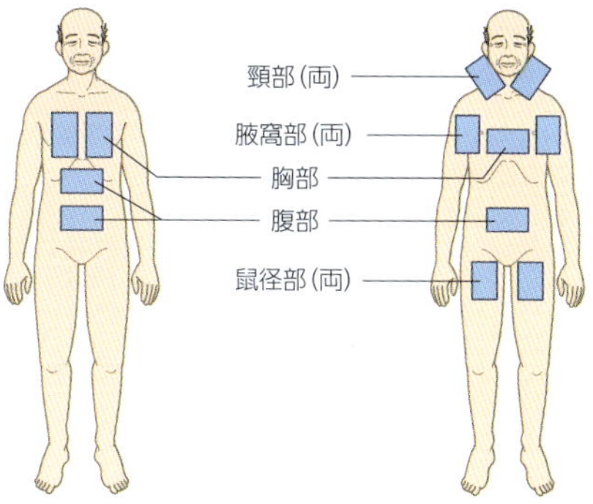

8 お見送りをする
①後片づけをして室内を整える
②手袋，予防着，マスクを外し，遺族に処置の終了を告げる
③私物を遺族に整理してもらう
④使用物品を持ち，故人に再び敬礼をして，退室する
⑤遺族のみで故人と名残を惜しむ時間をもってもらう
⑥寝台車に搬送する

▶ 病室から移送する際は，頭から足先までシーツで被う
▶ 遺族が霊安室で待機する場合は，霊安室の設備について説明し，帰宅の際には病棟への連絡を依頼する

⑦医師および看護師などの医療者が，故人を乗せた寝台車のお見送りをする

9 病理解剖が行われる場合
①医師による死亡確認がなされた後で，遺族に解剖承諾書に記入してもらう

根拠 法令により遺族の承諾が必要である
コツ 遺族が十分納得した上で承諾の意思決定ができるよう援助する

②開始予定時刻と終了予定時刻を確認し，遺族に伝える
③遺族には解剖終了時間まで霊安室で待機してもらうように案内する
④留置されているものは外すが，死亡時の状態を保って全身清拭をする
⑤白シーツで覆い，解剖室に移動する

注意 体腔への詰め物はしない

⑥解剖終了を遺族に告げる
⑦医師からの遺族への説明に立ち会う

▶ 整容，メイクなどは死亡時の状況によって，解剖の前後どちらかになることもある

要点	留意点・根拠
10 所定の手続きを行う ①死亡診断書の発行や会計などの事務手続きを行う ②病院所定の手続きに従い，所持品，貴重品などの返還を行う ③霊安室へ搬送し，自宅引き取りが可能か，遺族の依頼する葬儀社があるか確認し，なければ病院指定の葬祭業者に連絡する	▶ 夜間帯での死亡退院では会計ができないため，後日，精算が必要になる場合がある

評価

- 苦痛症状や，強い不穏・興奮，混乱はないか．
- 口腔の清潔が保たれており，排尿に関して高齢者が快適であるか．
- 必要な内服薬を静脈内注射や坐薬などに変更，もしくは必要でない投薬を中止したか．
- 家族や関係者は死が間近であることを知っているか．
- 適切な時期での治療やケアの見直しが見落としなくできたか．
- 苦痛症状へのタイムリーな対応と評価ができたか．
- 看取りの時期における家族ケアも実践できたか．
- 死後の処置においては，生前と変わらない敬けんな態度と，これまでの人生をねぎらう気持ちで接することができたか．

第2章

日常生活援助技術

❶ 食事

1 栄養状態のアセスメント

河田 萌生

栄養状態のアセスメント

- 栄養障害は，免疫機能の低下，感染症のリスクの増加，筋力の低下などの健康問題に加え，高齢者の転倒，入院，死亡のリスクも高めるため，栄養状態を包括的にアセスメントすることが重要となる.
- 栄養状態のアセスメントは，高齢者の栄養障害の有無を把握してその程度を評価し，栄養療法の適応の判定をすることを目的とする. さらに，定期的にアセスメントを行うことで，栄養療法の効果を判定し，その修正や適正化を行う.
- 栄養状態のアセスメントは，個人あるいは特定の集団における栄養障害の有無をスクリーニングし，現時点での栄養障害の程度，種類を明らかにする「静的栄養アセスメント」，病態の推移や栄養療法などに伴う栄養状態の変化を測定する「動的栄養アセスメント」，主に外科領域において，手術との関連で術前栄養状態と術後合併症の発症率，術後の回復過程を推測する「予後栄養アセスメント」に分類される. 栄養状態のアセスメントを行う時には，栄養指標の特徴をよく理解し，その目的に応じて使い分ける.
- 栄養スクリーニングのツールとして主観的包括的栄養評価法（Subjective Global Assessment：SGA），客観的データ栄養評価法（Objective Data Assessment：ODA），低栄養のアセスメントツールとして簡易栄養状態評価表（Mini Nutritional Assessment-Short Form：MNA®-SF）がある.
- スクリーニングにおいて低栄養あるいはそのリスクがあると判断されれば，食事の調査や身体計測，臨床検査，現病歴，既往歴，治療などの身体的要因の他，高齢者を取り巻く精神・心理的要因，社会・経済的要因なども併せて，栄養状態をアセスメントしていく（図1）.

---

❶ 栄養スクリーニング　①主観的包括的栄養評価法（Subjective Global Assessment：SGA）

- SGA は，対象者の主観的観点から情報を聴き取り，栄養状態を評価するものであり，初期の評価方法として利用される. 栄養障害のある人を簡便に抽出できるツールである.
- 体重の変化，食事の摂取状況，消化器症状，身体機能，疾患と栄養必要量，身体所見（皮下脂肪，筋肉量，浮腫・腹水）をもとに主観的包括評価を行う. 栄養状態は A：良好，B：中等度不良，C：高度不良の3段階で評価する（SGA の詳細は成書を参照）.
- 認知機能が低下している人，言語的なコミュニケーションが困難な人には使用できない.
- SGA のみで栄養状態を判定することは難しく，客観的な評価と組み合わせながら使用する.

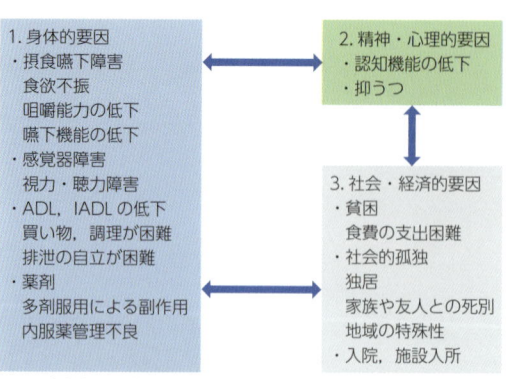

図1　高齢者の栄養障害の要因

2 栄養スクリーニング　②簡易栄養状態評価表（Mini Nutritional Assessment-Short Form：MNA®-SF）

- MNA®-SF は高齢者用の低栄養のスクリーニングツールであり，簡便で臨床で使いやすい．
- 食事摂取量，体重，移動能力，身体的・精神的ストレス，神経・精神的問題，BMI（または下腿周囲長）の 6 項目をスコア化し，栄養状態良好，低栄養のリスクあり，低栄養の 3 段階に分類する（MNA®-SF の詳細は成書を参照）．
- 感度，特異度などの精度も高く，高齢者の栄養スクリーニングとして単独で使用できる．
- 詳細なアセスメントを必要とする場合や，栄養療法が必要かどうかの判断には第 2 段階として MNA® を使用することが推奨されている（MNA® の詳細は成書を参照）．

3 栄養のアセスメント　①身体計測

《身長の計測》

- 理想体重や体格指数（body mass index：BMI）を算出するために計測する．
- 1 人で立位をとることができない，脊椎が彎曲している，寝たきりであるなどの場合は，座高，指極（指端距離）*1，膝下高（膝高）*2 などを計測して身長を推定することができる（表 1）

*1 指極（指端距離）：左右の腕を鎖骨の高さに合わせて水平に広げ，左右の中指先端間の距離．成人の場合，指極と身長はほぼ同じである

*2 膝下高（膝高）：踵骨から脛骨点までの高さ（図 2）

《体重の計測》

- BMI の算出や理想体重（標準体重）と比較するために計測する．
- 体脂肪率が計測できる場合には，栄養指標として，筋肉量や脂肪量などの評価が得られる．
- 食事量や水分量が体重に影響するため，起床後，空腹時，排尿後など，毎日同じ条件で計測する．
- 立位が保てない場合は，車椅子用の体重スケールやベッドスケールを利用して計測する．このような体重計がない場合は，体重予測法（Grant の式，表 2）を用いる．

《体重の評価》

- 体重の減少率や理想体重比を算出することで，栄養障害の程度を評価することができる（表 3）．
- 体重の減少率：一時点でなく 1～2 週間ごとに計測し，その経過で評価する（表 3）．明らかな体重減少を認める場合は，何らかの栄養障害が考えられる．次の計算式で算出する．
- ・体重減少率＝（平常時体重－測定時体重）/平常時体重×100（％）
- 理想体重比（% ideal body weight：% IBW）：実測体重と理想体重を比較したもので，筋タンパク質量を評価する．90％ 以上が正常である（表 4）．次の計算式で算出する．
- ・IBW（理想体重（kg））＝［身長（m）］^{2}×22% IBW＝測定時体重/理想体重×100（％）

表1　身長の推定

指極による推定	身長（cm）＝指極（cm）
座高による推定	身長（cm）＝座高（cm）×11/6
膝高による推定	〈男性〉　身長（cm）＝64.19－（0.04×年齢）＋（2.02×膝高（cm）） 〈女性〉　身長（cm）＝84.88－（0.24×年齢）＋（1.83×膝高（cm））

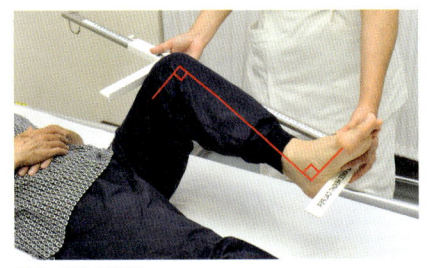

図2　膝高の計測

表2　Grant の式による予測体重（kg）

男性	0.98AC＋1.27CC＋0.40SSF＋0.87KN−62.35
女性	1.73AC＋0.98CC＋0.37SSF＋1.16KN−81.69

AC：上腕周囲長（cm）（図3），CC：下腿周囲長（cm）（図4），SSF：肩甲骨下部皮下脂肪厚（mm）（図5），KN：膝高（cm）

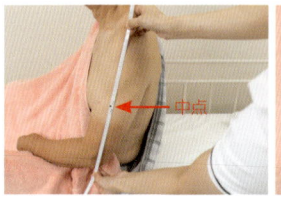
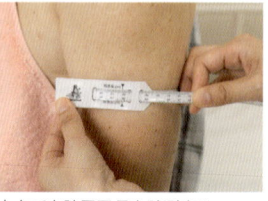

肘頭と肩峰の中点を測定位置とする　中点で上腕周囲長を計測する

図3　上腕周囲長の計測

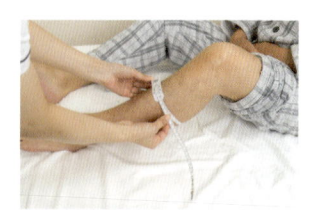

図4　下腿周囲長の計測

表3　体重減少率の評価

期間	明らかな体重減少	重症の体重減少
1週間	1～2%	＞2%
1か月間	5%	＞5%
3ヵ月間	7.5%	＞7.5%
6か月間	10%	＞10%

表4　％IBW による筋タンパク質量の評価

％IBW	評価
90%以上	正常
80～89%	軽度の筋タンパクの消耗
70～79%	中等度の筋タンパクの消耗
69%以下	高度の筋タンパクの消耗

表5　％UBW による栄養障害の評価

％UBW	評価
85～95%	軽度の栄養障害
75～84%	中等度の栄養障害
74%以下	高度の栄養障害

- ●平常時体重比（％ usual body weight：％UBW）：体重が急激に増減した場合に利用する．平常時の体重と現在の体重との比率であり，栄養障害を評価する（表5）．次式で算出する．
- ・％UBW＝測定時体重/平常時体重×100（％）
- ●体格指数（body mass index：BMI）：以下の式で算出される．65歳以上の高齢者では，目標とするBMI の範囲は21.5～24.9とされ，低栄養やフレイルを回避するために若年者の目標BMI 値（18.5～24.9）よりも下限値が高く設定されている．
- ・BMI＝測定時体重（kg）/[身長（m）]^2
- 《皮下脂肪厚の測定》（図5）
- ●皮下脂肪の減少は体脂肪全体の消耗と比例すると考えられている．皮下脂肪厚の測定により体脂肪量を推定し，エネルギー貯蔵量の変化を評価する．
- ●皮下脂肪厚測定器（キャリパー）を使用し，上腕三頭筋皮下脂肪厚（triceps skinfold thickness：TSF）や肩甲骨下部皮下脂肪厚（subscapular skinfold thickness：SSF）などで計測する．なお，TSF は麻痺のない上肢，利き手でない上肢で，3回計測し，その平均値とする．

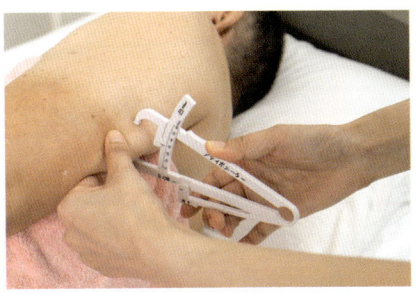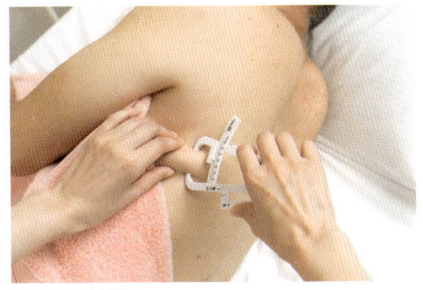

肩甲骨肩峰突起と尺骨肘突起の中間点で測定
図5　皮下脂肪厚の測定（左：TSF，右：SSF）

肩甲骨下角で測定

表7 栄養のアセスメントに用いられる主な生化学検査項目

アセスメント項目	検査項目	基準値	説明
タンパク質代謝	アルブミン (Alb)	3.8〜5.2 g/dL	・血中半減期が2〜3週間と長いため，比較的長期の栄養状態を反映する ・高齢者では3.5 g/dL以下の場合に低栄養のリスクがある ・炎症や肝硬変などによる産生の低下，うっ血性心不全などによる血液の希釈，ネフローゼ症候群などによる体外への漏出などによっても，アルブミンが減少する
	プレアルブミン (pre-Alb)	21〜43 mg/dL	・血中半減期が0.5〜8日と短いため，短期間の栄養状態の変動を表す ・トランスサイレチンとも呼ばれ，アルブミン同様に炎症によっても産生が低下する
腎機能	血清尿素窒素 (BUN)	7〜23 mg/dL	・タンパク質が分解される時にできる老廃物 ・通常尿素は腎臓から排泄されるため，腎機能の指標となる ・腎機能の低下により高値を示す．それ以外にもタンパク摂取量の増加，炎症などによるタンパク異化の亢進によっても上昇する
	クレアチニン (Cr)	男性 0.80〜1.30 mg/dL 女性 0.50〜0.90 mg/dL	・筋肉に含まれているタンパク質の老廃物 ・筋肉量の違う男女で基準値が異なる ・腎臓で排泄されるため，腎機能の指標となる ・筋肉の損傷や炎症によっても高値となる
	BUN/Cr	約10	・BUN÷Crで算出する ・腎不全患者の低タンパク質食の管理に用いられる ・タンパク質の摂取量を決定する際の指標となる
糖代謝	HbA1c	4.6〜6.2%	・ヘモグロビンが血中の糖と結合したもの ・過去1〜2か月間の血糖コントロール状態を反映する ・糖質の種類，摂取量を決定する際の指標となる
脂質代謝	トリグリセライド (TG)	男性：40〜234 mg/dL 女性：30〜117 mg/dL	・脂質代謝異常症のスクリーニング検査として用いる ・食後に高値となるため，空腹時の採血が基本となる ・脂質や炭水化物の摂取量など，食生活の見直しの指標となる

4 栄養のアセスメント ②生化学検査
- 栄養のアセスメントにおいて生化学検査(表7)は重要な意義をもつが，栄養状態以外の影響を受けるため，検査値を単独で評価することは不適当となる．病態やその他の栄養評価の指標，高齢者の自覚症状などから総合的に評価する．

- -

5 栄養のアセスメント ③生理検査
《エネルギー必要量》
- 加齢に伴いエネルギー消費量は低下する．
- 高齢者は，食事摂取量や咀嚼力，消化機能の低下により，エネルギーの摂取不足に陥りやすい．栄養療法において，適切なエネルギー必要量を把握することが重要であり，そのためには身体がどれだけエネルギーを消費しているかをアセスメントする必要がある．
- 高齢者ではエネルギー必要量は疾患や活動量によって個人差が大きいため，算出したエネルギー必要量をもとに，体重の推移をみながら検討していく必要がある．
・エネルギー必要量(kcal/日)＝基礎エネルギー消費量(BEE)×活動係数(AF)×ストレス係数(SF)
- 臨床では，基礎エネルギー消費量を計算式より算出する方法(ハリス–ベネディクト(Harris-Benedict)の式)と，呼気ガス分析により間接的にエネルギー産生量(安静時エネルギー消費量(resting energy expenditure：REE)を測定する方法(間接熱量測定法)がある．ただし，呼気ガス分析は酸素投与時には誤差が生じるため，使用できない．

- ハリス-ベネディクトの式は，21〜70 歳の欧米人を基準として開発されており，日本人には 10% 程度高めに算出される.
  - 男性の BEE＝66.5＋13.75×体重(kg)＋5.003×身長(cm)－6.775×年齢
  - 女性の BEE＝655.1＋9.563×体重(kg)＋1.850×身長(cm)－4.676×年齢
- 間接熱量測定法は間接カロリーメーターを用い，酸素消費量と二酸化炭素排出量のガス分析により安静時エネルギー消費量や呼吸商(RQ)を測定する．エネルギーが炭水化物や脂質，タンパク質のどの栄養素から産生されているか評価することができ，重症の高齢者の栄養管理に有用である.
- 一般高齢者の推定エネルギー必要量は，厚生労働省の「日本人の食事摂取基準 2020 版」策定検討会報告書の中で活動レベル別に算出され，示されている.

《タンパク質必要量》

- タンパク質は多く摂取しても体内に貯蔵できないため，過剰な分は尿素として尿へ排出され，逆に摂取量が不足すると，主に筋タンパク質を分解して必要なアミノ酸を供給している.
- 筋肉量を維持する上でも，高齢者は毎日一定のタンパク質を摂取する必要がある.
  - 健常時：0.8〜1.0 g/kg/日
  - 軽度の代謝亢進時：1.2〜1.4 g/kg/日
  - 高度の代謝亢進時：1.5〜2.0 g/kg/日
- アルブミン値やプレアルブミン値のモニタリングを行い，低値であればタンパク質の摂取不足を疑う.

●文献

1) 「日本人の食事摂取基準」策定検討会：2　対象特性　高齢者.「日本人の食事摂取基準(2020 年版)」策定検討会報告書. 2020

① 食事
2 脱水予防

河田 萌生

高齢者の特徴と脱水予防の必要性

- 成人の体液量は体重の 60% 程度だが，加齢とともに体液量は減少し，70 歳代では約 50% となる．さらに体液量の低下の大部分は細胞内液の減少によるものであり，細胞外液量は維持されているのが高齢者の特徴である．
- 加齢に伴う腎機能の低下により，尿濃縮能や抗利尿ホルモンに対する感受性が減弱し，水分やナトリウムの保持機能も低下する．また，原因不明の腎臓自体に障害が起きる一次性（原発性），膠原病や糖尿病などの腎臓以外の要因で発症する二次性（続発性）の腎疾患により，糸球体濾過量が減少し，ナトリウム再吸収能が低下する．
- 高齢者では加齢や中枢神経疾患により口渇中枢機能が低下して，口渇を感じにくくなり，水分の摂取量が減少しやすい．また，摂食・嚥下機能の低下や障害によって食事と水分の摂取量が減少しやすい．さらに，一人暮らしの高齢者は，口渇を感じていても ADL の低下に伴い飲水ができず，脱水を起こしやすい傾向があるなど，社会的な要因も関与する．
- 複数の慢性疾患を抱える高齢者も多いため，服用薬も多い．薬の有害事象としての食欲低下に伴う食事量の減少で，必要な水分量が低下する．特に腎不全や心不全を有する高齢者に処方されることの多い利尿薬は尿量の相対的過剰を招き，また緩下剤の漫然とした使用は下痢による水分や電解質の喪失につながる．
- 高齢者では自ら水分や電解質を補給することが困難になる疾患（尿路感染症や感染性胃腸炎，膵炎などの急性炎症性疾患，脳血管障害などの中枢神経疾患など）が増加する．
- 脱水の初期段階では自覚症状が乏しく，典型的な症状を認めないために，見逃され，脱水が進行してしまうことがある．重症化すると，せん妄や意識障害が現れる場合や，心筋梗塞や脳梗塞を引き起こす可能性が高くなり，命に関わる．よって，脱水を起こしやすい要因を把握して，予防的に関わることや，初期の段階で発見して介入し，重症化を防ぐことが必要である．
- 認知機能障害がある場合には，適切な脱水予防の習慣を身につけることが困難となることもある．よって，本人だけでなく介護者にも必要な水分摂取量や適切な摂取方法を理解してもらい，それを習慣化できるように関わってもらう必要がある．また，脱水の早期発見のために，脱水症の症状を理解してもらい，重症化を予防することも重要である．

脱水予防のためのアセスメント

1 全身状態，バイタルサイン
- 「いつもと様子が違う」状態がみられないか確認する．
- 何となく元気がない，口数が少ない，微熱があるなど，普段と異なる様子がないか把握する．
- 立位や体動時にめまいやふらつきが生じていないか把握する．血圧の低下により脳血流量が減少するために生じるもので，脱水を起こしている可能性がある．
- 脱水が進行すると，傾眠傾向，会話が不明瞭になるなどの意識障害や，眼球の陥没傾向，発熱の持続がみられ，倦怠感などを訴える．この状態では早急な水分・電解質の補給が必要である．
- 脈拍，血圧などのバイタルサイン，体重の減少率を把握する．
- 低張性の脱水では循環血液量の減少から，低血圧と代償性に頻脈となる．ただし，血圧低下は脱水にだけみられる症状ではないため，注意する．
- 健常時と比べた体重の減少率から，体重の 3～5% の体液喪失では軽度，6～9% を中等度，10% 以上を重度と診断する．

2 水分・栄養の摂取状況
- 飲水・食事の習慣
- 飲水の必要性についての正しい知識をもっているか把握する．

- 食事を1日3食摂取しているか，食事中に汁物や水分を十分に摂取できているか確認する.
- ●摂食・嚥下機能
- 視覚や嗅覚の知覚障害の有無を確認し，食事や飲み物を適切に認識できているか把握する.
- 認知機能の低下により，飲食物を認知することや行為遂行が困難となっていないか観察する.
- 上肢の麻痺の有無，手指の巧緻性，握力の低下の有無・程度を把握する.
- 歯の欠損の有無や義歯の状態を確認する.
- むせ込みや食事後の呼吸状態を観察し，嚥下機能を評価する.
- ●飲水・食事行動の自立度
- 食事中の食べこぼしや飲みこぼしの有無を確認する.
- 食事中の姿勢が適切に保たれているか観察する.
- 食事中の疲労感の有無・程度や，食事摂取時間が長くなっていないかなどを把握する.

3 水分出納，電解質
- ●水分・食事の摂取状況
- 食事以外で，1日1,000 mL 程度の水分を摂取できているか確認する. ただし，腎不全や心不全を有する場合は，医師が指定する水分制限量を目安とする.
- バランスのとれた食事をとり，電解質(塩分)を適正量摂取できているか把握する.
- ●排泄の状態
- 尿量が減少する，尿の色が濃くなる，尿の臭いがきつくなるなどの脱水徴候がないかを確認する.
- 脱水に伴う便秘や下痢による過剰な水分・電解質の喪失が生じていないか把握する.
- ●水分喪失の状態
- 発熱や不適切な衣類(例：過剰な厚着)などに伴う多量の発汗や嘔吐がないかを把握する.

4 皮膚，粘膜の状態
- ●口腔内の乾燥状態
- 口唇，口腔粘膜，舌の乾燥状態を把握する. 乾燥が認められると，唾液粘稠度も上昇する. また，口腔内細菌叢が乱れ，口臭が生じる.
- 脱水が進行すれば気道粘膜も乾燥するため，バリア機能が低下し，肺炎や気管支炎に罹患しやすくなる.
- ●皮膚の乾燥状態
- 高齢者では皮膚の緊張が低いため，皮膚の緊張度(ツルゴール)の低下による脱水の評価が難しい.
- 高齢者の皮膚は乾燥傾向にあるため，皮膚同士の密着性が高くて乾燥しにくい腋窩で，皮膚の乾燥の有無を評価する.
- 脱水が進行すると皮膚のバリア機能が低下し，感染やスキン-テア，褥瘡を合併することがある.

5 環境
- ●居住環境
- エアコンが設置され，室内の温度・湿度が適切に調整されているか確認する. 快適な温度(℃)・湿度(%)は，夏 27±2℃，50〜60%，冬 23±2℃，40〜50% とされる.
- 直射日光の当たる場所で昼寝をしたり，長時間過ごしていないかを本人や介護者に確認する.
- ●介護状況
- 買い物や食事の準備，食事中の動作が自立していない場合，サポートしてくれる介護者がいるか確認する.
- 水分補給を促すなどの適切な脱水予防行動をサポートしてくれる介護者がいるか把握する.

6 基礎疾患，服薬状況
- ●基礎疾患による影響
- 糖尿病がある場合は，高血糖状態により浸透圧利尿が亢進して多尿となり，脱水状態に陥るリスクがある.
- 脳血管疾患や認知機能障害がある場合，経口的な水分・電解質の摂取が困難となるリスクが高くなる.

●薬剤による影響
・緩下剤や利尿薬を服用している場合，便の性状や排尿量に注意する．

7 検査データ
●血液検査
・血清ナトリウム値 146 mEq/L 以上，総タンパク値 8.3 g/dL 以上，ヘマトクリット値男性 50% 以上，女性 45% 以上，尿素窒素/クレアチニン比(BUN/Cr)25 以上を脱水傾向の目安とする．
・ただし，高齢者の場合は検査データにおいて個人差が大きいため，脱水前のデータと比較するとともに，数値のみに捉われないよう，その他の身体所見と合わせて評価を行う．
●尿検査
・脱水傾向になると尿比重値が上昇し，1.025 以上である場合は脱水症を疑う．
・尿 pH 値は脱水傾向になると酸性に傾き，pH 4.5 前後である場合は脱水症を疑う．

脱水予防

目的 高齢者と介護者が飲水の必要性を理解し，必要な水分と電解質を補給でき，脱水を予防または改善できる．
チェック項目 脱水のリスク要因，経口摂取の可否，バイタルサイン，検査データ(血液，尿)，水分出納バランス
適応 高齢者全般
事故防止のポイント 誤嚥の防止，輸液管理する場合は血管外漏出の防止
注意 心不全，腎不全の既往歴がある場合は体内水分が過剰とならないよう注意する．

必要物品

〈経口的に水と電解質を補給する場合〉	〈輸液管理を行う場合〉
経口補水液(①)，吸い飲み(②)またはコップ	輸液セット(①，輸液ポンプ用)，輸液ポンプ，輸液製剤，点滴スタンド，アルコール綿，ディスポーザブル手袋

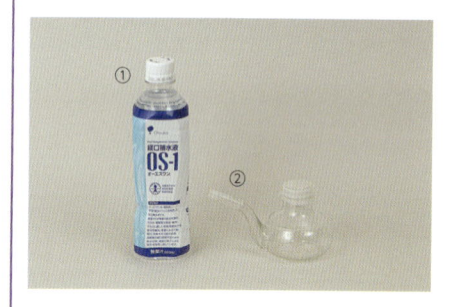

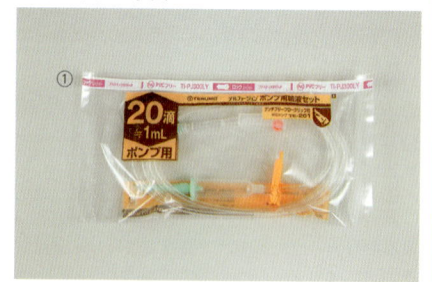

要点	留意点・根拠
《水分の摂取量が不足している場合》 **1 脱水の予防と早期発見の知識を提供する** ①高齢者と介護者へ，脱水のリスクと予防，早期発見のための知識を提供する	▶ 夏は特に脱水のリスクが高いため，水分を摂取しやすい環境作りを高齢者や介護者とともに考える **注意** 認知機能に障害があると暑さが気にならなくなり，夏に冬物の衣類を着ていたり，こたつに入り汗を流していたりする高齢者も少なくない．介護者に，衣類の調整，室温の調整，冷暖房機器の整理・調整に注意してもらうよう説明する ▶ 何となく元気がない，口数が少ない，微熱があるなど，いつもと違う様子がみられる場合は，脱水の可能性を疑い，早期発見に努めるように指導する
2 食生活の見直しと定期的な水分補給の習慣を確立できるよう支援する ①1日3食でバランスのよい食事習慣を指導する	**根拠** 慢性的な脱水症の原因の多くは，長期にわたる水分・食事の摂食量低下が要因といわれている．1食分の食事は水分約500 mL に相当し，欠食も脱水症の大きな要因となる ▶ 独居などで買い物や食事の準備が困難な高齢者には，ヘルパーや配食サービスなど利用可能な社会資源の導入を検討し，紹介する
②食事時間以外にも，水分をとる習慣をつけることを勧める ・1日の飲水量がわかりやすいように，目盛りのついた容器や毎回決まった容器で水分をとるなど，高齢者が実施しやすい方法を紹介する 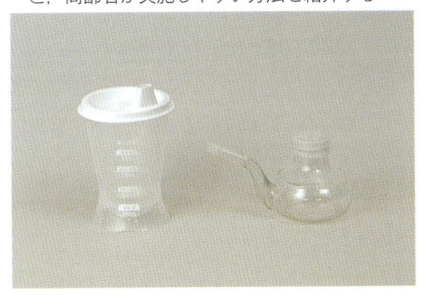	▶ 口渇感がなくても定期的に水分をとる習慣をつけ，1日1,000 mL を目安に水分をとるようにしてもらう ▶ 利尿作用のあるコーヒー，紅茶，ウーロン茶などは避けるよう伝える **注意** 心不全や腎不全のある高齢者では，過剰な体内の水分を排泄する機能が低下しているため，水分摂取の制限を行っている場合がある．しかし，水分制限の範囲を大幅に下回ると脱水に陥るため，決められた量を摂取するよう指導する
・入浴中や就寝中は特に発汗が多いため，入浴の前後，就寝前，起床後の水分摂取を勧める ・いつでも水分摂取できるような方法を高齢者とともに考える	▶ 飲水を勧めるタイミングを介護者に伝える ▶ 外出時に水筒を携帯する，室内では居室や寝室にペットボトルを置いておくなどが考えられる

要点	留意点・根拠

《脱水傾向にあり，経口摂取ができる場合》
1 経口補水療法(oral rehydration therapy：ORT)を行う
①水分・電解質補給の必要性をわかりやすく説明する

▶経口補水療法は，電解質と糖質のバランスを考慮した補水液を経口的に迅速に補給する治療法で，軽度～中等度の脱水状態が対象となる．輸液療法と比べて，簡便性，経済性，非侵襲性，迅速性に優れている．下痢や嘔吐のある高齢者でも脱水状態改善の安全性と有効性が示されている．また，経腸栄養による投与も可能である
▶脱水の補正方法は医師と相談の上，決定する
注意 消化管の閉塞や出血を認め，消化管を安全に使用できない場合は輸液療法が第一選択となる
根拠 脱水症に対し，水や茶のみを摂取させると，電解質のバランスが崩れ，低ナトリウム血症を起こす．また浸透圧の高い果汁では，血清浸透圧がさらに上昇し，脱水がさらに進んでしまう
事故防止のポイント 心不全や腎不全により水分制限がある場合は決められた量を摂取し，水分の過剰摂取による肺水腫を予防する

②1 日 500～1,000 mL を目安に，就寝前後や入浴前後，外出前後，外出中に経口補水液を少量ずつ頻回に飲んでもらう

③嚥下機能に障害がある場合は，ゼリータイプの経口補水液を，必要時，介助しながらスプーンで複数回に分けて少量ずつ飲んでもらう
④下痢や嘔吐がある場合は，症状が落ち着いてから少量ずつ摂取するよう促す

▶むせなど，誤嚥の症状の出現に注意する

《脱水傾向にあり，経口摂取ができない場合》
1 輸液療法による水分・電解質の補給を行う
①輸液療法による水分・電解質補給の必要性をわかりやすく説明する
②医師の指示による輸液管理を実施する

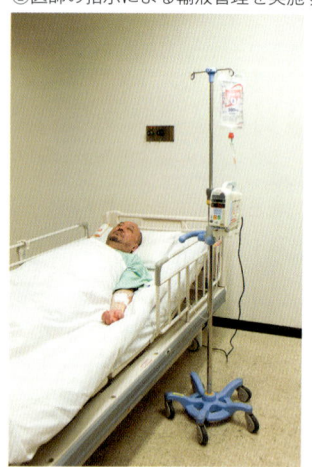

▶意識レベルが低下している場合には，付き添っている介護者に説明する
▶重度の脱水，意識レベルの低下や消化管機能不全などにより経口摂取ができない場合に適応となる
▶ナトリウム値やカリウム値，塩素値，輸液の投与期間によって輸液製剤の内容が異なるため，医師による適切な電解質組成の輸液製剤の選択が必要となる
▶脱水症早期に治療開始ができた場合は，1 日当たり 200～500 mL 程度の補液となるが，長期間にわたって食事がとれておらず，全身状態がよくない場合には 1,000 mL 以上が目安となる
注意 経口摂取が困難な状況が続き，長期間にわたり補液が必要な場合は経腸栄養の適応も検討し，原因疾患の治療とともに栄養投与を行う
事故防止のポイント 脱水症がある場合には，静脈の弾力性が低下し，輸液の血管外漏出を起こしやすいため，頻回に静脈ルート穿刺側の上腕または下肢を観察し，腫脹や浮腫などがないか確認する
▶経口摂取が可能になってきたら，ORT と併用して徐々に輸液療法を終了していく

要点	留意点・根拠
③尿量が確保され(時間尿 0.5〜1.0 mL/kg),血液検査データの改善,バイタルサインの安定が得られ,経口摂取が可能となれば輸液療法は終了となる	

評価

- 高齢者,介護者(家族)が水分摂取の必要性を理解できたか.
- 高齢者,介護者が脱水症の初期症状について理解できたか.
- 目標とした水分量を安全に摂取できたか.
- 1日当たりの水分出納は適切か.
- 脱水症状が軽減または改善したか.
- 脱水症の予防,早期発見のための環境は整っているか.

① 食事

3 食事介助（誤嚥・窒息予防）

河田 萌生

高齢者の特徴と食事介助の必要性

- 高齢者は経口摂取が可能であっても，意識レベルや食物形態などによって誤嚥する可能性が高い．また，嚥下機能は正常範囲で誤嚥のリスクがなくても，認知機能の低下により食べ物を認識できない，食事に集中できないことがある．さらに，麻痺などにより姿勢の維持が困難であったり，活動耐性が低下していたりするなど，様々な課題を抱えている．
- 高齢者では喉頭を支持している筋・靱帯に緩み，たわみが生じる．それにより，喉頭が挙上しづらくなり，喉頭蓋が十分に閉鎖しなくなり，誤嚥が生じやすい．
- 喉頭表面の感覚低下により，咳反射が低下し，不顕性誤嚥を生じることがある．
- 食事介助は，単に食べる動作を介助すればよいのではない．個人の課題を適切に把握・理解し，「できないことを支援する」視点で，可能な限り本人の自立を尊重した食事介助が必要である．
- 高齢者が安全に食事をすることを妨げる要因は，必ずしも身体的機能の低下や障害，疾患だけでない．看護師側の知識や技術の不足，人員不足や資材不足といった環境要因も関与するため，これらについてもアセスメントし，問題に対応していかなければならない．
- 介助を受けながら食事をすることは，誰しも心地よいものではないが，最期まで食事の介助を受けなければならない高齢者も少なくない．これを念頭に，安全を第一にしながらも少しでも楽しみながら食事ができること，食事を通して社会性を取り戻すことができるような支援を検討する．
- 高齢者は口腔機能が低下していたり，それに伴い口腔内を清潔に保つのが難しくなっていたりする．そのため，食前の口腔ケアやマッサージ，嚥下体操などを援助し，口腔内の運動機能を高めておく必要がある．

摂食・嚥下状況のアセスメント

- 口から食べることは全身的な活動であり，心身の統合と調和の上に成り立つ．ここでは，経口摂取機能を包括的に評価するための KT バランスチャート（Kuchikara Taberu Balance Chart：KTBC）（図 1）で提示されている 13 項目をもとにアセスメントについて述べる．

---

1 本人の状態
- 食行動に欠かせない食べる意欲を左右する要因を把握する．
- ・疼痛，悪心，呼吸機能の低下，薬剤の副作用などによる食欲の減退の有無と程度
- ・心理的な不安やストレスの有無と程度
- 経口摂取ができる全身状態にあるかを把握する．
- ・摂食・嚥下障害や食行動に影響を及ぼす病態や症状の有無，服薬状況
- ・バイタルサイン，意識レベル
- ・現病歴，既往歴
- ・感染症の有無
- 嚥下時は喉頭蓋が気道を閉鎖し，無呼吸となるため，呼吸状態が安定している必要がある．安全な嚥下につなげるため，呼吸状態を把握する．
- ・安静時，労作時の呼吸状態
- ・痰の喀出量と吸引の要否
- ・酸素投与の有無と投与量
- 口腔内が不衛生であることや，口腔機能の低下があることは，おいしく食べることを阻害する．口腔衛生の状況や口腔機能を把握する．
- ・口腔内の汚れや乾燥の状態，唾液の分泌量
- ・口腔内の炎症，潰瘍の有無と程度
- 認知機能が低下すると，捕食，咀嚼，送り込み，嚥下のみならず食べる意欲も変化する．食事中の認知機能を把握する．

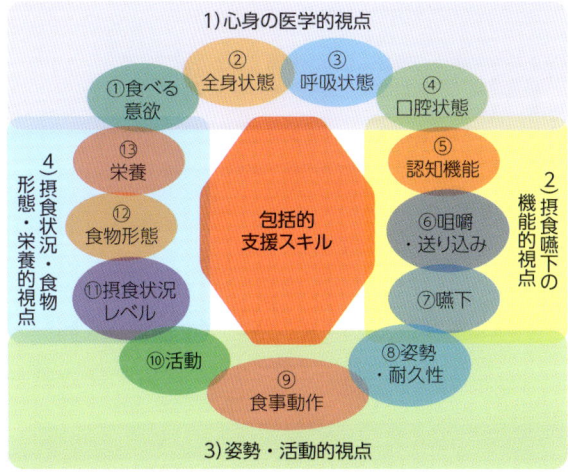

図1　KT バランスチャート

小山珠美編：口から食べる幸せをサポートする包括的スキル―KT バランスチャートの活用と支援　第 2 版．p.12，医学書院，2017

- ・食べ物や食事道具，その使い方を認知できているか．
- ・食事に集中できるか．
- ●咀嚼・送り込みを妨げる口腔内や歯に関わる問題，食塊の送り込みの状況を把握する．
- ・歯牙欠損，歯周炎，義歯不適合，動揺歯などの有無
- ・食後の口腔内や咽頭への残留物の有無
- ●食事による誤嚥性肺炎を予防するために，嚥下機能をアセスメントする．
- ・頻回なむせの有無
- ・汁物を避けて軟らかいものばかりを食べるなどの，食事の摂り方
- ・飲み込みの時間，疲労による食事の中断，食事時間の延長など
- ●食事中の姿勢が不適切だと，疲労感から摂食量が減少する．安全な経口摂取と食事摂取の自立性を高めるため，食事中に適切な姿勢がとれ，姿勢を保てるかを把握する．
- ・車椅子や椅子に座って食事をする場合では，殿部(骨盤)が背もたれに隙間なく接するように深く座ることができているか．
- ・ベッド上で食事をする場合は，腰部がベッドの屈曲部に位置し，軽く膝が曲がり，足底部は安定しているか．
- ・身体とテーブルの間隔は適切か，本人が前かがみになっていないか．
- ・自力で安定した姿勢を保持し，頸部の位置も保たれているか．
- ●食べ物を認知し，道具(箸・スプーン，食器)を用いて口に運び，取り込むまでの過程である，食事動作を確認する．食事動作では，上肢機能や用具だけでなく，認知機能や姿勢調整機能などもアセスメントする必要がある．
- ・上肢機能の程度，上肢による捕食の安定性
- ・適切な道具，摂食用具が選択できているか．
- ・食べ物や道具を適切に認知することができるか．
- ・食事介助を受けている場合は，頸部の過度な後屈や屈曲がないか，食事のスピードなどは適切か．
- ●不必要な安静臥床状態にないかなど，活動量を把握する．
- ・身体機能に適した活動量であるか．
- ・外出の機会はもてているか．
- ●摂食状況を把握する．
- ・3 食バランスよく食べられているか．

・十分に水分を摂取できているか.
● 摂食・嚥下機能に合わせた食物形態であるか，本人の嗜好に合った食事であるか確認する.
・食べ物の硬さ，付着性，凝集性など，摂食・嚥下機能に応じた食物形態になっているか.
・水分には過度なとろみがついていないか.
・温度，見た目，おいしさなど，本人の嗜好に合った食事になっているか.
● 経口摂取によって十分なエネルギー量を摂取できているか，食事内容や検査データを把握する.
・必要エネルギー量と摂取できているエネルギー量
・主菜，副菜それぞれにおける食事摂取量
・体重の推移，体脂肪量，筋肉量，アルブミン値などの血液検査データ

2 食事環境
● 食事を妨げる環境になっていないか，室温や湿度，照明，騒音や臭い，また人の出入りなどを把握する.

食事介助

目的 食事を楽しみながら安全に摂食できる.
チェック項目 摂食・嚥下機能の状態，意識レベル，上肢の障害の有無，姿勢の保持状態，消化器症状の有無，栄養状態，食事摂取時の姿勢，食事中の疲労の有無と程度，食事に対する満足度
適応 脳血管疾患や神経変性疾患，加齢により摂食・嚥下機能の低下や障害がある，視覚機能に障害があるが，経口摂取が可能な高齢者
禁忌 消化管機能不全，重度の嚥下機能障害がある場合
事故防止のポイント 誤嚥や不顕性誤嚥の防止，窒息の防止

必要物品 高齢者用のエプロン，環境整備用クロス，本人に適した食具，増粘剤（必要時）

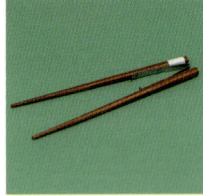
箸の上端がピンセットのように連結しているため箸の先が必ず合い，左右の手で使用できる．にぎり箸でも使用可

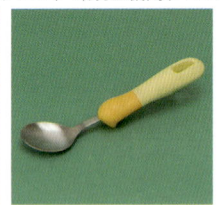
柄が太く，軽い．指をかけやすく，握力が低下していても握りやすい.

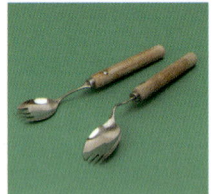
スプーンやフォークの先端を曲げることができるため，手首を反らさずに口まで運ぶことができる.

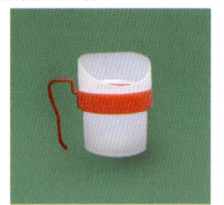
コップが鼻に当たらないようU字にカットしてあり，顎を上げずに飲むことで誤嚥しにくい.

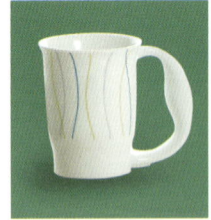
大きな持ち手が付いているため，握力がなくても握りやすい.

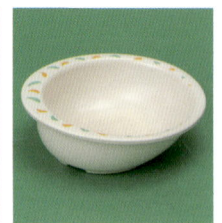
皿のふちにくぼみがあり内側に傾いているため，くぼみにスプーンを沿わせて容易に食べ物をすくうことができる.

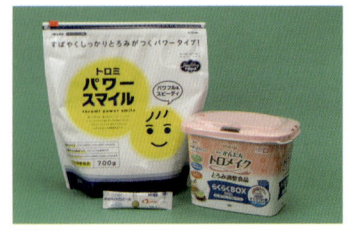
増粘剤

手順

要点	留意点・根拠

1 食事を準備する

①本人の咀嚼や嚥下機能に応じた食形態になっていることを確認する

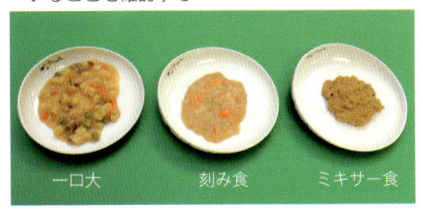

一口大　　刻み食　　ミキサー食

▶ 食形態だけでなく，本人の嗜好や希望などに沿ったものになっているか確認する

注意 食形態がペースト状であると，食材の形がわからないため食欲がわかない，ボリュームが多くすぐに満腹になってしまうなどといった課題がある．見た目に配慮された嚥下調整食品なども取り入れながら，彩り，盛り付け，嗜好を考慮し，食べる意欲を引き出す工夫が必要となる

②嚥下機能に応じて，増粘剤を用いて水分にとろみをつける

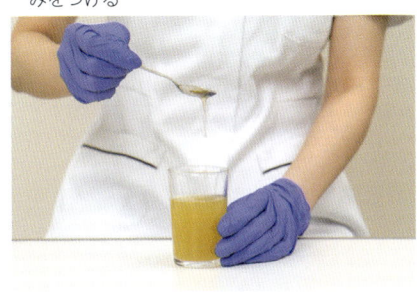

③本人の状態に応じた食具を準備する

根拠 増粘剤を利用してまとまりをよくし，咽頭を通過する速度を遅くすることで，嚥下反射が遅延していても，誤嚥のリスクを抑えることができる

▶ とろみは「飲んだ時」「見た時」「粘度」などから各々3段階分類されている（日本摂食・嚥下リハビリテーション学会）．本人の嚥下機能に応じて常に適切なとろみをつけられるよう医療スタッフ間の共通指標として使用する

コツ とろみが足りない場合は，別の容器に濃いとろみを作製し，それを加えてよくかき混ぜる．直接増粘剤を追加すると，ダマになりやすい

注意 増粘剤によって味が変化する場合もあるため，使い過ぎない

▶ 食具を選ぶためのアセスメント
・手，手指，肩，肘，前腕の動作範囲
・利き手を使用できるか
・食べ物を口まで運べるか
・食具を動かす手指の巧緻性
・開口の程度

2 食事環境を調整する

①全身状態，摂食・嚥下機能と，本人の希望に応じた食事場所を選定する

②食事に集中できる静かな環境に整える

▶ 全身状態が安定し，座位を取ることができれば，離床した状態での食事環境を設定する

▶ 集団の中で食事をすることに抵抗感を抱く場合は，希望に応じて自室かデイルームなどを選択する

注意 テレビやラジオが付いた状態は食事中の集中力を低下させ，誤嚥や窒息のリスクを高める．看護師との会話や静かな音楽で温かな雰囲気を作り出す

▶ 人の出入りの多い場所も騒がしく落ち着かないため，避ける

事故防止のポイント 誤嚥，窒息のリスクがある場合には，緊急時に備えた物品を準備しておく（吸引器，吸引カテーテル，パルスオキシメーターなど）

要点	留意点・根拠
3 食事介助の準備をする ①排泄をすませ，手洗いをしてもらう ・必要時，口腔ケアを行い，身なりを整える．義歯を外している場合は装着してもらう ・覚醒不良，口腔周囲筋などの緊張がみられる場合には，嚥下体操やマッサージを実施する ②本人の状態に合わせ，安定した姿勢に整える	▶ 気持ちよく食事に集中できる環境を整える **根拠** 食事前の一連の準備を継続して行うことで，「これから食事をする」という気持ちの準備につながる **注意** 頭が後ろに傾いている，上半身が曲がっている，殿部がずり落ちている状態があれば，クッションなどを用いて姿勢を保持する．また，筋緊張の有無も確認する **コツ** 筋緊張の有無や姿勢の崩れは，高齢者から少し離れて全体を見るとわかりやすい
・ベッド上で食事をする場合は，30~45 度のファウラー位を基本とし，頸部を少し前屈させる 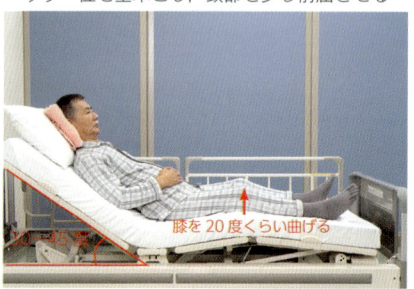 膝を 20 度くらい曲げる	**根拠** ファウラー位は，喉頭蓋の裏側や梨状陥凹に残留した食塊を食道に流れ込みやすいようにする．また頸部を前屈させることで舌根沈下を防ぎ，気管の入り口を狭くして誤嚥しにくくする ▶ 腰部が屈曲する位置に骨盤を合わせて座る．腹部の緊張をとるために軽く膝が曲がり，足底部が安定するように枕やクッションで適宜調整する ▶ 胸部が圧迫されないよう上肢を腹部に置いて安定させる
・車椅子や椅子に座り食事をする場合は，殿部が背もたれに密着するように深く座った姿勢で足底を床に着ける	▶ 両足が車椅子のフットレスト，あるいは床にしっかりつくようにする．必要時，足台を使用して調整を行う ▶ 上半身が不安定で前のめりになってしまう場合は，リクライニング車椅子へ変更する．背部にクッションやタオルを敷いて，上半身の位置を安定させる **注意** 円背により背もたれと背中の間に隙間ができると姿勢が不安定になりやすいため，タオルやクッションを使用して隙間を埋める **事故防止のポイント** 椅子からの転落を防ぐため，タオルやクッション，枕などを用いて，姿勢を安定させる

③テーブルの位置と高さを調整する
・両肘がテーブルに乗る位置まで高齢者に近づける
・肘を軽く曲げた状態で，上肢が安定する高さにテーブルを調整する

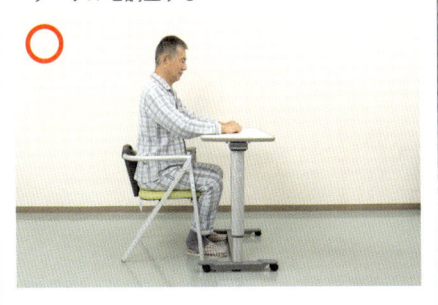

根拠 テーブルが低過ぎると過度な前屈位となり，食べ物を口に運びづらくなる．一方，高過ぎると頸部が伸展し，誤嚥しやすい姿勢となる

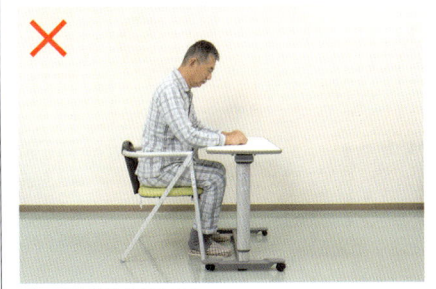

テーブルが低すぎる場合

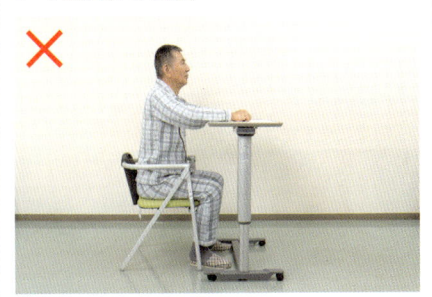

テーブルが高すぎる場合

4 食事の介助をする
①高齢者が料理を見やすい位置にトレーを置く
②食事のメニューを伝える

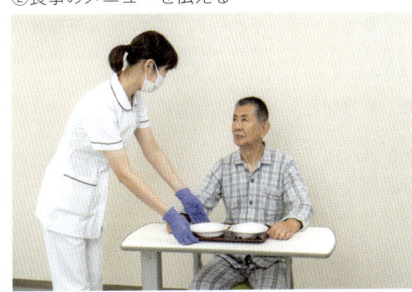

根拠 食行動は食物認知から始まり，どれくらいの量をどのように食べるか無意識に決定している．安全な食事動作の土台となるため，食物認知への介助は重要となる

注意 脳血管疾患などで半側空間無視がある場合は，見える側に配膳する

コツ ファウラー位をとっている場合など，体幹角度に傾斜がついている時は傾斜台（傾斜配膳台）を使用して食膳に角度をつけるとよい

コツ 認知機能障害がある場合，食物認知が困難なことがあるため，食器を顔の近くまで持っていき匂いをかいでもらったり，少量を舐めてもらったりすると，食事が来たことを理解してもらいやすい

要点	留意点・根拠
③看護師の顔が見えるように，高齢者の利き手（麻痺がある場合は健側から）側の斜め前方に座る 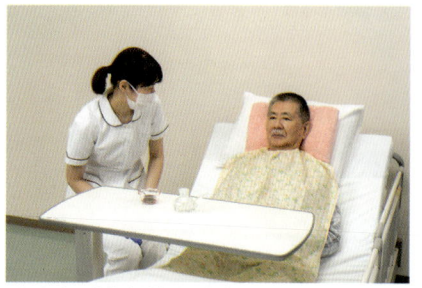 ベッド上で食事介助をする場合 ④本人の自立性に応じて介助を行う	**根拠** 高齢者では視野が狭くなるため，真横に座ると看護師が見えず，横から突然スプーンや箸が出てくるように感じる．認知機能障害がある場合は，さらに認知できる視野が狭くなるため，正面から挨拶をするなどして，看護師の存在を知らせる

動画
2-1

要点	留意点・根拠
《全介助の場合》 1) 水分を摂取してもらい，口腔内を潤す	**事故防止のポイント** 咀嚼，嚥下中の会話はむせや誤嚥を誘発するため，口の中に食べ物が入っている間は話しかけない **根拠** 口腔内を潤すことで，咀嚼・嚥下運動が円滑になる
2) 皿を高齢者の目の前で持ち，「お魚を食べますよ」など声をかけながら口まで運ぶ 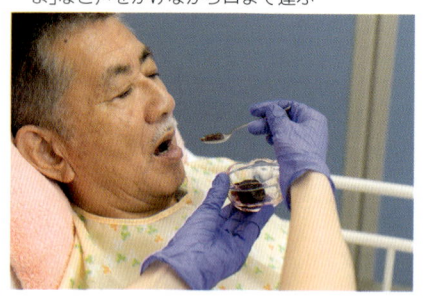	▶ 食べ物を食器からすくう動作を見せてから口元に運ぶ．その時，スプーン操作は高齢者の鼻から下の位置を目安に行う **根拠** 食物認知を常に高める．高齢者は食べ物をすくう動作に目がいきやすいため，頸部を安定させて嚥下できるように，介助動作はすべて正面で行う ▶ 本人が最初に食べたいものから提供する **注意** 食事摂取量が少ない場合や，疲労感が強い場合は，栄養価の高いものから提供する
3) スプーン全体を舌の中央に置き，スプーンの背で舌を軽く押し当て，口唇閉鎖を誘導する	**根拠** 舌を刺激することで，口腔内の随意運動が誘発されやすく，咽頭への送り込み運動が促される ▶ 片麻痺がある場合は，健側の舌にスプーンを置く
4) 口唇の閉鎖が確認できたら，スプーン全体を上唇に滑らせるように引く	**注意** 一口量が多過ぎると咽頭残留により誤嚥を引き起こし，少な過ぎると送り込み運動や嚥下反射が遅延する

5) 嚥下反射が起こったらすぐに，次の一口が食べられるよう準備する

▶介助のペースが遅いと，食事に時間がかかり疲労しやすい．逆にペースが速すぎると口腔内に食べ物が残留しやすいため，口腔内の残留，嚥下反射のスピードを見ながら調整する

注意 スプーンを近づけても口を開かず，捕食動作が見られないことがある．原因として，a）認知機能障害により食事を認知できない，b）口腔周囲の筋緊張が強く開口ができない，c）嫌いなもの，食べたくないことのサインとして口を開けないなどが考えられる．原因を見極め，適した介助を実施する

コツ
▶a）の場合は，小さいスプーンを使用し，声をかけながらスプーンで下唇を軽く触れ，口を開けるのを待つ
▶b）の場合は，再度，口腔周囲筋のマッサージを行い，筋の緊張を和らげる．次にスプーンを下唇に軽く当て，口唇の緊張が緩むのを待つ．抵抗が弱くなったところでスプーンを舌の中央部まで進め，上唇にスプーンを当てるようにして引く．決してスプーンを押し込まない
▶c）の場合は，無理強いせずに，食べ物の種類を変える，時間を置いてから食事を開始するとよい

6) 咀嚼して嚥下するよう促す

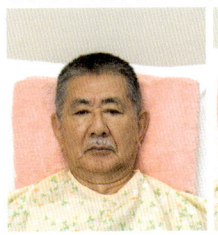

うなずき嚥下　　　横向き嚥下

▶嚥下障害に応じて頸部を前屈させるうなずき嚥下を実施してもらう．麻痺がある場合には麻痺側に頸部を回旋させる横向き嚥下を促す　**根拠** うなずき嚥下は，嚥下圧を高めることができる．横向き嚥下は，麻痺側の梨状陥凹が狭くなり，咽頭残留を防止する

7) 水分を摂ってもらう

根拠 口腔内や咽頭に残留した食べ物が送り込まれる．適宜水分を摂り，食事を進める

《部分介助の場合》

▶スプーンを握ることができ，肘をある程度屈曲できる場合には，全介助ではなく部分介助を行い，自立性を高める援助を行う

1) 水分を摂取してもらい，口腔内を潤す

要点	留意点・根拠

要点

2)スプーンを持つ高齢者の手を介助して，食べ物をすくう

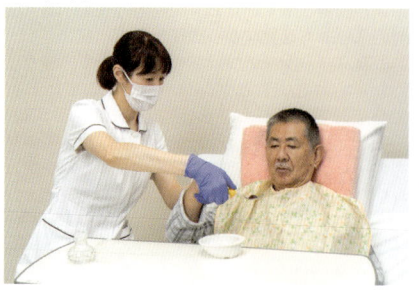

3)捕食の方向性を調整し，口まで運ぶ
4)斜め下からスプーンを口の中に入れる

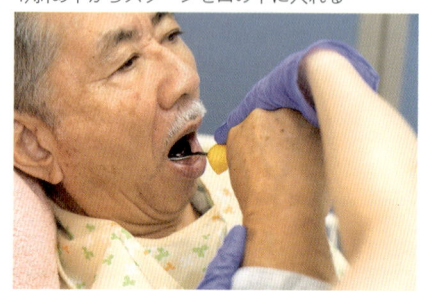

5)スプーンが舌の中央に入るように支え，口唇を閉じるよう促す
6)咀嚼して嚥下するよう促す
7)水分を摂ってもらう

5 食事中の咀嚼や嚥下機能の状態を観察する
①食事の介助をしながら，咀嚼や嚥下の様子を観察する
○観察のポイント
・咀嚼運動，咀嚼時間
・嚥下反射が惹起されるまでの時間
・咽頭の残留物の有無
・むせの有無
・口腔内の残留物の有無
・SpO_2 値（パルスオキシメーターを装着している場合）

②嚥下後に湿性咳嗽や湿性嗄声がないか確認する

留意点・根拠

▶ 看護師は高齢者の手を包み込むように持ち，母指でスプーンの柄先を操作する

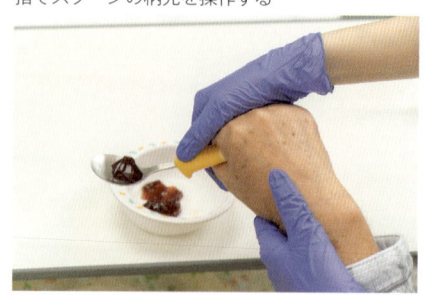

▶ 咀嚼や嚥下機能の状態を把握し，誤嚥の徴候がないか確認する
▶ いつまでも咀嚼している場合，重度の舌運動障害のために咽頭への送り込みが困難となっていることが考えられる．ゼリーなどの送り込みがしやすい食形態への変更を検討する．また，リクライニング位により重力を利用して送り込みを代償する方法を試してみる
▶ 認知機能障害によって食べ物の認知が困難であったり，遂行機能障害があったりすると，咀嚼時間が長くなる．食べ物を認識してもらうために，食事をもう一度見せる，摂食動作を一緒に行うなどすると手続き記憶の想起につながることがある
▶ 嚥下後の湿性咳嗽や湿性嗄声がある場合，咽頭残留を疑う．咳払いや空嚥下を何度か促したり（複数回嚥下してもらう），ゼリーやお茶を飲んでもらったりして，残留物を除去する

要点	留意点・根拠
・咳嗽もなく，発声の指示が伝わらない高齢者には，頸部聴診を行う 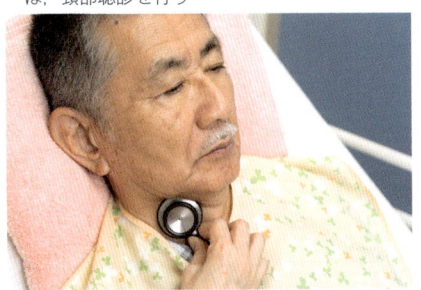	**事故防止のポイント** 咽頭残留物が気管に入ると誤嚥につながるため，残留物が除去されたことを必ず確認してから，食事を再開する ▶ 呼吸に合わせて雑音が聴取される場合は，咽頭残留を疑う **注意** 咽頭残留が頻回に起きる場合は，疲労が考えられるため，無理をせず食事を中断する．必要時，残留物の吸引を行い，休憩してもらう
③むせ込んでいる時は，有効な咳ができるように軽い前傾姿勢をとってもらい，しばらく待つ	▶ 咳が落ち着くまでは水分などを飲ませない **根拠** 咳をしている時に飲ませると，誤嚥を助長させる可能性がある ▶ 背中を叩いたりする必要はない **根拠** 背中を叩いても気管に入った食べ物を排出させることはできないばかりか，有効な咳の妨げとなる
④呼吸状態が安定したら，姿勢，一口量，摂食ペースに問題がなかったか迅速に評価を行い，ゼリーなど摂食しやすい食形態のものから再開する	▶ 頻回なむせ込みがみられる場合は，食形態が不適切である可能性があるため，一度食事を中止し，食事内容を見直す **事故防止のポイント** SpO_2 の低下や呼吸状態の変化がみられ，誤嚥物を自己喀出できない場合は，直ちに吸引を行って誤嚥物を除去し，窒息を防ぐ．医師へ報告し，呼吸状態が安定するまで酸素投与も検討する（吸引方法は p.383「第 3 章【3】呼吸・循環管理①吸引」参照） **注意** 座位をとっている場合は，吸引カテーテルが気道に入りにくいため臥位にしてから実施する
6 食後のケアを行う ①食事が終了したら，高齢者の状態を観察する ②口腔ケアを行う（p.123「第 2 章【1】食事⑥口腔ケア」参照）	▶ 食後の口腔内残渣物は誤嚥性肺炎の要因となるため，口腔内を清潔にする **注意** 嘔吐反射が強い場合は，食後 30 分程度安静にしてから口腔ケアを実施する

要点

③胃食道逆流予防のため，食後 30 分ほどは 30～45 度のファウラー位を保持してもらう

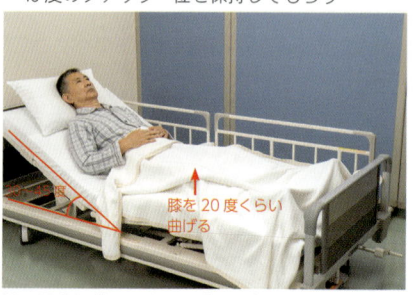

30～45 度にギャッチアップし，膝を 20 度くらい曲げた姿勢をとってもらう

7 後片づけをし，記録をする
①摂取量を観察し，食膳や使用した物品を片づける
②食事中の様子，摂取量など，観察したことを記録する

留意点・根拠

根拠 高齢者は下部食道括約筋の機能が低下し，胃内容物が逆流しやすい状態にある
事故防止のポイント 腹圧がかからないように姿勢を整え，胃食道逆流による誤嚥性肺炎を防止する．逆流した胃内容物には，食べ物に加えて胃酸などの消化液が含まれているため，誤嚥すると気道粘膜の化学的損傷を起こし，誤嚥性肺炎になりやすい

評価

- 食事環境は適切であり，食事に集中することができていたか．
- 食事中の姿勢は保たれていたか．
- 食事中にむせや誤嚥を起こすことなく食べることができたか．
- 提供した食物の形態は適切であったか．
- 食事の自立性は最大限に発揮されていたか．
- 摂食時間は適切であり，疲労感なく食事を終了することができたか．
- 食事をおいしく食べることができ，食事に対する満足感は得られているか．

● 文献
1) 小山珠美編：口から食べる幸せをサポートする包括的スキル―KT バランスチャートの活用と支援　第 2 版. 医学書院，2017
2) 迫田綾子編：図解　ナース必携　誤嚥を防ぐポジショニングと食事ケア―食事のはじめからおわりまで. 三輪書店，2013
3) 長谷剛志：高齢者にかかわる人のための食支援ハンドブック―食べる力を失わない. クインテッセンス出版，2019

① 食事

4 摂食・嚥下訓練

河田 萌生

高齢者の特徴と摂食・嚥下訓練の必要性

- 高齢者は，加齢に伴う摂食動作や咀嚼，嚥下機能の低下，脳血管疾患や認知機能障害，パーキンソン病などの神経疾患などにより摂食・嚥下障害に陥りやすい．
- 消化器疾患や誤嚥性肺炎などで入院中の高齢者は，治療の一環として経口摂取が制限されていたり，病態から経口摂取が難しくなっていたりする．絶食が続けば，咀嚼や嚥下に関わる筋力の低下が起こり，医原性の摂食・嚥下障害を生じやすい．
- 高齢者の摂食・嚥下障害は，必要栄養量の摂取不足から低栄養状態を起こして体力の低下を招き，さらに嚥下機能を低下させるという悪循環を引き起こす．
- 口から食べることは生活の中で楽しみの１つでもあるため，摂食・嚥下障害は高齢者のQOLを著しく低下させ，同時に，その後の生きがいにも大きく影響する．
- 高齢者の摂食・嚥下障害には不可逆的なものも多いが，少しでも安全に口から食べる楽しみを継続できるよう，残存機能の維持と向上，機能回復を目標に摂食・嚥下訓練が実施される．
- 摂食・嚥下訓練では，摂食・嚥下過程のどこに障害があるかアセスメントをし，障害の部位や程度に応じて実施，支援していく．
- 訓練は，食べ物を使わない間接（基礎）訓練と，食べ物を使う直接訓練とに大別される．適応を考慮した上で，病態や障害に応じた訓練を選択・実施する．
- 訓練は日常的に行うものであり，高齢者が意欲的に取り組めるよう目的を明確化し，家族やコメディカルと連携しながら援助していく．

摂食・嚥下機能のアセスメント

- 普段，食べ物を食べる時，特に意識をすることはないが，人間が食べ物を摂取するには一連の流れがあり，先行期，準備期，口腔期，咽頭期，食道期の5段階に分けることができる（図1）．どの段階が障害されていても食べ物を安全に摂取することはできない．摂食・嚥下機能について段階ごとにアセスメントしていく．

1 先行期

- 意識レベル，認知機能レベルを把握する．
- まず食べ物を食べ物であると認知していることが必要である．意識障害や認知機能障害があると，食べ物を認知できなくなることがあり，食べ物を口の中に含んだまま摂食を中断してしまったり，食べ物を口元に運んでも口を開かなかったりする．

1. 先行期	2. 準備期	
食べ物を認識し，口へ運ぶ	口を閉じ，食べ物を口腔に取り込む	口腔内で食塊を形成する

図1 摂食・嚥下の過程

（続く）

・認知機能に障害があるにもかかわらず，無理に食べ物を口に入れるとむせたり，不快感を生じたりして食事の拒否につながる.

● 食具を使って食べ物を口まで運ぶことができるか確認する.

・手指の巧緻性や握力の低下，麻痺やしびれなどの上肢の運動機能障害があると，食べ物を口まで運ぶことができない. 異常の有無と程度を把握する.

● 食べ物を口の中に取り込むことができるか確認する.

・顔面神経麻痺などによって口唇の開閉に異常があると，口腔内に食べ物を取り込めない，口に入れた食べ物が口からこぼれてしまうなどの問題が生じる. 口唇の動きや閉鎖不全の有無を確認する.

2 準備期

● 咀嚼と食塊形成ができるか確認する.

・口唇閉鎖不全がある場合，咀嚼をしている間に食べ物が口からこぼれてしまい，食塊形成も困難となる. 閉鎖不全がないか，飲食物が口からこぼれていないか確認する.

・舌と歯を使って食べ物をかみ砕き，唾液と混ぜ合わせることで食塊が形成される. 食塊形成ができないと，口腔内で食べ物がばらばらとなり，咽頭に送り込めない.

3 口腔期

● 食塊が咽頭へ送り込めているか確認する.

・食塊を咽頭へ送り込むためには，口唇を閉鎖し舌で圧力を加え，口腔内圧を高めることが必要となる. そのため，口唇や舌の運動障害の有無を把握する.

・食塊をうまく咽頭へ送り込めないと，口腔内に食べ物がいつまでも残留したままになり，誤嚥や窒息のリスクが高まる.

4 咽頭期

● 誤嚥せずに嚥下できているか確認する.

・誤嚥をしないためには，咽頭に送り込まれた食塊が，舌骨と喉頭の挙上による喉頭蓋の気道閉鎖，食道入口部の開大により食道に送り込まれることが必要である.

・誤嚥をしている場合，嚥下時にむせや咳嗽が認められるため，これらの有無を確認する.

・むせや咳嗽のない不顕性の誤嚥をしていることもあり，この場合は外見からでは咽頭通過状況を判断することはできない. 嚥下状態の観察とともに反復唾液嚥下テストなどの簡易検査（表1）を行う. なお，摂食・嚥下障害の確定診断をつけるには，嚥下造影検査(VF)または嚥下内視鏡検査(VE)の実施（表2）が推奨される.

5 食道期

● 食べた物の胃食道逆流や停滞感がないか確認する.

・食べた物が逆流したり，喉や胸につかえる感じがする場合は，食道の通過障害を疑う.

3. 口腔期	4. 咽頭期	5. 食道期
舌尖を歯茎と硬口蓋に接触させ，舌背から奥舌にかけて舌が挙上しながら収縮することで，食塊が咽頭へ送り込まれる. この時，軟口蓋が鼻腔を閉じる	嚥下反射により，食塊を咽頭から食道に送り込む. この時，舌骨と喉頭が挙上し，喉頭蓋が気道を閉鎖する	食道入口部が開大し，食塊が食道を通過する. 食道入口部が閉じると，食道の蠕動運動により食塊を胃に送り込む

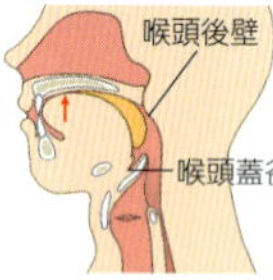

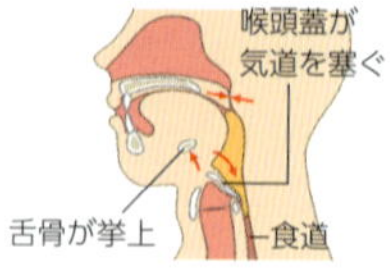

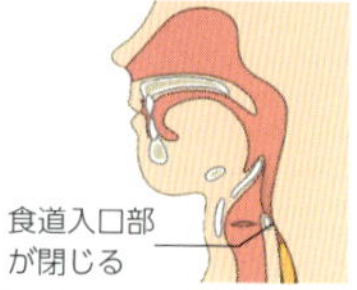

（図1続き）

表1　嚥下機能の主な簡易検査

検査	方法
反復唾液嚥下テスト（RSST）	・口腔内を湿らせた後，30 秒間に何回空嚥下ができるかを調べる． ・甲状軟骨の頂点，下部に指を添えて空嚥下してもらい，その上下運動から回数を観察する． ・空嚥下が 30 秒間に 2 回以下の場合に咽頭期の障害を疑う．
改訂水飲みテスト（MWST）	・冷水 3 mL を口腔底に注いで，嚥下してもらい，様子を観察する． ・嚥下反射，むせ，呼吸変化，湿性嗄声，追加の反復嚥下の状態から咽頭期障害を評価する．
フードテスト（FT）	・プリンや粥，ゼリーなどの食品を摂取してもらい，様子を観察する． ・嚥下反射，むせ，呼吸変化，湿性嗄声，口腔内残留の有無から嚥下機能を評価する．

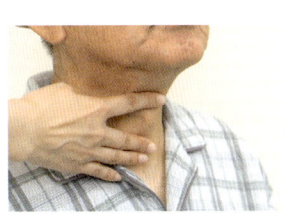

RSST の様子

※これらは意識障害や重度の認知機能障害などにより言語的な指示を理解できない高齢者には使用できない．

表2　摂食・嚥下障害の専門的検査

検査	方法
嚥下造影検査（VF）	・造影剤を含んだ検査食を飲み込んでもらい，X 線で準備期〜食道期までの動画を撮影する． ・舌や咽頭など嚥下に関わる器官の動きや形の異常をみる．
嚥下内視鏡検査（VE）	・軟性内視鏡を鼻から挿入し，咽頭や喉頭の様子を観察する． ・主に咽頭期の障害を見つけることができる． ・VF と比べ被曝の危険性がなく，大型の検査装置も不要であるため，在宅や施設で実施できる．

間接（基礎）訓練

目的 摂食・嚥下障害の原因となっている特定の器官や，神経・筋肉を刺激したり，能動的に動かしたりすることで，機能の維持あるいは向上を目指す．

チェック項目 意識レベル，バイタルサイン，脱水の有無，栄養状態，口腔粘膜の状態，腸炎や尿路感染症などの感染症の有無，痰量，活動性

適応 摂食・嚥下障害があり，食べ物を使用した経口摂取の練習が困難な人

禁忌 嚥下体操：疾患により関節を動かすことが禁じられている人
アイスマッサージ：嘔吐反射が強く，誤嚥を起こす可能性が高い人

事故防止のポイント 誤嚥・窒息の防止

必要物品
・嚥下体操：ディスポーザブル手袋（①），ガーゼ（②），舌圧子（③），鏡（卓上用，必要時）
・ブローイング訓練：ストロー（①），コップ（②），ティッシュペーパー（③）
・アイスマッサージ：凍った綿棒（①），コップ（②）

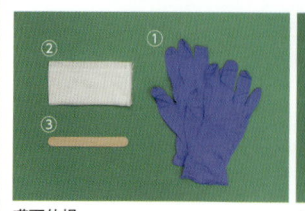
嚥下体操

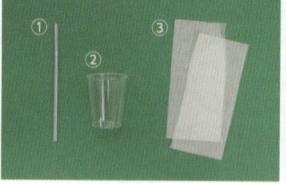
ブローイング訓練

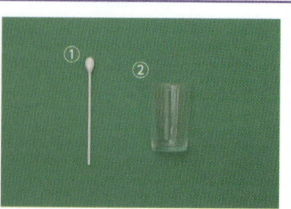
アイスマッサージ

手順

要点	留意点・根拠

◆嚥下体操

1 体操の説明をし，準備する
①目的と方法を説明し，同意を得る

▶ 嚥下体操は，食事前の準備体操として行う
根拠 誤嚥は食べ始めに起こりやすいため，嚥下体操により心身の覚醒を促す
▶ 口唇や舌を動かすことで運動機能が高まり，また唾液分泌も促されるため，誤嚥の予防となる
▶ 顔や首の筋肉，肩の緊張を解き，リラクセーションを図ることも目的の 1 つである
コツ 嚥下体操を無理なく毎日継続して行うために，なじみのある歌に合わせて行うなど，楽しくリラックスした雰囲気作りをしていくことも重要である

②高齢者の状態に応じて，他動運動，自動運動のいずれかを選択する
③姿勢保持能力に合わせ，姿勢を整える

▶ 座位，ファウラー位，またはリクライニング車椅子で座位をとり，体幹を安定させる **根拠** 体幹が不安定な状態では筋緊張が生じ，効果的に筋緊張を和らげることができない
▶ 片麻痺がある場合は，ファウラー位をとる．枕やタオルなどを利用して麻痺側もしくは両側を固定し，身体をまっすぐにして体幹を安定させる
▶ 理学療法士と連携をとりながら，体幹を安定させる効果的な方法を検討する

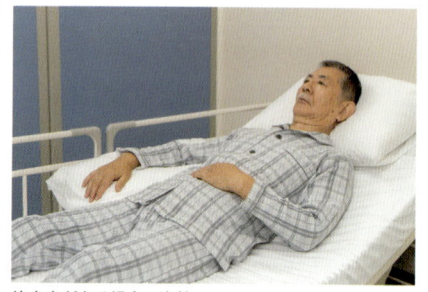
片麻痺がある場合の姿勢

要点	留意点・根拠

④深呼吸を数回繰り返してもらう

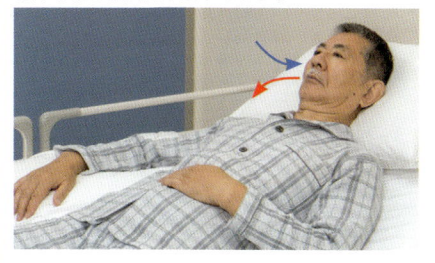

▶手を腹部に当てて全身の力を抜き，鼻からゆっくり息を吸い，口からゆっくり吐いてもらう

根拠 深呼吸によって身体全体をリラックスさせる

動画
▶
2-2

2 頸部の運動をする（他動運動）
①頸部の屈伸を行う
・額と後頭部に手を当て，頸部を屈曲・伸展させる

▶各運動を本人の疲労度に応じながら2〜3回ずつ実施する
▶嚥下関連筋群である頸部の筋肉をリラクセーションさせることで，舌骨・喉頭の挙上運動を働きやすくする

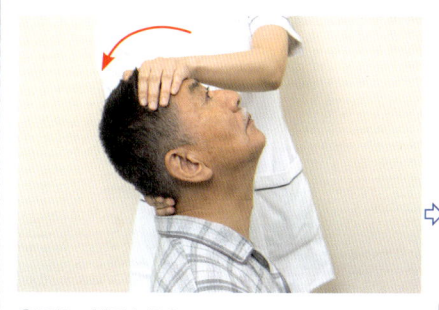 ⇨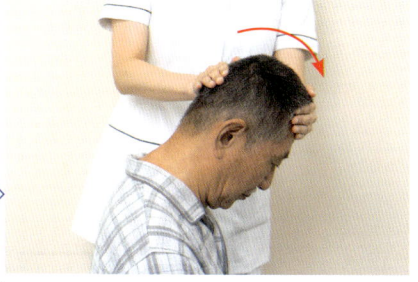

②頸部の側屈を行う
・頭部の側方と肩に手を当て，頸部を左右に側屈させる

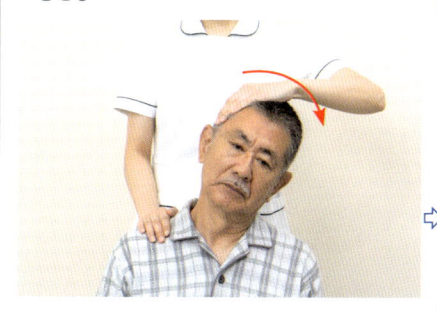 ⇨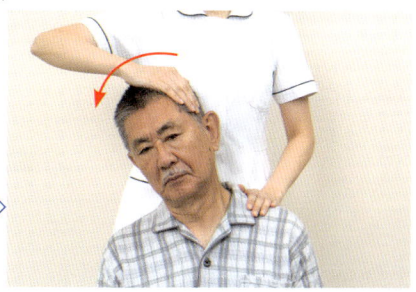

要点	留意点・根拠
③頸部の回旋を行う ・頭部と下顎に手を当て，頸部を左右に回旋させる	▶ 片麻痺がある場合は，健側から実施する ▶ 痛みを生じない範囲で動かす 注意 食事前に疲れてしまわないように，他動・自動運動のいずれもゆっくりと行う

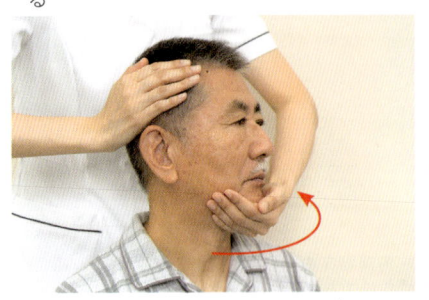

動画

2-3

3 肩の運動をする（他動運動）

①肩の上下運動を行う
・両肩を持ち，耳に近づけるように挙上し，2〜3秒保持する（ⓐ）．その後，力を抜いてもらい，両肩を下げる（ⓑ）

▶ 各運動を本人の疲労度に応じながら5回ずつ実施する
▶ 麻痺がある場合には，麻痺側を支え介助する
▶ 痛みを生じない範囲で動かす

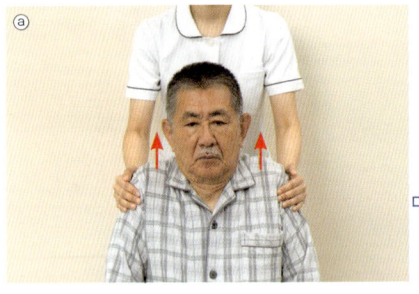 ⇨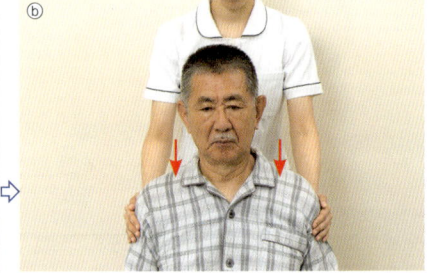

②肩の回旋運動を行う
・一方の手で片側の肩甲骨付近を押さえ，もう一方で同側の上腕を持ち（ⓐ），肩を後ろから前へ（ⓑ），前から後ろへと動かす

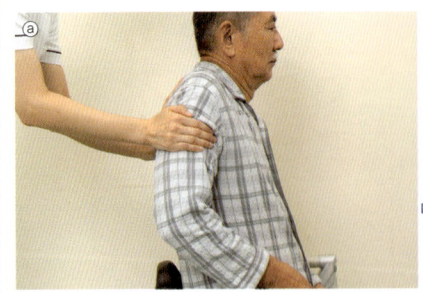 ⇨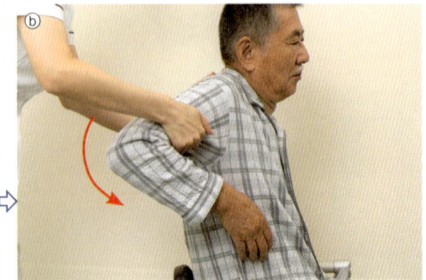

・反対側の肩も同様に回旋させる

要点	留意点・根拠

③胸郭の運動を行う
・両手を頭上に挙げてもらい，左右の肩甲骨を引き寄せ，背筋を伸ばす(ⓐ)
・両脇を支えて，軽く左右に上体を傾ける(ⓑ)

麻痺がない場合は手を組んでもらうとよい

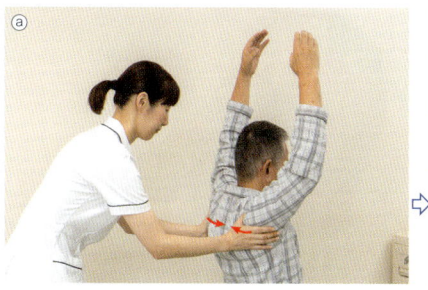
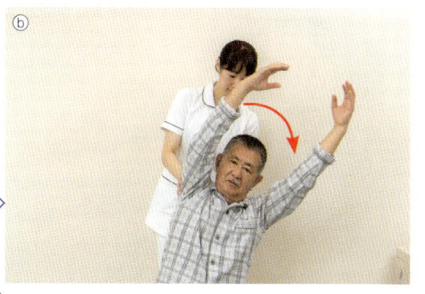

動画
2-4

4 口唇の運動をする
《自動運動》
①「あ〜ん」「ん〜あ」，「う〜い」「い〜う」の順に言ってもらう

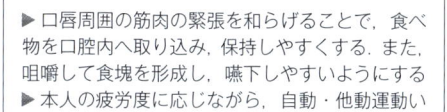

▶ 口唇周囲の筋肉の緊張を和らげることで，食べ物を口腔内へ取り込み，保持しやすくする．また，咀嚼して食塊を形成し，嚥下しやすいようにする
▶ 本人の疲労度に応じながら，自動・他動運動いずれの場合も 5〜10 回ずつ行う
▶ 麻痺がある場合は，健側から実施する
コツ 自動運動ができる場合，卓上用の鏡を使用して，よく動いているか確認しながら実施するように促すと効果的である

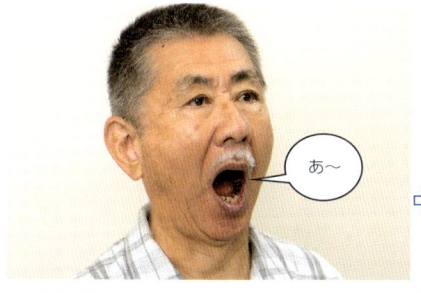
あ〜
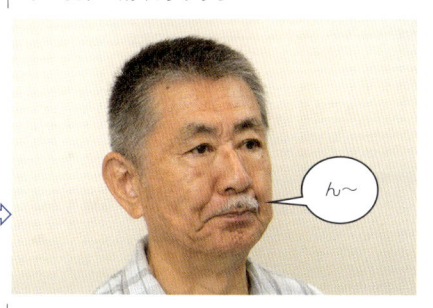
ん〜

動画
2-5
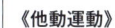

《他動運動》
①手洗いを行い，ディスポーザブル手袋を装着する
②口を軽く閉じてもらう

要点	留意点・根拠
③上唇を母指と示指でつまみ，前方にやさしく引っ張る（ⓐ）．次いで，下唇を同様に引っ張る（ⓑ）	**注意** 口唇が乾燥している時は，ひび割れを防ぐため，ワセリンなどで保湿を行ってから実施する

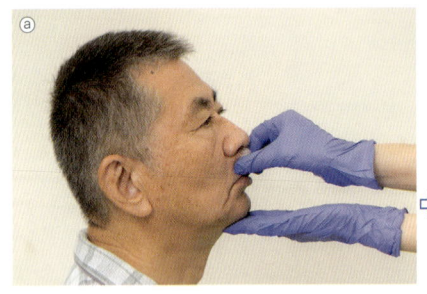 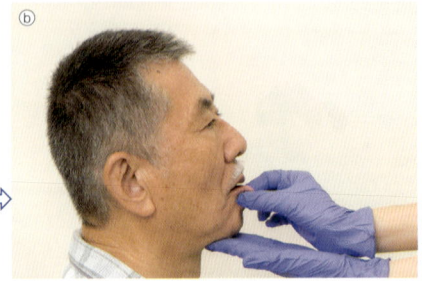

5 舌の運動をする

動画 2-6

《自動運動》

①舌を前後に動かす

・舌を突き出す，引っ込めるという動作を繰り返してもらう

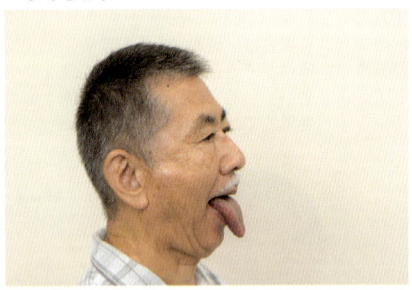

②舌を左右に動かす

・舌を突き出して，左右の口角をなめる動きを繰り返してもらう

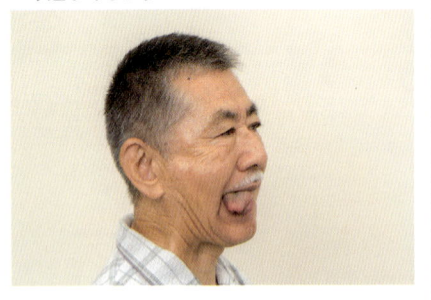

▶舌の筋緊張を和らげて舌が円滑に動く準備をしておくことで，食塊を形成し，咽頭への送り込みをスムーズにする

▶各運動を本人の疲労度に応じながら 2〜3 回ずつ実施する

▶麻痺がある場合は他動運動で実施する

要点	留意点・根拠

③舌を上下に動かす
・舌を突き出し，上下の唇をなめる動きを繰り返してもらう

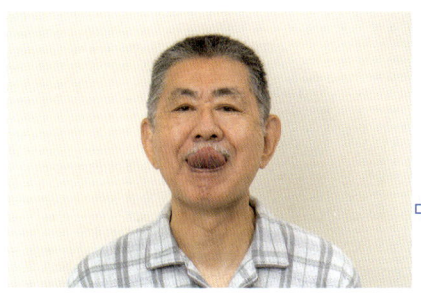 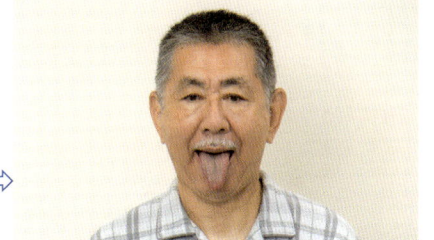

④舌の抵抗運動を行う
・口の前に舌圧子を準備する
・舌先で舌圧子を押してもらう

▶舌圧は食塊の形成や咽頭への送り込みに必要な筋力であり，抵抗運動を行うことで筋力増強につながる

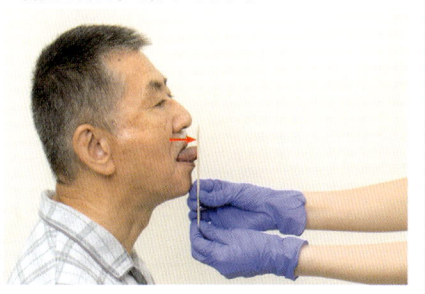

動画
2-7

《他動運動》
①手洗いを行い，ディスポーザブル手袋を装着する
②可能な限り舌を突き出してもらい，さらにガーゼを使用して舌を引き出す（ⓐ）
③ガーゼごと舌を軽く持ち，舌を上下に動かす
④ガーゼごと舌を軽く持ち，左右に動かす（ⓑ）

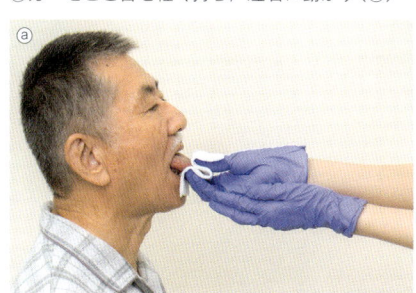 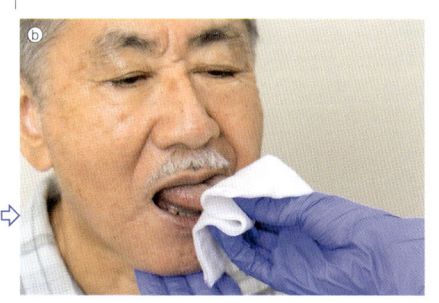

要点	留意点・根拠
6 頬の運動をする **《自動運動》** ①両頬を膨らませる，すぼめるという動きを繰り返す 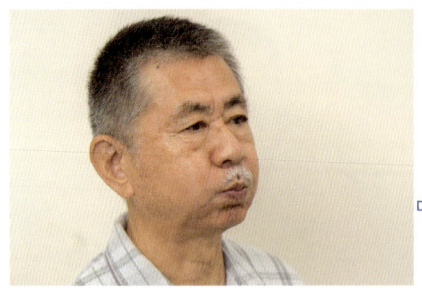 ⇨ 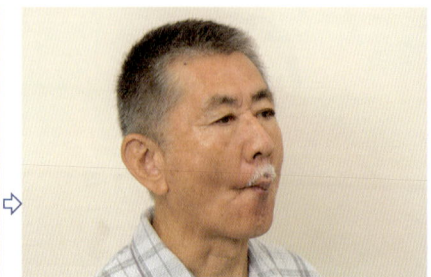 **《他動運動》** ①手洗いを行い，ディスポーザブル手袋を装着する ②片頬の内側に指を当て，軽く押してストレッチをかける 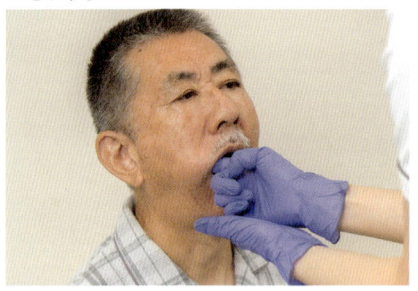 ③反対側も同様にして，頬の内側からストレッチをかける	▶ 本人の疲労度に応じながら，自動・他動運動いずれの場合も 2～3 回ずつ行う ▶ 麻痺がある場合は，他動運動で実施する
7 体操を終了する ①深呼吸を促し，体操が終了したことを伝え，ねぎらいの言葉をかける ②高齢者の状態を観察する ③使用した物品を片づける ④記録する	▶ 異変がないか確認する ▶ 引き続き食事になる場合は，その準備をする

動画
2-8

要点	留意点・根拠

◆頭部挙上訓練（シャキア・エクササイズ）

1 訓練の説明をし，準備する
①目的と方法を説明し，同意を得る

▶ 主に喉頭挙上が不十分な人を対象とし，喉頭挙上に関わる筋を強化して，食道入口部の開大を図ることを目的とする訓練である
▶ 食道入口部は，喉頭が上前方に移動することによって開大する．喉頭挙上ができなければ，食道入口部が開かず，咽頭残留が起きる
禁忌 血圧が不安定である，頸椎や心疾患がある，首の痛みやめまいの訴えがある場合は中止する

②高齢者の状態を確認する

③仰臥位になってもらう

2 頭部挙上訓練をする
①足のつま先を見るように，頭部のみ挙上する
②頭部を挙上したまま，1分間保持する
③頭を降ろし，1分間休憩する
④上記①～③を3回繰り返す
⑤頭部のみを上げ下げする運動を30回繰り返す（以上を1セットとする）

▶ 1日3セット実施する
▶ 両肩がベッドから浮かないよう注意する
注意 疲労感がある場合は，血圧や脈拍を確認しながら回数を調整する
▶ 頭部挙上が難しい場合は，ベッドをギャッチアップした状態から頭部を動かしたり，後頭部を支えて挙上するよう促したりする

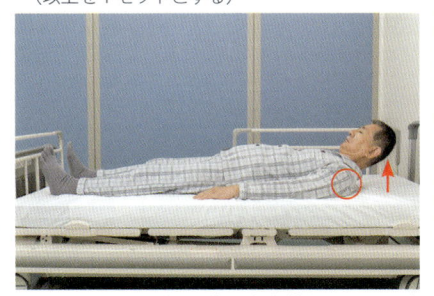

両肩はベッドから浮かせず，頭部を挙上させ，つま先を見る

3 観察し，記録する
①終了したことを伝え，ねぎらいの言葉をかける
②高齢者の状態を観察する
③記録する

◆ブローイング訓練

1 訓練の説明をし，準備する
①目的と方法を説明し，同意を得る

▶ 軟口蓋の挙上不全の改善を図り，嚥下時の鼻咽腔への食べ物の逆流を防ぐ目的で実施する
▶ 嚥下時に鼻から食べ物が逆流する人が適応となる．また，呼吸訓練の要素も含んでいるため，呼吸機能が低下している場合にも効果的である

②座位になってもらう

要点	留意点・根拠

動画
2-9

2 ティッシュペーパーを吹く訓練をする
①細く切ったティッシュペーパーを顔の前に垂らす
②ティッシュペーパーに向かって，ゆっくりと息を吐き出してもらう

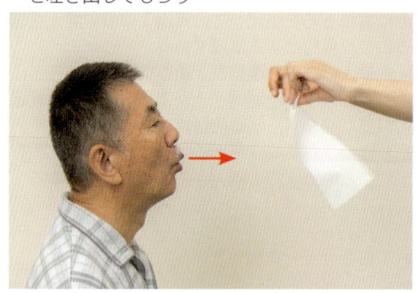

▶できるだけ長い時間，ティッシュペーパーを揺らすことを目指してもらう
▶5〜10回を1セットとし，対象者に合わせて1日数セット行う

動画
2-10

3 コップの水をストローで吹く訓練をする
①口を閉じ，コップの水をストローで吹く

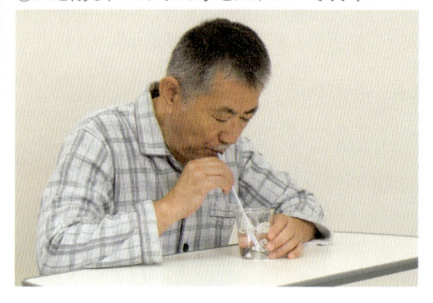

▶口をしっかり閉じられる人に適した訓練である
▶水の量を増やしたり，粘性のある液体にしたりして，運動の強度を上げることができる
コツ 認知機能が低下している高齢者は，ティッシュペーパーに息を吹きかけることを理解できなかったり，ストローで水を飲んでしまったりすることがある．巻き笛や風船を使用するなど，なじみのあるもので，自然にブローイング訓練を促す

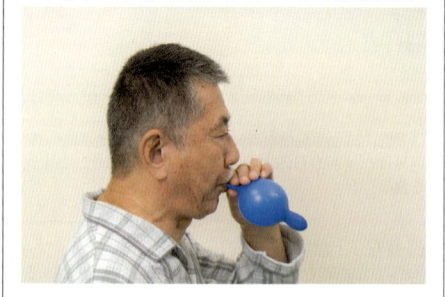

4 観察し，記録する

▶◆**頭部挙上訓練**の p.101「**3** 観察し，記録する」に準じる

◆アイスマッサージ

1 アイスマッサージの説明をし，準備する

①目的と方法を説明し，同意を得る

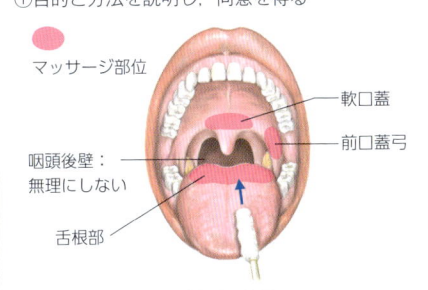

マッサージ部位

軟口蓋

前口蓋弓

咽頭後壁：
無理にしない

舌根部

図2　アイスマッサージをする部位

②本人の状態に合わせた座位をとってもらう

▶ 軟口蓋，前口蓋弓，舌根部，咽頭後壁(図2)に寒冷刺激を与え，口腔内の知覚入力を高めることで，脳幹や大脳皮質の刺激を増幅し，嚥下反射を誘発する

▶ 食事の前に行うことで覚醒を促す効果もある．食事中，嚥下反射の遅延を認め，口腔内に食べ物を溜め込んでいる場合は，食事を一度中断し，アイスマッサージをすると嚥下反射が再度誘発されることがある

▶ 5～10回を1セットとし，状態に応じて1日のセット数を調整する

▶ 座位が難しい場合はファウラー位，リクライニング車椅子に座ってもらう

▶ 片麻痺がある場合は，ファウラー位をとる．枕やタオルなどを利用して麻痺側もしくは両側を固定し，体幹を安定させる

動画
2-11

2 アイスマッサージをする

①手洗いを行い，ディスポーザブル手袋を装着する

②凍らせた綿棒を冷水に浸す

③最初に舌の前方を綿棒で触れ，刺激する

根拠 はじめに軟口蓋や舌根を触れると，嘔吐反射が誘発される．舌の前方から始め，刺激に慣れたところで④に進む

④舌根部を綿棒でマッサージをする

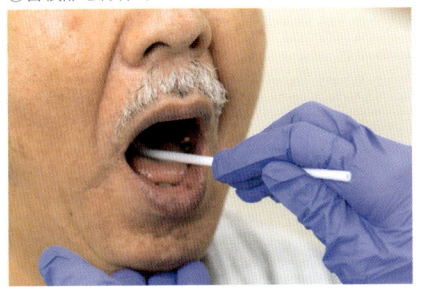

⑤口腔内の舌の動きや左右差を確認する

⑥唾液を一度ゴックンと飲み込んでもらい，嚥下反射が惹起されているか確認する

・示指で舌骨，中指で甲状軟骨に触れる

コツ 麻痺がある場合，健側で飲み込めるように麻痺側に頭を回旋させ，頸部を前屈させる

要点	留意点・根拠
・嚥下時に甲状軟骨が挙上し指を乗り越えて移動しているか，またスピードを確認する ⑦軟口蓋から前口蓋弓に向かって綿棒でマッサージをする 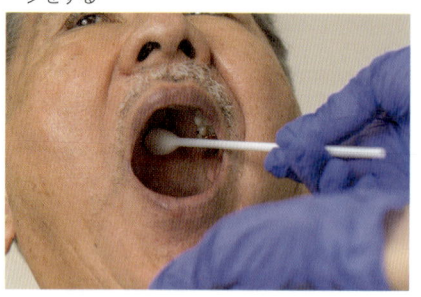	▶ 通常，嚥下反射のスピードは約0.5秒以内である．嚥下障害がある場合には，嚥下反射が起こるまでに時間がかかることが多い ▶ 通常，嚥下反射部位である咽頭後壁のマッサージは，嘔吐反射を引き起こしやすいため避ける．ただし，軟口蓋や舌根だけでは嚥下反射がみられない場合は，この部位への刺激を試みる
⑧唾液を飲み込んでもらい，もう一度嚥下反射を確認する 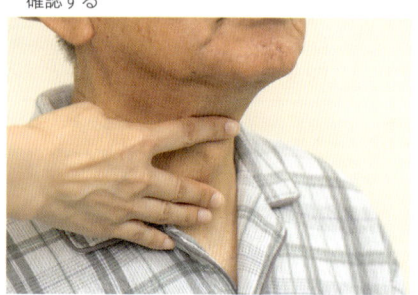	▶ 嚥下反射があれば，喉頭隆起が移動する
3 観察し，記録する	▶ **◆頭部挙上訓練**のp.101「**3** 観察し，記録する」に準じる

評価

- ●顔や頭部，肩の緊張が緩和し，リラクセーション効果が得られたか．
- ●安全を優先した訓練を実施することで，訓練中に誤嚥などの危険性はなかったか．
- ●高齢者は不快感なく意欲をもって訓練に参加することができたか．
- ●嚥下機能，口腔の運動機能は改善したか．
- ●嚥下訓練の内容は，本人の嚥下機能に適していたか．
- ●直接訓練への適応はあるか．

●文献

1）鎌倉やよい，藤本保志，深田順子：嚥下障害ナーシング─フィジカルアセスメントから嚥下訓練へ．医学書院，2000

嚥下訓練を実施する上で押さえておくべきポイント

　嚥下訓練において，誤嚥，窒息といったリスク管理を徹底することは重要であるが，必要以上にリスクを恐れ，進めるべき訓練が停滞してしまうことは避けなければならない．そのためには，嚥下のメカニズムを十分に理解し，食べられない原因を適切にアセスメントするとともに，できる能力に着目して訓練の内容を決定しく必要がある．

　嚥下機能障害のある高齢者は，口から食べる楽しみを失っている状況にあることも忘れてはならない．機械的に訓練を行うのではなく，本人の生活背景も考慮し，心境に寄り添いながら，少しでも口から食べる楽しみを再獲得できるよう，その方法を模索していく姿勢が求められる．

　また，食事のケアには看護職だけでなく，医師，言語聴覚士や理学療法士といったリハビリテーションの専門スタッフ，栄養士，歯科医師や歯科衛生士，介護職など，多くの職種が関わる．各職種と積極的に情報交換を行い，それぞれの視点を生かすことで，解決の難しい課題の糸口が見つかることも多い．高齢者を多角的な視点からアセスメントし，食事のケアに携わることが重要となる．

① 食事
5 経管栄養

河田 萌生

高齢者の特徴と経管栄養の必要性

- 加齢に伴い徐々に体組成に変化が生じ，高齢者では脂肪組織の割合が増加し，筋肉・骨格といった除脂肪体重(lean body mass：LBM)が減少する．ただし，これらの変化は個人差が大きいため，個人に応じた栄養管理が必要となる．
- 高齢者における最大の栄養問題は，食事摂取量や消化機能の低下などから引き起こされるタンパク質・エネルギー低栄養状態(protein energy malnutrition：PEM)である．生命予後に関わるような疾患で入院している高齢者には PEM が多い．PEM のために全身状態がさらに悪化するという悪循環になっている人もおり，栄養状態の改善が必要不可欠となる．PEM の改善および予防は心身機能の低下を防ぎ，認知症や寝たきりの予防につながり，QOL 改善に有用となる．
- 経口摂取が最良の栄養補給法であるが，意識障害や嚥下障害，消化管の通過障害などにより経口摂取が不可能な人や，経口摂取だけでは必要なエネルギー量が摂取できない人には，経管栄養法または静脈栄養法が適応となる．
- 経管栄養法は，静脈栄養法に対し腸管を使用するため生理的な栄養法であり，点滴ルートを介しての感染など，重篤な合併症が少ないことが利点である．
- 絶食などにより腸管を長期間使用しない場合，腸絨毛の萎縮が生じ，腸粘膜免疫を中心としたバリア機能が低下する．その結果，腸管内の細菌が粘膜バリアを通過して体内に移行するバクテリアルトランスロケーション(bacterial translocation：BT)の要因となる．経管栄養法は，腸粘膜の萎縮を防止する効果もあり，消化管の生理的な機能を維持しながら優れた栄養効果を得られるため，経口摂取が禁止されている場合の第一選択となる．
- 「腸が機能していれば腸を使う」ことが，栄養管理の基本的な方針であり，経管栄養法の禁忌は腸閉塞などで腸が使用できない場合に限定される．

経管栄養法の概要

⬛1 経管栄養の注入ルート
- 経管栄養の注入ルートは，予測される投与期間によって，経鼻経管栄養または胃・腸瘻造設による経管栄養のいずれかが選択される．
- 短期間の経管栄養には経鼻胃チューブによる経鼻経管栄養が適応となる．
- 遷延性の意識障害や不可逆的な嚥下機能障害など，経口摂取が困難な期間が 4〜6 週間以上に及ぶと推定される場合には，胃・腸瘻造設術による経管栄養を考慮する．
- 経皮内視鏡的胃瘻造設術(percutaneous endoscopic gastrostomy：PEG)は手技も容易であり，長期間の経管栄養に有用である．
- 胃全摘術後や大量の腹水を有する場合，著しい出血傾向を認める場合，腹膜透析などにより胃に投与ルートを確保できない場合，胃瘻造設はできない．
- 胃食道逆流による誤嚥のリスクがある場合には，十二指腸あるいは空腸に胃チューブの先端を留置する経鼻十二指腸または経鼻空腸管栄養法，空腸瘻が選択される．

⬛2 経腸栄養剤の投与方法
- 持続投与と間欠投与があり，高齢者の状態に応じて選択する．
- 静脈栄養法ほどの正確な注入速度の管理は必要ではないが，重症の場合や消化管機能が低下している場合には，栄養剤投与用の注入ポンプを使用して 24 時間の少量持続投与が選択される．通常，20 mL/時程度の低速度で開始し，徐々に速度を上げる．少量持続投与には，浸透圧性の下痢や誤嚥性肺炎が減少するなどの利点がある．
- 全身状態，消化管機能が安定している場合には，自然落下方式の間欠投与が選択される．

表1　経腸栄養剤の種類と特徴

	天然濃厚流動食	人工濃厚流動食		
		半消化態栄養剤	消化態栄養剤	成分栄養剤(ED)
取り扱い区分	食品	医薬品，食品	医薬品	医薬品
栄養成分 タンパク質の分解程度	タンパク質	タンパク質 ポリペプチド	アミノ酸 ジペプチド・トリペプチド	アミノ酸
脂肪含有量	多い	比較的多い	少ない	最も少ない
他の栄養成分	十分	不十分	不十分	不十分
繊維成分	（＋）	（±）	（ー）	（ー）
剤型	液状製剤	粉末製剤 液状製剤	粉末製剤 液状製剤	粉末製剤
浸透圧	やや高い	比較的低い	高い	非常に高い

大浜 修：経腸栄養. 島田滋彦, 大浜 修, 東海林徹, 他編著：実践　静脈栄養と経腸栄養　基礎編. p.128, エルゼビア・ジャパン, 2003 を参考に作成

---

3 経腸栄養剤の分類と特徴(表1)
- ●経腸栄養剤は，原料により天然濃厚流動食と，人工濃厚流動食とに大別される．臨床ではほとんどが人工濃厚流動食を利用している．
- ●人工濃厚流動食はタンパク質の分解の程度により，半消化態栄養剤，消化態栄養剤，成分栄養剤(elemental diet：ED)に分類される．また，医薬品扱い(医師が処方する)と食品扱いの製品がある．
- ・半消化態栄養剤：タンパク質が分解されておらず脂肪も必要量含まれているため，ある程度の消化吸収機能が保たれていることが必要となる．消化吸収障害がない場合には第一選択となる栄養剤である．長期栄養管理時には，ビタミン類や微量元素などの他の栄養成分が不足しているため，欠乏症に注意が必要となる．近年では，ビタミンや微量元素を含む製品も開発されている．
- ・消化態栄養剤：タンパク質がアミノ酸まで分解されており，脂肪含有量も比較的少ないため，消化吸収機能が低下している場合にも使用できる．脂肪含有量が少なく，長期の単独使用により必須脂肪酸の欠乏が生じるため，脂肪乳剤を経静脈的に投与する必要がある．
- ・成分栄養剤：すべての栄養成分が化学的にほぼ規定されたもので構成されているため，消化過程を経ることなく上部消化管から容易に吸収される．経腸栄養剤の中でも最も消化管への負担が小さい．しかし，浸透圧が非常に高いため，下痢などの消化器症状を起こしやすい．消化態栄養剤同様に，脂肪乳剤を経静脈的に投与する必要がある．
- ・その他に，肝疾患，腎疾患，糖尿病などの各種病態に適応した経腸栄養剤があり，対象者の状態に応じて選択する．これらは，タンパク質，炭水化物，脂質のバランスが通常の経腸栄養剤と異なり，栄養素にも特徴がある．栄養状態の改善のみならず，原疾患の治療効果も期待できる．

---

4 経鼻経管栄養法
- ●胃チューブを胃，十二指腸または空腸まで挿入し，経管的に各種栄養剤を投与する．
- ●挿入は比較的簡単だが，苦痛を伴うため十分に説明を行い，高齢者の協力を得て実施することが必要不可欠となる．
- ●栄養剤により胃チューブが閉塞する可能性があるため，成分栄養剤では5 Fr 以上，天然濃厚流動食，半消化態栄養剤ではより太い8 Fr 以上を使用する．

---

5 胃瘻・腸瘻造設による経管栄養法
- ●経鼻経管栄養法と比較し，チューブ留置中の不快感が少なく，リハビリテーションなどの妨げにならないため，長期間(4 週間以上)の経腸栄養剤の投与に適している．

固定方法		カテーテルの形状	
		チューブ型	ボタン型
体内固定具	バンパー型	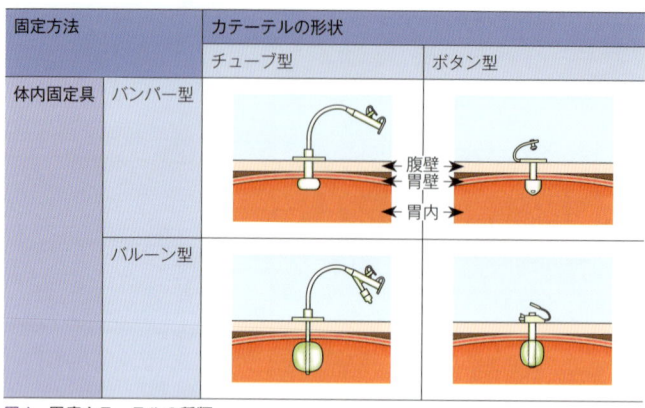	
	バルーン型		

図1 胃瘻カテーテルの種類

表2 胃瘻カテーテルの特徴

体内固定具	バンパー型	バルーン型
抜去のリスク	低い	高い（バルーンの破損による）
耐久性	高い（4〜6 か月で交換）	低い（1〜2 か月で交換）
交換時の苦痛	強い	ほとんどない
胃内壁の損傷	あり（固定具の食い込み）	ほとんどない

体外のカテーテルの形状	チューブ型	ボタン型
抜去のリスク	高い	低い
カテーテル汚染	起きやすい（胃内容物の逆流による）	少ない
耐久性	低い（胃内容物の逆流による）	高い
接続チューブ	不要	要

- 胃瘻カテーテルは，体外部のカテーテルの形状からチューブ型とボタン型に分類される．さらに，胃内部の固定方法から，バンパー型とバルーン型に分類される（図1，表2）．
- 腸瘻造設の方法には，経胃瘻的小腸瘻造設術（jejunostomy through percutaneous endoscopic gastrostomy：JETPEG）や開腹術による小腸瘻造設術が選択される．
- 胃瘻が造設できない場合，中咽頭瘻や経皮経食道胃管挿入術（percutaneous trans-esophageal gastro-tubing：PTEG）が選択肢となる．

6 合併症予防

- 経鼻経管栄養法
- ・胃チューブの誤挿入：胃チューブの気管への誤挿入を見落とし，栄養剤を注入すれば，致死的な事故につながる．意識障害や嚥下障害，鎮静下にある高齢者では，誤挿入が起きても咳嗽反射が低下または抑制されているため，それを知らせるサインが乏しい．また，挿入後の位置確認として，胃チューブから胃内に空気を注入して気泡音を確認する方法では誤挿入の事故が起きており，確実とはいえない．X 線透視下での位置の確認や，胃液や胃内容物の吸引による確認など，確実な方法を選択することが必要となる．
- ・胃チューブの事故・自己抜去：胃チューブの事故・自己抜去は数多く報告されている．認知機能が低下した高齢者では，胃チューブの必要性を理解することが困難な場合があり，不快感から自己抜去につながることもある．経管栄養投与中に自己抜去が起こると，誤嚥や窒息などの致死的な合併症や，消化管，鼻粘膜，皮膚への損傷のリスクがある．

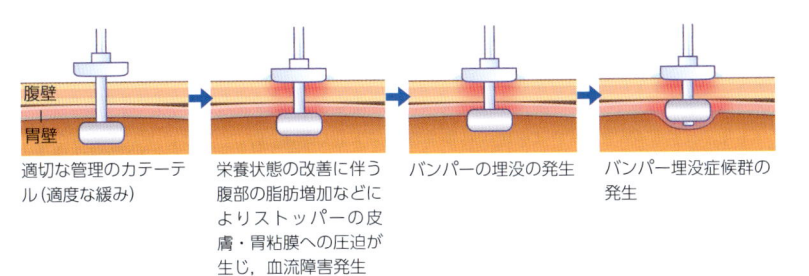

腹壁
胃壁

適切な管理のカテーテ
ル(適度な緩み)

栄養状態の改善に伴う
腹部の脂肪増加などに
よりストッパーの皮
膚・胃粘膜への圧迫が
生じ, 血流障害発生

バンパーの埋没の発生

バンパー埋没症候群の
発生

図2 バンパー埋没症候群の発生機序

- 自己抜去を回避するために, 高齢者では身体拘束の実施率が高い傾向にある. しかし, 身体拘束は基本的人権や尊厳を守ることを妨げる行為であり, それ自体が関節拘縮や筋力の低下などの外的弊害を生む. また, 不安や怒り, あきらめといった精神的苦痛を与える. 自己抜去を防止するには, 胃チューブの固定方法を改善することはもとより, 経鼻経管栄養法を本人が納得できているか, 経鼻経管栄養法の適応なのか再度検討することが必要である. これは胃瘻・腸瘻の場合でも同様である. 経管栄養法を受ける高齢者では, 口から食事ができない苦しみがあることを念頭に置き, QOL の維持に努めることが求められる.
- 胃チューブ周囲の皮膚障害：胃チューブ留置による皮膚障害には, 医療用接着剤関連皮膚損傷(medical adhesive-related skin injury：MARSI)と医療関連機器褥瘡(medical device related pressure ulcer：MDRPU)がある. 皮膚が脆弱な高齢者では MARSI や MDRPU が生じやすい. 胃チューブを固定する鼻頭や頬に MARSI のリスクが高い. 予防にはドレッシング材をクッションとして使用して皮膚を保護することや, テープ類の交換の際には過度な力がかからないようリムーバーを使用する. また, 胃チューブにより圧迫を受ける鼻腔周囲に MDRPU のリスクが高い. 本人に適合する正しいサイズの胃チューブを選択することや, 毎日の固定位置の移動, 健全な皮膚を保つためのスキンケアが必要となる.
- 胃チューブの閉塞：胃チューブ先端部で腸内細菌による栄養剤の汚染が起こると, 細菌の増殖により栄養剤が酸性になり, 栄養剤中のタンパク質が固まってチューブの閉塞を起こす. 栄養剤投与後は水でフラッシュし, 胃チューブ内腔を常に清潔に保つことでチューブ閉塞を予防する.

● 胃瘻・腸瘻
- バンパー埋没症候群(図2)：胃瘻造設術後急性期の腹壁の腫脹や, 栄養状態の改善による皮下脂肪の増加により, 瘻孔が狭くなり, 内部バンパーと瘻孔部胃粘膜が接触する部位に圧迫が生じ, 血流障害が起きることがある. この圧迫が解除されなければ, 徐々にバンパーが胃壁内に埋没していく. これをバンパー埋没症候群という. これを早期発見するには, 栄養剤注入後に胃瘻カテーテルを回転させ, 滑らかに回転できるか, 上下にも軽く動き, 皮膚と外部バンパーに適度な余裕があるかなどを確認する.
- 胃瘻カテーテル周囲の肉芽トラブル：瘻孔部の肉芽は, カテーテルという異物に対する生体反応として生じるが, その反応は個人差がある. 肉芽は疼痛や出血などがなければ経過観察でよいが, トラブルが生じた際には切除や薬剤の塗布が必要となる. カテーテルの傾きにより一定方向に力が加わると, 肉芽はより生じやすいとされ, カテーテルを垂直に立てる工夫がある程度有効とされている.
- その他の皮膚トラブル：栄養剤が胃瘻カテーテル周囲から漏れることによる皮膚障害は, 瘻孔が自然に拡張して起こる場合と, カテーテルの固定が斜めであったり, ストッパーによる圧迫, バンパー埋没症候群によって瘻孔が拡張されて生じる場合がある. 自然拡張には予防策はないとされるが, カテーテルの固定方法の工夫やストッパーの位置の変更などが必要となる.
- 瘻孔周囲のカンジダ皮膚炎は, 湿潤環境で生じることが多いため, 瘻孔周囲のこまめなスキンケアにより予防できる.
- 接続チューブの閉塞：ボタン型では, L 字に屈曲した接続チューブの屈曲部に医薬品などが滞留し, 閉塞につながることがある. バンパー型では, 逆流防止弁に医薬品が滞留し, 閉塞に至ることがある. 閉塞のリスクを最大限に軽減するには簡易懸濁法*も 1 つの方法である.

＊簡易懸濁法：約 55℃ の湯に薬剤を入れ 10 分ほど放置して懸濁させ, 経管投与する方法.

経鼻経管栄養法

目的 消化管機能は正常であるものの，摂食・嚥下障害や意識障害，食欲低下などにより経口摂取が不可能である，あるいは経口摂取のみでは必要栄養量を摂取できない高齢者が，栄養剤や流動食の投与により必要な栄養をとることができ，栄養状態を維持・改善できる．

チェック項目 バイタルサイン，意識レベル，消化器症状の有無，チューブの材質と太さ，鼻周囲の皮膚の状態，前回の栄養剤の投与時間，最終飲食時間（経口摂取を行っている場合）

適応 消化管閉塞がなく，消化または吸収のどちらかの機能が維持されており，安全に消化管が使用できる．意識障害や上部消化管（口腔，咽頭，喉頭，食道）の通過障害，摂食・嚥下障害，頭頸部損傷などにより経口摂取が困難であるが，4〜6週間以内に経口摂取が可能であると見込まれる．

注意 胃内に水分を含む飲食物が停滞している場合，胃チューブ挿入時に逆流し誤嚥するおそれがあるため，必ず空腹状態でチューブを挿入する．

禁忌 消化管の完全閉塞，消化管の高度吸収障害，難治性の下痢・嘔吐，高度の消化管出血，出血性または敗血症性ショックなどのある人

事故防止のポイント 気管へのチューブ誤挿入を防止する．

必要物品
胃チューブ（①，使用する栄養剤の粘性に応じて5Fr〜16Frから選択する），潤滑剤（②），ガーゼ（③），医療用テープ（④），聴診器（⑤），廃棄物入れ〔ビニール袋または膿盆（⑥）〕，チューブ固定道具〔安全ピン（⑦）など〕，カテーテルチップシリンジ（⑧），栄養剤（⑨），イリゲーター〔経腸栄養容器（⑩）〕，注入チューブ（⑪），ディスポーザブル手袋，ディスポーザブルエプロン，擦式手指消毒薬，マスク，パルスオキシメーター（必要時），CO_2検知器（推奨），油性ペン，はさみ，点滴スタンド，微温湯

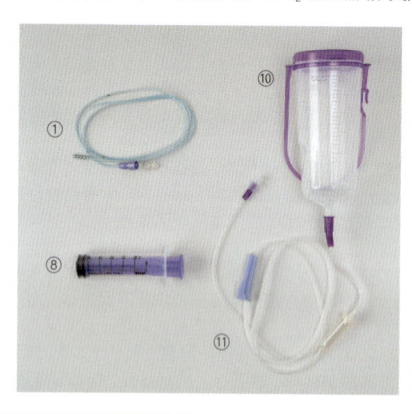 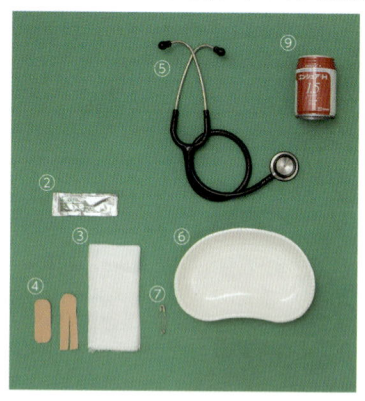

手順

要点	留意点・根拠
1 必要物品を準備し，体位を整える ①使用する物品をベッドサイドにセッティングする ②流水と石けんで手洗いをする	▶栄養剤を指示箋で確認する．また，栄養剤の種類，投与量，投与速度も確認する

③マスク,ディスポーザブルエプロン,ディスポーザブル手袋を着用する

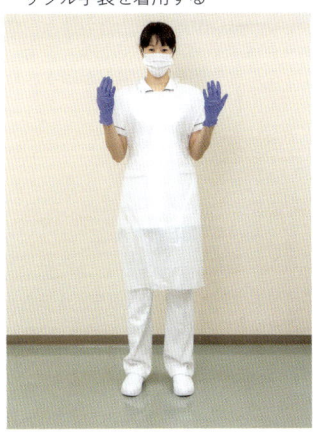

④氏名を確認し,胃チューブの挿入について説明を行う

⑤口腔内が汚れている場合は,口腔ケアを行う
⑥パルスオキシメーターを装着する

⑦高齢者をファウラー位にする

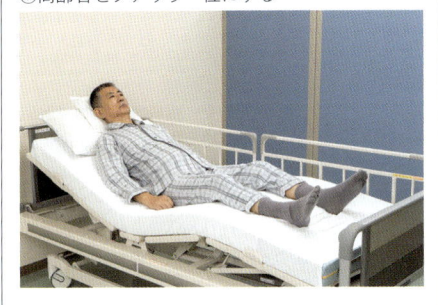

根拠 体液に触れる可能性があり,感染を防止する

根拠 高齢者の誤認を防止する.目的・方法や所要時間などについてわかりやすく説明を行うことで,緊張を和らげ,理解と協力を得ることができる

注意 認知機能が低下している場合でも説明を省略せずに,理解できる表現で説明し,安心感を与えられるよう努める

根拠 誤嚥に伴う感染を防止する

根拠 心不全や呼吸不全,意識障害がある高齢者では,挿入時の呼吸の乱れによって低酸素状態になるリスクがある

▶ 膝を曲げて腹部の緊張をとる

▶ 頭部を前屈させる **根拠** 誤嚥を防止するとともに,胃チューブ挿入中の嚥下運動を行いやすくなる

事故防止のポイント 頭部を前屈し,胃チューブの気管への誤挿入を防止する

要点	留意点・根拠

2 胃チューブを挿入する長さを決める

① 胃チューブを持ち，鼻孔から耳孔までの長さ（Ⓐ）を測る

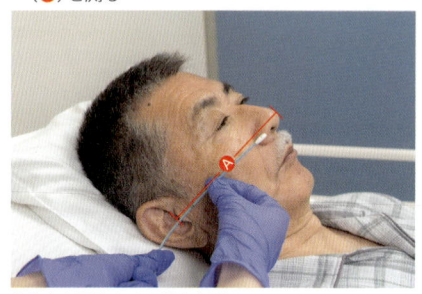

鼻孔から耳孔までの長さを測る

▶ Ⓐ＋Ⓑが鼻から胃噴門部までの距離に相当する．Ⓐ＋Ⓑ（約45〜60 cm）に，胃内への挿入の長さ（5〜10 cm）を加えた長さを挿入の目安とする

コツ 胃チューブには先端から目盛りが印字されているため，測定の目安になる

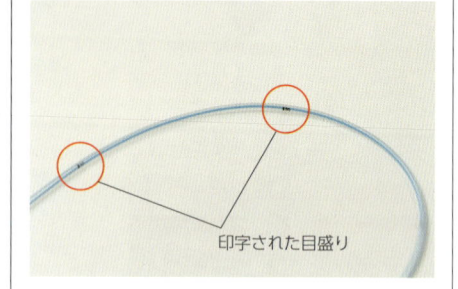

印字された目盛り

② 耳孔に置いた手をそのままにし，耳孔から心窩部までの長さ（Ⓑ）を測り，油性ペンで胃チューブに印をつける

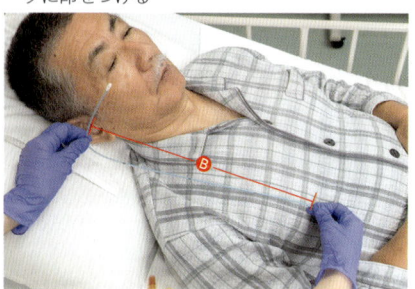

耳孔から心窩部までの長さを測る

動画
▶
2-12

3 胃チューブを挿入する

① 新しいディスポーザブル手袋に交換する

② ガーゼに潤滑剤を適量とり，胃チューブの先端から約10 cmのところまで塗る

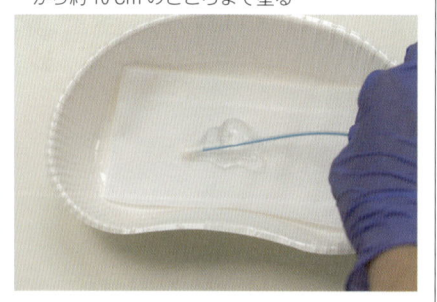

▶ 手袋を外し，手指消毒後，新しい手袋を着用する　根拠 体液に触れるおそれがあり，感染を防止する

注意 キシロカインゼリーはアナフィラキシーショックを起こすリスクがあるため，潤滑剤として使用しない

③利き手で潤滑剤を塗った少し上を，ペンを持つように持つ

④反対の手で鼻を少し押し広げ，鼻孔から耳方向へ水平に胃チューブを挿入する

注意 長期間，経鼻経管栄養を行っている場合は，前回と反対側の鼻孔に胃チューブを挿入する

コツ 恐怖心により頭が後ろに逃げることがあるため，後頭部を軽く支え，丁寧に声をかけながら挿入する

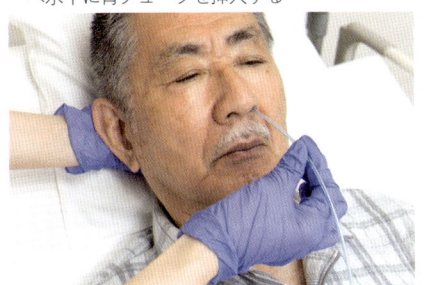

⑤胃チューブが咽頭部に達したら，唾液を飲み込むよう指示をする

⑥唾液を飲み込むタイミングに合わせて5～10 cm ずつ胃チューブを進め，胃内に到達させる

根拠 唾液を嚥下することで喉頭蓋が気管の入り口を閉鎖するため，そのタイミングで胃チューブを進めると気管への誤挿入を防ぎやすい

コツ 胃チューブ挿入時に唾液を飲み込むことは非常に苦痛であるため，「ごっくん」と唾液を飲み込むタイミングを知らせるとよい

事故防止のポイント 胃チューブ挿入に抵抗がある，咳嗽反射がある，嘔吐反射があるなどの場合には無理に挿入せず2 cm ほど引き抜き，深呼吸を促す．落ち着いたら再度嚥下してもらう．低酸素状態になっていないか，パルスオキシメーターを確認する

注意 胃チューブを進めたつもりでも，口腔内でとぐろを巻いていることがあるため，口腔内を適宜確認する

根拠 胃チューブの固定中に数 cm 抜けることがあるため，確実にチューブを胃内まで挿入する

⑦あらかじめ印をつけたところから，さらに5～10 cm ほど進めたところで挿入を止める

⑧医療用テープで鼻翼に胃チューブの仮固定を行う

4 胃チューブ先端の位置を確認する

①胃チューブが胃内に挿入されていることを確認するため，必ず以下の方法を複数実施し，チューブの先端位置を確認する

▶気泡音の確認だけでは胃チューブの誤挿入を防げないため，チューブが気管に挿入されていないことを必ず異なる方法で確認する

注意 意識障害などにより咳嗽反射が低下している高齢者では，気管への誤挿入が起こりやすいため，特に注意が必要である

・胃内容物の吸引：胃チューブにカテーテルチップシリンジを接続し，胃液などの胃内容物が引けることを確認する

▶胃チューブが気管に挿入されていると，痰が引けることがあるため，pH試験紙で pH 5 以下であることを確認する

▶胃液が引けない場合，胃チューブが胃壁に当たっている可能性があるため，さらに3～5 cm 挿入するか左側臥位にして吸引する

要点	留意点・根拠

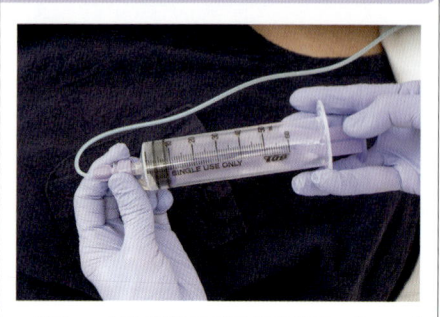

・胃チューブ内の空気の出入りの確認：チューブ内が曇っていないこと，チューブから「スースー」と空気の出入りする音が聞こえないことを確認する
・気泡音の聴取：胃チューブにカテーテルチップシリンジを接続する．空気を 10 mL ほど注入し，聴診器で心窩部の気泡音を確認する
・X 線撮影による確認：X 線撮影が可能な環境ならば，医師の指示のもと，X 線撮影で胃チューブの位置を確認する
②胃チューブの仮固定を行うために鼻翼に貼っていた医療用テープを剝がす

▶胃チューブ内が曇っていたり，空気の出入りする音が聞こえたりすることは，気管に挿入されていることを示すため，直ちに抜去する

▶胃内に挿入されていれば，気泡音が聴取される．誤認もあるため，確実な聴取のために，2 名で行うことが望ましい

注意 X 線不透過の胃チューブを使用している場合に限る

動画
2-13

5 胃チューブを固定する
①鼻の皮脂をガーゼなどで拭き取り，固定用に用意したテープで胃チューブを鼻に固定する（図3）

注意 胃チューブの圧迫による鼻翼の潰瘍形成を予防するために，鼻孔から出ているチューブは下向きになるように固定する

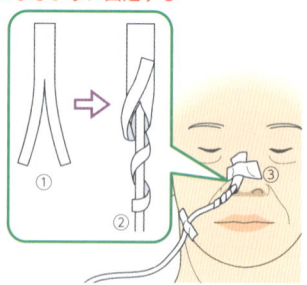

①長さ 7cm ほどの固定用テープに，縦半分の切り込みを入れる
②切り込みのない側を鼻梁に貼り，切り込みの入った側を胃チューブに巻き付ける
③鼻梁に貼ったテープに対して横向きに別のテープ（約 5cm）を重ねて貼り，固定する
図3 胃チューブの固定方法

②胃チューブを頬部に固定する

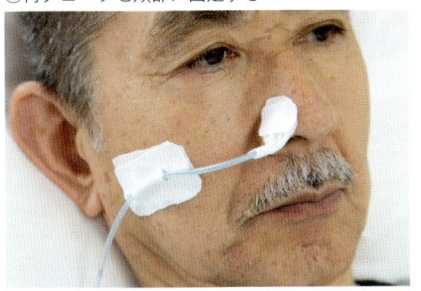

▶高齢者が口を開けることを想定した上で，外れにくい位置にゆとりをもたせて固定する
▶頬の皮膚損傷を防ぐために，胃チューブをテープで包み込み，皮膚から少し浮くように固定する
注意 固定用テープは定期的に貼り替え，鼻翼，頬のスキントラブルがないか確認をする

③衣服にも安全ピンやテープを用いて胃チューブを固定する

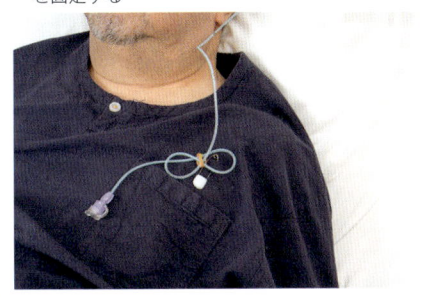

根拠 動いた際にチューブが引っ掛かり，抜けるのを防止する

6 栄養剤の準備をする
①新しいディスポーザブル手袋に交換する

▶手袋を外して手指消毒を行い，新しいディスポーザブル手袋を着用する **根拠** 手指に付着している常在菌による栄養剤の細菌汚染を防止する

②点滴スタンドにイリゲーターを掛け，クレンメを閉じる
③指示箋で再度，栄養剤を確認し，指示量の栄養剤をイリゲーターに入れる
・栄養剤の容器がそのままイリゲーターとして使える製品もある

▶注入開始前に栄養剤を温める必要はない
根拠 温めることによりタンパク質の変性やビタミン類の失活，また細菌数が加速的に増加することなどが報告されており，常温での使用が推奨されている

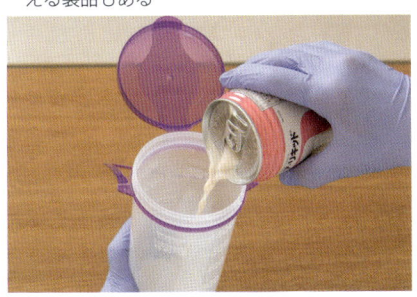

1
⑤
食事 ● 経管栄養

要点	留意点・根拠
④滴下筒の1/2程度まで栄養剤を満たし（ⓐ），イリゲーターのクレンメを開放し，イリゲーター側の注入チューブの先端まで栄養剤を満たす（ⓑ）	**根拠** 不要な空気の注入による胃部膨満を避ける

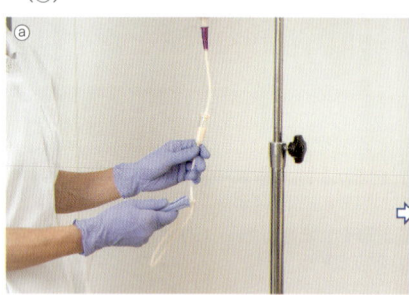
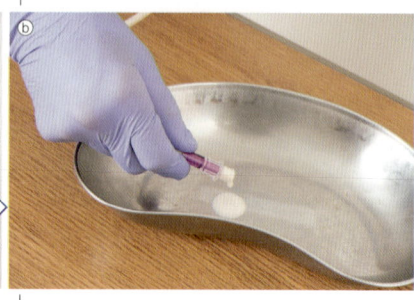

動画
▶️
2-14

7 栄養剤を投与する

①胃チューブが正しい長さで挿入され，鼻に固定されていることを再度確認する

②カテーテルチップシリンジで胃内容物が吸引されることを確認する

③カテーテルチップシリンジで約 10 mL の空気を注入し，心窩部での気泡音を確認する

▶ 胃チューブ挿入時に側臥位にした場合は，ファウラー位に戻し，安定させる

注意 チューブが胃内から抜けかけていても気泡音は生じる．気泡音の確認は誤認も多いため，胃内容物の吸引後に行う

事故防止のポイント 誤投与を避けるため，栄養剤の投与前に毎回，胃チューブにつけた印を目安に固定位置がずれていないことと，留置したチューブの先端位置を確認する

④胃チューブとイリゲーター側の注入チューブを接続する

注意 接続が緩いと栄養剤が漏れ，必要量が投与されなくなる．インスリンを使用している高齢者の場合，必要量が投与されなければ，低血糖を起こすリスクがあり，特に注意する

⑤クレンメを調節し，指示された速度で栄養剤の投与を開始する

⑥投与中の高齢者の状態を確認する

▶ 悪心・嘔吐，胃部不快感，腹部膨満感，腹痛などの消化器症状，急なむせ込みや喘鳴などの呼吸器症状がみられたら，直ちに栄養剤の投与を中止する **根拠** 消化器症状の出現は消化吸収障害が起きている可能性を，また呼吸器症状は胃食道逆流による気管内への誤嚥の可能性を示す

⑦滴下不良があれば，チューブの屈曲やからまりがないか，高齢者の身体で圧迫されていないか確認する

▶ 屈曲や圧迫などがない場合は，チューブ内の閉塞を考える．投与を一時中断して，接続を外し，胃チューブおよび注入チューブに注水して閉塞を解除する．頻回に閉塞する場合はチューブの交換を検討する

8 栄養剤の投与を終了する

①栄養剤の投与が終了したら，クレンメを閉じ，胃チューブとの接続を外す

要点	留意点・根拠
②カテーテルチップシリンジを胃チューブに接続し，20〜30 mL の微温湯を注入してチューブ内を洗浄する ③胃チューブのキャップを閉める 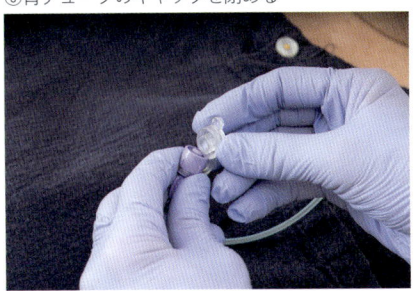	**根拠** 胃内容物が逆流しないようにする
④高齢者に終了したことを伝え，体位を整える ⑤ 30〜60 分は臥位にならないこと，また下痢や消化器症状が現れたら速やかに知らせるよう説明する	**根拠** 胃食道逆流を防ぐため，投与後すぐに臥位にならず，安全かつ安楽な体位を保つ必要がある
9 使用した物品を片づけ，記録する ①再利用する物品は洗浄・消毒を行う ②ディスポーザブル製品は所定の廃棄容器に捨てる ③流水と石けんで手洗いを行う ④高齢者の状態を記録する	

評価

- 栄養剤投与中に逆流や誤嚥，また消化器症状の出現はなかったか.
- 栄養剤投与後に下痢や腹部症状はなかったか.
- 胃チューブに対する不快感は強くないか.
- 胃チューブを固定している皮膚周囲にスキントラブルは起きていないか.
- 栄養状態は改善したか.
- 経鼻経管栄養法の適応が継続している状態か.

PEG による胃瘻からの栄養剤投与

目的 胃瘻からの栄養剤や流動食の適切な投与により，必要な栄養をとることができ，栄養状態を維持・改善できる.

チェック項目 体内の胃瘻カテーテルの位置とカテーテルの可動性，胃瘻周囲からの栄養剤の漏れや出血の有無，胃瘻周囲の皮膚障害の有無，嘔吐や下痢などの消化器症状の有無，バイタルサイン

適応 咽頭がんや食道がんなどによる咽頭や食道の高度狭窄，脳血管障害や神経疾患，認知機能障害などにより意識障害や嚥下障害をきたし胃チューブの挿入が困難な人，および長期間にわたる経管栄養法が必要な人

禁忌 下部消化管の完全閉塞，消化管の吸収障害，難治性の下痢，嘔吐，ショックなど

事故防止のポイント 感染防止，瘻孔周囲の皮膚トラブルの防止

必要物品

栄養剤注入時：栄養剤（①），イリゲーター（②），注入チューブ（③），カテーテルチップシリンジ（④），微温湯，点滴スタンド，膿盆，ディスポーザブル手袋，ディスポーザブルエプロン，擦式手指消毒薬，マスク，聴診器（必要時）　※ボタン型の場合は，専用の栄養剤注入用チューブと減圧用チューブを準備する

スキンケア時：綿棒，ガーゼ，石けん，タオル，はさみ，医療用テープ，ディスポーザブル手袋，ディスポーザブルエプロン，擦式手指消毒薬，マスク，シャワーボトル（必要時）

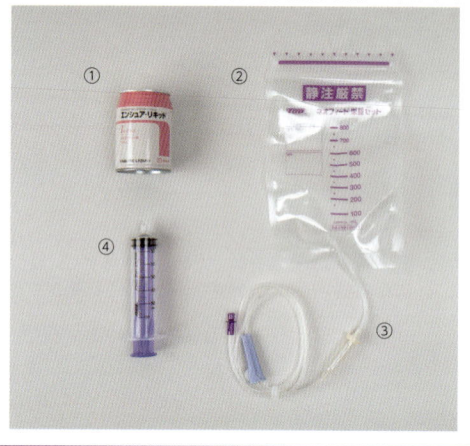

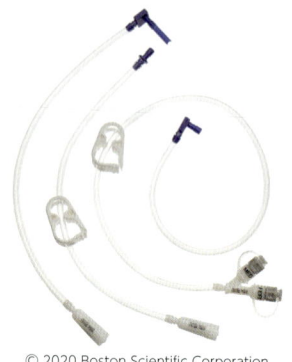

減圧用チューブ

手順

要点	留意点・根拠
1 必要物品を準備し，体位を整える ①使用する物品をベッドサイドにセッティングする	▶他分野（輸液，麻酔など）との誤接続の防止や不意の外れの防止，国際的な整合性による製品の安定供給を目的として，経腸栄養関連の小口径コネクターの形状が国際規格化されることとなった（詳細は p.475 参照）．なお，製造販売業者による既存規格製品の出荷期間は 2021 年 11 月末までとすることが，厚生労働省より通知された．
②流水と石けんで手洗いをする ③マスク，ディスポーザブルエプロン，ディスポーザブル手袋を着用する ④氏名を確認し，栄養剤を投与することを説明する ⑤高齢者を仰臥位にする	

要点	留意点・根拠

2 胃瘻カテーテルの状態を確認する

①体内固定具(バンパー型, バルーン型)と腹壁に
ゆとり(約1cm)があることを確認する

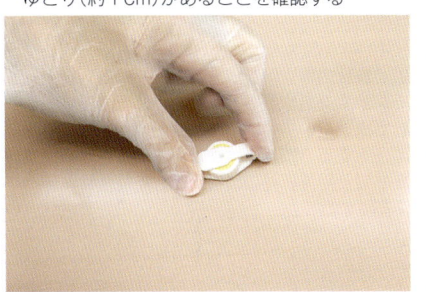

▶体外のカテーテル(ボタン, チューブ)が回るか,
上下に動くかをみる

事故防止のポイント 体外のカテーテルが回らない,
上下に動かない場合は, 体内固定具(バンパー)が
埋没している可能性がある. その場合は, 速やか
に医師に報告をする

②体内固定具がバルーン型の場合, カテーテル
チップシリンジを胃瘻カテーテルに接続し, バ
ルーン内の固定水を引いて水の量を確認する
(週1回程度)

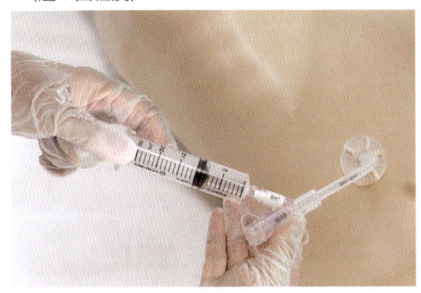

根拠 バルーンに蒸留水を入れて膨らませ, 固定
具としているため, 固定水が足りないと胃瘻カ
テーテルが抜去する可能性がある

注意 胃瘻カテーテルが抜けると, 瘻孔は生理的
反応により数時間で縮小を始め, 24時間後には
閉鎖してしまう. 抜去を確認したら速やかに使用
していたものと同径もしくはそれより細い径の新
しいカテーテルを緊急的に挿入し, 医師に報告す
る. 抜去時に備え, 同等製品を準備しておくとよ
い

③チューブ型カテーテルの場合は, チューブの固
定位置(長さ)を確認する

注意 チューブが胃内部に入りすぎていると, 体
内固定具が幽門を閉鎖したり, 胃角部の潰瘍形成
を起こしたりするリスクがある(図4). 逆に抜け
かけているとバルーンやバンパーが胃壁から腹壁
を圧迫し, 潰瘍形成や瘻孔周囲の炎症を起こす可
能性がある

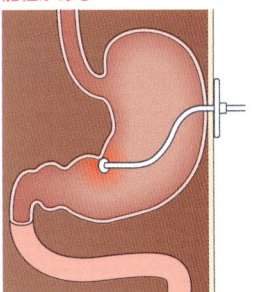

胃角へのチューブ接触
→ 胃潰瘍
図4 チューブの胃角部への接触に伴う胃潰瘍の発生

要点	留意点・根拠

3 栄養剤を準備する
p.115「経鼻経管栄養法　**6 栄養剤の準備をする**」
に準じる

---

4 栄養剤を投与する
①カテーテルチップシリンジを胃瘻カテーテルに
接続し，胃内の空気を吸引し，減圧する．胃内
残留があれば，量，性状を確認する

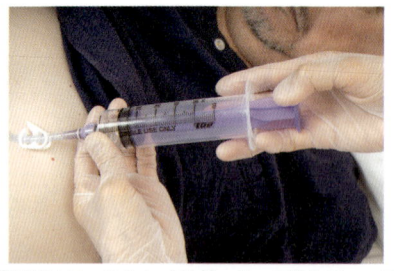

②胃瘻カテーテルとイリゲーターの注入チューブ
を接続する

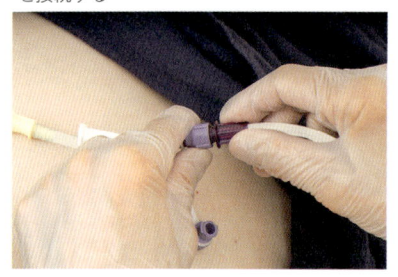

③クレンメを調節して，指示された速度で栄養剤
の投与を開始する

④注入中の高齢者の様子を観察する

根拠 胃内の空気を抜くことで，栄養剤注入によ
る腹部膨満感や悪心・嘔吐を予防できる
▶ボタン型の場合は，減圧用チューブを接続して
減圧をする　**根拠** 胃瘻カテーテルから直接減圧
をすると，減圧弁の破損が起きる危険性がある
注意 前回投与した栄養剤が大量に吸引される場
合は，消化管の蠕動運動の低下が疑われる．腸の
蠕動音の聴取と，腹部膨満感や悪心がないか問診
し，しばらく観察する．投与速度を落とす，投与
時間を遅らせるなどの対応を行う．その後も改善
を認めない場合は，医師に報告し，医師，栄養士
とともに注入量や栄養剤の種類の検討を行う

▶ボタン型の場合は，イリゲーターの注入チュー
ブとボタン型専用の減圧用チューブをつなぎ，体
外カテーテルに接続する

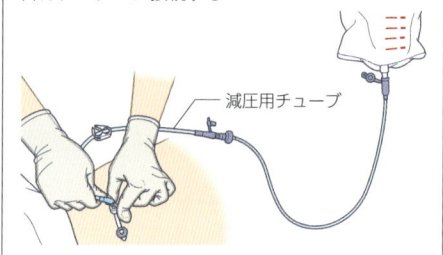

減圧用チューブ

注意 接続の際は，胃内容物が逆流しないように
胃瘻カテーテルを折り曲げ，クランプした状態で
行う
▶通常，50 mL/時程度から開始し，消化管の異
常が生じていないことを確認できたら，200〜
400 mL を 1 時間以上かけて投与する
▶瘻孔から栄養剤が漏れていないか，投与ルート
の接続部がゆるんでいないか，ルート内のチュー
ブが曲がっていたり引っ張られたりしていないか
を確認する
▶悪心・嘔吐などの消化器症状，咳やむせなどの
誤嚥症状がないか，よく観察する
事故防止のポイント 消化器症状が出現した時は，速
やかに栄養剤の投与を中止し，ベッドをギャッチ
アップして体位を整え，誤嚥を防ぐ

---

5 栄養剤の投与を終了する
①予定量の投与を終えたら，クレンメを閉じ，胃
瘻カテーテルの接続を外す

要点	留意点・根拠
②胃瘻カテーテルにカテーテルチップシリンジを接続し，20〜30 mL の微温湯を注入してカテーテル内を洗浄する ③洗浄後，胃瘻カテーテルのキャップを閉める ④高齢者に終了したことを伝え，体位を整える ⑤ 30〜60 分は座位またはファウラー位を保つこと，消化器症状が現れたら速やかに連絡することを説明する	**注意** カテーテル内に栄養剤が付着したままだと，細菌が繁殖し，チューブ汚染の原因となる．完全に洗浄できるまで微温湯を注入する **根拠** 胃内容物の逆流を防ぐ ▶ チューブ型では，体動時にチューブがひっかかることがあるため，邪魔にならないようにまとめ，安全ピンなどで固定しておく **根拠** 胃からの逆流を防ぐため，安全かつ安楽な姿勢にする
6 使用した物品を片づけ，記録する ①再利用する物品は洗浄・消毒を行う ②ディスポーザブル製品は所定の廃棄容器に捨てる ③流水と石けんで手洗いを行う ④高齢者の状態を記録する	

◆スキンケア

要点	留意点・根拠
1 必要物品を準備し，体位を整える ①栄養剤の投与から 30 分〜1 時間以上経過していることを確認する ②仰臥位にする ③瘻孔周囲の皮膚に異常がないか観察を行う ④流水と石けんで手洗いをする ⑤マスク，ディスポーザブルエプロン，ディスポーザブル手袋を着用する	**根拠** 胃内に栄養剤がまだ残っている時に洗浄すると，嘔吐を誘発する可能性がある **根拠** 腹部の圧迫を避ける ▶ 栄養剤や胃液の逆流があると，胃酸の影響で皮膚に発赤やびらんが生じる ▶ 胃瘻カテーテルの固定位置が悪いと，圧迫による潰瘍形成が生じる

動画
▶
2-15

要点	留意点・根拠
2 胃瘻周囲を洗浄する ①湿らせた綿棒とガーゼを使用し，胃瘻周囲の汚れをやさしく落とす 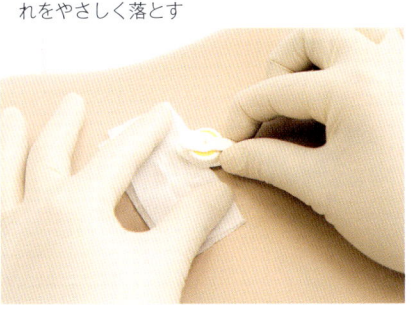 ・石けんで洗浄する場合は，石けんをよく泡立て，その泡で胃瘻の周囲を優しく洗う	▶ 汚れが強い場合のみ，流水と石けんで洗浄する **注意** 通常のスキンケアと同様に，消毒液は皮膚，粘膜への強い刺激となるため使用しない ▶ 入浴時は胃瘻を覆う必要はなく，そのまま入浴できる

要点	留意点・根拠
・シャワーボトルなどを使用し，微温湯で石けん成分をよく洗い流す 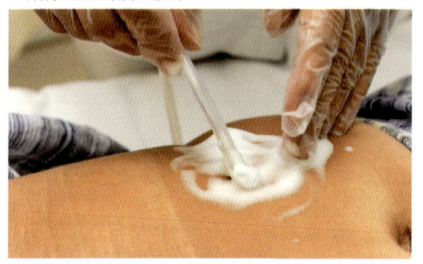	
②タオルで水分をよく拭き取る	**根拠** 湿潤環境であると，細菌が繁殖する
3 胃瘻部を固定する ①胃瘻カテーテルと腹壁の間に Y 字に切り込みを入れたガーゼをはさみ，医療用テープでとめる 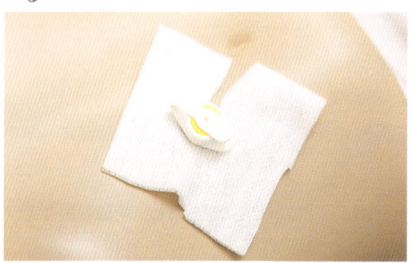 切り込みを入れたガーゼをはさむ	**根拠** 胃瘻からの漏れや，胃瘻カテーテルが横倒しになること，胃瘻による圧迫を予防する ▶ 胃瘻からの漏れが頻回な場合は，汚染のたびにガーゼを交換する
4 使用した物品を片づけ，記録する ①再利用する物品は洗浄・消毒を行う ②ディスポーザブル製品は所定の廃棄容器に捨てる ③流水と石けんで手洗いを行う ④高齢者の状態を記録する	

評価

- 栄養剤投与中に逆流や誤嚥，消化器症状の出現はなかったか.
- 栄養剤投与後に下痢や腹部症状の出現はなかったか.
- 胃瘻に対する不快感は強くないか.
- 胃瘻カテーテルの外部固定板の周囲にスキントラブルは起きていないか.
- 栄養状態は改善したか.
- 胃瘻の適応状態は継続しているか.
- スキンケアの方法，頻度は適切であったか.

●文献
1) 島田滋彦，大浜 修，東海林徹，他編著：実践　静脈栄養と経腸栄養　基礎編．エルゼビア・ジャパン，2003
2) 日本病態栄養学会編：認定 NST ガイドブック 2023　改訂第 6 版．南江堂，2023

① 食事

6 口腔ケア

河田 萌生

高齢者の特徴と口腔ケアの必要性

- 加齢に伴い，歯の喪失や歯周組織の問題が増え，2/3以上の高齢者が歯や口腔内に何かしらの問題を有している．
- 運動器に障害が起きると，立位のまま歯磨きを行うことが難しくなったり，手指の感覚鈍麻や関節拘縮から細かい動きや作業が難しくなり，歯磨き自体が困難になったりする．
- 加齢に伴う咀嚼機能や味覚の低下，内服薬の有害事象により，唾液分泌量は低下する．唾液には口腔内の自浄作用もあり，唾液分泌の低下による口腔乾燥症（ドライマウス）は，歯垢の付着や口臭，義歯の不適合，う蝕や歯周病を増加させる．
- 近年，高齢者の全身状態と口腔内細菌や口腔機能が密接に関連しており，口腔内細菌が誤嚥性肺炎の他に，菌血症，感染性心内膜炎，動脈性疾患（心筋梗塞や脳梗塞など）に関与していることが報告されている．また，口腔内の問題に伴う咀嚼機能の低下は，認知機能の低下を招くことも明らかになっている．
- 摂食・嚥下障害のある高齢者，要介護状態の高齢者では特にセルフケアが困難となるため，上述したような歯や口腔内の問題の予防と改善を目的とした適切な口腔ケアを提供することが重要となる．
- 認知機能障害をもつ高齢者では口腔ケアを拒否することがあり，拒否がなくても意味が伝わらず，開口保持ができないこともある．本人の状況に合わせた口腔ケアを実施する．
- 口腔ケアにより口腔内環境を整え，おいしく安全に食べられる口腔機能を維持することで，栄養状態の改善や疾患の予防・回復が期待される．また，言葉の明瞭化や口臭の予防により，他者との関わりが円滑になるなど，社会的な面にも影響を与える．

口腔のアセスメント

- 適切な口腔ケアの援助を行うためには，口腔の状態に加えて一般状態も含めた包括的なアセスメントが必要となる．

1 一般状態

- 現病歴，既往歴，治療内容，身体機能，認知機能，服用薬剤，栄養摂取の方法などを把握する．
- ・疾患の程度や麻痺の有無，易出血状態にないかなどを確認し，全身状態に合わせて適切な口腔ケアを実施する必要がある．
- ・治療内容：酸素投与や人工呼吸器，気管内吸引の有無などを把握する．口腔ケアの方法とケア時に考慮すべき点を検討する．
- ・身体機能：日常生活自立度，および口腔ケア（ブラッシング，義歯の着脱，含嗽など）の自立度を評価する．その人のもつ残存機能を最大限に生かすような，ケア方法や必要物品を検討する．
- ・認知機能：口腔ケアには開口保持などの本人の協力が欠かせない．説明をどの程度理解できるか，ケアの内容を認識できるかなど，認知機能を把握する．認知機能障害をもつ高齢者が安心して口腔ケアを受けられる方法を検討する．
- ・服用薬剤：服用している薬剤の種類，服薬状況などを把握する．抗うつ薬などは口腔内乾燥を引き起こしやすいため，保湿剤の塗布などを検討する．
- ・栄養摂取の方法：経口摂取ができる場合，食べ物の形態（固形物，きざみ食，流動食）を確認する．経口摂取ができず，経管栄養や静脈栄養が実施されている場合は，咀嚼数の減少に伴う唾液分泌量の低下や口腔内の乾燥による口腔内の自浄作用の低下が考えられる．

2 口腔の状態

- 口腔アセスメントシート（Oral Health Assessment Tool：OHAT）（図1）などのアセスメントツールを用いて口腔内の状態を把握する．

ID：		氏名：				評価日： /	/	
項目		0＝健全		1＝やや不良		2＝病的		スコア
口唇		正常，湿潤，ピンク		乾燥，ひび割れ，口角の発赤		腫脹や腫瘤，赤色斑，白色斑，潰瘍性出血，口角からの出血，潰瘍		
舌		正常，湿潤，ピンク		不整，亀裂，発赤，舌苔付着		赤色斑，白色斑，潰瘍，腫脹		
歯肉・粘膜		正常，湿潤，ピンク		乾燥，光沢，粗造，発赤，部分的な（1～6歯分）腫脹，義歯下の一部潰瘍		腫脹，出血（7歯分以上），歯の動揺，潰瘍，白色斑，発赤，圧痛		
唾液		湿潤，漿液性		乾燥，べたつく粘膜，少量の唾液，口渇感若干あり		赤く干からびた状態，唾液はほぼなし，粘性の高い唾液，口渇感あり		
残存歯 □有 □無		歯・歯根のう蝕または破折なし		3本以下のう蝕，歯の破折，残根，咬耗		4本以上のう蝕，歯の破折，残根，非常に強い咬耗，義歯使用なしで3本以下の残存歯		
義歯 □有 □無		正常，義歯，人工歯の破折なし，普通に装着できる状態		一部位の義歯，人工歯の破折，毎日1～2時間の装着のみ可能		二部位以上の義歯，人工歯の破折，義歯紛失，義歯不適のため未装着，義歯接着剤が必要		
口腔清掃		口腔清掃状態良好，食渣，歯石，プラークなし		1～2部位に食渣，歯石，プラークあり，若干口臭あり		多くの部位に食渣，歯石，プラークあり，強い口臭あり		
歯痛	0 1	疼痛を示す言動的，身体的な徴候なし	2 3	疼痛を示す言動的な徴候あり：顔を引きつらせる，口唇を噛む，食事しない，攻撃的になる	4	疼痛を示す身体的な徴候あり：頰，歯肉の腫脹，歯の破折，潰瘍，歯肉下膿瘍，言動的な徴候もあり		
歯科受診（ 要 ・ 不要 ）			再評価予定日： / /					合計

図1 日本語版OHAT（OHAT-J）
Chalmers JM, King PL, Spencer AJ, et al：The oral health assessment tool－validity and reliability. Aust Dent J 50（3）：191-199，2005/松尾浩一郎，中川量晴：口腔アセスメントシート Oral Health Assessment Tool 日本語版（OHAT-J）の作成と信頼性，妥当性の検討. 障害者歯科 37：1-7，2016

- ・OHATは，口腔内の問題をみずから表出できない要介護高齢者の口腔の問題を同定し，対応するために開発されたツールである．口唇，舌，歯肉・粘膜，唾液，残存歯，義歯，口腔清掃，歯痛の8つの評価項目からなり，「健全」「やや不良」「病的」の3段階で評価する．
- ・口腔ケアを実施するにあたり，すでに「病的」に分類されている項目がある場合には，歯科診療につなげる必要がある．
- ●口腔ケアの習慣
- ・口腔ケアが自立している高齢者でも，口腔の衛生が十分に保たれているとは限らない．これまでの口腔ケアの習慣や知識，方法について把握する．

口腔清掃とブラッシング

目的
- ・口腔内を清潔に保ち，爽快感を得られるようにする．
- ・唾液分泌を促すことで口腔乾燥症を予防し，歯垢の付着や口臭，義歯の不適合，う蝕や歯周病の増加を防ぐ．
- ・う蝕や歯周病などの歯や口腔内の問題を予防または進行を防止することで，食べられる口を維持する．
- ・口腔内細菌を減弱させることで，誤嚥性肺炎などの感染性疾患を予防する．

チェック項目 意識レベル，バイタルサイン，誤嚥の有無，食事の所要時間

適応 脳血管疾患や神経・筋疾患，脳・神経変性疾患などにより摂食・嚥下機能障害があり，日常的に口腔内乾燥が認められる高齢者，または自身での口腔ケアが不十分な高齢者全般

禁忌 口腔内に炎症，疼痛がある場合（舌炎，アフタ，歯根部の強い動揺）

事故防止のポイント 口腔内洗浄中の誤嚥の防止

必要物品

電動歯ブラシまたは歯ブラシ（①）（開口があまりできず，開口時間が短い場合は小さいヘッドを選択する．毛のかたさはふつう〜少し柔らかめ），粘膜ブラシ（②），スポンジブラシ（③），ポイントブラシ（④），歯間ブラシ（⑤）またはデンタルフロス（⑥，⑦），舌ブラシ（⑧），歯みがき剤（⑨）（発泡剤は口腔粘膜を乾燥させるため，発泡剤不使用のものが望ましい），保湿剤（⑩），コップ（スポンジブラシ用2個，口腔内洗浄用1個），水，吸引器（⑪），排唾管（吸引カテーテル）（⑫），カテーテルチップシリンジ（含嗽が困難な場合），ガーグルベースン（⑬），ペンライト，タオル，石けん，アイシールドマスク，ディスポーザブルエプロン，ディスポーザブル手袋，開口補助具〔アングルワイダー（⑭），バイトブロック（⑮）など，必要時〕

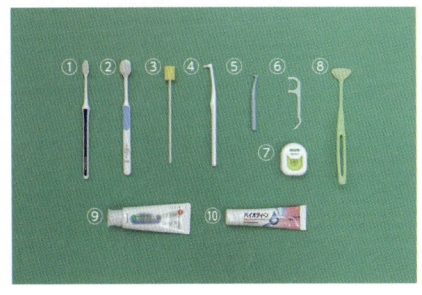
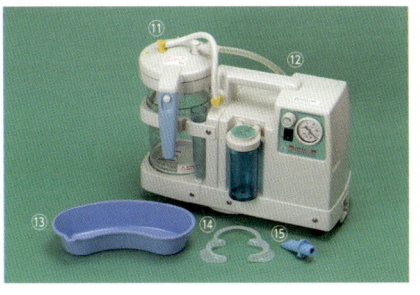

手順

要点	留意点・根拠
1 準備をする ①石けんで手洗いを行い，アイシールドマスク，ディスポーザブルエプロン，ディスポーザブル手袋を着用する ②必要物品をベッドサイドにセッティングする ③高齢者の意識レベル，反応などを観察する ④口腔ケアを行うことを説明し，同意を得る ⑤体位を整え，胸元にタオルをかける	**根拠** 感染防止 ▶ 口腔内が観察しやすいように部屋の明るさを調整する ▶ 片手で吸引しながらブラッシングを行うため，手が届く範囲に必要物品をセッティングする ▶ 座位かファウラー位にし，頸部を前屈させる **根拠** 口腔ケア中の唾液や洗浄液の誤嚥を防ぐ ▶ 座位やファウラー位がとれない場合は側臥位にする **注意** 麻痺がある場合は，健側を下にした側臥位にする

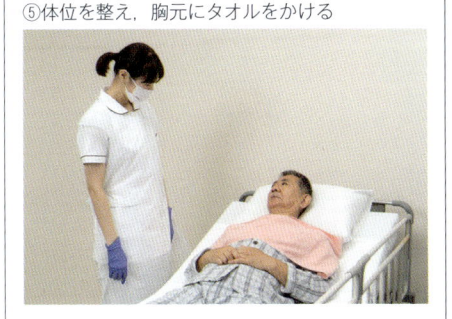

要点	留意点・根拠
⑥義歯を装着している場合は外す	▶ 自立度によりできる範囲で本人に外してもらう **コツ** 義歯を外す時は下顎から行う．下顎義歯は上顎の義歯に比べて小さいため，開口時の負担が小さい
2 口腔内の汚れの有無を観察し，除去する(図2) ①口を開けてもらう ・開口の協力が得られない場合，原因を十分に検討し，適切な対応をとる(表1) ・口唇の緊張があり開口の保持が困難な場合にはアングルワイダーを，下顎の緊張があり口を開けていられない場合にはバイトブロックなどの開口補助具を使用する 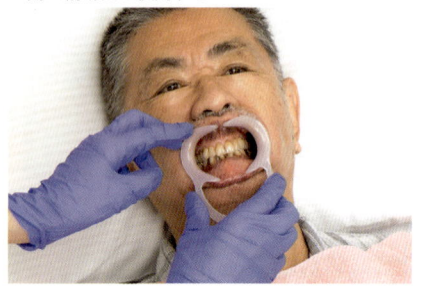 アングルワイダーの装着	▶ 重度の関節リウマチや顎関節拘縮がある場合，意識障害がある場合は開口を保持することが困難になる **注意** 前歯に開口補助具を用いると，歯が折れるリスクがあるため使用しない

表1 開口ができない原因と主な対応

原因		対応
感覚過敏がある	他人に触られることを嫌がり，過緊張や過敏反応を呈する	・日頃からの関係性を築くことが重要である ・嫌がっているところに無理矢理口腔ケアを行うと，さらに拒否が強まる ・口は最も感覚が過敏な部位であるため，感覚の鈍く受け入れのよい背中から触れ，肩，手に触れ，最後に顔を優しくしっかりさわり，慣れてもらえるように関わる
心理的拒否がある	口腔内を見られるのが恥ずかしい，口臭が心配，何をされるのかわからないなどの不安から拒否的な心理状況になる	・口腔ケアの必要性を簡潔にわかりやすく説明し，話すトーンや雰囲気にも配慮をする
	認知機能障害などにより口腔ケアの内容が理解できない	・拒否的な心理状況の時に，禁止や強制するような言葉，待たせる言葉(例：ちょっと待ってください)やせかす言葉をかけると，さらに不快感を強める．言葉遣いにも注意を払う
口周囲の筋肉が硬い	寝たきりや会話ができない場合は，口腔周囲筋が緊張し，開口できないことがある	・口腔周囲をホットタオルで温め，マッサージを行うと効果的である
口腔内に疼痛がある	歯周病やう蝕による炎症で口腔内に疼痛があり，開口に協力的になれない	・歯ブラシは柔らかい毛や小さいヘッドのものを選択し，開口の負担が小さくなるようにする ・口内炎や口腔粘膜が腫れている場合には歯科診察を依頼する

小山珠美：口から食べる幸せをサポートする包括的スキル 第2版—KTバランスチャートの活用と支援．医学書院，2017を参考に作成

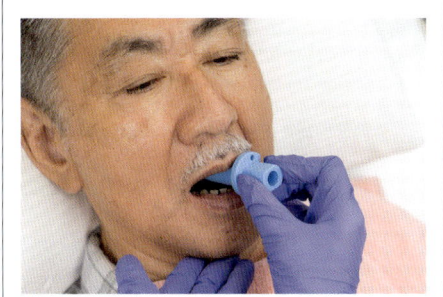

バイトブロックの装着. 奥歯の方向へ移動

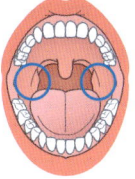
口蓋扁桃

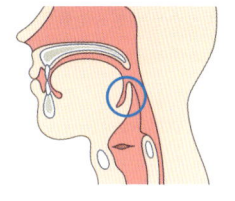
喉頭蓋谷

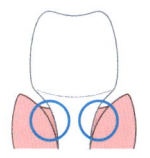
歯周ポケット

図2　汚れがたまりやすい部位

動画
▶
2-16

②水で湿らせたスポンジブラシで, 口唇・口腔内を濡らす

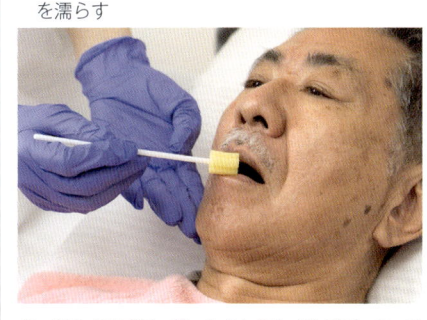

③口蓋や頬粘膜などに大きな汚れが付着している場合は, 粘膜ブラシを使用してしっかりと除去する

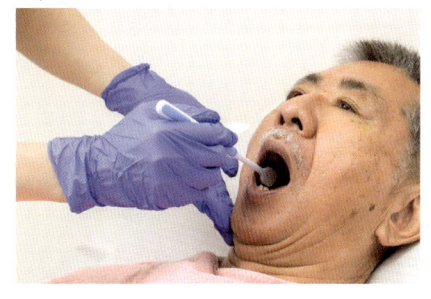

根拠 口唇が乾燥していると, 開口時のひび割れや出血の原因となる. また, 口腔粘膜をスポンジブラシで刺激することで唾液分泌を促し, 清拭時に口腔粘膜の損傷を防止する
▶ 口唇が乾燥している時は, 口唇から湿らせる
▶ 洗浄用の水で汚れを落とし, しっかりと絞り, 再びきれいな水で湿らせて新たな部位を濡らす
▶ 口腔内では「奥から手前」,「中から外」に向かって汚れをかきだすように動かす
コツ 異物が突然口に入ると恐怖感をもつ可能性があるため, ブラシを口に入れる前に本人にしっかり見せる

▶ 頬や口唇の筋力が低下したり, 麻痺により口の動きが低下すると, 口蓋や頬粘膜に汚れが付着しやすくなる
コツ 口腔内の乾燥が著しく, 痰や汚れが固まって除去できない場合は, 保湿剤を塗布し時間をおいて柔らかくしてから除去する
事故防止のポイント 咽頭反射を起こさないよう, 咽頭後壁をスポンジで刺激しない

動画
▶
2-17

③ ブラッシングをする
①歯ブラシを湿らせ, 必要時歯磨き剤をつけてペンのように持つ

根拠 握りしめていると力が入りすぎ, 歯肉を傷つけてしまう

要点	留意点・根拠
②歯ブラシを小刻みに動かしながら，奥歯の頬側から，咬合面，舌側面の順に1本ずつていねいに磨く ・歯の部位によってブラッシング法を変え，しっかりと歯垢や汚れを除去する	▶ 歯ブラシについた歯垢や汚れを誤嚥させないように，水で洗いながらブラッシングをする **コツ** 高齢者が自分でブラッシングできる場合は，高齢者の利き手と同じ側に立つと介助しやすい **コツ** 軽度の動揺歯の場合，指で歯を裏側から支えながらブラッシングする ▶ 抜けている歯の隣の孤立歯や，歯根だけになっている歯には，ポイントブラシを使用してブラッシングする
・スクラビング法：歯の表面や咬合面に適したブラッシング法 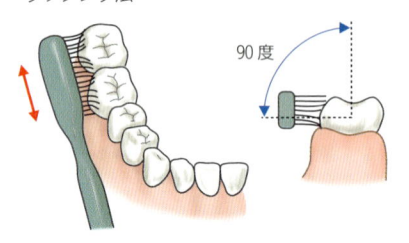	▶ 歯の側面に垂直に歯ブラシを当て，小刻みに左右に動かす
・バス法：歯と歯肉の間に適したブラッシング法 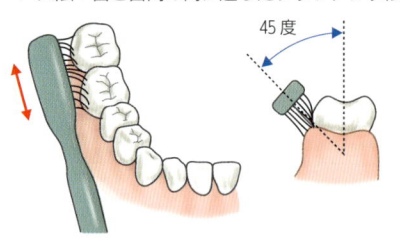	▶ 歯ブラシの先端を歯の表面に対して45度の角度で差し入れ，左右に動かす
・ローリング法：歯肉のマッサージに適したブラッシング法 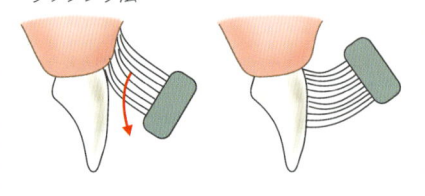	▶ 歯ブラシの側面を歯肉に当て，圧をかけたまま歯肉から歯の表面に向かって回転させ，汚れを落とす

・歯垢や汚れを誤嚥しないように，適宜排唾管で唾液を吸引する 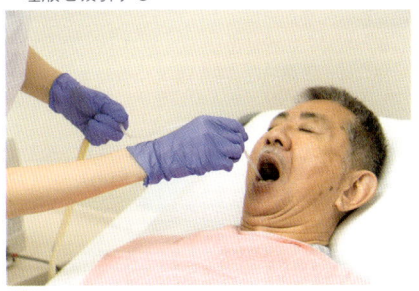	▶ 排唾管は，吸引カテーテルと違い，頬粘膜に吸引圧がかからない構造になっている
③歯間ブラシやデンタルフロスで歯間や歯茎の間の汚れを取り除く 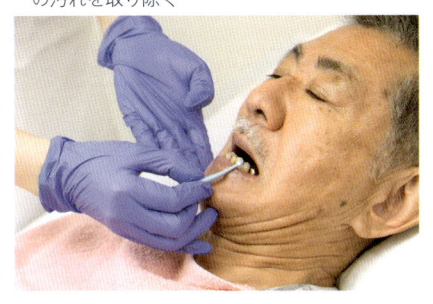	▶ 前歯：歯間部に歯間ブラシをゆっくり入れて前後に数回動かす ▶ 奥歯：歯間部に歯間ブラシをゆっくり入れて左右に数回動かす （注意）歯間ブラシを無理に挿入したり，歯間よりも大きなものを使用したりすると，歯肉を傷つけてしまう．サイズの選択については歯科医師や歯科衛生士の指導を受ける
4 舌苔を除去する ①舌ブラシを水で湿らせ，奥から手前に向けて汚れをかきだす 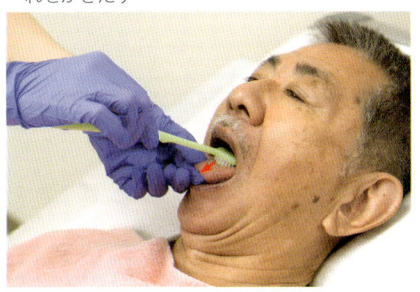	（根拠）厚くなった舌苔には多数の菌が繁殖し，これらは誤嚥性肺炎の原因となる．経口摂取をしていない場合や，嚥下食を摂取している場合には舌苔が増えやすい （注意）舌に多量の舌苔が付着している場合，頬粘膜や軟口蓋・咽頭粘膜などにも白色の付着物がある場合はカンジダの可能性があるため，医師または歯科医師に報告する
5 口腔内をすすぐ ①うがいができる場合は，含嗽を促し，ガーグルベースンにすすいだ水を吐き出してもらう ②口唇を閉鎖できない場合は，水を含んだ後，指で唇を挟んでもらい，含嗽を促す	▶「ぶくぶくしてください」などとわかりやすいように声をかけ，十分な含嗽を促す ▶ 本人ができなければ，看護師が介助する ▶ 含嗽ができない場合は，そのまま前かがみになり，頭を軽く左右に動かす

要点	留意点・根拠
③誤嚥のリスクが高く，介助しても口唇を閉鎖できない場合は，側臥位または仰臥位で顔を横に向け，カテーテルチップに水を吸い，排唾管で吸引しながらカテーテルチップの水を注入し，汚れを落とす	▶ 水で湿らせ，固く絞ったガーゼを指に巻きつけ，奥から汚染物を拭い取る方法もある **コツ** 認知機能障害により，うがいの水を飲んでしまったり，失行によりうがいの方法がわからない場合は，看護師がうがいをする場面を見せてまねしてもらったり，本人の姿を鏡に見せながら順を追って促すなどする

④口腔内の乾燥が強い場合は，保湿剤を塗る
・手背に保湿剤を 1 cm 程度出し，指でよく伸ばす

▶ 新しいディスポーザブル手袋に交換し，指で塗布する．スポンジブラシに保湿剤を付けると，スポンジ内に保湿剤が入り込み，粘膜にうまく塗布できない

根拠 口腔内が乾燥していると，唾液による自浄作用が低下し，痰などの付着により口腔内が汚染されやすくなる．保湿剤は唾液の代わりとなり，口腔粘膜の水分の蒸発を防止する

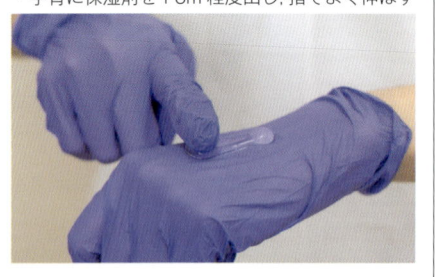

・口唇，頬の内側，舌，口蓋の順に薄く塗る

注意 前回塗布した保湿剤の上から重ね塗りをしても効果がない．必ず前回の保湿剤を除去してから塗る

▶ 誤嚥のリスクが低い場合は，洗口液で含嗽をすると保湿の効果がある

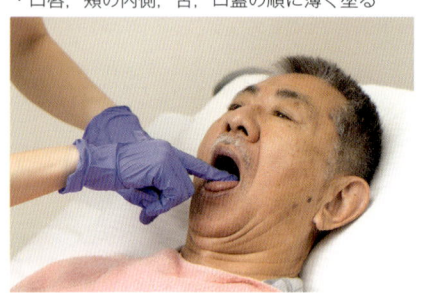

6 片づけをし，記録する
①高齢者の状態を確認する

②安楽な体位に整える
③使用物品を片づけ，手袋を外して手洗いを行う

④記録する

▶ むせや咳嗽などの誤嚥の徴候，呼吸状態，疲労度などを観察する

注意 歯ブラシを毛先側を下にしてコップの中に入れて保管すると，細菌が繁殖しやすくなり，不衛生である

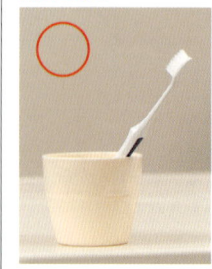 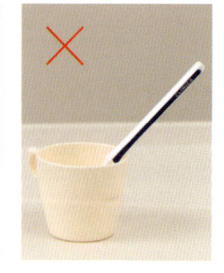

- 本人の自立度，障害の程度に応じた援助ができたか.
- 誤嚥予防，誤嚥の早期発見ができたか.
- 苦痛や不快感を最小限にとどめ，安全に口腔ケアを実施できたか.
- 口腔内の爽快感を得られているか.
- 口腔内の汚染物を除去することができたか.
- 歯科診療の必要性はなかったか.

義歯の清掃と装着

目的
- 義歯の汚れによるう蝕，歯周病，口臭などの発生を予防する.
- 乾燥による義歯やクラスプの破損や変形を防ぐ.

チェック項目 義歯の不適合（義歯が入りづらい，外れやすいなど），義歯，部分床義歯のクラスプの破損や変形，残存歯のう蝕や歯周病などの有無，義歯装着部の歯肉やその周囲の口腔粘膜の状態

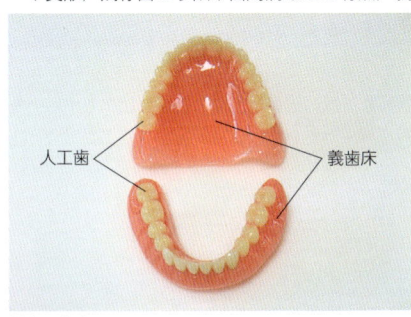

人工歯　　義歯床

義歯の名称

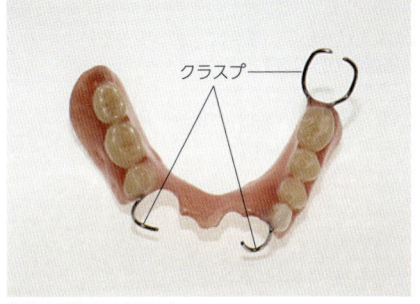

クラスプ

部分床義歯とクラスプ

適応 義歯を装着している高齢者
禁忌 口腔内の炎症や疼痛がある場合，歯根の動揺が強い場合
事故防止のポイント 義歯の変形と破損の防止，義歯の誤飲防止

必要物品 義歯用歯ブラシ（①），義歯保存用ケース（②），義歯専用洗浄剤（③），義歯安定剤（必要時），洗面器，ディスポーザブル手袋

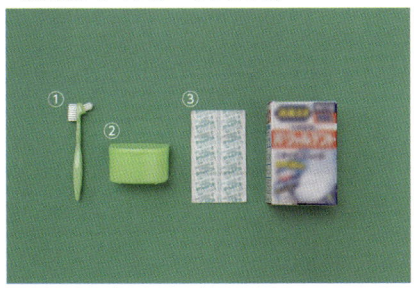

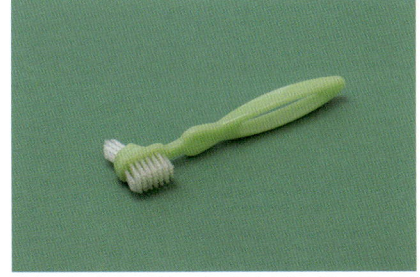

毛束の広いほうで義歯の広い面を磨き，細いほうではクラスプなどの金属や義歯のくぼみや溝を磨く

手順	
要点	**留意点・根拠**

１ 準備をする
①手洗いをし，ディスポーザブル手袋を装着する
②義歯を洗浄することを説明し，同意を得る

▶ 義歯の洗浄は起床時，毎食後，就寝前に行う

２ 義歯を外す
①義歯を外してもらう

注意 義歯を外すことを拒否している場合，無理に行わない

コツ 認知機能障害をもつ高齢者では，義歯を装着していることを忘れて，外すことを拒否することがある．最初は装着したまま口腔ケアを行い，義歯を装着していることをさりげなく伝える．義歯を装着していることを意識できると，外すきっかけができる．義歯を使用している他の人が口腔ケアを行っている場面を見ながら，模倣をして外すこともある

②本人が外せない場合は，次の手順で外す
《総義歯の外し方》
①下顎の義歯から外す
・前歯部分をしっかりと母指と示指でつまみ，反時計回りに少し回転させながら（①），引き上げて外す（②）

根拠 下顎の義歯は上顎の義歯に比べて小さいため，開口時の負担が小さい

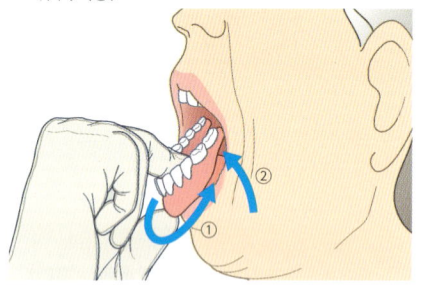

②上顎の義歯を外す
・前歯部分をしっかりと母指と示指でつまみ，押し下げる（①）
・奥歯側の義歯が外れたら，回転させながら外す（②）

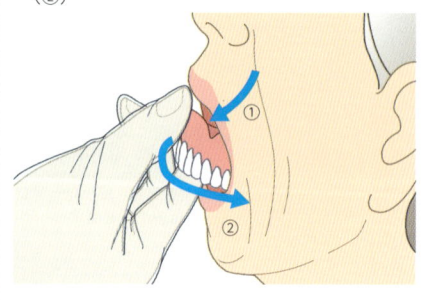

動画
▶
2-18

《部分床義歯の外し方》

①下顎の場合は，歯が動かないようにクラスプのかかっている歯冠に指を当て，クラスプに指をかけて歯冠方向に押し上げる

▶ 小さい義歯から外す

注意 再装着のために，外す前にクラスプをかける位置を覚えておく

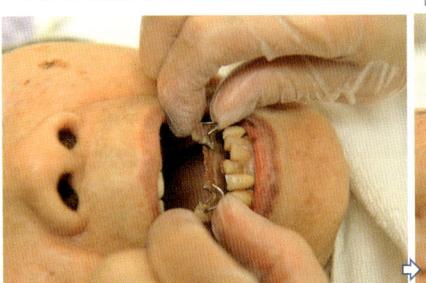

クラスプに母指をかける

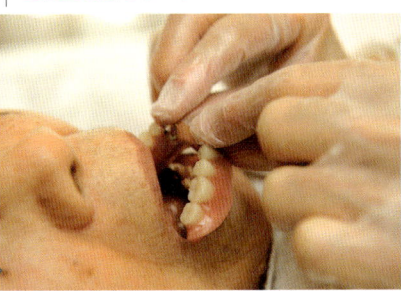

外す方向に押し上げる

②上顎の場合は，同様にクラスプのかかっている歯冠に指を当て，クラスプに指をかけて歯冠方向に押し下げる

事故防止のポイント 義歯を滑らせて口腔内に落とさない．高齢者にみられる気道異物の１つが義歯であり，窒息の原因となる

3 義歯を洗う

①水を張った洗面器を下に置き，水を流しながら義歯に付いた大きな汚れを洗い流す
②同様にして，義歯用歯ブラシで残った汚れを落とす

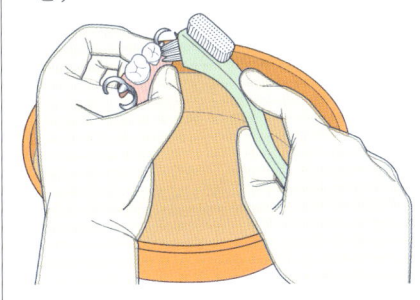

③就寝前は義歯保存用ケースに義歯専用洗浄剤と水を入れ，義歯を浸ける

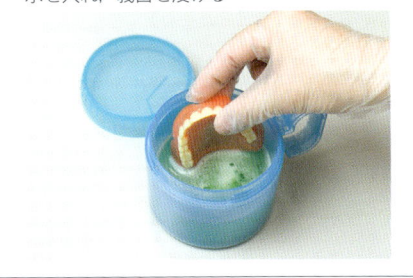

根拠 義歯が汚れたままだと，カンジダなどの病原菌が繁殖し，口腔カンジダ症や義歯性口内炎，誤嚥性肺炎の原因となる

▶ 義歯を洗っている最中に誤って落とすと，破損するおそれがあるため，必ず水を張った洗面器の上で洗うか，水の中で洗う

▶ 歯茎に当たる部分や，クラスプと人工歯の接着部などは汚れがたまりやすいため，丁寧にブラシで汚れを落とす

▶ 義歯安定剤を使用している場合には，しっかり除去する 根拠 安定剤が残存していると，不潔になりやすく，粘膜炎になることがある

注意 人工歯や義歯床の部分は傷つきやすい材質のため，取り扱いに注意する

禁忌 義歯に歯磨き剤を使用してはいけない．歯磨き剤には研磨剤が含まれており，義歯を傷つけて，適合状態が悪くなる

根拠 歯肉を休ませるとともに，義歯の誤飲を防止するため，就寝時は必ず義歯を外す

▶ 短時間なら水に漬けるだけでもよい．しかし，義歯専用洗浄剤は少なくとも週１回，可能であれば毎日使用するように説明する 根拠 洗浄剤は，抗微生物作用，歯垢の付着防止と除去作用をもち，義歯性口内炎や口臭を予防し，誤嚥性肺炎などの原因となる菌を除去する．また，色素性の汚れも落とすことができる

注意 熱湯や高濃度の漂白剤に浸けると義歯の変形や変色を招くため，使用しない

要点	留意点・根拠
	注意 義歯を漬けておく水は長時間放置していると腐敗し，細菌が繁殖するため，毎日交換する **注意** 義歯をティッシュペーパーなどに包んで置いておくと変形し，使用できなくなる．また，誤ってごみ箱に捨ててしまうなど，紛失しやすい
4 義歯を装着する ①口腔内の状態を観察し，汚れや口腔粘膜に異常はないか観察する ②義歯を装着してもらう ③本人が装着できない場合は，次の手順で介助する **《総義歯の装着方法》** ①上顎の義歯の前歯部分を持つ ②口を軽く開けてもらい，口角側から回転させるように義歯を口の中に入れる 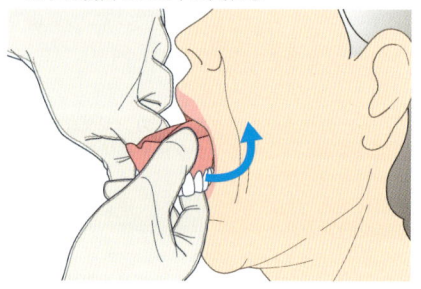 ③義歯床の中央部分を指で押し，口腔粘膜に吸着させる ④下顎の義歯は両手の示指を左右の奥歯部分に当て，顎の粘膜に沿って静かに押し込む 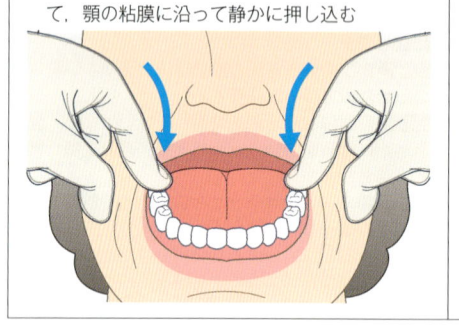	▶ 義歯の不適合がある時は，義歯安定剤を使用し，義歯の密着度を高める ▶ 義歯安定剤にはクリームタイプ，粉末タイプ，シートタイプ，密着タイプがある．装着時には大量につけすぎないようにする　**根拠** 安定剤が多すぎると安定剤がはみ出し，誤飲，誤嚥する危険性がある **注意** 安定剤を使用しても義歯の適合が悪い場合は，速やかに歯科診療を受け，義歯の調整を行う必要がある

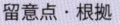
要点	留意点・根拠
動画 ▶ 2-19	

《部分床義歯の装着方法》
①義歯を回転させながら口の中に挿入する
②クラスプがかかっていた歯にクラスプを合わせ，義歯を指でゆっくり押す

▶ 小さい義歯から入れる
注意 義歯が歯茎におさまる前に噛み合わせると，義歯の破損，変形につながるため，注意する
事故防止のポイント クラスプが口唇や頬の粘膜，義歯床を巻き込んでいないか確認をする

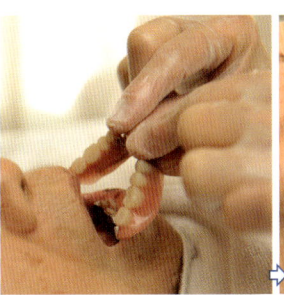
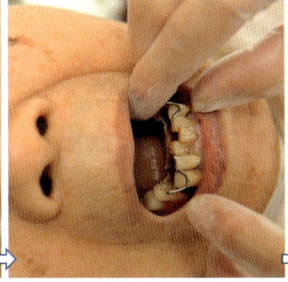
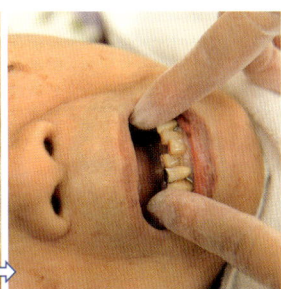

義歯を口腔内に入れる　　　　クラスプがかかっていた歯にクラ　　義歯を指でゆっくり押す
　　　　　　　　　　　　　　スプを合わせる

③義歯が安定するところまで入れる

注意 義歯のサイズは合っていても，口腔内が乾燥していると歯茎に吸着しづらくなる。このような場合は，保湿剤を義歯床に塗布すると吸着しやすくなる

5 義歯の適合を確認する
①義歯が正しく装着されているか確認する
②義歯の適合を確認する
・咀嚼をしても義歯が安定しているか
・咀嚼時に装着部やその周囲に痛みがないか
・開口時に義歯が外れやすくないか

6 片づけをし，記録する
①手袋を外し，手洗いをする
②記録する

▶ 口腔内の汚染状況，粘膜トラブルや乾燥の有無，義歯の汚染状況，適合度，破損の有無などを記録に残す

評価

- 本人の自立度，障害の程度に応じた援助ができたか．
- 義歯および口腔内の汚れを除去することができたか．
- 義歯の破損や誤嚥，誤飲による窒息などを起こすことなく，安全な義歯の取り扱いができたか．
- 義歯の不適合がなく歯科診療の必要性はなかったか．

● 文献

1) Chalmers JM, King PL, Spencer AJ, et al：The oral health assessment tool—validity and reliability. Aust Dent J 50(3)：191-199，2005
2) 松尾浩一郎，中川量晴：口腔アセスメントシート Oral Health Assessment Tool 日本語版(OHAT-J)の作成と信頼性，妥当性の検討．障害者歯科 37：1-7，2016
3) 小山珠美：口から食べる幸せをサポートする包括的スキル　第2版—KT バランスチャートの活用と支援．医学書院，2017

② 排泄

1 排泄援助

山本 由子

高齢者の特徴と排泄援助の必要性

- 排泄は,「下の世話を他人にされたくない」と言われるように,高齢者にとって最後まで自立していたいと思う行為であり,人間が生きていく上で最も根源的な機能の1つである.また,その人の羞恥心や尊厳に深く関わっており,たとえ排泄に援助を要しても,人間として生きていくことの価値を実感してもらえるようなケアである必要がある.
- 加齢に伴う身体機能の変化には,大腸や肛門括約筋の筋層の萎縮,腸の蠕動運動の低下,排泄障害を起こす薬物効果の増強,膀胱過敏性の亢進などがあり,高齢者の排泄行為に影響を及ぼす.
- 排泄は独立した行為ではなく,連続した様々な動きによって成り立つ.尿意,便意,トイレ・便器の認識,移動,脱衣,便器へのアプローチ,排尿・排便,後始末,着衣,移動,などの一連の行動の組み合わせである.したがって,排泄に関わる行為は,移動,衣服の着脱,清潔,食事といった日常生活行動の向上・変化につながる.
- 施設や病院で生活している高齢者では,排泄環境の変化や心理的影響,疾患や服用している薬物の影響,活動制限など,様々な要因によって排泄状態の変化が起こりやすい状況にある.
- 排泄はケアする側の都合で時間を調整することが難しく,昼夜にわたりケアを必要とする.
- 排泄物が時間の経過によりスキントラブルや衛生上の問題につながり,またその不快感によって便秘・失禁を引き起こす可能性もある.
- 高齢者自身の排泄に対する希望,また,周囲の介護力を考慮して環境に合わせた排泄手段を検討し,安全なトイレ移動や安心して排泄できる環境を設定するための援助が必要である.
- 終末期では,意識の低下や肛門括約筋の弛緩によって失禁が起こる.本人の考え方を尊重し,自尊心を損なうことがないよう配慮する.

アセスメント

■ 排泄状況のアセスメントと排泄障害の原因の把握

- 尿意,便意を感じているか,それを伝えることができるか.
- ・認知症によって尿意,便意を訴えない,または尿意,便意が正しくない.
- トイレの場所や使用する尿器,便器を認識できるか.
- ・認知症によって場所がわからない,トイレと違う場所で排泄する,誘導を拒否するなど
- トイレまで我慢できるか.
- ・加齢による尿保持機能の低下(脳幹部にある上位排尿中枢から脊髄中枢を経て下部神経への神経切断,粘膜・筋構造の菲(ひ)薄化など)によって,トイレの場所がわかっていても間に合わない.
- 起き上がり,移乗,移動ができるか(腰上げ,寝返り,座位保持,横移動,立位,歩行).
- ・脳血管障害などの疾患,加齢に伴う身体活動の低下による拘縮,麻痺,筋力低下,疼痛,バランス不良,心肺機能低下など
- ・視力障害(白内障,糖尿病)や認知機能の低下による場所の認識困難
- ・段差や階段などの設備・施設環境,使用している福祉用具の不適合
- 衣類の着脱ができるか.
- ・脳血管障害などの疾患,加齢による身体活動の低下による拘縮,麻痺,筋力低下,振戦
- ・疼痛により更衣が困難,厚着,脱ぎにくい,複雑な着方などの衣類の不適合
- 尿器,便器を使用できるか.
- ・使用方法を間違えたり,トイレ,尿器,便器を汚してしまう.
- ・膝・腰関節痛,バランス不良,手先の巧緻性の低下,尿線が不安定など
- 排泄後の始末(排泄後,身体を拭く,流す)ができるか.
- ・手先の巧緻性の低下や拘縮,手が陰部に届かない,筋力・バランス力の低下により姿勢が保持できない.
- ・排泄環境,使用する福祉用具の不適合

● 手洗いができるか.
・手先の巧緻性の低下や拘縮により手を洗えない, ADL の低下により洗面台に移動できない.

2 精神的背景

● 認知機能, 判断力, 対処能力の程度
・定期的に認知機能, 日常生活自立度を測る〔改訂長谷川式簡易知能評価スケール, ミニメンタルステートテスト(MMSE), バーセルインデックスなど〕.
・本人の能力を生かし, 達成可能な排泄援助を行う.
● コミュニケーションの取り方

3 薬物の服用状況

● 服薬している薬物の種類, 服薬に起因する症状の有無
・高齢者が服用することが多い抗コリン薬, 抗うつ薬, 催眠薬, 鎮痛・鎮静薬などは, 蠕動運動を低下させ, 便秘を起こしやすい.
・高齢者や体力を消耗している人は, 腸の蠕動運動が低下するため, 弛緩性便秘が最も多くみられる.
・腎排泄機能の低下, 低アルブミン血症, 代謝能力の低下により薬剤の血中濃度が上がるため, 薬理作用が増強する.

4 検査・診断

● 問診
・主訴, 既往歴, 排泄に対する希望, 日常生活動作(ADL)の範囲, 生活習慣, 住環境, 社会資源を把握する.
・本人が最も困っていることや希望を尋ね, 認識力, コミュニケーション能力, 性格を捉える.
・排泄障害を他者に語ることは, 相手が医療者でも羞恥心を伴うため, プライバシーに十分配慮する.
● 視診
・顔色, 肌の乾燥, 表情を観察する.
・生活行動範囲, 排泄に関わる一連の動きや方法, トイレ環境を知る.
● 聴診
● 腹部 X 線検査, 内視鏡
・所見では腹部ガスの貯留状況, イレウスや腸捻転の有無をみる. 内視鏡検査は器質性疾患の診断に有用である.
● 直腸診, 内診, 膀胱内圧測定
・骨盤内臓器下垂の有無, 肛門括約筋機能, 女性では腟収縮状態, 肛門部の皮膚粘膜の状態, 痔核の有無, 膀胱機能を把握する.
● 血液一般検査, 血液生化学検査
・脱水や貧血, 炎症所見, 電解質異常の有無を把握できる.
● CT 検査, MRI 検査
・腫瘍などの器質的疾患や炎症性病変の有無, 周囲への広がりを把握できる.

排泄に伴うリスク予防

1 排泄行動全体において対策を講じる

● 尿意・便意
・膀胱・尿道機能, 大腸機能, 判断力, 食事と休憩時間を確認する.
・尿意・便意の訴えに代わる動作(下半身に手を持っていく, そわそわするなど)がないか観察する.
・尿意・便意が正しくない場合, どのような時に訴えているか確認し, その原因として膀胱炎や便秘なども考慮する.
・脊髄・骨盤内の手術や神経損傷による反射性尿失禁, 糖尿病などの疾患, 廃用症候群, 失語症などによるコミュニケーション不足, 認知症によるものかどうかなどを検討する.

- ●トイレの場所や使用する尿器, 便器の認識
- ・どのように認識しているか確認し, 理解しやすい環境に整える. また, 必要に応じて誘導する.
- ●起き上がり, 移乗, 移動
- ・寝具の改善, ギャッチベッドの利用など, 起き上がりを援助する.
- ・トイレまでの距離を可能な限り短くし, 動線上の障害物や段差を解消する.
- ・適した移動方法を高齢者と話し, 協力してもらう.
- ・リフト, 車椅子, 歩行器, 適切な明るさの照明などを利用する.
- ・高齢者の日常行動に合わせ, 的確な移乗援助を行う.
- ・特に残存機能を最大限生かせるよう声かけを行い, 協力を得ながら, 排泄への意欲を保つよう働きかける.
- ●衣類の着脱
- ・伸縮性のある素材で, 軽く, 着脱が簡単な衣服にする. ボタンはやめ, マジックテープなどで操作を簡単にする.
- ・衣類の着脱の自立度に応じて手すりの使用を考慮する.
- ●尿器, 便器
- ・尿器, 便器の形, 高さ, 位置を本人の状態に合わせて変更する. 手すりの設置, 尿器, 便器使用の位置決めをテープなどで工夫する.
- ●排泄後の始末
- ・温水洗浄便座の利用, リモコンの利用を促す.
- ・排泄終了時に声かけをし, 介助に入る.
- ・トイレを汚してしまった場合は, とがめず速やかに片づける.
- ・排泄の失敗は高齢者にとって苦痛であり, 羞恥心や遠慮から話せない場合があることに留意する.
- ●手洗い
- ・手を洗い, 排泄終了を意識することは, 行動の完了と清潔保持に必要な行為であるため, 毎回習慣づける.
- ・必要な部分を援助し, 洗面台への誘導や手すりの設置などを検討する.

2 排泄障害によって起こる問題を理解する

- ●身体面：身体的不快感, スキントラブル, 悪臭, 睡眠不足, 疲労, 尿路感染などの二次疾患, ADLの低下など
- ●心理面：羞恥心, セルフイメージの崩壊, 自己否定, うつ, あきらめ, 不安, 孤独, 怒り, 罪悪感, 厭世(えんせい)観, 失禁恐怖, 対人・外出恐怖など
- ●社会面：行動範囲の限局, 人間関係の縮小, 社会参加の断念, 尊厳の喪失, 家族とのトラブル, 経済的負担, 住環境の不適合, 相談・話し相手がいないことなど

3 本人・家族と目標を共有する

- ・本人と家族の間で, 訴えや希望が一致しているとは限らない. それぞれの立場での希望を確認して調整し, 具体的な目標を共有することが必要である.
- ・社会保障制度の中で利用できる, 後期高齢者医療・介護保険制度, またクローン病などの指定難病医療費助成制度, 永久的ストーマに対する身体障害者手帳・障害年金の適用などの情報を提供する.

4 排泄環境を整える

● 高齢者の住環境，人的環境を把握する．
● ADL と認知症状を把握する．

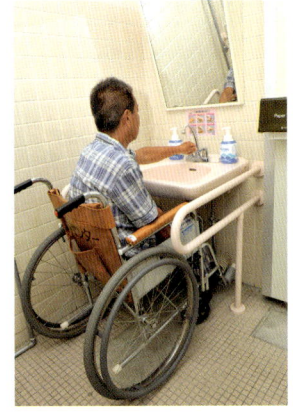

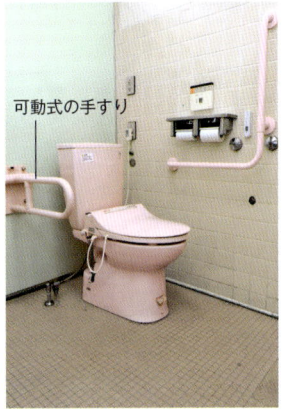

※高齢者ごとにトイレ環境を仕分けることは困難であるため，建築基準法に基づくバリアフリーに準ずる．
● 車椅子使用者対応便房
・便房とは集合トイレの中の各個室のこと
・部屋からの距離ができるだけ短くなるようにし，障害物がないか確認する．動線上に段差がなく，床面積が車椅子利用で 200×200 cm 程度，入り口の幅は 80 cm 以上とし，引き戸か少しの力で開けられる折り戸を検討する．
● 便器
・水洗式便器が標準で既製品のため，高さは特殊な方法での調整となる．自動洗浄便座も片麻痺や拘縮のある人には有効である．
● 手洗い
・高さ，位置，自動コック，洗面台の下に足が入るかなど，車椅子使用者が手を洗えるか確認する．
・縦 100 cm ほどの鏡を手洗いの正面に設置する．
● 手すり
・排泄障害には重要な機器である．縦手すり，横手すり，L型手すりとその素材について理学療法士，作業療法士とともに検討し，吟味する．

可動式の手すり

・便器の両側に設け，片側を可動式とし，高さ 65 cm，手すりと手すりの間隔約 70～75 cm 程度とされている．
● 照明
・排泄姿勢の保持や衣服の上げ下げに支障のない明るさが必要である．
・夜間は足元が見やすいようにセンサーライトや足元灯を備える．
● 換気
・排泄障害のある高齢者では，便や尿の失敗が多いことから，より強力な換気が可能なことが望ましい．
● 非常用通報装置
・高齢者は排泄時に体調の変化を起こしやすいため，非常用ブザーなどを設置する．

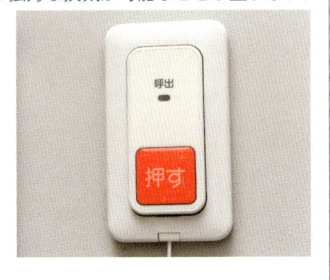

車椅子から便座への移乗

目的 下肢筋力が著しく低下したり，下肢関節の拘縮または片麻痺のある高齢者が，ADL の自立度や残された身体機能，およびトイレの構造に合わせた車椅子移動によって安全に排泄行動をとる．

チェック項目 トイレの入り口，手すり，便器の位置と高さ，手洗いの位置といった構造の確認，ADL および身体機能．最終排尿・排便日時と量，下剤の使用状況，腹部症状，腹痛の有無，尿意・便意の有無，バイタルサインなど

適応 1人ではトイレ移動が困難で，トイレを使用した排泄が可能と判断された人

禁忌 身体の麻痺または拘縮により便座に座ることができない人．循環動態が不安定で起立性低血圧，頭蓋内圧亢進症状がある，または予測される人．重篤な高血圧・心疾患があり，血圧変動が激しい人．体力の低下が著しい人．下部消化管・生殖器系の術後．腸管内出血，腹腔内炎症がある，またはその可能性がある人

事故防止のポイント 車椅子からの転倒・転落防止

必要物品 ハンドタオル，尿取りパッドを着用している場合は交換用のパッドなど，トイレットペーパー

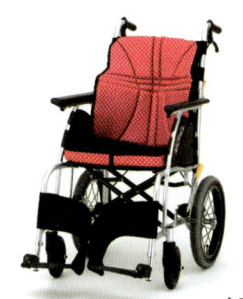

介助型車椅子

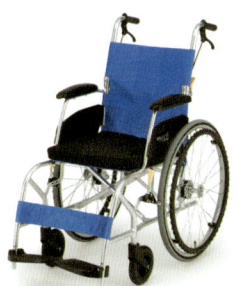

普通型車椅子

手順	
要点	**留意点・根拠**
1 説明する ①尿意・便意の有無を確認する	▶本人の訴えに応じて，または食事前やリハビリテーション前といった時間を見計らってトイレ誘導を行う **根拠** 生活行動に合わせた排泄行動の習慣化
②トイレに行くことを話す	▶車椅子に移乗して移動することを必ず事前に説明し，同意を得る **根拠** 安全に移動するには本人の協力が必要である **コツ** 認知症がある場合，十分な理解を得ることは難しい．本人に移乗する意思がなければいったん中止し，時間をおいて誘導し直す ▶具体的な手順の進め方，所要時間を伝える．また，高齢者の質問に対しては丁寧に説明する **根拠** 高齢者は不安を感じていることが多いため，不安の軽減を図る

要点	留意点・根拠

2 車椅子を準備する
①車椅子を用意し，移乗してもらう
②座位姿勢を整える

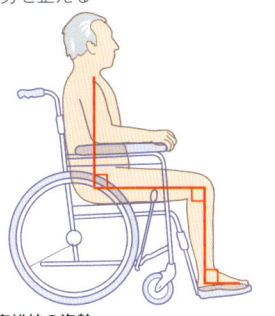

図1 90度維持の姿勢

▶ 高齢者の状態に応じた車椅子を用意する
【コツ】事前に麻痺の有無，下肢筋力の程度，立位保持が可能か，立位バランス，認知機能，握力をアセスメントしておく　【根拠】身体面をアセスメントし，看護師1人で介助を行うかどうかを判断する
【注意】安全に車椅子に乗車し，移動できるよう，タイヤの空気圧，ブレーキの効き具合を確認しておく．また，ベッドの位置や床頭台などの位置を確認し，車椅子を置きやすいよう周囲の環境を整える
▶ 股関節，膝関節，足関節が90度になるように座位姿勢を整える（図1）

動画
2-20

3 トイレ移乗の実際
①トイレに入る

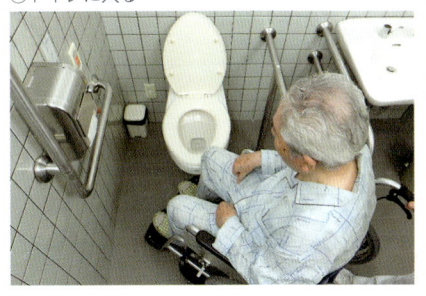

▶ 健側で接近し，便器の立ち位置に対して30〜45度の位置に車椅子を置く．健側とは，片麻痺の場合は非麻痺側，下肢に筋力の低下などがある場合では筋力低下の著しくないほうである

②トイレットペーパーはあらかじめ切って用意しておく

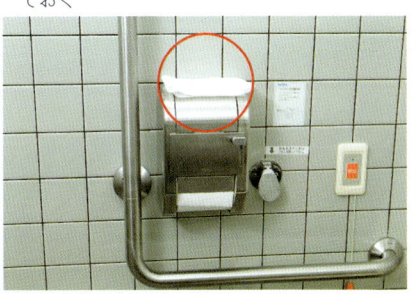

▶ 看護師がトイレットペーパーを先に切って置いておく

要点	留意点・根拠

③車椅子のブレーキをかけ，フットサポートを左右とも上げる

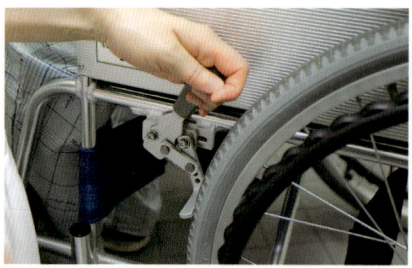
ブレーキをかける

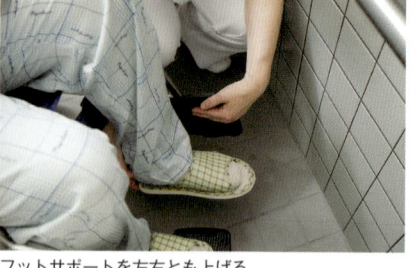
フットサポートを左右とも上げる

④健側の手で手すりをつかんで立ち上がってもらう

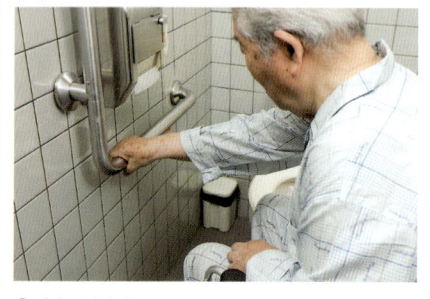

▶ 健側に体重をかけて立ち上がる

コツ 麻痺がある場合は必ず健側からアプローチする

注意 転倒・転落を防ぐために，必ず車椅子のブレーキをかけ，フットサポートを左右とも上げてから立ち上がってもらう

⑤手すりを保持してもらい，立位バランスを保つ

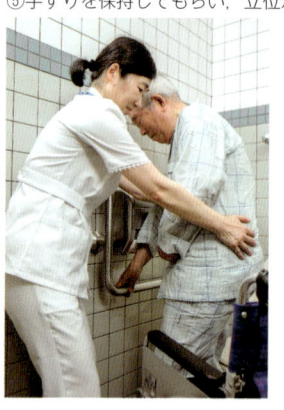

▶ 便器に移る前に，しっかり手すりをつかんでもらい，立位を安定させる

コツ 立位バランスが不安定な高齢者では，腰が落ちないよう支えるようにする

要点	留意点・根拠
⑥健側の下肢を軸にして回転運動を行ってもらい，向きを変える 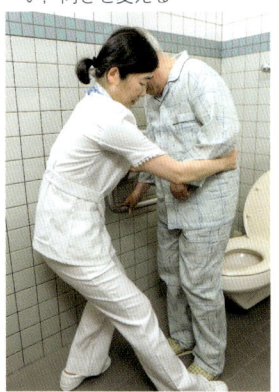	▶ 健側の下肢を軸にして，便器の真上に殿部がくるよう回転する
⑦衣服を下げる	▶ ズボンと下着を下げる．尿取りパッド，薄型パンツ着用の場合は，漏れていれば交換する
⑧健側の手で手すりをつかんでもらったまま，支えながらゆっくり座ってもらう 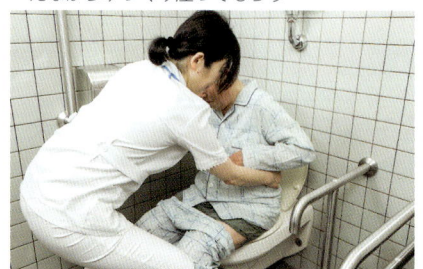 いきなり座ってバランスを崩さないように，身体を支えながらゆっくり座らせる	▶ いきなり体重を落として座らせないようにする．便座に座った時の座位バランスが安定しているかを確認する　**根拠** 排泄できる姿勢が維持できないと，事故につながる **事故防止のポイント** 車椅子からの転倒・転落を予防するため，車椅子の点検を使用前に必ず行う．また，移乗の際は高齢者がバランスを崩さないように介助する
⑨ナースコールを高齢者の手の届くところに置き，外へ出る	▶ 本人が1人で排便できる場合は，ナースコールを手の届くところに置き，声をかけて外へ出る
4 排泄後の援助をする ①排泄後はトイレットペーパーで陰部，肛門部を拭く	▶ 可能な範囲は自分で拭いてもらい，足りないところを援助する．あわせて陰部，殿部の皮膚の状態も確認する　**根拠** 高齢者は排泄物によって容易に皮膚トラブルを起こす
②衣類を整え，健側の手で手すりをつかんで立ち上がってもらい，立位を安定させる	▶ 看護師は高齢者の身体を支え，立位を安定させる
③健側の下肢を軸にして，便器から車椅子座面の真上まで身体を回転し，車椅子にゆっくり座ってもらう ④体位を整える	▶ 看護師は高齢者の身体を支えながら，ゆっくり車椅子座面に深く座らせる

要点	留意点・根拠
⑤車椅子を洗面台に誘導し，手洗いを援助する 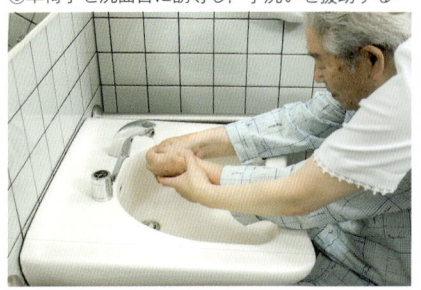 ⑥排泄物の状態(量，色，臭気など)を観察する	**コツ** 看護師は高齢者が自分でできる範囲を確認し，援助しすぎないように留意する

評価

- トイレの構造を確認して援助できたか.
- 事故なく安全に行えたか.
- 高齢者の不快感が最小限であったか.
- 座位バランスが安定していることを確認したか.

床上排泄

目的 ADL の自立度や身体機能の低下，および治療上の制限がある状況でも，床上において，安全かつ自然で安楽な排泄が行える.

チェック項目 最終排尿・排便日時と量，腹部症状，腹痛の有無，尿意・便意の有無，バイタルサイン，安静度，殿部の挙上の可否など

適応 トイレまで歩行する体力がない，トイレまでの歩行(運動負荷)が治療上禁止されている，ベッドから降りられないなど

事故防止のポイント ベッドからの転落防止

必要物品 ディスポーザブル手袋，トイレットペーパー(①)，バスタオル(②)，処置用シーツ(③)，ガーゼ(④)，陰部用タオル(⑤)，陰部洗浄用ボトル(⑥)，尿器，便器および便器カバー，必要時消臭スプレーなど

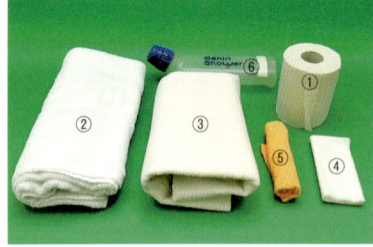

尿器

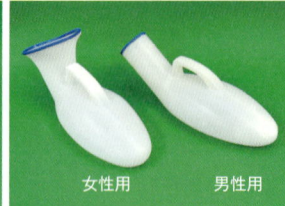

女性用　　男性用

尿器

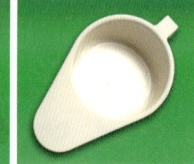

便器

手順	
要点	**留意点・根拠**
1 説明する ①床上排泄の必要性を説明する ②手順，目的，所要時間を伝える	▶ 床上排泄には一般的に不潔なイメージがあったり，羞恥心のため，なかなか尿意や便意を伝えることができない人も多い ▶ 心理的・身体的負担を与える処置であるため，必ず事前に説明し，同意を得る コツ 認知症高齢者の場合，十分な理解を得ることが難しいため，家族の理解・協力を得ながら行う ▶ 排泄に対する不安や羞恥心に配慮し，高齢者の質問には丁寧に説明する 根拠 高齢者は不安を感じていることが多いため，不安の軽減を図る
2 排泄の援助をする ①使用物品を準備する ②処置用シーツを敷く．介助者は可能な限り予防衣と手袋を着用する ③バスタオルなどをかけ，ズボンと下着を脱がせる ④両膝を曲げてもらう ⑤腰を少し浮かせてもらい，尾骨の位置を確認しながら便器を挿入する 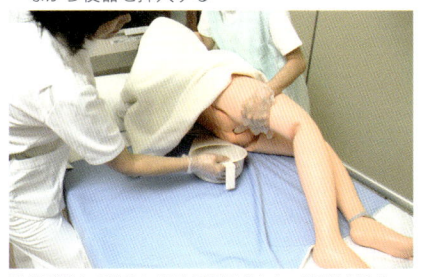 殿部が挙上できない場合は側臥位にして便器を挿入	▶ 本人に合わせた便器または尿器を選択する コツ 殿部の挙上の可否，本人の希望，体格などに応じて選択する．時間帯はできるだけ食事時間に重ならないよう配慮する コツ 便器を使用する場合は，使用の直前まで適切な温度に温めておく 根拠 冷たいと不快であり，尿意・便意が失われる場合もある ▶ 殿部が挙上できない場合は，側臥位にして便器を置き，尾骨の位置を確認した上で，仰臥位とする．その際，腰に枕などを入れ，生じた隙間の中で便器の位置を微調整する ▶ 殿部の挙上が不十分な場合は，看護師は腰を落とし，高齢者の殿部に前腕を深く差し入れ，てこの原理で肘を支点に殿部を持ち上げ，もう一方の手で便器を挿入する（図2） 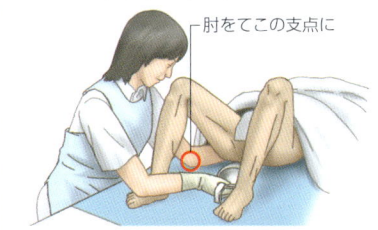 肘をてこの支点に **図2 てこの原理を利用して殿部を持ち上げる** コツ 可能な範囲で上体を少し起こすと排泄しやすくなる 根拠 腹圧をかけやすい

動画
2-21

要点	留意点・根拠

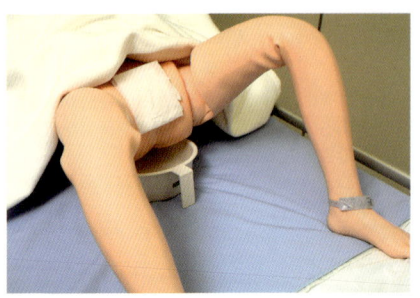

女性の場合は陰部に折りたたんだトイレットペーパーを当てる

⑥女性で尿器を用いる場合は，尿器下縁を会陰下部にしっかり当て，折りたたんだ縦長のトイレットペーパーを陰部に当て，尿が飛び散らないようにする

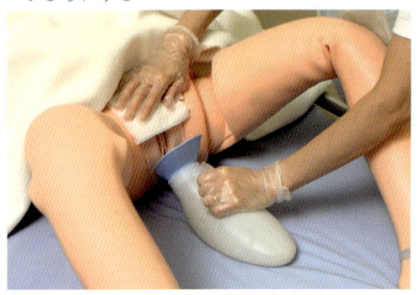

女性で尿器を使用する場合は陰部にトイレットペーパーを当てる

動画

2-22

《男性の場合》

・男性の場合は便器とともに尿器も当てておく

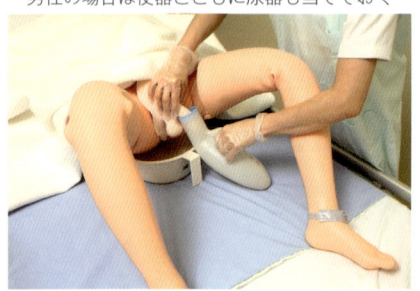

男性の場合は尿器も当てておく

⑦ナースコールを置いて退室する

コツ 女性では陰部に折りたたんだトイレットペーパーを縦長に当てて便器にたらすようにすると，衣類やバスタオルを汚さない

コツ 排尿時は両膝を閉じてもらう

根拠 排便と同時に排尿もみられることがある

▶ 本人が 1 人で排泄できる場合は，ナースコールを手の届く場所に置き，声をかけて退室する．家族が介助する場合は，下腹部を圧迫すると排泄しやすいことを伝える

要点	留意点・根拠

3 排泄後の援助をする

①排泄後はトイレットペーパーで陰部，肛門部を拭く．排便の場合は肛門部，陰部を洗浄し，水分を拭き取ってから便器を外す

▶排便後は可能な限り自身で拭いてもらう．看護師は殿部の拭き残しを援助する．また，肛門部とその周囲をトイレットペーパーで拭き，用意した陰部洗浄用ボトルの微温湯で肛門部，陰部を洗浄する

コツ 拭く際は尿道側から肛門部に向かって拭く．陰部ケアは「第2章【5】清潔・整容②陰部ケア」p.294 参照

コツ 便器を外す際，看護師の側に側臥位にし，残っていた汚れを拭き取るとよい

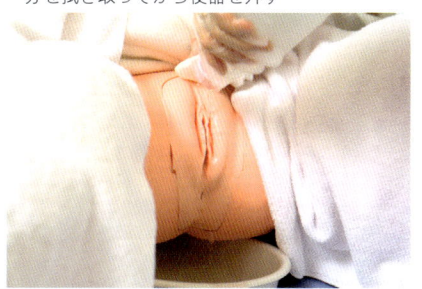

陰部洗浄用ボトルで洗浄

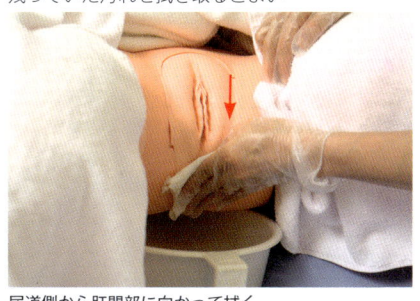

尿道側から肛門部に向かって拭く

注意 使用した尿器，便器やペーパー類をオーバーベッドテーブルなど，食卓となるところに置かない

②衣類，体位を整え，高齢者の手を洗う

▶おしぼりを渡し，手を拭いてもらってもよい

コツ 臭いや便を気にしている高齢者には，「おなかがすっきりしましたね」「調子よくなりましたね」などさりげない励ましが大切である

▶寝衣はゴムや紐をウエストラインに合わせ，しわがないように整える

③排泄物の状態（性状，量，色，臭気など）を観察する

4 後片づけをする

①排泄物を速やかに片づけ，換気または消臭を行う．尿器，便器を運ぶ際は，臭気や羞恥心，周囲の人への配慮としてカバーなどをかける

②使用した物品は定められた方法で洗浄・消毒する

▶窓を開けた場合は閉めることを忘れない．高齢者のそばを離れる際は，労をねぎらう声かけをし，ナースコールを手の届くところに置く．適宜，訪室して状態を観察する　**根拠** 高齢者は自分でナースコールを押せない場合もある

評価

- ●排泄する前後の環境を整えたか．
- ●高齢者の状態に合わせた排泄援助ができたか．
- ●事故なく安全に行えたか．
- ●高齢者の不快感が最小限であったか．
- ●皮膚の状態に問題はないか．

② 排泄
2 失禁のケア

山本 由子

高齢者の特徴と失禁ケアの必要性

- 失禁とは，加齢に伴う膀胱や腎臓，腸蠕動などの排泄に関わる機能や，排泄を調節する神経系機能の衰退により，不随意あるいは無意識な漏れが認められ，衛生的・社会的に問題になる状態をいう．
- ADL障害や認知症などによる排泄動作の不具合によって起こる失禁は，直接生命に関わらないが，羞恥心やあきらめの気持ちから，誰にも相談できず，精神的不活発，運動制限を招く．尿失禁がある人は要介護状態となるリスクが高いため，その予防と改善が介護予防活動として重要である．
- 高齢者は，皮膚が脆弱で刺激に弱く，免疫機能の低下などがあるため，失禁によって容易に皮膚炎，褥瘡，尿路感染などを起こしやすい．失禁の原因は多様であり，安易におむつ使用などで対応すると，悪化を招くこともあるため，身体面だけでなく，高齢者の背景や影響も正確にアセスメントしていくことが重要である．
- 失禁は人間としての尊厳に関わり，身体的・精神的・社会的側面に影響を及ぼし，閉じこもりなど高齢者のQOLを低下させ，介護する家族のQOLをも障害する．

アセスメント

1 排尿障害

- 排尿障害は複合的な要因によることが多いため，高齢者を全人的に捉えながら対処の方法と対処能力を考えていく．また，排尿障害による生活全体への影響を統合的に捉え，ケアの方向性を判断する．
- 排尿状況
・排尿は，水分・食事摂取量や活動量の影響を受け，日によって回数や間隔，量などが異なる．
・排尿回数，排尿間隔，排尿量(1回量，1日量)，尿意の有無，排尿姿勢，尿勢，排尿にかかる時間などの排尿状況を把握する．
- 高齢者の主訴や家族からの話を十分に聞き，情報を的確に整理する．
- 排尿障害の発症と程度
・発症時期と経過，頻度，重症度，尿意切迫感，病識，動作および排出困難の有無を把握する．
- 既往歴
・骨盤内臓器の手術の有無と術式，神経因性膀胱に関する合併症，認知症の有無と程度，精神疾患の有無を把握する．

2 失禁のタイプ

- 失禁の回数・間隔，時間的特徴(1日中か，夜間集中か)を把握し，タイプを見極める．
- 腹圧性尿失禁
・骨盤底筋の脆弱化などにより尿道が緩み，尿が漏れ出る．
・咳，くしゃみ，笑う，運動などによる腹圧上昇時に起こる．
・中年以降の経産婦，肥満の人に多い．
・男性では根治的前立腺摘出術，経尿道的前立腺切除術後に生じる．
・性別，年齢，経腟分娩の回数，出産時期，BMI，尿意の有無と尿漏れのタイミングを確認する．
- 切迫性尿失禁
・突然強い尿意が起こり，トイレに間に合わずに漏れる．過活動膀胱ともいう．
・原因には，脳血管障害，脊髄疾患などの神経因性と，尿路感染症，前立腺肥大症，加齢，骨盤底の脆弱化などの非神経因性のものがある．
・蓄尿機能の障害の場合，脳血管障害，脊髄疾患などの基礎疾患との関連性がある．
・排尿回数・量，尿の性状，夜間排尿の回数，炎症反応の有無などを調べる．
- 溢(いつ)流性尿失禁
・排尿収縮筋の減弱によって，不随意の膀胱収縮による尿漏れ，尿の排出障害が起こる．または下部尿路閉塞による多量の残尿が，膀胱内から少しずつ漏れ出ることによる(男性では前立腺肥大や腫瘍，

女性でも子宮脱などの骨盤内臓器下垂があると，尿路閉塞が起こり得る）．
・抗コリン薬などの薬物の副作用も要因となる．
・糖尿病による末梢神経障害の場合，逆行性に腎障害を生じ重篤となる場合があるため，適切な治療が必要である．

●機能性尿失禁
・器質的な疾患はないが，ADL 低下や認知障害のためにトイレに歩いて行けない，トイレを認識できない，尿意を周囲に伝えられないといったことが原因で起こり，高齢者に多い．
・認知症，脳出血，脳梗塞，パーキンソン病などの基礎疾患と関連性がある．
・身体所見の他に，ADL の遂行能力，認知機能の把握が必要である．

3 薬物の服用状況

●服薬している薬物の種類を把握する．
・高齢者では利尿薬，催眠薬，抗うつ薬など，他疾患や症状改善のために薬物を服用していることが多く，これらが排尿機能に影響することが考えられる．

4 随伴症状

●どのような症状がみられるかや，発症時期，経過はどうかを確認する．
●失禁に伴うストレスや不安がないかを確認する．

5 検査・診断

●客観的データとして，排尿日誌や尿流測定，残尿量測定，尿検査などの検査を組み合わせる．
●尿検査（一般尿定性，尿沈渣，尿培養，尿細胞診など）
・膀胱腫瘍，結石，尿路内異物などの有無を判断する．
●尿流測定
・測定機器に排尿してもらい，尿の流出速度を測定する．
・ほとんど侵襲がなく，スクリーニング検査として意味がある．
●残尿量測定
・排尿直後に膀胱内に残った尿を，導尿または超音波により測定する．
・残尿量 50 mL 以上，尿流測定で排出時間の延長があれば排出障害が考えられる．
●膀胱内圧測定
・尿道からカテーテルを挿入し，圧測定機器を介して膀胱壁の伸展性，膀胱容量，無抑制収縮の有無などを測定し，膀胱機能を評価する．
●ストレステスト
・尿がたまっている時に咳をしてもらい，尿が漏れるかどうか確認する．
・蓄尿障害がある場合，腹圧性尿失禁かどうか，またその程度を確認する．
●排尿日誌
・排尿時間，1 回排尿量，尿意，尿意切迫感，尿漏れの有無，水分摂取量などを記録する（図 1）．
・排尿状態を客観的に評価するのに有効なツール
・24 時間（1 日）～3 日程度記録することが望ましい．高齢者の症状や生活状況に合わせ，負担にならないよう，必要項目を選ぶ．
・1 回排尿量に合った計量カップを準備し，おむつやパッドを使用している場合には使用前の重さをあらかじめ測定してもらう．

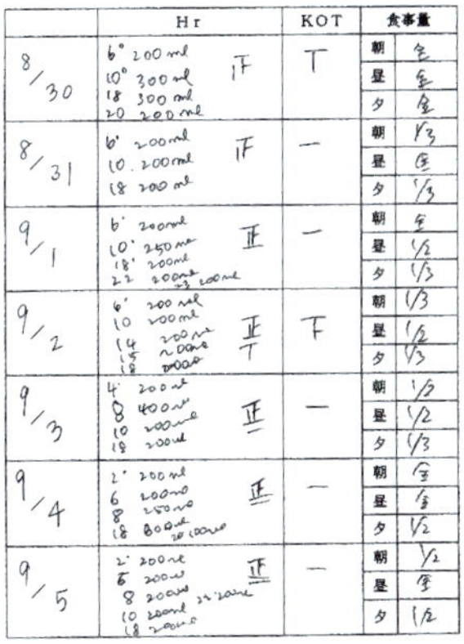

	Hr		KOT	食事量	
8/30	6° 200 ml 10° 300 ml 18 300 ml 20 200 ml	下	丅	朝 昼 夕	全 全 全
8/31	6' 200ml 10. 200ml 18 200 ml	下	一	朝 昼 夕	1/3 全 1/3
9/1	6' 200ml 10' 250ml 18' 200ml 22 200ml 23 200ml	正	一	朝 昼 夕	全 1/2 1/3
9/2	6' 200ml 10 200ml 14 200ml 15 200ml 18 200ml	正 丅	下	朝 昼 夕	1/3 1/2 1/3
9/3	4' 200ml 8 400ml 10 200ml 18 200ml	正	一	朝 昼 夕	1/2 1/2 1/3
9/4	2' 200ml 6 200ml 8 250ml 18 800ml 20 100ml	正	一	朝 昼 夕	全 全 1/2
9/5	2' 200ml 6 200ml 8 200ml 10 200ml 18 200ml 22' 200ml	正	一	朝 昼 夕	1/2 全 1/2

Hr：排尿
KOT：排便

図 1　排尿日誌の記録例

●パッドテスト
・パッド装着後に水を摂取し，その後吸収した尿漏れの量を測定する．
・尿失禁の重症度を客観的に評価する指標となる．
・60 分間パッドテストでは，パッド装着後に水 500 mL を摂取し，15 分間安静，その後 45 分間活動を負荷し，その間に吸収した尿漏れの量を測定する（表 1）．
・24 時間パッドテストでは特別な動作は指定せず，高齢者の日常生活に応じて失禁量を測定できる．

表 1　60 分間パッドテストの判定基準

2 g 以下	正常
2.1～10 g	軽度～中度尿失禁
10.1～50 g	高度尿失禁
50.1 g 以上	極めて高度の尿失禁

失禁の予防

1 骨盤底筋群を鍛える（骨盤底筋体操）
●尿失禁のリスクが高い女性の大半は腹圧性尿失禁であり，主な要因は骨盤底筋群の脆弱化である．そのため，骨盤底筋の強化を目標にした骨盤底筋体操を実施する．
・骨盤底筋をイメージし，尿道や肛門を収縮する・緩める動作を繰り返す．
・6～8 週間継続することにより効果が得られる．
・必要性を理解してもらい，モチベーションを高めて習慣化する．
●併せて，腹部や下肢の筋肉を総合的に維持・強化する体操を行う．
・尿失禁がある高齢者は全身の筋力も低下している可能性が高く，寝たきりの予防にもなる．

2 排尿の誘導を行う
●定時排尿誘導
・尿意を訴えない人，排尿パターンが定まっていない人に有効である．
・人間の尿路の解剖学的特徴として，座位または立位のほうが排尿しやすく，膀胱も収縮しやすいため，通常おむつを使用していても，トイレ（ポータブルトイレ）に座るだけで排尿しやすくなる．
・認知症高齢者では，失禁や不快さを態度で示すことがある．失敗を責めず，やさしい言葉で誘導する．
●習慣化排尿誘導
・我慢ができる人の場合には，朝食前・入浴前などのタイミングに合わせて誘導する．
●排尿自覚刺激行動療法
・尿意のサインを逃さずに排尿を誘導し，ほめることで行動を維持する．
・排尿に対する認知力があること，尿意を自覚できること，トイレが認知できることが条件である．

3 生活習慣の改善
●定期的な散歩や体操を習慣づける．
・高齢女性では腹圧性尿失禁と切迫性尿失禁を併せた混合型尿失禁も少なくない．肥満などの生活習慣病や便秘の予防が，尿失禁予防にもつながる．

4 排泄習慣の改善
●1 日の水分摂取量を 1～1.5 L とし，尿意を感じてから排尿することを習慣づける（「膀胱訓練」p.154 参照）．
・尿意を感じる前にトイレに行くと，膀胱内に十分な尿が貯留しない状態で排泄することになり，頻回にトイレに通うことになる．
・さらには，移動を避けたい思いや，加齢による口渇機能の低下により，極端に水分摂取量が不足し，脱水を起こす危険がある．

5 薬物の管理
●高齢者は複数の医療機関を受診し，多剤併用していることがあり，これが失禁に影響していることもある．
・薬物の副作用による尿道抵抗性の低下や無抑制収縮は，頻尿や切迫性尿失禁，溢流性尿失禁をもたらす．
・薬物の影響が考えられる場合には，主治医へ連絡する．

骨盤底筋体操

目的 骨盤底筋群の強化によって尿道閉鎖圧を増強し，腹圧上昇時に骨盤底筋群を随意的に収縮する方法を習得する．高齢者の尿失禁の大半は，咳やくしゃみなどで起きる腹圧性尿失禁や，トイレまで間に合わない切迫性尿失禁であり，骨盤内にある尿道，膀胱，子宮・腟（女性），直腸を支える，脆弱化した骨盤底筋群を鍛えることによって，予防・改善する効果が期待できる．

チェック項目 骨盤底筋群の働きと位置，目標とする運動方法とその有用性などへの理解の有無・程度

適応 基本的にすべての排尿障害に適応があり，特に腹圧性尿失禁に対する保存療法の第一選択である．性別・年齢の制限はない．理学療法に対する十分な理解と動機づけができていること

禁忌 高度の精神・神経疾患や，尿道括約筋損傷，強い腰痛・下肢痛，尿路感染症といった外傷・炎症の急性期，子宮脱などの骨盤内臓器の下垂では，理学療法の実施は困難となるため，他の方法を検討することが望ましい．

必要物品 絵や説明の入った指導用パンフレット，模型など

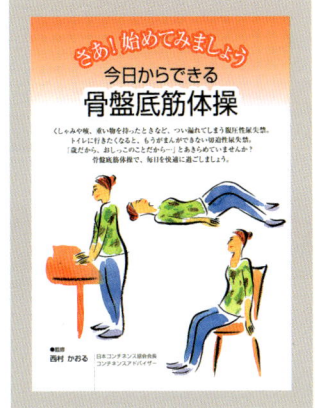

指導用パンフレットの例

手順

要点	留意点・根拠
1 説明する ①体操の原理，方法，有用性について説明する ②筋群の働きや解剖学的位置，目標とする運動方法，スケジュールについて理解してもらう ③手順，所要時間，目標時間を伝える	▶ 骨盤底筋の運動・体操は自宅でも簡単に行うことができ，特に腹圧性尿失禁に効果がある ▶ 運動習慣を定着させるよう，特にはじめはハードルの低い，達成可能な目標を設定する **コツ** どうすれば少しずつでもできそうか，スタッフも一緒に考えていく姿勢を示す．継続することで必ず効果が現れることを強調する ▶ 高齢者の質問に対しては丁寧に説明する **根拠** 不安を軽減させ，効果に対する期待を損なわない
2 体操の準備をする ①身体を締め付けない楽な服装で行う ②本人の ADL と希望に応じた体位をとる ③軽い足踏み，腕・肘の上げ下げ，首筋伸ばしなど，準備体操を痛みを感じない範囲で行う	▶ リラックスした状態で実践できるようにする ▶ 体位は椅子に腰かけても，仰臥位でも，立位でもよい ▶ 決まった形はなく，全身の緊張をほぐす意味で行う **根拠** 骨盤底筋体操は緊張せず，力を抜いた状態で行うと効果的である

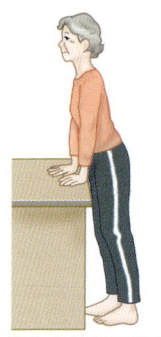
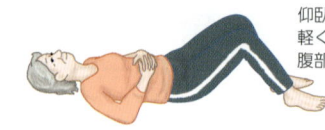
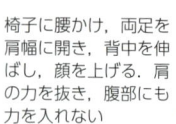
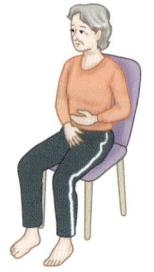

仰臥位になり，両膝を軽く立てて肩幅に開き，腹部の力を抜く

足と手を肩幅に開いて机にもたれかかるようにし，体重をすべて腕にかける．背中は伸ばし，顔を上げる．肩や腹の力を抜く

椅子に腰かけ，両足を肩幅に開き，背中を伸ばし，顔を上げる．肩の力を抜き，腹部にも力を入れない

図 2　骨盤底筋体操の体位

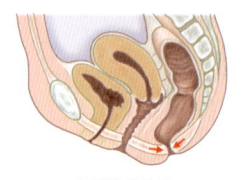
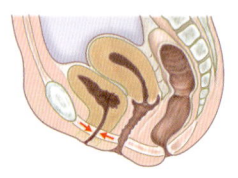
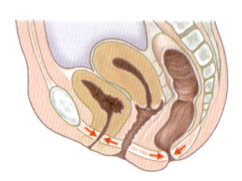

肛門を締める　　　　　　尿道を締める　　　　　　肛門と尿道を締める

図 3　「締める」部位の解剖図

要点	留意点・根拠
	コツ 他人と比較したりせず，ゆっくり自分のペースで行う．声をかけながら動かす部位を意識してもらい，全身の主な部位をバランスよく行う
3 骨盤底筋体操を実施する ①本人の ADL と希望に応じた体位をとる	▶ 体操は立位，仰臥位，座位のいずれかで実施する（図 2） 根拠 腹筋に力が入っていきむと，骨盤底筋に負担を与え，逆効果となる
②骨盤底筋を意識しながらリラックスした状態で行う ③リラックスするために，息を吐くことを意識した呼吸を行う ④腹部の力を抜き，「おならを我慢するように肛門を閉める」動作を繰り返す（図 3） ⑤排尿している状態をイメージし，「おしっこを途中で止める感じで尿道を締める」動作を繰り返す ⑥肛門を閉め，そのまま尿道も締める動作を繰り返す	▶ 締めている時と，緩めている時のメリハリが必要である コツ 楽にする時間は「締める」時間の 2 倍程度を目安とし，筋肉を休ませる．日常の様々な動きの中で骨盤底筋を締めるよう意識化させる

要点	留意点・根拠
⑦骨盤底筋の収縮は,「ぎゅっ」と速く強い締め方(2〜3秒程度)と,「ぎゅ〜っ」と長く収縮を続ける締め方(5〜8秒程度)の2つの方法を併用して行う	**コツ** はじめは一緒に行い,本人が生活の中で持続できる方法を取り入れる
⑧1セット10回,1日5セット(50回)を目安に行う	**コツ** 続けることで必ず効果がみられることを説明し,モチベーションを高める
4 バイオフィードバックによるフォローアップ	▶ バイオフィードバックとは,高齢者に起こっている心身の変化を装置や手段を用いて測定し,その結果を本人へ返すこと.これにより高齢者は自身の状態を把握し,コントロールしていくことができるようになる
①口頭や視聴覚資料による指導	▶ 継続的に口頭で教える,パンフレットを渡す,ビデオを渡すなど ▶ 骨盤底筋体操は保険適用されないこともあり,現場の指導者によって指導内容にかなりのばらつきがある
②用手的指導	▶ 指導者が内診して確認しながら指導する ▶ 骨盤底筋群は四肢などの筋群と違い,運動を目視することが不可能であるため,可能な限り個別に内診を行い,骨盤底筋群の筋力評価を行う(オックスフォードスケールの使用,表2)

表2 **オックスフォードスケール**

> 0:まったく収縮しない
> 1:わずかに収縮する
> 2:弱いが収縮は可能
> 3:収縮は可能で,骨盤底が挙上する
> 4:良好に収縮し抵抗を加えても収縮できる
> 5:強い収縮

③機器を用いた指導	▶ 腔内圧測定器,筋電図,腔内コーンなどの計測機器を用いることで,視覚で変化を認識できる **コツ** 骨盤底筋体操は,基本的にすべての排尿障害に適応があり,性別や年齢に制限はないことを強調し,継続できるよう指導する

評価

- ●骨盤底筋群の働きや解剖的位置,体操の方法を十分に理解したか.
- ●骨盤底筋を意識しながらリラックスした状態で実施できたか
- ●パンフレットなどを用いて継続して行えているか.

膀胱訓練

目的
・膀胱内に少量しか尿がたまっていなくても尿意を感じ，頻尿となる尿意切迫感に対処する．
・頻尿による「トイレに行きたくなると困るから外出しない」「トイレがない場所は不安」といった悩みを解決し，QOL を低下させない．
・排尿を我慢することで蓄尿機能を改善し，実際の膀胱機能に合った排尿パターンを回復する．

チェック項目 1 日の尿回数，1 回の尿量，尿の色，内服薬の種類

適応 頻尿，切迫性尿失禁，過活動膀胱，排尿機能に障害がない人

禁忌 前立腺肥大症，細菌感染による膀胱炎，膀胱結石，血尿や排尿時痛がある場合．また，多発性硬化症，脳血管障害，パーキンソン病，脊髄損傷など神経組織に関連した疾患がある場合

事故防止のポイント
・膀胱が感染を起こしていないかチェックし，疑いがある場合は訓練に先立ち検査を行う．
・感染症を起こしている場合は，尿を我慢することで尿路感染が生じ，逆効果となる．まず，専門医による治療が必要である．

··

必要物品 尿量を測る計量カップ（開始時，および必要時）

手順

要点	留意点・根拠
1 説明する ①正常な排泄について理解してもらう ②尿意を感じてから，時間を計って排尿を我慢する（蓄尿）訓練であることを伝える（図 4） 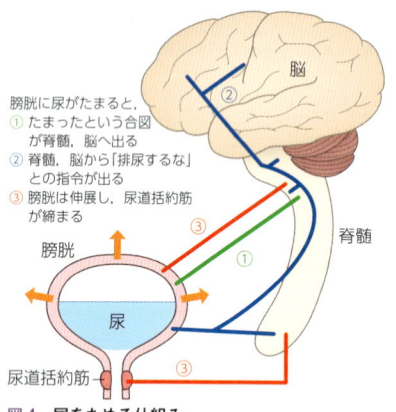 膀胱に尿がたまると， ① たまったという合図が脊髄，脳へ出る ② 脊髄，脳から「排尿するな」との指令が出る ③ 膀胱は伸展し，尿道括約筋が締まる 脳 脊髄 膀胱 尿 尿道括約筋 **図 4 尿をためる仕組み**	▶膀胱容量，1 回尿量，尿意と蓄尿，飲水と排尿のバランスについて説明する ▶尿意を感じても「まだ排尿してはいけない」という指令を意識的に繰り返し，ある一定の蓄尿量を自覚したところで「排尿してもよい」という指令に切り替えることにより，排尿をコントロールする力を訓練する ▶膀胱機能が回復し，排尿間隔の延長が可能になることを説明する ▶年齢にもよるが，通常 1 回の尿量は成人男性で 300～400 mL，女性で 200～300 mL 程度とされている．1 回尿量を確認し，明らかに量が少ない場合は膀胱訓練が有効な可能性が高い **注意** 「尿意を我慢してはいけない」「我慢は身体によくない」などと捉え，意識的に排尿を行ってきた人もいるため，動機づけをしっかり行っておく **コツ** 蓄尿を行うことで膀胱容量の低下や頻尿を改善するという目的を本人と共有する．我慢の程度として，排尿間隔は 3 時間程度を目安にする．訓練は 1 週間で効果の出る場合もあるが，2～3 か月程度続けてみるとよい

要点	留意点・根拠

② 膀胱訓練の実際

① 24 時間の排尿記録(排尿時間,尿量,前後の飲水量,行動など)をつける

1日目　1月3日(木)

○起床時間 午前・午後　6時30分
○就寝時間 午前・午後　9時10分

	排尿した時刻	尿量(mL)	飲水(mL)	備考
1	午前・午後　6時30分	150	200	
2	午前・午後　7時45分	150		
3	午前・午後　9時30分	30		
4	午前・午後　0時 5分	100	400	
5	午前・午後　1時10分	60		昼間 680 mL
6	午前・午後　3時00分	20		
7	午前・午後　6時20分	180		
8	午前・午後　8時50分	140	200	
9	午前・午後　0時15分	40	400	
10	午前・午後　4時05分	60		夜間 300 mL
11	午前・午後　6時30分	200		
12	午前・午後			

排尿日誌の例

② 尿意があってから,5 分間我慢してトイレへ行く
③ 5 分間我慢できたら,次は 10 分間我慢してみる
④ 10 分間我慢できたら,次は 15 分間我慢してみる
⑤ さらに少しずつ時間を延ばしていき,最終的に 3 時間程度我慢できるようになることを目標とする

▶ 排尿日誌などを使い,「1 回尿量が 100 mL 以下であった」「1 日 15 回トイレに行った」などの排尿行動を具体的に明らかにする　**根拠** 記録することによって,自分の排尿パターンや前後の飲水量,行動と尿意の関係が理解され,「どのくらい我慢できると何ができるか」「何をしたら排尿時間が延ばせるか」など具体的に考えやすくなる

▶ 排尿パターンや尿量は食事量や活動量などによって個人差があることを考慮する

注意 心因性頻尿で薬物療法を併用している場合には,服用量の調整も考えられるため,訓練の情報を担当医に報告する

コツ 排尿したいと感じた際に,肛門や尿道に力を入れて尿を我慢するなど,少しでも排尿を延ばそうと努力することが重要である.また,尿意から気をまぎらわす方法(ゆっくり深呼吸する,排尿以外のことを考える,歌を歌う,本を読む)を高齢者自身が見つけられるよう援助する

コツ 自分で想定していた尿量と,実際に計った尿量を比較してみると,自分の感覚と実際の尿量との違いや一致に気づくことができる

③ 行動変容に向けた援助

① 排尿環境を調整する

▶ ベッドからの移動の方法,手すりの設置,トイレまでの距離,移動の動線などを調整する

注意 脳血管疾患などに伴う後遺症や関節疾患,活動能力などによって,整備が必要となる環境は異なる

② 結果を評価し,継続へ向けて援助する

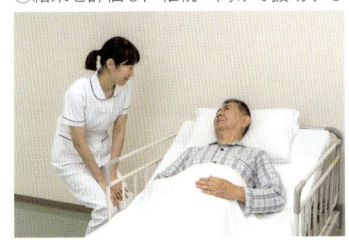

▶ 高齢者の ADL に合わせて立案する
▶ 失禁に備えてパッドを準備するなどし,安心を促す

コツ 1 回尿量の増加などに対してフィードバックし,努力をねぎらう.本人が「尿量が○ mL たまった」感覚を実感し,「この量までなら我慢できる」という自信をつけられるよう援助する.必要であれば,骨盤底筋体操(p.151)も併せて行うことを考慮する

評価

- 尿意があっても排尿を我慢できることを説明したか.
- 排尿記録を使用し,排尿間隔を延ばすことができたか.
- 膀胱訓練によって 1 回の尿量が適量となったか.

② 排泄
3 おむつ交換

山本 由子

高齢者の特徴と排泄ケアの必要性

- 様々な理由によって ADL が低下し，トイレやポータブルトイレ，または器具を用いた排泄が困難な高齢者にとって，おむつは，移動したり，衣類を汚すことなく排泄が可能となるものである．しかし，本来の排泄形態を逸脱したおむつの使用は，排泄物の処理を介護者やケアスタッフに全面的に頼らざるを得ない状況を生じる．
- 毎日何度も繰り返されるおむつ交換では，陰部・殿部の清潔保持，尿路感染症の防止，不快感の軽減，また高齢者の自尊心や羞恥心に十分配慮することが重要である．
- おむつを外せる可能性がありながらも，排泄に伴う一連の支援に時間がかかるなどの理由から，漫然としておむつを使用している場合も少なくない．本人の ADL や残存能力を十分にアセスメントし，自立した排泄に向けて援助することも必要である．
- 加齢に伴う皮脂量や角質水分量の減少により，皮膚の防御能は低下する．また，おむつ使用の高齢者では，便や尿の付着，頻回な洗浄や清拭によって，皮膚に刺激が加わり，スキントラブルを起こしやすい．排泄後は速やかに処理することが必要である．
- 高齢者1人ひとりの自立度や日常生活行動に応じたおむつを選択する．自立訓練段階にはパンツ型，長期臥床の場合にはテープ型や併用するフラット型，ADL がほぼ自立している場合には専用下着と組み合わせて使うパッド型などがあり，本人に合ったサイズで，実用面や経済面を把握して選択する．

おむつ使用のアセスメントと適切に使用するためのポイント

■ おむつの種類と適応
- おむつは目的別に豊富な種類がある．
- 本人に適したおむつを選択する．
- 主な選択基準は，排泄量や ADL の程度，体格，使用時間，今後の自立度である．
- おむつを使用しての排泄では，陰部・殿部の保清，尿路感染の予防を心がけ，不快感が伴うことを常に念頭におく．

● テープ型おむつ
- トイレに代わって，排泄の自立を支援する補完機能があるため，長期臥床者，全面的に排泄援助を受けている高齢者に適する．

● パンツ型おむつ
- 体形に合わせ，サイズ(S, M, L)を選択する．
- 吸収面が広く多量の尿を吸収できるが，安易な使用は尿失禁を悪化させるため，排泄の自立を訓練する際，または失敗の可能性は小さいが心配な場合に限定して使用する．
- 吸収量は商品によって様々であり，尿量や目的に応じて選択する．
- テープ型・パンツ型の両方として使える2way パンツが販売されている．

● フラット型おむつ
- おむつカバーと併用する．
- 様々な体格や用途で使用でき，安価なため，長期臥床者，排泄援助を受けている高齢者に適する．

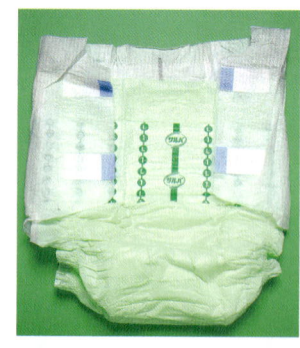

テープ型おむつ

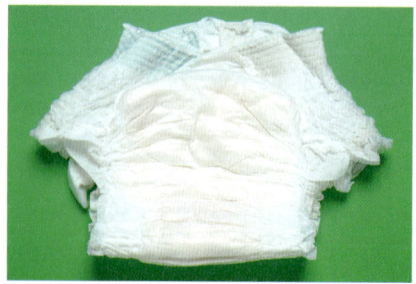

パンツ型おむつ

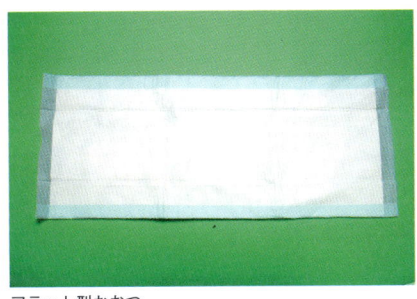

フラット型おむつ

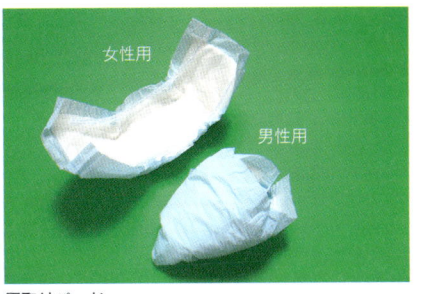

尿取りパッド

● 尿取りパッド
・女性用，男性用がある．
・ADL がほぼ自立し，失禁量も少ない場合はパッドのみを交換する．
・専用または普通の下着と併用できる．
・パンツ型・テープ型おむつと組み合わせ，排尿時はパッドのみ交換すれば，簡単で経済的である．
・吸収量は商品により様々であり，尿量や目的に応じて選択する．

2 おむつ・パッドの適切な使用
● テープ型おむつ
・股間の幅（日本人は平均 4.2 cm）に合わせておむつの中心を外側からつまみ，尿道口におむつが密着するように当てる．
・陰部・鼠径部に当たるおむつのギャザー部分が内側に折り込まれてしまわないよう，鼠径部に沿ってきちんと当てる．
・下側のテープは斜め上方に引き上げながら止め，次に上側のテープを腸骨にかけるようにして下向きに止める．

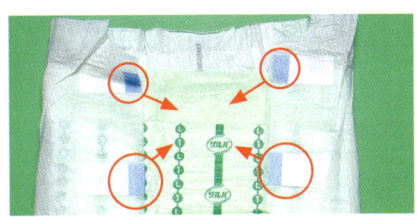

下側のテープは斜め上方に，上側のテープは下方に向けて止める

・背中とテープ型おむつとの間に隙間をつくらないようにすることで殿部をしっかり覆うことができ，尿漏れを防げる．また，臍部周辺にゆとりができ，動きやすくなる．
● 尿取りパッド
・尿取りパッドの陰部に当たる部分を股間の幅に合わせてつまむ．
・男性の場合は陰茎をパッドで覆う．紙おむつは着用する前に広げて中心で折っておくと，使いやすく身体にフィットする．
・紙おむつがフィットすることで，装着による不快感が軽減され，下肢の動きも妨げられない．さらに，尿道口周囲に流れる尿がパッドに吸収され，尿漏れを防ぐことができる．

3 服薬している薬物
・排泄に関連する薬物使用の有無を把握する．

おむつによるトラブル予防

1 加齢による皮膚機能の変化と排泄物によるスキントラブルを理解する
● 加齢による皮膚機能の変化
・皮膚の防御機能を維持するアミノ酸量の低下，皮脂分泌の減少のため，皮膚が乾燥する．また，膠原線維の減少により，皮膚の弾性が低下する．
● 排泄物によるスキントラブル
・便や尿の付着，おむつ着用，頻回な洗浄や清拭により皮膚のバリア機能が低下し，微生物やアレルゲンが侵入しやすくなる．

・皮脂分泌の低下によるドライスキン，皮膚の菲薄化，瘙痒感，乾燥に注意する.

2 予防的スキンケアを行う

●おむつ交換の頻度，便の性状，皮膚洗浄の必要性の有無を確認する.

・水様便では，活性度の高い消化酵素を含むため pH が高くなり，スキントラブルを起こしやすい.

●陰部・殿部の保清に努める.

・仰臥位での排尿は殿部にまで尿が流れつたう. ディスポーザブル手袋を着用し，広範囲に清拭する. 女性では汚れが付きやすい外陰唇内面・小陰唇周囲，男性では陰囊(のう)の裏側も清拭する.

・皮膚障害や尿路感染の予防のために，最低 1 日 1 回の陰部洗浄が望ましい.

●皮膚保護剤，外用薬を塗布する.

・便失禁が続く場合は，便のアルカリ刺激を弱酸性に緩衝する粉状皮膚保護剤や，練り状皮膚保護剤を肛門周囲に塗布する. 亜鉛華軟膏(酸化亜鉛)，アズノール(ジメチルイソプロピルアズレン)を混合使用することで，肛門周囲炎や感染症を予防する.

3 臭いへの対策をする

●ガスや便の臭いを抑える.

・ガスや便の臭いの原因は，腸内細菌からの硫化水素系ガス(硫化水素，メチルメルカプタン)である.

・ガスや便の臭いの原因となる硫化水素系ガスの発生を抑制する研究はまだ十分にされておらず，排泄物の臭いを消すことはできない. 消臭効果のある活性炭，防臭スプレーの使用などを考慮する.

●ガスや便の臭いに対処する.

・臭い対策として，換気，臭いの粒子が空間に広がらないような工夫が必要である. 臭いを抑える下着，ブランケット，尿失禁用シーツなどが市販されている.

4 精神的サポートを行う

・排泄は人の羞恥心に関わる. 排泄している姿や排泄物を見られること，排泄に際して露出する性器や排泄器官を見られること，排泄により音や臭いが生じることなどによる羞恥心に常に配慮し，援助を行うことが重要である.

・本人に声をかけ，不安や羞恥心を軽減するように努める.

5 プライバシーに配慮する

●排泄の途中で他者が入ってこないように配慮する.

●カーテン，スクリーンなどを利用し，本人のプライバシーを保護する.

●汚染したおむつは内側に折り込んで目立たないようにする. また，使用済みおむつを入れるビニール袋などを用意しておくとよい.

おむつ交換

目的

・排泄のタイミングや尿・便の量に合わせておむつを使い分けることで，高齢者の日常行動や社会参加を支援する.

・介護度が高く長期臥床の場合は，排泄場所としてのトイレの代替機能を果たす.

・普段観察できない殿部や陰部の皮膚の状態を観察し，保清を行う.

チェック項目 ADL の状況，1 回の排泄量，介護度，体型，使用時間(長いか短いか，昼か夜か)，今後，排泄の自立を促すか.

適応 尿意・便意がない，あるいは曖昧である. 失禁が心配で，おむつ着用により安心できる. 在宅介護などで，夜間の排泄における介護力不足を補う場合

事故防止のポイント 温湯や熱いタオルによる粘膜の損傷・熱傷防止，スキントラブル防止

必要物品　おむつ（①），ディスポーザブル手袋（②），予防衣（③），交換用尿取りパッド（④），湯を入れたバケツ，陰部・殿部洗浄用品〔陰部・殿部清拭用タオル（⑤），陰部洗浄用ボトル（⑥）〕，処置用シーツ（⑦），トイレットペーパー（⑧），ビニール袋（⑨）

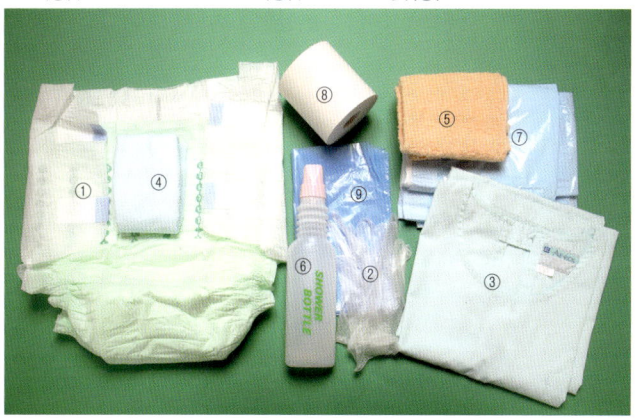

※③は使い捨てプラスチックエプロンでもよい．

手順

要点	留意点・根拠
1 説明する ①排泄が予想される時間に合わせて訪室し，排泄状態の観察，声かけをする ②手順，必要性，目的，所要時間を伝える	**根拠** 排泄による皮膚汚染，スキントラブル，不快感を防ぐ ▶ おむつ交換は羞恥心・尊厳に関わる行為であるため，必ず事前に説明し，同意を得る ▶ 高齢者の質問に対しては丁寧に説明する **コツ** 認知症高齢者に十分な理解を得ることは難しいが，「きれいにしましょう」などと声をかけながら行う
2 物品を用意し，環境を整える ①必要物品をベッドサイドに用意する ②実施者は手を温めておく ③使用する湯の温度を確かめる	▶ おむつ交換は，高齢者の四肢麻痺，関節拘縮，ADL に応じて，看護師1人または2人以上で行う **根拠** 実施者の手が冷たいと高齢者を驚かせたり，不快感を与え，末梢血管を収縮させる **根拠** 湯温が高いと，粘膜を損傷するおそれがある **事故防止のポイント** 粘膜を損傷したり，熱傷を起こさないように湯温を調整する

要点	留意点・根拠
④カーテンを閉めるなど，羞恥心やプライバシーに配慮する 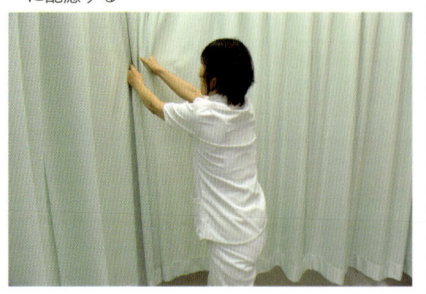	▶適宜窓を開けて換気するなど，臭いにも留意する

動画
2-23

3 処置の準備をする	
①ベッドをフラットにし，仰臥位をとる．必要時ベッドに処置用シーツを敷く	根拠 排泄物によるベッド周辺の汚染防止
②ディスポーザブル手袋を装着し，できるだけ予防衣を着用する	▶病室に人がいない時間帯に実施する．また，食事の前後や面会時間を避ける ▶おむつは随時交換が原則である．サインや排泄パターンを読み取り，早めの対応を心がける
③トイレットペーパーをすぐ使えるよう事前に切って用意しておく	
④ズボンを下げる	▶陰部・殿部の露出時間は最小限に抑え，プライバシーを保護する

4 汚れたおむつの処理をする	
①おむつと尿取りパッドを広げ，温かい陰部・殿部清拭用タオルで陰部・殿部手前側を拭く	コツ 看護師は自身の利き手側のベッドサイドに立つと作業がしやすい 根拠 スキントラブルを防ぐ．尿・便の長時間付着は皮膚刺激となる 事故防止のポイント タオルの温度が高いと，粘膜を損傷したり熱傷の原因になるため，拭く前に確認する 事故防止のポイント おむつによる湿潤で皮膚が脆弱になっているため，こすらず丁寧に拭き，スキントラブルを防ぐ
②看護師側に向く側臥位にする	
③側臥位のままで殿部を清拭する．便の付着など汚れが落ちにくい場合は，おむつや便器を挿入し，陰部洗浄用ボトルの微温湯で洗浄する	▶背部・殿部の皮膚の状態や変化を観察する ▶負担をかけないよう手際よく行う ▶微温湯で洗浄した場合は，タオルで水分をしっかり拭き取る．皮膚を十分に乾燥させることが，スキントラブル予防につながる

要点	留意点・根拠

④新しい尿取りパッドを当てながら，汚染したおむつを汚染部を内側にして小さくまとめる．処置用シーツも汚染面を内側に，高齢者の身体の下に入れ込む

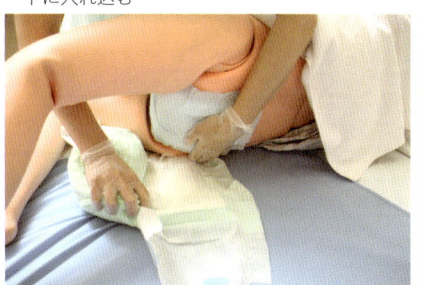

汚染したおむつを小さくまとめる

注意 不随意に排泄のある高齢者の場合は，交換時の排泄に備え，新しい尿取りパッドを当てながら交換する

コツ おむつの位置や汚染の状況によっては無理に引き抜かず，新しいパッドをしっかり当て，反対側を向いた時点でまとめた汚染したおむつを処置用シーツとともに取り除いてもよい

---

5 おむつを交換する（テープ型の場合）
①側臥位のままで，新しいおむつを殿部の中心にくるように敷く

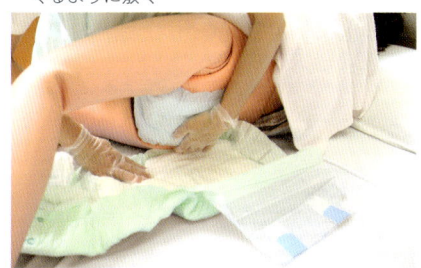

新しいおむつの中心が殿部の中心にくるようにおむつを敷く

▶ 新しいおむつは，前側・後ろ側を取り違えないように当てる
▶ 本人の羞恥心に配慮し，途中でやり直しなどしないよう手際よく行う

②仰臥位に戻した後，まとめたおむつと処置用シーツを手前から引き出し，取り除く

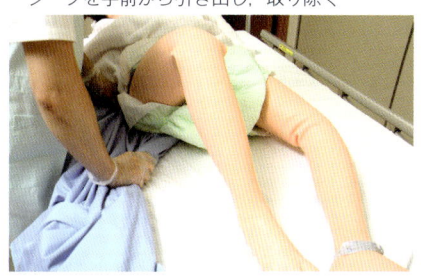

要点	留意点・根拠
③状況によってケアを追加して行う	▶ 汚れがひどい場合は，おむつ交換の手順の中で陰部洗浄を行う ▶ 臭気が強い場合は適宜消臭スプレーを使用するが，ほとんどは陰部洗浄によって改善する ▶ 寝衣，寝具まで汚染がみられる場合は，部分清拭，寝衣交換，シーツ交換を追加する
④新しいおむつと尿取りパッドを装着する 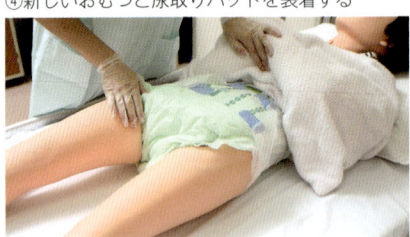	▶ 臍の位置を確認し，おむつと尿取りパッドの中心が股間にくるように調整し，テープでとめる ▶ 尿漏れを防止するため，背中とおむつとの間に隙間をつくらないようにする．おむつのギャザー部分が外側になるよう，鼠径部に沿ってきちんと当てる
⑤衣類，体位，環境を整える	▶ 衣類と体位を整え，おしぼりやウェットティッシュを渡し，気になる部位を拭いてもらう．また，ベッド上の整頓や換気などの環境整備を行う ▶ 援助のためにベッド周囲のものを移動した場合は，生活環境を変えないよう必ず元に戻す **コツ** 退室前に高齢者の表情や様子に注意し，他に援助が必要なことはないか確認する
6 後片づけをする ①汚れたおむつや不要になった物品は規定に沿って廃棄・消毒する ②高齢者の状態を観察し，必要であれば腰痛の有無，気分が悪くないかなどを確認する ③適宜おむつを観察し，排泄を確認した場合，速やかに交換する	▶ そばを離れる際は，ナースコールを手の届くところに置く ▶ 状態変化に留意する．ナースコールがなくても訪室し，声をかける ▶ 尿中の尿素分解によるアンモニア，便のアルカリ成分による皮膚刺激，臭気や湿潤による不快を避ける

評価

- 排泄後，速やかにおむつ交換できたか.
- 本人に適したおむつを選択しているか.
- 自尊心・羞恥心に配慮した援助を行ったか.
- 陰部・殿部の汚れを清拭し，スキントラブルを予防できたか.

おむつを外すための援助

目的
- 安易なおむつの使用は残存する排泄機能ばかりか，その人の生活行動や QOL を低下させるため，その必要性を十分に検討する.
- 「排泄ができる」ことへの自立・自律を支援し，QOL や ADL の低下を予防する.

- 排泄に関わる ADL 向上を図り，高齢者を寝たきりにしない．
- 排泄物による皮膚障害や，機能障害，尿路感染症などの感染症を起こさない．
- 経済的負担，家族・スタッフの労力の増大に伴う QOL 低下といった悪循環を防ぐ．

チェック項目
- 尿意・便意を感じ，伝えることができるか．
- 排泄に必要な動作のうち，起き上がり，立位，歩行，移動（移乗），衣服や下着の上げ下げがどの程度可能か．
- 身体機能的な蓄尿と排尿がどの程度可能か，および排泄障害の有無
- 1 日の排泄パターン，食事時間や水分摂取状況などの生活パターン

適応 ADL のうち，排泄に関連する動作の自立度において，一部介助または見守りが必要である状態

禁忌 脊椎損傷などにより床上安静の人，意識低下などでおむつ着用が必要な状態の人

事故防止のポイント トイレ排泄やベッドサイドのポータブルトイレへの誘導の際，転倒・転落が生じやすい．特に座位保持が安定しない人の場合はプライバシーに配慮しつつ近くでの見守りが必要である．

必要物品
- ベッド上で腰上げが可能な場合：尿器（①），安楽便器（②），バスタオル（③），拭き取り用ペーパー（④）
- ポータブルトイレの場合：ベッドサイド設置型ポータブルトイレ，トイレットペーパー（⑤），消臭剤（⑥）
- トイレ誘導の場合：パンツ型おむつ（⑦），尿失禁用パッド類（⑧）など適宜利用

※いずれもディスポーザブル手袋，ビニール製エプロンを用いる．

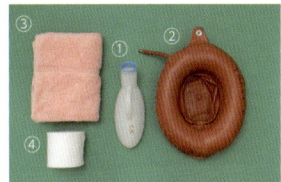
ベッド上で腰上げが可能な場合

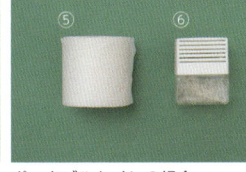
ポータブルトイレの場合

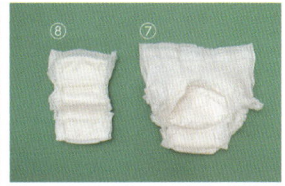
トイレ誘導の場合

手順

要点	留意点・根拠
1 高齢者や家族・介護者への説明 ①おむつを外す援助について説明する 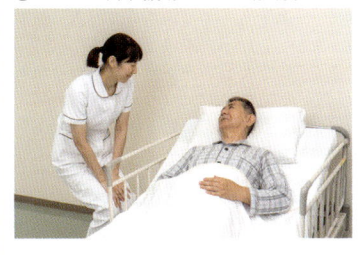 ②家族や介護者に説明し，理解を得る	▶ ADL に応じた方法と手順を説明し，協力が必要な部分，看護師が援助する部分への理解を得る **根拠** 身体機能が低下した状態から排泄行動を行う際，一度に上手くできる方法はなく，筋力やバランス保持といった本人の理解や協力が欠かせない **コツ** おむつを使用していることによって自尊心が低下し，絶望感を抱いている可能性がある．気持ちが前向きになり，協力が得られるよう丁寧に説明する ▶ おむつの経済的負担や介護への労力といった弊害に気づかず，使用していることもあるため，おむつを外す目的などを十分に説明し，理解と協力を得る

要点	留意点・根拠

2 アセスメント

①おむつを外すためのアセスメントをする上で必要な情報を収集する

・生活歴, 生活様式, 意欲
　個人因子と環境因子, 既往歴・現病歴, 投薬など

・運動機能
　骨関節機能, 筋力, 座位保持機能, つかまり立ち機能など

・排泄機能
　排尿機能(尿意, 膀胱容量, 排尿回数, 残尿量, 膀胱活動性), 排便機能(便意, 便秘, 下痢), 住環境, 投薬の影響など

・認知機能
　見当識, 行動・心理症状の有無, コミュニケーション機能, 視覚・聴覚・痛覚などの感覚機能

②情報を整理して総合的にアセスメントし, どのような援助が必要か検討する

▶ 入院前の排泄習慣やおむつを使用するようになった経緯を確認し, 本人の意思や希望を聴く

▶ 排泄行為に関するADLを観察し, 見守りまたは一部介助か, どの部分をどの程度介助するのか評価する. おむつを着用することで「やらなくなった」排泄動作のうち, 「できる」ものがないか確認する

▶ 現在の排尿・排便機能の状態を排泄日誌や看護記録から把握する. 排尿時間, 間隔, 食事・水分摂取との関係などの排泄パターン, 治療に関する投薬の有無や影響などについて確認する

▶ 認知機能の低下が考えられる高齢者では, 理解力に合わせた声かけと実施方法を話し合う. 尿意・便意の訴えにつながるサインの有無などを観察する

3 実際の援助

①声かけを行う

②アセスメントをふまえ, 排泄の方法(ベッド上での排泄, ベッドサイドでの排泄, トイレ誘導など)を選択し, 援助を行う

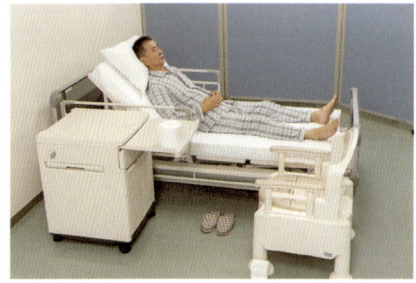

ポータブルトイレを利用する場合

コツ 排泄日誌や看護記録の情報から起床時や就寝前, 食事の後などに尿意や便意を尋ねる. その際, 「トイレはいかがですか」など, 強制しないような声かけをする

▶ 本人の羞恥心に配慮した声かけや見守りを行い, できるだけ苦痛を与えないようにする

▶ ポータブルトイレを利用する場合, 起き上がり, 移動, ズボンと下着の上げ下ろし, 座位保持を援助する

▶ ポータブルトイレはベッドと平行に配置し, 高さを合わせる

▶ トイレ誘導の場合, ベッドまたは病室からトイレまでが近い, 移動ルートに手すりがある, 廊下に障害物がない, といった環境に整える

事故防止のポイント トイレの床に水こぼしなどがあり, すべりやすくなっていないか, トイレットペーパーが取りやすい位置にあるかを確認し, 転倒を防ぐ

▶ 移動に車椅子を用いる場合は, ベッドサイドや近くの廊下に置き, すぐに使用できるようにしておく

要点	留意点・根拠
③衣服・履物の調整をする 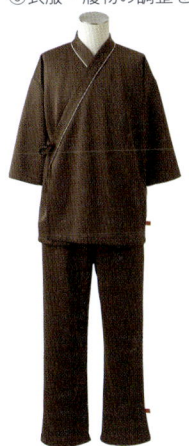 〔画像提供：住商 モンブラン株式会社〕 **図1 ふさわしい衣服**	▶上下に分かれて上げ下ろしがしやすい衣服(図1)，着脱しやすく滑りにくい履物を準備する **根拠** 衣服が脱げずに失禁したり，慌てて転倒するといった事態を防ぐ

<table>
<tr><td>

4 援助を行う上での留意点
①安全な移乗・移動への援助をする
②安全への配慮がなされ，安心して排泄できる環境を整備する

</td><td>

▶「第2章【2】排泄①排泄援助」p.136 参照
▶トイレを利用する場合は，高齢者に見えやすい大きさのトイレ表示がある，トイレ個室はプライバシーが保てる，便器まわりに介助者が入れるスペースがある，手洗いする蛇口の位置が適切で車椅子のままでも使用できる，廊下や足元に照明がある，トイレまでの距離が短くルートが適切に確保されている，といった環境に整える
▶認知症をもつ人であっても，おむつに対する羞恥心は変わらない．環境を整え，排泄機能を評価し，排泄パターンに合わせたトイレ誘導を実施することで，おむつを外すことにつなげられる
▶ポータブルトイレなどを利用する場合は，音や換気面などで同室者への配慮が必要となる

</td></tr>
<tr><td>

③自立した排泄への意思を尊重する

</td><td>

▶ADL の拡大に伴い，夜間のトイレ介助の増加や，トイレでの排泄による転倒・骨折のリスクが増大すると考えられる．これを「自立した排泄への意思」と捉え，理学療法士などと相談し，目標設定していくことが大切である
▶寝たきり状態の高齢者では，少しずつ臥床時間を減らし，体力・筋力をつける日常生活動作訓練を行うことで，おむつを外すことにつなげる

</td></tr>
</table>

評価

- ●排泄の自立に必要な身体機能について説明したか.
- ●高齢者の ADL に合わせた排泄手段を選べたか.
- ●皮膚障害や転倒がなく，安全に行えたか.
- ●おむつを外す援助が QOL の向上に役立ったか.

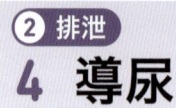

4 導尿

山本 由子

高齢者の特徴と排泄ケアの必要性

- 様々な理由により自然排尿が困難になった場合に，無菌操作によって尿道口より膀胱へカテーテルを挿入し，膀胱内に貯留した尿を体外に排出させる方法として，一時的カテーテル導尿法と膀胱内留置カテーテル導尿法がある．
- 導尿を行う目的は，①骨盤内手術後や糖尿病，骨盤損傷などから二次的に起こる神経障害による排尿障害，尿道狭窄などの器質的障害に伴う排尿障害，排尿後に残尿があるなどの場合の尿の排出，②尿路感染症などの際の細菌培養検査のための尿採取，③膀胱内への薬物注入，などである．
- 膀胱内留置カテーテル導尿法は，管理が手軽に行えることから病院以外でも行われているが，特に高齢者では皮膚の免疫機能が低下しており，長期に及ぶ場合は尿路感染を引き起こしやすい．また，男性では尿道憩室などの器質的障害，女性では抜去後に尿道の収縮・弛緩作用の低下による完全失禁状態を招くことがある．安易にカテーテル留置を行わず，適切に管理し，短期間で抜去する．
- 高齢者では，家庭から施設や病院への入所・入院に伴う排泄環境の変化や心理的影響，疾患，服用している薬物の影響，活動制限など，様々な要因によって排泄状況の変化が起こりやすい．導尿は自然排尿と異なる排尿形態であり，身体的・精神的な苦痛も強く，人間の尊厳に関わる．羞恥心やプライバシーに配慮し，訴えまたはその心情を察知して援助する．
- 皮膚の自浄作用の低下や易感染性に対して，無菌操作を遵守し，人為的な感染を引き起こさないようにする必要がある．

アセスメント

1 排尿の現状

- 膀胱内尿量
- ・膀胱内の尿量はどのくらいか，尿意を感じているかどうかを把握する．尿の生成は通常 0.5〜1.0 mL/kg/時であり，最終排尿時刻から膀胱内に貯留するであろう尿量は概算できる．
- 排尿習慣，水分出納
- ・入院前の排尿習慣と，現在の状態を比較する．疾患による状態の変化，日々の排尿回数，食事や生活行動サイクルとの関連を認識し，フローシートなどを利用することで長期的経過を把握する．
- ・発汗，水分摂取状況と水分出納を把握する．水分摂取不足も排尿障害の原因となる．
- 下腹部の緊満・不快感の有無
- ・緊満感は尿の貯留が多い場合に感じられるが，高齢者では無自覚なことが多いことに留意する．
- 最終排尿時刻
- ・前回の排尿から 8〜12 時間経過して排尿がない場合，導尿の必要性を医師に相談して導尿を実施する．
- 本人の訴え

2 身体的背景

- バイタルサイン
- 感染徴候
- ・灼熱感や排尿痛があれば感染の可能性が高い．
- 尿の性状
- ・膿尿，混濁尿などがみられる場合，感染を疑う．
- ・濃縮尿は脱水や発熱によってみられる．
- 排尿障害
- ・排尿障害は，膀胱に尿を貯留する機能が障害される蓄尿障害と，尿を排泄する機能が障害される尿排出障害に分けられる．
- ・蓄尿障害（尿失禁）の原因には，尿道括約筋の損傷，下部尿路閉塞，骨盤底筋の脆弱化，排尿筋機能異常（膀胱炎，膀胱腫瘍，脳血管障害，糖尿病など），薬物，精神的要因がある．

・一方，尿排泄障害の原因には，下部尿路閉塞（前立腺肥大，尿道狭窄，膀胱結石など），排尿筋機能低下（脊椎椎間板ヘルニア，糖尿病，脳血管障害など），加齢，薬物，精神的要因がある．

③ 精神的背景
- 排尿意欲の有無
- 認識力，判断力の程度

④ 薬物の服用状況
- 服用している薬物による影響
・高齢者は薬物を服用していることが多く，薬物の作用で尿閉や排尿障害を起こすことがある．
・抗コリン薬，抗うつ薬，催眠薬，鎮痛・鎮静薬などは，排尿筋収縮を抑制する．
・気管支拡張薬には，膀胱出口部抵抗増強作用がある．

⑤ 検査・診察
- 問診
・排尿障害に関わる情報や腹部・骨盤腔内手術の既往歴，入院歴などを本人・家族から聴取する．
・排尿記録を確認し，気になった点などを尋ねる．
- 血液一般検査，血液生化学検査
・出血，炎症所見，電解質異常の有無，腎機能・肝機能を把握する．疾患やその合併症の検索に有効である．
- 診察
・排尿障害の原因となる前立腺肥大症や，女性では子宮脱などの有無を確認する．
・腹筋の緊張の程度，陰部・殿部の皮膚の状態などを把握する．
- 腹部 X 線所見
・大腸の形態異常，イレウスや腸捻転の有無，腹部ガスの貯留状況をみる．
- 膀胱鏡検査
・膀胱癌などの器質性疾患の診断に有用である．
・苦痛を伴う検査であるため，十分な説明が必要である．
- CT 検査
・前立腺腫瘍，炎症性病変の，膀胱や下部尿路周囲への広がりを把握できる．

導尿に伴うリスク予防

① 尿路感染のリスクを予防する
- 解剖学的位置関係を把握する．
・女性の場合，外尿道口が腟口，肛門と接近しているため，導尿によって汚染される可能性が高い．
・正常な自然排尿では，一定間隔の排尿によって膀胱や尿道が洗い流されるため，感染は起きにくい．
- 適切な導尿手技を徹底する．
・不適切なカテーテル選択や操作は粘膜を傷つけ，細菌を付着させる可能性が高い．
・高齢者の場合，おむつの使用や生理的な皮膚防御能の低下により，皮膚のバリア機能が障害され，物理的な刺激に敏感に反応し，微生物が容易に侵入することに留意する．
- 清潔を保持する．
・導尿中は皮膚への刺激となる頻回な清拭や洗浄を控え，皮膚洗浄剤，皮膚保護剤を用いてスキンケアを行う．

② 身体的なサポートをする
・安全に処置を行うため，活動性や認知状態によっては複数のスタッフで導尿を行い，無菌操作や処置中の安静が保てるよう配慮する．

3 精神的なサポートをする

- カテーテル挿入による排尿は，通常では起こり得ない体験であり，精神的苦痛や不安も強い．高齢者に対する尿路・生殖器系の処置には，特に尊厳を保つ態度が重要である．
- 説明や声かけを高齢者が理解できるようわかりやすく行い，ストレスや不安の軽減に努める．

4 環境を整え，プライバシーに配慮する

- カーテンやブラインドを閉め，プライバシーや羞恥心に配慮する．多床室で面会者がいる場合は席を外してもらうなど配慮する．
- あらかじめ処置後の寝衣や下着，掛け物などを高齢者の状況に応じて整えておく．また，処置の途中に不要な出入りがないようにしておく．

一時的カテーテル導尿法

目的 自然排尿が困難となったり十分に行えない高齢者に対して，①尿閉状態にある場合，間欠的に排尿して膀胱内を空にする，②尿の細菌培養のために無菌尿の採取を行う，③残尿量を測定する，④膀胱洗浄や膀胱内への薬物注入を目的として，無菌操作により膀胱内にカテーテルを挿入し，尿を体外に排出させる．

チェック項目 尿の貯留状況，最終排尿日時と量，認知機能，精神状態，腹部症状，腹痛の有無，尿意・残尿感の有無，下肢の麻痺や拘縮の有無・程度，バイタルサインなど

適応 ①膀胱内に尿が貯留しているにもかかわらず自然排尿ができない尿閉状態にある場合，②自然排尿後の残尿量測定の場合，③検査で無菌尿を採取する場合，④尿道・膀胱内の診察，治療の前段階や治療のために薬物を注入する場合など

禁忌 泌尿器・生殖器系の術後または形態的・器質的な異常，出血傾向などがある場合(やむをえず導尿が必要な場合は医師が行う)．

事故防止のポイント 清潔操作の徹底による尿路感染症の防止

必要物品 2孔式滅菌ネラトンカテーテル(12 Fr)
(①)，滅菌手袋(②)，滅菌潤滑剤(③④)，鑷子
(⑤)，綿球(⑥)，ガーゼ(⑦)，処置用シーツ，
膿盆(⑧)，トレイ(⑨)，尿器，バスタオルまたは綿毛布，清浄綿，必要時試験管2本程度と試験管立て，ワゴン車

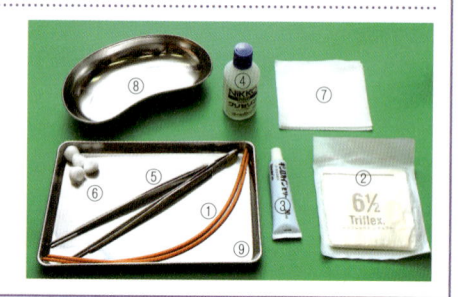

要点	留意点・根拠

1 説明する

①導尿を行うことを説明し，同意を得る

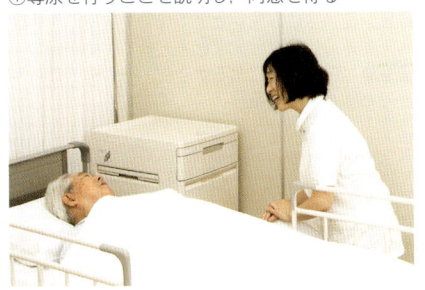

根拠 導尿は苦痛を与える処置であるため，必ず事前に説明し，同意を得る

▶ 導尿の必要性や疾患との関連性，見通しについても高齢者・家族に説明する

コツ 認知症高齢者では十分な理解を得ることが難しいため，家族の理解・協力を得ながら行う

▶ 具体的な手順，所要時間を伝える．また，高齢者の質問に対しては丁寧に説明する **根拠** 高齢者は不安を感じていることが多いため，不安の軽減に努め，導尿がスムーズに進むよう協力を得る

2 導尿の準備をする

①必要物品をワゴンなどに載せ，ベッドサイドに用意する

②看護師の立つ側に用意したワゴンを置く

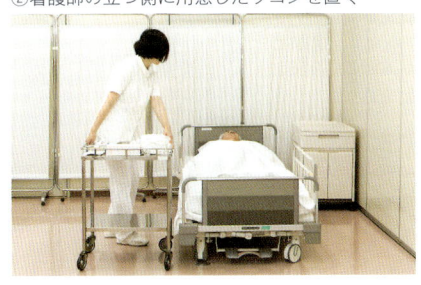

▶ 導尿操作に入ってから，不足した物品を取りに行くなどの出入りがないよう物品はすべてそろえておく

▶ カテーテル挿入は利き手で行うため，右利きであればワゴンの右側に立つ

コツ できるだけ無菌状態を維持してカテーテルを扱えるよう，看護師の手前に滅菌トレイを配置する必要がある

③導尿中はカーテンを閉め，プライバシーに配慮する

▶ できるだけ病室に人がいない時間帯に実施する．食事の前後や面会時間を避ける **根拠** 導尿は羞恥心を伴う処置であるため，音や声かけを含め，プライバシー保持が必要である

3 体位と寝衣を整える

①体位を調整し，殿部の下に処置用シーツを敷く

▶ 仰臥位で行う．処置中ベッド周辺を汚さないように処置用シーツを敷く

▶ 処置中，無菌操作範囲内に毛布や足が入ることを防ぐ

コツ 使用中の毛布の手前，足元を三角に開き，処置できるように整える．上掛けは足元に扇子折りにしてたたむ

②寝衣の裾を腰まで上げ，綿毛布を掛ける．可能であれば綿毛布の下で下着を脱いでもらう

▶ 不必要な露出を避け，羞恥心の軽減と保温を図る

要点	留意点・根拠
③看護師側の下肢にバスタオルを巻き，掛けていた綿毛布は反対側の下肢を包み込み，女性の場合は膝を立て，足を広く開く ・男性の場合は肩幅程度に足を開いて伸ばす 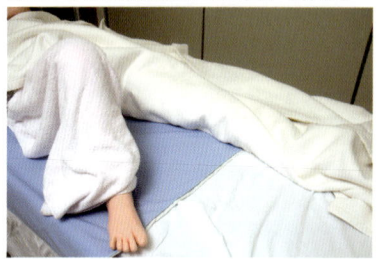	▶両膝を立ててもらって行うことが望ましいが，筋力の衰えている高齢者では下腿のふるえや疲労が考えられる **コツ** 手前の足は看護師が保持するとよい ▶反対側の下肢が膝を立てて保持できるかを確認し，できない場合は枕などを入れて体位を保つ **コツ** 陰部のみが見えるように，他の部分はしっかりバスタオルで覆う
4 使用物品を準備する ①手指を擦式消毒液で消毒し，ワゴン上で滅菌トレイを開き，使用物品をセットする ②物品をすぐに使えるように手前に置く 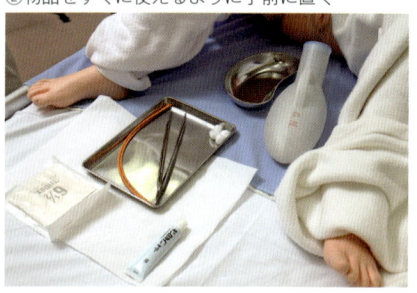	**コツ** 高齢者の協力が難しく汚染が予測される場合は，処置をスムーズに進めるために介助者に補助に入ってもらう ▶トレイには消毒用綿球3〜5個，ネラトンカテーテル1〜2本用意する **コツ** 滅菌野の上を汚染物が通らないように物品の配置に注意する ▶高齢者の足元にトレイ，膿盆などを置くため，足を動かさないよう協力を得る
動画 2-24 動画 2-25 **5** 導尿を実施する 《女性の場合》 ①滅菌手袋を無菌的に装着する ②小陰唇を開いて外尿道口を確認し，外尿道口の右・左・中央を上から下へ，それぞれ綿球を換えて消毒する 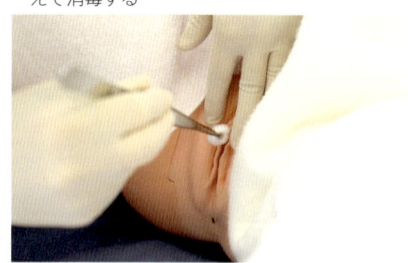	▶羞恥心を考慮し，女性看護師が行う ▶消毒前に「いまから消毒をします。失礼します」など，必ず声をかける **根拠** 冷たい綿球で突然，鋭敏な部分に触れると驚かせてしまい，動いて滅菌野が汚染される場合がある ▶消毒線球は1回ごとに取り換える ▶利き手と反対の手で小陰唇を開き，利き手で鑷子を把持する **注意** 小陰唇を開いた手は，カテーテルを挿入し終えるまで絶対に離さない **根拠** 感染防止 **コツ** 最後に中央を消毒する際に，尿道口の位置をしっかり確認しておく

③カテーテルは先端から 6～7 cm の部分を持ち，挿入するカテーテル表面に潤滑剤を塗布する

▶ 女性の尿道の長さは平均 3～4 cm であり，必要以上に深く挿入するのを防ぐため，6～7 cm の部分を持つ．また，持つ位置が遠すぎると外尿道口に的中させにくい

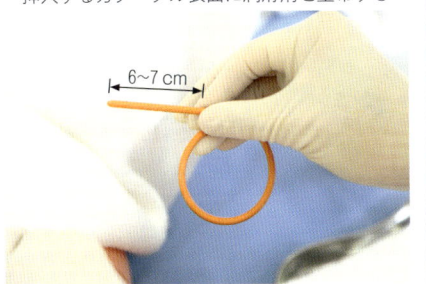

6～7 cm

④カテーテルの先をやや下向きにし，静かに挿入する．カテーテルの末端は尿器に入れる

▶ カテーテル先端に潤滑剤を塗布すると，カテーテルの挿入がよりスムーズになる
▶ 挿入時に「管を入れます，口でゆっくり息を吐いてください」と声をかける　根拠 大きく息を吐くと緊張が緩む
コツ カテーテルを尿器の壁に沿わせると，尿のたまっていく音がしない
コツ 腹圧でカテーテルを押し出そうとする力が働くが，尿の流出が終わるまでカテーテルを保持する
コツ 認知症高齢者の場合，カテーテル挿入中に身体を動かすと危険なため，介助者の協力を得る

⑤3～4 cm 挿入し，尿の流出を確認したらカテーテルをさらに 1～2 cm 進め，確実に膀胱内に挿入する．この際，腹圧をかけるよう指示する

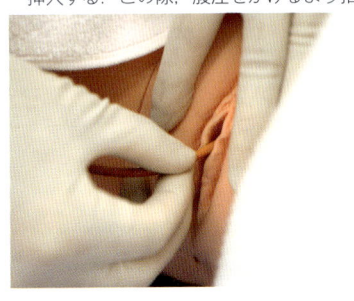

⑥尿の流出が少なくなったら，空いている手の甲側で恥骨結合の上側を軽く圧迫し，排尿を促す

注意 尿器の中のカテーテル末端がたまった尿につからないようにする　根拠 逆行性感染の防止

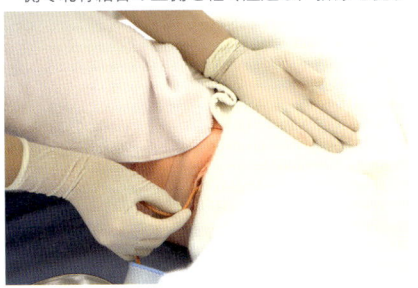

⑦尿の流出が終わったらカテーテルを静かに回しながら抜去する

根拠 回転させると残尿が流れやすくなる

要点	留意点・根拠
⑧尿道口周辺をガーゼまたは清浄綿で押さえ拭きする ⑨手袋を外してから陰部を綿毛布で覆う ⑩足元の物品をワゴン下に移動させる ⑪体位を元に戻し，下着や寝衣を整える ⑫高齢者の状態を観察する	▶ 外陰部で覆われることから，消毒は必要なく，押さえ拭きのみでよい

動画
2-26

<table>
<tr><td>

《男性の場合》(図 1)
①滅菌手袋を無菌的に装着する

②陰茎を垂直に引き上げ，亀頭部を露出し，外尿道口の周囲を広範囲に消毒する

</td><td>

▶ 残尿感や腹部の緊満感の有無などを確認する
事故防止のポイント 尿路感染症を起こさないように清潔操作を徹底する
▶ 男性の場合は羞恥心を配慮し，男性の医師または看護師が行うが，やむをえず女性看護師が行うこともある
▶ 中指と環指を陰茎にあてがい，母指と示指で包皮を下げて亀頭部を露出し，外尿道口を広げる．利き手で鑷子を持ち，外尿道口を円を描くように3回消毒する．線球は1回ごとに取り換える

</td></tr>
</table>

③カテーテル先端に潤滑剤を塗布し，4〜5 cm の部分を持つ
④陰茎を直角に(90度)持ち上げ，カテーテルの先をやや下向きにして外尿道口から静かに挿入する

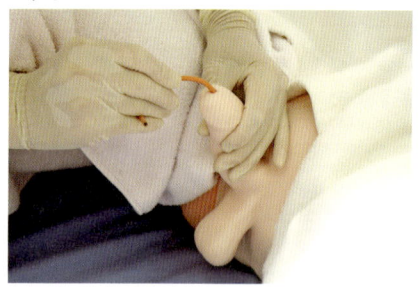

⑤15 cm ほど挿入してから陰茎の角度を60度に変え，20 cm くらいまでカテーテルを挿入する．挿入時に抵抗を感じたら無理に挿入しない
⑥20 cm ほど挿入し，尿の流出を確認したらカテーテルを少し進め，抜けないようにしっかり保持する．この際，腹圧をかけるよう指示する

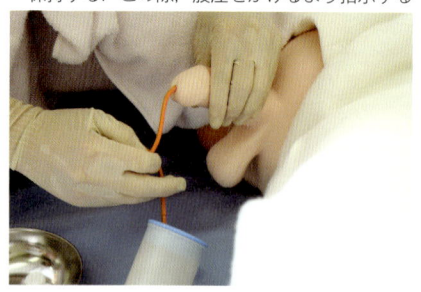

⑦以降の手順は，《女性の場合》と同様である

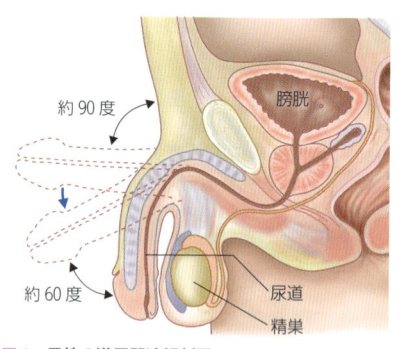

図 1 男性の導尿関連解剖図

根拠 陰茎の角度を約60度にすると尿道が直線化し，尿が流れやすくなる

▶ 男性の尿道の長さは15〜20 cm である
▶ カテーテルの末端は尿器に入れる

要点	留意点・根拠
6 後片づけをする ①終了したことを伝え，退室する．必要時は換気または消臭を行う ②尿の量・性状を観察する ③使用した物品は定められた方法で洗浄・消毒・廃棄し，結果を記録・報告する	▶ そばを離れる際は，ナースコールを手の届くところに置く 根拠 外陰部の違和感などを訴える場合がある ▶ 臭気や本人の羞恥心，周囲の人への配慮として尿器にカバーなどをかける ▶ 施行時間，尿量，性状，臭気，混入物，実施者名，その後の観察事項や全身状態を記録しておく

膀胱内留置カテーテル導尿法

目的
- 尿道の機械的閉塞，器質的障害，疼痛などによる尿閉で膀胱にたまった尿が排尿できない場合に，外尿道口から膀胱内にカテーテルを留置し，持続的に蓄尿袋に尿を排出させる．
- 医療的に身体的負担を減らし，尿の量や性状を確認する．
- 精神的に排尿を気にせず，安心して入院生活を送ることができるようにする．

チェック項目 最終排尿日時と量，腹部症状，腹痛，尿意の有無，バイタルサイン，安静度，緊張や焦燥感などの精神状態，膀胱内に尿が充満しているかなど

適応 手術や治療上のやむを得ない行動の制限，床上安静，トイレまでの歩行（運動負荷）ができない，何らかの理由による尿閉，尿量を正確に測る必要がある，身体機能の低下など

禁忌 男性では前立腺肥大症，手術の既往などによる尿道狭窄がある場合．手技の途中，カテーテルが挿入しにくくなる，抵抗や本人の痛みが強くなるなどの場合は，中止して医師に報告する．

必要物品 滅菌済み膀胱内留置カテーテル挿入キット（通常 14 Fr）〔蓄尿袋（カテーテルと一体化している製品もある）（①），トレイ（②），滅菌蒸留水入り注射器 (10 mL)（③），鑷子（④），消毒用綿球（⑤），消毒薬（⑥），潤滑剤（⑦），ガーゼ（⑧），処置用（防水）シーツ（⑨），滅菌手袋（⑩）〕，廃棄用トレイ（膿盆）（⑪），固定用テープ 2 枚（⑫）

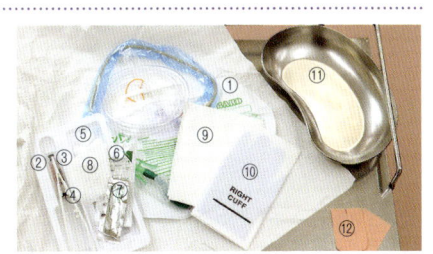

滅菌済み膀胱内留置カテーテル挿入キット（万一の汚染に備え，予備を 1 セット用意しておくとよい）

手順

要点	留意点・根拠
1 説明する ①持続的導尿の目的や必要性を説明し，同意を得る	根拠 心理的・身体的苦痛を与える処置であるため，必ず事前に説明し，同意を得る

要点	留意点・根拠
②手順や以後の日常生活への影響など，丁寧に説明する	▶ 質問には丁寧に応える　**根拠** 高齢者は不安を感じていることが多い ▶ 認知症高齢者では十分な理解を得ることが難しいため，膀胱内留置カテーテルの場合は適応について検討を要する
2 カテーテル挿入の準備をする ①必要物品をワゴンなどに載せ，ベッドサイドに用意する 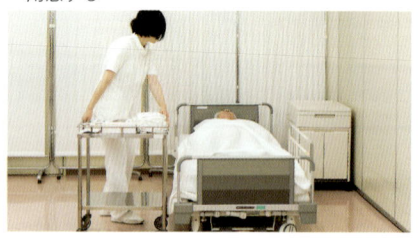	▶ 本人に合わせたカテーテルのサイズを選択する **コツ** 必要物品を載せたワゴンは作業がしやすいよう看護師の利き手側で，高齢者の足元に配置する
②本人のプライバシーに配慮し，環境を整える ③手を洗い，予防衣を着用する	▶ ベッド周囲のカーテンを引く，またはスクリーンなどを利用して人目を避ける **コツ** 可能であれば入浴後，または面会や人の出入りの少ない時間帯での実施が望ましい　**根拠** 導尿は羞恥心を伴う処置であるため，音や声かけを含め，プライバシー保持が必要である **根拠** カテーテル挿入時の感染のリスクを減らす
3 体位と寝衣を整える ①側臥位にし，殿部の下に処置用シーツを敷く ②下肢をバスタオルなどで覆った上でズボンと下着を脱がせ，体位を仰臥位に戻す ③女性の場合は両膝を立て，足を広く開く ・男性の場合は肩幅程度に足を開いて伸ばす	**根拠** 羞恥心に配慮する **コツ** 高齢者に円背，下肢拘縮があるなどの場合は，尿道口が確認できる位置をとれるよう背部や腰にクッションや円座を使用する．この際，尾骨を確認し，安定した位置を決めることが重要 **根拠** 尿道口が確認しやすい **コツ** 周囲の皮膚の状態を観察し，カテーテルを固定できる状態か確認しておく **コツ** 腹部の緊張が強い場合は，膝を立てた状態で腹式呼吸を数回行い，緊張を緩める
 2-27 **4** 使用物品を準備する ①滅菌済み膀胱内留置カテーテル挿入キットを，高齢者の足元など広く扱いやすい場所に広げる ②キット内の滅菌手袋を取り出し，装着する ③注射器に入っている滅菌蒸留水 10 mL をカテーテルの注入口からゆっくり注入し，固定用バルーンが膨らむこと，および抜水できることを確認する	**注意** キットの中身は滅菌されているため，素手や周囲に触れないよう注意する ▶ 破損がないかも確認する

要点	留意点・根拠

④トレイの中の綿球3〜4個を消毒液に浸す．また，潤滑剤もトレイ内に適量用意する

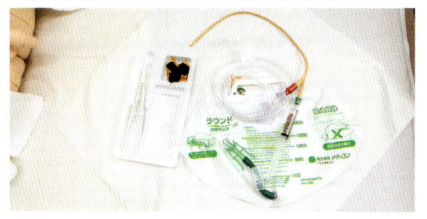

5 カテーテルを挿入する

《女性の場合》

①小陰唇を開いて外尿道口を確認し，外尿道口の右・左・中央を上から下へ，それぞれ綿球を換えて消毒する

▶ 綿球は尿道口上から肛門部に向かって一方向に拭き降ろす．陰唇の内側から外側へ消毒する
[根拠] 感染の起きやすい場所であるため，カテーテル挿入による細菌の混入をできるだけ防ぐ
[コツ] 事前に消毒薬のアレルギーの有無を確認し，適切な消毒薬を準備しておく．陰部の汚染がみられる場合は，微温湯で陰部洗浄を行う

②カテーテルは先端から6〜7cmの部分を持ち，挿入するカテーテル表面に潤滑剤を塗布する

③カテーテルを尿道口から5〜6cm挿入する

[根拠] 女性の尿道の長さは平均3〜4cmであり，カテーテルが膀胱に達する長さはそこから＋1〜2cmである

④尿が流出し，カテーテルが膀胱内に入ったことを確認したら，さらに1cmカテーテルを奥に挿入する

▶ 尿が出てこない場合，腟への誤挿入が疑われる．通常，尿道口が上部，腟は下部に位置するが，高齢者の場合，わかりにくいことも多い．誤挿入した場合はそれ以上奥に挿入せず，カテーテルを引き抜き，廃棄する．新しいカテーテルで再度，尿道口を確認して実施する
[コツ] カテーテル内の尿の流れ方，混濁や出血の有無をみる

⑤滅菌蒸留水を注入し，固定バルーンを膨らませる

⑥尿道口に残った消毒薬や潤滑剤をガーゼで取り除き，カテーテルをテープで固定する

▶ 固定の位置は大腿内側とする

動画
2-28

《男性の場合》

①陰茎を垂直に引き上げ，亀頭部を露出し，外尿道口の周囲を広範囲に消毒する

▶ 円を描くように，消毒する．線球を換え，3回消毒する
[根拠] 感染の起きやすい場所であるため，カテーテル挿入による細菌の混入を予防する

②カテーテルに潤滑剤を塗布し，4〜5cmの部分を持つ

③陰茎を90度に持ち上げ，静かにカテーテルを挿入する

④15cmほど挿入したら角度を60度に傾け，さらに5cm程度進める

[注意] 抵抗を感じたら，無理に挿入しない
▶ バルーン部分が確実に膀胱内に入るまで挿入する

要点	留意点・根拠
⑤根元まで挿入し，尿の流出を確認する ⑥滅菌蒸留水を注入し，固定バルーンを膨らませる 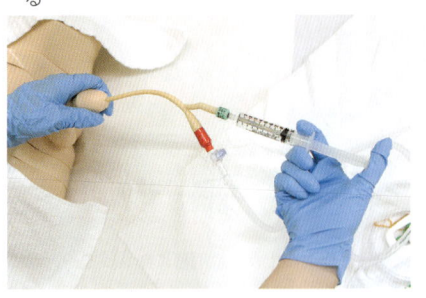	**コツ** カテーテル内の尿の流れ方，混濁や出血の有無をみる ▶ 滅菌蒸留水を注入する際，抵抗感が感じられたり，高齢者が痛みや違和感を訴える場合は直ちに水を抜き，ゆっくり奥へ挿入する **根拠** 尿道でバルーンを膨らませている可能性がある
⑦カテーテルをゆっくり引いて抜けないことを確認したら，1cm程度戻す ⑧尿道口に残った消毒薬や潤滑剤をガーゼで取り除き，カテーテルをテープで固定する	**注意** バルーンで尿道や膀胱を圧迫しないよう注意する **コツ** カテーテルは臍部に向け，少し余裕をもたせるように下腹部にテープで固定する．カテーテルが折れ曲がらず，着衣のじゃまにならない位置とする **コツ** 長期の留置になる場合，適宜，固定の位置をずらす **根拠** 同一部位に固定することによるかぶれ，カテーテルによる圧迫を予防する
6 後片づけをする ①ねぎらいと終了した旨を伝え，寝衣や寝具を整える．違和感や不快感の程度を尋ねる ②蓄尿袋をベッドの脇に取り付け，尿の流出を確認する 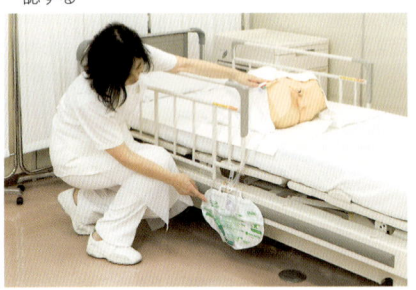	**コツ** チューブにねじれや屈曲が起こらないよう配慮し，蓄尿袋は膀胱の位置より低く設置する **根拠** 流出の停滞や逆行性感染を防ぐ．医療者が観察しやすい位置とする
③カーテンを開ける，またはスクリーンを片づけ，ナースコールを手の届くところに置く ④使用した物品は定められた方法で洗浄・消毒・廃棄し，結果を記録・報告する	▶ カテーテルのサイズ，バルーン内に何mLの蒸留水を注入したか，挿入時の高齢者の状態，尿の性状などを記録する **コツ** 留置中は適宜訪室する．蓄尿袋を観察し，詰まりや尿道の損傷などによる血尿の有無など，尿の流出状況や性状を確認する

評価

- 一時的カテーテル導尿・膀胱内留置カテーテル導尿の適応となる状態の根拠がいえるか.
- 導尿を無菌操作で行えたか.
- 事故なく安全に行えたか.
- 羞恥心に配慮ができたか.
- 不快感が最小限であったか.
- 尿流出の状態や尿の性状には問題がなかったか.
- 蓄尿袋の位置は適切であるか（膀胱内留置カテーテル導尿）.

② 排泄
5 便秘

亀井 智子

高齢者の特徴と排泄ケアの必要性

- 加齢に伴う舌の運動機能や唾液分泌量の低下，歯の欠損などにより，咀しゃく機能は低下する．また，胃粘膜の収縮による胃液分泌量の低下に伴い消化不良が生じ，大腸では筋層の萎縮や腸管壁の脆弱化，粘膜の腺分泌機能の低下によって蠕動運動が低下する．これらの要因により，高齢者は便秘を生じやすい．
- 特に施設や病院で生活している高齢者は，排泄環境の変化や心理的影響，疾患や服用している薬剤の影響，活動制限など，様々な要因によって便秘が起こりやすい状態にある．
- 便秘は高齢者にとって身体的・心理的な負担になりやすく，心身への影響によって生活範囲が狭まる．また，便秘は入院や入所といった社会生活とも大きく関連している．
- 便秘に対しては，まず予防的アプローチを行う．便秘が起きた場合には，エコーによる便貯留の把握，排泄習慣の改善，温罨法・腹部マッサージ，緩下薬の投与，摘便，浣腸，坐薬投与などの対処が必要となる．
- 認知症高齢者で便秘がある場合，その不快感から自分の指で便を掘り出そうとして，手や周りのものを汚してしまうこともある．異臭などへ早めに気づき，対処する．自分で処理をしようとかえって汚してしまった行為を叱らず，認めるようにする．
- 終末期の場合，医療用麻薬により便秘傾向となりやすい．また，食事量の低下や十分な水分摂取ができないことも便を固くさせる原因となる．緩下薬の処方を医師に依頼し，排便コントロールを図る．

排便状態のアセスメント

1 排便習慣
- 排便習慣，排便に関する認識を把握する．
- ・排便の回数や量は個人差が大きく，食事内容や摂取量によっても左右される．
- 便秘になった要因・増悪因子を把握する．
- ・入院前の日常生活，排便習慣と現在の状態を比較する．
- ・長期的経過を把握するため，フローシートなどを活用する．

2 便の性状，量，色
- ブリストルスケールで便の性状を判定する（図1）．
- 便の硬さ，形，回数，排便間隔，臭気はどうか確認する．
- ・太く硬い便は弛緩性便秘，コロコロ状の便は痙攣性便秘，血便や細い便は器質性便秘が疑われる．
- ・健康な便は適度な軟らかさがあり，バナナ状，ソーセージ状をしている．

タイプ1	木の実のようなコロコロとした硬い塊の便（兎糞便）	タイプ5	はっきりした境界のある軟らかい半固形の便（軟便）
タイプ2	短いソーセージ様の塊の便（塊便）	タイプ6	境界がほぐれてフワフワと軟らかい粥状の便（泥状便）
タイプ3	表面にヒビ割れのあるソーセージ様の便	タイプ7	塊のない水のような便（水様便）
タイプ4	表面がなめらかで軟らかいソーセージ，あるいは蛇のようなとぐろを巻く便（普通便）		

図1 ブリストルスケール

- ●便の量，色はどうか確認する.
- ・便の量は 1 日約 100～200 g 程度で，食事内容によるが，色は一般的に褐色である.

3 食事内容，水分摂取状況
- ● 1 日当たりの食事内容と量，水分摂取量は十分か確認する.
- ・低残渣食や水分摂取不足は便秘の原因になる.
- ●経管栄養，PEG(胃瘻)使用者の栄養剤の内容に，便秘を生じやすくする成分はないか確かめる.

4 薬物の服用状況
- ●服用している薬物の種類を把握する.
- ・高齢者は薬物を服用していることが多く，薬物の副作用で便秘を起こすことがある.
- ・抗コリン薬，抗うつ薬，催眠薬，鎮痛・鎮静薬などの使用は蠕動運動を低下させ，便秘を起こしやすい.

5 随伴症状
- ●発症時期，経過はどうかを把握する.
- ・中高年者で，突然便秘が発症した場合はイレウス，大腸癌などを念頭におきながら注意深く観察する.
- ・長期にわたって便秘が継続している場合は，弛緩性便秘のことが多い.
- ・高齢者や体力を消耗している人では蠕動運動が低下するため，弛緩性便秘が最も多くみられる.
- ●どのような症状を訴えているか確認する.
- ・消化器症状として悪心・嘔吐，腹痛，食欲不振，腹部膨満感など，全身症状として頭痛やイライラ感を訴える. 器質性便秘では，イレウス症状を呈することが多い. 原因疾患を検索する.
- ●肛門周囲の皮膚トラブルや脱肛はないか確かめる.
- ・おむつを使用している場合はむれによって皮膚の浸軟が起き，肛門部周囲の皮膚損傷，発赤などを生じるおそれがある.
- ・痔(じ)核のある場合は，排便時痛・出血の発症，便秘による悪化のおそれがある.
- ●ストレスや不安はないか確認する.
- ・入院などによる環境の変化に伴うストレスは，便秘の要因となる.

6 検査・診断
- ●問診
- ・既往歴，現在の疾患と治療内容，排便コントロールの状況，自力でトイレに行けるかなど，本人がおかれている環境を把握する.
- ・開腹手術などの既往歴を把握する. イレウス，腸管癒着などを起こしていることがある.
- ・歩行障害の有無を確認する. 活動範囲が縮小すると運動不足になり，腸蠕動の低下から便秘を起こしやすい.
- ・トイレで座位が保持でき，後始末ができるか把握する.
- ●観察
- ・腸蠕動(グル)音を聴取する. また，触診により腹筋の緊張の程度や腹水の有無などを把握する.
- ・腸蠕動音が全く聴取されない場合は，麻痺性イレウスを考える.
- ・腸蠕動が亢進しイレウス症状がある場合は，閉塞性イレウスを考える. 大腸癌や腸癒着を示唆している.
- ・振水音が聴取される場合は，イレウスで腸管内に水とガスが同時にたまっている.
- ・直腸診により肛門部の皮膚粘膜の状態を把握する. 痔核では出血，脱肛などを認める.
- ●便検査
- ・便潜血検査では，上部消化管か下部消化管のいずれかからの出血かが判断できる.
- ●腹部 X 線検査，内視鏡検査
- ・X 線所見では大腸の形態異常，イレウスや腸捻転の有無，腹部ガスの貯留状況をみる. 内視鏡検査は器質性疾患の診断に有用である.
- ●血液一般検査，血液生化学検査
- ・炎症所見，出血，電解質異常の有無を把握できる.
- ●CT 検査，MRI 検査
- ・腸管外の腫瘍，炎症性病変の有無，周囲への広がりを把握できる.

便秘の予防，対処

① 食事内容の改善，水分摂取を指導する
- 食物繊維を多く含む食事内容と食品摂取を指導する．
  - 海藻類，こんにゃく，根菜類，乳製品，納豆，油類などの食材を献立に取り入れるようにする．これらの食材は腸粘膜に適度な刺激を与え，蠕動運動を高めて便秘を防ぐ．
- 疾患治療により水分制限の必要がある場合を除き，十分な水分を摂取するよう勧める．
  - 1日当たり 1,000～1,500 mL を目安とする．
  - 頻繁にトイレに行かなくてすむよう水分摂取を控える高齢者がいるが，水分不足により便が硬くなったり，脱水を起こす危険性があることを説明する．
- 朝食を必ず摂取するよう勧める．
  - 腸の蠕動運動が高まり，便意をもよおしやすくなる．
- 起床時に冷たい水や牛乳などを摂取するよう勧める．

② 決まった時間にトイレに行く習慣をつける
- 朝食後は胃結腸反射が起こりやすいため，便意がなくても決まった時間にトイレに行く習慣をつけるように促す．
- 便意をもよおした時は，がまんせずすぐにトイレに行くように促す．

③ 精神的なサポートをする
- 適切な声かけを行う．
  - 便秘にはストレスなど精神的な要因が影響する．
  - 便秘は本人にとって大きな苦痛であるが，羞恥心や遠慮から話せずに悪化してしまうことがある．

④ 排泄環境を整える
- リラックスして排便できるよう環境を整える．
  - 安静制限のためポータブルトイレを使う場合は，プライバシーや羞恥心に配慮する．
  - 座位がとりにくかったり，トイレ使用に不安がある場合は，手すりの設置や便器の高さを調整するなど，本人の状況に応じて対処する．

⑤ 運動習慣をつける
- 定期的に散歩や体操を行うよう指導する．
  - 適度な運動は食欲を増進し，腸の蠕動運動を高める．

⑥ 温罨法，腹部マッサージを行う
- 治療上，臥床生活を余儀なくされる場合や歩行困難な場合は，温罨法や腹部マッサージを行う．
  - 腸管に適度な刺激を与えることで，排便反射を促す．
  - 腹部マッサージは，大腸の走行に沿って「の」の字を書くように行う．

⑦ 緩下薬を投与する
- 改善策を試みても便秘が深刻な場合は医師に相談し，緩下薬の投与や浣腸を行う．
  - 緩下薬を使用する場合は適切な使用方法を指導し，薬物による効果がみられたかどうか確認する．
  - **注意** 長期にわたる緩下薬の使用は，便意を感じにくくさせるため注意する．
  - 緩下薬などを使用しても便秘が改善しない場合は，医師の指示のもと，浣腸を行う．

摘便

目的 肛門括約筋をコントロールできず自然排便ができない時に，直腸に貯留した便を用手的に排出させ，排便を促す．

チェック項目 便の貯留状況，便の硬さ，最終排便日時と量，緩下薬の使用状況，腹部症状，腹痛の有無，便意の有無，バイタルサインなど

適応 自然排便が困難だったり，脊髄損傷があるなど，便が直腸内に下降しているが排出できない場合，浣腸しても排便がない場合，硬便，宿便で自力排便が困難な場合

禁忌 頭蓋内圧亢進症状がある，または予測される人，重篤な高血圧・心疾患がある人，血圧変動が激しい人，体力の低下が著しい人，下部消化管・生殖器系の術後，腸管内出血・腹腔内炎症がある，またはその可能性がある人，急性腹症などが疑われる人

事故防止のポイント 無理な手指の挿入による直腸の粘膜損傷や穿孔の防止

必要物品 ディスポーザブル手袋（①），潤滑剤（②），便器（③），ポータブルトイレ，バスタオル（④），処置用シーツ（⑤），尿器（⑥），トイレットペーパー（⑦），陰部洗浄用ボトル，微温湯（適量）

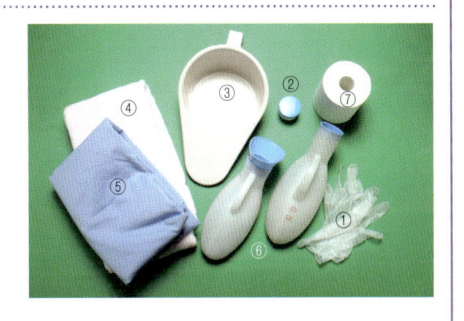

手順

要点	留意点・根拠
1 説明する ①摘便を行う前に排尿をすませてもらう ②手順，目的，所要時間を伝える 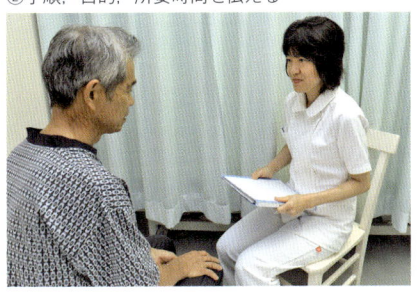	**根拠** 排尿して膀胱を空にすることで，腹圧を下げる ▶摘便は苦痛を与える処置であるため，必ず事前に説明して同意を得る **コツ** 認知症などにより十分な理解を得ることが難しい場合，家族の協力を得たり看護師2名で実施する ▶高齢者の質問には丁寧に回答する **根拠** 処置に不安を感じていることが多いため，その軽減を図る **事故防止のポイント** 事前に，痔核，直腸癌など，直腸疾患の有無，裂肛，肛門狭窄の有無などを確認する．全身状態の低下がみられる場合，血圧変動が生じやすい状態では，特に注意が必要である
2 必要物品を準備し，環境を整える ①必要物品をベッドサイドに用意する ②カーテンを閉めるなど，プライバシーを守る	▶本人のADLに応じて便器やポータブルトイレを用意する ▶摘便は羞恥心を伴う処置である．病室に同室者など他に人がいない時間帯に実施する．また，食事の前後や面会時間を避ける

要点	留意点・根拠
3 処置の準備をする ①ベッドに処置用シーツを敷く 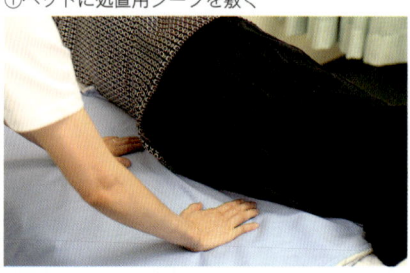 殿部を中心に広めに処置用シーツを敷く	**根拠** 処置中や排便時にベッド周辺を汚さないようにする
②使用するトイレットペーパーをあらかじめ切って用意しておく	▶摘便中は手がふさがってしまうため，あらかじめ用意しておく
③左側臥位または左を下にしたシムス位をとってもらう 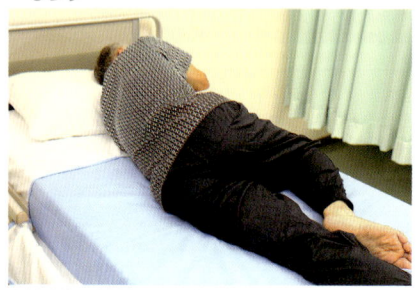 左側臥位の姿勢をとってもらう	▶摘便と浣腸を併用する場合があり，摘便前に浣腸を実施した場合は，左側臥位を基本とする．摘便のみの場合は仰臥位，側臥位，どちらでもよい **根拠** 腹部に余分な力が入らないこと，浣腸液が重力により直腸からS状結腸，下行結腸に到達しやすく，かつ浸透しやすくなること，また視野が確保しやすく，看護師が右利きの場合，左側臥位のほうが実施しやすいことなどが挙げられる **禁忌** 立位による摘便は直腸の粘膜損傷，穿孔などの事故を起こす危険性があるため，実施しない
④左側臥位がとれない場合は，視野を確保できる腹臥位などの体位をとってもらう	
動画 2-29 **4 摘便を実施する** ①寝衣を下ろす．この時，不必要に肌や性器を露出しないようにする	▶保温に注意する **コツ** 殿部のみ露出し，他の部位はバスタオルや綿毛布で覆う
②ディスポーザブル手袋を装着した示指に潤滑剤を十分に付け，肛門周囲（肛門括約筋）をマッサージする	**根拠** 硬くなった肛門括約筋が弛緩することで，直腸粘膜の損傷を防ぐとともに，便が摘出しやすくなる **根拠** 手指に十分量の潤滑剤を塗布すると，肛門部への手指の挿入がよりスムーズになる **事故防止のポイント** 直腸の粘膜損傷や穿孔防止のため，潤滑剤を十分に使用し，肛門括約筋のマッサージを行う
③力を抜いて大きく息を吐くように声をかける	▶肛門括約筋が十分に弛緩したら，「口を開けて息を吐いてください」と声をかける　**根拠** 大きく息を吐くと，肛門括約筋の緊張が緩み，手指を挿入しやすくなる

要点	留意点・根拠
④示指をゆっくり挿入する 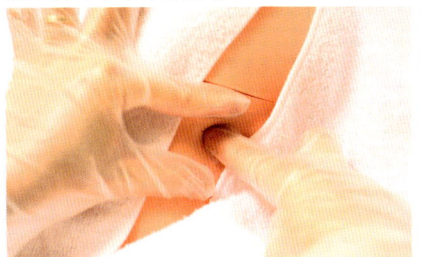 一方の手の母指と示指で肛門を広げながら，示指をゆっくり挿入する	コツ 高齢者が息を吐くタイミングに合わせて手指を挿入する
⑤4〜5 cm挿入したら，ゆっくりと便をかき出す．摘便中は高齢者の状態を注意深く観察する	▶ 手指の挿入は4〜5 cm程度（図2）とし，挿入時に抵抗を感じたら無理に挿入しない 根拠 深く挿入すると，直腸や腸管壁を傷つける危険がある 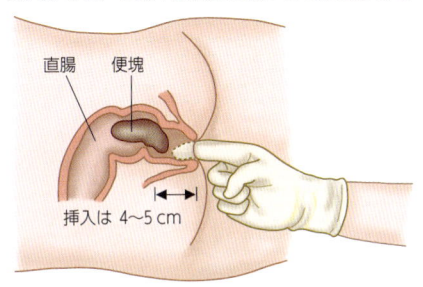 **図2 手指の挿入部位** コツ 認知症などにより十分な理解を得ることが難しい場合は，家族の協力を得たり，看護師2名で行い，1人が高齢者の正面に立って声をかけながら，後方のもう1人が実施する ▶ 排便量，便の性状，本人の状態を観察する 注意 肛門直腸移行部（歯状線）の上方の上皮を損傷しないようにする 緊急時対応 痛みや違和感を訴えたり出血をみた場合は，すぐに医師に連絡する．直腸の粘膜損傷，穿孔のおそれがある
⑥便を手前から少量ずつ削り取るように摘出する（図3）．その刺激により排泄される便があれば，便器などを挿入して排便させる（「**5**排便する」参照）	

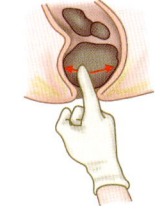
示指を回して直腸壁から便塊を遊離させる

便塊を少しずつ削り取るように摘出し始める

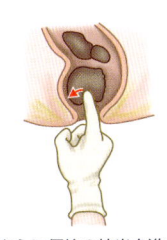
さらに便塊の摘出を進めていく

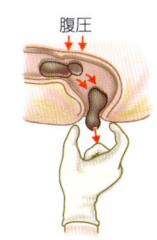
肛門輪を指で保護しつつ刺激を加え便塊を出す

図3 摘便の進め方

要点	留意点・根拠

5 排便する

①本人がトイレまで移動できない場合は，ポータ
ブルトイレやベッド上で便器を使用する
・便器を使用する場合は，仰臥位にして便器を当
て，身体をバスタオルなどで覆う

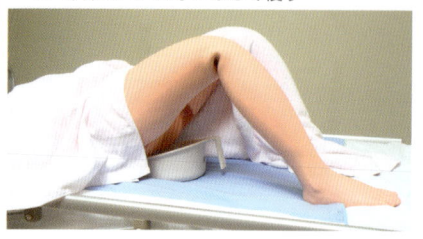

②排便後はトイレットペーパーで肛門部とその周
囲を拭き，陰部を洗浄する
③高齢者の手を洗い，衣類，体位を整える

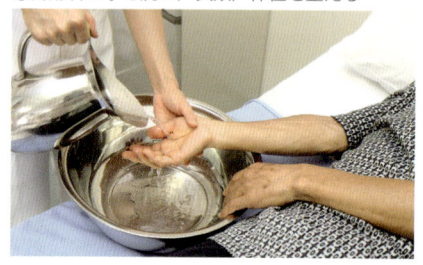

④室内の換気をする
⑤便の状態(量，色，臭気など)を観察する

6 後片づけをする

①排便後の高齢者の状態に注意する．腹痛，肛門
部痛，腹部膨満感，残便感の有無を尋ね，バイ
タルサインを確認する

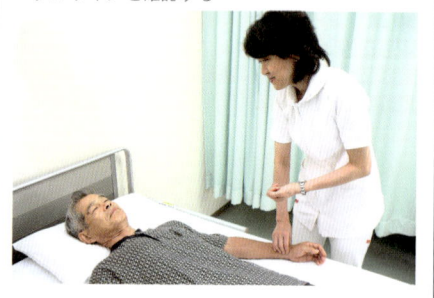

②高齢者のそばを離れる際は，ナースコールを手
の届くところに置く
③不要になった物品は，規定に沿って廃棄・消毒
する

コツ 排尿する場合もあるため，女性では陰部に
トイレットペーパーを当てて便器に垂らすように
すると，衣類やバスタオルを汚さない．男性は同
時に尿器も使用する
▶ 1人で排便できる場合は，ナースコールを手の
届く場所に置き，声をかけて退室する．家族が介
助する場合は，下腹部を圧迫すると排出しやすい
ことを伝える

▶ 微温湯で陰部を洗浄する．陰部ケアは「第2章
【5】清潔・整容②陰部ケア」p.294 参照
▶ 自分でできない場合は，看護師が高齢者の手を
洗う

▶ ナースコールがなくても状態変化に留意して訪
室し，声をかける **根拠** 大量に排便した場合，
急激な血圧の変動をみることがある

グリセリン浣腸（ディスポーザブル浣腸器による）

目的 自然排便を促す援助や緩下薬を使用しても便秘が改善しない場合に，肛門から浣腸液を注入して便秘を解消する．浣腸によって，①直腸やS状結腸の固形化した便を軟らかくする，②腸壁を刺激して腸蠕動を高め，便をスムーズに排出する，③消化器系の検査や手術のために腸管を洗浄する．

チェック項目 便の貯留状況，最終排便日時と量，緩下薬の使用状況，腹部症状，腹痛の有無，便意の有無，バイタルサインなど

適応 自然排便が困難な人．便が直腸内に下降しているが，排出できない場合

禁忌 頭蓋内圧亢進症状がある，または予測される人，重篤な高血圧・心疾患がある人，血圧変動が激しい人，体力の低下が著しい人，下部消化管・生殖器系の術後，腸管内出血・腹腔内炎症がある，またはその可能性がある人，急性腹症などが疑われる人

事故防止のポイント 直腸の粘膜損傷や穿孔の防止

必要物品 ピッチャー（微温湯入り）（①），ガーゼ（②），潤滑剤（オリーブオイル，ワセリン）（③），浣腸液（50％グリセリン液）入りストッパー付きのディスポーザブル浣腸器（④），ディスポーザブル手袋，処置用シーツ，トイレットペーパー，バスタオル．（必要時）便器，尿器，ポータブルトイレ，陰部洗浄用ボトル，微温湯

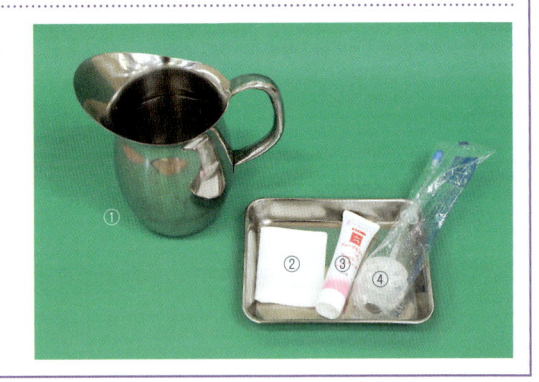

手順

要点	留意点・根拠
1 説明する ①浣腸処置前に排尿をすませてもらう ②手順，目的，所要時間を伝える	**根拠** 排尿して膀胱を空にし，腹圧を下げる ▶ 浣腸は苦痛を与える処置であるため，必ず事前に説明して同意を得る **コツ** 認知症などにより十分な理解を得ることが難しい場合，家族の協力を得たり看護師2名で実施する ▶ 高齢者の質問には丁寧に回答する　**根拠** 処置に不安を感じていることが多いため，その軽減を図る
2 必要物品を準備し，環境を整える ①必要物品をベッドサイドに用意する．使用する浣腸器の種類を再確認する	▶ 本人のADLに応じて便器やポータブルトイレを用意する

2-30

要点	留意点・根拠
②浣腸液（グリセリン液）は浣腸器ごと 40℃ 程度に温めておく 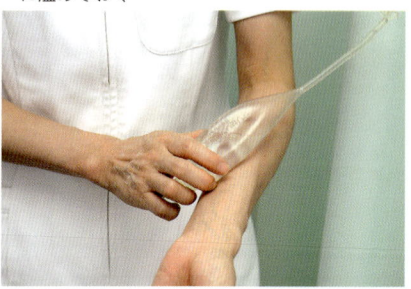 浣腸器を前腕内側に当て適温かどうか確認する	▶ 浣腸液を湯せんにより温める **根拠** 浣腸液の温度が低いと末梢血管が収縮し，血圧上昇や腹痛を招く．逆に液温が高すぎると，腸粘膜を損傷するおそれがある **コツ** 挿入前に浣腸液の入った容器を前腕内側に当てて，適温かどうか確かめるとよい
③カーテンを閉めるなどプライバシーに配慮する	▶ 浣腸は羞恥心を伴う処置である．病室に同室者など他に人がいない時間帯に実施する．また，食事の前後や面会時間を避ける

3 処置の準備をする ①ベッドに処置用シーツを敷く	**根拠** 処置中や排便時にベッド周辺を汚さないようにする
②使用するトイレットペーパーをあらかじめ切って用意しておく	▶ 浣腸液注入中は両手がふさがってしまうため，あらかじめ用意しておく
③左側臥位または左を下にしたシムス位をとってもらう	**根拠** 浣腸液が直腸，S 状結腸，下行結腸に到達しやすい
④左側臥位がとれない場合は，カテーテルが挿入しやすいように視野を確保できる体位をとってもらう	**禁忌** 立位による浣腸は，直腸の粘膜損傷，穿孔などの事故を起こす危険性があるため，実施しない(表1)

表1 立位でのグリセリン浣腸の問題

> ①直腸の形態が変化し，直腸横ひだにカテーテルがぶつかる
> ②腹圧により直腸損傷しやすく，カテーテル挿入が安全にできない
> ③実施者の視野が確保できず，挿入の長さが確認できにくい
> ④挿入したカテーテルの安定が保ちにくく，過長挿入やカテーテルの脱出が生じやすい

日本医療機能評価機構，医療安全情報(No.157)2019年 12 月ほか

注意 損傷部位からグリセリン浣腸液が体内に侵入すると，様々な障害を招く危険がある
▶ 保温に注意する
コツ 殿部のみ露出し，他の部位はバスタオルや綿毛布で覆う

⑤下着を下ろす．この時，不必要に肌や性器を露出しないようにする

要点	留意点・根拠
4 グリセリン浣腸の準備をする ①ディスポーザブル手袋を着用して浣腸器を袋から取り出し，アダプターを回して開栓する ②キャップを外し，本体を軽く握って容器内の空気を追い出す ③浣腸液または潤滑剤を，カテーテルの先端に塗布する ④ストッパーを5～6cmのところに設定する	▶浣腸器の開栓方法はメーカーによって異なる **根拠** 腸内に大量の空気が入ると腹部が膨満し，苦痛が増大するため，空気を抜いておく **根拠** 潤滑剤により肛門部へのカテーテルの挿入がよりスムーズになる ▶浣腸器のキャップに潤滑剤が付いているものもあり，回しながら外すことで潤滑剤を塗布することができる．また，浣腸液が潤滑剤を兼ねるものもある **根拠** 肛門から6～7cmで腸管壁に当たる
5 浣腸を実施する：浣腸液の注入 ①力を抜いて大きく息を吐くように声をかける ②利き手にカテーテルを持ち，反対側の手で肛門を開きゆっくり挿入する ③カテーテルを肛門から4～5cm（ストッパーの位置まで）挿入したら浣腸器本体を押し，ゆっくりと浣腸液を注入する 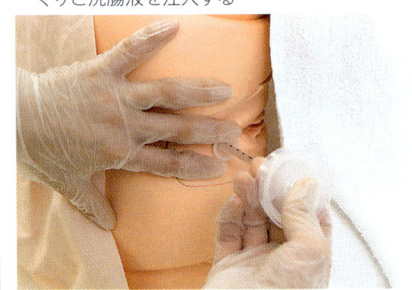 容器を押し，ゆっくり注入する	▶「口から息を吐いてください」と声をかける **根拠** 大きく息を吐くと肛門括約筋の緊張が緩み，カテーテルを挿入しやすくなる **コツ** 高齢者が息を吐くタイミングに合わせてカテーテルを挿入すると，スムーズに行いやすい．また，カテーテルをゆっくりと少し回しながら臍の方向に向けて挿入するとよい ▶カテーテルの挿入は4～5cm（図4）までとし，挿入時に抵抗を感じたら無理に挿入しない **根拠** カテーテルを深く挿入すると，直腸や腸管壁を傷つける危険がある 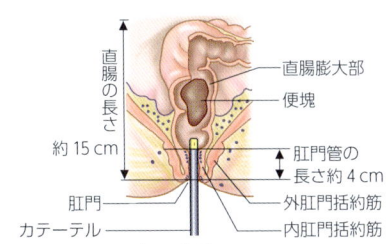 **図4　カテーテル挿入の位置** **コツ** 認知症などにより十分な理解を得ることが難しい場合は，家族の協力を得たり，看護師2名で行い，1人が高齢者の正面に立って声をかけ続け，後方のもう1人が実施する **コツ** 腹圧でカテーテルを押し出そうとする力が働くため，注入が終わるまでカテーテルを保持する **注意** 急速に注入しないようにする．直腸内圧が高まり，便意が早く起こる

要点	留意点・根拠
④浣腸液の注入中は，本人の状態を注意深く観察する	**緊急時対応** 痛みや違和感を訴えたり出血をみた場合は，すぐに医師に連絡する．直腸の粘膜損傷，穿孔のおそれがある **事故防止のポイント** 直腸の粘膜損傷や穿孔を疑う徴候や本人の訴えを見逃さない
⑤浣腸液の注入終了後，あらかじめ切っておいたトイレットペーパーで肛門部を押さえながらゆっくりカテーテルを抜き，トイレットペーパーで肛門部を圧迫するように 1〜2 分ほど押さえる 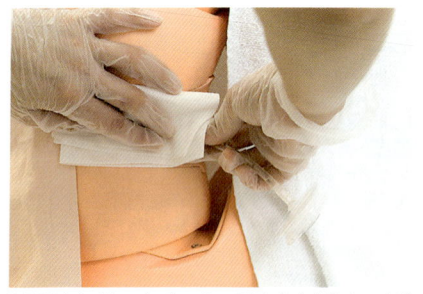 肛門部をトイレットペーパーで押さえながらゆっくりカテーテルを抜く	▶ カテーテルを抜く時は浣腸液が流出しないようにトイレットペーパーで押さえる．本人自身で，あるいは家族に押さえてもらうように説明する

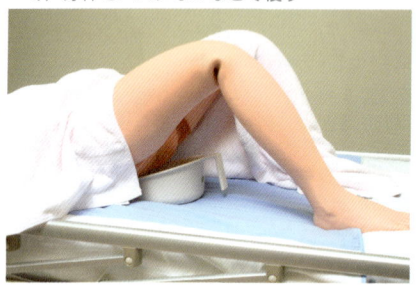

6 排便する ①浣腸直後に便意を感じても，すぐに排便しないよう 3〜5 分はがまんしてもらう	▶ すぐに排便すると，浣腸液だけが排出されて十分な効果が得られないことがある **根拠** 浣腸液が腸管を刺激し，蠕動運動を誘発するまでに約 3 分かかる
②トイレまで移動できない場合は，ポータブルトイレやベッド上で便器を使用する ・便器を使用する場合は，仰臥位にして便器を当て，身体をバスタオルなどで覆う	**コツ** 排尿する場合もあるため，女性では陰部にトイレットペーパーを当てて便器に垂らすようにすると，衣類やバスタオルを汚さない．男性は同時に尿器も使用する ▶ 1 人で排便できる場合は，ナースコールを手の届く場所に置き，声をかけて退室する．家族が介助する場合は，下腹部を圧迫すると排出しやすいことを伝える
③排便後はトイレットペーパーで肛門部とその周囲を拭き，陰部を洗浄する	▶ 陰部洗浄用ボトルを用いて微温湯で陰部を洗浄する

要点	留意点・根拠

④手を洗い，衣類，体位を整える

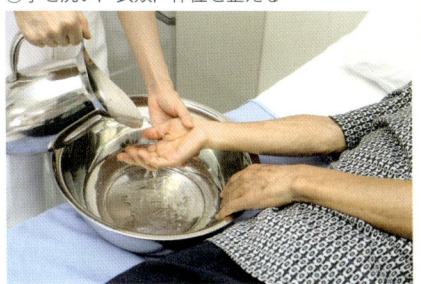

▶ 自分でできない場合は，看護師が高齢者の手を洗う

⑤室内の換気をする
⑥便の状態(量，色，臭気など)を観察する

7 後片づけをする

①排便後の高齢者の状態に注意する．腹痛，肛門部痛，腹部膨満感，残便感の有無を尋ね，バイタルサインを確認する

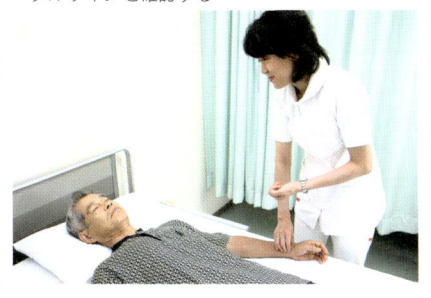

②高齢者のそばを離れる際は，ナースコールを手の届くところに置く
③不要になった物品は，規定に沿って廃棄・消毒する

▶ 処置後はナースコールがなくても状態変化に留意して訪室し，声をかけ，様子を観察する
根拠 大量に排便した場合，急激な血圧の変動をみることがある

坐薬による排便

> **目的** 薬物により排便を促し，直腸に貯留した便を排出する．
>
> **チェック項目** 便の貯留状況，最終排便日時と量，緩下薬の使用状況，腹部症状，腹痛の有無，便意の有無，バイタルサインなど
>
> **適応** 自然排便が困難な人．便が直腸内に下降しているが，排出できない場合
>
> **禁忌** 頭蓋内圧亢進症状がある，または予測される人，重篤な高血圧・心疾患がある人，血圧変動が激しい人，体力の低下が著しい人，下部消化管・生殖器系の術後，腸管内出血・腹腔内炎症がある，またはその可能性がある人，急性腹症などが疑われる人，薬剤成分に過敏症の既往歴がある人
>
> **事故防止のポイント** 形態の類似した薬剤との取り違え防止

必要物品 坐薬（（①），ディスポーザブル手袋（②），便器またはポータブルトイレ，尿器，処置用シーツ，トイレットペーパー，バスタオル，綿毛布，陰部洗浄用ボトル，微温湯

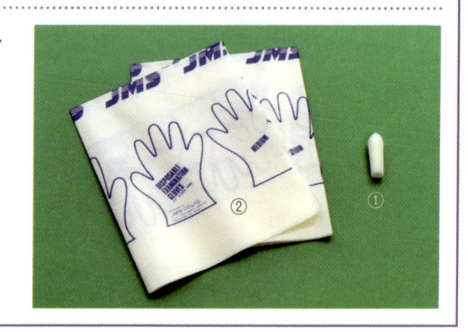

手順

要点	留意点・根拠
1 説明する ①坐薬挿入前に排尿をすませてもらう ②具体的な手順，目的，所要時間を伝える	**根拠** 排尿して膀胱を空にすることで，腹圧を下げる ▶ 坐薬の挿入は苦痛を与える処置であるため，必ず事前に説明して同意を得る ▶ 高齢者の質問に対しては丁寧に回答する **根拠** 処置に不安を感じていることが多いため，その軽減を図る
2 必要物品を準備し，環境を整える ①必要物品をベッドサイドに用意する．本人のADL に応じて便器やポータブルトイレを準備する ②カーテンを閉めるなどプライバシーに配慮する	**注意** 坐薬は 33〜36℃ で溶け出すため，直前まで冷蔵庫で保管する．また，手で長時間触れない **事故防止のポイント** 形態の類似した薬剤との取り違えがないように，必ず確認を行う ▶ 坐薬挿入は羞恥心を伴う処置である．病室に同室者など他に人がいない時間帯に実施する．また，食事の前後や面会時間を避ける

要点	留意点・根拠
3 処置の準備をする ①ベッドに処置用シーツを敷く ②使用するトイレットペーパーをあらかじめ切って用意しておく ③左側臥位または左を下にしたシムス位をとってもらう ④左側臥位がとれない場合は，視野を確保できる体位をとってもらう	**根拠** 処置中や排便時にベッド周辺を汚さないようにする ▶ 坐薬挿入中は両手がふさがってしまうため，あらかじめ用意しておく **根拠** 腹部に余分な力が入らず，坐薬を挿入しやすい．視野が確保しやすく，看護師が右利きの場合，左側臥位のほうが実施しやすい
4 坐薬を挿入する ①寝衣を下ろす．この時，不必要に肌や性器を露出しないようにする ②力を抜いて「口から息を吐いてください」と声をかける ③坐薬をゆっくり挿入する ④坐薬を挿入したら，しばらく肛門を押さえる ⑤高齢者の状態を注意深く観察する	▶ 保温に注意する **コツ** 殿部のみ露出し，他の部位はバスタオルや綿毛布で覆う **根拠** 大きく息を吐くと，肛門括約筋の緊張が緩み，坐薬が挿入しやすくなる **コツ** 高齢者が息を吐くタイミングに合わせて挿入すると，スムーズに行いやすい ▶ 挿入した坐薬は直腸括約筋により排出されやすいため，しばらく肛門を押さえ，坐薬が溶け始め，肛門から出てこないことを確認する **コツ** 認知症などにより十分な理解を得ることが難しい場合は，家族の協力を得たり，看護師2名で行い，1人が高齢者の正面に立って声をかけ続け，後方のもう1人が実施する ▶ 坐薬は15分程度で効果が出現する **緊急時対応** 痛みや違和感を訴えたり，出血をみた場合は，すぐに医師に連絡する．直腸の粘膜損傷，穿孔のおそれがある
5 排便する ①トイレへ誘導する．本人がトイレまで移動できない場合は，ポータブルトイレやベッド上で便器を使用する ・便器を使用する場合は，仰臥位にして便器を当て，身体をバスタオルなどで覆う ②排便後はトイレットペーパーで肛門部とその周囲を拭き，陰部を洗浄する ③高齢者の手を洗い，衣類，体位を整える ④室内の換気をする ⑤便の状態(量，色，臭気など)を観察する	**コツ** 排尿する場合もあるため，女性では陰部にトイレットペーパーを当てて便器に垂らすようにすると，衣類やバスタオルを汚さない．男性は同時に尿器も使用する ▶ 1人で排便できる場合は，ナースコールを手の届く場所に置き，声をかけて退室する．家族が介助する場合は，下腹部を圧迫すると排出しやすいことを伝える ▶ 陰部洗浄用ボトルを用いて微温湯で陰部を洗浄する ▶ 自分でできない場合は，看護師が高齢者の手を洗う **注意** 排便がみられない場合，坐薬が直腸内で溶ける前に肛門から排出されたと考えられる．体外に出された坐薬は探し出しておく

要点	留意点・根拠
6 後片づけをする ①排便後の高齢者の状態に注意する．腹痛，肛門部痛，腹部膨満感，残便感の有無を尋ね，バイタルサインを確認する ②高齢者のそばを離れる際は，ナースコールを手の届くところに置く ③不要になった物品は，規定に沿って廃棄・消毒する	
	▶ナースコールがなくても状態変化に留意して訪室し，声をかける **根拠** 大量に排便した場合，急激な血圧の変動をみることがある

評価

- 腹部の不快感が改善したか．
- 排便周期が確立したか．
- 排便がスムーズに行えるか．

1 体位変換

江藤 祥恵

高齢者の特徴と体位変換の必要性

- 人は目覚めている時，自然と楽な姿勢をとり，睡眠中も寝返りをうつことで自ら安楽な姿勢を保っている．しかし，意識障害がある場合や治療による安静が必要な場合，高齢者においては容易に関節拘縮や筋力・体力の低下につながり，自力で寝返りをうつことも難しくなることがある．また，認知機能低下や痛みを感じにくくなることで，自ら姿勢を変えることをしなくなり，長時間同じ姿勢をとることになる．長時間の同一体位は関節拘縮や，圧迫部位の阻血性障害から褥瘡の発生につながる．
- 同一体位は外部から視覚や触覚への働きかけが乏しくなりやすい．特に高齢者では視力や聴力の低下により外界からの刺激が入りにくく，寝たきりや安静は刺激の少ない状況を招きやすい．
- 高齢者にとって体位変換は安楽な姿勢をとるという意味だけではなく，褥瘡，関節拘縮などの廃用症候群の予防と，精神的な刺激を取り入れるために行う必要がある．
- 体位変換は，治癒の促進や機能維持・改善のために，高齢者とコミュニケーションをとり，協力をしてもらえる場合は協力動作を得ながら行う．

アセスメント

1 循環動態

- 体位変換により循環動態が変動することがある．特に高齢者ではベッド上での体位変換であっても血圧変動やめまいを生じることがある．バイタルサインの測定や意識レベルを評価し，血圧や脈拍数，リズムに異常がないか，体位変換が可能かを確認する．

2 聴力

- 難聴のある高齢者では，体位変換を行うことを説明しても聞こえていないことがあり，介助者に突然触れられることや体位が変わることにより恐怖や不安を感じることがある．聴力をはじめ，どの位置でどのように話しかけると聞こえやすいのかなどを把握する．

3 皮膚の状態

- 高齢者では皮膚のたるみや肥厚，菲薄化，ドライスキンが起こりやすい．体位変換を行う前に皮膚の状態を観察し，皮膚の脆弱性をアセスメントする．皮膚が肥厚や菲薄化している部位を無理にひっぱることや，強く握る，こすることで皮膚が損傷し，スキン-テア（皮膚裂傷）が生じる可能性がある．
- 長期臥床や低栄養状態，関節拘縮などにより骨突出が起きやすい．褥瘡予防のために骨突出の有無・部位を把握する．
- 医療機器を装着している場合は，機器やカテーテルなどが圧迫の原因となって生じる皮膚トラブル〔医療関連機器褥瘡（medical device related pressure ulcer：MDRPU）〕を起こすことがある．MDRPU を予防するために，装着している医療機器の把握と皮膚の状態を観察する．
- 褥瘡が発生している場合，その部位や程度を観察し，体位変換した際に除圧が必要な部位を把握する．

4 関節拘縮

- 加齢や寝たきり，疾患から起こる麻痺などにより関節拘縮が起こる．拘縮した関節を無理に動かすと疼痛やさらなる筋緊張につながり，体位変換により苦痛が生じる．関節拘縮のある高齢者の体位変換の際には，拘縮している部位と協力動作が得られる部位を判断する．

5 認知機能

- 認知機能低下，もしくは認知症の高齢者では，体位変換の説明が伝わりにくいと，突然身体の向きを変えられたと感じる．これにより恐怖や不安を抱き，その後に筋緊張が増し，協力動作を得られなくなり，体位変換自体が行えなくなる．よって，認知機能を評価し，認知症の進行度などを把握する．

認知機能の評価には改訂長谷川式簡易知能評価スケール(HDS-R)や Mini-Mental State Examination(MMSE)などを用いる.

6 麻痺
- 麻痺がある場合は, 部位や筋緊張, 痙縮, 弛緩, 拘縮, 体位変換に伴う疼痛の程度を確認する.
- 特に麻痺側の肩関節は亜脱臼を起こしやすいため, 疼痛がないかなど確認してから体位変換を行う.
- 残存機能である健側の活用や麻痺側の機能回復, 寝返りの自立を促すために, リハビリテーションの進行を把握し, 高齢者が実施可能な部分を確認する. 実施可能な部分は, 体位変換の協力動作を依頼したり促したりし, 協同する.

体位変換時の注意事項

- 難聴がある場合, 高齢者と介助者とがコミュニケーションをとりやすい位置を探し, これから身体の向きを変えることや体位変換の手順を伝えながら行う.
- 関節拘縮がある場合, 疼痛が生じないかを確認しながら体位変換を行う.
- 認知機能が低下している高齢者には, 「窓のほうを向きましょう」や「私のほうを向きましょう」, 「○○さんのほう(家族の名前など)を向きましょう」など, わかりやすく, イメージしやすい言葉を用いて説明を行う.
- 麻痺側については, 肩関節や股関節の亜脱臼に注意しながら体位変換を行う.
- 麻痺側の肩関節が亜脱臼している場合は, 三角巾やスリングなどで固定しながら体位変換を行う.
- 医療機器を装着している場合は, 体位変換に伴う誤抜去や圧迫が生じないよう注意しながら体位変換を行う.

仰臥位から右側臥位(左側麻痺の場合)

目的
- 長時間の同一部位への圧迫やずれを避け, 褥瘡やスキン-テア, MDRPU を予防する.
- 定期的に体幹や四肢の位置を変え, 関節の拘縮を予防する.
- 禁忌の体位がなければ, 高齢者の好みに応じた体位や, 家族や見舞いの友人などとコミュニケーションがとりやすい体位に整え, ニーズの充足に努める.
- 視覚, 触覚, 位置覚を刺激し, 外界からの刺激を取り入れられるようにする.
- 高齢者の状態安定や治療, 看護に必要な体位に整える.
- 寝床内環境(むれや排泄物の漏れの有無, シーツや寝衣のしわ)の確認をする.

チェック項目 バイタルサイン, 意識レベル, 症状, 点滴チューブやカテーテルなどの有無, 皮膚の状態(菲薄化, 肥厚, スキン-テア, 褥瘡の有無, 部位・程度), 関節拘縮の有無, 部位・程度, 麻痺の有無, 部位・程度, 体位変換前の体位・継続時間, 飲食時間, 排泄状況

適応 安静度の範囲内で実施可能な人

禁忌 安静度の範囲外での体位変換, 不安定な循環動態の人

事故防止のポイント
- 高齢者は筋力低下により体位を保つことが難しいため, 体位変換中に予期せぬタイミングで四肢や身体の向きが崩れることがある. この時にベッド柵に四肢を挟んだり, 打撲したり, 柵を乗り越えて転落につながったりする. このため, 介助者が支持をする, もしくはベッド柵をつかむことができる高齢者には声をかけ, 片方の手で柵をつかんでもらい体位変換を行うなど, 安全を確保する.
- 高齢者の皮膚は薄く, 少しの外力でスキン-テアが起きやすいため, 柵への衝突に注意するとともに体位変換の際には腕や手をつかまず, 必ず関節を保持して行う.

要点	留意点・根拠
1 体位変換が可能か本人の状態を評価する ①病状，バイタルサイン，意識レベル，食事の時間などを把握し，体位変換を行える状態かを判断する ②皮膚の状態を観察し，褥瘡の有無，スキン-テアのリスクがある部位を確認する ③高齢者が装着している医療機器やカテーテル類を確認する	根拠 体位変換により循環動態が不安定になり，これによって心拍リズムの変化が起こると，病状の悪化につながる．また，身体の向きが変わることで胃内容物の位置が変化し，嘔吐や逆流を誘発して，誤嚥や不顕性誤嚥につながる 根拠 菲薄化，肥厚した皮膚は，スキン-テアのリスクが大きい．また褥瘡のリスクが大きい部位を把握し，除圧に努める 根拠 体位変換に伴ってずれてしまうことや誤抜去を予防する．また，MDRPU 予防のために装着している医療機器類を把握し，体位変換により身体の下敷きにならないよう努める
2 説明する ①説明が聞こえるよう，高齢者が聞き取りやすい位置に立ち，体位変換の説明をする	▶ 高齢者が聞こえるよう近くに立ち，返答を確認するなど，コミュニケーションをとりながら説明を進める 根拠 本人に声が届いていなくては説明したことにはならない．また，協力動作も得られやすくなり，機能回復や維持のための体位変換につながる コツ 説明では，どの方向に向くのか，その理由を伝え，了承を得る
3 看護師の準備をする ①ポケットにある筆記用具などの物品を取り出す．腕時計をしている場合は外す	根拠 物品が当たり皮膚を傷つけることを防ぐ．また，体位変換中に物品がベッド上に落ち，身体の下敷きになると，圧迫の原因となるだけでなく，褥瘡発生のリスクにもなる
4 環境を整える ①ベッドのストッパーがかかっていることを確認する ②ベッドの高さを看護師の手がベッドにつく程度に調節する	▶ ベッド柵は転落防止，協力動作の際につかまるなどのために活用する ▶ ヘッドアップされている場合はベッドを水平にする 根拠 ベッドの高さは通常，最低となっている．体位変換の際には看護師のボディメカニクスを有効活用するために，適切な高さに変更する
5 上半身を左側へ水平移動する ①水平移動する側(左側)に立ち，ベッド柵を下げる．一方(右側)は上げたままとする	根拠 ベッド中央から側臥位にすると，身体がベッドの端に寄ってしまい，転落のおそれがある．これを防ぐために側臥位と反対方向へ水平移動をする 注意 ベッド柵を下げた側には転落防止のために必ず看護師がつく

要点	留意点・根拠
②頭部を支え，水平移動する側へ枕を移動する 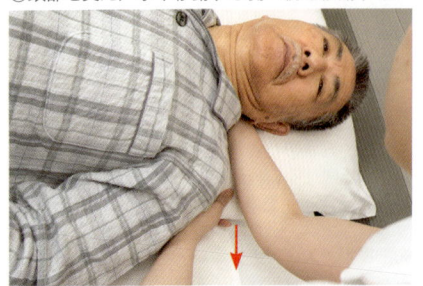	**根拠** 頭が枕からずり落ち，ベッド柵などに当たることを防ぐ **コツ** 肘を支点にし，前腕と手掌で頭頸部を支えると頭部を安定させることができる
③麻痺側（左）の腕を健側（右）の腕でつかむように組む 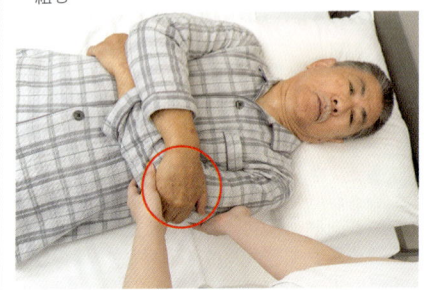	▶ 可能であれば，肘か腕をつかんでもらう **根拠** 高齢者の身体の支持基底面（図1）を小さくすることで移動を容易にし，また摩擦を軽減する．両腕を組むことで麻痺側の上肢が体位変換の際に体幹に巻き込まれることを予防する **コツ** 筋力の低下した高齢者では麻痺側の腕をつかんでいることが難しいことがある．その際には看護師が手を添えて，組んだ腕が外れないよう支える

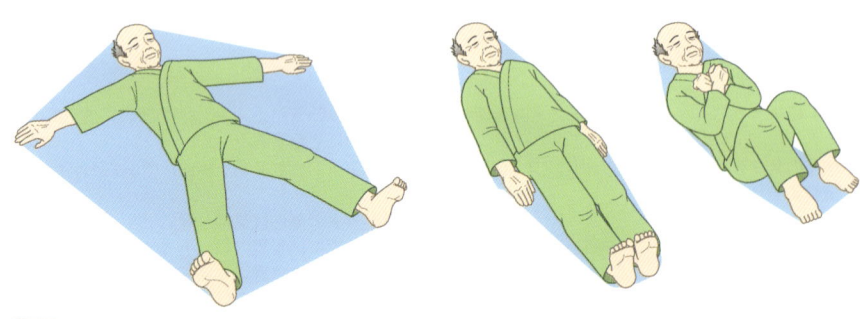

 　　　：支持基底面

支持基底面とは，身体や物体を支えるために，床面に接している面や点を結んで作られた面

図1　支持基底面の変化

要点	留意点・根拠

④頸部と腰部に看護師の腕を挿入し，反対側の肩関節と側胸腹部を支え，看護師側へ水平移動する

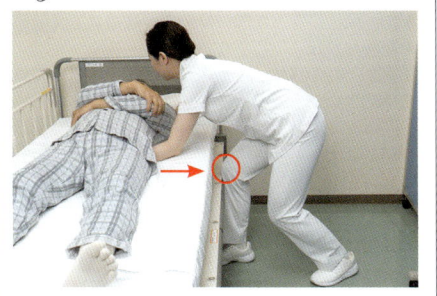

▶ 腕は必ず反対側まで挿入し，腕全体で高齢者の上半身を支え，一点に圧がかからないようにする

根拠 看護師と高齢者の重心を近づけ，腕全面で支えることで高齢者の上半身を少し上げることができ，摩擦やずれを軽減できる

コツ ベッドフレームに片膝をつけ，もう一方の足を後ろへ引き，看護師の支持基底面を広くとる．ベッドフレームにつけた膝を支点にし，腰を落とすようにして高齢者を水平移動する

6 下半身を左側へ水平移動する

①高齢者の両膝を立て，腰部と大腿下部に看護師の腕を挿入し，上半身と同様に水平移動する

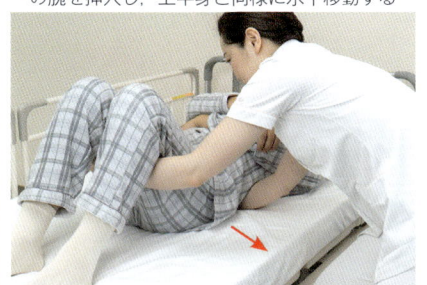

②両膝を元に戻し，下肢と上半身がまっすぐになるよう身体を整える

根拠 両膝を屈曲させることで支持基底面を小さくし，また移動の際のずれを防止できる

コツ 麻痺側である左足は屈曲を保持できずに倒れてしまう可能性があるため，必ず片手を添えて保持するか，大腿下部をしっかりと支え倒れないようにする．また，健側であっても筋力低下により倒れてしまう可能性があるため，ベッドの反対側へ移動する前に立てた両膝を元の位置に戻す

7 仰臥位から右側臥位へ体位変換する

①移動した側（左）のベッド柵を装着する
②側臥位にする側（右）へ移動し，ベッド柵を下ろす
③水平移動と同様にして，枕をベッドの真ん中へ移動させる
④顔を右に向ける

根拠 あらかじめ，体位変換する方向に顔を向けて，移動する方向を意識してもらい，高齢者の不安やめまいを軽減する

要点	留意点・根拠
⑤健側である右肩を外転させ，肘を屈曲させる．麻痺側の左肘を屈曲させ，腹部の上に置く 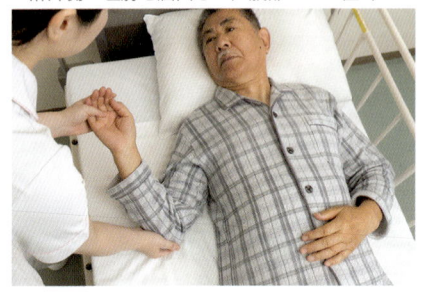	**根拠** 健側の上肢を体幹から離すことで，側臥位になった際に巻き込まれないようにする．麻痺側を腹部に乗せることで，支持基底面を小さくし，また側臥位になった際に麻痺側が残されて肩関節の亜脱臼が起こることを防ぐ **コツ** 上肢の移動は可動範囲内とし，疼痛の有無を確認しながら行う **注意** 麻痺側を腹部に乗せる際には手首をつかまず，可能であれば握手をするように手を握り，もう一方の手は肘関節を把持してスキン-テアや肩関節の亜脱臼を予防する
⑥両膝を立て，倒れないよう支え，もう一方の手で左肩を保持する 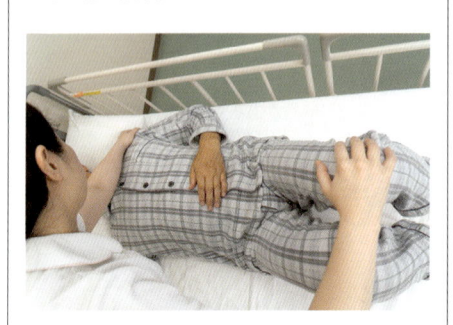	**根拠** トルクの原理（図2）を用いて身体を回転させやすくする．回転を容易にすることで高齢者と看護師の負担の軽減につながる 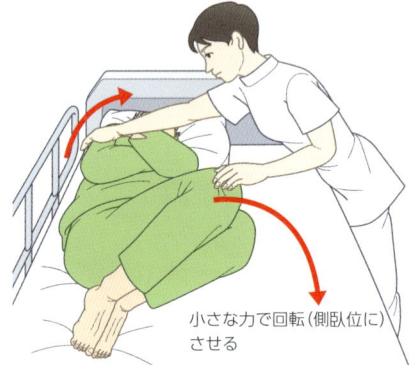 小さな力で回転（側臥位に）させる トルクとは対象を回転させる力のこと．回転させたい対象（高齢者の上体）と回転のために力を加える点（両膝）が離れているほど，回転が大きくなり，容易に回転させやすくなる **図2 トルクの原理** **コツ** トルクの原理を有効に活用するためには，膝をできるだけ高く保持する．麻痺の程度や関節拘縮の程度を確認しながら膝を屈曲させる． **コツ** 足底をベッドにしっかりとつけることで下肢が安定する

要点	留意点・根拠

⑦ゆっくりと膝を看護師側（右）に倒す

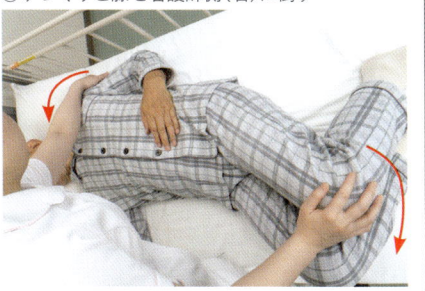

根拠 膝を先に倒すことでトルクを利用できる
コツ 肩は身体の回転に合わせて自然と浮き上がるため，動きに合わせて介助する

⑧側臥位になった後は，腸骨に手を添えて身体が倒れすぎないよう支える

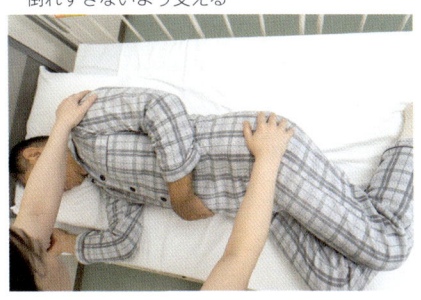

▶ 膝や肩関節をしっかりと把持し，支えられるようにする　**根拠** 高齢者は関節の拘縮により回転力が小さかったり，円背などで必要以上に回転力が大きくなったりすることがある
▶ 痛みが生じることがあるため，高齢者の表情や様子を観察しながら行う

⑨安定する姿勢に整える
・左右の肩関節を把持し，下側になった右肩関節を引き出す
・健側の上肢は体幹より少し離し，安定させる

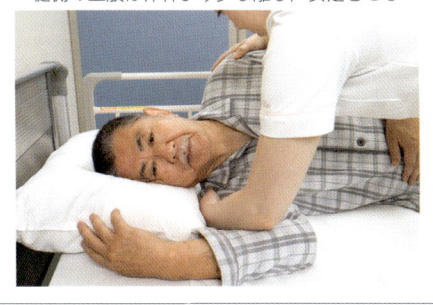

根拠 肩を安定させ，圧迫やずれを解除する

根拠 側臥位になった際に，肩関節に圧迫がかかりやすいため除圧をする．健側を体幹から離した位置に置くことで高齢者の支持基底面を広くし，側臥位を安定させる

要点	留意点・根拠
・左右の腸骨部を把持し，下側になった右の腸骨を押し込む 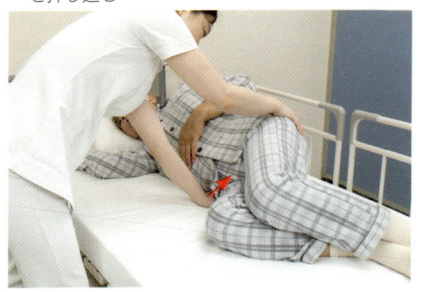	**根拠** 腰部を安定させ，圧迫やずれを解除する
・下肢が重ならないように調節する 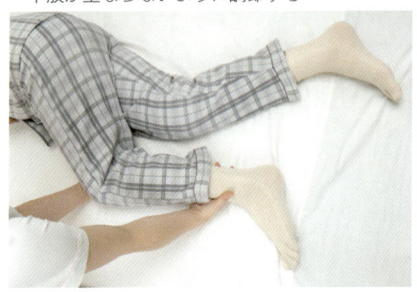	**根拠** 側臥位になった際に腸骨や膝の外側，踝骨部などの突出部位に圧迫がかかりやすい．そこで，このような部位の圧力を分散させるよう姿勢を調整する **注意** 関節拘縮があると通常の圧迫部位ではない部位に圧迫が加わることがある．拘縮部位により除圧の必要な部位を把握しておくことが必要である
・クッションやタオルなどを用いて姿勢の安定と除圧を行う ・寝衣を整える 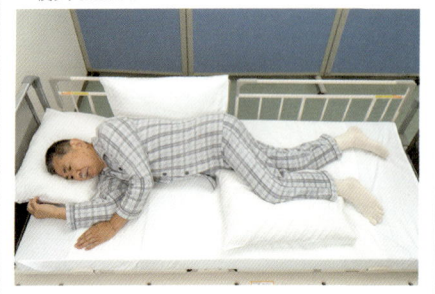	▶ 背部には，側臥位が崩れた際に寄り掛かれるよう，また背面の柵に背骨が当たらないようにクッションや枕を挟む ▶ 骨突出部位が直接ベッドに当たらず，大腿部や下腿部の全面で支えられるよう枕の位置を調整する．このようにすると骨突出部はやわらかいクッションに当たるか浮いた状態となり，1 点に圧がかかることを予防できる ▶ 下肢を持ち上げ，体位変換により生じた皮膚のずれや圧力を解除する．また，寝衣のしわを伸ばす．褥瘡予防に努める（踵部の圧抜き）．また，仰臥位から側臥位へと体幹がねじれているため，体軸をまっすぐに修正する
8 様子を観察する ①気分不快感や痛みがないか確認する	**根拠** 装着部位の不快感や痛み・かゆみなどの訴えをもとに，これを解消することが MDRPU の予防につながる ▶ 医療機器や医療物品，カテーテル類の配置に注意する **根拠** 不適切な配置は点滴の正確な投与やスムーズな排液を妨げる原因となる **コツ** 血管留置カテーテルや尿道留置カテーテルなど，身体への挿入物がある場合，体位変換によ

要点	留意点・根拠
②姿勢が安定しない部位はないか確認する ③背部や殿部に，褥瘡やスキン-テアが発生していないか確認する ④ベッドの高さを最低に戻す	りチューブ類が身体の下敷きになったり，屈曲したりしていないか確認する ▶ 側臥位では仰臥位で観察できなかった背部や殿部の観察が可能となるため，これらの部位に褥瘡やスキン-テアの発生がないか，圧迫が1点に加わっていないか，寝衣のシワなどの跡はないかを確認する

評価

- 体位変換により褥瘡やスキン-テア，MDRPU を予防できたか.
- 面会者や医療者などとコミュニケーションをとることができ，ニーズは充足されたか.
- 外界からの刺激を取り入れ，表情や発言は変化したか.
- 循環動態は安定，もしくは改善しているか.
- 寝床内環境の汚染やむれを確認，改善できたか.
- 麻痺側をつかむなどの健側の活用があったかや下肢を屈曲保持できたか.
- 高齢者の協力動作はどの程度得られたか.

動画 2-32　仰臥位から端座位（右側麻痺の場合）

目的
- 長時間の同一部位への圧迫を避け，褥瘡やスキン-テア，MDRPU を予防する.
- 禁忌の体位がなければ，家族や見舞いの友人などとコミュニケーションがとりやすいよう座位にし，ニーズの充足に努める.
- 体位変換により，視覚，触覚，位置覚を刺激し，外界からの刺激を取り入れられるようにする.
- 食事をとる姿勢を維持し，誤嚥を予防する.
- 車椅子への移乗や立位の準備をする.

チェック項目 バイタルサイン，意識レベル，症状，点滴チューブやカテーテルなどの挿入物の有無，皮膚の状態（菲薄化，肥厚，スキン-テア，褥瘡の有無，部位・程度），関節拘縮の有無，部位・程度，麻痺の有無，部位・程度，体位変換前の体位・継続時間，飲食時間，排泄状況

適応 安静度の範囲内で実施可能な人

禁忌 安静度の範囲外での体位変換，循環動態の不安定な人

事故防止のポイント
- ベッドからの転落防止のため，可能であれば協力を依頼し，安全を確保する.
- 高齢者の皮膚は少しの外力でスキン-テアが起きやすいため，四肢をベッド柵や車椅子に衝突させないように注意する. 介助の際には腕や手をつかまず，必ず関節を保持して行う.

手順

要点	留意点・根拠
1 体位変換が可能か本人の状態を評価する ①病状，バイタルサイン，意識レベル，食事の時間などを把握し，体位変換を行えるか確認する	**根拠** 体位変換により循環動態が不安定になり，これによって心拍リズムの変化が起こり，病状の

要点	留意点・根拠
②皮膚の状態を観察し，褥瘡の有無や，スキン-テアのリスクがある部位の確認をする	悪化につながる可能性がある．また身体の向きが変わることで胃内容物の位置が変化し，嘔吐や逆流を誘発し，誤嚥や不顕性誤嚥につながる可能性がある **根拠** 菲薄化，肥厚した皮膚は，スキン-テアのリスクが大きい．また，褥瘡のリスクが大きい部位を把握し，除圧に努める
2 説明する ①説明が聞こえるよう，高齢者が聞き取りやすい位置に立ち，体位変換することを説明する	▶ 高齢者が聞こえるよう近くに立ち，返答を確認するなど，コミュニケーションをとりながら説明を進める **根拠** 声が届いていなくては説明したことにはならない．また，協力動作が得られやすくなり，機能回復や維持のための体位変換につながる ▶ 端座位になることと，その理由を伝え，了承を得る
3 看護師の準備をする ①ポケットにある筆記用具や物品を取り出す．腕時計をしている場合は外す	**根拠** 物品が当たり，皮膚を傷つけることを防ぐ．また体位変換中に物品がベッド上に落ち，身体の下敷きになると，圧迫の原因となるだけでなく，褥瘡発生のリスクにもなる
4 環境を整える ①ベッドのストッパーがかっていることを確認する ②端座位になった際に，高齢者の足底が床につくようにベッドの高さを調節する	▶ ベッド柵や支援バーは，高齢者が端座位になった際に，つかまり姿勢を安定させたり，転落を防止したりするために活用する
5 仰臥位から端座位へ体位変換する ①高齢者の健側（左）に立つ ②健側の上肢（左）で麻痺側の上肢（右）をつかんでもらう	**根拠** 高齢者が端座位になった際に，健側（左）の上肢でベッド柵や支援バーにつかまることができる．また，車椅子への移乗の際も健側を有効に活用して移乗の介助ができるため，健側から体位変換する **根拠** 仰臥位から起き上がる際に麻痺側である右上肢が体幹から離れ，肩関節の亜脱臼を起こすことを予防する ▶ 肩関節の亜脱臼を起こしている，起こしやすい人，痛みがある人の場合は，三角巾やスリングの使用について担当医やリハビリテーションスタッフと検討する **根拠** 仰臥位から端座位への体位変換では，側臥位へ体位変換するよりも腕の自重が肩関節にかかり，亜脱臼や痛みを生じやすくなる

③右上腕を高齢者の頸部から右肩へ差し込み，右肩を把持する．右肘を支点にして把持している右肩を看護師側へ近づける

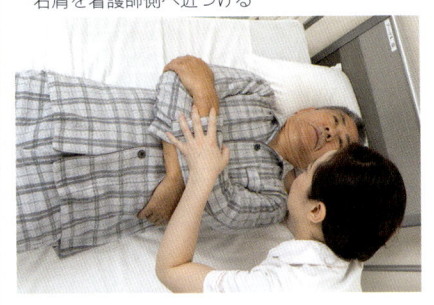

④上半身は弧を描くように起こす

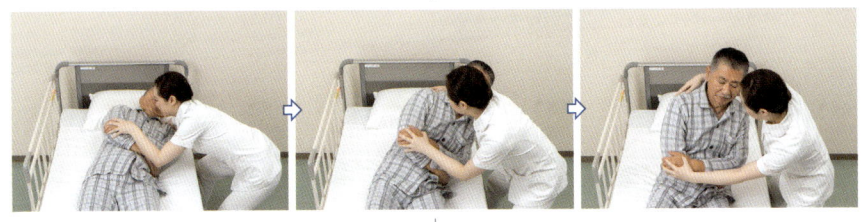

⑤健側の手をベッドについてもらい，重心を安定させる

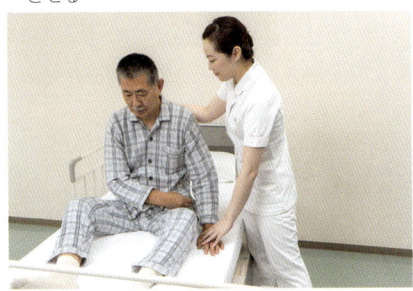

▶ あらかじめ三角巾やスリングで固定して体位変換をする場合は，体動に伴い三角巾やスリングと皮膚の間に生じたずれを解消する

注意 三角巾やスリングの長時間の使用は，関節拘縮や大胸筋の萎縮につながる可能性があるため，主に移乗や歩行時に使用する．しかし，認知機能低下などにより臥床時の体動の際に麻痺側を巻き込んでしまうリスクがある場合には，臥床時の使用を検討する

根拠 身体を看護師側へ近づけることで高齢者と看護師の重心を近づける

注意 麻痺があることや筋力低下があることを忘れてはいけない

コツ 認知機能や筋力低下により麻痺側の上肢を保持することが難しい場合があるため，看護師の左手で高齢者の麻痺側の上腕を把持し，体幹から離れないようにする

コツ 高齢者と看護師の重心移動を利用するため，看護師の左足は起き上がらせる方向へと踏み出しながら起こす

根拠 健側の手掌をベッド上につくことで重心が安定し，さらに看護師の手を添えることで，後方への転倒を防ぐ

▶ 起こしたら，気分不快感やめまいがないか確認する **根拠** 仰臥位から起き上がることで循環動態が変化し，起立性低血圧を起こしやすい．このため，起き上がった後すぐに次の動作に移らず，気分不快感やめまいがないか聞いたり，表情を観察したりして確認をする

要点	留意点・根拠
⑥高齢者の両膝窩に左腕を差し込み，可能な範囲で膝を屈曲させて，身体を小さくまとめる 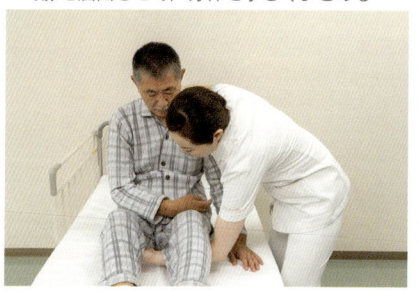	**根拠** 身体を小さくまとめることで，ベッドとの接触面を少なくし，支持基底面を小さくする **コツ** 膝の関節拘縮がある場合，高齢者の表情や疼痛の有無を聞きながら曲げられる範囲とする
⑦高齢者の殿部を支点にして，上体を回転させる 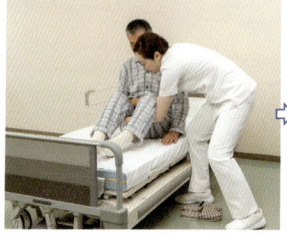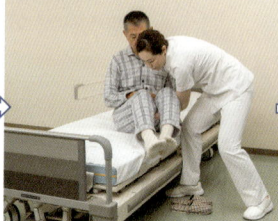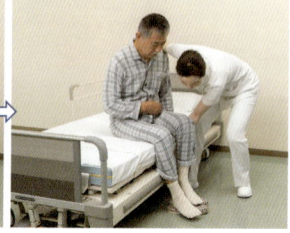	**事故防止のポイント** 高齢者の姿勢が後方に崩れたり，転倒を防ぐため，常に背中から手を放さない
⑧ベッドから足をおろし，足底をしっかりと床につける（ⓐ） ⑨ベッド柵を取り付け，支持バーにつかまってもらう（ⓑ）	**根拠** 足底を床につけることで，重心が安定する
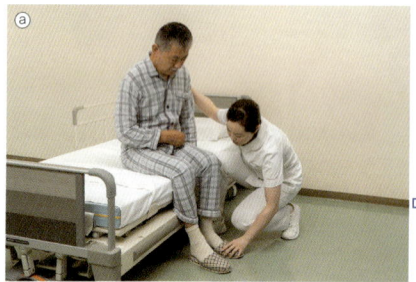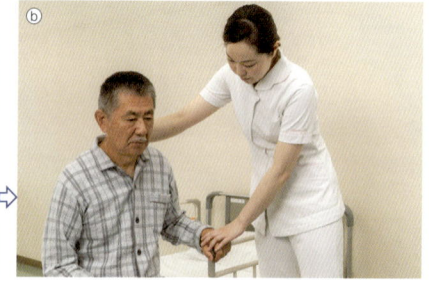 ⑩履物をはかせる	**注意** 靴をはく際，後方への転倒に注意する **事故防止のポイント** 靴をはくために足を上げることで重心が後方へ移動し，転倒につながる．片手を高齢者の腰部あたりに添え，様子を確認しながら，後方への転倒を未然に察知し防ぐ ▶ 履物の踵をつぶしてはいていないかを確認する

要点	留意点・根拠
⑪身体が安定するように両足を開き，深く腰掛けさせる 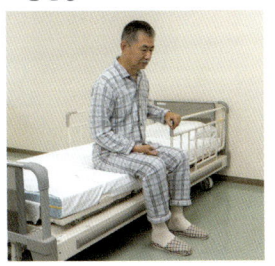	**根拠** 両足を開くことで，支持基底面を大きく取り，姿勢を安定させる ▶ 深く腰掛けなおすことで，体位変換により生じた皮膚のずれや圧力を解除する
⑫高齢者の姿勢が安定していることを確認する ⑬寝衣や髪の毛を整える	▶ 姿勢が安定しているか，疼痛はないか聞いたり，表情や姿勢を観察したりすることで確認をする ▶ 寝衣のしわを整え，褥瘡予防に努める（殿部の圧抜き） **コツ** 殿部の圧抜きは，殿部を片方ずつ浮かせて，自重圧を解除する ▶ 端座位をとる場合は，その後にリハビリテーションや検査など，人との接触が増えることが予測されるため，身支度を整える
6 ベッド周囲の環境を確認する ①ナースコールが手元にあるか確認する ②本人が必要とする日用品を手の届く範囲に置く ③床面が濡れていたり，滑りやすかったりしないか確認する ④車椅子やオーバーテーブルのロックがかかっていることを確認する	▶ 看護師がベッドから離れる際には，環境を整備し，転倒・転落の予防に努める **事故防止のポイント** 端座位後に車椅子に移乗する，オーバーテーブルにつかまって立ち上がるなどの行為が転倒につながることがあるため，ロックを確認する

評価

- 体位変換により褥瘡やスキン-テアを予防できたか.
- 面会者や医療者などとコミュニケーションをとることができ，ニーズは充足されたか.
- 外界からの刺激を取り入れ，表情や発言は変化したか.
- 食事をとる姿勢を維持し，誤嚥を予防できたか.
- 転倒・転落をせずに端座位になれたか. また，端座位を保持できたか.
- 麻痺側の保持や端座位の安定のために健側を有効に活用できたか.
- 高齢者の協力動作はどの程度得られたか.
- 端座位後のベッド周囲の環境は安全か.

●文献
1) 一般社団法人日本創傷・オストミー・失禁管理学会：スキン-テア（皮膚裂傷）の予防と管理. 照林社，2015
2) 林 静子：第4章-2体位変換，任 和子，井川順子編：根拠と事故防止からみた基礎・臨床看護技術 第3版. pp154-173，医学書院，2021
3) 一般社団法人日本褥瘡学会編：褥瘡ガイドブック 第3版—褥瘡予防・管理ガイドライン（第5版）準拠. 照林社，2023

❸ 活動
2 廃用症候群の予防

江藤 祥恵

高齢者の特徴と廃用症候群予防の必要性

- 廃用症候群とは不活発な生活や過度な安静によって生じる身体的・精神的諸症状の総称であり，生理的な老化とは区別される．疾患の治療に伴う長期の安静のみならず，不活発な療養生活が原因となる．よって，医療施設，介護施設，在宅といった療養場所を問わず，疾患の治療とともに廃用症候群の予防が重要となる．
- 廃用症候群は，循環器，呼吸器，消化器，皮膚，筋・骨格系などの身体機能に症状を認めるものと，意欲低下や抑うつ，認知機能低下などの精神・神経症状を認めるものに大別できる(表1)．
- 高齢者の廃用症候群は寝たきりや日常生活動作(ADL)，QOL の低下につながるため，早期から予防に向けた介入が必要である．治療経過や高齢者の回復状況，さらに，心身・社会的特徴であるフレイル・サルコペニア・ロコモティブシンドロームを把握する視点をもって的確にアセスメントし，心身機能の回復に遅れずに，もしくは回復を見越してケアを提供していかなければならない．
- 歩行能力を維持することは高齢者の尊厳を守り，生活範囲の維持・拡大につながり，廃用症候群を予防する上で重要である．
- 廃用症候群予防のケアの目標は，病前と同様の活動レベルに戻ることである．疾患や障害により病前と同様の活動レベルを望めない場合は，QOL の維持を目標に，残存機能を活かした生活を本人・家族とともに再構築していく．

アセスメント

▌1 疾患に関する情報
- 現病歴や既往歴の治療経過，服薬内容，リハビリテーション内容を把握する．治療経過を把握することで回復の状況を把握し，回復段階に合わせたリハビリテーションや ADL の拡大を見据えたケアを提供できる．
- 身体障害の程度を把握し，活用可能な残存機能をアセスメントする．これにより回復後に自立可能な部分を予測し，そのゴールに向けた目標設定ができる．

▌2 身体的な変化
- 廃用症候群は全身性，局所的に発生するため，日常のケアや生活動作の際にアセスメントしていく．

《循環器系》
- 心機能を把握する．
- ・生理学的検査の結果，ケア時の協力動作の際の息切れの有無など，他覚的所見から評価する．
- 起居動作や歩行などが入院前に比べてつらくないか，めまいなどがないかを聞き，自覚的視点からも評価を行う．

表1 主な廃用症候群

身体症状	循環器系	起立性低血圧，心機能低下，深部静脈血栓症，浮腫
	呼吸器系	誤嚥性肺炎，無気肺，肺活量減少
	消化器系	食欲不振，悪心，体重減少，便秘，腹部膨満
	腎・泌尿器系	尿失禁，頻尿，尿路結石，尿路感染症
	皮膚	肥厚，菲薄，褥瘡
	筋・骨格系	筋力低下，筋萎縮，関節拘縮，骨粗鬆症(骨萎縮)
精神・神経症状	精神機能	抑うつ，せん妄，意欲低下，睡眠障害
	認知機能	軽度認知障害(mild cognitive impairment：MCI)，認知症

《呼吸器系》
- 無気肺や肺炎のリスクを把握する.
- ・清潔ケアや吸引時に肺音を聴取し, 喀痰の有無, 性状を確認する.
- ・長期臥床では特に重力により喀痰が背側肺野, 下肺野に貯留しやすいため, 背側, 下肺の聴取を注意深く行う.

《消化器系》
- 嚥下機能に関わる筋力の低下を把握する.
- ・食事や飲水時のむせや, 臥床時の不顕性誤嚥の有無を確認する.
- 食欲を把握する.
- ・定期的な体重測定や食事摂取量の確認, また排便の回数や性状の観察, 腸音の聴取を行う.
- ・食欲不振や腹部の膨満感がないか確認する.
- ・食欲がない場合にはその要因を把握するため, 食事の嗜好や環境, 排泄状況, 腹部膨満や悪心の有無を確認する.
- おいしく安全に食事をとれる状態か把握する.
- ・義歯使用の有無, 義歯のサイズが適切かなどを確認する.
- ・嚥下機能を確認し, 反復唾液嚥下テスト, 改訂水飲みテストなどで評価する.
- ・口腔内の清潔は保たれているか, 歯石や歯垢, 歯周病, 舌苔の有無, 唾液の分泌の程度をみる.
- ・食形態が嚥下機能に合っているか確認する.

《腎・泌尿器系》
- 尿意や排尿のコントロール状況を把握する.
- ・尿の排出に障害があるのか, 蓄尿に障害があるのか, もしくは筋力低下や認知機能低下, 環境による影響でトイレに間に合わないことがあるのかを確認する.
- ・排泄表を用いて回数や時間帯, 量などの排泄状況を確認する.
- ・膀胱内容量を超音波にて簡便に測定することで, 残尿の有無や蓄尿の程度を測定する.
- ・居室からトイレまでの距離や, 筋力, 歩行能力, 移動手段を確認する.
- ・トイレの場所の把握, 尿意の訴え, 排泄に関する動作(更衣など)に関して認知機能低下の影響を確認する.
- ・高齢者の場合は, 排泄介助に対する申し訳なさから尿意・便意があっても我慢してしまい失禁につながることがあるため, 排泄介助に対する思いにも注意する.

《皮膚》
- 清潔ケア時に皮膚の乾燥の程度, 発赤や損傷, 浮腫の有無や程度を観察する.
- ・治療に伴う水分制限で高齢者の皮膚は乾燥し, 皮膚の脆弱性がさらに増す可能性がある. 疾患の症状や寝たきり, 座ったきりでは, 浮腫が起こりさらに皮膚が伸展し, 損傷のリスクを高める.

《筋・骨格系》
- 筋力低下や関節拘縮が進行していないか把握する.
- ・ケア中の協力動作や ADL の可能な範囲を日常的に観察し, 評価する.

3 フレイル, サルコペニア, ロコモティブシンドローム
- フレイル, サルコペニア, ロコモティブシンドロームは廃用症候群へとつながる高齢者の健康状態である. これらに対する予防や介入の視点をもち, 日常生活援助を行うことは, 廃用症候群の予防となる.

《フレイル》
- フレイルは「加齢に伴う予備能力低下のため, ストレスに対する回復力が低下した状態」[1]であり, 転倒, 骨折, 術後合併症, 要介護, 施設入所や死亡などにつながりやすい. フレイルは早期に発見し介入することで機能回復・維持を目指せる可逆的な状態である(図 1).
- フレイルのアセスメントでは, 身体的側面, 心理・認知的側面, 社会的側面の 3 側面から多面的に健康状態を捉える必要がある(図 2).

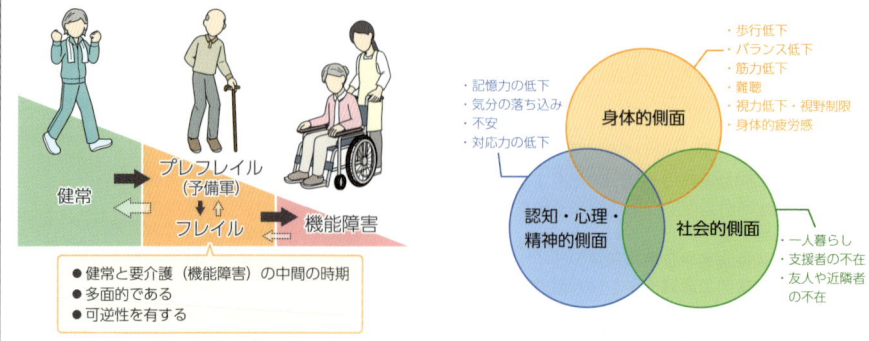

図1 フレイルの相対的な位置づけと特徴
牧迫飛雄馬：1. フレイルとは：多面性とフレイルサイクル，公益財団法人 長寿科学振興財団：フレイル予防・対策：基礎研究から臨床，そして地域へ Advances in Aging and Health Research 2020. p.20, 2021

図2 フレイルの多面性
牧迫飛雄馬：1. フレイルとは：多面性とフレイルサイクル，公益財団法人 長寿科学振興財団：フレイル予防・対策：基礎研究から臨床，そして地域へ Advances in Aging and Health Research 2020. p.21, 2021

表2 2020年改定 日本版CHS基準（J-CHS基準）

項目	評価基準
体重減少	6か月で，2kg以上の（意図しない）体重減少（基本チェックリスト※♯11）
筋力低下	握力：男性＜28kg，女性＜18kg
疲労感	（ここ2週間）わけもなく疲れたような感じがする（基本チェックリスト♯25）
歩行速度	通常歩行速度＜1.0m/秒
身体活動	①軽い運動・体操をしていますか？ ②定期的な運動・スポーツをしていますか？ 上記の2つのいずれも「週に1回もしていない」と回答

【判定基準】
3項目以上に該当：フレイル，1〜2項目に該当：プレフレイル，該当なし：ロバスト（健常）

※対象者の健康状態を統合的に捉えることができるチェックリスト．表内の♯と番号は，基本チェックリストの質問項目の番号に対応している．アセスメントにあたっては，このリストも活用する．

Satake S, Arai H：The revised Japanese version of the Cardiovascular Health Study criteria(revised J-CHS criteria). Geriatr Gerontol Int 20(10)：992-993, 2020/（日本語版）国立長寿医療研究センター：健康長寿教室テキスト第2版. p.2, 2020

①身体的側面
- 身体的側面は改定日本版CHS基準（J-CHS基準）により診断することが提唱されている（表2）．
- 日々の看護では定期的な体重測定から推移を把握したり，リハビリテーションの経過から身体的側面の機能維持・回復を把握する．
- 治療や回復，リハビリテーションにより消耗しているエネルギーを補うための栄養を摂取できているか確認し，食事の摂取や間食の有無，水分摂取量，血液検査の結果などから栄養状況を把握する．

②心理・認知的側面
- 心理的側面：身体的側面に加えて，老年期うつ病評価尺度（GDS-15）を使用したり，精神的な変化の有無を把握し，抑うつや不安などの精神症状を評価する．
- 認知的側面：身体的側面に加えて，認知機能障害として，アルツハイマー病やその他の認知症，軽度認知障害（MCI）などの有無を評価する．ミニメンタルステート検査（MMSE）を用いて，自覚的な認知機能の低下の有無や認知機能の変化を把握する．

③社会的側面

- 社会的側面：身体的側面に加えて，社会的交流の頻度や社会的ニーズ充足の程度，社会的資源を活用できているかを把握する．
- ・社会的交流は表3に示す5項目のうち1項目で問題があれば社会的プレフレイル，2項目以上で問題があれば社会的フレイルとされる[2]．
- ・入院・入所施設では入院前の外出頻度，友人や家族との接触頻度，社会活動参加（就労やボランティア，地域活動など）の程度を評価する．また，入院により慣れ親しんだ友人や家族との交流が減るため，面会の頻度を確認し，さらに居室やデイルームでの会話交流の有無から他者とのふれあいや刺激のある生活を送れているかも把握する．

表3　社会的側面を評価するための質問

1	昨年と比べて外出頻度が減りましたか
2	時々，友達を訪ねますか
3	あなたは友達や家族の役に立っていると感じますか
4	一人暮らしですか
5	毎日誰かと会話をしますか

Makizako H, Shimada H, Tsutsumimoto K, et al : Social Frailty in Community—Dwelling Older Adults as a Risk Factor for Disability. J Am Med Dir Assoc 16(11)：1003, 2015 をもとに作成

《サルコペニア》

- サルコペニアは「筋量と筋力の進行性かつ全身性の減少に特徴づけられる症候群で，身体機能障害，QOL低下，死のリスクを伴うもの」[3]である．骨格筋量低下のみはプレサルコペニア，加えて筋力低下あるいは身体機能低下がある場合はサルコペニア，骨格筋量，筋力，身体機能のすべての低下がある場合は重症サルコペニアであり，転倒，嚥下障害，認知機能障害，QOL低下や死亡リスクなどにつながりやすい．加齢による一次性とそれ以外の二次性に分けられ，廃用症候群は二次性サルコペニアである．
- 骨格筋量低下の防止のために，特に良質なたんぱく質である魚や肉，卵，牛乳・乳製品，豆類が摂取できているか把握する．
- リハビリテーションなどの活動強度や消費量に応じた必要エネルギー量を摂取できているか把握する．
- 介入の必要な高齢者を把握するためには，簡易スクリーニングである下腿周囲長（男性＜34 cm，女性＜33 cm）（詳細は「第2章【1】食事①栄養状態のアセスメント」p. 70参照）とSARC-F（スコア≧4）（表4）を用いて測定する．必要であれば筋力（握力）や身体機能，骨格筋量から診断する（図3）．

表4　SARC-F

項目	質問	回答（点数化）
Strength（筋力）	4.5 kgの荷物の持ち運びはどの程度困難ですか？	0点＝全く困難でない 1点＝いくらか困難 2点＝非常に困難またはできない
Assistance in walking（歩行時の補助）	部屋の端から端まで歩行するのにどの程度困難がありますか？	0点＝全く困難でない 1点＝いくらか困難 2点＝非常に困難，補助具を使う，またはできない
Rise from a chair（椅子からの起立）	椅子やベッドからの移動はどの程度困難ですか？	0点＝全く困難でない 1点＝いくらか困難 2点＝非常に困難またはできない
Climb stairs（階段をのぼること）	階段10段をのぼることはどの程度困難ですか？	0点＝全く困難でない 1点＝いくらか困難 2点＝非常に困難またはできない
Falls（転倒）	過去1年で何度転倒しましたか？	0点＝なし 1点＝1〜3回 2点＝4回以上

井田 諭，村田和也，今高加奈子，他：高齢糖尿病患者におけるサルコペニア肥満と左室拡張障害との関連性．日老医誌 56：290-300, 2019/Yang M, Hu X, Xie L, et al : Screening Sarcopenia in Community—Dwelling Older Adults : SARC-F vs SARC-F Combined With Calf Circumference(SARC-CalF). J Am Med Dir Assoc 19(3)：277, 2018 より転載，一部改変

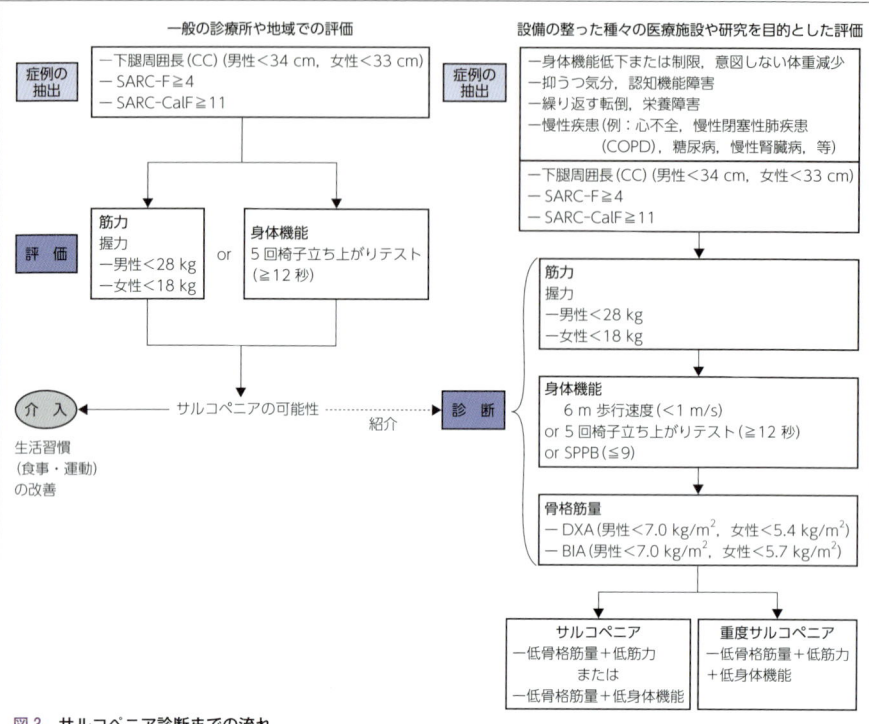

図3　サルコペニア診断までの流れ
Chen LK, Woo J, Assantachai P, et al : Asian Working Group for Sarcopenia : 2019 Consensus Update on Sarcopenia Diagnosis and Treatment. J Am Med Dir Assoc 21(3) : 300-307, 2020

● 指輪っかテスト（図4）は，高齢者自身が母指と示指でつくった輪っかで下腿を囲み，囲めるかどうかでサルコペニアの危険度を推測する方法である．高齢者自身がサルコペニアに対する意識をもつきっかけともなるため，地域の健康教室などで活用できる．

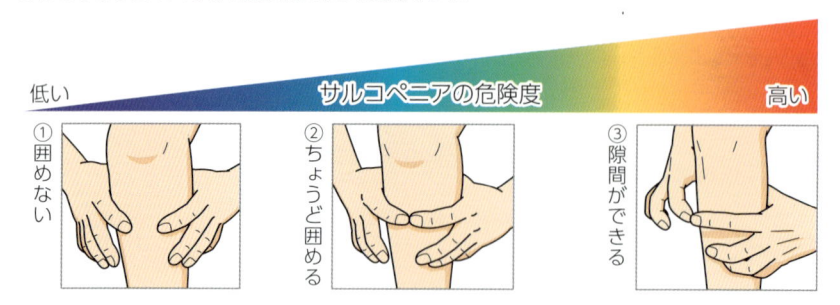

図4　指輪っかテスト
飯島勝矢：平成27年度 老人保健健康増進等事業「口腔機能・栄養・運動・社会参加を総合化した複合型健康増進プログラムを用いての新たな健康づくり市民サポーター養成研修マニュアルの考案と検証（地域サロンを活用したモデル構築）を目的とした研究事業」事業実施報告書．フレイルトレーナー養成テキスト．p.13，東京大学，2016 より転載，一部改変

《ロコモティブシンドローム》

- ●ロコモティブシンドロームは「運動器の障害のために立ったり歩いたりするための身体能力(移動機能)が低下した状態」[4]であり,転倒や運動機能障害などにつながるリスクが高い.
- ●歩行に支障をきたす要因となっている運動器疾患,疼痛やしびれの有無,筋力低下,バランス能力,関節可動域制限などの状態を把握する.
- ●スクリーニングにはロコチェックを活用する(表5).1つでも当てはまる場合には,ロコモティブシンドロームの疑いがある.
- ●疑いがある場合は,ロコモ度テスト(①下肢筋力を測定する「立ち上がりテスト」,②歩幅から下肢筋力やバランス能力を測定する「2ステップテスト」,③生活状況の質問紙である「ロコモ25」)を実施し,その結果から,ロコモでない状態,ロコモが始まっているロコモ度1,ロコモが進行したロコモ度2,ロコモがさらに進行して社会参加に支障をきたしているロコモ度3を判定する.

表5 ロコチェック

1	片脚立ちで靴下がはけない
2	家の中でつまずいたりすべったりする
3	階段を上がるのに手すりが必要である
4	家のやや重い仕事が困難である(掃除機の使用,布団の上げ下ろしなど)
5	2kg程度の買い物をして持ち帰るのが困難である(1リットルの牛乳パック2個程度)
6	15分くらい続けて歩くことができない
7	横断歩道を青信号で渡りきれない

日本整形外科学会:ロコモティブシンドローム予防啓発公式サイト　ロコモオンライン

4 精神的な変化

- ●高齢者の日常の表情や発言を観察し,アセスメントすることが重要である.表情の変化や,発語が乏しくないか,無気力な発言はないかなどを観察する.
- ●老年期うつ病評価尺度(geriatric depression scale 15:GDS15)や意欲の指標(vitality index:VI)などを用いて精神機能を評価する.

5 認知機能

- ●認知機能の低下が起きている場合,その要因をアセスメントする.
- ・疾患(認知症,脳血管障害,硬膜下血腫など)によるものか.
- ・全身性(せん妄,薬物治療など)のものか.
- ・環境の変化(入院,入所など慣れない環境)によるものか.
- ●判断に迷う場合は,家族から入院前の様子を聞き,普段の様子と比べることで,認知機能の低下なのか,あるいは生理的な老化なのかを区別する.

6 その他

《ADL》

- ●入院前や入所前のADLを把握する.身体機能のレベルを知ることで,療養生活により使われていない部分に気づくことができる.
- ●ADLは,バーセルインデックス(Barthel index:BI),機能的自立度評価表(FIM),障害老人の日常生活自立度(寝たきり度)判定基準,認知症高齢者の日常生活自立度判定基準などにより評価する.

《歩行》

- ●歩行は実際の生活環境下で実用的な歩行能力の維持・改善を目指すことが重要であり，機能的側面と生活的側面から評価する.
- ・機能的側面：歩行能力としてどのくらいの距離をどの程度の時間で歩けるか，注意や遂行機能などの認知機能がどの程度働くのかを評価する.
- ・生活的側面：本人の実際の生活環境の情報を収集し，廊下の長さやベッドやトイレまでの距離，その間の段差や危険な箇所などを評価する.
- ●歩行に必要な筋力は徒手筋力検査(manual muscle test：MMT)などでアセスメントする(表6). リハビリテーションにて評価されている場合はその値を参考にする.

《生活像》

- ●入院・入所前に送っていた生活を把握して，現在使われていない，あるいは活動が低下している部分を確認する. 退院・入所後に以前の生活へ戻るための目標設定ができる.

表6　徒手筋力検査

判定	評価
5	患者が自動運動の全可動域を重力に抗して動かすことができ，検者による最大抵抗に抗してそのテスト肢位を保持できる.
4	患者が重力に抗して全可動域にわたり自動運動を行うことができる. しかし，最大の抵抗に対してはテストポジションを保持することができない.
3	抵抗が重力だけであれば可動域を完全に終わりまで動かす.
2	重力が最小にされれば，身体のセグメントを動かすことができる.
1	セラピストが何らかの筋収縮活動を目で確認できるか，手で触知できる.
0	筋収縮の証拠が触知によっても視診によっても得られない.

Avers D, Brown M著，津山直一，中村耕三訳：新・徒手筋力検査法 原著第10版[Web動画付]. pp.4-5, 協同医書出版社，2020 より引用

《活動，休息・睡眠》

- ●治療や安静度などを把握し，活動可能な範囲をアセスメントする.
- ●安静度がベッド上である場合は，臥床時の様子(眠っているのか，面会者と会話をしているのかなど)を観察し，ベッド上でも心身への刺激がある状態かアセスメントする.
- ●離床可能な場合は，臥床時間が長すぎないか，また離床時にどのような活動が実施できるかを，ADLや活動耐性，生活歴から検討する.
- ●十分な睡眠や休息をとれているか，夜間の睡眠と午睡(昼寝)・活動のバランスはとれているか把握する.
- ●心身の回復やリハビリテーションのために睡眠や休息がとれているか，一方で，治療やリハビリテーションが睡眠や休息に影響を与えていないか(午睡の時間にリハビリテーションが重なっていないかなど)を確認する.
- ●不眠は睡眠薬の投与のみでは解決できず，生活リズムの乱れを整えることが必要である. 不眠がある場合は，活動と休息・睡眠のバランスをアセスメントする.
- ・昼間に活動できているか
- ・午睡は夕方以降にしていないか
- ●睡眠のどの段階(入眠時，睡眠の途中，早朝)に問題があるのかを，本人の訴えや，夜間の睡眠の様子からアセスメントする. チームで情報を共有するとともに，支障をきたしている睡眠段階に合わせた睡眠薬の投与を医師に相談する.

廃用症候群の予防

1 疾患

- ●基礎疾患の治療が重要である. 基礎疾患の症状観察，療養支援を行い，早期の治癒や安定を目指す. 疾患の治癒や状態の安定化により，廃用症候群の予防・改善のためにエネルギーを使用できる.

2 身体への働きかけ

- ●療養生活では，早期離床による回復の促進や，ポジショニング，リハビリテーションによる関節拘縮の予防によって廃用症候群を予防する.

《臥床時のポジショニングを行う》
● 良肢位は関節の機能温存のために重要である.
● 良肢位を保持するため, クッションや枕などを活用する.
● 特に, 肩関節と股関節, 足関節は安静による拘縮が生じやすいため, 図5のようにポジショニングを行う.
・肩関節：肘に枕などを入れることで, 肩関節を軽度前方に挙げ, 軽度外転位とする.
・股関節：外旋位とならないように, 大腿外側に枕を入れる.
・足関節：フットボードで足関節の底屈, 内反を防ぎ, 尖足を予防する.

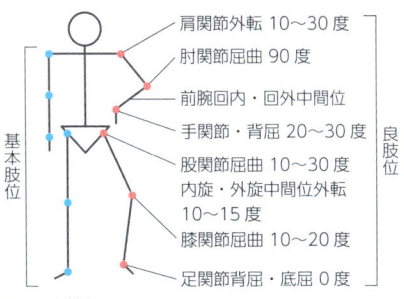
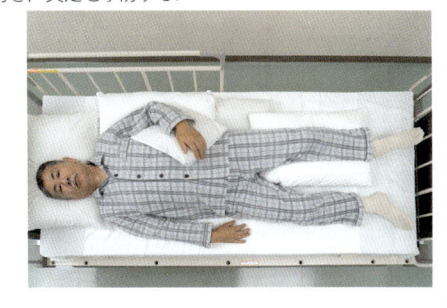

図5 良肢位

《座位時のポジショニングを行う》
● 座位時のポジショニングはシーティングといわれる. 臥床時と同様にクッションや枕などを用いて90度ルールを保つ.
● 筋力低下や円背, 麻痺などがあると座位時の姿勢が崩れやすいので, 定期的に座り直しを行い, 姿勢を整える(詳細は「第3章【7】安楽②ポジショニング」p.548参照).

《歩行を介助する》
● 歩行は関節拘縮の治療として有効であり, 全身運動であるため, 関節拘縮のみならず他の廃用症候群の予防となり, 機能維持にもよい影響を与える. 廃用症候群の予防として歩行を実施す

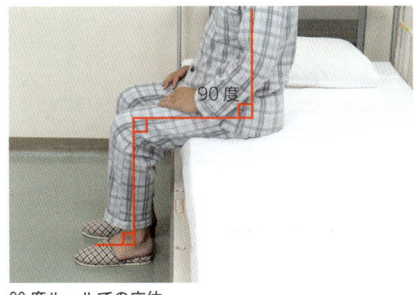

90度ルールでの座位

るには, 筋力維持の運動に加えて, 本人が安全に, また, 自ら歩きたいと思える環境を整えることが重要である.
● 外的刺激を受け, 生活範囲を広げることで, 身体的, 精神的両側面の廃用症候群の予防効果が期待できる(具体的な歩行の介助方法は, 「第2章【3】活動④歩行介助」p.234参照).
● 環境を整える.
・床面のコードやごみ箱など, 歩行の支障となる物を整理し, 転倒・転落の危険性を減らす.
・本人の意欲が湧くような環境を整え, 自ら歩きたいという気持ちを大切にする. 例えば「天気がよいからお散歩に行きましょう」「食堂で皆さんと食事をしましょう」「トイレに行きましょう」「○○(アクティビティなど, 本人の興味のあるもの)をしに, リビングへ行きましょう」などである.
・日常生活行動や余暇時間などに合わせて日ごろの生活の中で少しずつ歩行できるよう促す.
● 下肢の運動を行う.
・歩行は全身を使う運動だが, 特に下肢筋力が重要になる. 日常の歩行の他に筋力トレーニングなどを取り入れて, 下肢の筋力維持を目指す.
・本人の状態に合わせ, つま先立ち, 椅子に座って下肢の挙上, 足指の自動運動などを実施するとよい.

《日常生活動作に働きかける》
- 可能な ADL を行うこと自体も廃用症候群の予防になる．リハビリテーションなど環境の整った場所で「できる ADL」だけでなく，ベッドサイドや食堂などの療養生活の場で「している ADL」を大切にし，日々の生活において廃用症候群の予防をする．例えば毎日トイレまで歩くことは全身運動であり，関節の拘縮や筋力低下の予防につながる．
- ・「できる ADL」と「している ADL」にかい離がないか確認する．例えばリハビリテーションでは可能だが，療養生活の場では実施できないものはないか確かめる．「できる ADL」が療養生活の場でも可能となるよう，環境設定の工夫や日々のケアの際に声かけして促すなどする．

《リハビリテーションを行う：関節可動域の維持・増大訓練》
- 関節可動域（range of motion：ROM）の維持・増大訓練は可能な限り入院・入所早期から行い，廃用症候群の予防に努める．
- 軟部組織の拘縮を予防し可動域を維持するためには，1 日 3 ～ 5 回動かす必要がある．また，拘縮の発生している部位の関節可動域を増大させるには，痛みをかすかに感じる程度，ゆっくりと動かし，肢位を数秒間維持する．他動的な運動は拘縮している部位では痛みを生じるため，痛みや苦痛の表情の有無を確認しながら，ゆっくりと丁寧に行う（具体的な訓練方法は，次頁「他動的関節可動域訓練」参照）．
- 麻痺があり，筋収縮が起きている場合はホットパックや足浴，手浴などの温熱療法を取り入れてから運動を行う．温熱療法は炎症や熱感がないことを確かめてから行う．
- リハビリテーションの予定がある場合は，それ以前に足浴や手浴，入浴を行い，身体を温めたり，活動前の休憩時間を確保できるようケアの時間を調整する．

3 精神への働きかけ
《コミュニケーションを援助する》
- 他者とのコミュニケーションがとれるよう，同室者や同席者との会話をファシリテーションする．
- 食事や間食を食堂でとれるようセッティングし，他者とのコミュニケーションを通じた社会とのつながりを作る．ベッドから離れることは離床時間の確保や関節の拘縮予防になる他，ベッド上では得られない様々な刺激が外部から得られる．

《アクティビティを取り入れる》
- 個別や集団でのアクティビティを取り入れる．この際，医療者側の好みでアクティビティを決めるのではなく，本人がこれまでの人生で慣れ親しんだ趣味や遊びを聞き，できる限り意向を取り入れることが重要である．
- アクティビティを実施する時間帯は，覚醒度や精神状態から判断する．例えば，抑うつ症状は午後に軽くなりやすい，午睡の時間を避けるなど．
- アクティビティの最中は高齢者との会話を楽しみながら，高齢者が他者と交流をもてるようにすることが大切である．

4 認知機能の低下予防への働きかけ
- 認知機能低下の予防には，バランスのよい栄養の摂取と，運動や社会的活動を行うことが重要である．
- 日常の活動や運動，リハビリテーションによって筋力の維持を図り，転倒を防ぎ，活動範囲の狭小化を予防する．認知症発症の予防因子である社会的交流の活発化・維持につなげる．

他動的関節可動域訓練

目的 関節拘縮の予防，関節可動域(ROM)の維持・増大により廃用症候群を予防し，日常生活動作(ADL)の能力を維持する．

チェック項目 バイタルサイン，意識レベル，症状，点滴やカテーテルなどの有無，麻痺の部位・程度，飲食時間，排泄状況，コミュニケーションの方法

適応 長期臥床の人，治療により安静が必要な人で，安静度の範囲内で実施可能である場合

禁忌 循環動態の不安定な人

注意 安静度の範囲外で運動をしないこと

事故防止のポイント 骨折による手術後の禁忌肢位がある人や深部静脈血栓症のある人では，訓練の実施により脱臼や血栓の遊離による脳卒中や肺塞栓などのリスクがある．訓練実施前にその有無を必ず確認する．

必要物品　ホットタオル，ホットパック，足浴，手浴などの必要物品(適宜)

手順

要点	留意点・根拠
1 本人の状態を確認する ①関節可動域訓練が可能かを確認する ②拘縮や筋緊張の有無と程度を確認する ※以下に代表的な訓練を解説する．拘縮の程度や部位に合わせて必要なものを実施する	**事故防止のポイント** 訓練の実施により起こり得る脱臼や脳卒中，肺塞栓などを防ぐため，必ず禁忌肢位や既往歴を確認する ▶ 拘縮や筋緊張が強い場合は，入浴後あるいはホットパックを併用して筋緊張をほぐした後，訓練を行う
2 説明する ①高齢者の聞き取りやすい位置に立ち，運動することを説明する ②痛みが生じた場合はがまんをせず，声をかけるよう伝える ・高齢者の表情を確認しながら実施する	▶ 高齢者に聞こえるよう近くに立ち，返答を確認するなど，コミュニケーションをとりながら説明を進める **根拠** 声が届いていなくては説明したことにはならない．また，本人が前もって運動の内容を把握することで，協力動作が得られやすくなり，不要な筋緊張の回避や軽減ができる ▶ 肩関節や股関節などの伸展，屈曲などの運動の目的と手順を説明し，協力を依頼する **注意** 痛みを生じる場合は無理に行わず，痛みがすぐに治まる程度の運動にとどめる ▶ 苦悶様の表情があれば，運動の角度を小さくするなど調整する．機械的に実施するのではなく，高齢者の様子を観察しながら行う． **コツ** 家族などの面会があれば，見学してもらい，家族が実施可能な範囲で運動を一緒にできるよう支援する

要点	留意点・根拠

3 肩関節の運動を行う
①屈曲する
・高齢者の手首を持ち，もう一方の手で肩峰付近を支え(ⓐ)，垂直に頭のほうへ上げていく(ⓑ)
・同様にしてゆっくりと元の位置に戻す

▶ 10回を目安に行う．理学療法で提供されている回数を参考にするとよい
根拠 麻痺や筋力低下のある高齢者の肩関節は脱臼しやすいため，肩峰付近を支える
▶ 手首を持つ時は強く握らず，握手をするような力加減がよい　根拠 手首や手を強い力で握ると，皮膚を損傷するリスクがある

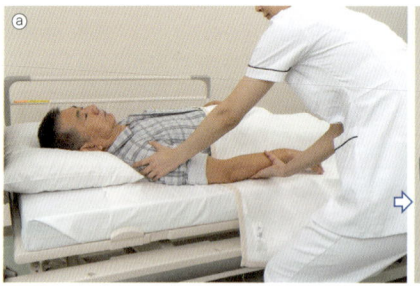
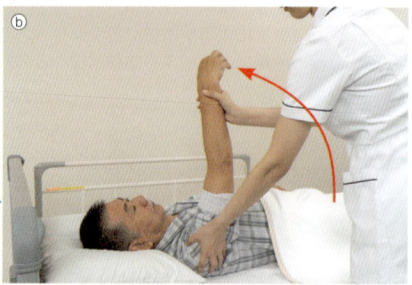

②外転する
・高齢者の手首を持ち，肩関節にもう一方の手を添え(ⓐ)，水平に頭のほうへ動かす(ⓑ)
・同様にしてゆっくりと元の位置に戻す

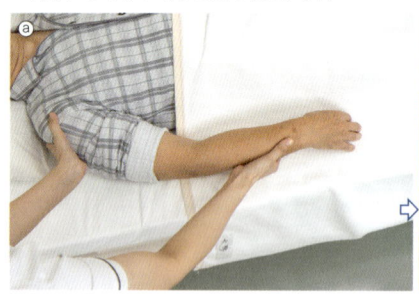
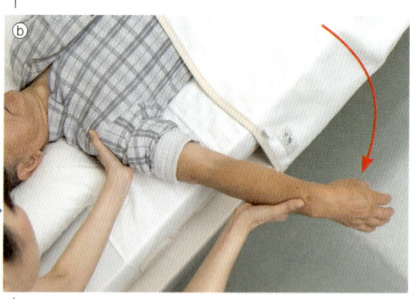

4 肘関節の運動を行う
①伸展する
・高齢者の手首を持ち，もう一方の手で肘関節を支えて伸ばす

▶ 10回を目安に行う．理学療法で提供されている回数を参考にするとよい
▶ ゆっくりと丁寧に行う

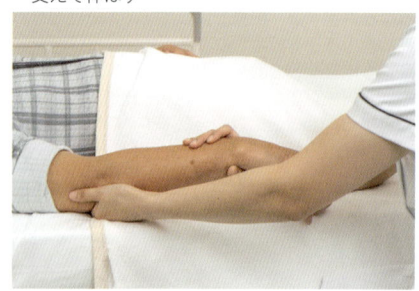

要点	留意点・根拠

②屈曲する
・同様にして，伸展させた肘関節をゆっくりと曲げる

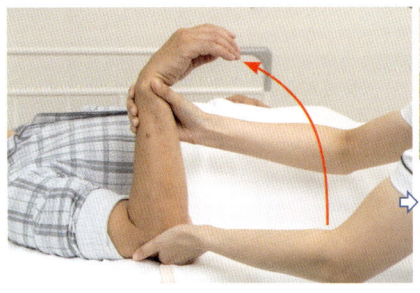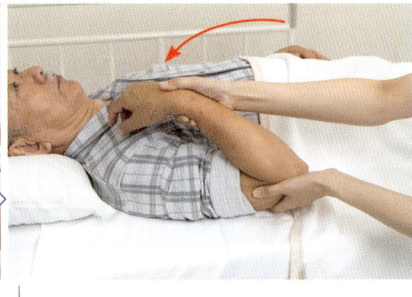

動画
2-35

5 指関節の運動を行う
①伸展する
・高齢者の手首を支え持ち，もう一方の手で手指をまとめて持ち，手背側に伸ばす

▶ 10回を目安に行う．理学療法で提供されている回数を参考にするとよい
▶ 関節拘縮が進むと指は屈曲位となりやすいため，ゆっくりと伸展させる
【注意】 高齢者は関節拘縮が進んでいることが多いため，大きな力で無理に伸展・屈曲を行わない

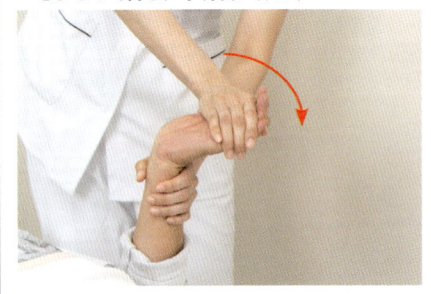

②屈曲する
・伸展時と同じように支え持ち，手指をまとめて曲げる

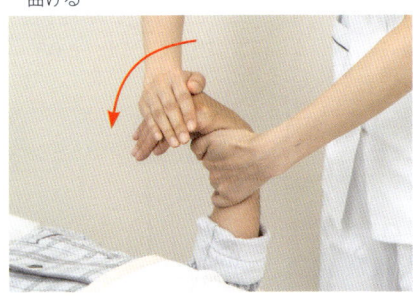

要点	留意点・根拠

動画 2-36

6 股関節の運動を行う
①屈曲する
・膝下を支え，もう一方の手で踵部から足底を支えるように持ち（ⓐ），大腿部を腹部に近づける（ⓑ）

▶ 10回を目安に行う．理学療法で提供されている回数を参考にするとよい
注意 同時に膝関節の屈曲と足関節の背屈を行うため，痛みが複数の部位に生じやすい．本人の表情を観察しながら行う
コツ 看護師の手と前腕で踵，足底を支えることで，安定性が増す

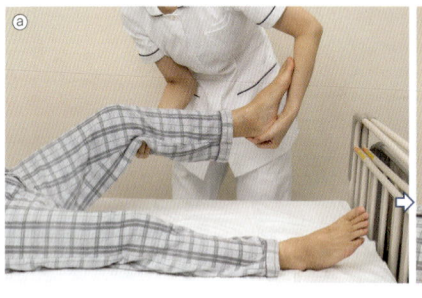
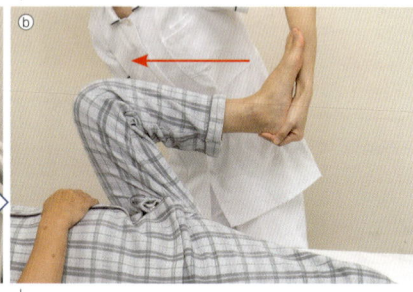

②伸展する
・屈曲させた股関節を元に戻すように伸ばしていく

▶ 膝関節もゆっくりと伸展させる
コツ 腹臥位になった高齢者の膝関節を持ち，下肢を浮かせることでも股関節は伸展できる

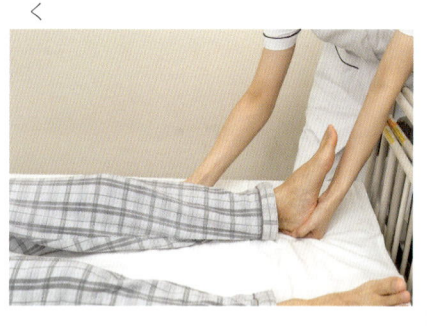
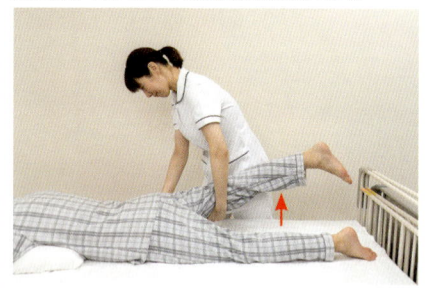

動画 2-37

7 足関節の運動を行う
①背屈する
・踵部を支え，もう一方の手で足底部を持ち（ⓐ），頭部側へ押して曲げていく（ⓑ）
・ゆっくりと元の位置に戻す

▶ 10回を目安に行う．理学療法で提供されている回数を参考にするとよい

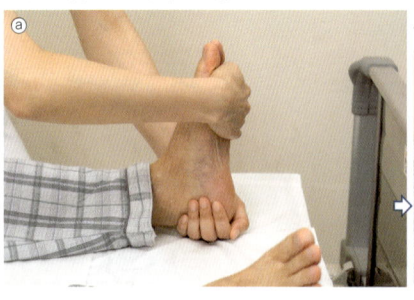
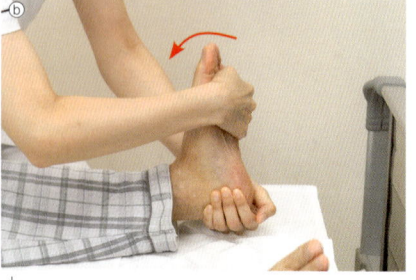

要点	留意点・根拠
②底屈する ・踵部を支え，もう一方の手で足背を押さえ，背屈とは逆の方向に押して伸ばしていく 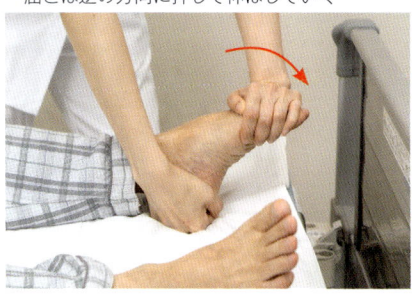	
8 実施後の観察を行う ①運動が終了したことを伝える ②バイタルサインや疲労度を確認し，記録する ③手指衛生を行う	▶ 痛みを生じる運動であるため，ねぎらいの言葉をかける

評価

- 運動時の痛みは消失しているか.
- 協力を得ながら実施できたか.
- ROM の維持・増大がみられたか.
- ADL の維持，改善がみられたか.

●文献
1) 要介護高齢者，フレイル高齢者，認知症高齢者に対する栄養療法，運動療法，薬物療法に関するガイドライン作成に向けた調査研究班編：フレイル診療ガイド 2018 年版．p.2，ライフ・サイエンス，2018
2) Makizako H, Shimada H, Tsutsumimoto K, et al：Social Frailty in Community-Dwelling Older Adults as a Risk Factor for Disability. J Am Med Dir Assoc 16(11)：1003, 2015
3) 公益財団法人 長寿科学振興財団：フレイル予防・対策：基礎研究から臨床，そして地域へ Advances in Aging and Health Research 2020. p.42, 2021
4) 日本整形外科学会ホームページ：ロコモティブシンドローム（ロコモ）
https://www.joa.or.jp/public/locomo/
5) 荒井秀典：サルコペニア診療ガイドライン．日本内科学会雑誌 109(10)：2162-2167, 2020
6) 日本整形外科学会ロコモティブシンドローム予防啓発公式サイト
https://locomo-joa.jp/
7) 鳥羽研二編：日常診療に活かす老年病ガイドブック 1―老年症候群の診かた．メジカルビュー社，2005
8) 宮越浩一編：高齢者リハビリテーション実践マニュアル 改訂第 2 版．メジカルビュー社，2022
9) 落合慈之監，稲川利光編：リハビリテーションビジュアルブック 第 2 版．学研メディカル秀潤社，2016
10) Avers D, Brown M 著，津山直一，中村耕三訳：新・徒手筋力検査法 原著第 10 版［Web 動画付］．pp.4-5，協同医書出版社，2020

NOTE

下肢の筋力を維持するための運動

　歩くことは人間の基本的な動作の1つであり，その機能を維持することは高齢者の尊厳を守るとともに，活動範囲の維持や拡大につながる．この大切な動作を支えているのが下肢の筋肉であるが，加齢に伴い筋力は低下しやすくなる．そこで，筋力の維持・回復のための運動をいくつか紹介する．

《つま先立ち》

　1セット20回程度を目安に実施するが，疲労に合わせて適宜休憩をとるようにする．この運動は，高齢者に下腿の筋肉を意識しながら実施してもらう．
①椅子の背もたれを手でつかみ，両足でつま先立ちをする（ⓐ）．
②ゆっくり元の位置に戻す（ⓑ）．

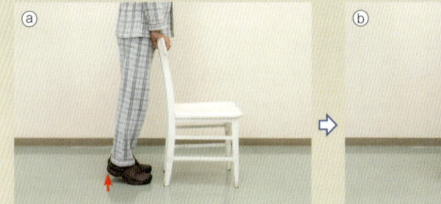
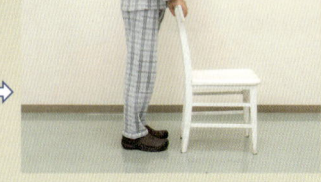

《座位での下肢の挙上》

　10回×2〜3セットを目安に行う．
①椅子に深く腰掛ける．
②膝を伸ばして片足を上げる（ⓐ）．
③挙げた位置を維持しながら，つま先を背屈する（ⓑ）．
④つま先をもとの位置に戻す．
⑤ゆっくりと足を下ろして元の位置に戻す．
⑥反対側の足も同様に行う．

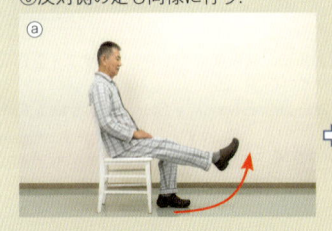
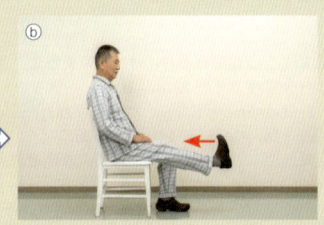

《足指の自動運動》

　5回×1〜2セットを目安に行う．
①椅子に深く腰掛け，タオルを足の下に敷く（ⓐ）．
②足趾を動かし，タオルを引き寄せる（ⓑ）．踵も一緒に動かしてタオルを引き寄せないよう注意する．
③負荷をかけたい場合は，タオルの上に重りになるものを置いて，同様に実施する．

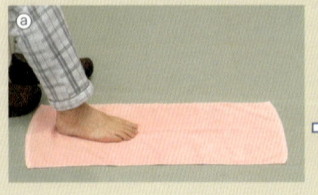
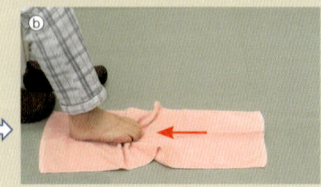

3 移動介助（車椅子）

南 琴子

高齢者の特徴と移動介助の必要性

- 高齢者の歩行機能低下に関連した身体機能の特徴は，骨密度の低下（骨粗鬆症），運動能力の低下，下肢筋力の低下，関節可動域の制限，筋や関節の拘縮，身体バランスの不安定などがあり，これらの症状が複合的に現れることもある.
- 歩行機能低下に関連する主な疾患には，神経疾患と運動器系の疾患がある. 神経疾患として認知症，脳梗塞・脳出血・脳腫瘍が関わり，認知症では歩行障害をきたし，脳梗塞などでは体幹・四肢の麻痺が生じる. 運動器系の疾患では腰部脊柱管狭窄症，骨粗鬆症，大腿骨頸部骨折，変形性関節症，サルコペニアなどが関与する.
- 多くの高齢者は自立して歩くことができなくなったことを契機に，引きこもりや寝たきりの状態に移行しやすい.
- 車椅子は，体幹や下肢の障害により歩行困難がある人や，治療・検査上，安静が必要な人にとって必要な移動手段の1つである.
- 歩行困難の高齢者が車椅子を利用する目的は，1)日常生活の行動範囲の拡大，2)離床時間の確保，3)自分で移動できることで自立心を促す，4)治療上，症状の改善につながる，5)社会参加の促進などがある.
- 病院，自宅，施設など高齢者の生活環境のニーズを捉え，それぞれのニーズに合わせた車椅子のタイプを選択する視点が重要である.
- 座り心地やデザイン性なども考慮して，車椅子を選択する. 車椅子を使用することで，高齢者の日常生活やQOLを豊かにするという視点をもつことが大切である.
- 車椅子への移乗時や移動時は，転倒や骨折，皮膚トラブルが起こりやすいため，予防に努める.

車椅子利用のためのアセスメント

■ 本人の全身状態

- 体格（体型）に車椅子が適合しているか把握する.
- ・痩せ型で肩甲骨・脊椎・尾骨・仙骨部に骨突出があるか確認する. この場合，摩擦，ずれ，圧迫などによって褥瘡が発生しやすい. クッションやドレッシング材の使用，除圧などの予防的ケアを行うことが重要である.
- ・車椅子の座面の幅が適切か確認する. 高齢者の殿部の幅に対し車椅子の座面幅が開きすぎたり狭すぎたりすると，自走の困難，身体の圧迫感，姿勢の不安定さなどが生じる. 車椅子の座面幅は，高齢者の殿部の幅＋3～5cmほどの余裕があることが好ましい.
- ・座面の位置が高すぎると座面の奥まで使って座れず，逆に低すぎると立ち上がりにくさが生じる. 股関節・膝関節・足関節が90度になるようにして，車椅子用クッションを使用し，足底が床につく高さに調整する.
- ・「仙骨座り」「ななめ座り」などの不良座位姿勢は，易疲労や，車椅子からの転倒・転落，誤嚥にもつながる. 基本座位姿勢が取れるようにクッションなどを用いて隙間を調整する.
- 疾患，病態を把握する.
- ・点滴，酸素吸入，膀胱内留置カテーテル，ドレーンやチューブ類の挿入の有無を確認する.
- ・麻痺の部位と程度を把握する.
- ・筋・関節の拘縮，関節可動域の制限の有無と程度を観察する.
- ・起立性低血圧は立位時にめまいや意識障害を起こすため，血圧の低下がないか観察する.
- ・合併症の有無を確認し，血圧や脈拍，呼吸状態に影響がないか観察する.
- ・身体の疼痛の有無と程度を確認し，車椅子の乗車時間を調整する.
- 運動機能（残存機能）を把握する.
- ・立位，座位，歩行において，どの程度自立して行えるかを評価する.
- ・長期臥床の期間を考慮し，どの程度の座位保持が可能か，耐久力を確認する.

・移乗・移動動作の習得状況を把握する.
・立位が全くとれない高齢者の移乗は, 2名以上の介助者で実施する.
● 意識レベル, 認知機能などを把握する.
・GCS, JCS などによる意識レベルの評価を行い, 車椅子に移乗しても問題がないことを確認する.
・認知機能の低下がどの程度か確認し, 車椅子に移乗することを理解しているか確認する.
・せん妄がないかをみるため, 精神症状と意識レベルを確認する.
・指が車輪に挟まれる事故や, 急な立ち上がり, ブレーキのかけ忘れ, フットサポートの上げ下げの忘れなど, 事故につながる動作がないかを観察する.

2 移動経路の環境

● 床の状態を確認する.
・床に水などがこぼれ, 滑りやすくなっていないか.
・カーペットなどの柔らかい床は, 車椅子が動きにくい.
● 段差や傾斜の有無を確認する.
・1cm 程度の段差でもつまずき, 転倒しやすい.
● 通路の幅や障害物の有無を確認する.
・安全で楽に車椅子を移動させるためには, 90cm 以上の横幅が必要である.

3 車椅子の種類と構造

● 車椅子の種類には, 普通型車椅子, 介助型車椅子, リクライニング式車椅子, ティルト式車椅子, 電動式車椅子がある

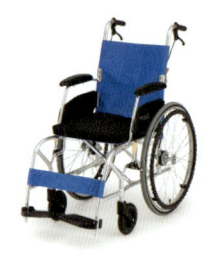 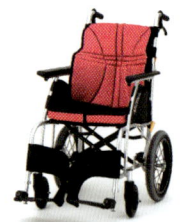 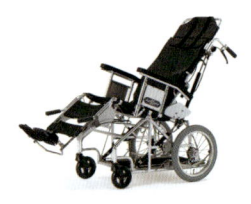 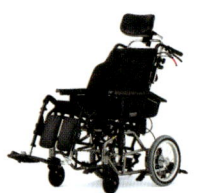

普通型車椅子　　　　　介助型車椅子　　　　　リクライニング式車椅子　　　　　ティルト式車椅子

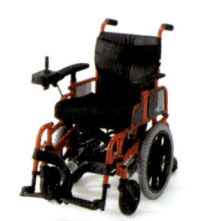

電動式車椅子　　　　　〔画像提供：日進医療器株式会社〕

● 普通型車椅子(図1)
・一般的に使用される車椅子. 後輪駆動タイプのものが最も普及しており, 後輪のハンドリムを自分で操作できる.
・各部の調節ができるモジュラー式車椅子もある.

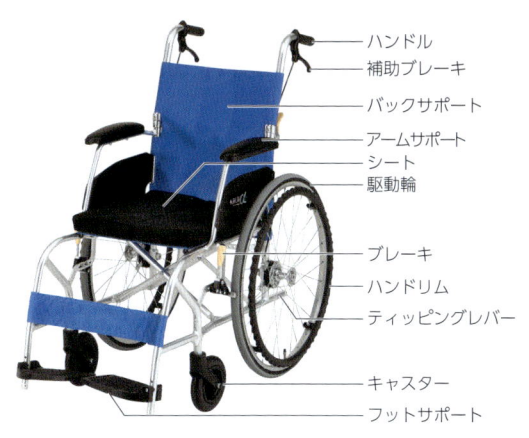

ハンドル
補助ブレーキ
バックサポート
アームサポート
シート
駆動輪

ブレーキ
ハンドリム
ティッピングレバー

キャスター
フットサポート

● **ハンドル（グリップ）**
  介助者が車椅子を操作する時に握る部分.

● **補助ブレーキ**
  介助者が操作できるブレーキ. 制御力が調整できる.

● **バックサポート（背もたれ）**
  静止時にもたれたり, バランスの悪い体幹を支えたりするもの.

● **アームサポート（肘掛け）**
  静止時の肘掛けや, 移乗時のプッシュアップに利用する. 固定式, 跳ね上げ式, 取り外し式がある.

● **シート（座面）**
  座席の部分で, 通常は圧分散クッションを乗せて座ることが多い.

● **フットサポート**
  足を乗せる台. 足底がしっかりと届く高さに調整する.

● **ブレーキ**
  トグル式やレバー式がある. 手の力がない人でもワンタッチで止められるトグル式が主流である.

● **駆動輪（大車輪）**
  後輪のこと. 自走用では 22〜24 インチ, 介助用では 12〜20 インチが主流. 屋外用のゴムタイヤ（空気入り）と室内用のソリッドタイヤ（中空部分がない）がある.

● **ハンドリム**
  後輪の外側に固定された自走用の輪のこと. 車椅子を前進, 後進, あるいは左右の方向転換ができる.

★ **キャスター**
  前輪のこと. 車椅子の回転や曲線での走行を容易にするもの. 直径 5〜6 インチのものが多いが, 大きいほど障害物を乗り越えるのが容易である.

● **ティッピングレバー**
  介助者が踏んでキャスターを浮かし, 段差や障害物を乗り越えるもの.

図 1　普通型車椅子の各部の名称と機能

● 介助型車椅子
・自力で車椅子を駆動できない場合に使用される車椅子. 車輪が小さくコンパクトで軽量. 狭い場所でも使用できる.
・少しでも自力操作したいという本人の希望があり, それが可能と判断される場合は普通型を選択する.
● リクライニング式車椅子
・水平に近い状態まで倒すことができる車椅子. 背面と脚部の角度を調節できる. 起立性低血圧や神経疾患により頭部・頸部の座位バランスが不安定であり, 長時間の座位保持が困難で臥位になる必要がある場合に選択する.
・背面を倒した状態では体幹の伸展により姿勢と衣服のずれが生じやすい. 起き上がった時に, 姿勢と衣服のずれを直すことが必要.
● ティルト式車椅子
・シートごと傾斜するタイプで, 姿勢が崩れず衣服のずれも少ない. 後方に倒すことで, 体圧がかかる面が座面から背面に移動する.
● 電動式車椅子
・大きく分けて自走用と介助用がある. 操作レバーまたはハンドルを動かすとモーターの力で動くタイプの車椅子である.

・道路交通法では歩行者として扱われ，右側通行になる．
・行動範囲が広がり便利であるが，一方で事故を起こさないよう慣れるまでは十分な練習が必要である．

4 介助方法の検討
●アセスメントにより，介助者数は 2 名か 1 名か，全面介助か部分介助で実施するのかを検討する．

5 車椅子の点検ポイント
●使用する前は，安全のために車椅子の不具合がないか，点検を実施する．
・シートや背もたれの破損の有無
・ハンドル(グリップ)の緩みの有無
・駆動輪やキャスターの動きの不具合，タイヤの空気圧の低下の有無
・ブレーキの効き具合はどうか．
・フットサポートの高さが本人に合っており，フットサポートの動きの硬さが適切か．

車椅子への移乗（部分介助の場合）

目的
・目的の場所まで安全・安楽に移動(移送)する．
・廃用性症候群を予防する．
・段階的に日常生活行動範囲を拡大する．
・筋力および循環状態，精神活動の維持・向上を図る．
・転倒・転落，骨折などの事故を予防する．
チェック項目 疾患，病態，認知機能，意識レベル，バイタルサイン，日常生活の自立度
適応 介助により立位保持が可能で，車椅子への移乗にあたり部分介助を必要とする人
注意 認知機能の低下やせん妄により行動観察が必要な人では，危険な動作の有無を把握しておく．
禁忌 循環動態が不安定な人，絶対安静が必要な人
事故防止のポイント 転倒・転落防止，皮膚外傷トラブル防止，褥瘡防止

必要物品 本人の状態に適合した車椅子，クッション，靴下，踵のある履物，毛布または膝掛け，ガウンまたは上着

手順

要点	留意点・根拠
1 本人の状態を評価する ①意識レベルの確認，バイタルサインを測定する ②気分不快感，倦怠感，痛み，不快感の有無を観察する	▶ 異常がないか観察し，安全を確保する ▶ 身体的・精神的に車椅子乗車が可能か評価する
2 説明する ①目的を丁寧にわかりやすい言葉で説明する	**根拠** 介助が必要な高齢者は車椅子乗車に恐怖心や疲労感，拒否感情を抱くことがある．移乗目的と安全に介助を実施することを説明し，不安を軽減する **コツ** 拒否があった場合は無理に進めず，時間をおいて，本人のタイミングに合わせる

要点	留意点・根拠

3 環境を整える
①移乗に必要なスペースを確保する

根拠 障害物があると移乗スペースが狭くなり，高齢者・介助者の双方が移乗の動作をしにくくなる．転倒や受傷などの事故が起こる可能性もあるため，不要なものを片づける

②ベッドのストッパーがかかっていることを確認する

4 車椅子を準備する
①必要物品をそろえ，高齢者の状態に適した位置に車椅子を置く

▶ 車椅子をベッドに近づけ，ベッドと車椅子の角度を 20～30 度にする **根拠** 移動する際の動線を短くし，車椅子に容易に移乗できる

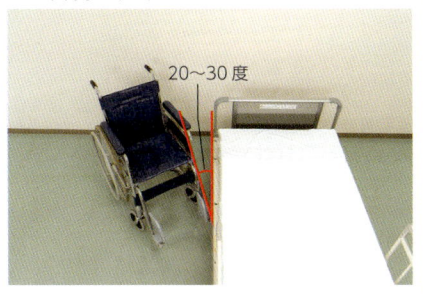

20～30 度

②車椅子はブレーキをかけ，フットサポートが上がっているか確認する

▶ 車椅子を固定し，転倒・転落を予防する
注意 麻痺がある場合は，健側に車椅子を置く
根拠 健側で身体を支えて姿勢のバランスをとる

5 移乗の準備を整える
①ベッドの高さが調節できる場合は，高齢者の足底が床につき，立ち上がりやすい高さにあらかじめ設定する

根拠 ベッド端に腰かけた時，ベッドが高すぎたり低すぎたりすると，座位バランスが不安定になり，立ち上がりにくい
コツ 移る側の高さを低く設定すると，移乗しやすい

②本人の希望に応じて，靴下を着用する

根拠 保温と足部の汚れを防止する

6 仰臥位から端座位になる
①端座位になったら，姿勢が安定しているか確認する

▶ 仰臥位から端座位への体位変換は，「第2章【3】活動①体位変換」p.201 を参照
コツ 高齢者の足が宙に浮いてしまう場合，足台を置き，そこに両足を乗せると座位が安定する

②ベッド柵や介助バーを握ってもらう
③端座位が安定している状態で靴を履かせる
④高齢者の膝関節の角度は 90 度とし，少しだけ浅めに座らせる

▶ 可能であれば自分で靴を履いてもらう
根拠 膝関節が伸展していると，力が入りにくく，立ち上がり動作に困難感が生じる

7 端座位から車椅子に移乗する
《介助の必要性が低い高齢者の場合》
①高齢者と向かい合い，車椅子側の足を後ろに少し引いて足を前後に開く

根拠 足を前後に開くと，支持基底面が広くなり身体が安定するため，高齢者が倒れてきた時に支えやすく，腰部の負担も軽減する

動画

2-38

要点	留意点・根拠
②高齢者の体重が両下肢に自然に移るよう，少し前かがみになってもらう ③高齢者に車椅子側の手で，ベッドから遠いほうのアームサポートを握ってもらう	**根拠** ベッドから遠いアームサポートをつかむことにより，移乗時に高齢者が手を置き換えなくてよい

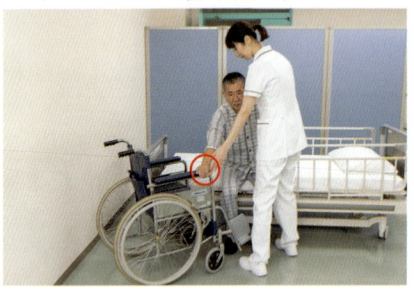

④自身でゆっくりと小刻みに方向転換してもらう	**根拠** 大きな動きはバランスを崩すことになるため，シートの正面に身体がくるまで少しずつ動かすよう促す **注意** ズボンやベルトを持ち，強い力で引き上げない

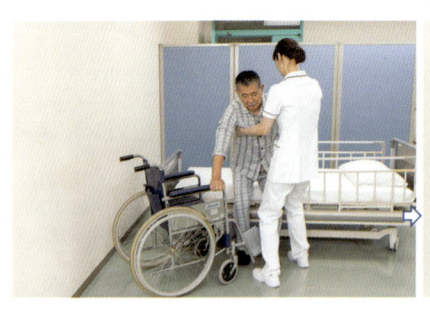
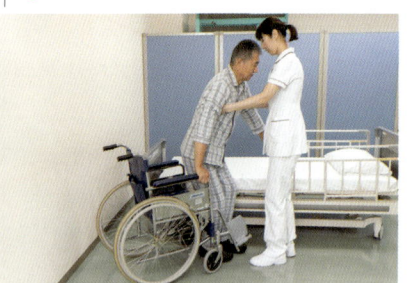

⑤もう一方の手で手前のアームサポートを握ってもらう

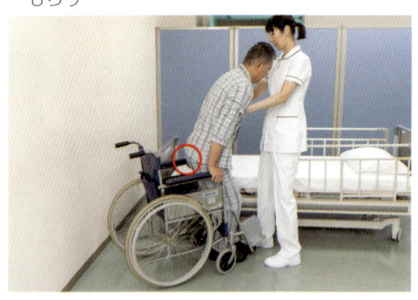

要点	留意点・根拠
⑥軽く前傾し，シート位置を確認してもらう	▶ 前傾姿勢をとった時に，下肢がシートに軽く触れることを確認してもらう
	事故防止のポイント 下肢がシートに触れなければ，車椅子から距離が離れており，転倒・転落するおそれがある．必ずシートとの距離感を認識してもらう
⑦高齢者を支えながら車椅子に静かにゆっくりと座らせる	

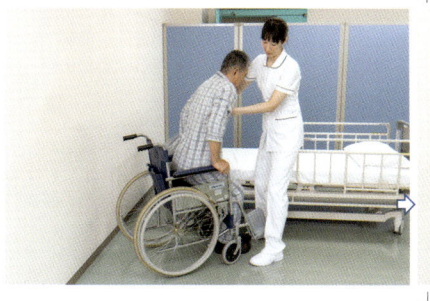 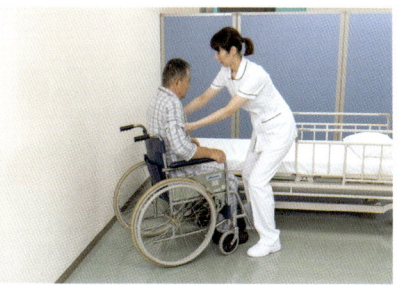

動画
▶
2-39

《介助の必要性が高い高齢者の場合》
①足を肩幅程度に左右に開いてもらう

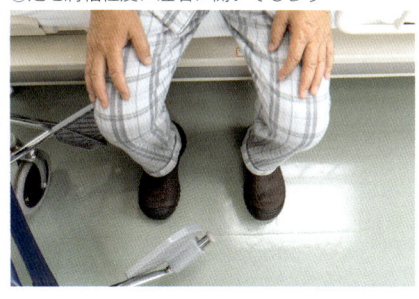

②高齢者と向かい合い，車椅子側の足を後ろに少し引いて，足を前後に開く
③両上肢を看護師の肩に回し，軽く前傾姿勢をとってもらう．看護師は高齢者の腰部に両腕を回し，上半身をしっかり引き寄せて支える

コツ 看護師の片足は高齢者の両足の間に置いた状態で，もう一方を後方に引いて構える
▶ 拘縮や麻痺がある場合は，健側の上肢だけでもよい
根拠 高齢者と看護師の距離が近いほど，重心移動がしやすい

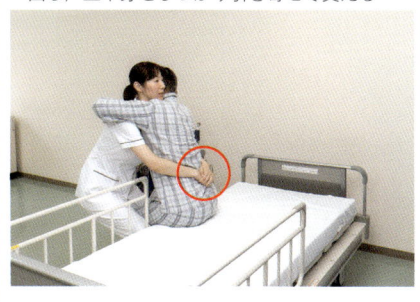

要点	留意点・根拠
④高齢者の重心を後ろ足に移しながら，静かに立ち上がらせる 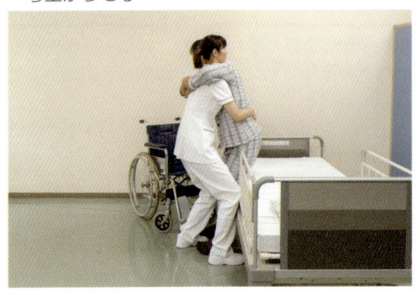	▶両腕を高齢者の背部でしっかり組み合わせ，高齢者が前傾姿勢になるように，重心を移動する ▶「イチ，ニノ，サン」など声をかけて，立ち上がるタイミングを高齢者と合わせる （コツ）座る動作に移る前に立位のバランスをとるとよい （注意）両腕に拘縮や麻痺がある場合，高齢者の腕を身体の前で組むようにし，その腕ごと抱きかかえる （コツ）片麻痺のある高齢者の場合は，健側に重心を置いて，ゆっくりと立ち上がらせるとよい
⑤立位のバランスを確認する ⑥高齢者を抱えた状態で，ゆっくりと方向転換する	（根拠）しっかり立位をとれていないと，方向転換をする時に，高齢者の体重を前傾姿勢で受け止めることになり，腰への負担が大きくなる．腰痛防止のため，しっかり立位をとらせる ▶前後に開いた足を，バランスをとりながら車椅子に向かってゆっくりと重心を移動する （コツ）高齢者が立位をしっかりとることができてから方向転換する．高齢者と看護師の距離が近いほど，重心移動はしやすい （事故防止のポイント）方向転換時にバランスを崩して高齢者が転倒しないように，立位がしっかりとれたことを確認してから高齢者の向きを変える

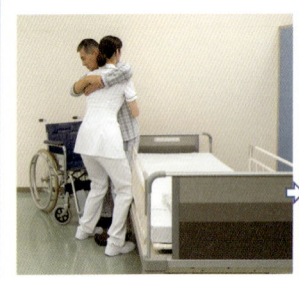 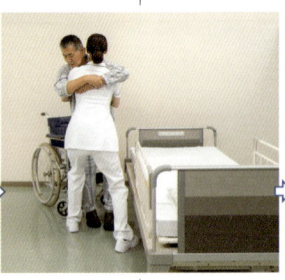 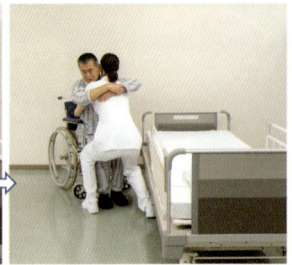

⑦高齢者を支えながら，車椅子に静かにゆっくりと座らせる	

動画
2-40

8 座位姿勢を整える
①車椅子の後方に立ち，高齢者に両腕を組んでもらう

②腋窩から両手を入れ，手首と肘に近い部分を軽く握る

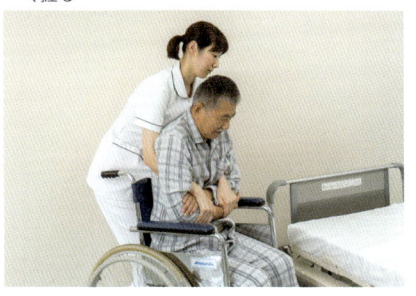

③高齢者に軽く前傾してもらい，腰を浮かせた状態で身体を引く

④フットサポートに足を乗せて，座り心地を確認する

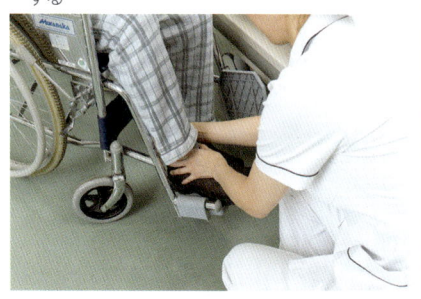

⑤着衣を整え，移動の準備を整える

注意 前傾にならないと腰が浮かず，上体のみ引っ張られる

▶ 必要に応じてガウンや膝掛けなど掛けて，保温する

注意 円背のある高齢者は，時間の経過とともに前かがみになりやすく，横隔膜による腹式呼吸が抑制されて呼吸が浅くなりやすい．車椅子への移乗後，呼吸状態の変動に注意する

---

9 車椅子での移動（移送）を介助する
①車椅子で移動することを説明する

▶ 走行中は，車椅子を後方に傾けることがあるが安全であること，手を肘掛けから出さないこと，フットサポートに乗せた足を移動中に降ろさないこと，などをわかりやすく説明し，協力を得る

要点	留意点・根拠

②安全を確認してからブレーキを外す

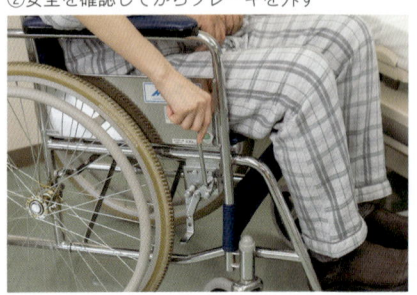

③両手でグリップを握り静かに押して、移送を開始する

▶ 左右均等に力を入れて、車椅子を押す
▶ 移送中は、高齢者の状態に変化がないか常に観察する
【注意】段差の昇降、スロープの昇降、エレベーター使用のタイミングで声を掛け、安心・安全に配慮する

《段差を昇る》
①前進で段差の手前まで車椅子を寄せる
②ティッピングレバーを足で踏み、同時にグリップを後方に引いてキャスターを浮かす（ⓐ）

③キャスターが段差を越えたら、静かに降ろす（ⓑ）

【根拠】てこの原理でキャスターが浮く
【コツ】ティッピングレバーは、斜め前方に力を入れて踏むと、段差を乗り越えやすくなる
▶ ティッピングレバーを押す力を弱めて、キャスターを着地させる

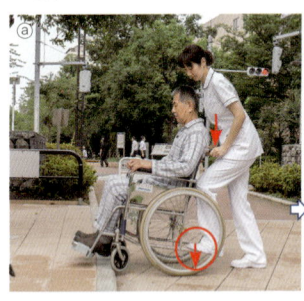
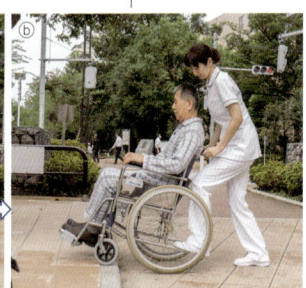

④後輪を段に当たるまで車椅子を進める
⑤後輪を押し上げて、静かに段を乗り越える

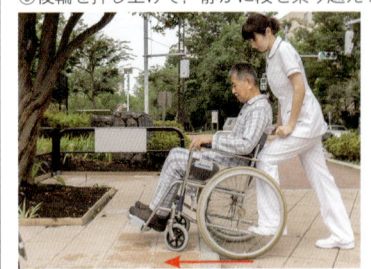

⑥静かに前進する

要点	留意点・根拠

《段差を降りる》

①段差の前で，いったん停止をして後ろ向きになる

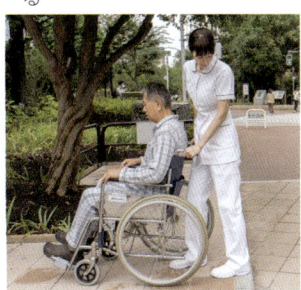

②後輪を後方にゆっくりと降ろす

▶ 降りる時は進行方向が見えず，高齢者は不安になるため，必ず声をかけてから実施する

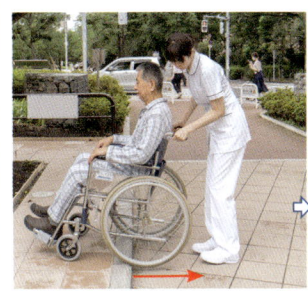 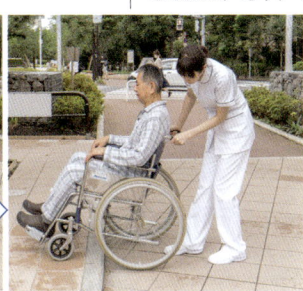

③ティッピングレバーを足で踏み，キャスターを少し浮かして，ゆっくりと段を降りる

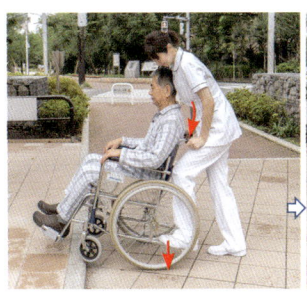 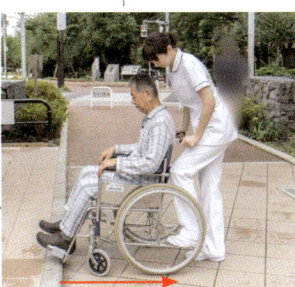

④段を降りたら静かにキャスターを降ろし，車椅子の向きを元に戻す

要点	留意点・根拠

《スロープ（坂道）上がる》
①スロープを上がる時は，車椅子は前向きのまま前進する

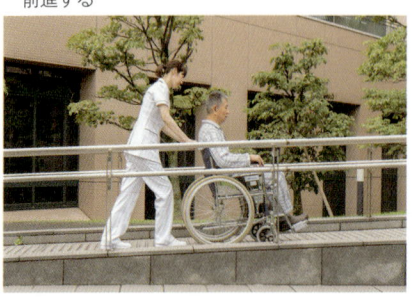

▶ 看護師は重心を前に移して前傾姿勢をとり，車椅子が押し戻されないようゆっくりと進める

《傾斜が急なスロープ（坂道）を下がる》
①車椅子を後ろ向きにして降りる

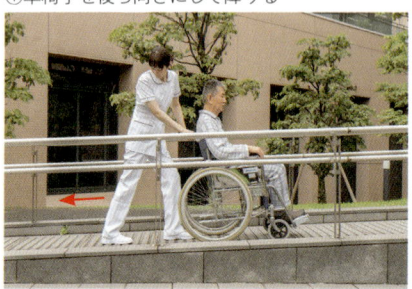

根拠 前向きのまま進むと加速しやすく，高齢者が転落する危険がある
▶ 背後に注意しながら，加速しないように身体を前傾させて，ゆっくり進む

《エレベーターを使用する》
①車椅子を後ろ向きにして，エレベーターに乗る

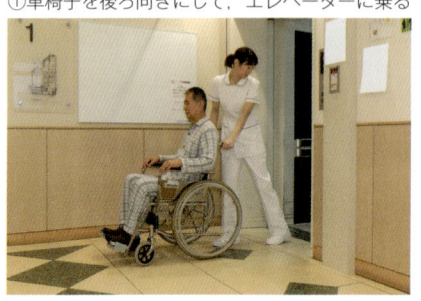

事故防止のポイント エレベーターの中では，けがや転落事故防止のため，必ずブレーキをかけ車椅子を固定する
▶ 混雑していなければ，前向きのまま乗り込んでエレベーターの中で方向転換する場合もある

10 車椅子からベッドへの移乗を介助する
①車椅子をベッドに近づけて，ブレーキをかける
②前述の**7**，**8**を逆の手順にして，移乗を介助する

▶ 介助をしながら，本人が普段行っている移乗方法を確認することで，残存機能を評価できる

要点	留意点・根拠
11 本人の状態を確認し，記録する ①バイタルサイン，呼吸状態，倦怠感，気分不快感などを観察し，記録する	

評価

- 安全・安楽に車椅子に移乗できたか.
- 循環動態，呼吸状態に変動はなかったか.
- 姿勢が安定し，苦痛のない体位がとれたか.
- 本人の残存機能を生かした援助ができたか.
- 安全・安楽に移動（移送）できたか.
- 寝たきりの予防，または離床時間の拡大が図れたか.

●文献
1）飛松好子編著：新イラストによる安全な動作介助のてびき　第3版. 医歯薬出版, 2016
2）サルコペニア診療ガイドライン作成委員会編：サルコペニア診療ガイドライン 2017 年版一部改訂. 日本サルコペニア・フレイル学会・国立長寿医療研究センター, 2020
3）奈良 勲, 高橋哲也, 淺井 仁, 他編：移動と歩行. 医学書院, 2020

③ 活動
4 歩行介助

南 琴子

高齢者の特徴と歩行介助の必要性

- 歩行は，筋力，体力，関節可動域，腱，重心バランスなどの身体機能と関連する．
- 歩行は，踏み出した足が身体を支え，もう一方の足を前方に振り出すという，身体の支持と振り出しを交互に繰り返す周期的運動であり，ADLを支えるための重要な移動能力である．
- 歩行能力の低下は，加齢による生理的変化または罹患による身体機能・精神的機能の低下，社会参加の縮小による活動制限，経済的制約など，様々な側面に影響を及ぼす．
- 歩行の促進は，心血管疾患，脳血管疾患，2型糖尿病，認知機能障害などの様々な疾患の転帰および重症度を改善させ，骨折予防や睡眠の改善，寿命延伸，QOL向上などにも効果がある．
- 歩行障害の代表的な原因疾患には，認知症，脳梗塞，脳出血，脳腫瘍などの神経疾患と，腰部脊柱管狭窄症，大腿骨頸部骨折，変形性関節症などの運動器系疾患がある．
- 歩行能力が低下した高齢者では，小さな段差や濡れた床などわずかな環境因子が転倒を引き起こす．
- 転倒経験は高齢者に転倒恐怖感を引き起こし，歩行意欲の低下につながりやすい．
- 歩行困難になると，日常の行動範囲が狭まって活動量が減少し，容易に廃用性症候群を引き起こし，元の歩行状態まで改善することは難しくなる．
- 疾患，病態，残存する活動能力を正確にアセスメントし，高齢者の健康状態と問題に対応させた歩行訓練と指導方法を検討する．
- 医師や理学療法士とチームで協働し，高齢者の歩行能力に適した歩行を代償する補助具(杖，歩行器，装具など)を選定し，適切かつ安全な使用方法を習得できるよう指導する．
- 歩行介助では，転倒や状態変化の危険性を考慮し，看護師は高齢者の健康課題に応じた転倒予防策，転倒時の対処方法，急変時の対応を身につけておくことが大切である．

アセスメント

■ 本人の状態
- 疾患，治療内容，病状経過，現在の症状などを把握する．
- 歩行障害の原因と，障害部位，残存機能を確認する．
- ・歩行能力は，FIM(Functional Independence Measure)の移動能力項目，10MWT(10m歩行速度テスト)，TUG(Timed Up & Go Test)による移動能力評価テストなどで評価する．
- 意識レベル，バイタルサイン，呼吸状態などを確認する．
- 感覚障害(視覚障害・聴覚障害)の有無と程度，眼鏡や補聴器の使用の有無を確認する．
- 精神状態，認知機能の低下，せん妄の有無と程度を確認する．
- 貧血症状の有無と程度，栄養状態を把握する．
- 尿意，便意，排泄パターン，排泄方法(膀胱内留置カテーテル，人工肛門，人工膀胱)などを把握する．
- 関節拘縮や麻痺がある場合，部位と程度を把握する．
- 身体の疼痛，疲労感，恐怖心，不安，気分不快感の有無と程度を観察する．
- 心電図モニターなどの機器を装着しているか，点滴，酸素吸入中か，膀胱内留置カテーテル，ドレーンやチューブ類が挿入されているかを確認する．
- 服装が歩行に適しているかを確認する(ガウンやズボンの丈，上着の袖の長さ，履物など)．

■ 歩行能力
- 臥床時間(期間)を把握する．
- 筋力の程度を把握する．
- ・徒手筋力テストや握力検査などを実施し，筋力を評価する．
- 関節可動域を把握する．
- 座位でのバランス能力，座位姿勢の保持状況を把握する．
- 立位でのバランス能力，立位の保持状況，重心移動(前後左右)の状況を把握する．

- ●歩行のバランス能力，安定性，障害物などへの意識，歩行の速度，耐久性，左右対称性，歩容，歩幅などをアセスメントする．
- ●歩行能力に応じて，杖，歩行器，装具の使用を検討する．
- ●歩容と歩行中の危険動作の有無を評価する．

3 歩行する場所の環境
- ●床の状態を確認する．
- ・濡れていないか，滑りやすくなっていないか，コード類がないか．
- ●障害物の有無，その大きさなどを確認する．不要なものは片づける．
- ●歩行する場所の広さを確認する．
- ・杖や歩行器を用いる場合，使用するスペースが十分にとれるか．
- ●照度を確認する．
- ・歩行時に周囲がよく見える環境であるか．

歩行介助のポイント

1 歩行介助の原則
- ●通行する場所の環境を整える．
- ・床が濡れていたら拭き取る．
- ・コード類や障害物を取り除く．
- ・他の人などと衝突しないよう，通行する場所の人通りを確認する．
- ●歩行に適した服装であるか確認する．
- ・病室の外に出る場合，ガウンやズボンの裾につまずいて転倒することのないように，丈の長さに注意する．
- ・踵のないものやスリッパなどの脱げやすい履物は，転倒しやすいため避ける．
- ●介助する位置を確認する．
- ・歩行介助をする際，高齢者の歩行を妨げないようにして歩く．
- ・高齢者がバランスを崩した時は，すぐに支えられるようなポジションに立つ(表1)．
- ・看護師の位置は原則(表1)に従う．ただし，立位や歩行バランスの能力に応じ，高齢者の身体に触れるか触れないかの距離を保ち，後方または横に立つ．
- ・安心してもらえるよう看護師がそばで付き添っていることを説明する．
- ●歩行速度を高齢者に合わせる．
- ・あわてずにゆっくり歩行するよう説明し，歩行速度はその人のペースに合わせて歩くことが大切である．
- ・無理に引っ張ったり，せかしたりしない．

表1　高齢者に対する看護師の位置の原則

高齢者の条件	看護師の位置
特に障害はないが，不安定な側がある	不安定な側
関節拘縮や麻痺がある	患側
手すりを持って移動する	手すりの反対側
杖を使用する	杖を持たない側
特に条件はない	高齢者の利き手でない側

2 歩行補助具の種類
- ●杖・杖ホルダー
- ・杖は自力歩行が不安定な高齢者の，身体の支持やバランスの補助を目的に使用する．
- ・杖ホルダーは，杖を使用していない時，立てておくもの．テーブルなどに固定するタイプと，杖自体に取り付けて使用するタイプのものがある．

● 歩行器・歩行車
・立位はとれるが杖を使うにはまだ不安定な場合に使用する.
・支持基底面を確保することによって安定性が増し,移動を補助する.使用目的は,起立訓練,姿勢の改善,歩行練習,疼痛の免荷,歩行の安定,自立歩行の促進などである.

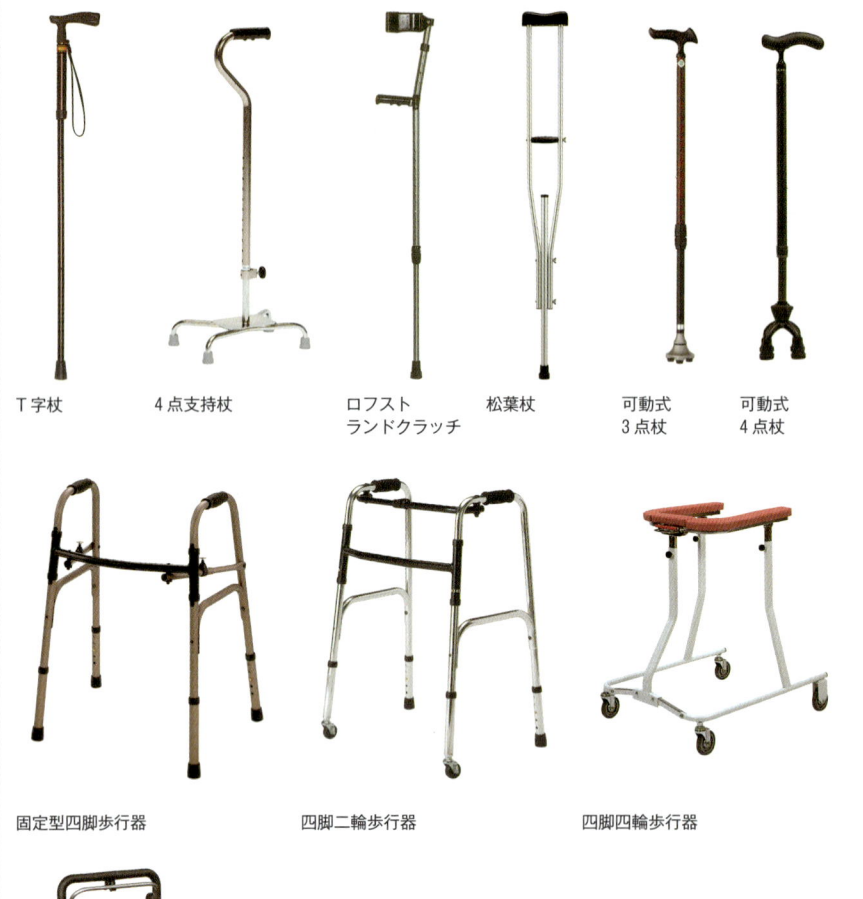

| T字杖 | 4点支持杖 | ロフスト
ランドクラッチ | 松葉杖 | 可動式
3点杖 | 可動式
4点杖 |

固定型四脚歩行器　　四脚二輪歩行器　　四脚四輪歩行器

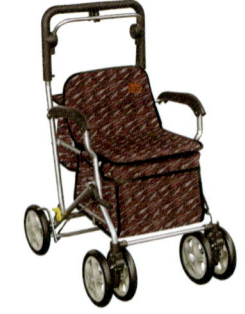

〔杖および歩行器の画像提供:日進医療器株式会社,フジホーム株式会社,株式会社島製作所〕
〔シルバーカーの画像提供:株式会社睦三〕

シルバーカー

③ 歩行補助具の選択
- 歩行能力をアセスメントした上で，医師，理学療法士に相談し，本人の状態に合わせた補助具を選択する．
- 補助具を決める上で，本人の生活背景を考えることは大切である．病院，自宅，施設などの段差の有無や位置，廊下の幅，トイレ・浴室の位置と動線などを確認する．

④ 歩行補助具の高さの調整
- 杖の場合
  - 杖の先端をつま先の前方 20 cm，外側へ 20 cm のところに置き，肘関節を 30 度に屈曲した姿勢で，杖の長さを決める．杖の握り手を大転子の高さに合わせるとよい．
  - 3 点杖，4 点杖は，あまり長すぎると持ち上げるのが困難で，使いづらくなる．
- 歩行器の場合
  - アームレストのない歩行器は杖と同じ高さに，アームレストがある歩行器の場合は，可能な限りまっすぐに立位をとり，肘関節を 90 度に屈曲させた位置に高さを調節する．
  - 低すぎると股関節が屈曲し，支持性が悪くなる．
  - 円背のある高齢者では，無理に背筋を伸ばそうとせず，歩容や歩きやすさを確認して高さを決める．

杖・歩行器による歩行介助

目的
- 目的の場所まで，安全・安楽に移動ができるよう介助する．
- 転倒・転落，骨折などの事故を防止する．
- 廃用性症候群を予防する．
- 残存機能を維持する．
- 生活活動範囲を拡大し，充足感や満足感を得る．
- 歩行に伴う精神的負担を軽減する．

チェック項目 疾患，病態，意識レベル，認知機能，バイタルサイン，自立度，歩行する意思，環境，歩行時の服装

適応 歩行が不安定で転倒の危険がある人，歩行に介助が必要な人

注意 認知機能低下やせん妄により行動観察が必要な人では，危険な動作の有無を把握しておく．

禁忌 循環動態の不安定な人，歩行に必要な筋力のない人

事故防止のポイント 転倒・転落防止

必要物品 歩行能力や体格に適した歩行補助具(杖，歩行器など)，靴下，踵のある履物

手順

要点	留意点・根拠
① 説明する ①歩行する意思があるか確認する ②歩行時は必ず看護師がそばに付き添い，転倒しないように介助することをわかりやすく説明し，承諾を得る	**根拠** 恐怖心や拒否感を抱くことがある．安全に介助を実施することを説明し，不安を軽減する **コツ** 拒否する場合は無理に進めず，時間をおいて，本人のタイミングに合わせる

要点	留意点・根拠
2 環境調整を行う ①床の状態や障害物がないか確認する ②ベッドのストッパーがかかっていることを確認する 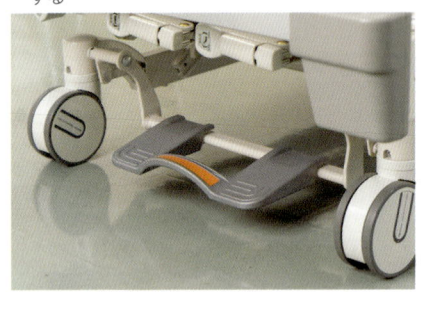	▶ 安全に移動できるよう環境を整える **根拠** 転倒や受傷などの事故が起こる可能性がある
3 本人の状態を観察する ①意識レベル，バイタルサインを確認する ②気分不快感，倦怠感，痛み，不快感の有無と程度を観察する ③尿意や便意がないか確認する	▶ 異常がないか観察し，安全を確保する ▶ 身体的・精神的に歩行が可能か評価する ▶ 尿意や便意がある時は，先にトイレ誘導を実施する **根拠** 集中力の低下や焦りから転倒する危険がある
4 仰臥位から端座位への介助をする ①端座位になったら，姿勢が安定しているか確認する ②ベッド柵または介助バーを握ってもらう ③靴を履いてもらう ④膝関節の角度が 90 度になるようにし，浅めに座り直してもらう	▶ 仰臥位から端座位への体位変換は，「第 2 章【3】活動①体位変換」p.201 参照 **根拠** 膝関節が伸展していると力を入れにくく，立ち上がり動作を難しくする
5 端座位から立位への介助をする ①不安定な側または患側に立ち，必要があれば腋窩や腰を支える（ⓐ）	**根拠** 不安定な側や患側は力を入れにくいため，バランスを崩した時，高齢者はそちら側に倒れやすい

②体重が両下肢に自然に移るよう立位をとらせる（ⓑ, ⓒ）

コツ 麻痺のある高齢者は, 健側に重心を置き, ゆっくりと立ち上がるとよい

注意 ズボンやベルトを持ち, 強い力で引き上げない

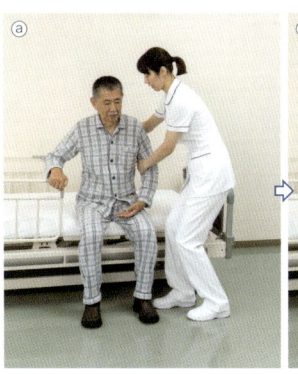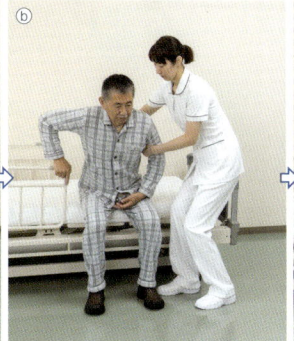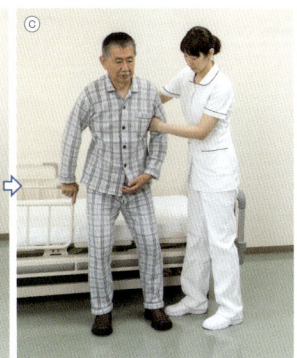

③立位が安定したのを確認してから, 利き手（または健側の手）に杖を渡す

動画
2-41, 42

6 杖を使用した歩行を介助する
《3点杖歩行, 2点杖歩行》（表2）
①杖を利き手（あるいは健側）に持ち, 安定して立位が保持できているかを確認する
②高齢者の身体に触れるか触れないかの距離で, 高齢者の不安定な側（患側）寄りの後方に立つ

③最初に杖から踏み出すよう伝える
④歩き始めは歩幅を小さく, 歩容が安定したら徐々に歩幅を大きくするよう伝える
⑤本人の歩行リズムに合わせて一緒に歩く

⑥歩行ペースが速すぎる時は本人のペースに合わせる
⑦適宜, 声をかけたり見守ったりして, 安心させる

事故防止のポイント 高齢者がバランスを崩した時, すぐに支えられ, 転倒を回避できる位置で歩行を介助する

コツ 本人の足の動きに合わせ, その人が右足を出したら看護師も右足を出す
▶ 本人が杖歩行に慣れるまで, 「杖, 右, 左」や「1, 2, 3」などと声をかけるとわかりやすい

表2 **片側杖歩行の種類と基本となる動作**

歩行種類	踏み出す順番	安定性
3点杖歩行	杖 → 患側の足 → 健側の足	高い
2点杖歩行	杖と同時に患側の足→健側の足	低い

要点	留意点・根拠

⑧方向転換は利き手側（健側）にゆっくり周るよう伝える

根拠 健側を軸にするとバランスが安定する

● 3 点杖歩行

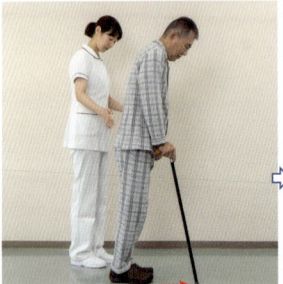 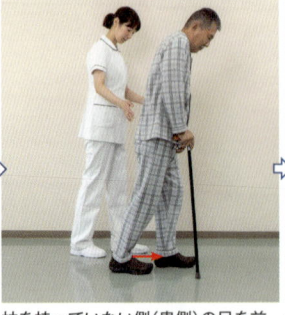

杖を前方に出す

杖を持っていない側（患側）の足を前に出す

杖を持っている側（健側）の足を前方に出し，両足をそろえる

● 2 点杖歩行

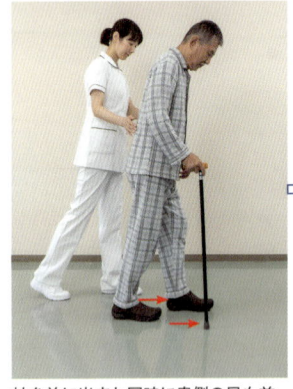 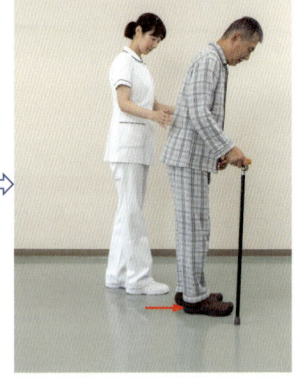

杖を前に出すと同時に患側の足も前方に出す

健側の足を前に出し，両足をそろえる

7 歩行器を使用した歩行を介助する

《四脚四輪歩行器（キャスター付き歩行器）》

①立位になり，歩行器のアームレストをしっかり握ってもらう

▶両足底が床面についているか，立位バランスがとれているかなどを確認する

注意 歩行器に依存すぎると，姿勢が悪くなり，転倒する可能性がある．視線が下がらないように，歩行器を姿勢が安定する高さに調整する

根拠 後ろに転倒する危険性が高い

②高齢者の背後に立ち，腰部をしっかり支える

③利き足（または健側）からゆっくりと踏み出し，歩行を開始する

▶肘をアームレストに乗せ，前腕で体重を支えながら歩行器を押して進める

▶歩行のペースは，介助者主体ではなく，高齢者の能力に合わせて調整する

事故防止のポイント 後方への転倒を防止するため，高齢者の後ろで介助する

要点	留意点・根拠

《交互型四脚歩行器》

①立位になり,歩行器の握り手を持ってもらう（ⓐ）

②歩行器の片側の前・後脚を少し持ち上げて前方に出し,同時に反対側の足を踏み出してもらう（ⓑ）

③踏み出した側の歩行器の前・後脚を前方に出し,同時に残った足を前に出してもらう（ⓒ）

▶ 介助する場合は,高齢者の後方に立ち,高齢者の腰部やベルトをもって支える

▶ 左側から始める場合,歩行器の左側の前・後脚と右足を前に,次に右側の前・後脚と左足を前に出すという,2回の動作で歩行することになる

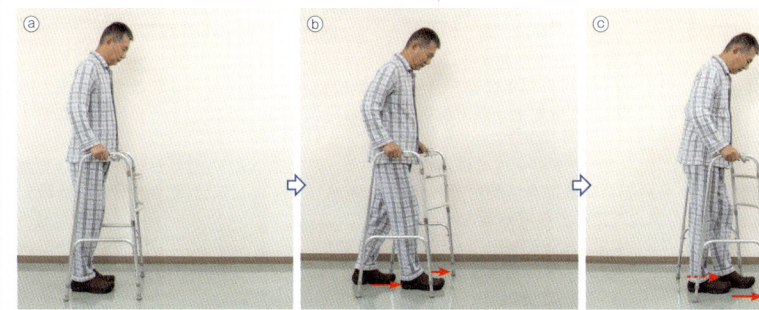

ⓐ　ⓑ　ⓒ

④上記②,③の動作を繰り返し,前に進む

▶ 一連の動作を円滑にするため,必要に応じて高齢者のベルトなどをしっかり握って腰背部を支え持ち,体幹が安定するように介助する

8 歩行終了後の本人の状態を観察し,記録する

①歩行の様子（歩行距離,歩容,ふらつきなど）と高齢者の状態（バイタルサイン,呼吸状態,気分不快感など）を観察し,記録する

評価

● 高齢者は安全・安楽に歩行を行えたか.

● 歩行時に立位バランスがうまくとれていたか.

● 高齢者は歩行補助具を十分に使いこなせていたか.

● 選択した歩行補助具は本人に合っていたか.

● 本人の可能な動作,運動能力に応じた援助ができたか.

● 意欲,満足感を得られたか.

● 生活活動範囲の拡大はみられたか.

●文献

1) 飛松好子編著：新イラストによる安全な動作介助のてびき　第3版. 医歯薬出版株式会社, 2016

2) 荒井秀典：フレイルの概念, 診断, アウトカム update. 整形・災害外科 61(6)：689-693, 2018

3) サルコペニア診療ガイドライン作成委員会編：サルコペニア診療ガイドライン 2017 年版一部改訂. 日本サルコペニア・フレイル学会・国立長寿医療研究センター, 2020

4) Tinetti ME, Richman D, Powell L：Falls efficacy as a measure of fear of falling. J Gerontol 45(6)：239-243, 1990

5) 奈良 勲, 高橋哲也, 淺井 仁, 他編：移動と歩行. 医学書院, 2020

6) Ungvari Z, Fazekas-Pongor V, Csiszar A, et al：The multifaceted benefits of walking for healthy aging：from Blue Zones to molecular mechanisms. GeroScience 45(6)：3211-3239, 2023

7) Feskanich D, Flint AJ, Willett WC：Physical activity and inactivity and risk of hip fractures in men. Am J Public Health 104(4)：e75-81, 2014

8) 大畑光司：歩行再建—歩行の理解とトレーニング. 三輪書店, 2017

動画
2-43

③ 活動
5 転倒予防

松本 美香

高齢者の特徴と転倒予防の必要性

- 転倒とは, 何らかの原因で姿勢制御が不能になった時, 本人の意思に反して身体が倒れることをいう.
- 転倒が高齢者に及ぼす大きな影響の1つとして, 骨折などの外傷が挙げられる. 転倒による骨折で多いのは, 大腿骨頸部骨折, 上腕骨近位端骨折, 腰椎圧迫骨折で, これらの骨折があると痛みや安静臥床により活動性が低下し, 寝たきり状態から廃用症候群へと移行しやすくなる.
- 加齢に伴い, 足関節背屈・底屈の可動域の著しい低下と, 膝関節屈曲・伸展角度の減少が生じ, 歩行速度の低下やつまずき, 転倒の危険性が高まる.
- 膝伸展力(体重比)が両下肢とも 35% 以下になると屋内転倒のリスクが非常に高まるとされ, また膝伸展力の左右差が著明(一側は 35% 以上だが, 反対側はそれを大きく下回る)であると, 転倒しやすいと指摘されている.
- 昨今, 老年学領域ではサルコペニアが大きく注目されている. サルコペニアとは「進行性および全身性の骨格筋量および骨格筋力の低下を特徴とする症候群」であり, 有害な転帰(転倒・骨折, 入院, ADL 低下, 死亡)のリスクを高めることが示されている.
- サルコペニアは, その原因により, 一次性サルコペニア(加齢性サルコペニア)と二次性サルコペニア(活動に関連するサルコペニア, 疾患に関連するサルコペニア, 栄養に関係するサルコペニア)に分類される. 加齢性サルコペニアでは 40 歳以降で 1 年に 1% 程度筋肉量が減少するとされ, 活動に関連するサルコペニアでは 1 日中ベッド上で安静に過ごすことで筋肉量が 1 日約 0.5%, 筋力は 1 日 0.3～4.2% ほど減少すると指摘されている.
- 加齢性サルコペニア(≒加齢性筋萎縮・筋力低下), および廃用(≒不動)による廃用性筋萎縮・筋力低下は, 高齢者に高頻度で認められ, 立ち上がり動作や歩行, 階段昇降などの ADL の制限に関わるとされている.
- サルコペニアでは筋線維の数と横断面積のいずれもが減少する一方で, 廃用性筋萎縮の場合は筋線維の数はあまり変わらず, 横断面積のみ減少するといわれている. サルコペニアでは筋線維の数自体が減少しているため, 廃用性筋萎縮ほど早期の回復を期待することが困難であると考えられている. 医療現場ではこの 2 つの筋力低下が併存していることや回復過程に違いがあることを理解しておく必要がある.
- フレイルもまた高齢者の転倒に関わる重大な概念で, 「加齢とともに心身の活力(運動機能や認知機能など)が低下し, 複数の慢性疾患の併存などの影響もあり, 生活機能が障害され, 心身の脆弱性が出現した状態」と定義される.
- フレイル高齢者の場合, サルコペニアも併存していることが予測され, さらに手術後などの安静により廃用性筋萎縮が加わる可能性が高い. そのため, 転倒による骨折のリスクが大きい.
- 転倒予防においては, 転倒の内的・外的要因(詳細は, 転倒の要因のアセスメント 参照)のうち, 改善可能な危険因子を明確にし, 個々に対応していくことが重要である. 内的要因に対しては, 身体機能低下の予防や機能強化を目的として, 筋力の維持・向上を中心としたトレーニングやストレッチを実施したり, 日常の活動性を高めたりする. 一方, 外的要因に対しては, 屋内外の物理的環境の整備などの安全な環境づくりを行う.
- アセスメントツールなどを活用して転倒リスクを明らかにし, 転倒予防のための個別のケアプランを検討することも大切である.
- 安全で快適な療養環境を提供するために, 常日頃から本人・家族と入院中の転倒・転落およびチューブトラブルに関する情報共有を行うようにする. また, 本人・家族に安全対策の取り組みへの参加を促すことは, 事故予防だけではなく, 事後の紛争化防止にも役立つことがある.

転倒の要因のアセスメント

1 転倒の内的要因

● 加齢による運動機能の低下

・筋力や歩行機能，平衡機能といった運動機能の低下は転倒の主要な要因である．

・平衡機能は加齢により低下が著しい運動要素の1つである．転倒歴のある人に片足保持をしてもらうと，30秒以内にバランスを崩すという結果が出ており，片足保持時間は転倒リスクを予測する感度の高い評価指標になる．

● 加齢による感覚機能の低下

・視力低下や視野の狭窄などがあると，障害物の発見が遅れる．また，聴力が低下すると，危険を知らせる音や声が聞き取りにくくなり，刺激に対する反応時間が遅くなる．加齢に伴う危険を察知する能力の低下は，転倒を引き起こしやすくする．

● 運動機能に影響を及ぼす疾患や症状

・運動機能の低下を招く疾患によって，転倒しやすくなる．

・循環器疾患：起立性低血圧，高血圧，虚血性心疾患，心不全など

・神経疾患：パーキンソン症候群，運動失調症など．パーキンソン症候群では，すり足歩行や歩幅の減少によってつまずきやすく，転倒しやすい．

・骨関節疾患：変形性関節症，関節リウマチ，腰部脊柱管狭窄症など．加齢による関節の結合組織の変化は足の関節可動域をせばめ，身体の柔軟性を減退させ，転倒しやすくなる．

・感覚器疾患：白内障，緑内障，眼鏡の不適合など

・認知症：自己の運動能力や身体機能を正しく認識できず，立位や歩行が不安定となり，転倒しやすくなる．

・その他：せん妄，低血糖発作

● 服用している薬物と副作用

・眠気，めまい，ふらつきなどの副作用により，姿勢や歩行が不安定となり，転倒しやすくなる．

・睡眠薬，抗不安薬，向精神薬，抗アレルギー薬：眠気やふらつき

・抗うつ薬，降圧薬，排尿障害治療薬：起立性低血圧

・降圧薬，血糖降下薬：失神，めまい

・睡眠薬，抗不安薬，抗うつ薬，パーキンソン病治療薬：せん妄状態

2 転倒の外的要因

● 生活環境（屋内）の転倒原因

・段差，まとめられていない電気器具のコード類，滑りやすい濡れた床，めくれやすい敷物など．高齢者の多くが，すり足歩行となるため，1〜2cm程度の低い段差でもつまずきやすくなる．

・不十分な照明，室内の障害物，ワゴンなどの可動式家具，固定が不適切な家具など

・不適切な高さのベッド，ベッド柵の不備

・歩行器や車椅子などの歩行補助具の調節不良，不適切な使用

・すその長い衣類，脱げやすい履物，サイズの合わない履物，スリッパやサンダルなどかかとのない履物，ほどけやすい靴ひもなど

● 生活環境（屋外）の転倒原因

・歩道などの段差や障害物，凍った路面など

3 転倒の行動要因

・転倒につながる行動・行為であり，そこには必ずその人なりの理由がある．

● 高齢者側の行動要因

・欲求に基づくもの．「トイレに行きたい」「水を飲みたい」「家に帰りたい」など

● 介助側の行動要因

・希望的観測に基づくもの．「1人で歩いてほしい」「多分できるだろう」など

4 転倒予測のアセスメントツール

・アセスメントツールを活用し，転倒のリスクを予測する.
・転倒のリスクの大きさを点数化して評価するアセスメントツール（例：モーゼの転倒スケール）が主流であるが，本人・家族への説明にあたって理解してもらいやすいツールを選択することが重要である（図 1）.

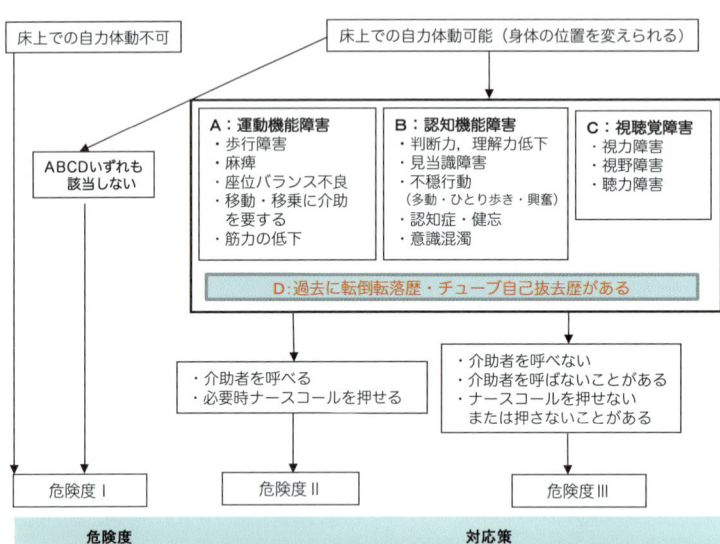

入院生活危険度アセスメントシート
＜ご家族様説明用＞

景翠会 金沢病院
2024 年 3 月一部改訂

入院中の患者様のご様子・そこから**予測される危険行動（予見義務）**あるいは，
現在起きている問題行動・それを回避するための取り組み（回避義務）について，
ご家族様の理解と協力をお願いいたします.

床上での自力体動不可

床上での自力体動可能（身体の位置を変えられる）

A：運動機能障害
・歩行障害
・麻痺
・座位バランス不良
・移動・移乗に介助を要する
・筋力の低下

B：認知機能障害
・判断力，理解力低下
・見当識障害
・不穏行動
 （多動・ひとり歩き・興奮）
・認知症・健忘
・意識混濁

C：視聴覚障害
・視力障害
・視野障害
・聴力障害

D：過去に転倒転落歴・チューブ自己抜去歴がある

ABCDいずれも該当しない

・介助者を呼べる
・必要時ナースコールを押せる

・介助者を呼べない
・介助者を呼ばないことがある
・ナースコールを押せない
 または押さないことがある

危険度 I

危険度 II

危険度 III

危険度	対応策
危険度 1 転倒転落・チューブ類の自己抜去が起こる可能性はあるが低い	・せん妄状態の誘因となる薬剤や生活リズムの見直しを行う ・ベッドの高さを調整する ・昼夜の排泄行動や日常生活動作能力に応じた介助を行う
危険度 II 転倒転落・チューブ類の自己抜去が起こりやすい	・ベッド柵の検討を行う（1・2・3・4点柵） ・点滴チューブの位置，接続時間などを検討する ・モニタリングカメラや離床センサーマット，体動感知ブザー，ミトン，抑制着（つなぎ）など安全用具を検討する
危険度 III 転倒転落・チューブ類の自己抜去が非常に起こりやすい	・ナースステーションに近い部屋など，視界に入る部屋移動を行う ・体幹，四肢抑制帯の着用を検討する ・医師による薬物的対処を検討する

評価日				
危険度/説明事項				
評価者/家族				

高齢者の状態や障害の程度をもとに，入院生活における転倒・転落などの危険度を判定し，それに応じた対応策を講じる. アセスメントは，本人・家族の協力を得ながら行う.

図 1　入院生活危険度アセスメントシート

転倒予防のポイント

目的 事故レベル 3b(濃厚な治療や処置を要する場合)以上の重症例を限りなくゼロにする.
チェック項目 歩行能力, 転倒の内的・外的要因, 転倒の行動要因
適応 入院高齢者とその家族
事故防止のポイント
・転倒リスクの高い高齢者には重点的に対策を講じる.
・安全用具を使用している高齢者では, 毎日安全カンファレンスを実施し, 用具の適性を評価するとともに, 観察内容を看護記録に残す.
・アセスメントスケールや DVD などを活用し, 本人・家族の転倒・転落のリスクへの認知度を高める.

必要物品 望ましい履物, 安全用具, 歩行補助具, 車椅子, ベッドアラームシステム, ベッド柵, ロック式オーバーテーブル, 医療看護支援ピクトグラム, トイレの安全バー, 排泄介助用具など

手順

要点	留意点・根拠
1 転倒・転落のリスクアセスメントを実施する ①転倒予測スケールなどを活用してリスクを判定し, 医療者間で情報を共有する ②本人・家族とも情報を共有し, 転倒の危険性や対応策について理解してもらう	**コツ** 転倒・転落予防についての DVD を視聴してもらったり, 図1のようなアセスメントシートを記入してもらうことで, 療養環境における転倒・転落のリスクへの認識が高まる **事故防止のポイント** 危険度に応じた対応策の必要性を理解してもらう
2 療養環境の安全性を確保する ①転倒の外的要因(p.243)を取り除き, 転倒を防止する ・本人の ADL に応じたベッド柵の設置 ・ロック式オーバーテーブルの使用(ⓐ) ・医療看護支援ピクトグラムの導入(ⓑ) ・トイレの安全バーの導入(ⓒ) ・照明, 床などの環境整備	▶ ベッド上でのバランスを安全に保持するのに役立つ. ストッパーは左右ともにロック状態にしておく ▶ 高齢者個別の注意すべき要因や転倒・転落リスクを可視化し, 本人・家族のリスクに対する認知を高める ▶ 手を伸ばしてトイレットペーパーを取ろうとする際にバランスを崩すリスクのある高齢者などに有用

要点	留意点・根拠

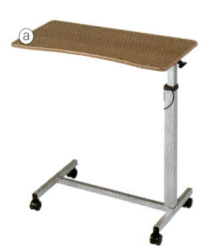 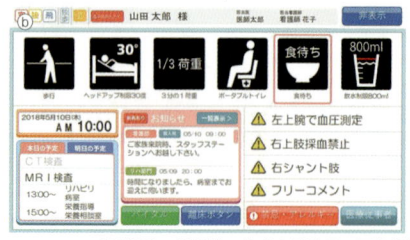 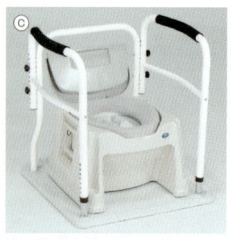

〔画像ⓐ，ⓒ提供：株式会社睦三，画像ⓑ提供：株式会社バースジャパン〕

②安全管理体制を整備する

▶ 施設の方針の明確化とスタッフへの周知，転倒・転落事故発生時の報告体制の確立，再発防止対策の実施，安全カンファレンスなどの対策を評価する仕組みづくりなど行う

注意 安全性を追求するあまり本人の快適さが損なわれないようにする

3 安全装置・安全用具の使用を検討する
①本人の状態に応じて，体動感知ブザーの装着や離床センサーの設置を検討する

▶ 適応例として，ベッドから1人で降りる際に転倒・転落が予測される人，ベッドから離れる際にナースコールを押すように説明しても理解できず，見守りが必要な人，手術後にせん妄のリスクの高い人，などが挙げられる

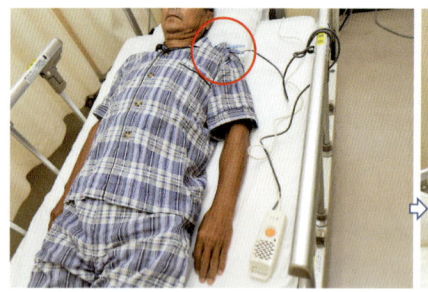

高齢者の寝衣の肩などに装着する体動感知ブザー

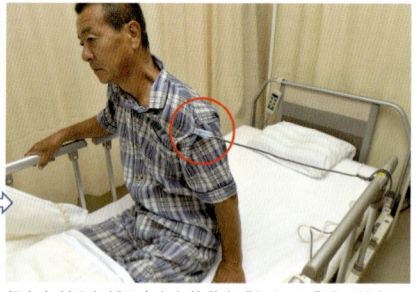

起き上がるなどの大きな体動を感知してブザーが鳴る

②本人の状態に応じて，緊急やむを得ない場合には体幹安全ベルトなどの身体抑制具や安全用具の使用を検討する

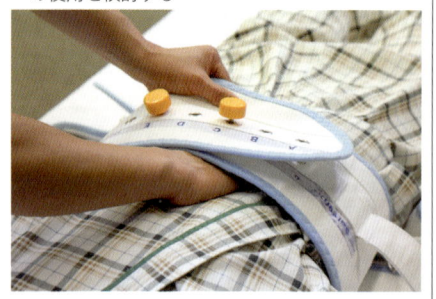

▶ 身体抑制具や安全用具については，その使用基準や運用方法を示したマニュアルを施設で作成し，スタッフ間で共有する

▶ 適応例として，体動が活発でベッドから転落の危険がある人，不穏やせん妄により説明を理解できず，ベッドから1人で降りる際に転倒・転落が予測される人，などが挙げられる

注意 ベルトからのすり抜けに注意する．体幹の大きさに応じた適切なサイズのものを選択する

注意 るい痩や皮膚が脆弱な高齢者では，スキントラブルが発生する可能性が高い．ベルトに適度な緩みをもたせるなどし，スキントラブルを防止することが大切である

4 身体抑制による転倒防止に代わる方法を検討する

①身体抑制に対する代替方法として，転倒を防止できるような椅子を利用する

▶ 座面の奥行が深く柔らかいクッション性のラウンジチェアや，背もたれが奥に傾斜したリクライニングチェア，発砲スチロール製ペレットの詰まったビーンバッグチェアなどを用いる **根拠** 殿部が膝の位置より深く沈み，容易に立ち上がることができなくなる．これにより，椅子からの転落や立ち上がり直後の転倒を防止できる

▶ くさび形クッションの厚いほうを座面の前方に置くことで，抑制の代わりになる

②ベッド上の体位を工夫する

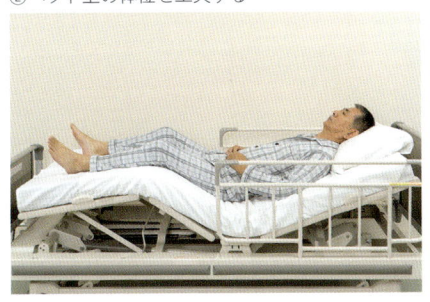

▶ 臥床時，足元を挙上しておく **根拠** 上半身より両下肢が挙上した体位では，容易に起き上がることができなくなる．これにより，ベッドからの転落や立ち上がり直後の転倒を防止できる

コツ ベッドに下肢アップ機能がない場合は，ロール状にしたタオルやクッションを膝下に入れるとよい

禁忌 腹水貯留や血圧上昇などがある人

5 転倒予防体操を実施する

①目的を説明する

▶ 筋力の維持・増強と関節可動域の維持・拡大を図り，二次障害を招かない歩行能力の獲得を目的とした訓練であり，安全で実用性があることを，わかりやすい言葉で説明する

②体操の方法や回数・頻度，鍛える部位などについて説明する

▶ 起居動作や転倒に関連する筋肉（大腿四頭筋，大殿筋，中殿筋，腸腰筋，腓腹筋，前脛骨筋，下腿三頭筋，脊柱起立筋）を重点的に鍛える

根拠 これらの筋肉を鍛えることで，膝折れやつまずき，足趾の引っ掛かり，身体の左右の揺れを防止することや，歩行の前進・加速を円滑にすることが期待できる

③体操を行う
※体操は立位で行う場合もあるが，ここでは座位での方法の例を示す．身体状態に応じて，組み合わせて実施する

事故防止のポイント 体操の前にバイタルサインを測定する．以下の場合は，体操を見合わせる，または中止する

・安静時の脈拍数が 120 回/分以上
・血圧 200/120 mmHg 以上の場合
・労作性狭心症がある
・1 か月以内に心筋梗塞を起こした
・うっ血性心不全がある
・不整脈がある
・運動前に動悸，息切れがある

要点	留意点・根拠

《股関節の屈曲》
・大腿をゆっくり持ち上げ，胸に引き付け，5 秒保持する．左右交互に各 10 回を目安に行う

▶ この際，腰椎の生理的前彎を保持するように意識する

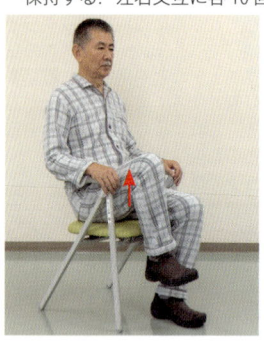

《大腿の伸展》
・大腿をゆっくり伸展し，5 秒保持する．左右交互に各 5〜10 回を目安に行う

▶ この際，足背を引き寄せ，踵部を押し出すようにする

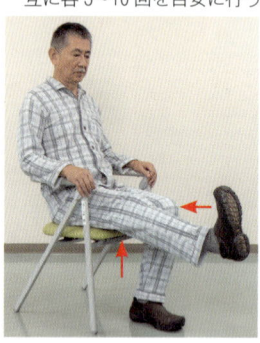

《大腿合わせ》
・丸めたタオルやボールなどを両膝の間に挟む（ⓐ）．ゆっくり押しつぶすように大腿を寄せ合わせ，5 秒保持する（ⓑ）．5〜10 回を目安に行う

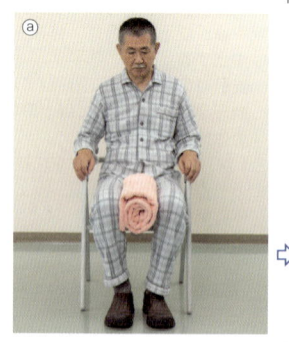 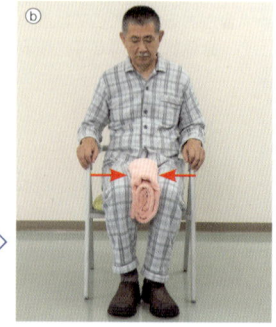

要点	留意点・根拠

《足関節の背屈・底屈》
・足背を引き寄せ，持ち上げた後，ゆっくりと下ろす（背屈，ⓐ）．10～20回を目安に行う
・踵部をしっかりと持ち上げた後，ゆっくりと下ろす（底屈，ⓑ）．10～20回を目安に行う

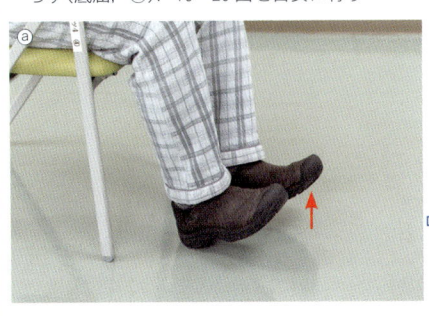
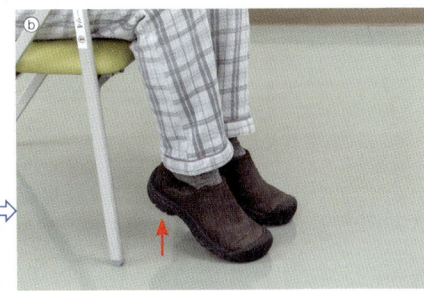

《足趾運動》
・足趾の間に指を入れて広げ，足関節を左右5回ずつ回す（ⓐ）．じゃんけんをするイメージで，足趾を閉じたり開いたりする（ⓑ）．左右それぞれ3回を目安に行う

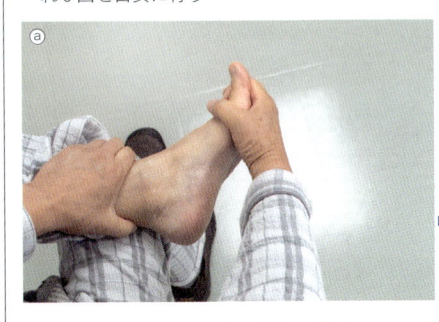
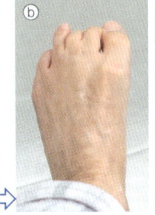
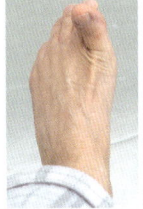
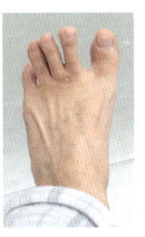

グー　　　　チョキ　　　　パー

評価

● 転倒発生の頻度が減り，骨折などの発生率が低下したか．
● 療養環境の安全性を確保できたか．
● 適切に安全装置・安全用具を活用できたか．
● 本人の活動性を制限したり，自立度を低下させたりすることなく，転倒を防止できたか．
● 正しい方法で転倒予防体操を安全に実施できたか．
● 転倒歴のある高齢者が再転倒を繰り返すことがなかったか．

③ 活動

6 身体拘束をしないためのチームケア　大友 晋

身体拘束をしないためのチームケアの必要性

- 身体拘束とは，身体活動を制限することである．広義には，言動による静止（スピーチロック）や過度な薬剤使用による鎮静（ドラッグロック）も含まれる．
- 身体拘束は，褥瘡の発生や筋力低下，日常生活動作（ADL）の低下，せん妄の誘発，恐怖心や不安の増加，意欲の減退，認知症の行動・心理症状（BPSD）の増悪，身体機能低下や心理精神機能の悪化などにつながる．また，看護師のケア意欲低下，家族の悲嘆，高齢者の尊厳の損失など，高齢者本人とその周囲に影響を及ぼし，様々な課題を生じる[1, 2]．
- 緊急やむを得ない場合にのみ，身体拘束を実施することを検討する．緊急やむを得ない場合とは，緊急性・非代替性・一時性の 3 要件が揃った場合である．
- 身体拘束は主に高齢者やその周囲の安全を確保する目的で行われているが，身体拘束により安全が確保されるというエビデンスは明確となっていない[3]．
- 身体拘束が行われる要因として，高齢者の心身の状態，本人や家族の意向，医療やケアの方向性，所属施設の組織方針・役割機能などが挙げられ，それらが複数絡み合い関与する．
- 身体拘束は要因が複雑に絡み合って行われるため，個々人（例えば看護職のみなど）の取り組みだけでは身体拘束を解除するもしくは身体拘束をしないようにすることが難しい場合もある．したがって，組織内の多職種で構成するチームで身体拘束を解除するもしくは行わないアプローチをとる必要がある．
- 施設によって異なるが，チームの構成員としては，医師や看護師，作業療法士，理学療法士，言語聴覚士，社会福祉士，精神保健福祉士，介護福祉士，ケアマネジャー，公認心理師，事務員などが考えられる．
- 多職種チームだけではなく，単一の職種のみのチームよる介入も必要になることがある．例えば，看護職の場合，看護部長や副看護部長，病棟師長，病棟看護師，専門看護師，認定看護師などで構成されるチームが，身体拘束をしないケアを看護職員に働きかけることも有効なアプローチである．
- その他，必要に応じて，診療看護師や専門看護師，認定看護師，特定行為研修を修了した看護師，管理者などから適切なメンバーを選定し，身体拘束をしないケアを施設内全体に働きかけることも重要である．

アセスメント

《身体拘束を実施していない場合》

- せん妄や認知症の既往など，身体拘束につながるリスク因子の有無を把握する．
- ・せん妄や認知症がある場合，転倒・転落や点滴・胃管・挿管チューブの抜去などを生じることがあり，これが身体拘束につながる可能性がある．認知機能や BPSD の有無，入院・入所生活における行動を確認し，せん妄や認知症など身体拘束につながるリスク因子がないか評価する．
- 治療内容や身体拘束実施に対する思いを本人・家族から聴取する．
- ・身体侵襲の強い治療とその治療内容についての認識を確認する．
- ・治療上，緊急やむを得ない状況が生じた場合に身体拘束を実施する可能性があることに対する考えや思いを確認する．
- ・本人・家族から聴取した思いや考えをもとに，治療内容や身体拘束の方向性を検討する．
- 身体拘束に関する思いや考え，知識を，専門職やケアチームの構成員それぞれに確認する．
- ・各メンバーの身体拘束に関する考え方や価値観を確認する．
- ・身体拘束に関する知識や技術の差異についても把握する．
- ・専門職やケアチームの構成員から確認した内容をもとに，全体が目標に対して同じ方向を向き，統一した対応を行えるように調整したり，チームの課題を明確化したりする．

《**身体拘束を実施している場合**》
● 本人に及ぼしている心身への影響や現状の治療・ケアの内容を確認し，身体拘束の必要性や解除の可能性をアセスメントする．
・抑制部位の皮膚や神経に障害が生じていないか，褥瘡が形成されていないか，失禁や恐怖心，不安，せん妄，BPSD，意欲低下，興奮などが生じていないかを観察し，また現在行っている治療やケアの内容も確認する．
・それらを踏まえたうえで，緊急やむを得ない場合の3要件と照らし合わせながら，身体拘束を行う必要性や，解除可能かどうかをアセスメントする．
● 身体拘束を解除した時の行動について予測しておく．
● 身体拘束に関する記録が適切にとれているか評価する．
・身体拘束を実施した時間・方法だけでなく，一時的に解除した場合や終了した場合の時間・方法も記録する必要がある．
《**施設における身体拘束の方針や現状を確認する場合**》
● 施設内の身体拘束の実施基準や手順書，マニュアルを確認する．
・それらに最新の知見が反映されているか確かめる．
・身体拘束の解除に向けた内容や方法が記載されているか確認する．
● 現場で身体拘束実施と解除の方法，流れが遵守されているか評価する．
・身体拘束を解除する際に必要なケアや身体拘束をしないケアが手順書に沿って適切に行われているか，実際に現場で活用されているかなどを確認する．
● 施設全体や各部署の身体拘束の実施状況を確認する．
・1日における入院・入所者への身体拘束実施の割合を把握する．
・実施状況や動向をチームで共有し，介入の必要性を検討したり，データとしてまとめ，施設管理者などに報告したりする．
● 施設の理念や役割機能と，身体拘束をしないケアチームの目的・目標との間にずれがないか確認する．
・ずれが生じている場合はすり合わせをし，適宜目的・目標の評価を行う．

身体拘束をしないためのチームケア

目的
・身体拘束を行わないもしくは解除することで身体機能の維持・向上や心理的な安寧を図る．
・高齢者の尊厳を保持する．
チェック項目 身体拘束の実施状況（割合，実施内容など），緊急やむを得ない状況の確認，身体拘束をしない時間の有無，身体拘束をしないケアの実施状況，マニュアル・手順書の遵守状況，チームの目標，チームの構成員と役割分担
適応 認知機能が低下している人，せん妄リスクの高い人など
注意
・"身体拘束をしないこと"だけをゴールに設定しないよう注意する．身体拘束への考え方が組織全体に根付くように働きかけ，きめ細かなケアを継続していくことが重要である．
・緊急やむを得ない状況となり，身体拘束をした場合でも，常に解除することができないか検討したり，一時的でも解除する時間を設けるなど，身体拘束中のケアも行う．
事故防止のポイント
・転倒・転落や点滴，チューブ類の抜去を防止する取り組みを行い，ケアを継続する．
・事故が発生したとしても，けがや障害を生じないもしくは最小限にするための工夫について，チームや現場のスタッフとともに検討する．

必要物品 感覚機能を補助する物（眼鏡，補聴器，義歯など），会話を円滑にする機器，食事摂取に使用している器具，入院・入所前に用いていた馴染みの物（枕，布団，写真，思い出の物，写真など），認知症マフ（Twiddle Muff）

手順	
要点	**留意点・根拠**
1 身体拘束の実施状況の把握と高齢者の情報収集を行う	
①電子カルテから身体拘束の実施状況(実施の有無,実施内容,実施時間,解除時間など)を把握する.また,高齢者の全身状態や精神状態,インシデント発生の有無などの情報収集を行う	▶ 電子カルテからの情報収集が難しい場合は,直接ベッドサイドを巡回して情報収集する場合もある ▶ 身体拘束に関連した活動状況や褥瘡形成,BPSD,せん妄の有無,転倒・転落,点滴・胃管などの自己抜去などのインシデントの有無・頻度も把握する
②記録から身体拘束の実施と解除について,現場がどのような判断をしているか把握する	▶ 身体拘束を実施した経緯と,解除可能な要因を把握し,身体拘束をしないケアを検討する **根拠** 実施状況や身体拘束を開始または解除した判断がどのように行われたかを把握することは,身体拘束をしないケアの方法を具体的に検討する基盤となる **注意** 電子カルテなどの記録による情報と実際の身体拘束の実施状況が異なる場合があるため,双方の確認を行い,相違がないか確認する **コツ** 毎日情報収集を行い,身体拘束の実施状況の推移を確認し,施設の管理者や病棟師長,スタッフと共有する.現場も危機感をもって身体拘束をしないケアに参加できるように働きかけるきっかけをつくる
2 ベッドサイドラウンドをする	
①高齢者の全身状態を確認する	▶ 全身状態や治療状況,認知機能,せん妄のリスク因子の有無などを把握する
②ベッドサイド周辺の環境や身体拘束の実施状況を把握する	▶ ベッド周辺の環境が整備されているか,安全に過ごすことが可能か,持ち込み品や差し入れ,私物を確認する ▶ 実際の身体拘束の実施内容を確認する.ベッドサイドに使用していない身体拘束具が置いてある場合は片付ける
③本人のニーズや要求を把握する	▶ 心身の苦痛の有無や,現在の生活の希望などを確認する **根拠** ニーズや要求を満たすことで落ち着き,身体拘束が不要となる可能性がある
④現状を説明し,見当識に働きかける	▶ 現在の治療状況や内容について説明する.また,現在の日時や場所,人物の説明を行い,見当識に働きかける.状況によっては,ベッドアップや離床を促し,日中の活動性を高める働きかけをする

⑤実際に身体拘束を解除して様子を見る

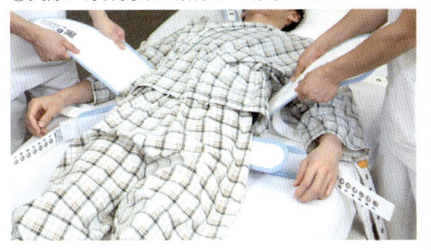

根拠 実際の状況をアセスメントし，身体拘束が緊急やむを得ず行われているか確認するとともに，身体拘束をしないケアを行う機会となる

注意 大勢でベッドサイドに行くと本人が驚いたり，圧力を感じる可能性もあるため，状況によって少人数の必要な職種のみで訪室する

事故防止のポイント ラウンドにて身体拘束を解除した際に，スタッフにも声をかけて注意を促し，観察のポイントを伝える

コツ 現場のスタッフや師長と一緒に巡回し，治療状況や生活の様子，夜間の睡眠の様子を確認する．それにより，ベッドサイドで観察した様子や記録だけではない情報が得られ，対象者を深く理解できる

3 身体拘束をしないためのカンファレンスを実施する

①複数のスタッフで情報交換をする

・倫理的課題については，Jonsen の4分割表（表1）などを用いて情報を整理する

表1　Jonsen の4分割表

医学的適応 利益・無危害原則	患者の意向 自律尊重原則
QOL 利益・無危害・ 自律尊重原則	周囲の状況 公正原則

倫理的課題と対策

根拠 単一の職種間においても高齢者の捉え方やアセスメント，もっている情報は千差万別であり，それぞれの専門職ではさらに多岐にわたる．複数のスタッフで情報を交換し，本人の全体像を捉えて共通認識を形成する

▶ 対象者の倫理的課題や葛藤を明確化・共有し，身体拘束をしない方法を多職種で検討する

②スタッフの感情を表出できる場を設ける

根拠 身体拘束を行うもしくは身体拘束をしないケアを継続することは，スタッフ間に葛藤などの様々な感情を生じる．苦労していることやよかったことを共有してチーム内でのコミュニケーションを深め，意見交換を活発に行う

③ケアや治療方針の方向性を検討する

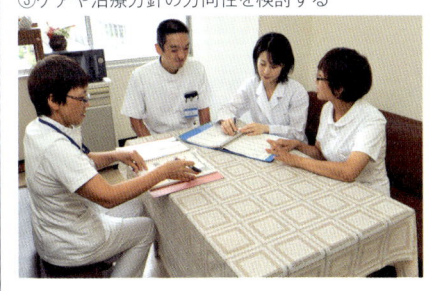

▶ 緊急性・非代替性・一時性の3要件に照らし合わせながら，身体拘束以外の方法がないかなどを検討する

▶ 身体拘束をしないで生活や治療を続けていくためにできるケアについて話し合い，各自の役割分担を明確にする

▶ 起こり得る事故とその対応方法についても話し合い，コンセンサスを得る

▶ 様々な専門職によって多角的に出された意見を統合させ，生活者としての対象者（本人）の価値観や思いが反映されたケアへとつなげる

注意 身体拘束を継続する話し合いではなく，「身体拘束をしない，身体拘束を解除することを考える」カンファレンスとなるように意識する

要点	留意点・根拠
④カンファレンスの内容を記録する	▶ その場にいなかった職種もケアや治療方針を理解して遂行できるように記録を残す **根拠** 身体拘束をしないケアを継続していくためには，個人や一職種では困難であり，多職種を巻き込んでチーム全体や現場の関係者全員で取り組むことが必要となる
4 身体拘束をしない方法についての助言を他部署や他職種などから受け，ケアの方法を検討する ①様々な専門職から助言を得る（表2）	**根拠** 様々な職種の知識・技術を得ることで，ケアの方法のバリエーションを増やすことができ，身体拘束をしないケアにつながる **コツ** 普段から看護職間や多職種とコミュニケーションをとり，会話しやすい雰囲気を醸成しておくと，カンファレンスでも意見交換がしやすくなる場合もある．コミュニケーションが円滑でない場合には，司会者がファシリテートして，それぞれの職種が意見を述べられるように働きかけたり，意見を引き出せるように各職種と事前に調整をしたりする

表2 助言をする人と得られる効果の例

助言をする人の例	助言により得られる効果の例
他科の看護師	他科で工夫しているケアを取り入れられる．これにより，身体拘束をしないことが可能となる場合もある
ケア専門家（例：認知症看護認定看護師，老人看護専門看護師，精神看護専門看護師）	専門的な知見に基づく身体拘束をしないケアの方法や，解決が困難なケースに対する打開策について意見が得られる
作業療法士，理学療法士	ADL 動作の正確な評価，離床を行いたい時間の調整
管理栄養士	食事の摂取方法や内容の評価
公認心理師	心理面の専門的な評価
薬剤師	薬剤調整，薬剤による影響の評価

要点	留意点・根拠
②得られた助言を参考にしながら，身体拘束をしないケアの方法について検討し，実践する	**注意** 助言を受けたことを必ずしもすべて取り入れるのではなく，導入が可能か検討することから始める．優先度が高く，実行可能性が高いものをまず取り入れるなど，現状に即したケアの方法を実践する
5 チームを立ち上げ，チーム会議を開催する ①チームを発足する	▶ チームを立ち上げてもすぐに効果的に機能するわけではなく，そこに至るまでのプロセスがある．1)初期のチーム結成直後は目標などを模索する形成期，2)その後チーム内で意見の対立が生じる混乱期，3)混乱期を経て目標や役割の認識が一致して安定してくる統一期，4)さらにチームが熟成され，力が十分に発揮される機能期となっていく
②チームメンバーが意見を言える環境を整え，チームを発達させる	**コツ** 現状について否定的な意見が出ることもあるが，今後の方向性を改善する可能性があるため，それも含めて意見交換をする

要点	留意点・根拠
③チーム会議を開催し，チームの活動目的や年間の目標などを設定する	▶ 目標の設定にあたっては，数値など評価可能な指標を用いる ▶ チームの目的・目標は，施設の理念・目標やチームを統括するマネジメントグループ（例：クオリティマネジメント室や看護部など）の理念・目標に沿ったものとする **注意** 身体拘束に関する課題には，治療やケアだけでなく，倫理や管理，施設の組織風土など多様な要素が関与する．他のチームや委員会，看護部と活動の調整や役割分担を行い，チームに過度な業務負荷がかからないように注意する
④チームラウンドやカンファレンスを実施し，評価を行う	▶ チームラウンドの件数や，カンファレンスによる本人のアウトカムの変化，施設全体や部署ごとの身体拘束実施の割合の変化，ケアの変化，インシデント発生件数などについてチームメンバーで共有し，評価する ▶ "身体拘束をしないこと"だけに注目するのではなく，それに付随したケアのプロセスやインシデント発生件数なども含めてチームの多職種で議論し，次のケアにつなげる
⑤身体拘束に関するマニュアルを整備し，評価・修正をする	▶ マニュアルには最新の知識や技術を反映させ，変化する現場に合わせた内容に修正していく ▶ マニュアルの配布部署と配布場所を選定する
⑥手順書を作成し，身体拘束に関わる様々な活動のプロセスを明確化する	▶ チームラウンドやカンファレンス，スタッフの行動など，様々な活動のプロセスを明確化する **根拠** 組織全体で身体拘束をしないケアのプロセスを共通認識できるようにする ▶ 適宜修正を加え，現場に実装する

評価

- 施設全体で身体拘束の実施数が減少したか.
- 個別の高齢者において身体拘束を解除することができたか.
- 身体拘束をしないためのチームケアを現場で継続できているか.
- チームラウンドの対象となっている高齢者の概要や特徴を把握しているか.
- チームメンバーのカンファレンスへの参加状況はどうか.
- チームメンバーの活動を適切に評価できているか.
- 身体拘束に関するマニュアルや手順書が遵守されているか.

● 文献
1) 厚生労働省：身体拘束ゼロへの手引き—高齢者ケアに関わるすべての人に．厚生労働省，2001
2) Hofmann H, Hahn S：Characteristics of nursing home residents and physical restraint：a systematic literature review. J Clin Nurs 23(21-22)：3012-3024, 2014
3) Sze TW, Leng CY, Lin SK：The effectiveness of physical restraints in reducing falls among adults in acute care hospitals and nursing homes：a systematic review. JBI Libr Syst Rev 10(5)：307-351, 2012
4) 日本認知症ケア学会編：改訂 介護関係者のためのチームアプローチ．ワールドプランニング，2018
5) 野中 猛：ケアマネジメント実践のコツ．筒井書房，2001

③ 活動

7 レクリエーション❶回想法

亀井 智子

高齢者の特徴とレクリエーションの必要性

- 入院期間が長期化するに伴い，生活リズムは単調となり，生活の楽しみや活性を失いやすい．生活範囲が狭くなりがちになると，自立度が低下したり，社会生活にも影響を及ぼしたりする．そのため，特に療養病床，長期ケア施設などでは，レクリエーション活動を日課に取り入れ，活動や楽しみのための時間を確保し，多職種によるアプローチを通して高齢者が入院・入所生活を豊かに過ごすことができるよう援助する．
- また，長期ケア施設や療養病床で生活している高齢者は，リハビリテーション室などで理学療法や作業療法を行う時以外は臥床がちとなる．必要な休息をとりながら，日中，好みに応じたレクリエーション活動などを取り入れ，生活にリズムをつける．
- 作業療法士や公認心理師などの協力も得て，院内デイケアとして行うこともできる．

アセスメント

1 生活習慣
- 入院前の日常生活習慣と現在の状態を比較し，入院による生活習慣の継続・阻害因子を把握する．
- 入院・入所に伴う環境の変化によるストレスや不安はないか確認する．

2 趣味，楽しみ，好みの活動
- 入院・入所により，中断を余儀なくされている趣味や好みの活動があるか把握する．
- 入院・入所中も継続できる趣味や活動はないか検討する．

3 身体的自立度・認知機能
- 食事，排泄，歩行などの基本的日常生活動作（BADL）の自立度，麻痺，拘縮，不随意運動の有無，疼痛の有無，認知機能の程度，治療，薬物の服用状況を把握する．
- レクリエーション活動を行う際に支障となるものがないか確認する．
- 麻痺，拘縮，疼痛，座位保持時間，認知機能，視力や聴力の低下など，レクリエーション活動の内容や時間を検討する時に必要となる配慮点について確認する．

4 治療的ケア・計画内容
- 経管栄養や服薬など，時間経過に依存する治療的ケアの有無を確認する．
- レクリエーションは治療に影響しない時間帯に計画する．
- 個別性に沿った計画か確認する．
- 集団的なレクリエーションと個別のレクリエーションのよい点を取り入れ，単調にならないように工夫する．
- 小児を対象とするような内容ではなく，敬意を払ったレクリエーションを計画する．

回想法

　回想法は主に高齢者を対象とし，アメリカで始められた心理療法の 1 つである．1 対 1 で行う個人回想法と，グループで行うグループ回想法がある．認知症者においても，自己認識を改善したり，周囲との関係性の理解を回復させる治療法として用いられる．

目的 その人の生きてきた歴史や思い出を振り返り，自己の人生の肯定的意味づけや再評価をすることで，自尊心を向上させる．

チェック項目 その人の生活歴，職業歴，婚姻歴，生年月日，認知機能など，回想法に参加するにあたって参考になる事項

適応 グループ回想法では，目的，性別，年代などを考慮して参加者を決める．個人回想法では，特になし．

必要物品 静かな場所，テーブル，椅子，ホワイトボード，回想のきっかけとなり五感を刺激する本や写真，幼少時の玩具など(テーマ例：子ども時代，ふるさと，学生時代，趣味，結婚，出産，子育て，仕事，孫の誕生，定年，おやつ，季節の食べ物，昔の遊びなど)，評価表，記録用紙

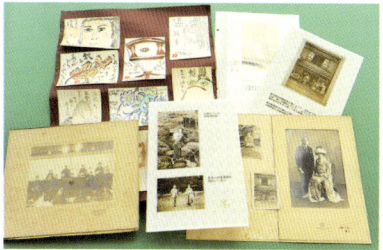

なつかしい写真を収集した本，はがき，手紙

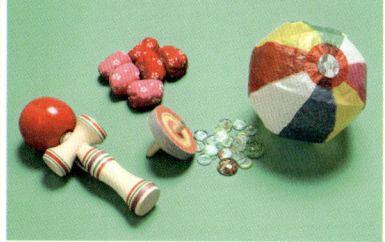

回想の刺激物となる「昔遊び」の玩具

手順

要点	留意点・根拠
1 説明する ①グループ回想法を行う前に目的を説明する ②グループ回想法を行う日時，場所，回数，頻度などを説明する．紙に書いた案内をあらかじめ渡すようにする 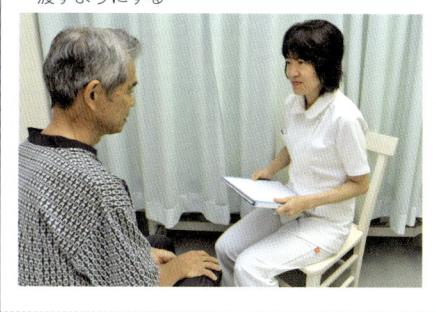	**根拠** 事前に案内することで，参加者は楽しみをもつことができる ▶ 認知症高齢者であっても，目的や内容をわかりやすく説明する ▶ 高齢者の質問に対しては丁寧に回答する
2 グループ回想法の準備をする ①静かな場所を確保し，テーブル，椅子，名札立て，花，音楽(BGM)などを用意する	▶ 集まった人たちが，リラックスしてなごやかに会話が進むような環境を用意する

要点	留意点・根拠
②参加者の背景を考慮し，席順を決める（図1）．難聴のある人の隣にコ・リーダーの席を配置するなど，援助が必要な参加者に配慮する ③回想のテーマに応じた小物・道具を用意する ④個別の参加記録とグループ全体の記録の両方の記録用紙を用意する ⑤リーダー，コ・リーダー，観察者など役割を決めておく	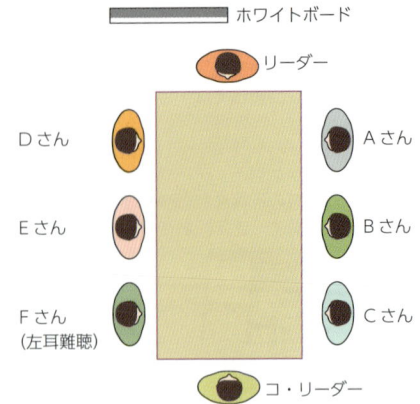 図1　席順の例
3 参加者の準備をする ①ベッドサイドに迎えに行く．排泄を済ませ，衣類を整えた後，会場に移動して席に案内し，歓迎の意を表す	▶ 事前に排泄を済ませ，プログラムに集中できるようにする ▶ 会場が病室から遠い場合は，衣類などで防寒対策を行う ▶ 体調が優れない場合は，無理をして参加しないように日時を変更する
4 回想法の進行を行う ①あいさつをする ②初回はリーダーやコ・リーダー，参加者相互の自己紹介を行う ③小物・道具を適宜使用しながら，回想法を開始する ④質問を投げかけ，批判的にならないように，共感的・受容的な態度で本人の回想を聞く ⑤参加者相互のコミュニケーションを促進するために，適宜指名したり，話の内容を繰り返したりしながら，各参加者が回想できるように進めていく（グループ回想法のポイントは表1参照） ⑥途中でお茶を出すなど，和やかな進行を心がける ⑦次回のテーマ・話題へ移行する ⑧終了のあいさつをする	**コツ** 継続する場合は，会の名称を参加者全員で考え，親しみのある会となるようにする ▶ 質問の内容は1回に1つとし，短い文章ではっきりと伝える **《質問例》** ・「子どもの頃，どんな遊びをしましたか？」「どんな所で遊びましたか？」 ・お手玉を手に取りながら「お手玉をしたことがありますか？」「どんな時にしましたか？」
5 回想法の評価をする ①個別の評価を行う（表2） ②グループとしての評価を行う（表3）	

表1 グループ回想法のポイント

- 「開かれた質問（オープンクエスチョン）」で問いかけるが，応答が戻らない場合は，「はい」「いいえ」で答えられる「閉じられた質問（クローズドクエスチョン）」をしてみる
- 話が途切れる場合は，話の最後の部分を繰り返して復唱してみる
- 代名詞は避ける．名詞を用いて，具体的に示すものと結びつける
- グループの誰に伝えているのかわかるように話す
- 話しかけや応答を待つタイミングに留意する
- グループメンバー全員が尊重され，大事にされているという感覚をもてるように，個々に対応していく

表2 個別の評価の視点

- 集中して参加していたか
- 笑顔がみられるなど，喜びや楽しみがあったか
- 他者とのコミュニケーションができていたか
- 参加の態度が積極的であったか
- 認知症高齢者では，言語表現ができたか，落ち着いていたかなど

表3 グループの評価の視点

- プログラムの内容は参加者全員に合っていたか
- メンバー間のコミュニケーションがうまくいっていたか
- 導入や展開はよかったか
- 全体の雰囲気はよかったか

ライフストーリー法，メモリーブック作成

目的
- 過去を振り返り，人生の肯定的意味づけ，自己の価値，自己一致などを促進する．
- ライフストーリーを聞き取り，その人の人生史を写真などでつづるメモリーブックを作成することで，高齢者や家族が人生史を再確認するきっかけをつくる．
- 攻撃性のある認知症高齢者，引きこもりの高齢者，感情表現が少ない高齢者，アクティビティの少ない高齢者に1対1の対応をしながら，ライフストーリーを聞き取り，語りの時間をもつ．

チェック項目 その人の生活歴，職業歴，婚姻歴，趣味や好み

適応 言語的コミュニケーションを図ることができる人．座位を長時間とれない人では姿勢を検討する．

....

必要物品 静かな場所，椅子，本人の写真，色紙，千代紙，カラーペンなど

手順

要点	留意点・根拠
1 説明する ①ライフストーリー法，メモリーブック作成の目的を説明する ②話を聞く日時，場所，回数などを説明する．紙に書いた案内をあらかじめ渡すようにする	**根拠** 事前に案内することで，参加者は楽しみをもつことができる ▶ 認知症高齢者であっても，目的や内容をわかりやすく説明する ▶ 高齢者の質問に対しては丁寧に回答する
2 聞き取りの準備をする ①落ち着いて話ができる場所を確保し，テーブル，椅子などを用意する ②年表を用意する ③お茶，飲料水を用意する	

要点	留意点・根拠
3 参加者の準備をする ①ベッドサイドに迎えに行く．排泄を済ませ，衣類を整えた後，実施場所に移動して席に案内し，歓迎の意を表す	▶ 集中できるよう事前に排泄を済ませておく ▶ 場所が病室から遠い場合は，衣類などで防寒対策を行う ▶ 体調が優れない場合は，日時を変更する
4 ライフストーリー法，メモリーブック作成の進め方 ①あいさつをする ②初回は自己紹介を行う ③目的，回数，1回の所要時間を説明する ④子ども時代，青年時代，結婚当初，出産・子育て，子どもが巣立った頃，夫婦2人の思い出，最近の出来事，趣味など，何回かに分けてセッションを計画する 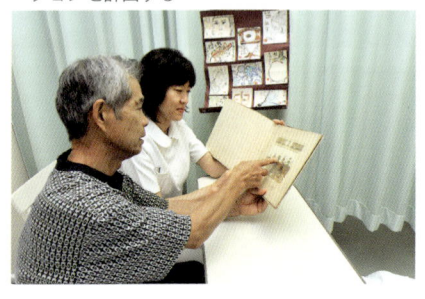	 ▶ ライフストーリーをもとに，本人とともに年表に書き込み，内容を確認をしながら進める ▶ ライフストーリーをきっかけとしたコミュニケーションを促進するために，語りの内容を繰り返しながら，その時間を楽しめるように進めていく
⑤本人の状態をみながら進める	▶ 本人の心身状態に応じて，1回のライフストーリー時間は20～45分程度とする．体調に応じてセッション時間を検討をする
⑥全体の語りが終了したら，思い出の写真，記念の品などの写真を用意してもらい，スキャナーなどで取り込む ⑦写真を並べ，視覚的な構成を検討し，撮影年月，写っている人の名前，思い出を記録し，メモリーブックを作成する ⑧表紙のデザイン，カバーなどを相談しながら作成する ⑨終了のあいさつをする	▶ メモリーブックには様々な形式がある．思い出を時間経過やテーマに沿って整理し，形に残すプロセスを大事にする ▶ セッションの回数は，本人の健康状態に応じて計画する．3～5回が1つの目安である ▶ 完成したメモリーブックを本人，家族とともに見ながら，ライフストーリーをたどる ▶ メモリーブックの他，思い出の写真や品物を箱に納めたメモリーボックス，映像に仕上げたメモリーフィルムなど，様々なものがある．レクリエーション担当者と相談しながら進めていく
5 ライフストーリー法，メモリーブック作成の評価をする ①個別の評価を行う（表4）	

表4　評価の視点

- ・ライフストーリーを時間経過やテーマで再構成し，語りをつなぐことができたか
- ・メモリーブックは全体的に自己肯定感をもたらしたか
- ・語りの時間中は攻撃性などが落ち着いたか
- ・精神面の安定などに効果があったか
- ・メモリーブックを本人が手にしたり，他者に見せたりしているか

なつかしのお茶会（メモリーティー）

目的
- ・お茶会を通して，リラックスした時間や，他者との語らいの時間をもつ.
- ・攻撃性のある言動をとる高齢者と1対1で対応することで，心理的な安定を図り，コミュニケーションの機会をもつ.

チェック項目 その人の生活歴，職業歴，婚姻歴，好みのお茶，香り

注意
- ・水分摂取制限のある高齢者では，お茶の摂取量を考慮する.
- ・お茶を誤嚥する高齢者の場合，とろみ剤などの使用を検討する.

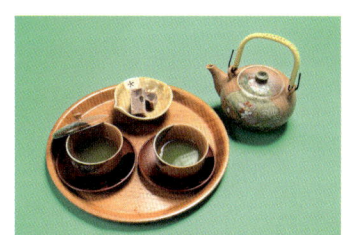

必要物品 静かな場所，テーブル，椅子，紅茶，日本茶などの茶器セット

手順

要点	留意点・根拠
1 説明する ①なつかしのお茶会の目的，日時，場所などを説明する．紙に書いた案内をあらかじめ渡すようにする	**根拠** 事前に案内することで，参加者は楽しみをもつことができる ▶ 認知症高齢者であっても，目的や内容をわかりやすく説明する ▶ 高齢者の質問に対しては丁寧に回答する
2 お茶会の準備をする ①参加者が落ち着ける場所を確保し，テーブル，椅子，音楽（BGM）などを用意する ②茶器や茶葉を用意し，席順を決める	▶ お茶の好みを把握しておく **コツ** 紅茶は 100℃ の湯，日本茶は 60〜80℃ の湯が適温である ▶ 参加者が複数の場合は，個人の背景を考慮し，席順を決める．難聴のある人はコ・リーダーの隣にするなど，援助が必要な参加者に配慮する
3 参加者の準備をする ①ベッドサイドに迎えに行く．排泄を済ませ，衣類を整えた後，会場に移動して席に案内し，歓迎の意を表す	▶ 参加中に排泄を気にせず集中できるように，事前に済ませておく ▶ 会場が病室から遠い場合は，衣類などで防寒対策を行う

表5　評価の視点

・笑顔がみられるなど，喜びや楽しみがあったか
・他者とのコミュニケーションがとれていたか
・認知症高齢者では，言語表現ができたか，落ち着いていたか
・好みのお茶であったか
・導入や展開はよかったか
・全体の雰囲気はよかったか
・睡眠導入や精神面の安定などに効果があったか

要点	留意点・根拠
	▶ 体調が優れない場合は，日時を変更する
4 なつかしのお茶会（メモリーティー）を実施する ①あいさつをする ②初回は参加者相互の自己紹介を行う	▶ お茶会をきっかけとして，参加者相互のコミュニケーションを促進するために，話の内容を繰り返しながら，各参加者がお茶会の時間を楽しめるように進行する
③用意した茶葉の産地，香り，湯の温度，お茶の濃さの好みなどを自由に話しながら，参加者の関心を引き出す ④話題を誘いながら湯を注ぎ，お茶を入れる ⑤香りや色などをゆっくりと楽しむ ⑥お茶をゆっくりと味わいながら飲む ⑦お茶の話題から回想へ発展し，過去の回想などから把握できた参加者の情報があれば記録する ⑧終了のあいさつをする	▶ 尊重されているという感覚をもてるように，丁寧に対応する ▶ 医療スタッフに伝え，ケアに生かす
5 なつかしのお茶会（メモリーティー）を評価する ①個別の評価を行う（表5）	

評価

● 参加者が回想法やライフストーリー法，メモリーブック作成，なつかしのお茶会により楽しい時間を過ごせたか．
● スタッフが参加者の背景を理解することにつながったか．
● 本人の入院・入所生活の潤いになったか．

● 文献
1）野村豊子，黒川由紀子：回想法への招待．筒井書房，1992
2）黒川由紀子：回想法―高齢者の心理療法．誠信書房，2005
3）Buettner L, Fitzsimmons S：Dementia practice guideline for recreational therapy：Treatment of disturbing behaviors, American Therapeutic Recreation Association, 2003

8 レクリエーション❷音楽療法 松本 美香

高齢者の特徴と音楽療法の必要性

- 加齢による身体機能の低下や,入院によるストレスや不眠などは,自律神経系,内分泌系,中枢神経系に影響を与える.活動性を高める生活習慣を規則的に維持させる自助努力や周囲の配慮が必要になる.
- 音楽療法とは,音楽のもつ生理的・心理的・社会的働きを用いて,心身の障害の軽減・回復,機能の維持・改善,生活の質の向上,問題となる行動の変容などに向けて,音楽を意図的・計画的に使用することを指す(日本音楽療法学会).
- 音楽療法を通して,認知症による精神症状(幻想,妄想,焦燥性興奮)やその頻度の改善を図ることができる.
- 失語症の人でも歌は歌え,発声のできない人でも楽器は演奏できるなど,音楽を通して自己表現が可能である.また,自己表現力が低下している高齢者に対して,音楽によって自分らしさの表現を促し,人間として欠かすことのできない人とのつながりを回復させることができる.

アセスメント

1 個々に適した音楽療法の選択

- 受動的音楽療法:「聴く」ことにより効果が得られる心理療法的な方法
- ・音の振動を利用して自律神経を刺激し,その働きを促す.これにより,イメージを誘導し,無意識の世界を引き出して治療に役立てる.
- 能動的音楽療法:「行う」ことによる参加型の療法
- ・歌を歌う,コーラスをする,指揮をする,楽器を演奏する,作詞をする,作曲をする,音楽に合わせて動く(ダンス,体操,ゲーム,模倣)など,音楽自体を楽しむ方法と,補助的に音楽を用いる方法がある.
- 集団音楽療法
- ・デイルーム,ラウンジなどに移動しての活動が身体的・精神的に可能である場合に選択する.
- 個人音楽療法
- ・個人やラウンジで1対1で行うことが効果的である場合に選択する.

2 高齢者の活動性

- 認知症,意欲低下,不安感,不穏,暴力,ひとり歩き,緊張感,情報処理能力の低下,動きの協調性や身体バランスの低下,コミュニケーション能力の低下などの有無・程度を把握する.
- ・高齢者は自分を取り巻く状況が理解できず,自分の存在が不確かになり,現実とのズレの中でストレスを感じていることが多い.それによる不安感が種々の問題行動となって現れやすい.その軽減を図るために,有効な音楽療法の介入方法をアセスメントする.

音楽療法

チェック項目 音楽療法に参加できる心身の状態であるか,バイタルサインや本人の言動から確認する.
適応 加齢による運動機能の低下や活動性の低下がみられたり,心理的葛藤やストレスから何らかの問題行動や不眠などの症状を呈する場合.身体状態が安定していれば音楽療法への参加は特に問題ないが,本人の意思を尊重する.

・・

必要物品 楽器,自然音のCD,トーンチャイム(ハンドベルの一種)など

手順

要点	留意点・根拠
1 参加者の準備をする ①参加者の状態を確認し，実施場所へ案内する	▶ 状態に応じてストレッチャーや車椅子への移乗介助，歩行介助を行う `事故防止のポイント` 先に誘導した人が待機している間に椅子から転落しないよう，必ずその場にスタッフも待機し見守る `注意` 転落防止ベルトを着用したり，車椅子が勝手に自走しないよう必要時ブレーキをかけ，固定したりする
2 音楽療法を実施する ※以下ではプログラムの一例を示す ①挨拶や季節の話題などによる導入を行う ②誰もが知っている定番の曲や季節の曲をピアノの伴奏に合わせて歌ってもらう	▶ 参加者の希望や趣味，身体・認知機能，ADLのレベルに対応したプログラム内容とする ▶ 月日，季節，場所などの見当識障害を改善する `根拠` 昔よく聴いていた曲を再び聴くことは過去の記憶の回想につながり，脳の活性化を図ることができる `注意` 座位保持による一過性の血圧低下，気分不快感，疲労感が出現することがあるため，参加者の表情・顔色や訴えに注意を向ける `緊急時対応` 容態急変の場合は，その場でバイタルサインを測定して医師に報告するとともに，速やかに帰室させる．状態によってはソファなどに移して臥床させ，様子を観察する
③音楽に合わせて手拍子を打ったり，体操をしたり，楽器を鳴らしたり，身体を動かしたりしてもらう	`根拠` 2つの動作を同時に行うことにより脳力トレーニング効果が期待できる ▶ 認知症高齢者では，音を合わせる，順番に楽器を鳴らすなどグループならではの相互の関わりを促すことにより，他者との交流を通した行動トレーニングにもなる．また，活動性が高まることで，生活リズムが整えられる
④「た」抜き歌合戦に取り組んでもらう	▶ なじみの歌の歌詞から「た」を抜いて歌うゲーム的要素を盛り込み，参加者が楽しめるように工夫する
⑤ゆったりとした曲を流し，クールダウンしてもらう	▶ 楽しい時間を過ごすことで抱いた感情を次回につなげる

評価

- 音楽療法を通して日中の活動を高めることで生活リズムが整い，昼夜逆転や夜間の不眠が改善されたか．
- 音楽療法により心身の不調を訴える回数に変化がみられたか．
- 日中ベッド上に臥床している時間が減少し，セルフケア能力が向上したか．
- 参加者の表情が生き生きしており，笑顔はみられるか．
- 参加者同士のコミュニケーションが活発になっているか．

9 レクリエーション❸アクティビティケア 松本 美香

高齢者の特徴とアクティビティケアの必要性

- 加齢変化の最も顕著な特徴は，反応速度や動作の遂行速度が遅くなることであり，これが原因で日常生活動作（ADL）が不活発になることが多い．
- 長期臥床の場合，体力の低下や生理機能の減退が起きるだけではなく，気分が滅入り積極的に生きる意欲も低下する．また，頭脳活動や記憶力，判断力，自尊心の低下なども生じ，心理的・社会的活動にも支障をきたしてくる．
- 加齢に伴い日常生活に占める運動量が減少すると，体脂肪の増加，筋力の低下，気力の減退が起こり，さらに老いの自覚がストレスや不安・抑うつを増悪させ，社会・心理的な加齢を促進する．
- 自分の意思でどこへでも移動できるという身体的自由度を最期まで維持することは，活力ある精神を保持する上で必要である．諸々の疾患や後遺症により「寝たきり」状態にならないことが，老年期のQOL を高めるために必須の条件である．
- 後期老年期の QOL を高めるためには，日々の生活における身体活動能力や日常生活に必要とされる体力，疾患に対する防御力を維持することが不可欠である．
- 筋力低下や神経系の老化，運動器自体の疾患などにより，基本的動作（立つ・座る・歩くなど）機能が低下し，要介護になるリスクが高い状態をロコモティブシンドローム（運動器症候群）という．その要因として，運動習慣の減少や活動量の低下，肥満，痩せすぎなどが挙げられる．特に高齢者においては日常生活状況を把握し，下肢筋力やバランス能力，柔軟性などを増強することが大切である．
- 加齢に伴い，フレイル（高齢期に生理的予備能が低下することでストレスに対する脆弱性が亢進し，生活機能障害，要介護状態，死亡などの転帰に陥りやすい状態）が生じてくる．早期にアクティビティケアなどの介入を行うことで，フレイルを回避または再び健常な状態に戻すことができると提唱されている．
- アクティビティケアとは，音楽，手工芸，体操，ゲーム，園芸など各個人に適した活動を行うもので，高齢者の活動性を高めることを目的としている．本人の「できること」や「したいこと」を見つけ，個別的なアクティビティの機会を提供する．
- 活動の選択においては，個人のニーズに適し意思を尊重したものであることや，新たな仲間作りを通して自らを社会的な存在として認識できることなどが重要である．したがって，アクティビティケアにおいては，個人活動と集団活動がバランスよく取り入れられていることが大切である．
- 高齢者の身体活動の目標である「独立した質の高い生活」を維持するために，継続性のあるチームアプローチによって運動（活動）が実践されることが望ましい．
- 継続的かつ適度な運動（活動）は，感情・認知機能や身体機能，免疫機能，自律神経・内分泌機能などの諸々の生理機能に効果をもたらす．
- 低負荷運動であっても有酸素的作業療法の頻度を増すことにより，十分な生理的効果が得られる．

アセスメント

1 運動機能，精神機能
- 精神運動速度を把握する．
- ・精神運動速度とは，思考や反応，動作のスピードを指す．
- ・加齢に伴い，この速度は低下する傾向にあるため，老化の指標として有効である．
- ・巧緻性，操作能力，運動能力，聴覚・視覚と四肢の協応，その他の筋肉作業能力を評価する．
- 上腕の運動速度，手関節と指の動きの速度，目的にかなった手や腕の動きができるかどうかを把握する．

2 加齢による心身への影響
- 筋肉，骨・関節，脳神経などの身体器官の機能低下の程度を評価する．
- ・加齢に伴い，運動機能を支える筋肉を構成している筋線維の太さと数が減少し，筋の萎縮が起こる．

・姿勢変化に敏速に対応する時に働く速筋線維の萎縮が顕著であるため，運動スピードが低下する．
・加齢に伴う関節の退行性変性(変形性関節症)によって，関節可動域が制限される．
・神経伝導速度の遅延が進むとともに，動きの協調性や身体のバランス能力が低下する．
・脳神経間の連絡が低下し，前頭葉の萎縮が顕著になり，意欲低下や情報処理能力が低下する．

❸ アクティビティケアのアセスメント項目

- 身体的側面：自立歩行，走る，飛ぶ，跳ねる，足を曲げる・伸ばす，首を回す・傾ける，腕を振る，肘を曲げる・伸ばす，腰を曲げる・伸ばす・ねじる，手を開く・閉じる，投げる，拾う，指を動かす，見る，聞く，話す，味わう，嗅ぐ，触れる，動作と動作の協応(○○しながら××する)など
- 知的側面(身体活動との協応)：真似る，認知する，理解する，答える，記憶する，作戦を考える，表現する，読む，書く，計算する，識別する，推理・予測する，方向を示すなど
- 情緒的側面：喜怒哀楽を示す，罪意識，苦痛，恐れ，失意，拒否感，自信をもつ，意欲をみせるなど
- 社会的側面(人間関係)：1対1の関係，対グループとの関係，グループ内での競争・協力，グループ対抗の関係を保つ，メンバーとの距離感，コミュニケーションをとる，ルールを守るなど

運動ゲーム：新聞紙玉入れ

目的
・グループのもつダイナミクスを活用し，集団に属する心理的な安定，満足感，楽しみなどを得ることにより心理的活性を図る．
・心肺機能や筋力などを高め，ADL と体力を維持・増進する．
・上肢の可動域の維持・拡大を図る．
・粗大動作(平衡，バランス，移動)の維持・拡大を図る．
・運動の調整能力を高める．
・持続力を高める．
・自発性を促す．

チェック項目 ADL の程度，関節可動域，四肢運動制限，性格，各個人の体力に応じた負荷量，医師の指示による安静度，個人の意思など

禁忌 安静臥床の指示がある人，感染などの可能性のある疾患に罹患している人

事故防止のポイント レクリエーション活動中の転倒・転落事故や外傷などの防止

必要物品 新聞紙，大中小のかご(段ボール箱や口の広いゴミ箱などでも可)，椅子(低めのもの)，ストップウォッチ

手順

要点	留意点・根拠
❶ ゲームの準備をする ①新聞紙をあらかじめ 1/4〜1/5 に切っておく ②切った新聞紙は 1 人につき 30 枚くらい用意する ③新聞の束を各椅子の横に置く	**コツ** 参加意欲を高めるため，準備の段階から一緒に参加してもらう

要点	留意点・根拠

2 ゲームを実施する

①参加者は2グループ以上に分かれて輪になって座り，中心に大中小のかごを置く．参加者にゲームの内容やルールを説明する

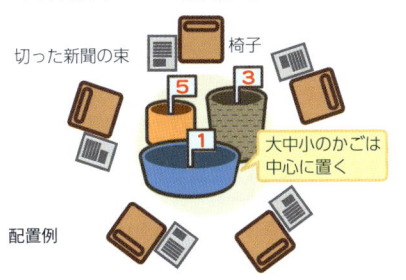

切った新聞の束　椅子

大中小のかごは中心に置く

配置例

▶ 新聞紙だけで簡単にできるゲーム．ルールは切った新聞紙を1枚ずつ丸めて，かごをめがけ投げ入れる．1分間にかごに入った新聞紙の玉の数で勝敗を決める

コツ サイズの異なるかごや箱を置き，大きいものから小さいものになるに従い得点を高くするなど，得点に変化をつけるとより楽める

コツ 新聞紙をしっかり丸めることで，指先の運動になり，またコントロールしやすくなる

▶ 参加者は椅子に座る．床に置いた新聞紙が簡単に取れるような低い椅子がよい

事故防止のポイント バランスを崩して転倒しないように注意する．介助が必要な参加者には付き添い，身体のバランスが崩れないように支え，新聞紙を手渡す

コツ 実況中継のように言葉をかけ，ゲームを盛り上げる

②リーダーの合図でゲームを開始する

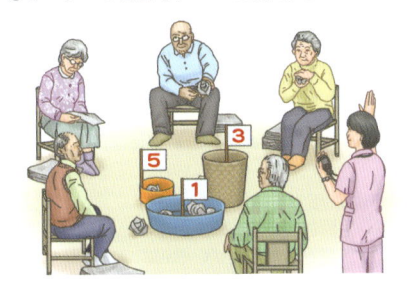

③リーダーが時間を計り，1分経過したら合図とともにゲームを終了する

④かごに入った玉の数を数え，得点を集計する

▶ 各グループが投げ終えた時点で集計をとる．全グループが投げ終わった後で得点の比較をする

コツ 得点を数える時も入った玉を投げ上げながら全員で盛り上げる

⑤1分間のゲームを3回繰り返し，勝敗を楽しむ

▶ 30枚の新聞紙で1分間のゲームを3回程度できる

3 後片づけをする

評価

- 個人の意思を尊重し，ニーズに適した内容であったか．
- 社会的交流の場となるような楽しい集団活動が実施でき，心身の活性化が図れたか．
- 活動中に転倒・転落などの事故が発生しなかったか．
- 活動中に息切れやめまい，冷汗，胸痛，チアノーゼなどの身体症状や気分不快感が出現しなかったか．
- プログラムが身体的・知的・情緒的・社会的側面に効果をもたらし，援助目標に対する達成度が高まったか．
- 運動機能，自己決断の程度，モチベーション，活動意欲，集中の度合いに変化がみられたか．

④ 休息・睡眠
1 安静・休息

松本 美香

高齢者の特徴と安静・休息の必要性

- 老化とは成熟を終えた肉体が虚弱になり，生理機能が低下し，体力が衰えていくことである．通常の生活では表面化しないが，ストレスが加わった時に予備能力の低下により問題を生じる.
- 高齢者は複数の疾患に罹患していることが多く，健康状態が悪化しやすい．また，老化に伴い疲労しやすく，体力の低下により疲労回復に時間がかかるようになるため，適切な安静が必要となる.
- 体力の低下は活動への参加を消極的にさせ，慢性化することで閉じこもり傾向となり，自信の喪失につながる．仕事をもち社会的に活発に活動している高齢者から，寝たきりの高齢者まで，活動状況は個人差が大きいが，筋力は常時使わなければ低下し，その結果，廃用症候群をきたす．生活習慣やライフスタイルの見直しによって安静と活動をバランスよく取り入れることで，筋力を維持することは可能である.
- 高齢者に多い夜間の不眠，多相性睡眠は日中の覚醒障害を招き，精神活動の低下や昼夜逆転傾向などの問題を引き起こす．日中の適切な安静と休息により症状の回復を促すとともに，夜間の睡眠パターンを整え，1日の生活活動のリズムを調整する必要がある.
- 適切な安静・休息は日中の活動を支える重要な役割を果たす．心身の疲労を回復させることによって，日常生活を行うために必要な体力，生活を楽しむために必要な気力，病気に対する抵抗力を維持するとともに，心身を適正なストレスレベルに保つことが安静・休息の意義である.

安静・休息に関するアセスメント

1 安静度
- 本人の病状やADLの程度などから，必要な安静度を適切に評価する.
- ・過剰な安静は，運動機能の低下をもたらし，廃用症候群や医原性サルコペニアの原因となる.
- ・一方，必要な安静をとらなければ，心肺への負担の増大や，痛みなどの症状の悪化につながる.

2 病床環境
- 快適に過ごせ，十分な休息がとれる環境か把握する.
- ・部屋の温度・湿度が適切か，換気が行われているかなどを確認する.
- ・多床室の場合，同室者が発する音や光，臭いなどがストレスとなることもある．その場合，テレビの視聴にはイヤホンを装着してもらう，見舞いに来た人とは談話室で話してもらう，カーテン以外にも間仕切りを使用する，などの対応を検討する.
- ・個室であっても，寝具や照明などがいつもと違うと，入眠困難の原因となり，心身を休められない場合もあることに留意する.

3 物的・人的環境
- ADLの障害に応じた物品・用具を準備できているか確認する.
- ・物品・用具は，その特性や使いやすさ，安全性などを十分に考慮し，選択する.
- 高齢者と医療者，家族，同室者との間の関係性を把握する.
- ・人間関係の質は，療養生活や健康の回復に影響を与える.
- ・本人を取り巻く人間関係を調整し，プライバシーを守る.

4 ライフスタイル
- 長年の個別的な生活習慣や趣味を把握する.
- ・習慣としていた事柄や趣味が入院・入所生活により継続しにくくなり，ストレスを抱えることもある.
- ・生活習慣や趣味を継続できるよう，可能な範囲でそれらに関する物品を用意し，療養環境において癒しや安らぎを得られるように支援する.

5 適応

● 入院・入所に伴う生活環境や生活リズムの変化に適応できているか把握する.
・入院・入所生活では起床時刻や消灯・就寝時刻,食事の時間が決まっており,また検査や治療,リハビリテーションも日中の定められた時間帯に行われるなど,以前の生活環境や生活リズムが大きく変化する.
・その変化に十分に適応できていない場合には,例えば,夜遅い生活をしていた人には消灯後でも照度を落とした照明のラウンジで過ごせる環境を提供するなど,その人に合った療養環境に整え,心身の休息の促進を図る.
● 周囲の人と生活リズムが大きく異なっていないか確認する.

6 活動

● 関心がある活動があるか,主体的に取り組める活動があるか確認する.
・休んで疲労・病状を回復させつつ,同時に筋力・体力の低下を予防するには,日常生活において安静・休息と活動をバランスよく行う必要がある.
・本人が興味をもち,意欲的に取り組める活動は何かを把握し,その活動への参加を促す.

安静・休息の援助

目的
・病状や ADL の程度などから必要な安静度をアセスメントし,本人の安静度に応じたケアを行う.
・病床環境や物的環境,人的環境を調整し,心身の休息を促進する.
チェック項目 日中の活動性,夜間の睡眠状況,疾患の病態生理(病状)とそれに伴う必要な安静度など
適応 すべての高齢者
事故防止のポイント 安静・休息をとる場所で予測可能な危険性の回避

手順

要点	留意点・根拠
1 必要な安静度を把握する ①本人の健康状態(病態)や ADL(食事,排泄,保清,移動)の程度により,治療上必要な安静度を確認し,必要度に応じたケアを選択する	▶ 安静臥床により心臓と肺の仕事量を軽減(酸素消費量が 200~240 mL/分と歩行時の 1/3 程度に減少,心拍出量の増加,心拍数が立位よりも 10~15 回/分ほど減少)できる **注意** 誤嚥性肺炎の入院高齢者に対し,適切な評価を行わずにとりあえず安静,禁食(嚥下関連筋群の筋力低下につながる),水・電解質輸液のみでの栄養管理を実施しないように注意する.医原性サルコペニアを生じ,寝たきりや摂食・嚥下障害を招いてしまうおそれがある **事故防止のポイント** 早期離床,早期経口摂取,早期からの適切な栄養管理を行い,医原性サルコペニアを防止する
2 病床環境を調整する	▶「第1章【6】環境整備①病床環境」(p.43),「第2章【4】休息・睡眠②睡眠援助」(p.272)を参照

要点	留意点・根拠
3 物的環境を調整する ① ADL の障害を補うための物品・用具の調整を行う	▶ 本人の状態や ADL の程度をアセスメントした上で，ギャッチベッド，座椅子，バックサポートなど，障害を補うための物品・用具を使用できるように調整する．物品・用具を選択するにあたっては，その種類や特性を十分に考慮する　**根拠** 安全・安楽に与える影響が大きい

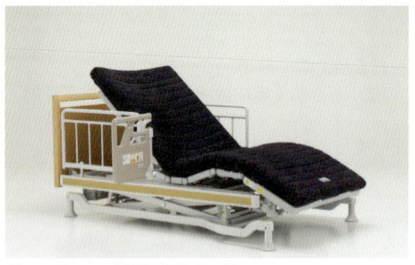

ギャッチアップ機能付きベッド

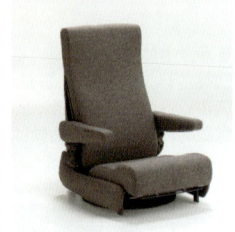

〔画像提供：フランスベッド株式会社〕

座椅子

4 人的環境を調整する ①プライバシーが守れるプライベートなスペースを確保する．また，本人が趣味で使っている物や愛着を抱いている物，慣じみのある物を部屋に置く	**根拠** 個人の趣味に関する物や嗜(し)好品などは，療養環境における癒しや安らぎなどの面で大きな効果をもたらす

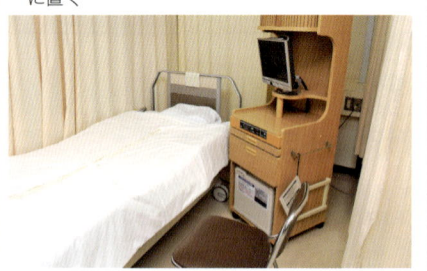

プライベートな療養環境

②医師，看護師，家族，介護者，同室者との間で良好な人間関係を形成できるように調整する	▶ 複数の人が病室で療養生活を送る場面では，重要な環境調整項目であり，その質によっては健康回復に影響を与える ▶ 直接的ケアの担い手との良好な人間関係の形成も重要な環境調整項目である ▶ 住み慣れた家を離れ入院している高齢者にとって，医療者の存在は，心理的にも大きいため，安心感と癒しを感じ取れる関係形成を常に心がける
5 管理的環境を調整する ①清潔管理のための寝具やリネンの保守点検について，施設の規定を確認しておく	

評価

- 必要な安静度を的確に評価し，それに応じたケアを実施できたか．
- 病床環境を調整し，本人が快適に過ごせているか．
- 本人が同室者，家族，医療者と良好な関係を形成でき，精神的安らぎを得ることができているか．
- ADL の程度や病状に応じた物品・用具が選択され，本人が安楽を得られているか．

❹ 休息・睡眠

2 睡眠援助

松本 美香

高齢者の特徴とケアの必要性

- 睡眠は生命維持や覚醒時の精神・身体機能の維持，脳の発達や記憶の処理などにおいて重要な役割を担っている．そのため，睡眠が障害されると様々な問題が生じる．
- 高齢者は成人に比べて心身の適応能力が低下しているため，入院に伴う睡眠環境の変化が不眠を招きやすい．
- 睡眠障害は覚醒障害を伴うことが多い．日中の覚醒水準が低下することにより，注意力・集中力や作業能率の低下がみられるなど精神活動が障害される．せん妄などの意識障害を伴うこともある．
- 加齢に伴う上気道抵抗の変化や咽頭筋の筋緊張の低下，さらには呼吸リズム調節系そのものの障害などにより，高齢者においては睡眠時無呼吸症候群(SAS)が増加するといわれている．SAS は心血管障害や虚血性脳血管障害のリスクを高めて生命予後の悪化を招く他，認知機能に悪影響を及ぼす．
- ヒトを含む生体内には，24 時間周期の外界の変化に適応するための体内時計という時計機構が備わっている．体内時計のもつリズム(周期)は実際には 24 時間ちょうどではなく，24±4 時間に収まるといわれ，概日リズム(サーカディアンリズム)と呼ばれる．
- 体内時計は 24±4 時間であるが，外界に 24 時間周期で変動する環境因子(同調因子)があると，それに同調する性質があり，睡眠・覚醒などの行動や体温などの自律神経系，内分泌系，免疫代謝系などに 24 時間のリズムを発現させる．
- 同調因子には光，温度，食事，身体運動の他，学校や職場などの共同生活を含めた周囲の社会的因子なども含まれる．
- 加齢により視交叉上核に存在する体内時計の機能が低下することで，夜間十分な睡眠がとれなくなり，その結果，日中の活動量が減少し，日中に睡眠をとる多相性睡眠となることが多い．
- 認知症高齢者では一般的な高齢者に比べて，脳の器質的・機能的変化により体内時計機構が障害され，睡眠覚醒リズムが著しく不規則になりやすい．中途覚醒，入眠困難など様々な睡眠障害に加えて，夜間せん妄・ひとり歩きを引き起こしやすい．
- 認知症高齢者への向精神薬や睡眠導入薬の使用は，SAS の症状を悪化させる．
- 不眠治療薬の副作用によるせん妄，ふらつきなどは，転倒・転落事故のリスクを高める．
- 睡眠障害が原発性か二次性かを正確に診断することは，QOL(生活の質)の改善に重要である．

睡眠障害のアセスメント

1 不眠の基礎知識

- 不眠の原因
- ・ADL の低下した高齢者では，活動・休息の 1 日のリズムのメリハリがなくなり，概日リズムが変調したり，日中の活動量に基づく夜間の睡眠の必要性が減弱していることから，多相性睡眠となりやすい．また ADL が低下していなくても，不眠を訴える高齢者では，夜間のメラトニン分泌量が不足していることが多い．
- ・不眠の原因となるものには，身体的・環境的・薬理学的・心理学的要因と精神障害などがある(表 1)．

表 1 不眠の原因「5 P」

physical 　身体的要因	疼痛，かゆみ，咳，呼吸困難，頻尿
physiological 　環境的要因	騒音，光，不快な温度，引っ越しや旅行などの環境の変化，好ましくない生活習慣
pharmacological 　薬理学的要因	薬物の副作用，薬物からの離脱など
psychological 　心理学的要因	ストレス，緊張
psychiatric 　精神医学的要因	うつ病，統合失調症，不安性障害(神経症)

表2 概日リズム睡眠・覚醒障害群

睡眠相後退型	概日リズムの位相が後退することで生じる夜間の入眠困難と朝の起床困難を主症状とする. 睡眠位相が「遅寝遅起き」に固定化され, 朝の望ましい時刻に起床できないために, 社会生活に支障をきたすことが多い
睡眠相前進型	睡眠時間帯が著しく早い時間帯で固定化され, 努力しても望ましい(より遅い)時刻に入眠・覚醒できない
不規則睡眠・覚醒型	主要睡眠時間帯がなく, 1日の24時間において, 睡眠が少なくとも3つの周期に断片化され, 夜間の不眠と日中の過剰な眠気がみられる
非24時間睡眠・覚醒型	体内時計を微調整できずに, やや遅れた状態のまま, 毎日少しずつ入眠・覚醒時間が遅くなっていく
交代勤務型	睡眠をとるべき時間帯に反復して勤務することに伴い, 不眠や過度の眠気が総睡眠時間の減少とともに認められる
時差型	少なくとも2つの時差帯域を超えるジェット機利用に伴い, 不眠や日中の過度の眠気が総睡眠時間の減少とともに一過性に認められる

- ・睡眠・覚醒は概日リズムに支配されており, 体温と連動して眠りやすい時間帯が決まる. 最高体温(午後遅くの時間帯)から最低体温(明け方)に下がっていくスロープに一致する時間帯に眠りやすくなる.
- ・睡眠中の血圧・体温の低下は概日リズムによる変動だけでなく, 臥床・睡眠そのものによる影響も含まれる. 睡眠により, 中枢神経系, 自律神経系, 体内の諸臓器の活動は大きく変化する.
- ● 概日リズム睡眠・覚醒障害群
- ・社会的活動により求められる睡眠・覚醒時間帯と内因性リズムとの間にずれが生じ, 社会生活に支障をきたす状態を指す(表2).
- ・概日リズムのペースメーカーとなっているのは, 脳内の視交叉上核であり, 加齢によりその細胞数は減少する.
- ・視交叉上核の活動と関連して, 夜間, 松果体から分泌されるメラトニン(体温や睡眠覚醒などの概日リズムを調節するホルモン)は, 視神経から入る光刺激により分泌が抑制されるが, 加齢とともにさらに分泌が減少する.
- ・加齢による概日リズムの位相前進や深部体温リズム, メラトニンリズムの振幅低下により, 睡眠覚醒リズムのずれが起こる. さらに, 加齢による外的環境に対する同調能の低下により, 睡眠覚醒リズムのずれは大きくなる.
- ・日常生活動作(ADL)の低下による外出困難のために太陽光を浴びる機会が減少したり, 室内の照明が暗い, 昼夜の活動にメリハリがない, 集中治療室などの24時間明暗の周期がないといった環境では, 概日リズムの振幅が減弱し, 夜間不眠が出現しやすくなる.
- ・体内時計の不調は, 疾患を発症しやすくし, うつ病, 癌, 突然死, 糖尿病などの発症率が高い. また, 内臓脂肪の蓄積は体内時計の変調と関係しているといわれ, 減量によって正常化したという報告がある.
- ● 不眠症状
- ・不眠症状の分類として, 入眠困難(寝つきが悪い), 睡眠維持困難(頻回の覚醒, または覚醒後に再入眠できない), 早朝覚醒(早く目覚めて再入眠できない), 慢性的に回復感のない睡眠(十分な睡眠時間にもかかわらず, よく休めなったという質の悪い睡眠の訴え)などがある.
- ● せん妄への影響
- ・せん妄は, 身体侵襲などによる意識障害のための外界の歪んだ認知と, 情動的な興奮が加わって問題行動が出現するものであり, 前駆症状として睡眠覚醒リズムの障害が観察される.

2 日中の生活

- ● 日中の覚醒時は, 明るい場所で過ごせているか確認する.
- ・約3,000ルクス以上の高照度光は, ヒトの最も強い同調因子である. ヒトの体内時計は朝に高照度光を浴びることによって, 地球の自転による24時間の明暗周期に同調し, さらに日照時間の変化によって季節変化を察知し, 環境変化を予測している. また, 高照度光には自律神経系を介した覚醒作用がある.
- ・強い光を人工的に一定時間浴びせる高照度光療法は, 概日リズムの加齢性変化による高齢者の睡眠障

害には有効な治療の 1 つである.
- 不眠を訴える高齢者が過ごす場所の夜間の照明の照度を確認する.
  - 夜間に高照度の光を浴びると,睡眠を促進させる働きのあるメラトニンの分泌が低下し,覚醒しやすくなる.
- 日中の離床時間を確認する.
  - 睡眠・休息をとる以外,日中はなるべくベッドから離れて過ごすよう指導する.
  - 排泄,食事などは可能な限り目的に応じた場所で行い,基本的生活習慣の確立を支援する.
- 午睡の有無,時間帯などを把握する.
  - 午睡は 15 時までとする.
  - 20〜30 分程度ならば夜間の睡眠に大きく影響しない.

3 睡眠状況
- 入眠状況(就寝時間,寝つき,寝つくまでの時間)を把握する.
- 中途覚醒の有無・回数,状況(どんな場合に覚醒するか)を確認する.
- 睡眠の持続時間,総睡眠時間を把握する.
- 早朝覚醒の有無(覚醒の時刻,覚醒後眠れるか)を確認する.
- 睡眠の満足感(熟眠感)を評価する.
  - 高齢者における睡眠ポリグラフ検査所見では,入眠潜時(入眠までの時間)の延長,睡眠効率(全睡眠時間/就床時間)の低下,浅い睡眠段階の増加,大脳の休息を促すノンレム睡眠と深い睡眠感の自覚と結びつくレム睡眠の減少がみられる.そのため,高齢者は眠りが浅く,熟睡感をもちにくい.
- 朝の覚醒状況(目覚め,気分,体調)を把握する.
- 睡眠習慣と日中の眠気(倦怠感,疲労感,脱力感,あくびの頻発)に変化がないか確認する.
  - 日頃の睡眠時間と翌日の覚醒状態との関係に目を向け,睡眠習慣と日中の眠気の変化を認識することが大切である.
- 睡眠薬服用の有無,服用時間,依存度,効果を把握する.
  - 概日リズム障害が悪化する徴候があれば,離脱症状に注意しながら薬物を中止する.概日リズム性をもつ睡眠障害に対しては,一定の時間帯に投薬を行う.
  - 睡眠薬の主作用である催眠作用は,眠りたい時間帯に出現すれば有効であるが,覚醒していたい時間帯に出現すると有害となる.主作用が特定の時間帯に出現することを期待する治療を,時間療法という.これは,睡眠と覚醒のスケジュールを操作することにより,望ましいスケジュールに同調させようとする行動療法でもある.
- 睡眠に対する本人の思い,捉え方(不眠を自覚し,苦痛に感じているかなど)を確認する.
  - 慢性的な睡眠不足でも,自分の眠気を自覚していない場合がある.日頃から睡眠時間と翌日の目覚めの状態との関連,長期にわたる睡眠習慣と日中の眠気の変化を意識できるようになることが重要である.

4 不眠症による症状
- 身体面の症状の有無を把握する.
  - 覚醒状況の変化,あくびの頻発,倦怠感,脱力感,疲労感,頭痛,めまい,ふらつき,肩こり,眼球充血,眼瞼浮腫,顔色不良,食欲不振,低栄養,基礎疾患の悪化,二次障害の出現がないか.
- 精神面の症状の有無を確認する.
  - 集中力の低下,判断力・注意力の低下,意欲・積極性・活動性の低下,神経過敏,精神運動障害(不穏),見当識障害,幻覚・幻聴・妄想などの出現や悪化がないか.
  - 日中覚醒すべき時間にぼんやりしたり,うとうとしたりしていないか.

5 認知
- 日中の身体不調(頭痛,めまい,ふらつき,肩こり,食欲不振),不全感(集中力・判断力・注意力の低下,意欲・積極性・活動性の低下),神経過敏,不穏,見当識障害などの原因が不眠にあるのではないかとの訴えがないか確認する.
  - これらの原因は,ストレス要因や状況要因など様々である.これらの原因が主に不眠にあるとする認知のゆがみが,不眠の訴えの根底に多くみられる.このゆがみがあまりにも大きい場合は,睡眠衛生についての指導よりも,ストレスマネジメントや認知療法のほうが効果的である.

- 不眠が改善されることにより，生活にどのような変化が起こることを期待しているか確認する．
- 不眠の改善で期待される生活上の変化に対する認知がゆがんでいる場合は，自覚症状の1つとして把握することが大切である．

6 二次的不眠症を起こす疾患

- 脳血管障害：脳動脈硬化症，脳梗塞後遺症，脳出血
- 呼吸器疾患：夜間喘息，睡眠時無呼吸症候群(SAS)，慢性閉塞性肺疾患など
- 閉塞型SAS：睡眠時に上気道が閉塞し，一時的に呼吸が止まる．無呼吸状態が数秒～数十秒間続くと，覚醒水準が上がり，咽頭筋などの緊張が解け，上気道に隙間ができるため呼吸が再開する．その結果，睡眠の中断や浅眠化が起こる．
- 中枢型SAS：呼吸運動そのものが完全に止まる．無呼吸状態が数秒間続くと，眠りが浅くなるか覚醒する．これによって呼吸が再開する．このタイプはいびきをかかないが，呼吸が再開する時に大きなため息をつくことが多い．睡眠中に限って発生する呼吸障害である．
- 循環器疾患：高血圧，夜間狭心症
- 内分泌疾患：甲状腺機能亢進(または低下)症
- 消化器疾患：十二指腸潰瘍(早朝の心窩部痛による)，逆流性食道炎(胸痛による)
- 血液疾患：悪性貧血，白血病，溶血性貧血，再生不良性貧血
- その他の疾患：肝硬変(アンモニアの増加による)，慢性的な透析・腎不全，糖尿病
- 神経症状による不眠
- むずむず脚症候群，周期性四肢運動障害は，下肢を中心とした異常感覚や不随意運動により入眠困難，睡眠分断，日中の傾眠を呈する疾患であり，これらの神経症状は覚醒・睡眠と関係なく夕方から真夜中過ぎにかけて出現する概日リズムを示す．原因は，中枢神経に働く神経伝達物質(ドパミン)の機能低下説が有力である．
- むずむず脚(レストレスレッグ)症候群：末梢神経障害，鉄欠乏性貧血，尿毒症，慢性肺疾患などの合併症があり，アルコール飲用，ビタミン・ミネラル不足，薬物治療の開始時や中断時，カフェイン，喫煙，疲労などが増悪因子である．
- 周期性四肢運動障害(睡眠時ミオクローヌス)：筋肉の瞬間的な痙攣をミオクローヌスという．夜間睡眠中に約30秒の周期で下肢に異常運動(膝の関節が瞬間的に持ち上がり，次いで落ちる)が出現する．特に母趾の伸展が足関節，膝関節の部分的屈曲を伴って出現する．このため，不完全な覚醒反応や中途覚醒が生じる．原因は不明だが，男性高齢者に多い．
- 更年期障害(プロゲステロンの上昇)
- 精神疾患：神経症，うつ病，統合失調症
- アルツハイマー型認知症
- 睡眠構造の変化が一般的な高齢者より進んでいるため，睡眠覚醒リズムが著しく不規則になりやすい．
- レム睡眠の減少が著しく，認知症の重症度と相関している(前脳基底部のマイネルト基底核や関連したアセチルコリン作動系の障害によるものと考えられている)．
- 概日リズムの異常が関与している(視交叉上核容積および細胞数の減少が認められている)．
- 運動感覚機能の低下，夜間の睡眠障害による代償的な午睡の増加，行動制限などによる光および社会的同調因子の減弱が，睡眠覚醒リズム障害の悪循環を形成する．

睡眠障害への援助

目的 入院している高齢者にとって，不眠は苦痛の大きいものである．睡眠障害の原因となる身体的苦痛の因子や環境的因子を排除するとともに，眠れないことに伴う精神的苦痛に着目した援助を行う．

チェック項目 睡眠・覚醒パターン，日中の過ごし方，不眠による身体的・精神的症状，薬物有害作用の有無，睡眠薬の服薬状況など

適応 不眠の自覚があり苦痛に感じていること，また本人の自覚がない場合でも，覚醒状況に著しく問題を生じている場合など

事故防止のポイント 転倒・転落の防止，睡眠薬の有害作用によるふらつきやせん妄などの出現の防止

必要物品 適切な寝具類（枕，毛布，敷き寝具，寝衣），リラクセーションに使用する物品，手浴や足浴
などに使用する物品などを適宜準備

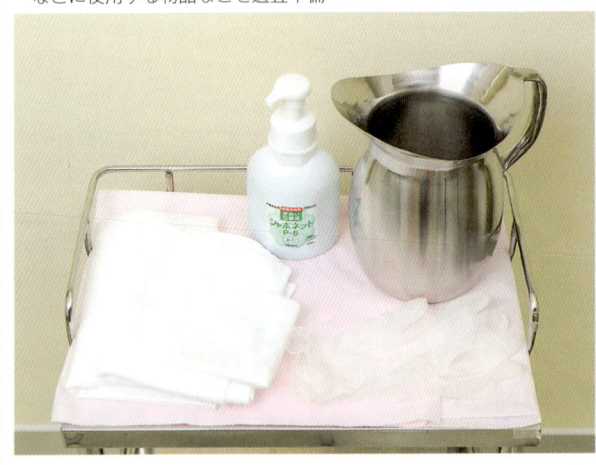

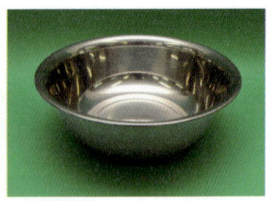

ベースン

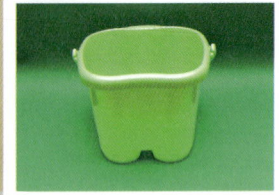

足浴用バケツ

手順

要点	留意点・根拠
◆環境の調整 **1 病床環境の調整を行う** ①照度を確認する	▶ 夜間は常夜灯（足元灯）を点灯させ，室内の照度を確保する ▶ 多床室では周囲に光が漏れないようベッドカーテンで仕切る **注意** 就寝30〜60分前はブルーライトを見ないようにする **根拠** 就寝前にブルーライト（室内灯やLEDに限らず，昼白色の蛍光灯やスマートフォン，テレビなども含む）を見ることでメラトニン（睡眠ホルモン）の放出が50%抑制されるという研究報告がある
②室温を確認する ・病院の設定温度は，夏場25〜27℃，冬場20〜22℃が目安 ③湿度を確認する ・病院の設定湿度は，夏場55〜65%，冬場45〜60%が目安	▶ 一般の人と比べ，高齢者は快適温度範囲が狭く，夏27±2℃（一般±3℃），冬23±2℃（一般21±3℃）といわれ，また冬場は高い温度を快適に感じるとされる **コツ** 湿度を50%に保つと，夏場室温28℃でも快適に感じ（除湿），冬場室温22℃でも暖かく感じる（加湿）

要点	留意点・根拠
・寝床(しんしょう)気候は，温度 33±1℃，湿度 55±5% が目安	▶ 就寝時に寝具により身体周囲に形成される温度・湿度を寝床気候という．快適な睡眠のためには部屋の温度と湿度だけではなく，この寝床気候を適切に調節することが大切である　根拠 適切な寝床気候によりメラトニン分泌が促され，深部体温が低下し，脳と身体の休息に適した状態に導かれて眠気を感じる ▶ 冬場はインフルエンザなどのウイルスへの感染対策として，温度・湿度管理が特に重要となる
④音に対処する	▶ テレビの視聴やラジオを聞く時はイヤホンの使用を促す ▶ 医療機器，生体情報モニタの音量を確認する．これらのアラーム音は原則として看護師が病棟内のどこにいても確認できる音量に設定しておく．消音または極端に音量を小さく設定すると，事故発生時に過失責任を問われることもある 事故防止のポイント 生体情報モニタのアラームに関連したインシデント・アクシデントの防止策として，①モニタアラームとナースコール対応のPHS の携帯，②各業務始業時にアラームの設定内容を確認，③組織としてのアラーム対応に関するルール・マニュアルの整備，および遵守状況の現状評価，評価結果に基づく対応，を行う 注意 不穏やせん妄の認知症高齢者は意図的に電極を外すことが多く，日常的にアラームが頻繁に作動することにより危機意識が低下する ▶ 医療者の話し声やドアの開閉音，巡視の足音の他，同室者のいびき，認知症高齢者の夜間の声出しも入院者にとっては深刻な問題である．部屋の調整を図るとともに，いびきや声出しの原因への働きかけを行う必要がある
⑤臭気に対処する	▶ 不快な臭気がないか確認する ▶ 巡視時におむつの汚染が確認されたら速やかに対応する ▶ 多床室の場合，使用する尿器やポータブルトイレは，使用後，速やかに後始末する コツ アロマオイルなどはリラクセーション効果も高く，療養環境に適している

要点	留意点・根拠

2 寝具・寝衣・ベッド，体位の調整を行う

①枕を調節する
・枕に頭を載せて横向きに寝た時に，背骨と床とが平行になるよう調節する

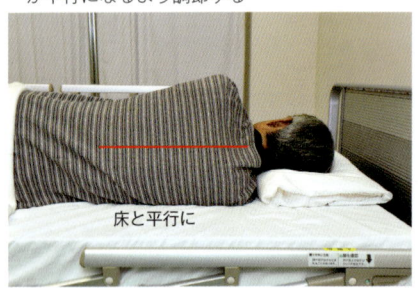

床と平行に

②敷き寝具を整える
・消灯前のベッドメーキングで，シーツのしわをきちんと伸ばす

③適切な掛け寝具を選択する

④適切な寝衣を選択する

⑤本人の状態に適したベッド柵を選択し，安全に配慮する

⑥ベッドの高さを調節する

⑦体動感知ブザーなどを設置する

留意点・根拠

コツ 下側になる腕を自然に前に出し，首から腰にかけての軸が曲がらないようにする

▶ 仰向けに寝た時に，咽頭や首筋に圧迫感がなく，後頭部から肩の力が抜けているか確認する

コツ 首の角度が約15度前傾しているのが高さの目安

▶「せんべい座布団」程度の硬さが頭が沈み込まず，最適である

コツ 厚み5cmほどの座布団にタオルケットを重ねて高さを補うとよい

▶ 個人の好みに合わせる

コツ 自宅で使い慣れている枕を使用するのもよい

注意 腰痛のある人には腰痛が悪化しないよう硬めのマットやボードを使用する

▶ 吸湿性，放湿性に優れ，寝返りを妨げない軽くて柔らかい羽毛布団などが，心臓に負担をかけないため適している．夏はガーゼやワッフル織などのタオルケットがよい

▶ 適度なゆとりと伸縮性のある生地のものが，寝返りやトイレ歩行などの動きを妨げない

事故防止のポイント 本人の状態に適したベッド柵を使用し，夜間の転落を防ぐ

注意 自分で柵を外したり，柵を乗り越えたりしてベッドから転落する可能性がある場合には，使用する柵の種類と使い方を十分アセスメントする

▶ ベッドとベッド柵は同じ会社の製品を使用する．別の会社の製品を組み合わせて使用すると両者の間に隙間が生じ，柵の安定性が損なわれる可能性がある

▶ 不穏や体動の激しい人は，柵の隙間に身体の一部が挟まり生命の危険を招いたり，手足の打撲や骨折を起こしたりすることもある．手足に外傷が生じないように柵を柔らかい布団で覆う，包布や専用の柵カバーで柵を覆い，隙間を埋めるなどの対策も必要である

▶ 1人でトイレへ行く人の場合，ベッドからの昇降が安全に行える高さであるか確認する

▶ 介助を必要とする人が1人でベッドから離床し転倒することを防ぐため，ベッドの足元にコールマットや，ベッド柵に体動感知ブザーなどを設置する．異変時には直ちに病室へ駆けつけることができるよう，消灯前に準備する

⑧体位を工夫する
・小枕，抱き枕を活用する

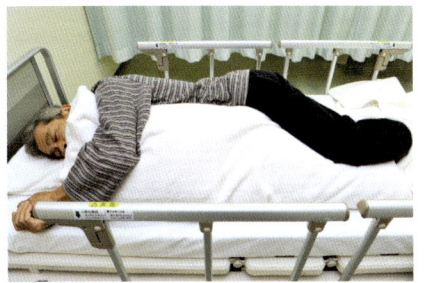

側臥位で抱き枕を活用する

⑨拘束用具の使用について検討する
・点滴ライン，経鼻胃管，胃瘻チューブ，鼻カニューラ，各種ドレーンなどの自己抜去の可能性がある場合，ミトン，（四肢）抑制帯，拘束衣を用いることを検討する．ただし，用具の使用にあたっては，身体拘束の3要件(p.250)に照らし合わせ，慎重に判断する

根拠 筋の過緊張や緊張の持続による肩こりや背部痛，腰痛を招くような同一体位とらないようにする．また，胸郭を狭めた前屈姿勢は睡眠を妨げる

注意 施設の拘束基準に基づき，拘束用具の使用に関してはあらかじめ本人もしくは家族の同意を得ておく
注意 四肢抑制をしている人では，それらが睡眠の妨げになることのないよう十分な観察が必要である．抑制部位の皮膚症状や精神状態に留意し，同一体位保持による身体的苦痛などに配慮した適切な援助を行う

◆心理的要因への対応

1 話し相手になる
①見守り，優しい言葉かけを行う

▶「第1章【1】コミュニケーション②高齢者とのコミュニケーションの工夫」(p.6)参照
根拠 看護師の落ち着いた穏やかな態度は高齢者に安心感を与える

2 気分転換を図る
①読書，テレビを見る，音楽を聴くことなどを勧める

根拠 心理的要因による不眠の場合，気分転換を図ることで眠ることへの焦りが軽減される

3 リラクセーションを図る
①手浴を行う

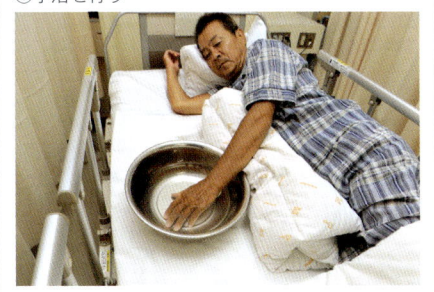

根拠 末梢の血行がよくなると体熱が放散され，適度に体温が下がり入眠しやすくなる．また，精神緊張の緩和に効果がある
コツ 洗面器に入浴時よりやや熱めの湯（約40℃）を準備する．手浴は10〜15分とする

要点	留意点・根拠
②足浴を行う 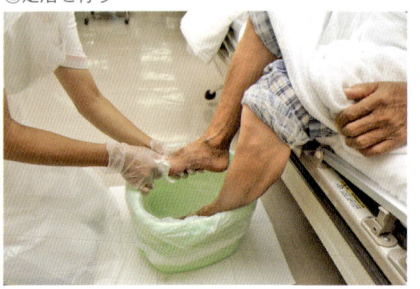	**根拠** 就寝前の 10 分程度の足浴には皮膚温を高め，リラクセーション効果がある．足浴後は心拍数が減少する
③マッサージ，指圧をする	**根拠** 手指や手掌で皮膚をさする，たたく，もむ，押すなどすると，筋の緊張が緩和し，リラクセーション効果が得られる
◆**日常生活要因の調整** **1** 日中の活動性を高める ①生活時間を規則正しく整え，日中はできる限りレクリエーションやリハビリテーションへの参加を促し，活動性を高める 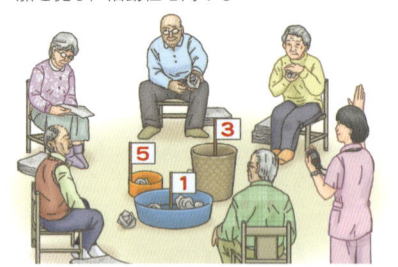 日中はゲームなどのレクリエーションやリハビリテーションを行い，生活にメリハリをつける	▶ 高齢者には長年築いてきた生活背景や歴史がある．個人の価値観や生活習慣を尊重し，相手の自尊心を傷つけることなく，よい眠りが得られるよう援助する **根拠** 生活にメリハリをつけ，体内時計のずれを修正する．また，日中に身体を動かして体温を上げておくと，夜間，体温が下降し，入眠しやすい状態になる **コツ** 起床時間は一定にし，食事，休息，活動，就寝などの生活時間を規則正しく整える
2 夜間の頻尿に対して対策を講じる ①就寝前の水分の過剰摂取は避けるよう説明する ②夜間安全に排尿できる環境を整える ③就寝前に排尿を促す	**根拠** 就寝前の水分の過剰摂取は，頻尿による中途覚醒の原因となる **注意** 夕食後は水分摂取を控えるが，脱水を起こしやすいため，過度な制限はしない ▶ 夜間安全に排尿しやすい環境（ポータブルトイレ，尿器）を整え，高齢者が安心して入眠できるようにする
3 空腹感の緩和を図る ①温かい牛乳の摂取を勧める	**根拠** 鎮静作用のあるカルシウムが豊富で，胃粘膜を刺激して副交感神経をほどよく緊張させるため，入眠時に適している

要点	留意点・根拠
	注意 就寝直前の濃い茶，コーヒーなどのカフェインを含むものの摂取は不眠の原因になるため控える
◆**睡眠薬の投与による不眠の緩和**	▶ 睡眠障害による心身の疲労が，日中の覚醒レベルを悪化させる場合には，医師の指示により睡眠薬を活用する **事故防止のポイント** 睡眠薬投与によって，嗜眠(しみん)状態，日中の覚醒不良，歩行時のふらつき，活動性の低下，反射機能の低下による誤嚥などから呼吸器合併症を併発する可能性も高い．全身状態の変化を注意深く観察する

評価

- 1日の活動・休息のリズムが整い，日中の活動疲労に基づく夜間の睡眠が適切に得られているか．
- 熟睡感が得られ，毎朝起床時間に気分よく覚醒でき，1日の始まりを元気にスタートできているか．
- 睡眠薬に依存することなく，生活環境の見直しにより睡眠障害を改善できているか．
- 夜間の中途覚醒や睡眠薬の有害作用によるふらつきなどが原因の転倒・転落事故を防止できたか．
- 拘束用具の使用により睡眠が妨げられていないか．
- 巡視時に，各種ラインの接続部から挿入部までを，指差ししながら確認していたか．
- 個別的な夜間の排尿介助により，中途覚醒の回数が減少しているか．

❺ 清潔・整容
1 入浴介助

谷口 好美

高齢者の特徴と入浴介助の必要性

- 入浴は清潔の援助であるとともに，高齢者にとって生活の楽しみであり，心身の疲労回復やリラックス効果が得られる他，人との交流の機会となる.
- 高齢者の場合，入浴により身体活動量が増加する分，体力の消耗も考慮する. 体調不良や普段と様子が異なる時は注意が必要である.
- 病院・施設においては，高齢者に入浴を勧めても拒否されることが少なくない. 慣れない環境での入浴に対する抵抗感や不安を考慮し，その人にとって受け入れやすく，快適な方法を検討する.
- 高齢者の場合，予測される入浴のリスクとして，急激な血圧の変動による脳卒中や心疾患，脱衣所や浴室での転倒事故などが考えられるため，安全に入浴できるような環境を整える必要がある.

目的
- 皮膚・粘膜の汚れを落として全身の清潔を保つ.
- 入浴により全身の血液循環を促し，新陳代謝を促す.
- 入浴による温熱刺激，水圧により全身の筋・関節の緊張を緩和する.
- 心身ともにリラクセーションを図る.

チェック項目
- 頭髪・皮膚の汚れ，発汗，皮膚の状態
- バイタルサイン(体温，血圧，脈拍，呼吸状態)
- 体調(自覚症状)，倦怠感，気分不快感の有無，顔色，表情など
- 歩行や姿勢保持，座位保持の能力，上下肢の可動域，手指の巧緻性
- 排泄状況(失禁など)
- 前回の入浴日，病棟・療養棟で入浴可能な時間帯(治療やリハビリテーションなどの予定と重なっていないか確認する)

適応
- 入浴可能な人(医師から入浴許可が得られた人)
- 体力や筋力の低下，麻痺，関節拘縮があり，入浴動作の介助が必要な人
- 転倒の危険性があり，見守りが必要な人
- 独歩または介助で歩行ができ，浴槽への出入りの動作ができる人

《臥位機械浴の場合》
- 全身の関節に拘縮があり，座位がとりにくい人，不動状態の人

禁忌 体力の低下が著しい人，治療の必要から入浴許可が出ていない人(ドレーン挿入中，手術後抜糸が済んでいない人など)

事故防止のポイント 浴室・脱衣所での転倒防止，浴槽内・ストレッチャーからの転落防止，不適切な湯温による熱傷防止，浴室・脱衣所の不適切な清掃・消毒による感染症の拡大防止

....

必要物品 バスタオル，タオル，浴用石けん(ボディシャンプー)，シャンプー，コンディショナー，寝衣や下着などの着替え，ドライヤー，シャワーチェア，滑り止めマット，(必要時)車椅子，バスボード，簡易手すりなど
- 臥位機械浴の場合：ストレッチャー，移動補助具(スライディングボード)
- 看護師用：エプロン，サンダル，(必要時)サポートベルト

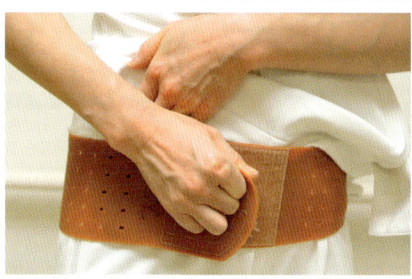

サポートベルト（介助者用：腰部への負担を軽減する）

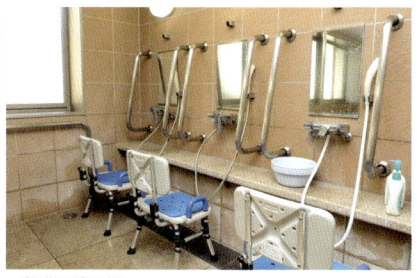

機械浴（チェア浴）＝座ったまま入浴が可能

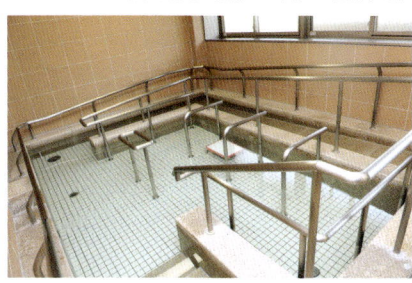

一般浴の浴槽

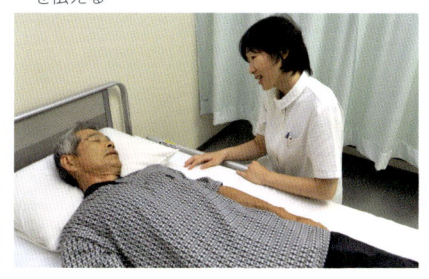

一般浴の洗い場

一般浴

手順

要点	留意点・根拠
1 説明する ①入浴すること，具体的な手順，目的，所要時間を伝える 	▶ 協力を得るため，事前に説明して同意を得る **コツ** 認知症高齢者の場合，入浴を拒否することも多い．拒否の理由を確認し，無理に行うのではなく，入浴の時間帯を変えたり，羞恥心に配慮する．食事直後，空腹時は避ける
②バイタルサインを測定し，一般状態を観察する ③入浴前に排泄を促す	▶ バイタルサインに異常（発熱，血圧が高いなど）がある場合や気分不快感がみられる場合は，入浴を施行するか再検討する **根拠** 認知症高齢者の場合，入浴中に尿意・便意をもよおすと，失禁が起こりやすい．浴槽内で身体が温まると，便失禁することもある．また，中

要点	留意点・根拠
	断してトイレに移動する間に身体が冷え，負担がかかる．尿意・便意があると，あせってトイレに行こうとして転倒事故につながったり，浴室周囲で失禁することで自尊心が傷つくおそれがある
④必要物品を準備する ・本人が準備する場合は，入浴に必要な物品（浴用石けん，シャンプー，コンディショナー，バスタオル，着替えなど）を用意してもらい，浴室の準備が整うまで部屋で待機するよう説明する ・看護師が準備する場合は，高齢者本人に確認の上，準備を整える 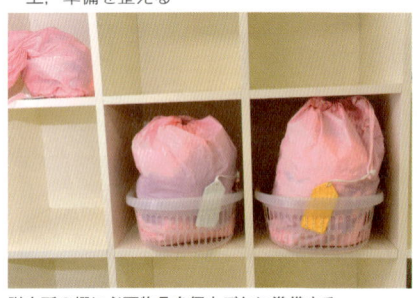 脱衣所の棚に必要物品を個人ごとに準備する	▶ 高齢者の場合，入浴を楽しみに思うあまりせっかちになってしまったり，認知症でスタッフが「ちょっと待ってください」と伝えてもどのくらい待てばよいか伝わらないなど，その人なりの理由で待つことがストレスになることがある．いつ入浴の順番が回ってくるのか，前もって目安の時間を伝え，安心してもらう
2 浴室の準備をする ①浴室に設置されている温度計で温度を確認し，室温を調整する（26〜28℃） 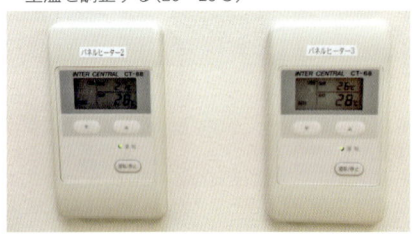	▶ 温度感覚は個人差があるため，寒くないかどうか本人にも確認する
②浴槽に湯を入れる．湯温の目安は約40℃とする．入浴剤は本人の希望に応じて使用する ③脱衣所・浴室の椅子，バスマットなどを準備する 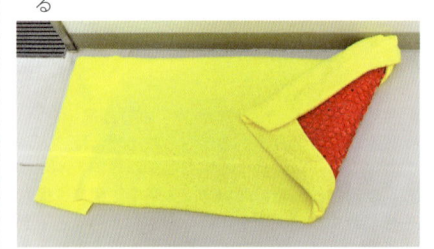 裏に滑り止めのついたバスマット	**コツ** 熱傷のリスクがあるため，温度計を用いてあるいは看護師自身の手で湯温を確認する **注意** 高齢者の場合，脱衣所・浴室での段差につまずく，滑るなど，転倒のリスクが高い **事故防止のポイント** 転倒しないよう，脱衣所・浴室に障害物がないか，床が濡れていないか点検し，安全に留意する

要点	留意点・根拠

③ 浴室に誘導し，脱衣を援助する
①浴室に誘導し，脱衣所に入ってドアを閉める

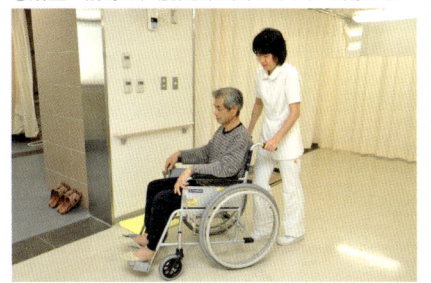

▶ ADL に応じた誘導を心がける．歩行ができる場合は，高齢者に浴室に行くことを説明し，必要物品を持って歩行を見守りながら脱衣所へ誘導する．車椅子の場合は脱衣所への移動後，ブレーキをかける（脱衣所の椅子に移動する）

②脱衣を援助する

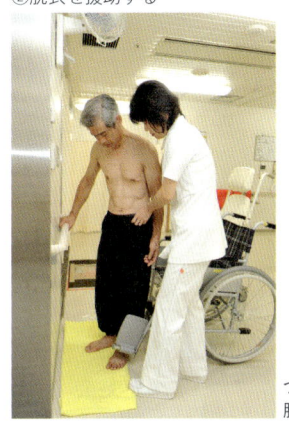

つかまって
脱衣する

▶ バスタオルで身体を覆うなど，皮膚の露出を最小限にする
コツ 1人での立ち上がりが困難な場合は，手すりあるいは看護師の肩などにつかまってもらって一度立ち上がり，ズボンを下ろすなど脱衣を工夫する

④ 入浴の援助を行う
①浴室内の洗い場に誘導し，シャワーチェアに座ってもらう
②シャワーの湯温を確認し，高齢者にも確認しながら足元から湯をかける

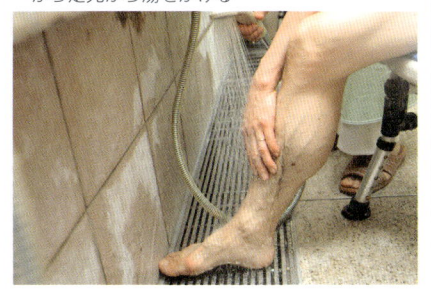

③浴用石けん（ボディシャンプー）を泡立て，身体の汚れを軽く洗い流す

根拠 熱傷のリスクがある
事故防止のポイント 湯温が 40℃ より高くないか，看護師自身の手でも確認する．前回使用時の湯温設定が高くなっていると急に熱湯が出るため，注意する
▶ 適温でも，湯をかけると熱く感じることがある．本人への負担が少なく，快適に感じられる湯温に調整する

要点	留意点・根拠

《半身麻痺の人の入浴介助》
①半身麻痺の人が浴槽に入るのを介助する

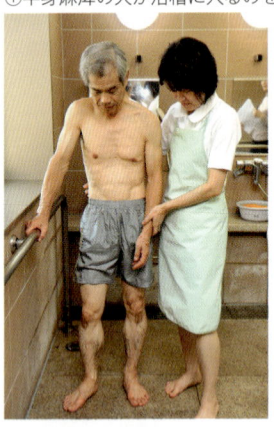

▶ 歩行が不安定な場合，浴槽に入る介助を行う

②健側で手すりにつかまってもらい，看護師は患側に立ち，サポートする

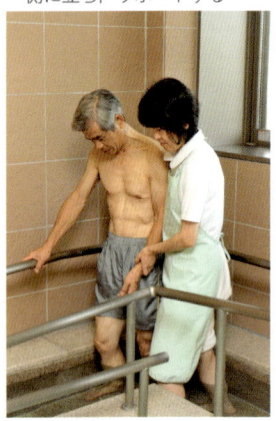

▶ ゆっくりと進めるよう，声かけしながら歩行を促す

③浴槽につかる
・手すりにつかまり，ゆっくりと腰を下ろしてもらう

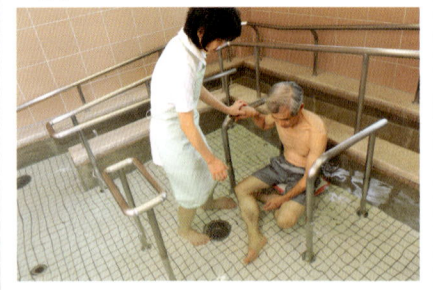

▶ 気分不快感などないか確認する
事故防止のポイント 浴槽に入る時はバランスを崩しやすく，転倒する危険があるため，手すりにつかまりゆっくりと確実に行う
コツ 転倒予防のため，浴槽の底に吸着式の滑り止めマットなどを敷くとよい
注意 病棟内の小型浴室の浴槽の場合は，浴槽と同じ高さの入浴用椅子を浴槽の隣に置く．手すりにつかまりながら，身体を湯船につける

④身体が温まるまで湯につかる

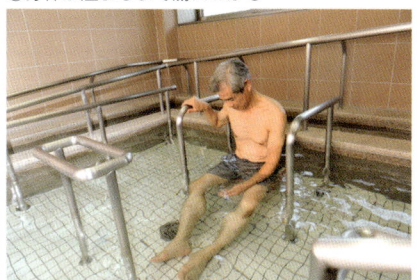

⑤手すりにつかまってゆっくりと起立した後，スロープを歩行し，浴槽から出る
⑥洗髪，洗身介助を行う

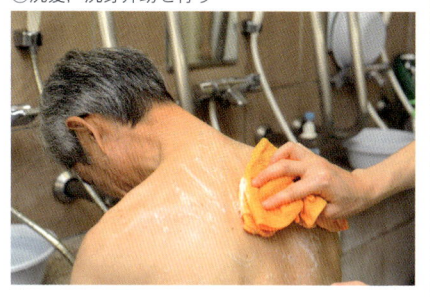

⑦再び浴槽に入り，身体を温める
⑧上がり湯をかけ，脱衣場へ移動する

5 入浴後の介助を行う
①脱衣所の椅子に座った状態で，バスタオルで身体をくるみ，水分を拭き取る

②着衣介助を行う
③ドライヤーで髪を乾かし，整髪する

④本人の ADL に応じた介助を行い，病室に戻る

6 入浴後の状態を観察する
①安全にベッドに移動する
②バイタルサイン，一般状態を観察する

▶ 浴槽に入っている間に意識障害が起こったり，のぼせたりしないよう見守る
▶ 自力で起立が困難な場合は，介助者のサポートベルトにつかまってもらい，支援する
【注意】 気分不快感の訴えがある場合は，入浴を中断し，バイタルサインを測定する．冷水で絞ったタオルで顔や胸を拭くと，症状が緩和することがある
【緊急時対応】 入浴中に異変がみられた場合は，緊急コールで人員を確保し，複数人で高齢者を安全な場所に搬送し，医師に連絡する

▶ 残存機能維持に配慮する．洗髪，洗身は，自分でできるところは自身で行うように促す．本人のADL に合わせて，背部や足部など手が届きにくい場所は介助をして洗う
▶ 腋窩，鼠径部，陰部の他，たるみのために皮膚が接しているところなどは汚れがたまりやすく，洗浄やすすぎが不十分になりやすい．洗い残しがないよう援助する
【コツ】 全身を観察する機会にする．皮膚の異常(湿疹，褥瘡初期，浮腫など)がないか確認する

【注意】 転倒に注意する．浴槽の出入り時や脱衣所への移動時は，床が濡れていて滑ったり，段差でつまずいたりしやすいため，注意して誘導する

【コツ】 立ち上がり動作が困難な場合，脱衣所の椅子にバスタオルを敷き，殿部の水分を拭く
【コツ】 入浴直後，本人に合ったローション，クリームなどで保湿する 【根拠】 高齢者の皮膚は乾燥しやすい

【事故防止のポイント】 ドライヤーを近づけすぎると熱傷の原因となるため，頭髪から離して使用する

▶ 顔色や一般状態を観察し，気分不快感や異常がないか確認する 【根拠】 入浴により血圧の変動が起こりやすい(入浴後の低血圧など)
【コツ】 入浴後は爪が軟らかくなっているため，手足の爪が伸びている場合は，ベッドに戻った後に爪切りを実施する(「第2章【5】清潔・整容⑦ひげ剃り・爪切り・耳垢除去」p.334 参照)

要点	留意点・根拠
③水分補給を促す	▶ 脱水予防のため200 mL程度の水分(好みに応じて湯,茶,イオン飲料など)摂取を勧める
④入浴後しばらく安静を促す.安楽な体位に整え,ナースコールを手元に置いて,退室する	▶ 高齢者のそばを離れる際は,ナースコールを手の届くところに置くようにする　**根拠** 入浴後は体調が変化しやすい

機械浴

手順

要点	留意点・根拠
1 説明する ①入浴すること,具体的な手順,目的,所要時間を伝える	▶ 本人の協力を得るため,事前に説明して同意を得る.また,質問に対しては丁寧に回答する **注意** 食事直後(経管栄養を含む),空腹時は避け,静脈内点滴を行っていない時間帯に行う
②バイタルサインを測定し,一般状態を観察する	▶ バイタルサインに異常(発熱,血圧が高いなど)がある場合や気分不快感がみられる場合は,入浴を施行するか再検討する
2 浴室および浴室への移動の準備をする ①入浴の必要物品をベッドサイドに準備する ②浴室の室温を調整しておく(26~28℃) ③入浴前におむつを確認する ④浴室への移動の準備をする	▶ 臥位機械浴の場合は,あらかじめ湯温を約40℃で準備しておく ▶ 所要時間を考慮し,事前に排泄を済ませる **根拠** 入浴中に尿意・便意をもよおさないようにする **注意** 膀胱内留置カテーテル挿入中の場合は,クランプで止め,カテーテルの接続部を外す.カテーテルは固定しておく
3 入浴の援助,入浴後の介助を行う **《チェア浴の場合》** ①浴室内に車椅子で移送する.チェア,車椅子のブレーキを確認する ②脱衣所・浴室に設置されている温度計(ある場合)で温度を確認する ③車椅子に乗った状態で脱衣後,チェアへ移乗してもらう	▶ 声をかけ,ベッドから車椅子に移乗してもらう.必要物品を膝の上などに乗せてもらい,高齢者を浴室まで移送する ▶ 温度感覚は個人差があるため,寒くないか本人にも確認する **事故防止のポイント** 必ず2人介助でチェアへの移乗を行う

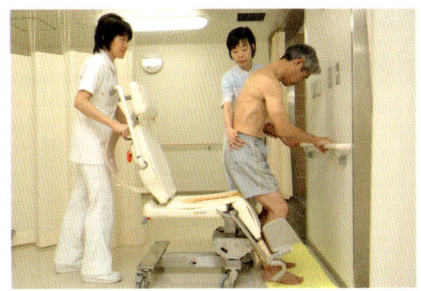

手すりにつかまりながら車椅子から立ち上がってもらい，車椅子の代わりにチェアを差し込んで腰かけてもらう

④椅子に深く腰かけるよう，2人で介助を行う．バックサポート（背もたれ）に背中がもたれた状態にし，安全性を保つ

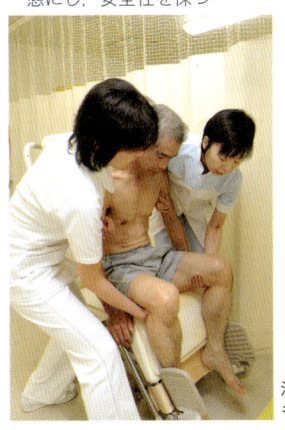

深く腰かけてもらう

⑤移動用レバー，足台（フットサポート）を下げる

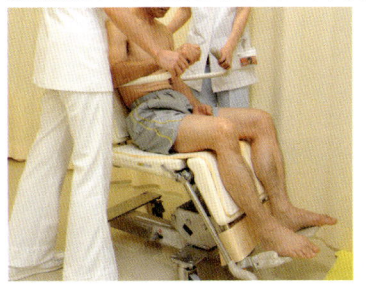

コツ 車椅子の代わりにチェアを差し込むようにする

コツ 認知症高齢者の場合，手すりにつかまる，立ち上がるなど，次に行う動作を伝え，本人が安心して動くことができるよう配慮する．このような指示動作が伝わらない場合もあるため，動かす部位にやさしく触れたり，声かけを理解できるようその人に合わせて工夫する

根拠 移動時の安全を保つ

コツ 認知症高齢者の場合，移動用レバーや足台に拘束感などを感じて嫌がられることもある．安全のため，説明を行うとともに，安心できるような声かけを行う

要点	留意点・根拠
⑥洗い場へ移動し，チェアのロックを確認する 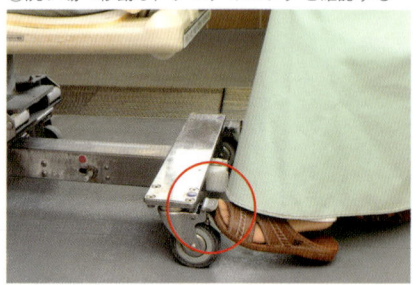	**根拠** 身体を洗う間，チェアが動いて高齢者が転落しないようにする
⑦シャワーの湯温を確認し，高齢者にも確認しながら足元から湯をかける 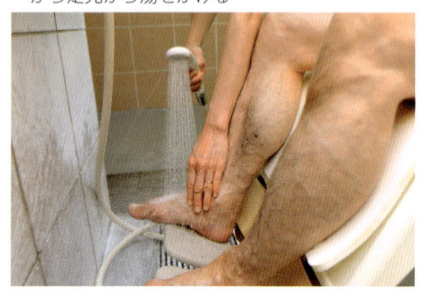	**根拠** 熱傷のリスクがある **事故防止のポイント** 湯温が 40℃ より高くないか，看護師自身の手でも確認する．前回使用時の湯温設定が高くなっていると急に熱湯が出るため，注意する ▶ 適温でも，湯をかけると熱く感じることがある．本人への負担が少なく，快適に感じられる湯温に調整する
⑧洗髪，洗身援助を行う ・普段の洗髪，洗身の順序を本人に確認しながら快適な方法で行う 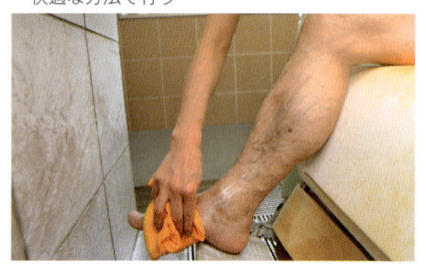	**コツ** 洗身は清拭同様，末梢から中枢へ，循環を良好にする方向で行うとよい．身体が冷えるため，適宜シャワーで背部に湯をかける
⑨チェアの腹部のベルトを締め，移動用レバーを上げて，チェア浴槽へ移動する 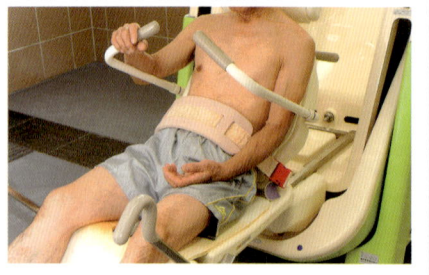	**根拠** ベルトを締めないと，浴槽内に入る時に身体が浮いて事故につながる

⑩チェアを浴槽内へ進入させる

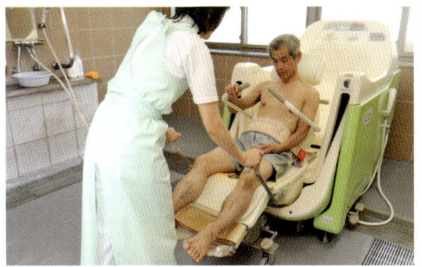

コツ 浴槽内への進入時に「椅子が動きます」などの声かけをし，安心してもらえるよう配慮する

⑪声をかけてから，浴槽に湯を入れる

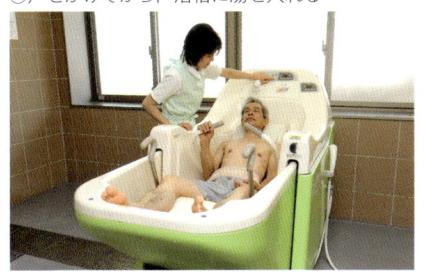

▶ 湯温の目安は約 40℃ とする

コツ 熱傷のリスクがあるため，看護師自身の手で湯温を確認する．本人にも熱くないか確認する．認知症高齢者では言葉で「熱い」「つらい」と直接訴えられない場合もあるため，表情や動作でも確認する

コツ 湯を入れる時，「お湯が入ります」「気持ちよいですか」などの声かけをし，安心してもらえるよう配慮する

⑫湯につかってもらい，身体を温める

▶ 浴槽に入っている間に意識障害が起こったり，のぼせたりしないよう見守る

注意 気分不快感の訴えがある場合，入浴を中断し，バイタルサインを測定する．冷水で絞ったタオルで顔や胸を拭くと症状が緩和することがある

緊急時対応 入浴中に異変がみられた場合は，緊急コールで人員を確保し，複数人で高齢者を安全な場所に搬送するとともに，医師に連絡する

⑬湯から上げ，簡単に身体を拭き，チェアのまま脱衣所へ移動する
⑭バスタオルを敷いた車椅子に移乗してもらい，身体の水分を拭き取る

コツ 入浴直後，本人に合ったローション，クリームなどで保湿する **根拠** 高齢者の皮膚は乾燥しやすい

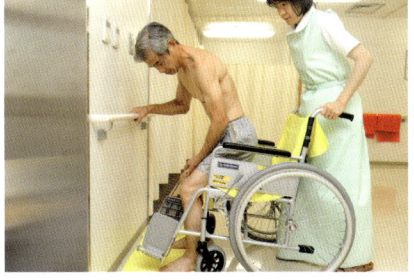
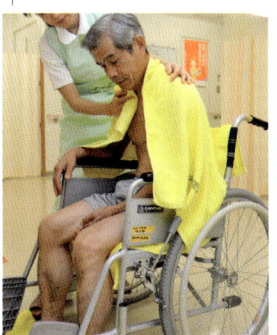

要点	留意点・根拠
⑮着衣介助を行う ⑯ドライヤーで髪を乾かし，整髪する	**事故防止のポイント** ドライヤーを近づけすぎると熱傷の原因となるため，頭髪から離して使用する
⑰病室まで車椅子で移送する **《臥位機械浴の場合》** ①脱衣を行い，綿毛布，タオルケットなどで皮膚の露出を避け，身体を保温した状態でストレッチャーに移乗させ，安全ベルトを締める ②浴室までストレッチャーで搬送する	**コツ** ベッドからのストレッチャー移乗時は，スライディングボードを利用する ▶ ストレッチャーへの移乗と浴室までの搬送は2人以上で行う．また，安全ベルトをしていても転落のリスクがあるため，高齢者から離れない **事故防止のポイント** 転倒・転落の危険性に配慮し，そばから離れず常に見守る
③ストレッチャーのストッパーをかける ④機械浴のストレッチャーに移乗してもらう	**注意** 移乗時に，摩擦により表皮剝離を起こしたり，麻痺側の上肢が身体の下に巻き込まれないように注意する
⑤湯温（約 40℃）が適切か確認する	**事故防止のポイント** 湯温が高すぎると熱傷の原因になるため，看護師の手でも確認する
⑥高齢者に声をかけ，機械浴のストレッチャーを浴槽の上に移動させ，ゆっくりと浴槽内に下ろす	▶ 臥位のまま湯につかるため，本人が恐怖を感じないように，ゆっくりと声をかけながらストレッチャーを昇降させる．また，顔が湯につからないように注意する **注意** ストレッチャー昇降時，浴槽とストレッチャーの間に手足を挟まないように気をつける

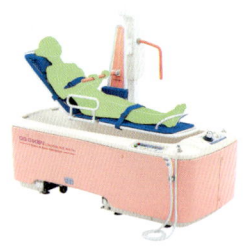

〔画像提供：オージー技研株式会社〕

要点	留意点・根拠
⑦入浴中は声をかけ，表情を観察し，状態の変化に注意する	**緊急時対応** 入浴中に異変がみられた場合は，緊急コールで人員を確保し，複数人で高齢者を安全な場所に搬送するとともに，医師に連絡する
⑧湯につかって身体を温め，洗髪，洗身援助を行う ⑨終えたら，機械浴のストレッチャーを浴槽から上げる ⑩バスタオルで身体をくるみ，水分を拭き取る	**コツ** 入浴直後，本人に合ったローション，クリームなどで保湿を行う **根拠** 高齢者の皮膚は乾燥しやすい
⑪スライディングボードを使用し，2人介助で移動用のストレッチャーに移乗する ⑫タオルケットなどで身体を保温しながら，寝衣，おむつを着用する ⑬ドライヤーで髪を乾かし，整髪する ⑭ストレッチャーで病室に搬送する	▶ 転落防止のため，ストレッチャーの両側に介助者が立つ ▶ 湯冷めしないように手早く更衣する **コツ** 入浴中に病室のシーツを交換するなど，環境整備を行っておく

要点	留意点・根拠

4 入浴後の状態を観察する

①安全にベッドに移乗させる

②バイタルサインや顔色，一般状態を観察し，気分不快感や異常がないか確認する

根拠 入浴により血圧の変動が起こりやすい（入浴後の低血圧など）

注意 膀胱内留置カテーテル挿入中の場合は，チューブをつないでクランプを外し，流出を確認する．カテーテルを固定し，おむつを当てる

コツ 入浴後は爪が軟らかくなっているため，手足の爪が伸びている場合は，ベッドに戻った後に爪切りを実施する（「第2章【5】清潔・整容⑦ひげ剃り・爪切り・耳垢除去」p.334 参照）

③疲労感や入浴後の変化の有無を観察する

▶ 全身の皮膚の状態を観察する機会でもあるため，気づいたことは報告する

④水分補給を促す

▶ 200 mL 程度の水分（好みに応じて湯，茶，イオン飲料など）摂取を勧める　根拠 脱水予防

⑤入浴後しばらく安静を促す．安楽な体位に整え，ナースコールを手元に置き，退室する

▶ 高齢者のそばを離れる際は，ナースコールを手の届くところに置くようにする　根拠 入浴後は体調が変化しやすい

5 浴室・浴槽の清掃，消毒を行う

①入浴後の浴槽は熱い湯で洗い流し，浴槽・浴室内を消毒する

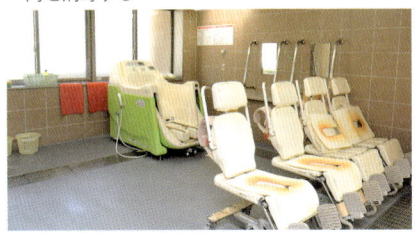

②浴室内を整頓する

事故防止のポイント 浴室・浴槽は不特定多数の人が使用するため，感染症拡大の原因となり得る．所定の方法に従い，清掃，消毒を徹底する

注意 MRSA，緑膿菌，疥癬（かいせん）など，感染症に応じて，入浴順序や方法を検討する

評価

- 皮膚の汚れが落ちたか．
- 皮膚が適度に湿っているか，乾燥による皮膚落屑などがみられないか．
- 血液の循環が良好になり，疲労感，関節の痛みなどが緩和したか．
- 入浴後の一般状態が安定しているか．
- 精神的な安寧，満足感が得られ，さっぱりした，気持ちよかったなどの言葉が聞かれたか．

⑤ 清潔・整容
2 陰部ケア

谷口 好美

高齢者の特徴と陰部ケアの必要性

- 高齢者は，せん妄，尿路感染，薬物，運動制限，便秘など，様々な原因により排尿・排便障害が起こりやすい．
- 加齢に伴い皮膚・粘膜は脆弱になり，おむつ使用の機会が増えることで，皮膚炎や褥瘡が発生しやすい状態となる．また，脱水や膀胱内留置カテーテル挿入中の高齢者には，尿路感染のリスクがある．排泄の自立に向けた陰部ケアは，こうした二次障害を予防する上でも重要である．
- 陰部ケアは羞恥心を伴う看護行為であり，不用意な言葉かけなどで高齢者の人格を傷つけたり，心理的負担を与えるおそれがあるため，十分注意する．
- おむつ交換や陰部洗浄などの機会に，できるだけ素早く適切な手技で観察・アセスメントし，異常の早期発見と対応を行う．

アセスメント

■ 陰部の状態と殿部の皮膚・粘膜の状態
《男性の場合》
- 陰嚢(のう)，陰茎の発赤，湿疹，色調の異常，皮膚病変などの有無を確認する．
- ・陰嚢・陰茎の裏側は，清潔ケアが不十分になりやすい．抵抗力が弱くなると，真菌感染症(性器カンジダ症など)が発生しやすいため，裏側まで観察する．
- 外尿道口からの分泌物，痛みなどの症状の有無を確認する．
- ・尿道口の異常は感染の危険性があるため，医師に報告する．
《女性の場合》
- 外陰部に発赤，腫脹，浮腫，皮膚病変がないか観察する．
- 尿道口，腟口に分泌物，出血などがないか観察する．
《殿部の皮膚・粘膜の状態》
- 肛門周囲の発赤，びらん，水疱などの有無を確認する．
- ・尿失禁があり，おむつを使用している場合，皮膚が湿潤した状態になりやすい．おむつは，発赤，びらん，水疱の原因になる．
- 便秘がある場合，摘便時に下記のアセスメントを行う．
- ・排便の状況
- ・痛みの訴え，粘膜からの出血の有無
- ・腫瘤，結節の有無
- 褥瘡の有無を確認する．
- ・長期臥床の高齢者では，仙骨部や大転子部に褥瘡が好発しやすい．

② 排尿・排便障害
《尿失禁》
- 尿意の有無，排尿時の症状を確認する．
- 尿失禁の種類(切迫性，腹圧性，溢(いっ)流性，機能性など)を把握する．
- ・蓄尿障害：膀胱に尿をためることが困難(切迫性尿失禁，腹圧性尿失禁)
- ・排尿障害：尿閉で膀胱に尿がたまり，あふれる状態(溢流性尿失禁)
- ・排泄の環境による排尿困難：おむつの使用，トイレに行けないことによる失禁(機能性尿失禁)
- 排尿チェック表を使用し，トイレ・おむつ交換の時間，失禁の有無・量，水分摂取の状況などを把握する．
- 陰部ケアとともに排尿パターンを把握し，本人に合った方法で排泄の自立に向けた援助を行う．
《便失禁(特に下痢)》
- 殿部の皮膚の状態，便の性状・回数を確認する．

- 下痢が頻回で，殿部に発赤やびらんを起こしている場合は，皮膚を防御するための軟膏処置，肛門用装具などで褥瘡予防を行う．また，下痢の原因（食事，経管栄養の内容や速度など）を探る．

《使用しているおむつ，パッドの種類》
- 失禁の量に応じて，適切なおむつ，パッドが選択されているか検討する．

陰部洗浄

目的
- 排泄物・分泌物などによる陰部（外陰部，肛門周囲など）の汚れを除去し，清潔を保つ．
- 失禁による湿潤が原因となる皮膚粘膜の損傷（失禁関連皮膚炎，褥瘡など）を予防する．
- 尿路感染を予防する．
- 排泄物，分泌物などによる悪臭を予防・除去し，爽快感を保持する．他者との交流を促進する．

チェック項目 バイタルサイン，倦怠感，気分不快感の有無，陰部の皮膚・粘膜の状態，異常（皮膚・粘膜の発赤，損傷，褥瘡など），膀胱内留置カテーテル挿入部位の粘膜の発赤，分泌物の異常の有無

適応 入浴ができない状況にある人，おむつ使用中の人，膀胱内留置カテーテル挿入中の人

禁忌 陰部の皮膚・粘膜トラブルで専門医の判断が必要な場合，体力低下が著しく体位変換が難しい場合

事故防止のポイント 不適切な湯温による熱傷の防止，尿路感染症の防止

必要物品 紙おむつ（①），防水シーツ（②），ディスポーザブル手袋（③），温度計（④），陰部用タオル（⑤），バスタオル（⑥），ガーゼ（⑦），差し込み便器（必要時），陰部洗浄用ボトル，石けん，新聞紙など

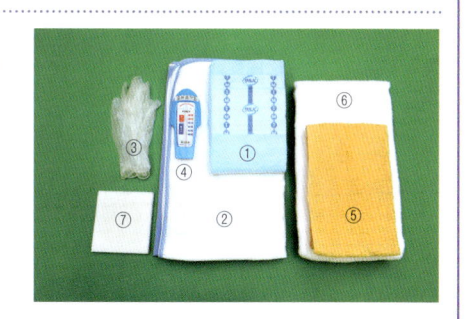

手順

要点	留意点・根拠
1 説明する ①陰部洗浄を行うことを伝える ②事前に尿意・便意の有無を聞き，排泄を促す ③具体的な手順，目的，所要時間を伝え，質問に対しては丁寧に回答する	▶ ADL に応じて，事前に排泄を済ませる．おむつ交換，清拭時に合わせて行ってもよい．食事直後や面会時間を避ける ▶ 入浴の代わりに行うことを説明する．陰部の皮膚・粘膜を露出するなど，羞恥心を伴うため，事前に説明して同意を得る　**根拠** 本人の不安を軽減し，協力を得る ▶ 所要時間は 20〜30 分以内にする　**根拠** 体力の消耗を抑える

要点	留意点・根拠

2 陰部洗浄の準備をする（ベッド上で行う場合）

①病室の室温は 24〜28℃ を目安に調整する．エアコンの風などが身体に直接当たらないように調節する

②多床室の場合はカーテン，スクリーンを閉める．個室の場合はドアを閉める

③ベッドをギャッチアップしている場合は，水平にする

④陰部洗浄用ボトルに微温湯を準備する．湯温は，38〜39℃ とする

※温水洗浄便座付きトイレ，ポータブルトイレで陰部洗浄を行う場合もある

▶ 高齢者に部屋が寒くないか確認する．部屋を暖めている間に，必要物品を準備する

根拠 肌を露出させるため，羞恥心に留意する．他者から見えないようにプライバシーに配慮する

事故防止のポイント 不適切な湯温による熱傷を防止するため，温度計あるいは看護師自身の手に湯をかけて湯加減を確認する．麻痺・知覚障害がある場合は，熱傷のリスクが高くなるため，湯の温度に注意する

⑤ベッドサイドの環境を整える．必要物品（紙おむつなど）は手に届く位置に置く．使用済みのおむつをくるむための新聞紙をベッドの下に準備する

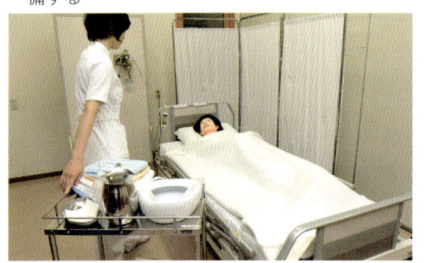

⑥掛け物を扇子折りにたたみ，足元にまとめる．殿部に防水シーツを敷く

⑦寝衣（ズボンなど）をはいている場合は，声をかけズボンを下ろす．浴衣タイプの場合は浴衣を腰までたくし上げる

⑧腰から下肢をバスタオルやタオルケットで隠す

▶ 殿部にきちんと当てられているか確認する

根拠 ベッド周囲を濡らしたり，汚さないようにする

▶ 衣服の着脱，おむつ交換時に腰を上げることが困難な場合は，側臥位をとる

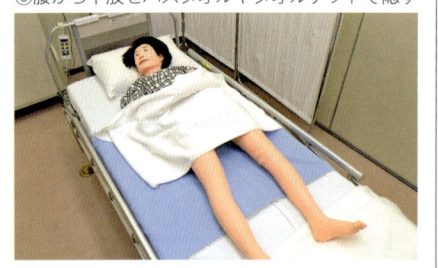

動画
2-44

3 陰部を洗浄する

①看護師はディスポーザブル手袋を着用する

②声をかけ，紙おむつの前面を開く

▶ 本人の羞恥心に留意しながら行う

③折りたたんだ陰部用タオルで陰部の周辺に防波堤を作る

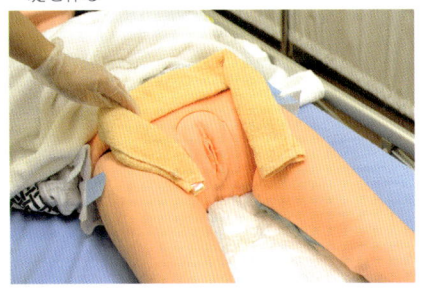

根拠 陰部洗浄時，シーツが汚染されないようにガードする

④陰部洗浄用ボトルを使って，微温湯を少しずつ，数回かける．高齢者に湯が熱くないか確認する

▶湯温はあらかじめ確認しておく

事故防止のポイント 陰部は柔らかい皮膚と粘膜で覆われているため，熱傷を起こさないように湯温には十分に注意する

⑤石けんを手に取り，泡立てて洗浄する
・男性の場合は亀頭部，陰茎を洗浄し，陰嚢はしわを伸ばしながら行う

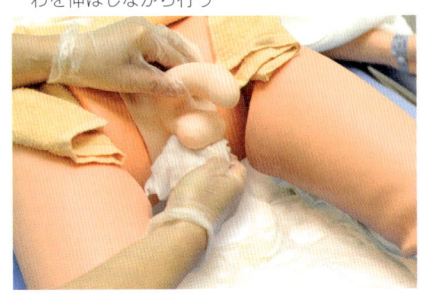

▶ガーゼや陰部用タオル，布などを使って泡立ててもよい
▶皮膚・粘膜は傷つきやすいため，強くこすらない．汚れが多い場合は，タオル，ガーゼ（陰部用）を使って洗浄する

事故防止のポイント 陰部は排泄物や分泌物による汚れや，失禁による湿潤から，細菌感染しやすい状態にある．尿路感染を予防するため，陰部清拭は頻繁に行う

・女性の場合は大陰唇を開き，上から下に向けて洗浄する

根拠 逆行性感染を予防するため，尿道口，腟口，小陰唇の順に洗う

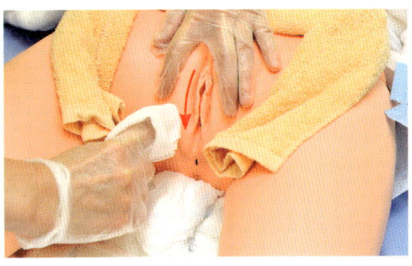
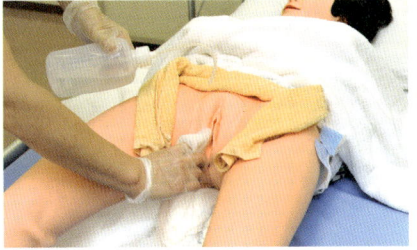

⑥陰部に湯をかけて，石けん分を丁寧に洗い流す

⑦タオル，ティッシュペーパーなどで水分を拭き取る

⑧陰部の皮膚・粘膜に発赤，失禁関連皮膚炎などの異常がみられないか確認する

▶石けんの泡や汚物が多量に付着した場合は，手袋を一度交換する
▶強くこすらず，やさしくたたくように水分を拭き取る **根拠** 皮膚・粘膜への刺激を少なくする
根拠 陰部は温度・湿度が高く汚染されやすい

要点	留意点・根拠

《膀胱内留置カテーテル挿入中の場合の尿道口の洗浄》
・カテーテルを手で引っ張らないように固定しながら洗浄する
・洗浄後，カテーテルをテープ固定する

注意 カテーテルのルートトラブルに注意する．カテーテルの機械的な刺激により，尿道口の損傷，尿路感染のリスクが高まる

4 殿部と肛門周囲を洗浄する
①側臥位にし，殿部から肛門周囲にかけて泡立てた石けんを軽くつけて洗う

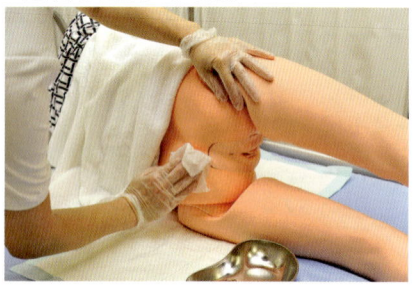

▶麻痺がある場合は，健側を下にして側臥位をとる
▶石けんを必要以上につけすぎない．すすぎは十分に行う
注意 側臥位にした時に，体位の変化により排尿が促され，尿失禁が起こる場合があるため，前面をパッドなどで覆いながら体位変換を行う
注意 意識レベルの低い高齢者に体位変換を行う場合は，柵に上肢をぶつけて負傷させたり，ルートトラブルが起こらないように注意する

②殿部と肛門周囲に湯をかけて，丁寧に石けん分を洗い流す

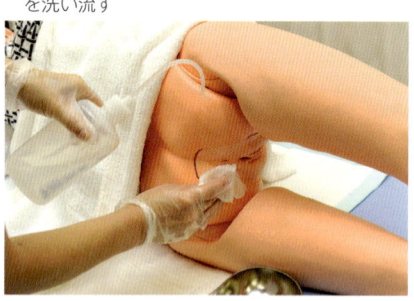

▶石けんの泡や汚物が多量に付着した場合は，手袋を一度交換する

③タオル，ティッシュペーパーなどで水分を拭き取る

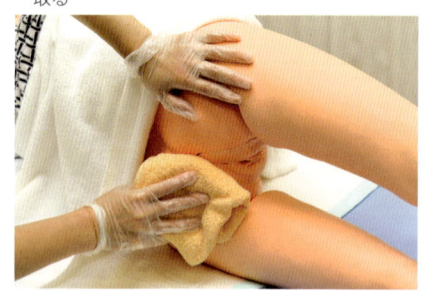

▶強くこすらず，やさしくたたくように水分を拭き取る **根拠** 皮膚・粘膜への刺激を少なくする

要点	留意点・根拠
④古い紙おむつを丸め，背部に押し込む．新しい紙おむつとパッドを 1/2 ほど背部に押し込む 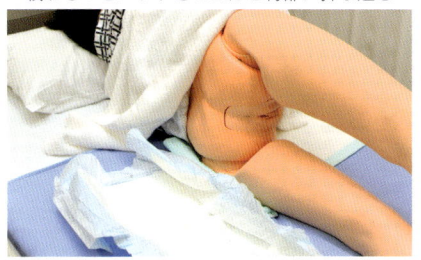	
⑤仰臥位に戻す ⑥洗浄時に使用した紙おむつを抜き取り，新しい紙おむつを引っ張り出し，整える ⑦手袋を外し，寝衣を整える 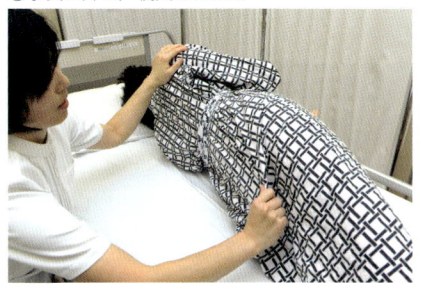	**コツ** 声をかけ腰部を浮かせてもらうか，困難な場合は，反対の側臥位にして使用済みの紙おむつを引き出す **注意** 高齢者の負担にならないよう体位変換は最小限にする
⑧ケア後の高齢者の状態を観察する ⑨安楽な体位に整え，退室する	▶ バイタルサインなどの変化に注意する ▶ 高齢者のそばを離れる際は，ナースコールを手の届くところに置く

評価
- 陰部，殿部，肛門周囲に汚れがみられないか．臭気が軽減，消失したか．
- 陰部，殿部，肛門周囲に瘙痒感や痛みなどの不快感がないか．
- 陰部，殿部，肛門周囲の皮膚・粘膜に発赤，かぶれなどの異常がないか．
- 精神的な安寧，満足感が得られ，さっぱりした，気持ちよかったなどの言葉が聞かれたか．

⑤ 清潔・整容
3 足浴・フットケア

柳井田 恭子・谷口 好美

高齢者の特徴と足浴・フットケアの必要性

- 皮膚は加齢とともに皮脂の分泌が減少し，発汗も少なくなるため，光沢を失う．また，水分保持機能が衰退し，乾燥皮膚（ドライスキン）になりやすい．
- 高齢による筋線維の減少，神経細胞の減少，神経伝導速度の低下により，足の動きも悪くなり転倒を起こしやすくなる．また，足病変がバランス機能を低下させ，転倒の一因となるため，転倒予防としてのフットケアは高齢者にとって重要な課題である．
- 転倒予防対策として，筋力を鍛えるだけでなく，足の爪や皮膚，末梢循環などをアセスメントし，ケアすることも重要である．足趾(そくし)・爪ケアは転倒予防の効果を高める．
- 高齢者の足病変に関する要因としては，加齢による影響に加え，既存の慢性疾患，視力低下，生活習慣などが複雑に絡み合っている．高齢者は，角質化，足趾・爪の変形（外反母趾や陥入爪（巻き爪）など）を起こしやすい．
- 足浴により，免疫機能の向上の他，浮腫，冷え性，血行不良，疲労などの改善や，安眠効果，リラクセーション効果が得られる．

足部の観察

柳井田 恭子

要点	留意点・根拠
１ 説明し，環境を整える ①足の状態を観察することで診断や治療に結びつくことを説明する ②病室の室温は 24～28℃ を目安に調整する．エアコンの風などが身体に直接当たらないように調節する ③多床室の場合はカーテンを閉める．個室の場合はドアを閉める	▶ 了解が得られたら，感謝の意を伝える **根拠** 足を見せることに抵抗感がある高齢者も少なくない **根拠** 皮膚を露出させるため，本人の羞恥心に留意し，プライバシーに配慮する
２ アセスメントする 《爪の状態のアセスメント》 ・爪の色調変化，厚み，乾燥，形，長さ，陥入爪，萎縮，ばち状指，爪周囲炎（発赤，腫脹，熱感，疼痛，硬結）などの有無 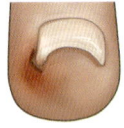 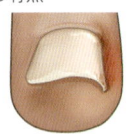 陥入爪　　　　爪周囲炎 《歩行の状態のアセスメント》 ・歩行の特徴 ・歩行時の疼痛の有無 ・下肢変形の有無	▶ 陥入爪とは，爪の両側縁が皮膚に食い込んだ状態で，痛みを伴う．母趾に好発し，爪周囲炎を起こしていることもある ※爪切りについては，「第 2 章【5】清潔・整容⑦ひげ剃り・爪切り・耳垢除去」p.334 参照 ▶ 歩行時の歩隔（左右の踵の間隔），歩幅，歩向角（つま先の開いた角度），一歩に要する時間と左右差，足の蹴り出しおよび着地の状態，歩行時の身体の傾き・バランスを観察する **根拠** 足への重心のかかり方が偏っていると，足のトラブルにつながることが多い

要点	留意点・根拠

《**全身状態のアセスメント**》
・歩行時の痛みの原因となる疾患の有無
・脳血管障害による麻痺の有無
・浮腫の有無
・視力低下の有無

▶ 歩行時に痛みを訴える場合は，変形性膝関節症，腰痛，関節リウマチなどの骨・関節疾患，鶏眼，蜂窩 (ほうか) 織炎などの皮膚疾患，閉塞性動脈硬化症などの循環障害，陥入爪といった様々な原因が考えられる．原因を明らかにし，専門医による治療を行う必要がある

《**日常生活の把握と足との関係のアセスメント**》
・生活パターン
・仕事
・趣味

▶ 1日・1週間・1年間それぞれの生活パターンなどを聞き，その人の日常生活を知る　**根拠** 足の状態と日常生活は深く関係する．安全靴（工事現場などで作業者の足を保護する JIS 規格の靴）を履く，正座が多いといった生活は足の負担を増し，足変形につながる
▶ 認知症高齢者の場合，せん妄やひとり歩き，攻撃的行動などを起こすことがあり，小さなきっかけで足を傷つけることもある．そのため，生活パターンと同時に，問題となる行動を起こしやすい時間帯なども把握する必要がある

3 足を見せてもらう
①感染予防のためマスク・手袋などを着用する．足全体を見て触る．次に各部位を見ていく

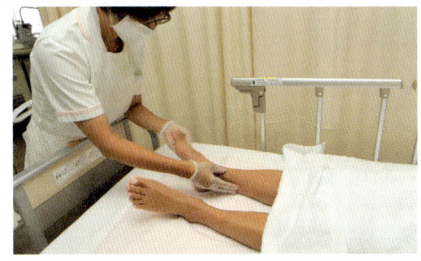

▶ 冷たい手で触らないようにする．触る前に手を温めておく
▶ 足趾間は広げて見る　**根拠** 皮膚が密着しているため湿潤環境になりやすく，白癬 (はくせん) などが生じやすい
▶ 認知症高齢者の場合，日常生活で清潔が保てるかなど，日常生活自立度を把握する必要がある

②足背動脈に触れ，循環状態をみる

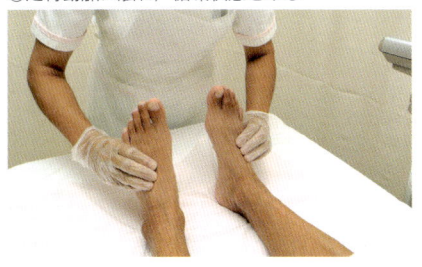

コツ 足背動脈の探し方は，母趾と第 2 趾の間に示指，中指，環指の 3 指を置き，そこから足首に向かって滑らせて脈を確認する．左右同時に触れると左右の脈の大きさや強さの違いがわかる
注意 足背動脈は足背の血行，後脛骨動脈は足底の血行を保っている．動脈が触知されない場合は，末梢動脈疾患を疑う

③本人が普段履いている靴を見せてもらう

▶ 靴を履いている場合は，靴の形，中敷きの様子なども観察する　**根拠** 中敷きの磨り減っている部分をみることで，圧がかかっている部位をアセスメントできる

要点	留意点・根拠
4 皮膚の色を観察する ・発赤の有無 ・色調(赤紫,青紫,蒼白,黒) 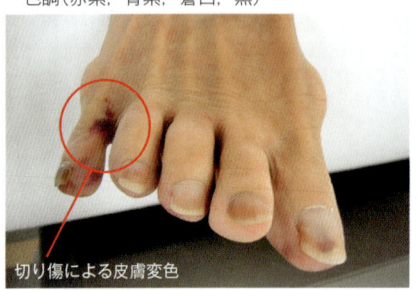 切り傷による皮膚変色	▶ 圧迫を除去すると,時間とともに発赤が消失する場合は,圧迫による反応性充血としてアセスメントし,圧を取り除く.炎症性感染によるものであれば,腫脹,熱感,疼痛も存在する ▶ 赤紫・青紫:慢性動脈閉塞や狭窄による血流障害で起こることが多い ▶ 蒼白:急性動脈閉塞などでみられる.脈拍消失,冷感,感覚障害などがないか確認する
5 脱毛の有無を確認する ・足全体の脱毛の有無 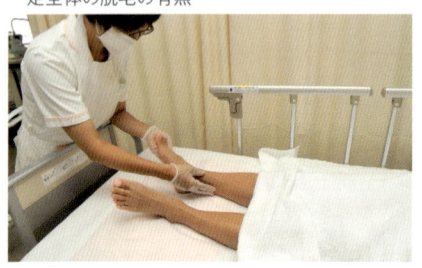	▶ 自律神経障害により動静脈シャントの開大が起こると,末梢血管の血流が阻害され,足の脱毛が起こる ▶ 脱毛がある場合,以前はどうだったかを確認する
6 乾燥・亀裂の有無を確認する ・踵(しょう)部,足趾間をよく観察する 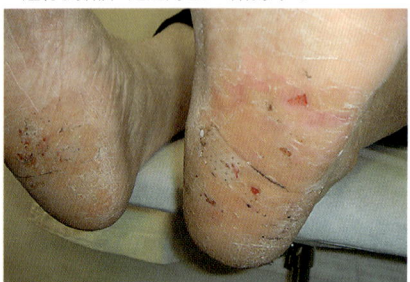 亀裂を生じた足裏	▶ 加齢に伴い,発汗量が低下し,乾燥しやすくなる.また,踵部は角質が肥厚し,皮膚の弾力性がなくなって亀裂を生じやすくなる ▶ 足白癬のうち,足間型では浸軟・亀裂が,角質増殖型では足底部の角化・亀裂が特徴である

7 胼胝（べんち）・鶏眼（けいがん）・いぼの有無を観察する
・足底部を触りながら確認する

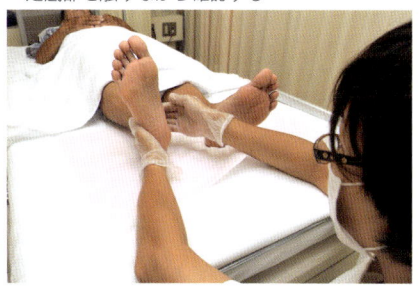

根拠 体重がかかる第1・2・5中足骨骨頭部の足底などに皮膚の肥厚がみられやすく，胼胝ができやすい

---

8 足の形と足に合った靴を履いているか確認する
・ハンマー状足趾，鉤爪（かぎつめ）様趾（claw toe），甲高，扁平足，外反母趾などの有無

▶ 足の形だけでなく靴も同時に観察する　**根拠** 足の形に合わない靴を履いていると，足が変形して足底圧が偏り，潰瘍を形成するリスクが高くなる

---

9 足の血流障害・神経障害の有無を確認する
・動脈の触知
・下肢を観察し，筋萎縮，足の冷汗，体毛の減少の有無を調べる
・モノフィラメント検査を実施し，振動覚などの有無を調べる

▶ 足病変の種類や重症度などを把握することは，ケア計画を立てる際の重要な手がかりとなる

▶ ナイロン製の糸（フィラメント）を足背や足底に当て，感覚の低下があれば，糖尿病神経障害を疑う

---

10 説明し，記録する
①足の状態を観察した結果を伝える．高齢者自身が自分の足を見て，触れることを支援する

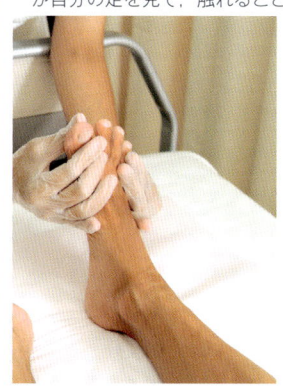

②足の状態を記録する

▶「ここが硬くなっているのがわかりますか」などと足の状態を説明しながら，高齢者に自分の足を見て触ることを促す　**根拠** 自身の足への関心を高める
▶ 視力障害がある場合は拡大鏡を用いてもよい．前かがみが難しい場合は，デジタルカメラで撮り，その画像で足の裏を見てもらう
▶ ダイレクトケアや予防的ケアが必要な場合は，そのことについても説明する
▶ 高齢者は，歩行困難の原因が足部の状態悪化によるものであることに気づいていないことも多い．説明することで，本人の意識が高まる
▶ 認知症高齢者の場合，指導内容を記憶したり理解することが困難なケースが多いため，本人の理解・判断力を把握した上で説明することが必要である

根拠 足の状態は疾患や身体状態をはかる目安になることもあるため，記録をとることで経時的変化の把握に役立つ

胼胝のある足のケア 柳井田 恭子

> **目的** 角質を除去し，健常な皮膚へ近づける．
> **チェック項目** 胼胝の状態，足の変形，歩き方，靴
> **適応** 胼胝のある人
> **禁忌** 創傷のある場合
> **事故防止のポイント** 足に合わない靴・中敷きによる転倒防止

必要物品 足裏やすり（レデューサー）（①），細目の紙やすり，ウエットティッシュ，ディスポーザブルタオル（②），タオル（③），霧吹き（④），ディスポーザブル手袋など

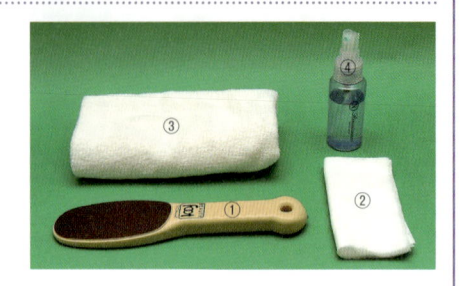

手順

要点	留意点・根拠
1 胼胝の処置をすることを説明する ①看護師が足に触れながら「ここにたこがありますね」と伝え，触ってもらう	▶ 本人に胼胝を触ってもらう **根拠** 処置前後の違いを感じてもらう
2 環境を整える ①病室の室温は 24～28℃ を目安に調整する．エアコンの風などが身体に直接当たらないように調節する ②多床室の場合はカーテンを閉める．個室の場合はドアを閉める	▶ 必要に応じてタオルを掛け，保温する ▶ 皮膚を露出させるため，本人の羞恥心に留意し，プライバシーに配慮する
3 胼胝の処置を行う ①足裏と足裏やすりを湯（霧吹きでも可）で濡らす ②足裏やすりで足裏の硬くなった部位や胼胝の処置をした部位を軽く削る 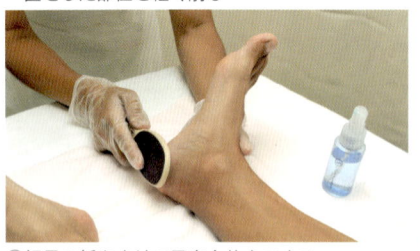 ③細目の紙やすりで足裏全体をこする ④ウエットティッシュなどで角質を拭き取る	**根拠** 摩擦により熱さを感じることがある ▶ 皮膚の硬さを確認し，角質の状態を観察する ▶ 拭き残しがないようにする

要点	留意点・根拠

4 なぜ胼胝ができるのかを説明し，原因をともに探る

①なぜ胼胝ができるのかわかりやすく説明する

▶ 胼胝は，皮膚のある部分が強い圧迫（図1）を受けたり，摩擦されたりと刺激を長時間受けることによって，多少の刺激を受けても耐えられるように，その部分を厚くして丈夫にしようとする防御反応の結果であることをわかりやすい言葉で伝える

コツ 説明時，どのくらいの硬さならよいのかを知ってもらうために，本人にも触れてもらう

②胼胝の原因を本人とともに考える

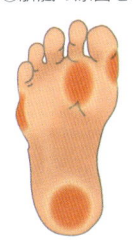

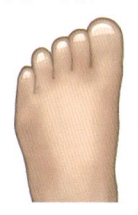

図1 足底圧が高く，胼胝が好発しやすい部位

▶ 胼胝は機械的刺激で起こるため，その原因を除去する必要がある

▶ 原因としては，歩き方の癖や扁平足，開張足，外反母趾，合わない靴の着用などが挙げられる．また，生活背景との関係が深く，正座の多い生活や安全靴を履く仕事なども，機械的刺激を与える要因となる

注意 認知症高齢者の場合，本人に自覚がないケースが多いため，家族の協力や訪問看護師などとの連携が必要になる

5 胼胝予防について説明する

①靴と中敷きの選び方を説明する

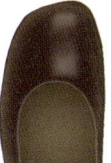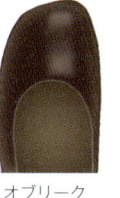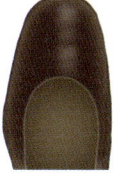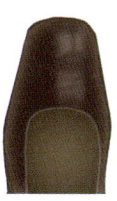

エジプト型　　ギリシャ型　　正方形型
〈足の形〉

オブリーク　　ラウンド　　スクエア
〈靴の型〉

▶ 足の形に合わない靴を履いている場合は，靴選びについて具体的に伝える　**根拠** 合わない靴は足に機械的刺激を与え，胼胝を悪化させる要因となる

▶ 足の形には，エジプト型，ギリシャ型，正方形（スクエア）型の3種類があり，日本人に多いのはエジプト型と正方形型といわれる

・エジプト型：母趾が一番長い→オブリーク（斜め）型の靴が合う
・ギリシャ型：第2趾が母趾より長い→ラウンド型の靴が合う
・正方形型：全趾がほぼ同じ長さ→スクエア型の靴が合う

▶ 足に合った中敷きを選ぶように指導する
根拠 中敷きで足底にかかる圧力を分散・軽減できる

事故防止のポイント 足に合わない靴・中敷きを履いていると，歩行のバランスを崩しやすく，転倒する危険がある．足の形をアセスメントし，本人に合った適切な靴・中敷きを選択する

評価

- 自身の足への関心が高まったか.
- 胼胝の原因，ケアの方法が理解できたか.
- 自分に合った靴を選べるようになったか.

足浴　　　　　　　　　　　　　　　　　　　　　　　　　　　谷口 好美

目的
・足部の皮膚の汚れを除去し，清潔を保つ．
・温熱刺激によりマッサージ効果を得る．足部の血液循環を良好にする．
・快の刺激を与えることにより，精神の安定，睡眠導入を図る．

チェック項目 バイタルサイン，倦怠感・気分不快感の有無，足部の皮膚の状態，皮膚の損傷の有無，四肢の浮腫など

適応 安静が必要で，入浴できない状況にある人

禁忌 体力低下が著しい人，血圧変動が激しい人

事故防止のポイント 不適切な温湯による熱傷の防止，転倒防止(床やベッド周囲が水で濡れると滑りやすくなるため，環境を安全に保つ)

必要物品 ベースン(洗面器，洗いとすすぎ用を準備してもよい)，足浴用バケツまたは足浴車(器)，ビニール袋，ピッチャー(①)，ボトルなど(湯を足す必要がある場合)，処置用シーツ(②)，洗浄剤(③)または石けん，湯，ディスポーザブル手袋(④)，タオル(⑤)，バスタオル，ビニール製エプロン(⑥)

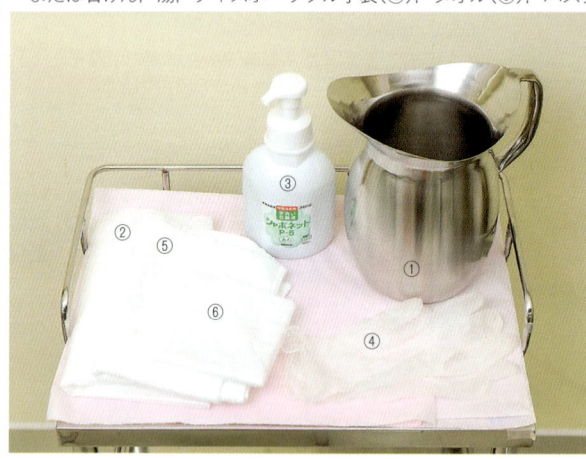

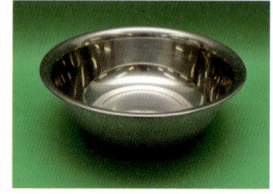

ベースン

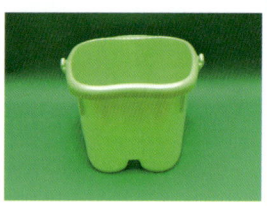

足浴用バケツ

手順

要点	留意点・根拠
1 説明する ①足浴を行うことを伝える ②事前に尿意・便意の有無を聞き，排泄を促す ③具体的な手順，目的，所用時間を伝え，質問に対しては丁寧に回答する	▶ ADL に応じて，事前に排泄を済ませる．食事直後や面会時間を避ける **根拠** リラックスして足浴を受けてもらう ▶ 入浴の代わりに行うことや，入眠の促進などを目的としていることを説明し，同意を得る **根拠** 本人の不安を軽減し，協力を得る ▶ 足浴は全身清拭とあわせて行う ▶ 所要時間は 5〜15 分以内にする　**根拠** 体力の消耗を抑える

要点	留意点・根拠
❷ 環境を整える ①病室の室温は 24～28℃ を目安に調整する．エアコンの風などが身体に直接当たらないように調節する ②必要物品をベッドサイドに準備する．湯温の目安は，約 38～40℃ とする	▶ 病室に設置されている温度計を確認し，本人にも部屋が寒くないか確認する **コツ** 湯が冷めないように，準備段階で，温度は少し高めにしておく **事故防止のポイント** 不適切な湯温による熱傷を防止するため，温度計あるいは看護師自身の手で湯温を確認する
③多床室の場合はカーテンを閉める．個室の場合はドアを閉める ④ベッドをギャッチアップしている場合は水平にする	**根拠** 肌を露出させるため，羞恥心に留意する．また，他者から見えないようにプライバシーに配慮する
❸ 足浴の準備をする ①ベッドサイドの床に処置用シーツを敷き，その上にビニール袋をかけた足浴用のベースン（足浴用バケツ）を置く ②高齢者に声をかけ，ベッド上で行う場合は端座位にし，気分不快感などがないか確認する 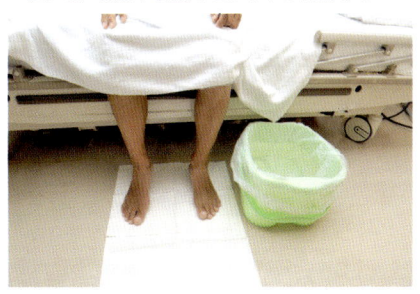 ③寝衣（ズボン）の裾が長い場合は濡れないようにまくり上げる	▶ 清拭中にベッド周辺を汚さないように配慮する．手浴や全身清拭後に実施してもよい ▶ 端座位がとれない場合は，ベッド上にベースンを置き，仰臥位で実施する 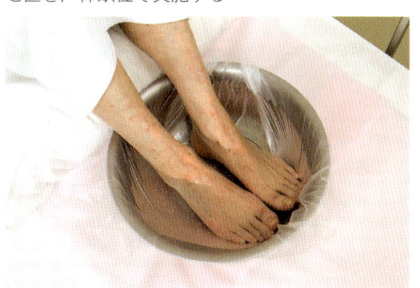
動画 2-45 **❹ 足浴を実施する** ①足の状態を観察する ・足の冷え，疼痛 ・皮膚の色，乾燥状態，浮腫 ・足の変形，関節の拘縮 ・爪の変形，肥厚 ②ゆっくりと足部全体を湯につける．湯温が熱い，ぬるいなど，不快感がないか確認する	▶ 循環障害や神経障害がないか注意してアセスメントする **注意** 足白癬（はくせん）などがある場合は，感染の拡大に注意する ▶ 心地よくリラックスできるように本人の好みの湯温に調整する **コツ** 本人の好みに合わせて，市販の入浴剤（適量）を使用する

要点	留意点・根拠
③しばらく湯につけた後，ディスポーザブル手袋を着用し，趾間，内・外果，踵部などをガーゼや手で軽くこすり，古い角質などの垢を落とした後，すすぐ 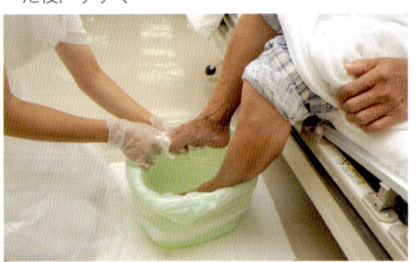	▶ シーツ，床を汚さないようにガードする ▶ 汚れ具合によっては，泡立てた石けんを軽くつけてもよい ▶ 足趾の間も洗浄する
④タオルで水分を拭き取る	▶ 石けん分や水分が残らないようよく拭き取る
5 後片づけをする ①足浴後の高齢者の状態を観察する ②安楽な体位に整え，退室する	▶ バイタルサインなどの変化に注意する ▶ 高齢者のそばを離れる際は，ナースコールを手の届くところに置く．また，ナースコールがなくても訪室し，声をかけるなどして高齢者の状態変化に留意する

評価

- 足部の皮膚の汚れが落ちたか.
- 皮膚が適度に湿っているか，乾燥による皮膚の落屑などがみられないか.
- 精神的な安寧，満足感が得られ，さっぱりした，気持ちよかったなどの言葉が聞かれたか.
- 不眠の場合は，入眠しやすくなった，安眠できた，睡眠の満足感が高まったなどの感想が聞かれたか.

フットマッサージ

柳井田 恭子

目的 末梢血管を刺激し，血液循環を促進する．マッサージにより，リラックスを図る.
チェック項目 基礎疾患，皮膚・爪の状態，足趾の動きの円滑性
適応 入浴できない人など
禁忌 皮膚に傷のある場合

必要物品 保湿クリーム，ディスポーザブル手袋，処置用シーツ，タオル

手順

要点	留意点・根拠
1 フットマッサージをする ①保湿クリームを用意する	▶ できるだけ本人が好きな香りの保湿クリームを用意する **根拠** 香りはリラックス効果を高める

動画
2-46

要点	留意点・根拠

②保湿クリームを手に取って，手掌でしばらく温め，手全体に広げる（ⓐ）
③小趾から順に，趾を1本ずつマッサージする（ⓑ）

▶手の温度で保湿クリームを温める　**根拠** 冷たいと不快感を与える
根拠 血液やリンパの流れが改善される
コツ 爪のまわりを軽く押しながらマッサージし，次に趾先から趾の付け根に向かって，数回滑らせる．痛みがないか確認しながら行う

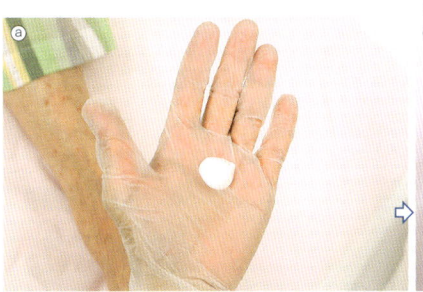

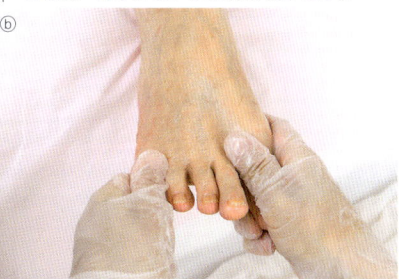

④足の甲をマッサージする

▶足の甲全体を，らせんを描くようにマッサージする

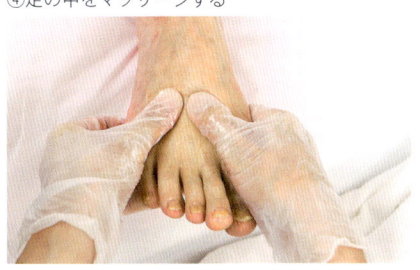

⑤足の裏側をマッサージする．土ふまず，趾の付け根などを痛くない程度に押し，他の部分も軽く押しながらマッサージする
⑥足全体をマッサージする

▶仕上げに，足首を回したり，足全体を手掌で包み込むようにマッサージする

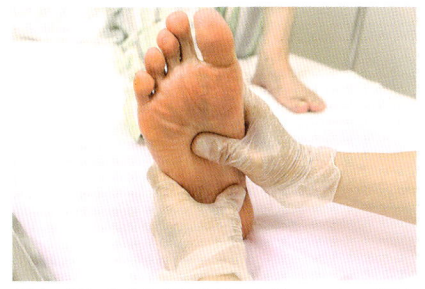

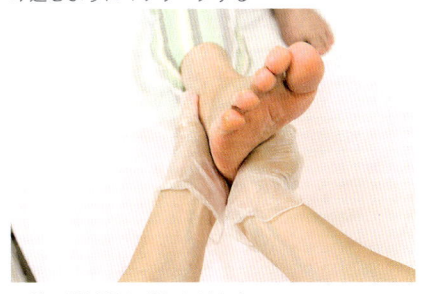

⑦趾の間に余分な保湿クリームがついている場合は，タオルで拭き取る

▶趾の間は汚れがたまりやすい

評価

- 足が保湿されたか．
- リラックスできたか．

⑤ 清潔・整容

4 手浴・ハンドケア

柳井田 恭子・谷口 好美

高齢者の特徴と手浴・ハンドケアの必要性

- ●皮膚の脆弱化や加齢により，皮膚障害を生じやすくなる．
- ●加齢により発汗や皮脂の分泌機能が衰える．
- ●加齢に伴う皮膚の水分不足が原因で，皮膚が乾燥しやすい(老年性乾皮症)．乾燥は瘙痒感を招き，皮膚を掻(そう)破することにつながるため，高齢者の皮膚は傷ついていることが多い．
- ●手のぬくもりは，心や身体を癒やすことができる．
- ●手浴・ハンドケアには，血流やリンパの流れをよくして新陳代謝を促したり，リラックス効果がある．

アセスメント

柳井田 恭子

1 皮膚，爪の状態
- ●皮膚や爪の状態を把握する．
- ・皮膚の色や発赤，腫脹，熱感，浸軟，乾燥，亀裂，損傷などの有無を確認する．
- ・加齢により爪はもろくなっており，割れやすい．
- ・爪白癬(はくせん)の有無や爪割れ，深爪，爪(そう)周囲炎がないか確認する．

2 全身状態
- ●バイタルサインや自覚症状を把握する．
- ・血圧変動が激しかったり，体力低下が著しい高齢者には実施しない．
- ・倦怠感や気分不快感，瘙痒感，疼痛，しびれなどの有無を確認する．
- ●体液の貯留や運動機能障害がないか把握する．
- ・四肢の浮腫や上肢の筋力低下，関節可動域制限などの有無を確認する．

手浴

谷口 好美

目的
- ・手指の皮膚の汚れを除去し，清潔を保つ．
- ・温熱刺激によりマッサージ効果を得る．手指の血液循環を良好にする．
- ・快の刺激を与えることにより，精神の安定，睡眠導入を図る．

チェック項目 バイタルサイン，倦怠感・気分不快感の有無，手指の皮膚の状態，皮膚の損傷の有無，四肢の浮腫など

適応 安静が必要で，入浴できない状況にある人

禁忌 体力低下が著しい人，血圧変動が激しい人

事故防止のポイント 不適切な温湯による熱傷の防止，転倒防止(床やベッド周囲が水で濡れると滑りやすくなるため，環境を安全に保つ)

必要物品 ベースン(洗面器，洗いとすすぎ用を準備してもよい)，ピッチャー(湯を足す必要がある場合)(①)，処置用シーツ(②)，洗浄剤(③)または石けん，タオル(④)，湯，ディスポーザブル手袋(⑤)，保湿クリーム，その他(爪ブラシ，爪切り，温度計など)

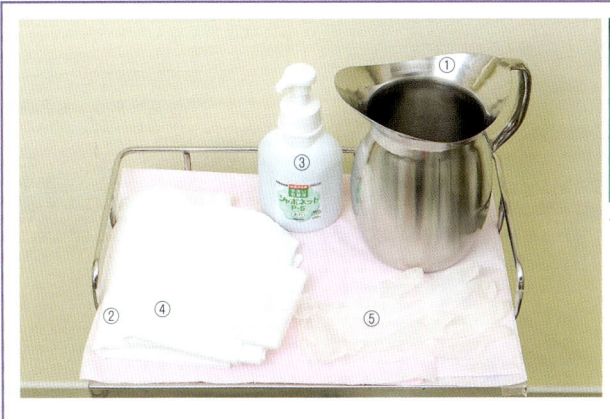

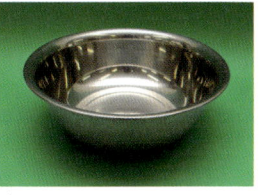
ベースン

手順

要点	留意点・根拠
1 説明する ①手浴を行うことを伝える ②事前に尿意・便意の有無を聞き，排泄を促す ③具体的な手順，目的，所用時間を伝え，質問に対しては丁寧に回答する	▶ ADL に応じて，事前に排泄を済ませる．手浴は排泄後，食事前などに行う **根拠** リラックスして手浴を受けてもらう ▶ 入浴の代わりに行うことや，入眠の促進などを目的としていることを説明し，同意を得る **根拠** 本人の不安を軽減し，協力を得る ▶ 所要時間は 5～15 分以内とする　**根拠** 体力の消耗を抑える
2 手浴の準備をする ①病室の室温は 24～28℃ を目安に調整する．エアコンの風などが身体に直接当たらないように調節する ②必要物品をベッドサイドに準備する．湯温の目安は，38～40℃ とする ③多床室の場合はカーテンを閉める．個室の場合はドアを閉める	▶ 病室に設置されている温度計で確認し，本人にも部屋が寒くないか確認する **コツ** 湯が冷めすぎないように，少し高めの温度の湯を用意する **事故防止のポイント** 不適切な湯温による熱傷を防止するため，温度計あるいは看護師自身の手で湯温を確認する **根拠** 皮膚を露出させるため，他者から見えないようにプライバシーに配慮する
動画 2-47 **3 手浴を実施する** **《座位で行う場合》** ①車椅子移動ができる場合は，洗面台で手浴を行うこともできる ②高齢者に声をかけ，ギャッチアップ 90 度あるいは起座位にして，体位を整える	▶ 手浴は食事の前やトイレ，リハビリテーション後などに行う　**根拠** 感染予防，手指の清潔

要点	留意点・根拠

③オーバーテーブルを高齢者の前に配置し、ストッパーをかける

④オーバーテーブル上に処置用シーツを敷き、38〜40℃の湯を入れたベースンを置く

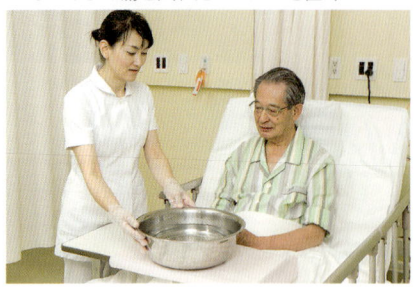

⑤手指を湯につけ、2〜3分温める

⑥皮膚の状態、爪の状態などを観察する

⑦石けんを使用する場合は、手首、手背、指の間、指先と爪の間などを洗ってもらう。必要に応じて、看護師が洗う

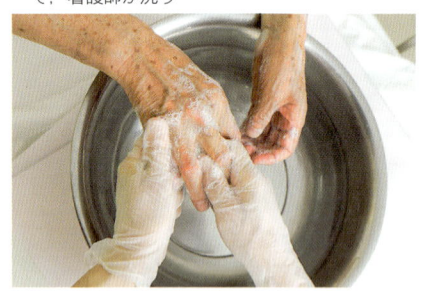

⑧石けん分を十分にすすぎ、タオルで水分を拭き取る

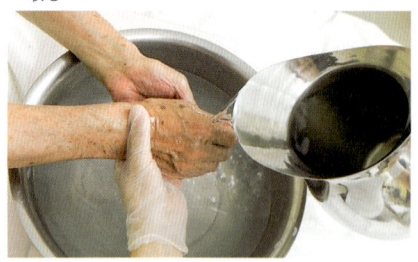

⑨ベースンをオーバーテーブルから取り除く

⑩タオルで水分を拭き取る

留意点・根拠

注意 ベースンに入れる湯量に注意する。手を湯に入れた時にあふれない程度に調整する

▶ 本人の意識レベル、判断力を把握しておく。低下している場合、ベースンを倒してベッド周囲を濡らすおそれがある。その場合、寝衣・シーツ交換が必要になり、負担を与えることになる

▶ 気分不快感などがないか確認する
▶ リラックスしてもらえるようコミュニケーションをとりながら行う

コツ 洗い残しの多い部分(母指の周囲、指先、爪、手のしわ、手首、指間、手背、図1)をよく洗うように援助する

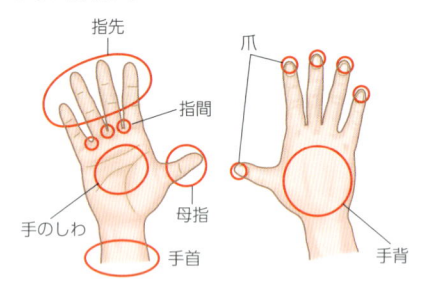

図1 洗い残しが多い部分

▶ ピッチャーなどに入れた湯を手にかけてすすいでもよい

注意 ベースンを取り除く時に、湯をこぼしてベッド周囲を濡らさないように注意する
▶ 指の間などの水分が残りやすい部分もしっかりと拭く

要点	留意点・根拠
⑪手全体に保湿クリームを塗り，マッサージをする	▶ 保湿クリームは本人が好む香りのものを使用する ▶ マッサージは次頁の「ハンドケア」参照 **根拠** マッサージによりさらに血行がよくなり，リラックス効果も得られる

5
④
清潔・整容 ● 手浴・ハンドケア

《臥位で行う場合》
①手浴をする側にベースンを置けるよう，高齢者の体位を整える．長袖の場合，袖が濡れないように袖をまくる
②防水シーツを高齢者の下に敷き，湯を入れたベースンを置く
③手指を湯につけ，しばらく温める

▶ 小枕などで手浴する側の肘を支える **根拠**
ベースンのふちが直接腕に当たると，痛みや皮膚損傷の危険性がある

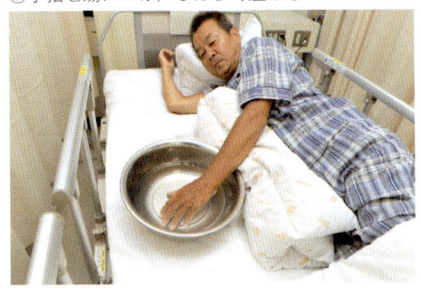

※これ以降の手順は，前述の《座位で行う場合》の⑥〜⑪に準じる

4 後片づけをする
①手浴後の高齢者の状態を観察する
②安楽な体位に整え，退室する

▶ バイタルサインなどの変化に注意する
コツ 湯につかった後，爪が軟らかくなったところで爪切りを行ってもよい
▶ 高齢者のそばを離れる際は，ナースコールを手の届くところに置く

評価
- 手指の皮膚の汚れが落ちたか．
- 皮膚が適度に湿っているか，乾燥による皮膚の落屑などがみられないか．
- 精神的な安寧，満足感が得られ，さっぱりした，気持ちよかったなどの言葉が聞かれたか．
- 不眠の場合は，入眠しやすくなった，安眠できた，睡眠の満足感が高まったなどの感想が聞かれたか．

ハンドケア

柳井田 恭子

目的
- 手に心地よい刺激を与え，リラックスを図る.
- 爪（伸びた爪，割れ爪など）や皮膚のトラブルがないか観察する.
- 手指の皮膚の汚れを落とし，清潔に保つ.
- 末梢血管を刺激し，血液循環を促進する.

チェック項目 基礎疾患，皮膚・爪の状態，手指の巧緻性

適応 入浴できない人など

禁忌 皮膚に傷のある場合

必要物品　洗面器（①），アロマオイル（精油）（②），ハンドクリーム（③），湯（約 39℃），ディスポーザブル手袋，爪切り（④），爪やすり，タオル

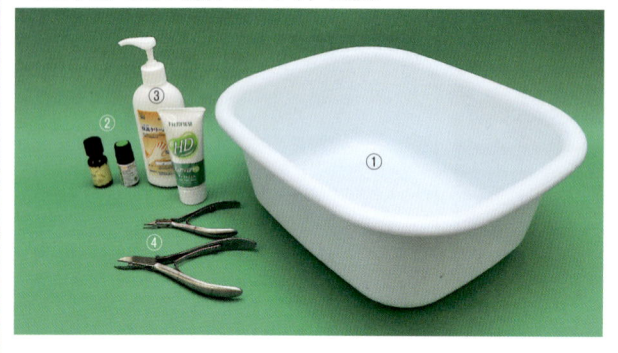

手順

要点	留意点・根拠
１ 手浴を行う ①洗面器などに湯を張る ②本人に香りの好みを確認したアロマオイルを 1〜2 滴落とす 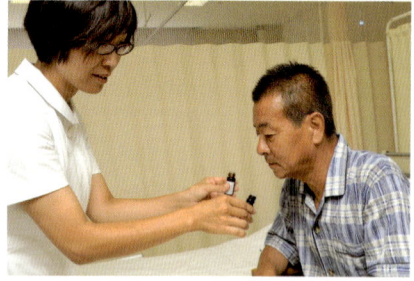 香りの好みを確かめる	**根拠** 嫌いな臭いはストレスになる

③手を湯につけてもらう

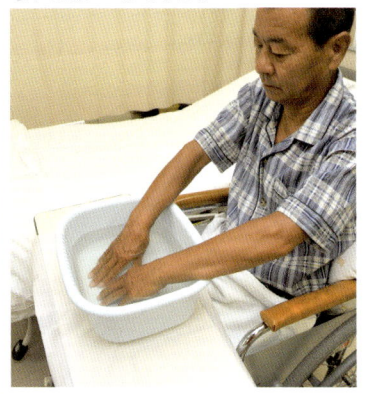

▶ 大きな容器があれば肘まで湯につけてもらう
根拠 腕・肩の疲れも解消できる
▶ 座位になれる場合は，車椅子かベッド上でオーバーテーブルを用いて，本人が楽な姿勢で行う
根拠 無理な姿勢はストレスになる
▶ 湯温は本人が心地よいと感じられる温度とすることが大切である

④指と指の間を洗う

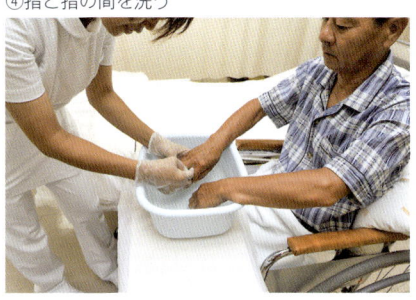

▶ 指と指の間は汚れがたまりやすいため，丁寧に洗う

動画

2-48

2 ハンドマッサージをする（保湿クリームで行う場合）
①保湿クリームを用意する

②保湿クリームを手に取って，手掌でしばらく温め，手全体に広げる

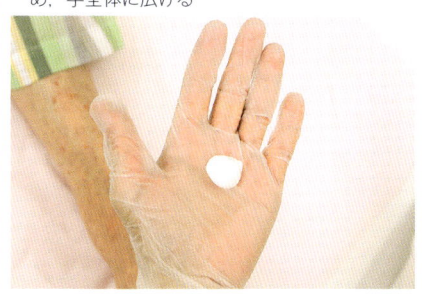

▶ できるだけ本人が好きな香りの保湿クリームを用意する 根拠 香りはリラックス効果を高める
▶ 手の温度で保湿クリームを温める 根拠 冷たいと不快感を与える

要点	留意点・根拠
③小指から順に指を1本ずつマッサージする 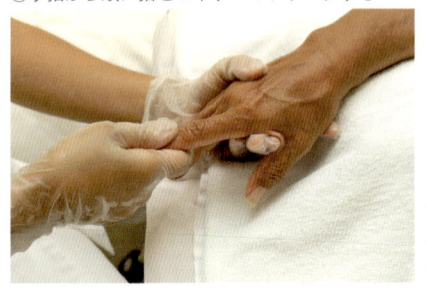	**根拠** 血液やリンパの流れが改善される **コツ** 爪のまわりを軽く押しながらマッサージし，次に指先から指の付け根に向かって，数回滑らせる
④手背の母指の付け根部分を軽く押しながらマッサージする 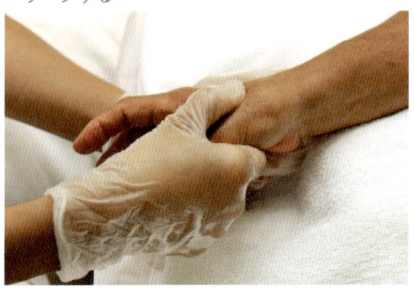	▶ 痛みがないか確認しながら行う
⑤手背をマッサージする	▶ 手背全体を，らせんを描くようにマッサージする
⑥手を裏返し，手掌をマッサージする．母指の付け根部分を痛くない程度に押し，他の部分も軽く押しながらマッサージする 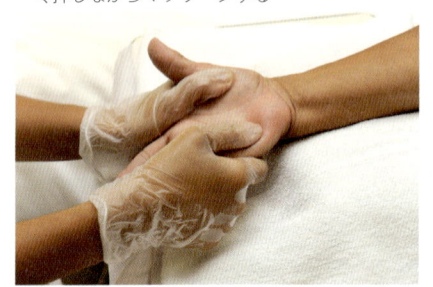	

要点	留意点・根拠
⑦手全体をマッサージする 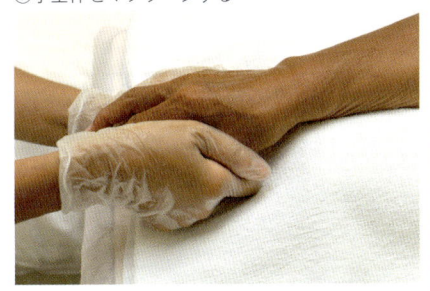	▶仕上げに，左右の手の指をからめて手首を回したり，手全体を手掌で包み込むようにマッサージする
⑧余分な保湿クリームがついている場合は拭き取る	▶指の間は汚れがたまりやすい
3 爪切りをする ※「第2章【5】清潔・整容⑦ひげ剃り・爪切り・耳垢除去」p.334 参照	

評価

- 手が保湿されたか.
- リラックスできたか.

⑤ 清潔・整容
5 全身清拭

谷口 好美

目的
- 全身の皮膚・粘膜の汚れを拭き取り，身体の清潔を保つ.
- マッサージ効果により，血液循環を促し，皮膚・粘膜の新陳代謝を促進するとともに，局所の鎮痛を図る. 腹部マッサージにより，腸蠕動を促進する.
- 骨・関節の運動を促す. 関節可動域の自動・他動運動も兼ね，床上リハビリテーションを図る.
- 全身状態の観察の機会とし，皮膚・粘膜の異常を早期発見する.
- 心理的に爽快感を与え，気分転換を図る.

チェック項目 全身状態(バイタルサイン)，全身の皮膚の状態，関節の運動(痛みなどの症状)，倦怠感・気分不快感や麻痺，皮膚の損傷(褥瘡など)，四肢の浮腫の有無

適応 体力の低下している人，安静が必要な人，治療上，入浴・シャワー浴ができない(許可されていない)人

事故防止のポイント 不適切な湯温による熱傷の防止

必要物品

清拭車がない場合：ベースン・洗面器(大小)，ピッチャー(途中で湯を足す場合)，温度計，ウォッシュクロス，フェイスタオル，身体用・陰部用タオル，バスタオル，綿毛布またはタオルケット，処置用シーツ，石けん，寝衣・下着(本人所有のもの)，陰部洗浄用ボトル(おむつ交換の場合)，紙オムツ・紙パッドなど

清拭車がある場合：蒸しタオル(身体用・陰部用)，ビニール袋，バスタオル，綿毛布またはタオルケット，処置用シーツ，石けん，寝衣・下着(本人所有のもの)，陰部洗浄用ボトル(おむつ交換の場合)，紙オムツ・紙パッドなど

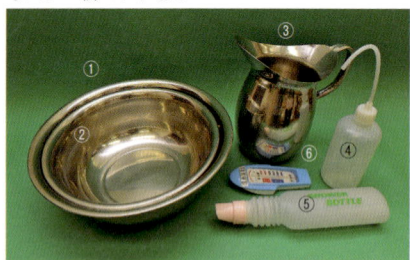

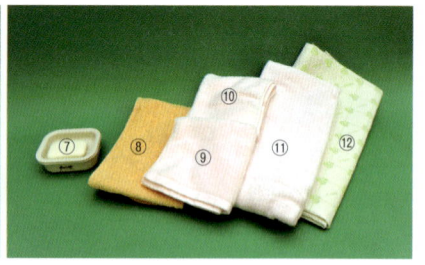

①大ベースン，②小ベースン，③ピッチャー，④⑤陰部洗浄用ボトル，⑥温度計

⑦石けん，⑧陰部用タオル，⑨ウォッシュクロス，⑩フェイスタオル，⑪バスタオル，⑫処置用シーツ

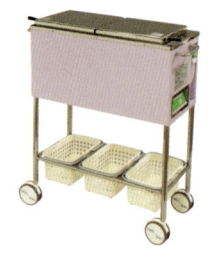

清拭車
〔ナビクリーンⅣ(清拭車)OC-01L,
画像提供：アズワン株式会社〕

手順

要点	留意点・根拠
1 説明する ①清拭を行うことを伝える ②清拭前に尿意・便意の有無を聞き，排泄を促す ③具体的な手順，目的，所要時間を伝え，質問に対しては丁寧に回答する	▶ ADL に応じて，事前に排泄を済ませる．食事直後や面会時間を避ける **根拠** リラックスして清拭を受けてもらう ▶ 肌を露出するなど，本人にとって羞恥心を伴うため，事前に説明して同意を得る **根拠** 不安を軽減し，協力を得る ▶ 所要時間は 20～30 分以内にする **根拠** 体力の消耗を抑える
2 環境を整える ①病室の室温を 24～28℃ を目安に調整する．エアコンの風などが身体に直接当たらないように調節する ②清拭が行いやすいように，ベッドサイド周囲の椅子，オーバーテーブルの位置を整える ③必要物品をベッドサイドに準備する．湯温は，50～55℃ にする．湯がこぼれないように湯量はベースンの 1/2～1/3 程度とする 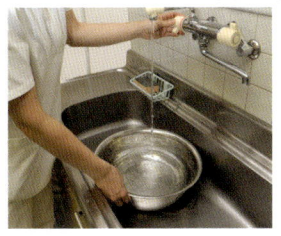 ④ベッドサイドに，新しい寝衣，下着，紙おむつ（使用している場合），バスタオルを準備し，取りやすい位置に置く ⑤多床室の場合はカーテンを閉め，個室の場合はドアを閉める	▶ 病室に設置されている温度計を確認する．体感温度には個人差があり，特に高齢者は寒く感じる傾向があるため，本人にも確認する **注意** 清拭の途中で物品の不足があり，取りに行くようなことがあると，高齢者は肌を露出したまま待たされることになり，看護師に不信感をもつことにもつながる．あらかじめすべての必要物品を用意しておく ▶ ベッドサイドが狭いと，清拭動作によっては看護師の腰に負担がかかり，腰痛の原因になることがあるため，環境を調整する ▶ 湯は少し高めの温度で用意する **根拠** 湯をタオルに含ませて絞ると 10℃ くらい温度が下がってしまうため，タオルで拭いた時に冷たく感じられ，不快感を与えることになる **コツ** 温度計あるいは看護師自身の手で湯温を確認する．介助者がいる場合は，準備段階の湯温を60℃ と高めに設定し，介助者に台所用の厚手のゴム手袋などを使用してタオルを絞り，渡してもらってもよい **事故防止のポイント** 本人にとって気持ちよい湯温に調整する．熱すぎると熱傷の原因となり，冷たいと身体を冷やし，不快感を与える **根拠** 肌を露出させるため，本人の羞恥心に留意する．また，他者から見えないようにプライバシーに配慮する
3 清拭の準備をする ①座位になってもらう ②ベッドの掛け物を足元に扇子折りにたたむ	▶ 本人の ADL によっては，仰臥位で実施する．ギャッチアップをしている場合は，水平にし，タオルケットをかける ▶ 清拭中にベッド周辺を汚さないように環境を整える

要点	留意点・根拠

4 清拭を行う

動画 2-49

《拭き方の基本》

・利き手に清拭タオルを巻いて拭く（図 1）

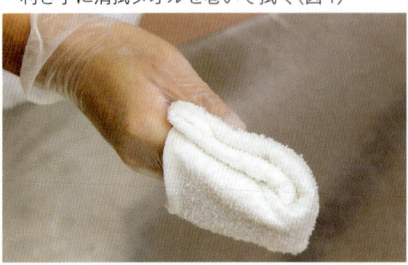

清拭タオルは手に巻き込んで持つ

根拠 タオルの端が身体に当たると冷たく感じるため，清拭タオルを手に巻き込んで持つことで，それを防ぐ

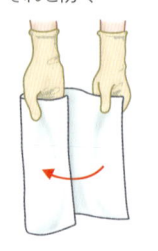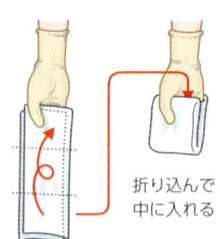

折り込んで中に入れる

図 1　清拭タオルの持ち方

・清拭時は必要に応じて脱衣を行う．その際，寒さや羞恥心を考慮し，バスタオル，タオルケットなどで身体を覆うなど，露出を最小限にする

▶ 浴衣タイプの寝衣などでは，最初からすべて脱衣し，バスタオルなどで身体を覆い，清拭する部分だけを露出させながら全身を清拭する方法もある

・施行中に寒気を感じていないか，拭き方が強すぎないか，痛みはないかなど，不快感がないか確認する

動画 2-50

・以下に，認知症や認知機能が低下した高齢者にも受け入れられやすい清拭手順の一例を挙げる．いきなり神経感覚の鋭敏な部分（顔や手）から拭くと，何をされるか理解できず，看護師の手を払いのける，衣服を脱ぐこと自体を拒否する場合などがある．最初は，神経感覚が鈍い背部から清拭を開始する．ただし，寝衣の着脱が負担にならない順にするなどの配慮もする

▶ 可能な限り立位・座位をとりながら進める方法である．治療上の安静指示など，治療の状況によって立位・座位をとることが難しい場合は，仰臥位や側臥位に変更する

動画 2-51

《背部の清拭》

①可能な場合は座位をとり，上半身を脱衣する

注意 上肢に麻痺がある場合は，健側から袖を脱がせる．上腕に静脈内点滴をしている場合は，点滴をしていない側から袖を脱がせる

コツ 「私の顔を見てください」「腕が上がりますか？」など，適切な声かけをしながら行う

注意 看護師がやさしい言葉を使っていても，険しい表情で急に服を脱がせてしまうと，高齢者は「嫌なことをされる」と感じるため，十分配慮する

②長いストロークを描くように背部を拭く

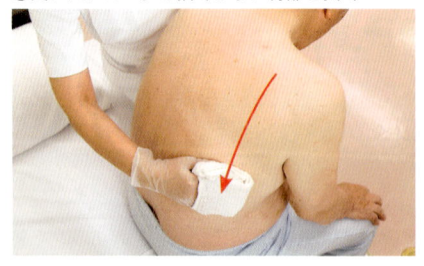

コツ 褥瘡予防のため，温かい清拭タオルを 2 枚重ねて，蒸すように当て，背部のマッサージを行ってもよい

注意 臥床時間が長い高齢者の場合，背部の皮膚に褥瘡の徴候（発赤など）がみられないか確認する

要点	留意点・根拠

コツ 認知症高齢者の場合，何をされているのかが把握できるように，看護師は本人の視野に入り，ゆっくりとわかりやすい言葉で「身体をきれいにして，さっぱりしましょう」などと説明する．可能であれば，1人の看護師が身体を支えながら本人の正面で声をかけ続け，もう1人の看護師が背面に立って感覚の鈍い背部から清拭を始めることで，本人が「嫌なことをされる」という感覚ではなく，「気持ちいい」「安心できる」と感じられるようにする

動画

2-52

《胸部・腹部の清拭》

①前胸部・側胸部を拭き，バスタオルで水分を拭き取る

コツ 温かい清拭タオルを2枚重ねて，蒸すように当てるとよい．温熱刺激を広範囲にし，快の刺激を与える

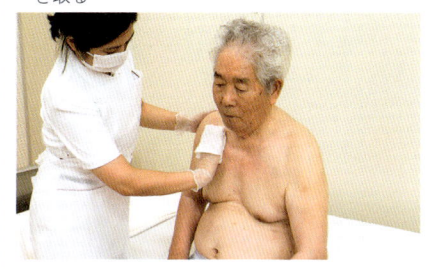

②腹部は，温かい清拭タオル2枚で蒸すように温めてから臍部を中心に円を描くように拭く

▶ 腸の走行に沿って腹部マッサージをする（図2）

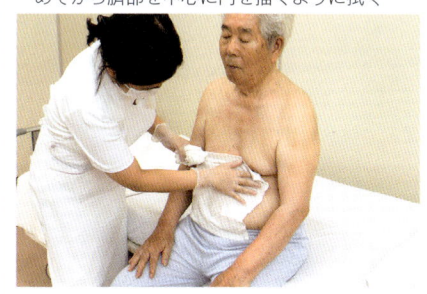

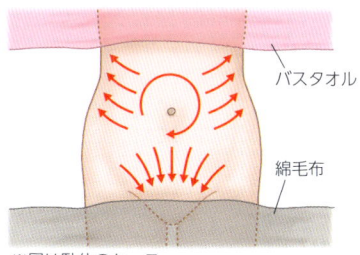

バスタオル

綿毛布

※図は臥位のケース

図2 腹部マッサージの部位と方向

要点	留意点・根拠

動画
2-53

《上肢の清拭》

①清拭は，末梢から中枢に向かって，手→前腕→上腕→肩→腋窩の順に進める（図 3）

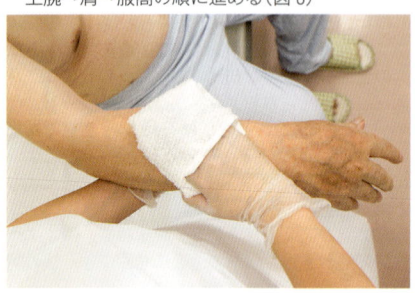

②指の間，腋窩など皮膚が密着する部位は，特に丁寧に拭く

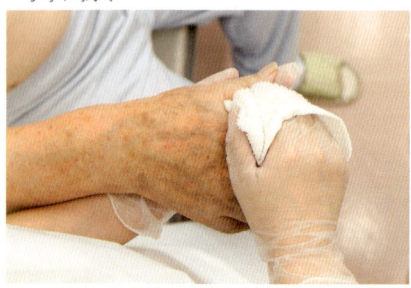

③上半身の寝衣を着せ，整える

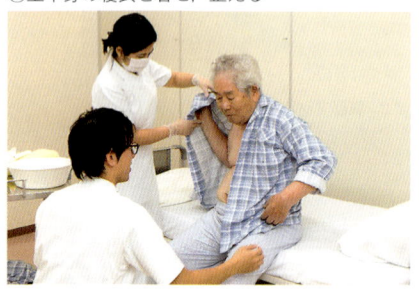

根拠 心臓への静脈血，リンパ液の流れを促す

注意 上肢を持ち上げる時は，手関節と肘関節の2 点を下から支える．恐怖感を与えないために，腕を上からつかまない

▶ 仰臥位で行う場合は，下にバスタオルなどを敷き，清拭タオルで蒸すように覆いながら拭く

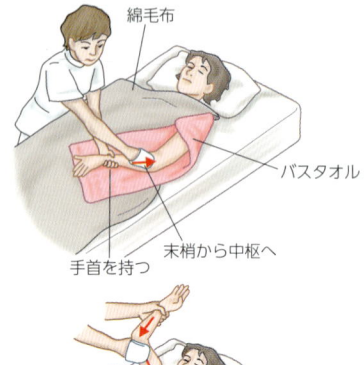

綿毛布

バスタオル

手首を持つ

末梢から中枢へ

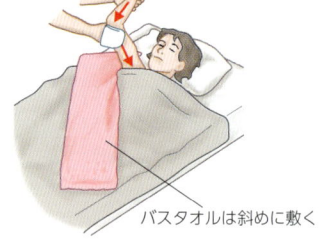

バスタオルは斜めに敷く

図 3　ベッド上臥位で上肢を清拭する場合

注意 上肢に麻痺がある場合は，患側から先に袖を通して着せる．上腕に静脈内点滴をしている場合は，点滴側から袖を通して着せる

動画
2-54

《下肢の清拭》
①可能な場合は立位をとり，ベッド柵につかまってもらう
②下半身の脱衣を援助する．寝衣（ズボンなど）をはいている場合は，声をかけて寝衣をおろす
③下肢を清拭する．温かい清拭タオルを2枚重ね，蒸すように当ててマッサージを行ってもよい

▶ 不必要な陰部の露出を避ける　根拠 本人の羞恥心に配慮する
▶ 適度な力を入れて拭く　根拠 血流を促し，下肢の静脈血栓を予防する

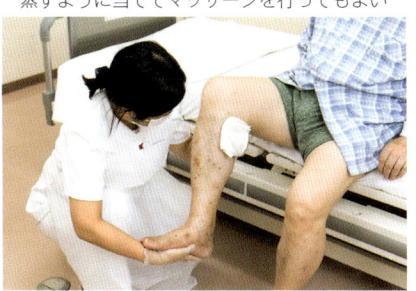

・臥位で行う場合は，両下肢の下にバスタオルを敷き，温かい清拭タオル2枚で蒸すように温めてから，末梢から中枢に向かって，下腿→膝関節→大腿部の順に拭く
④趾の間など皮膚が密着する部位は，特に丁寧に拭く

根拠 心臓への静脈血，リンパ液の流れを促す

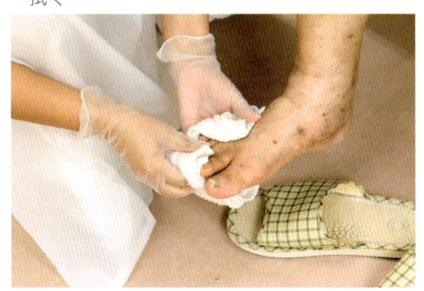

《殿部・陰部の清拭》
①殿部・陰部を清拭する（「第2章【5】清潔・整容②陰部ケア」p.294参照）

②下半身の寝衣（ズボンなど）を着せ，整える

コツ 「支えていますから大丈夫ですよ」「さっぱりしましたね」など，安心感を与える声かけをしながら清拭を行う

動画
2-55

要点	留意点・根拠

《顔・頸部の清拭》
①清拭は，図4のように①眼（目頭から目尻へ）→②鼻・鼻の周囲→③口の周囲→④額（生え際まで）→⑤頬→⑥耳→⑦頸部（後方から前方へ）の順で進める

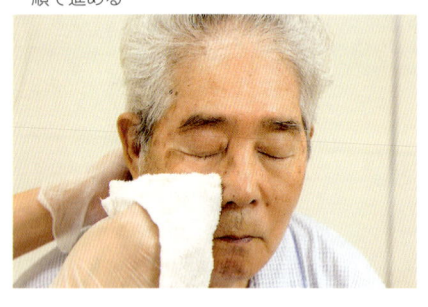

②清拭後は水分を拭き取る

コツ 清拭の最後に，神経感覚の鋭敏な顔・頸部を拭くと，抵抗なく受け入れられやすい．また，清拭時には新しいタオルに換える
▶ 眼は，清潔・保護のため，最初に拭く．目頭から目尻にかけては強く力を入れないように注意する．一度拭いたらタオルの面を変える

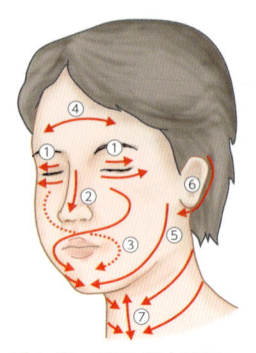

図4 顔・頸部の清拭の順序

注意 石けんをつけた場合は，石けんの成分を残さないために2回以上やさしく拭き取る

---

5 後片づけをする
①清拭後の高齢者の状態を観察する

②安楽な体位に整え，退室する

▶ バイタルサインの変化などに注意する
コツ 状態が安定し，本人の了承を得られれば，清拭後にリラックスした状態で手浴・足浴を行うこともある．特に手は汚れやすいため，感染予防の側面からも手浴が推奨される
▶ 高齢者のそばを離れる際は，ナースコールを手の届くところに置く．また，ナースコールがなくても病室を訪ね，状態に変化がないか留意する

評価

- 皮膚の汚れが落ちたか．
- 皮膚が適度に湿っているか，乾燥による皮膚の落屑などがみられないか．
- 精神的な安寧，満足感が得られ，さっぱりした，気持ちよかったなどの言葉が聞かれたか．

⑤ 清潔・整容

6 洗髪

谷口 好美

目的
・毛髪・頭皮の汚れ(皮脂, ふけなど)を除去し, 清潔を保つ.
・毛髪・頭皮の汚れによる不快感を除去する.
・頭皮の血液循環を良好にし, 頭皮の機能を維持する.
・脱毛, 脂漏性皮膚炎を予防する.

チェック項目 バイタルサイン, 倦怠感・気分不快感の有無, 頭髪, 頭部の皮膚の状態

適応 安静が必要で入浴ができない状況にある人

禁忌 一般状態が不安定(発熱, 血圧の変動が激しい, など)な人, 体力の低下が著しい人, 洗髪の体位がとれない人(頭部・頸部の安静が必要, 中耳炎, 不穏状態など), 頭部外傷, 頭蓋内圧が亢進している人

事故防止のポイント 洗髪車の誤操作・誤作動の防止, 洗髪車の不完全な固定(キャスターのストッパーのかけ忘れ, 調節ネジの締め忘れ)の防止, 不適切な湯温による熱傷の防止

- -

必要物品

・洗髪車で行う場合:洗髪車, 防水シーツ(①), 新聞紙, ピッチャー(②), ディスポーザブル手袋(③), 温度計, バスタオル, タオル, ケープ(④), 綿球, ガーゼ, シャンプー(⑤), コンディショナー(⑥), ドライヤー(⑦), ヘアブラシ, 寝衣(着替える場合)
・浴室の洗面台で行う場合:ストレッチャーあるいは洗髪用チェア
・ケリーパッド(洗髪車が使えない場合), バケツ

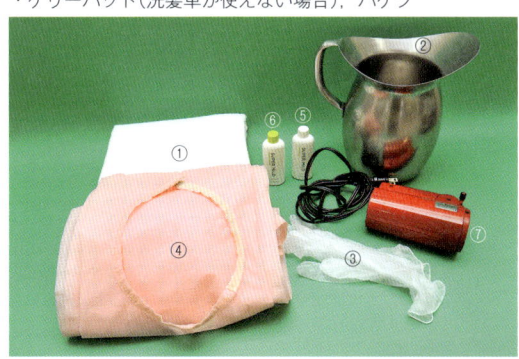

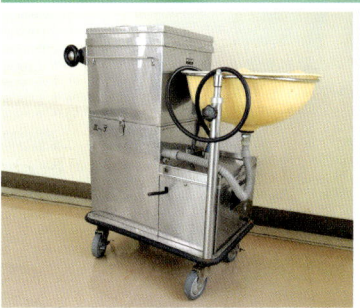

洗髪車

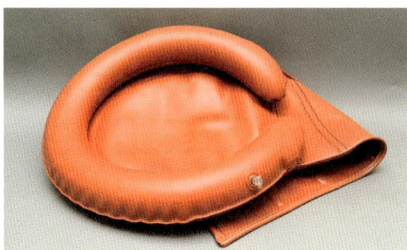

ケリーパッド

手順

要点	留意点・根拠
1 説明する ①洗髪を行うことを伝える ②バイタルサインを測定し,一般状態を観察する.洗髪の体位がとれるか判断し,方法を決める ③洗髪前に尿意・便意の有無を聞き,排泄を促す ④具体的な手順,目的,所要時間を伝え,質問に対しては丁寧に回答する	▶ 必要時,本人の ADL に応じた排泄援助を行う ▶ 洗髪の所要時間を考慮し,事前に排泄を済ませる.食事直後や面会時間を避ける **根拠** リラックスして気持ちよく洗髪を受けてもらう ▶ 入浴の代わりに行うことを伝え,ベッド上で洗髪を行うことに対する不安を軽減し,協力を得る ▶ 所要時間は,15〜20分以内にする **根拠** 疲労やベッド上で洗髪を行う姿勢からくる苦痛などを抑える **コツ** 体力の消耗が激しいなど,洗髪車による洗髪が負担が大きく実施できない場合は,代替方法として,湯を必要としないドライシャンプーを行う
2 環境を整え,洗髪車の準備をする ①病室(または浴室)の温度計で室温を確認し,24〜28℃ を目安に調整する 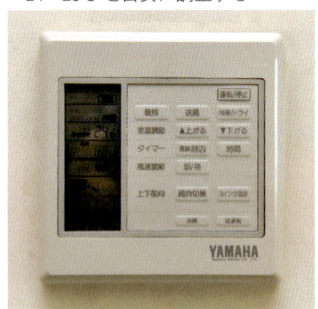	▶ 体感温度は個人差があるため,部屋が寒くないか本人にも確認する ▶ 部屋を暖めている間に必要物品を準備する ▶ 浴室に設置されている洗面台で行う場合,浴室の室温を調整する
②洗髪車を準備する.洗髪車の汚水槽のふたを開け,汚水が入っていないことを確認し,清水槽に約 40〜42℃ の湯を入れる ③洗髪車の保温スイッチを入れ,ランプが点灯するか確認する.また,排水ランプが点灯していないか確認する	**注意** 湯温が 45℃ を超えると熱傷の原因となるため,注意する ▶ 洗髪車の機種によっては高温になるとアラームが作動するよう設定できるものもあるため,利用する

④シャワーの出具合に不備がないかなど，洗髪車が正常に作動するか確認する

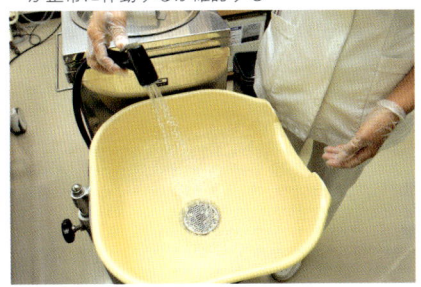

⑤洗髪車をベッドサイドに移動する
⑥洗髪車の位置を定め，固定する
・洗髪車が入るように必要に応じてベッドを移動させ，洗髪車・ベッドの両方のストッパーをかける

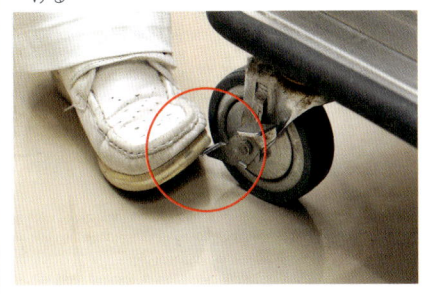

⑦ギャッチアップしている場合は，ベッドを水平にする
⑧ベッドの枕側のベッド枠（ヘッドボード）を外す
⑨洗髪車の頭受けを，高齢者の頭部の位置に合わせる（写真矢印），調節ネジでしっかりと頭部の位置に固定（○）した後，頭受けがぐらついていないことを確認する

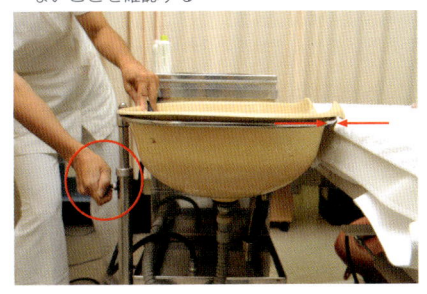

⑩多床室の場合はカーテンを閉める．個室の場合はドアを閉める

事故防止のポイント 洗髪車を正しく使用できるか事前に確認する　**根拠** 機械の誤作動は高齢者の状態を左右することもある
▶ 看護師自身の手で湯温を確認する

▶ 周囲の環境やベッドの種類に応じて，適切な位置を判断し，固定する
事故防止のポイント 安全のために必ずキャスターについているすべてのストッパーをかける．高齢者の頭を洗髪車にのせた状態で洗髪車が動くと，事故の危険性がある

▶ 頭受けの調節ネジの締めつけを再度確認する
注意 頭受けがぐらついていると，使用中にそれが外れ，事故の危険性がある
事故防止のポイント 高齢者の安全を保証するため，洗髪車の固定（キャスターのストッパー，調節ネジ）は確実に行う
注意 腰に負担がかからないようにベッドの高さ，洗髪車の頭受けの高さを調整する

▶ **根拠** プライバシーに配慮する

要点	留意点・根拠

《枕側のベッド枠が外せない場合》
・ベッド上にケリーパッドを置き，仰臥位の高齢者を少し斜めにして頭をのせる．汚水受け用のバケツと新聞紙を床に敷き，ベッドの横に置いた洗髪車のシャワーで髪を洗う

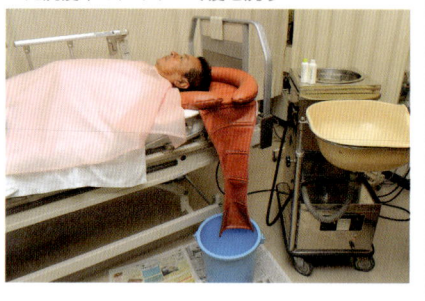

3 洗髪の準備をする
①ベッドサイドに，必要物品を用意する
②高齢者に声をかけ，頭の枕を外す
③高齢者の下に防水シーツを敷き，その上にバスタオルを広げる

▶ 洗髪中にベッド周辺を濡らさないように環境を整える

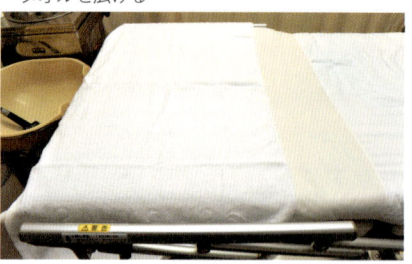

④頸部にタオル，ケープを巻く

⑤洗髪車の頭受け，頭受けベルトの上に頭をのせられるように，体位を整える
⑥頭がぐらぐらするなどの不快感や頭受けが当たる部位に痛みがないか確認する

コツ 襟元が湯で濡れないように，タオルはケープの中に収まるようにする
▶ 体位を調整する際は，適切な人数で行う

コツ 頸部が洗髪車の頭受けに当たって痛みがある場合，さらにタオルを1枚頭受けに当てて調整する

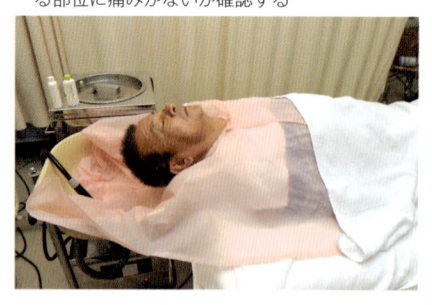

動画
▶
2-56

4 洗髪する

①頭髪をブラッシングする

▶ 毛髪がもつれている場合は，無理をせず毛先からブラッシングする

②顔をタオル(あるいはガーゼ)で軽く覆う

▶ 人によっては顔を覆われることを不快に感じることもあるため，本人の意思を尊重する
▶ 耳に水が入らないよう，綿球で耳栓をする場合もある

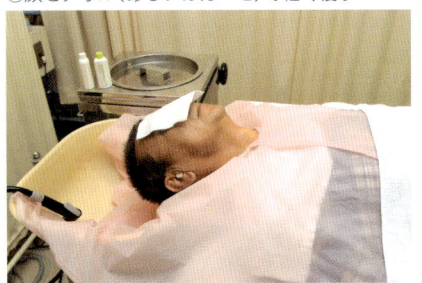

③高齢者に湯がかからないよう，シャワーヘッドを頭受け内に向けてから，シャワースイッチを押す

▶ シャワーヘッドのスイッチで放水・止水を行う(洗髪車の機種により操作は異なる)

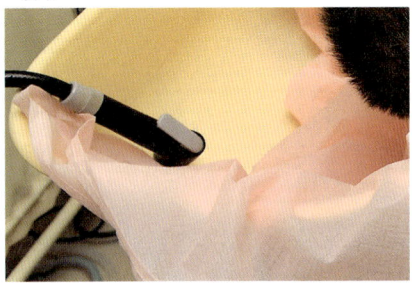

④温度が適切か，湯を看護師自身の手にかけて確かめてから，徐々に高齢者の頭部にかける

事故防止のポイント 熱すぎる湯は熱傷の危険があるため，湯をかける前に必ず看護師が湯温を確認する

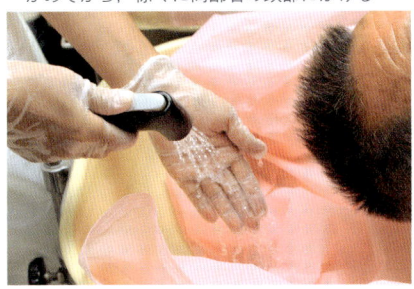

⑤高齢者に湯の温度が適切か確認する．頭髪全体を濡らしたところでシャワーを止める
⑥適量のシャンプーを手に取り，十分に泡立てる

▶ シャンプーを看護師の手でよく泡立ててから洗う **根拠** 洗浄効果を高め，摩擦による毛髪の傷みを最小限にする

要点	留意点・根拠
⑦泡を頭皮全体につけ，指腹でマッサージするように洗う（図1） 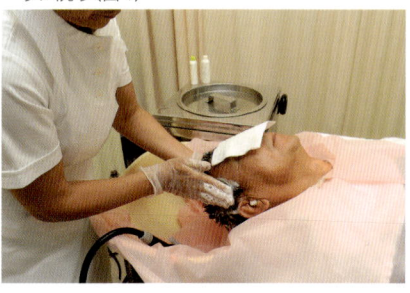	▶ 爪を立てて洗わない　根拠 頭皮を傷つける可能性がある ▶ 頭部に振動を与えないように気をつけながら行う コツ 頭皮を中心に洗うと，毛髪の汚れも落ちる 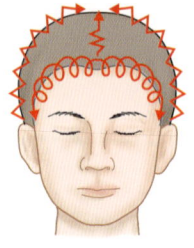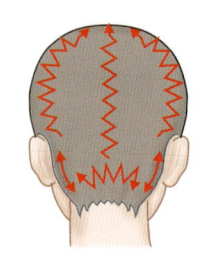 図1　頭皮の洗い方
⑧かゆみがないか，気になる箇所がないか確認する ⑨シャンプーを洗い流す 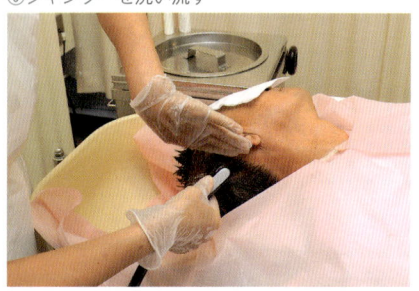	▶ 頭髪を軽く絞って泡をまとめる ▶ 後頭部の泡を洗い流す際は，耳介を手で前に倒すように閉じ，湯が耳に入らないようにする ▶ 顔を横に向けられない場合は，仰臥位のまま後頭部にシャワーを当てながら泡をすすぐ
⑩上記⑥～⑨を繰り返す（二度洗いする）．すすぎが十分か，泡が残っている箇所（生え際，耳の周囲，襟足など）がないか確認する	▶ 洗髪中の苦痛の訴えや意識レベルの低下に注意しながら，原則二度洗いを行う　根拠 3日以上洗髪していない場合，一度洗いでは汚れが落ちにくい コツ シャンプーの量は一度目より少なめにしても十分に泡立つ 注意 すすぎが不十分だと，頭皮や皮膚トラブル（かぶれ，湿疹など）の原因となるため，泡が残っていないか確認する
⑪瘙痒感やすすぎが不十分など，気になるところがないか確認する ⑫シャワーを止め，頭髪の水気を軽く絞る ⑬コンディショナーを手に取り，頭髪に軽くつける ⑭湯で十分に洗い流し，頭髪の水気を軽く絞る	▶ 原則としてコンディショナーは頭皮にはつけない．事前に製品の使用方法，使用上の注意事項を確認する

⑮顔や耳など濡れた箇所の水分をタオルで拭き取り，頭髪全体をタオルでくるむ

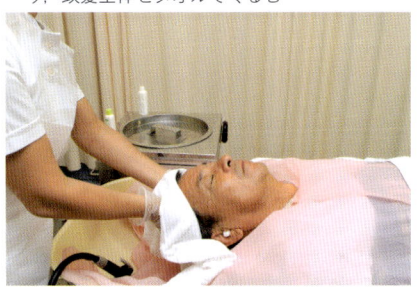

⑯頭を頭受けから外し，濡れたタオル類を取り除き，防水シーツとバスタオルの上に頭がのるように体位を整える
⑰顔や首周りを拭く

⑱ドライヤーとバスタオルで髪を乾かし，整髪する

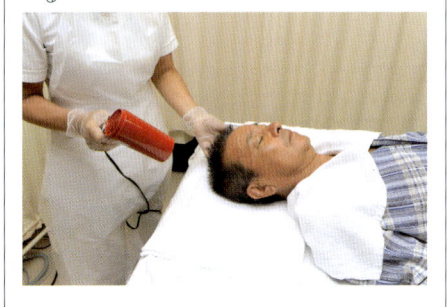

▶ 残った水分を取り除き，寒気を感じないよう保温に留意する
▶ ドライヤーの熱風が直接当たらないようにしながら乾燥させる
▶ 一緒に鏡を見ながら本人の好みに合わせて整髪すると，よりその人らしさが表現され，闘病意欲の向上につながる
▶ 終末期の場合，洗髪による爽快感や髪型が整うことで，その人らしさや尊厳が維持できる。「さっぱりしたね」「きれいになりましたね」などの声かけも励ましとなるため，配慮して行う

5 後片づけをする
①使用物品を片づける
②高齢者の状態に異常がないかを確認する
③安楽な体位に整え，退室する

▶ 高齢者のそばを離れる際は，ナースコールを手の届くところに置く

④（浴室などで）洗髪車を片づける．洗髪車本体の水滴をきれいに拭き取る．汚水槽の水を排水し，きれいに洗う
⑤洗髪車を定められた場所に戻す

評価

● 頭皮の瘙痒感，不快感がなくなったか．
● 精神的な安寧，満足感が得られ，さっぱりした，気持ちよかったなどの言葉が聞かれたか．
● 手際よく実施し，高齢者に疲労感を与えなかったか．
● 寝衣，シーツを濡らしたり，汚したりしなかったか．

⑤ 清潔・整容

7 ひげ剃り・爪切り・耳垢除去

谷口 好美

目的

《ひげ剃りの目的》
・ひげ剃りを行うことにより，身だしなみを整え，その人らしい外観を保つ．
・「きれいにしたい」「おしゃれをしたい」という意欲を引き出し，他者との交流や活動を促進する．

《爪切りの目的》
・手足の爪を整えることにより，爪の間にたまった垢を除去し，手指の清潔を保持する．
・爪の長さを適切に保つことで，高齢者の生活習慣として身だしなみを整える．
・皮膚に瘙痒感などがある場合は，皮膚を傷つけないように，安全対策のために爪を適切な長さに切る．
・爪の肥厚，陥入爪，爪白癬(はくせん)など爪の異常を早期発見する．

《耳垢除去の目的》
・高齢者は，耳下腺の分泌が低下し，外耳道に耳垢がたまりやすいため，適時，除去する．
・定期的に観察することにより，耳の異常(炎症，耳漏など)を早期発見する．

チェック項目

・ひげ剃り：ひげの状態，剃る部分の皮膚の損傷の有無，(血液データなどから)出血傾向など
・爪切り：爪の状態(色，形，特徴)，白癬などの異常，皮膚の損傷の有無
・耳垢除去：耳垢の性状，耳漏(耳だれ)などの異常の有無，清掃時の痛みなど

適応

・自力でひげ剃り，爪切り，耳垢除去を行うのが困難な人
・爪切りの場合，爪のトラブル(陥入爪，爪白癬)，爪の肥厚のため，自分で切ることが難しい人
・危険な行動がみられるなど，安全管理の面から爪切りやかみそりを自立して扱うのが難しい人

禁忌 ひげ剃り：皮膚に傷などのトラブルがある場合，爪切り：爪の病変で専門医の判断が必要な場合，
　耳垢除去：耳漏，感染の危険性がある場合

事故防止のポイント かみそりや爪切りの不注意な扱いによる皮膚損傷の防止

必要物品

・ひげ剃り：清拭タオル(清拭車がある場合は蒸しタオル)，タオル(①)，電気かみそり(②)，鏡(③)，
　保湿剤(ローション，乳液など)，処置用シーツ(介助が必要な場合)
・爪切り：爪切り(④)，処置用シーツ(⑤)，必要時：ニッパー型爪切り(⑥)，爪やすり(⑦)
・耳垢除去：綿棒(⑧)，ペンライト(⑨)，清拭タオル(⑩)

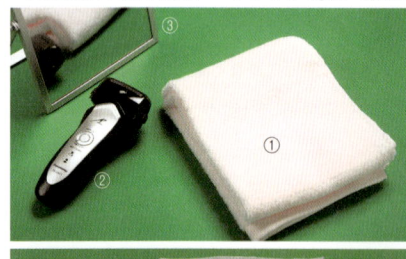
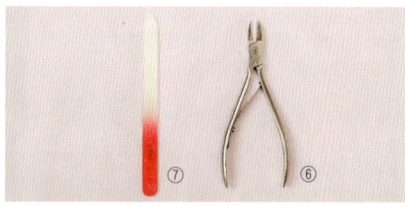
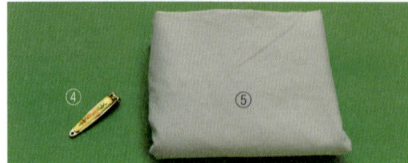
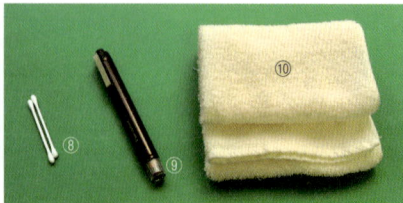

ひげ剃り

手順

要点	留意点・根拠
1 説明し，ひげ剃りの準備をする ①ひげ剃りをすることを伝える ②手順，目的，所要時間などを伝える ③ベッドサイドに必要物品を用意する	▶ 本人の好む方法，普段の方法など聞きながら，事前に説明して同意を得る．また，質問に対しては丁寧に回答する

2 ひげ剃りを行う
《自分でできる場合》
①高齢者が鏡を見ながら行えるように，環境を整える

②電気かみそりを渡し，ひげを剃ってもらう

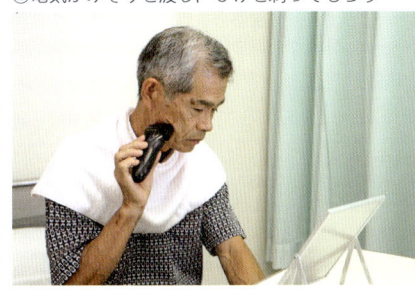

③一通りひげを剃った後，剃り残しがないか確認する
④ひげ剃り後，清拭タオルで拭く．乾いたタオルで水気を拭き取り，乾かす
⑤ローション，乳液などの保湿剤をつける
《介助が必要な場合》
①処置用シーツを敷き，必要物品を手元に置く

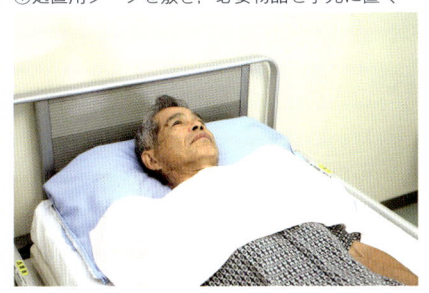

②長いひげはあらかじめ，はさみを使ってカットする

▶ 身だしなみ動作の習慣化やセルフケア能力を促し，きれいにしたいという意欲を引き出すために，環境を整える
▶ 電気かみそりを使う場合，皮膚が乾燥しているか確認する．本人の好みに応じてプレシェーブローションなどを事前に塗布し乾燥してから剃る
根拠 皮膚が濡れていると，深剃りになりやすい
コツ かみそりや安全かみそりの場合はひげが生えている方向に沿って剃るが，電気かみそりでは逆剃(さかぞ)りをする．また，電気かみそりを持った手とは反対側の手で皮膚のしわを伸ばすようにしながら剃るとよい
注意 電気かみそりを強く当て過ぎると皮膚に負担を与え，ひげ剃り後にヒリヒリした痛みを生じたり，深剃りになるため注意する
事故防止のポイント かみそりの不注意な扱いによる皮膚損傷を防止する
▶ 認知症高齢者の場合，失行・失認により電気かみそり（使い慣れた日用品）の使い方がわからず，動作が止まってしまうことがある．自立を妨げないように見守りを行い，できることをアセスメントし，次に行うことを伝えるなどのサポートをする

要点	留意点・根拠
③電気かみそりを皮膚に垂直に軽く当てて，下から上に向けて毛が生えている方向とは逆に剃る．片手で皮膚のしわを伸ばすようにしながらひげ剃りを行う 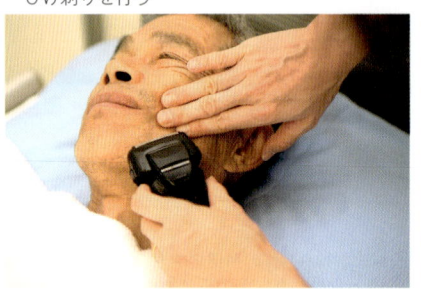	
④ひげ剃り後，清拭タオルで拭く．乾いたタオルで水気を拭き取り，乾かす ⑤ローション，乳液などの保湿剤をつける	▶ 洗面台に移動できる場合は，水（湯）で十分洗い流す ▶ 希望があれば，保湿のために本人に合ったローション，乳液などをつける
3 後片づけをする ①電気かみそりを水で洗い，挟まったひげを取り除く ②安楽な体位に整え，退室する	▶ 電気かみそりを本人が保管することが危険な場合，ナースステーションで管理する ▶ 替え刃を定期的に点検し，刃こぼれなどがあれば交換する **根拠** 刃のさびや刃こぼれは，顔や指腹を傷つけるおそれがある

評価

- ひげがきれいに剃れているか，その人らしい外観になったか．
- 精神的な安寧，満足感が得られ，さっぱりした，気持ちよかったなどの言葉が聞かれたか．

爪切り

手順

要点	留意点・根拠
1 説明し，爪きりの準備をする ①仰臥位あるいは座位で爪切りをすることを伝える ②手順，目的，所要時間などを伝える ③ベッドサイドに必要物品を準備する ④処置用シーツを敷き，必要物品を手元に置く	▶ 本人の好む方法，普段の方法など聞きながら，事前に説明して同意を得る．また，質問に対しては丁寧に回答する **コツ** 部分浴（手浴・足浴），入浴後など，爪が水分を吸って軟らかくなった時に行うと安全・安楽に切りやすい

2 爪切りを行う

①爪の状態を観察する

②爪切りで，爪の先を指の緩いカーブに沿って切る．先端の白い部分を1mm程度残す

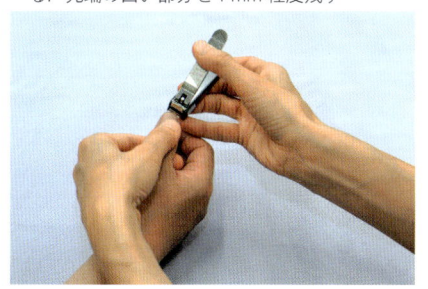

③爪の両端を丸くカットする（図1）

④軽く爪やすりをかけ，滑らかにする

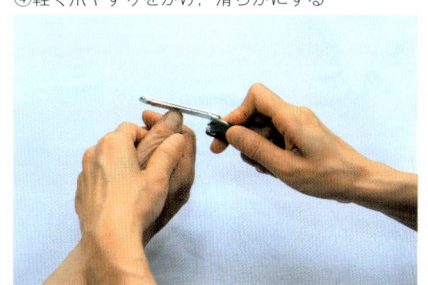

《陥入爪の場合》

①陥入爪で皮膚に当たる部分をとがったニッパー型爪切りで切るか，爪やすりで削る

②爪に当たって硬くなった皮膚があれば，ニッパー型爪切りか爪やすりで削る

③ピンセットを用いてカット綿を爪と皮膚の間に入れる

④必要に応じてテープで固定する

▶ 色，形，特徴などを確認する

▶ 一度に切らず，少しずつ切ると深爪（爪を切り過ぎた状態）になりにくい．深爪は陥入爪（p.300）の原因になる

注意 深爪にならないように，また爪周囲の皮膚を誤って切らないように，看護師は高齢者に対面するのではなく，隣に位置し，自分の爪を切る時と同じ目線で爪切りを実施する

コツ 爪が割れやすい場合，一度に多くを切るのではなく，何回かに分けて少しずつ切る

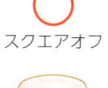 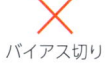

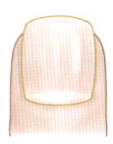 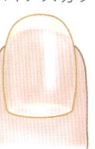 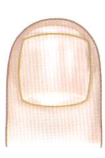

スクエアオフ　　バイアス切り　　深爪

図1　爪の切り方

根拠 爪の切り口が皮膚や衣類などに引っかかると，それらを傷つける原因になる

▶ 陥入爪は母趾に好発する．もともと爪のカーブが強く，また加齢に伴い，爪やその下の皮膚が萎縮して徐々に爪が彎（わん）曲してくる

▶ 陥入爪は皮膚に食い込み，腫れや痛みを引き起こす．これらは深爪であったり，靴の圧迫，肥満，急激な体重増加が関係するため，陥入爪になる原因を本人とともに考える

▶ 爪床溝と彎曲した部分の内側の角質をより丁寧に取り除き，角質の蓄積による圧迫と感染を予防することが大切である

要点	留意点・根拠
《肥厚した爪の場合》 ①爪の肥厚した部分を爪やすりで削り落とす 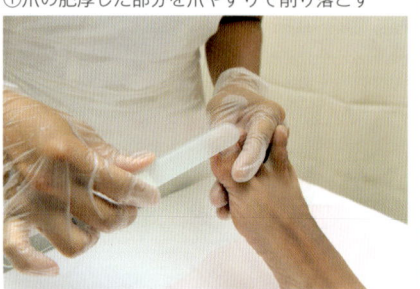 ②肥厚が著しい場合は，ニッパー型爪切りで少しずつ爪の厚みを切っていく ③爪やすりをかけ，表面を滑らかにする	▶ ノギスで爪の厚みを測定し，どの程度の肥厚かを確認しておく
3 後片づけをする ①安楽な体位に整え，退室する	▶ 高齢者のそばを離れる際は，ナースコールを手の届くところに置く

評価
●適度な爪の長さになっているか．爪の切り口が滑らかになっているか． ●爪切りや爪やすりを適切に扱い，皮膚損傷を生じなかったか．

耳垢除去

手順

要点	留意点・根拠
1 説明し，準備をする ①耳垢をとることを説明する ②手順，目的，所要時間などを伝える ③ベッドサイドに必要物品を準備する	▶ 臥床期間の長い高齢者の場合，ケアが行き届かず，耳垢が詰まって聞こえにくくなっている場合がある．定期的にペンライトを使用して耳垢がないか観察する ▶ 耳垢は自然に排泄されるため，除去しないほうがよいという説もある．機械的な刺激により耳垢の分泌が過剰になったり，綿棒などで耳垢を押し込む，外耳道を傷つけるというトラブルが起こりやすいなどが理由として挙げられる ▶ 本人の好む方法，普段の方法などを聞きながら，事前に説明して同意を得る．また，質問に対しては丁寧に回答する

要点	留意点・根拠

2 耳垢を除去する

①外耳道の状態を観察する．見えにくい場合は，ペンライトを使用して観察する

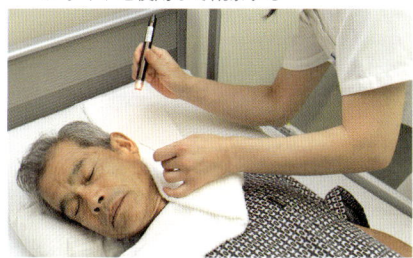

ペンライトを使用して外耳道を観察する

▶ 耳に異常があれば，記録する．主治医に伝え，耳鼻科受診を検討する
▶ 補聴器を使用している場合は，外す．補聴器のイヤホンが清潔か，補聴器に不具合はないか確認する

②耳に異常がみられなければ，綿棒を用いて耳垢を取り除く

▶ 側臥位などにし，頭部を安定させた状態にする
▶ 耳垢を除去している間は，できるだけ動かないように説明する　**根拠** 施行中，急に頭部を動かすと外耳道を傷つけるおそれがある

③耳の奥のほうから手前に向かって，綿棒で軽くぬぐうようにして耳垢を掻き出す（ⓐ）

注意 感染予防のため，綿棒を入れるのは1cmまでとする
コツ 耳垢が乾燥し，固まって取りにくい場合は入浴後に行うとよい．耳垢水（重曹，グリセリン，水の混合液）を用いることもある．また，温めたオリーブ油を綿棒に含ませ，外耳道に湿り気を与え，1〜2日後に軟らかくなった状態で取り除く方法もある

④耳垢除去後，耳介，耳の後ろを清拭する（ⓑ）

根拠 耳介，耳の後ろは汚れがたまりやすく，ケアも行き届きにくい

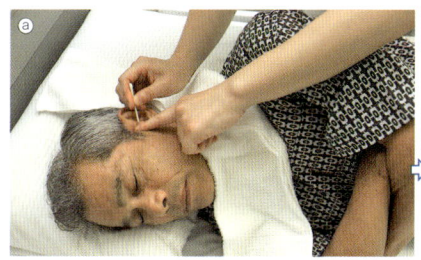 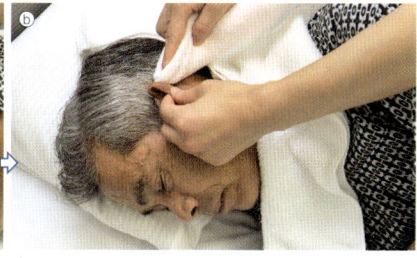

3 後片づけをする

①安楽な体位に整え，退室する

▶ 高齢者のそばを離れる際は，ナースコールを手の届くところに置く

評価

- 目で見える範囲で耳垢が除去されているか．
- 耳の痛み，異常（耳漏，出血など）がみられなかったか．
- 精神的な安寧，満足感が得られ，すっきりした，気持ちよかったなどの言葉が聞かれたか．

⑥ 衣生活（更衣）

柳井田 恭子

高齢者の特徴と更衣の援助の必要性

- 加齢に伴う神経機能や運動機能の低下により，動作は緩慢で不安定となり，反射，反応が低下する．また，筋力・持久力の低下，骨量の減少，骨の脆弱化により脊柱変化（円背（えんぱい））や骨折が起こりやすい．加えて，高齢者は複数の疾患をもっていることも多く，その人の身体機能・残存機能に合わせた更衣への援助が必要である．
- 拘縮のある高齢者への着脱介助は，固くなった関節を広げて行うため，痛みが伴う．痛みにより緊張が高まることで，身体を固く閉じようとし，着脱困難になりやすい．
- 衣類には暑さ・寒さから身体を守り，体温調節を行う役割があり，肌着類には汗や汚れを吸収し，皮膚を清潔に保つ機能がある．
- 発汗や分泌物，排泄物などによる衣類・肌着類の汚れは，気分を不快にさせるだけではなく，その吸湿性，通気性，保湿力を低下させる．そのため，更衣を援助し，清潔なものに交換する必要がある．
- 更衣の援助は皮膚を観察できる機会でもあるため，皮膚の乾燥や湿潤状態などにも注意を向ける．
- 自分でできることは自身で行うように促し，意欲を高めることも大切である．
- 脱ぎ着しやすい衣類を選ぶことも重要な要素の1つである（表1）．また，基本的にゆとりのあるサイズや，ボタン留めなら大きなボタンがついているものを選択する．ファスナーはマジックテープに変えるなどの工夫も大切である．

アセスメント

1 身体機能，本人の状態

- 麻痺，関節拘縮の有無，関節可動域，可能な体位，筋力などの身体機能を把握する．
- ・自分で脱ぎ着できるか，トイレなどで戸惑うことはないか確認する．
- ・更衣動作に必要な機能（表2）を理解した上で，援助の方法を決める．
- ・更衣動作を座位で行う上での必要条件は，座位バランスが良好なことである．
- バイタルサイン，全身状態，痛みの有無，発汗の状態などを確認し，本人の状態を把握する．
- ・全身が衰弱し，起き上がれなければ臥床のまま行う，痛みが強ければ鎮痛薬投与後に実施するなど，更衣の方法や時間を決めるために必要な情報となる．

2 本人の好み，希望，予定

- 本人の衣類の好み，希望を把握する．
- ・可能な限り，本人の好み，希望を反映させた衣類を選択する．
- 本人の予定を確認する．
- ・検査，外出など，本人の予定に合った衣類を選ぶ．

3 着脱動作，動作時の症状，状態変化

- 高齢者自身による着脱動作を観察する．
- ・苦痛になっている動作はないか，自分でできる動作は何か，どのような動作が不自由か，安全に行えているかなどを確認する．

表1　更衣時の衣類選択のポイント

- ・着脱が容易である
- ・関節の動きを妨げない
- ・治療，検査に支障がない
- ・本人の気分や好み，希望を反映している

表2　更衣動作に必要な機能

- ・ズボンの着脱：立位の安定，股・膝関節の可動域，下肢の筋力
- ・上着の着脱：手先が反対側の肩・背中に届くこと
- ・ボタン留め：手指の巧緻性と筋力
- ・自分の手・足・体幹の位置関係を認識できる知覚機能，認知機能

- ●自分で更衣を行おうとする意欲があるか確認する.
- ・可能な限り,自分でできることは自身で行うように促すことが,意欲の向上につながる.
- ●着脱に伴う症状の有無を把握する.
- ・痛み,息切れ,疲労感がないか確認する.
- ●着脱動作によって状態変化がみられないか把握する.
- ・バイタルサイン,顔色,気分などに変化がないか確認する.
- ・体位の変更によって循環動態が変化し,気分不快感になることもある.

4 衣類の汚れの状態
- ●汚れの原因をアセスメントする.
- ・食物の食べこぼし,便・尿,血液の付着の有無,発汗の状態を確認する.
- ・汚れは,気分を不快にさせたり,衣類の吸湿性,通気性,保温力の低下を起こす.

5 皮膚の状態
- ●更衣の援助時に皮膚の状態を観察する.
- ・皮膚の乾燥状態や乾燥による瘙痒感の有無を確認する.
- ・骨突出部に発赤や褥瘡が生じていないか確認する.

寝衣交換

目的 身体機能や残存機能などに応じて安全・安楽に更衣を援助する.気分を爽快にする.皮膚の清潔を保つ.全身の皮膚を観察する.

チェック項目 麻痺,関節拘縮の有無,関節可動域,筋力,残存機能,安静度,治療内容,バイタルサイン,リハビリテーションの状況,皮膚の状態など

適応 支援が必要な人

事故防止のポイント ベッドからの転落防止

必要物品
- ・臥床者:下着(必要時),新しい寝衣,靴下(必要時),ランドリーバッグ(必要時),ワゴン
- ・片麻痺のある人:自助具(ボタンエイド,ソックスエイドなど),靴下(必要時),ランドリーバッグ(必要時),新しい寝衣(前開きタイプでは本人の残存機能に応じてボタン式ではなくマジックテープやフック式などを選択する)

手順

要点	留意点・根拠
◆臥床者の場合 **1 説明する** ①寝衣交換をすることを説明し,了解を得る.どの寝衣に着替えるのか確認する	▶寝衣交換は,気分転換や生活のメリハリのためにも大切である.意欲を損なわないように本人の意思を尊重することが必要である
2 環境を整える ①室温を調節する	**根拠** 着替える時に寒さを感じないようにする

要点	留意点・根拠
②多床室の場合はカーテンを閉める．個室の場合はドアを閉める	**根拠** 肌を露出するため，本人の羞恥心に留意する．また，他者から見えないようにプライバシーに配慮する
③看護師が動きやすいように床頭台をベッドから離し，看護師側のベッド柵を下ろす	▶ ワゴンには，新しい寝衣類を着替える順で置く **注意** 転落防止のため，片側のベッド柵は必ず上げておく **事故防止のポイント** 更衣時は体動が大きくなり，思いがけず転落することがある．安全を確保し，ベッドからの転落を防止する
④ランドリーバッグは高齢者の足元に置く	

動画
2-57

3 更衣を行う（浴衣タイプの場合）

①掛け物を下ろし，足元に扇子折りにしておく	**根拠** 足の上に掛け物があると，本人にとって重く感じる．また，体位変換時に妨げになる

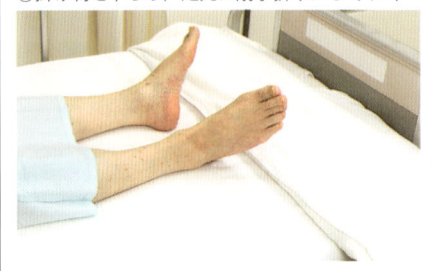

②片側から寝衣を脱がせていく ③肘関節を片方の手で下から支えながら，肩から肘関節，手先の順に脱がせ，袖を抜く	**根拠** 手先から脱がせようとすると袖に肘関節が引っかかり，負担をかける ▶ 点滴をしている場合は，先に点滴をしていない側の袖を脱がせる．次にチューブ類が引っ張られたり，絡んだりしないように気をつけながら点滴をしている側の袖を脱がせる．その後，点滴ボトルを逆さにしないよう気をつけながら袖口からボトルを通して抜く．着衣時は，点滴ボトルを先に袖口に通してから点滴をしている側の上肢に寝衣を通す．点滴ボトルを袖に通す時には，逆流を防ぐため，点滴クレンメを止めておく **注意** 認知症高齢者の場合，無理に脱がせようとすると，痛みにより，怒りや暴言・暴力につながることもある

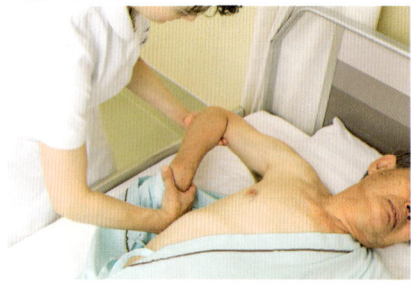

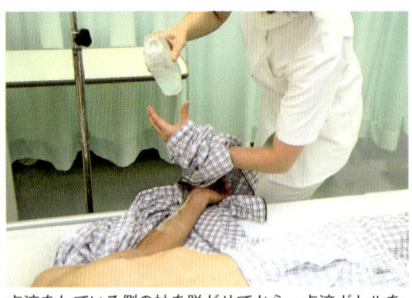

点滴をしている側の袖を脱がせてから，点滴ボトルを袖口から抜く

④皮膚を観察する

▶ 高齢者の皮膚は乾燥しやすく，乾燥すると瘙痒感を伴う．瘙痒感は皮膚の搔破の原因となり，皮膚損傷につながる

▶ 骨突出部に褥瘡がみられないか注意して観察する

⑤側臥位にし，看護師と反対側を向いてもらう

▶ 高齢者に麻痺がなければ，ベッド柵を握ってもらい，体位を安定させる

⑥脱がせた側の寝衣を内側に丸めて身体の下に入れ込む

▶ 皮膚が乾燥していると，落屑(せつ)がみられる．ベッドは生活の場であるため，落屑が飛び散らないよう注意する

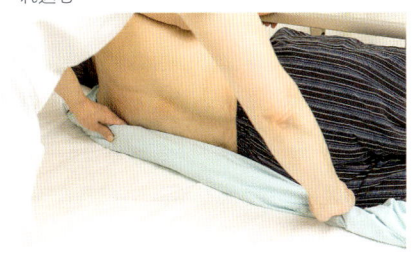

⑦清潔な寝衣を広げる

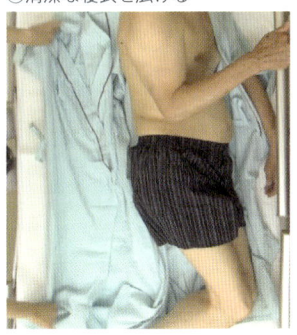

⑧脱がせた側の腕に清潔な寝衣を通す

▶ 清潔な寝衣の袖口から片方の手を入れ(迎え手をして)，高齢者の手関節を支えながら袖を通す

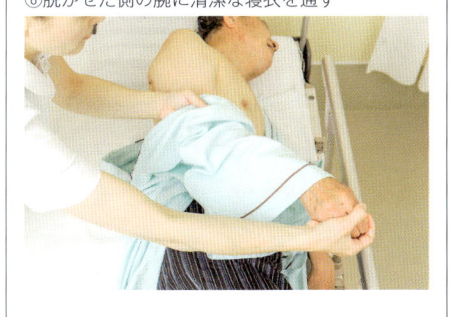

要点	留意点・根拠
⑨前身頃を広げて身体を覆い，着せていない寝衣の部分を身体の下に入れ込む 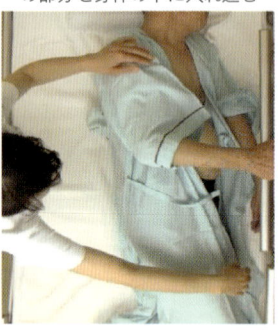	▶ 背中にしわができないように前身頃を広げる．しわがある場合は，襟元と腰の部分をつまんで脊柱に沿って引っ張り，しわを伸ばす **コツ** 肩，脊柱，脇の 3 か所をきちんと整えると，しわになりにくい
⑩反対側の側臥位をとってもらう ⑪汚れた寝衣を肩から外し，丸めるようにして取り除く 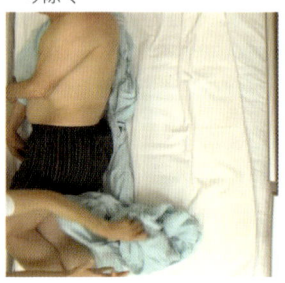	**根拠** 落屑などがシーツに落ちるのを防ぐ
⑫速やかに身体の下から清潔な寝衣を引き出し，しわを伸ばす ⑬袖口に看護師の手を入れて（迎え手をして），高齢者の手を持ちながら手先，肘関節，肩の順に通す 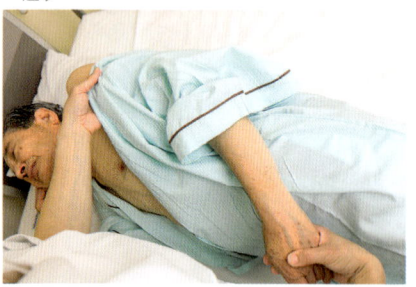	
⑭寝衣を広げて着せる．寝衣の背中の中心と脊柱を合わせ，しわを伸ばして，仰臥位に戻す	**根拠** しわは褥瘡などの要因になる

要点	留意点・根拠
⑮ひもを結ぶ 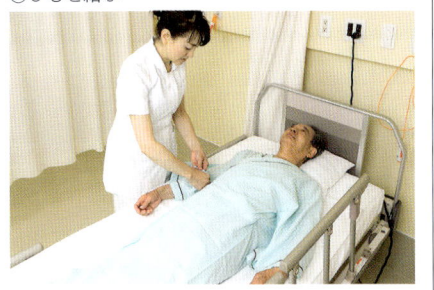	▶浴衣の場合は，前あわせは右側が上になっていないか，腰ひもはきつくしばりすぎていないか，縦結びになっていないか，背中側がしわになっていないかを確認する **注意** 左前（右側の前身頃が上にくる），縦結びは死者に対する和服の着せ方のため，注意する
⑯寝衣を整える ⑰汚れた寝衣をランドリーバッグに入れる ⑱終了したことを伝え，後片づけをする	▶寝衣交換後，状態変化がないか観察し，気分不快感や疲労感の有無を確認する

◆片麻痺のある高齢者の場合

1 説明する
※◆**臥床者の場合**の手順（p.339）参照

2 環境を整える
※◆**臥床者の場合**の手順（p.339）参照

動画
▶
2-58

3 更衣を行う
①掛け物を下ろす（◆**臥床者の場合**の手順参照）
②上衣を脱がせる
・前開き，ボタン式寝衣の場合は，高齢者に健側の手でボタンを外してもらう（必要に応じてボタンエイドなどの活用を勧める）
・健側の上衣を脱がせる

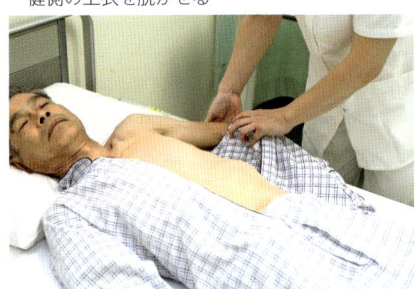

※写真は右片麻痺の場合（以下同じ）
・健側を上にした側臥位にし，脱いだ上衣を身体の下に入れ込む

▶座位バランスがよい場合には座位で行い，悪い場合には無理せず臥床のまま行う．本人の残存機能に合わせて自助具を使用する
▶看護師は高齢者を急がせず忍耐強く見守り，自力で更衣する意欲がもてるように働きかける
▶本人が自分でできない部分のみを援助する
根拠 自立心を促し，闘病意欲を高める
コツ 片麻痺がある場合は，健側から脱がせる

要点	留意点・根拠

・反対側（健側を下）の側臥位にする

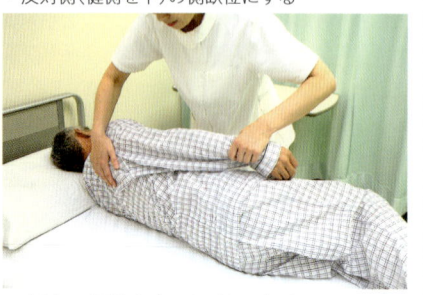

・患側の肘関節を支えながら，上肢を脱衣する

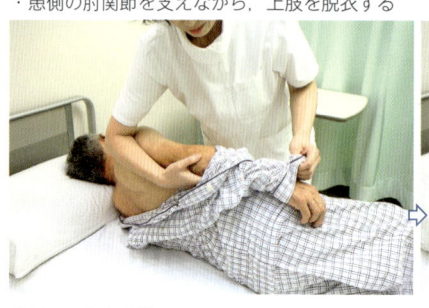 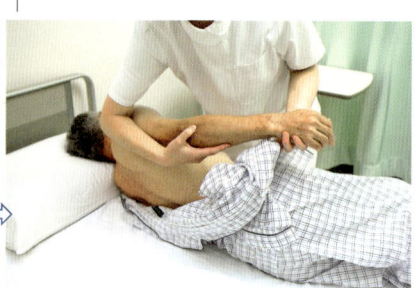

③新しい上衣を着せる
・清潔な上衣を広げる
・肘関節を支えながら，迎え手で患側の上衣の袖を通す

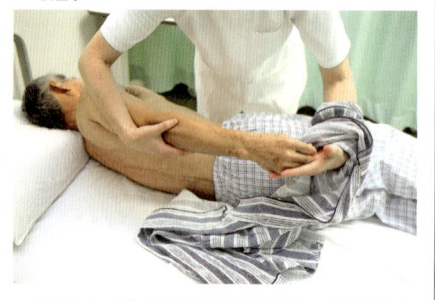

・清潔な上衣を身体の下に入れ込み，仰臥位にする
・健側を上にした側臥位にし，健側にも清潔な上衣を着せる

・ボタンをかける．高齢者が自分で行う場合，ボタンエイドなどを使用してもよい（図1）

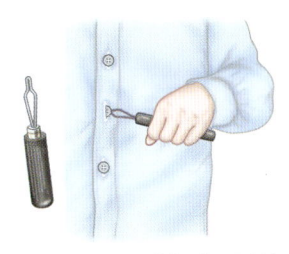

図1　ボタンエイド（左）と使い方（右）

④ズボンを脱がせる

・余分な露出を避けるため，バスタオルなどをかける

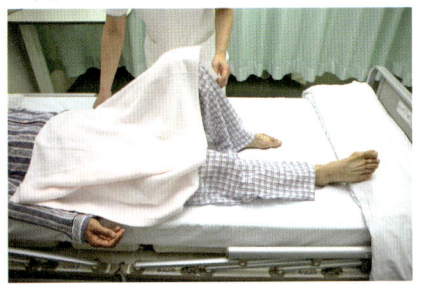

・健側の膝を立て，健側の殿部を自分で浮かせてもらい，ズボンを大腿部あたりまで下げてもらう
・患側のズボンを看護師が下ろし，そのまま脱がせる

▶ ボタンをかける前に背中がねじれていないか，裏返しになっていないかを確認する

事故防止のポイント　更衣時の体動によってベッドから転落しないようにベッド柵を上げる（見やすさを考慮し，以下の写真ではベッド柵は下げてある）
▶ できるだけ自分で行えるように介助することが原則だが，疲労している時には適宜援助する

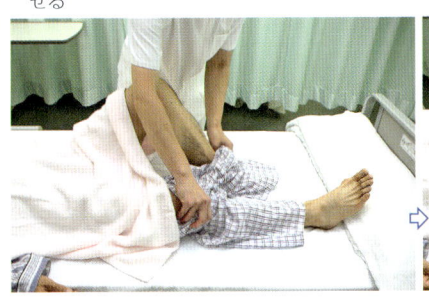 ⇨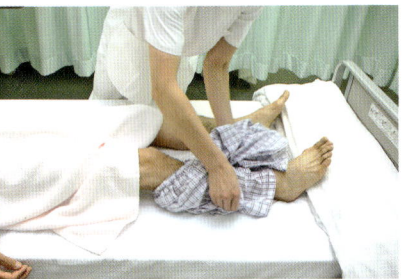

要点	留意点・根拠
⑤新しいズボンをはかせる ・迎え手で患側の膝上までズボンをはかせる	

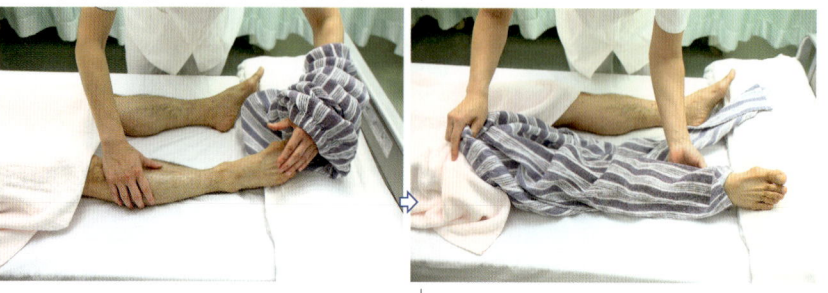

要点	留意点・根拠
・健側は膝を曲げてもらい，膝上まではかせる ・健側の足に力を入れて腰を浮かせてもらい，健側の手でズボンを腰まで引き上げてもらう ・しわがないように整える ⑥靴下をはく ・座位が可能であれば，患側下肢の足関節に近い部位を健側の手で持ってもらう ・あぐらをかくように健側大腿部にのせ，健側の手で靴下をはいてもらう ・健側の靴下は，看護師が援助する	▶ 本人ができない部分は看護師が援助する ▶ 必要に応じてソックスエイドなどを使用する

評価

- ●ベッドからの転落防止に留意し，安全に実施できたか.
- ●実施時間，内容，方法は妥当であったか.
- ●寝衣の選択は妥当であったか.
- ●本人の反応はどうであったか，気分爽快になったか.
- ●新しい寝衣にしわやたるみがないか.
- ●本人ができない部分を援助したか.
- ●自分で寝衣を交換する意欲がもてるように援助したか.

身体ケア技術

① バイタルサインの測定

杉本 知子

高齢者のバイタルサインの特徴と測定の意義

- バイタルサインとは，測定可能であり，生命徴候を表す呼吸，脈拍，血圧，体温および意識を指す．
- 一般的に高齢者では，生理機能の低下が認められる．上記に挙げた各バイタルサインにも影響を及ぼすことから，加齢に伴う変化も踏まえながら高齢者の身体状況を把握していくことが重要となる．
- 老化に伴う身体機能の変化として，以下の点が挙げられる．

《呼吸系》
- 肺胞の弾力性や肺胞数が減少する．
- 脊柱の変形などが生じるために胸郭の動きが制限されたり，呼吸筋の筋力低下が起こる．

《循環器系》
- 運動時の最大心拍数が低下する．
- 動脈硬化が進み，血管の弾力性が低下する．
- 僧帽弁や大動脈弁などの変性が生じる．
- 刺激伝導系細胞の消失と変性が生じる．

- 上述した身体機能の変化によって，呼吸系ではガス交換量の減少や肺活量の減少，循環器系では高血圧や不整脈，運動耐容能の低下がみられるようになる．
- これらの変化は全身の持久力にも影響を及ぼし，不活発な生活に至る要因となる．

目的 高齢者の全身状態，特に身体の内部環境について把握するために測定を行う．加えて，循環機能や呼吸機能などに変動を及ぼす疾患の状態変化の確認，または新たな疾患が発症する危険性の高さの評価を行うために実施する．

チェック項目
- 血圧，脈拍，呼吸などの変動に伴って生じる身体の随伴症状：頭痛，意識状態，気分不快感，めまい，立ちくらみ，冷汗などの有無
- 血圧，脈拍，呼吸などに影響を与える薬物の服薬状況：薬物の種類，服薬量，服薬した時間
- 身体状況：食事・入浴・運動の直後か，アルコール摂取や喫煙の直後か，疼痛の有無，尿意や便意を感じているかなど
- 精神的状態：興奮，イライラ，緊張など
- 計測時の環境（室温など）と体位（座位，臥位など）

適応 健康状態や疾患の変化について把握が必要な人

禁忌
- 腕に拘縮，けががある場合や治療が行われている場合は，その腕を使用して血圧測定を実施しない．同様に，乳癌の手術後は，患側の上肢で血圧測定を行わない．患側の上肢を圧迫することでリンパの循環が悪くなり，浮腫が増強する可能性がある．
- 片麻痺のある高齢者では麻痺側での血圧測定を行わない．麻痺側で血圧測定した場合は，筋の緊張度などが影響し，正しい測定値が得られない可能性がある．
- 血液透析を行うためにシャントを造設している高齢者では，シャント造設側での血圧測定は禁忌である．血圧測定のために上腕を圧迫することで，シャント部の血流を一時的であっても遮断してしまい，シャントに負担をかけることになる．

事故防止のポイント 高齢者の氏名の未確認や思い込みによる患者誤認の防止，シャントの造設や腕のけがの有無などの確認

血圧測定

必要物品　聴診器，血圧計(近年では，アネロイド血圧計，電子血圧計の使用が多くなっている)，アルコール綿，メモ用紙，筆記用具

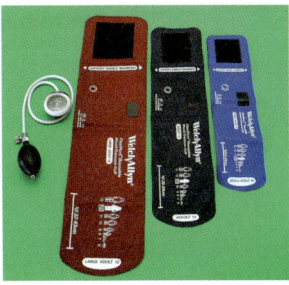
アネロイド血圧計

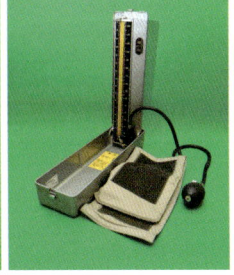
水銀血圧計*

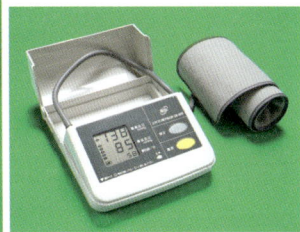
電子血圧計

＊水銀に関する水俣条約，および水銀による環境の汚染の防止に関する法律などにより，水銀血圧計の製造や輸出・輸入が 2021 年 1 月 1 日以降は禁止となった．また，世界保健機関(WHO)においても，水銀血圧計の全廃を目指している状況にある．現在使用されている水銀血圧計を直ちに交換する必要はないとされているが，日本高血圧学会による『高血圧治療ガイドライン 2019』では，アネロイド血圧計を用いた聴診法による測定や上腕式自動血圧計による測定などを代替法として推奨している．

※ここでは，アネロイド血圧計を使用し，聴診法により上腕で測定する場合について取り上げる．

手順

要点	留意点・根拠
1 準備を整え，説明する ①手洗いをし，必要物品を用意する ②使用する血圧計の作動状況を確認する ・送気球を繰り返し圧迫して送気し，ゴム囊(のう)が膨らむかどうか．また，いったん膨らんだゴム囊から空気が漏れていないか ・カフ(マンシェット)の幅や長さが本人の体格および測定部位と合っているか	▶ 血圧には病院などで測定された診察室血圧，自宅など病院以外の場所で測定された家庭血圧がある **コツ** カフのサイズは，本人の体格や測定部位に合わせたものを選択する ▶『高血圧治療ガイドライン 2019』では，成人の上腕での血圧測定ではカフ内のゴム囊の大きさは幅 13 cm，長さ 22～24 cm が通常用いられると記されている **注意** 《カフの幅が高齢者の腕に対して狭すぎる場合》 駆血できる幅が狭くなる．そのため，血流を遮断するのに高い圧が必要となり，測定値が高くなる 《カフの幅が高齢者の腕に対して広すぎる場合》 駆血できる幅が広くなる．そのため，低い圧で血流を遮断することができるようになり，測定値が低くなる

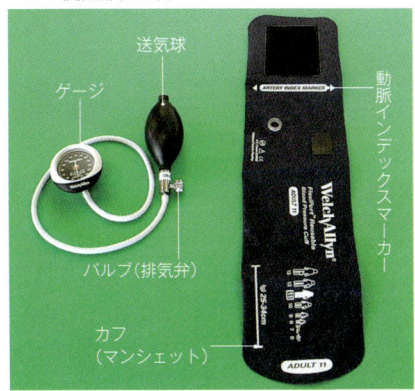

ゲージ／送気球／動脈インデックスマーカー／バルブ(排気弁)／カフ(マンシェット)

カフの内部にゴム囊が入っている

要点	留意点・根拠
③必要物品をベッドサイドに運ぶ ④血圧測定の目的と方法を伝え，測定の承諾を得る ⑤身体状況などを確認し，測定前の数分間は安静にするように伝える	**根拠** 血圧は食事や嗜好品の摂取，運動，入浴，精神的緊張，尿意などにより，容易に測定値が変動するため，測定前にこれらの状況を把握しておく必要がある ▶観測前にはタバコやカフェインの摂取や飲酒を控えるようにあらかじめ説明しておく．また，高齢者が歩いたりしたことが明白な時には座位姿勢をとってもらい，数分間安静を保った後に測定を試みる **注意** 医療者に対する精神的緊張から一時的に血圧が高くなる「白衣高血圧」がみられることがある．測定時は，精神的緊張を生じないような配慮をすることも重要である
⑥体位を，座位または仰臥位に整える	▶側臥位では正確な測定値を得ることができないため，体位は座位または仰臥位とする．座位での測定の場合には背もたれつきの椅子に脚を組まずに座ってもらう **根拠** 足を組むことで血圧値が上昇する ▶『高血圧治療ガイドライン2019』において，診察室血圧測定法では背もたれつきの椅子に座って数分間の安静後に，家庭血圧測定法では同じく背もたれつきの椅子に座って1～2分の安静後に測定するように促している ▶血圧は臥床時が最も高く，座位，立位の順に測定値が低下していく ▶血圧は心臓と同じ高さで測定することが原則である **根拠** 測定部位（カフの位置）が心臓より上にあると，収縮期血圧，拡張期血圧の測定値がともに低くなる．逆に測定部位が心臓より下にあると，収縮期血圧，拡張期血圧の測定値がともに高くなる
2 血圧を測定する ①上腕を露出させ，十分に伸展させる．衣服を脱ぐ必要がある時はカーテンやスクリーンを活用し，本人のプライバシーに配慮する ②上腕の太さに対応した幅のカフを選択する．ゲージの目盛りが「0」の位置にあることを確かめる 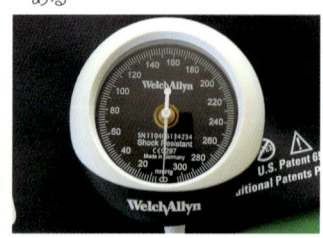	**コツ** 片袖を脱いでもらうか，袖を肩まで十分に引き上げてもらう．その際，衣服によって上腕が圧迫されていないことを確認する **根拠** 衣服によって上腕動脈が圧迫されると，血管内の血流量が少なくなり，正確な測定が行えない **注意** 静かで適切な室温が保たれた環境のもとで測定を行う．測定の最中には，会話を控えてもらうようにする

③上腕動脈の位置を触診で確認する

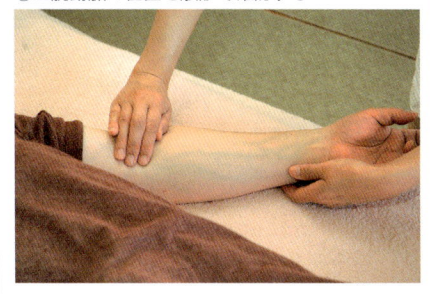

コツ 上腕動脈は肘関節のやや内側（小指側）で触知できる（図1）

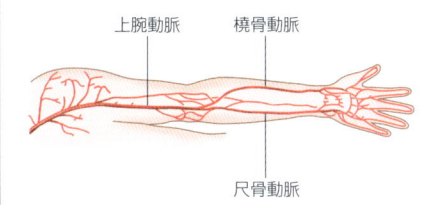

図1 **上肢の動脈の位置**

④カフを上腕，肘関節から2〜3cm程度上方に巻く

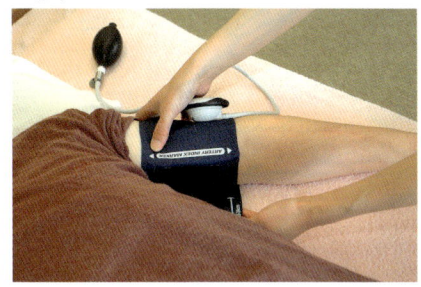

コツ カフの下縁が肘曲部の上方2〜3cmになるように巻くと，チェストピースを当てるスペースを確保できる

コツ 示指と中指（指2本）が入れられるぐらいの強さで巻く　**根拠** カフの巻き方が緩すぎると，測定値が高くなる．逆に，カフをきつく巻きすぎると，測定値が低くなる

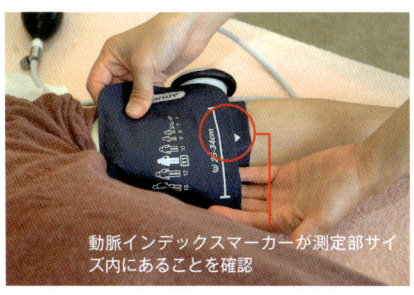

動脈インデックスマーカーが測定部サイズ内にあることを確認

▶ 動脈インデックスマーカーのあるタイプでは，上腕動脈上に動脈インデックスマーカーが位置するようにカフを調節する．また，表面に印字されているレンジマークの範囲内に動脈インデックスマーカーがあることを確認する

コツ 測定部サイズに収まらない場合は，適した大きさのカフに変更する

⑤心臓とカフの高さが同じになるように腕の位置を調節した後に，上腕動脈が触知できる部位を確認し，聴診器をその部位に当てる

▶ 一般的には膜面を上腕に押し当てて血圧測定を行うことが多い

コツ 座位で測定する場合は，心臓と血圧の測定部位の上腕（カフの中央部分）が同じ高さになるようにする

1

バイタルサインの測定

要点	留意点・根拠
⑥前回の測定時の収縮期血圧を目安の値とし、その目安よりも 30 mmHg 程度高い圧となるように加圧する 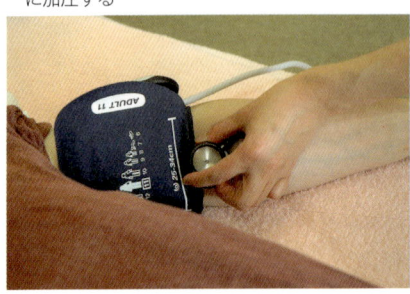 ⑦血圧測定は 2 分程度の間隔をあけ、少なくとも 2 回行う	**コツ** 加圧は手早く行うようにする **根拠** ゆっくり加圧すると、トルソー徴候が出現したり、測定値に影響が生じる可能性がある **注意** カフと腕の間に聴診器を入れ込んではいけない。カフの下に聴診器を入れ込むと、送気で加圧した際に聴診器が上腕動脈を過度に圧迫してしまい、正しい測定が行えない。上腕動脈は、カフで均一に圧迫を加えなければならない ▶ 最初に血管音(コロトコフ音)が聴取された値が収縮期血圧となる。コロトコフ音は排気していくと最終的には聴取できなくなる。聴取できなくなった時の値が拡張期血圧である(図 2) **コツ** カフの排気速度は 2～3 mmHg/秒あるいは 2～3 mmHg/拍とする **根拠** 『高血圧治療ガイドライン 2019』では、診察室血圧測定法として、1～2 分程度の間隔をあけ、少なくとも 2 回測定することを求めている。また、各測定値の差がおよそ 5 mmHg 未満の安定した値を示した 2 回の平均値を血圧値とすることが記されている
3 終了後、後片づけ、記録をする ①測定が終了したら、バルブを完全に緩め、カフから排気する ②腕からカフを外し、衣服や寝具を整えるとともに、測定値と測定が終了したことを伝える ③カフに圧迫を加えて中の空気を完全に排気する ④血圧計などの必要物品を片づける。使用した聴診器は、アルコール綿で消毒する ⑤測定値を記録する ⑥手洗いをする	 ▶ カフに圧を加えて完全に排気する際は、腕から外した状態で行う

血圧測定の意味と原理

● 血圧は、心臓から血液が全身に送り出される時に血液が血管壁に与える圧力のことをいう。したがって、血圧測定を行うことにより、心臓や血管の機能状態を知ることができる。
● 血液を送り出すために心臓が収縮した時の血圧値を収縮期血圧、拡張した時の値を拡張期血圧とし(図2)、この 2 つの値の差を脈圧として表す。一般的に脈圧は、血管の動脈硬化が進むにつれて大きくなる。
● 血圧測定時に左右差が認められる人では、動脈硬化による血管の狭窄があるなど、血管に病変が生じている可能性があるため、注意が必要である。
● 聴診間隙とは、コロトコフ音の第 2 相の欠如のことをいう。この状態が生じることにより、第 3 相の開始時を収縮期血圧と誤ってしまう危険がある。高齢者や動脈硬化症のある人における聴診間隙の出現頻度は高いため、血圧測定において注意を払う必要がある。

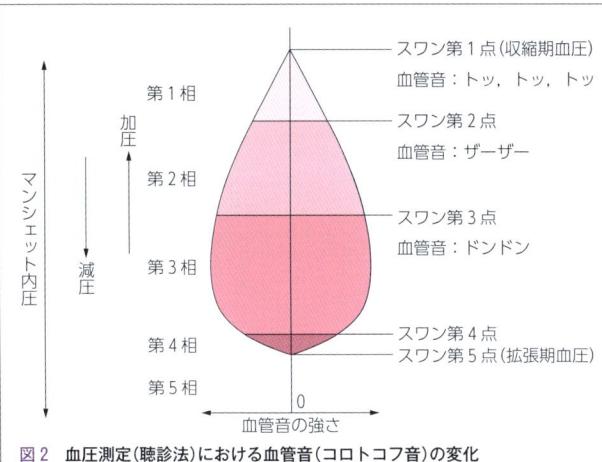

図2 血圧測定(聴診法)における血管音(コロトコフ音)の変化

ラベル:
- スワン第1点(収縮期血圧) 血管音:トッ,トッ,トッ
- スワン第2点 血管音:ザーザー
- スワン第3点 血管音:ドンドン
- スワン第4点
- スワン第5点(拡張期血圧)
- 第1相 / 第2相 / 第3相 / 第4相 / 第5相
- マンシェット内圧 / 加圧 / 減圧 / 血管音の強さ / 0

高血圧の判定

- 日本高血圧学会の『高血圧治療ガイドライン 2019』において,血圧値の分類が示されている(表1).なお,収縮期血圧が 140 mmHg 以上の場合または拡張期血圧が 90 mmHg 以上の場合,あるいはこの基準をともに満たす場合に高血圧と診断されることになる.

表1 成人における血圧値の分類

分類	診察室血圧(mmHg)			家庭血圧(mmHg)		
	収縮期血圧		拡張期血圧	収縮期血圧		拡張期血圧
正常血圧	<120	かつ	<80	<115	かつ	<75
正常高値血圧	120〜129	かつ	<80	115〜124	かつ	<75
高値血圧	130〜139	かつ/または	80〜89	125〜134	かつ/または	75〜84
Ⅰ度高血圧	140〜159	かつ/または	90〜99	135〜144	かつ/または	85〜89
Ⅱ度高血圧	160〜179	かつ/または	100〜109	145〜159	かつ/または	90〜99
Ⅲ度高血圧	≧180	かつ/または	≧110	≧160	かつ/または	≧100
(孤立性)収縮期高血圧	≧140	かつ	<90	≧135	かつ	<85

日本高血圧学会高血圧治療ガイドライン作成委員会編:高血圧治療ガイドライン 2019,p.18,表 2-5,ライフサイエンス出版,2019

低血圧

- 血圧が低下する原因として,循環血液量の低下に伴う心拍出量の低下などが挙げられる.一般的に,高齢者は細胞内水分量が減少しているため,脱水をきたしやすい.脱水は循環血液量の低下に結びつく要因になるため,注意する必要がある.
- 寝たきり状態にある人,パーキンソン病やレビー小体型認知症の患者では,自律神経障害により起立性低血圧が生じることがたびたびある.起立性低血圧は,立位への体位変換をきっかけとし,収縮期血圧が 20 mmHg 以上,拡張期血圧が 10 mmHg 以上低下して失神などを起こす状態をいい,食後の低血圧とならび高齢者において確認される頻度が高い.

脈拍測定

> **必要物品** 時計(秒針つきのもの)またはストップウォッチ, メモ用紙, 筆記用具

※ここでは, 橈骨動脈で脈拍測定を実施する場合について取り上げる.

手順

要点	留意点・根拠
1 準備を整え, 説明する ①手洗いをし, 必要物品を用意する ②使用する時計(またはストップウォッチ)の作動状況を確認する ③必要物品をベッドサイドに運ぶ ④脈拍測定の目的と方法を伝え, その承諾を得る	
2 脈拍を測定する ①身体状況などを確認し, 測定前数分間, 安静にするように伝える ②体位を, 座位または仰臥位に整える ③看護師の手は事前に温めておく ④高齢者の手関節部分を露出する ⑤橈骨動脈の位置を確認する 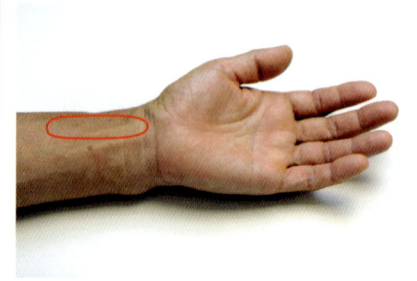 橈骨動脈の触知部位	**根拠** 脈拍は食事や嗜好品の摂取, 運動, 入浴, 精神的緊張, または尿意や便意の有無などにより容易に変動するため, 測定前にはこれらの状況を把握しておく必要がある ▶ 脈拍数は体位によっても変化する. 通常仰臥位が最も少なく, 座位, 立位の順で増加する **根拠** 冷たい手で高齢者を不快にしない. 冷感刺激によって交感神経が優位となり, 脈拍数の増加をきたす可能性がある ▶ 脈拍は, 体表面を走行する動脈の拍動の触知により測定する. 脈拍を触知できる部位には浅側頭動脈, 総頸動脈, 腋窩動脈, 上腕動脈, 橈骨動脈, 大腿動脈, 膝窩動脈, 後脛骨動脈, 足背動脈などがある(図3) 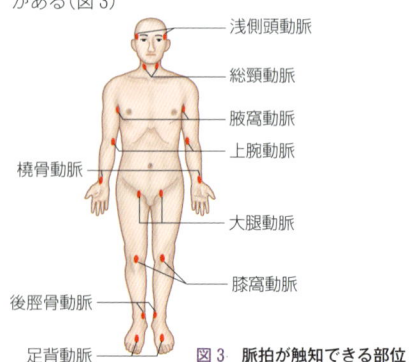 **図3 脈拍が触知できる部位** **注意** 頸動脈付近には迷走神経が走行しているため, この部位に強い圧迫を加えると迷走神経反射による心拍数の低下や血圧低下を起こす場合がある

要点	留意点・根拠
⑥看護師の示指，中指，環指を3本そろえた状態で，橈骨動脈部位に置く	▶脈拍測定の際は，母指を使用しない **根拠** 母指を用いて測定すると，看護師自身の拍動を感じてしまう可能性がある **コツ** 看護師自身の脈拍と混同しないためにも，示指，中指，環指に均等に軽い力を加えて指の腹で脈拍を触知する **コツ** 高齢者の腕を安定させるため，看護師の手は手背側におき，高齢者の手を支えるようにする
⑦脈拍測定は通常1分間行う．脈拍の回数，リズム，硬さ（緊張度）や大きさ（触知している看護師の指がどの程度持ち上げられるか）などを確認する	▶1分間の測定を行うことが重要である **根拠** 測定時間を短縮すると，リズムの不整などの異常が生じた時に見落としてしまう危険性が高くなる **コツ** 強く圧迫すると脈拍が触れにくくなるため，軽く押さえるようにする **コツ** 動脈硬化などがあると脈拍に左右差がみられる場合があるため，事前に脈拍の左右差について確認しておく
3 終了後，後片づけ，記録をする ①終了したことを伝え，寝衣や寝具を整える ②測定値や性状を記録する ③使用した物品を片づける ④手を洗う	

脈拍の判定

- 脈拍は心臓の心拍数に一致するもので，成人の場合は60〜80回/分が正常値の目安とされている．
- 『高血圧治療ガイドライン2019』において，わが国の一般地域住民の脈拍数の平均が女性は74拍/分，男性は70拍/分であり，年齢にかかわらず±5拍/分程度の範囲に収まっていたことが紹介されている．
- 血圧と同様に，脈拍の左右差がある場合は動脈硬化などに伴う血管の狭窄をきたしている可能性が考えられるため，注意が必要である．
- 脈拍測定時の観察ポイントとして，回数，リズム，大きさ（触知している看護師の指がどの程度持ち上げられるか）や緊張度（硬さ）などの項目があり，脈拍の大きさと緊張度の変調は表2の要因に起因する．
- 加齢に伴い心筋細胞数は減少する一方で，心筋細胞の肥大が起こる．また，洞結節内のペースメーカー細胞の減少と線維化も生じる．このような変化により，高齢者では不整脈が頻発するようになる．
- 不整脈は主として「脈拍が遅くなる」もの，「脈拍が速くなる」もの，「脈拍のリズムが乱れる」ものに分けられる．脈拍が速くなるものは頻脈性不整脈，脈拍が遅くなるものは徐脈性不整脈といわれるが，徐脈のために心拍出量を維持できなければショックに陥ることもあるため注意を要する．また，リズムが乱れる不整脈には，期外収縮や心房細動などが含まれる．期外収縮では，脈拍が途中で抜けるようになる（これを結滞(けったい)という）．一方，心房細動の場合は脈拍のリズム，強さが乱れて不同になる．いずれにしても，不整脈が生じた場合には，心電図による正確な検査が必要になることが多い．

表2 脈拍の大きさと緊張度

観察項目	分類	触知される状況
脈拍の大きさ	大脈	1回の心臓からの送血量が大きい場合に触知される．発熱時や大動脈弁閉鎖不全症，左心室肥大の際に確認されることがある
	小脈	一般的に脈拍数が多い（頻脈）場合，触知される
脈拍の緊張度	硬脈	脈拍の緊張度が強く触知される．高血圧や動脈硬化がある場合に確認される
	軟脈	脈拍の緊張度が弱く触知される．低血圧や貧血などがある場合に確認される

※脈拍の大きさは，左心室から拍出された1回拍出量を表す．

心音の聴診

> **必要物品** 聴診器（膜面とベル面を表裏で切り替えるダブルタイプ，表 3），アルコール綿，メモ用紙，筆記用具，ストップウォッチまたは秒針つきの時計（必要時）

手順

要点	留意点・根拠
1 準備を整え，説明する ①手洗いをし，必要物品を用意する ②聴診器など，使用する物品に破損がないか確認する ③必要物品をベッドサイドに運ぶ ④心音聴診の目的と方法を伝え，聴診の承諾を得る ⑤身体状況などを確認する ⑥体位を仰臥位に整える ⑦スクリーンやカーテンを使用し，本人のプライバシーに配慮する ⑧聴診器は事前に温めておく	 ▶ 心音の聴診は，高齢者を仰臥位にし，聴診を行う者が高齢者の右側に位置して行う **根拠** 聴診器が冷たいと不快感を与える．肌の露出を最低限にし，室温にも注意する

表3 ダブルタイプ聴診器の膜面とベル面の特徴と使用法

膜面	高周波音の聴診に適している．使用する時は，膜面全体を体表に接触させることで振動が伝わりやすくなったり，周囲の雑音が入りにくくなり，音が聞き取りやすくなる
ベル面	低周波音の聴診に適している．強く押しつけると皮膚が伸展して緊張し，低周波音が聞き取りにくくなるため，使用する時は，チェストピースのつけ根を持って，皮膚と聴診器が密着するように軽く押し当てる

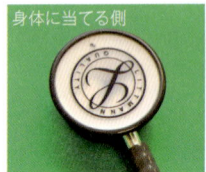
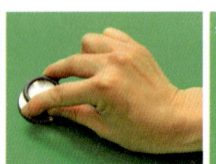

身体に当てる側

膜面使用時の持ち方

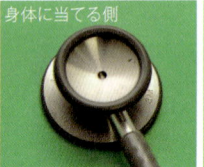
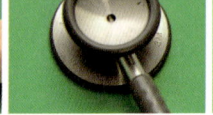
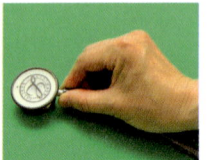

身体に当てる側

ベル面使用時の持ち方

コツ 膜面全体と皮膚の間に隙間ができないように押し当てる

2 心音を聴診する

①胸部を露出する

②体表(心基部)(図4)に聴診器の膜面を密着するように押し当て,僧帽弁,三尖弁,肺動脈弁,大動脈弁の各領域の音をそれぞれ聴診する(図5)

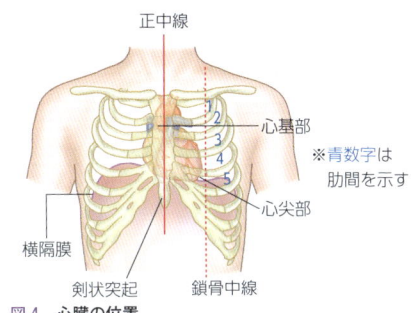

正中線
心基部
※青数字は肋間を示す
心尖部
横隔膜
剣状突起
鎖骨中線

図4 心臓の位置

③膜面での聴診が終了したら,ベル面を使用して再度心尖部の聴診を行う.この場合,ベル面部は身体の表面に軽く置く程度の力で当てる(表3)

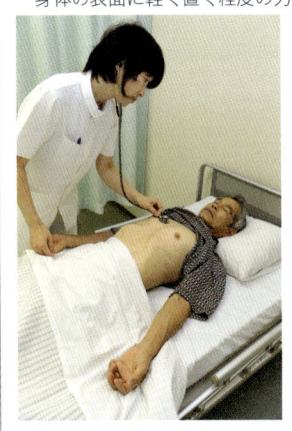

▶ 心尖部,胸骨左縁,胸骨右縁上部へと聴診器を移動させることにより,聴診のもれを防げる

▶ 心音の聴診では,音量(音の亢進または減弱の有無),音質(音の分裂(時間的なずれの有無)),心雑音(音の大きさ,音の聴取できる部位と方向)について確認する.また,必要時には心拍数の測定も行い,循環器の機能状態を総合的に判断する

▶ 詳細な心音の聴診部位は下記のⓐからⓔのとおりである

ⓐ僧帽弁領域(左第5肋間鎖骨中線付近,心尖部)

ⓑ三尖弁領域(第4肋間胸骨左縁)

ⓒエルプ領域(第3肋間胸骨左縁)

ⓓ肺動脈弁領域(第2肋間胸骨左縁)

ⓔ大動脈弁領域(第2肋間胸骨右縁)

コツ Ⅰ音は心尖部で,Ⅱ音は心基部で大きく聞こえる(詳細は次頁の**心音について**参照)

コツ Ⅲ音とⅣ音は左側臥位になると聴取しやすくなる.また,これらの音は低音であるため,心尖部においてはベル面を用いた場合しか聴取できない(つまり,膜面で聴取される音はⅢ音やⅣ音ではないことになる)

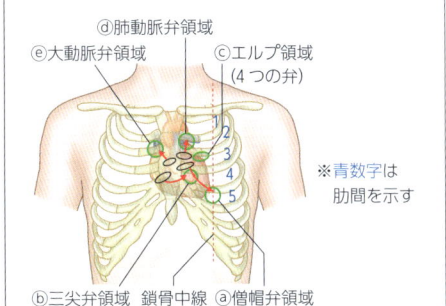

ⓓ肺動脈弁領域
ⓔ大動脈弁領域　ⓒエルプ領域(4つの弁)
※青数字は肋間を示す
ⓑ三尖弁領域　鎖骨中線　ⓐ僧帽弁領域

図5 心音の聴取部位

要点	留意点・根拠
3 終了後，後片づけ，記録をする ①衣服や寝具を整える ②使用した聴診器をアルコール綿で消毒する ③聴取した心音について記録する ④使用した物品を片づける ⑤手を洗う	

判定

- 心音の聴診では，正常状態で聞かれるⅠ音，Ⅱ音の他，音の分裂や減弱などがあれば病的状態を推測する．また，心雑音の種類（収縮期雑音，拡張期雑音，連続性雑音など）およびその性質などを判別し，異常を推測する．

心音について

- 心音とは，心臓の収縮期の開始と拡張期の終了に一致して，弁膜や心臓壁などの心臓周囲の構造全体が振動し発生した音のことである．
- 心音はⅠ音からⅣ音に分けられる．Ⅰ音とⅡ音は弁の開閉に伴って発生する音であるため，常に聴取可能である．Ⅰ音は心臓の収縮期に房室弁（僧帽弁と三尖弁）の閉鎖に伴って発生する音であり，Ⅱ音は心臓の拡張期に動脈弁（大動脈弁と肺動脈弁）の閉鎖に伴って生じる音である．
- 心臓の音は一般的に「ドックン，ドックン」と表現されるが，その時の「ドッ」がⅠ音に，「クン」がⅡ音に該当する．
- 通常，Ⅰ音は心尖部で最も強く聞こえる．Ⅰ音の亢進がある場合は，僧帽弁狭窄症や三尖弁狭窄症などの疾患が疑われ，減弱が認められる場合は，僧帽弁閉鎖不全症や三尖弁閉鎖不全症などの疾患が考えられる．またⅠ音の分裂が認められる場合は，完全右脚ブロックや完全左脚ブロックなどが考えられる．
- Ⅱ音は大動脈弁を起源とする要素と肺動脈弁を起源とする要素で構成されている．大動脈を起源とする音はすべての聴診領域で聞き取ることができ，しかも肺動脈弁を起源とする音よりも大きく聞こえる．一方，肺動脈弁を起源とする音は肺動脈領域でしか確認できない音である．そのため，肺動脈弁を起源とするⅡ音が肺動脈領域以外で聴診された場合には，Ⅱ音の亢進があると考えられる．Ⅱ音の亢進がみられる疾患には，高血圧症や肺高血圧症などがある．また，音の減弱が確認される場合には，大動脈弁狭窄症などの疾患の存在が疑われる．
- Ⅱ音は大動脈弁と肺動脈弁のそれぞれを起源として構成されているが，呼吸によって2つの要素の間隔は容易に変化する．つまり，吸気の際に2つの要素の分裂として確認される．これを生理的分裂という．呼気時にも分裂が確認される場合は病的な分裂と考えられ，この場合には肺動脈狭窄症などの疾患が疑われる．
- Ⅲ音とⅣ音は，異常がある場合に聴取される心音である．しかし，健康でもⅢ音が聴取される人もいる．これを生理的Ⅲ音という（生理的Ⅲ音は加齢とともに聴取できる割合が低下し，50歳を超えると聴取されることはないとされている）．
- Ⅲ音はⅡ音の後，つまり拡張早期に聴取可能である．Ⅲ音は，拡張期に心室に対して負荷がかかる疾患で出現する．具体的には，拡張型心筋症やうっ血性心不全などが挙げられる．
- Ⅳ音はⅠ音の直前，すなわち拡張晩期に聴取され，左心室や右心室の拡張能が低下し，負荷がかかった状態になることで発生する．具体的には，うっ血性心不全や高血圧症などが挙げられる．

心雑音について

- 心雑音は，雑音の生じる時期によって収縮期雑音（心臓の収縮期に聴取される音），拡張期雑音（心臓の拡張期に聴取される音）および連続性雑音（収縮期にも拡張期にも聴取される音）に大別され，聴診された音の大きさは，レヴァイン（Levine）分類で評価される（表4）.
- 特に収縮期心雑音は，駆出性雑音と逆流性雑音に分けられており，前者は大動脈弁狭窄症や肺動脈弁狭窄症，甲状腺機能亢進症や貧血がある場合などに聴取される．後者は，僧帽弁逆流や三尖弁逆流がある場合などに聴取される.
- また，拡張期雑音は灌水様雑音と輪転様（ランブル）雑音とに分けられる．前者は大動脈弁逆流，肺動脈弁逆流ならびに肺高血圧症などがあると聴取され，後者は僧帽弁狭窄症，三尖弁狭窄症などがある場合に聴取される.
- 連続性雑音は，動脈と静脈に異常交通がある病態で聴取されることがあり，動脈管開存症などで認められる.

表4　心雑音の強度（レヴァイン分類）

Ⅰ	非常に微弱で1回聴診器を当てただけでは聞き逃すことあり（注意深い聴診により聞き取ることができる）
Ⅱ	弱いが，聴診器を当てるとすぐに聞こえる
Ⅲ	やや強勢，スリル（振戦）は伴わない
Ⅳ	やや強勢，スリルを伴う
Ⅴ	強勢で聴診器の端を胸壁に当てただけで聞こえる
Ⅵ	最強勢，聴診器を胸壁に近づけただけで聞こえる

呼吸音の聴診と呼吸数の測定

必要物品　聴診器（膜面とベル面を切り替えるダブルタイプ），アルコール綿，メモ用紙，筆記用具，ストップウォッチまたは秒針つきの時計

手順

要点	留意点・根拠
1 準備を整え，説明する ①手洗いをし，必要物品を用意する ②使用する聴診器の破損の有無を確認する ③必要物品をベッドサイドに運ぶ ④呼吸音聴診の目的と方法を伝え，測定の承諾を得る ⑤体位を，座位または仰臥位に整える ⑥スクリーンやカーテンを使用し，本人のプライバシーに配慮する ⑦聴診器は事前に温めておく	 ▶ 高齢者の姿勢は座位が望ましい．座位がとれない場合には仰臥位で聴診する 根拠 聴診器が冷たいと不快感を与える．肌の露出を最低限にするとともに，室温にも注意する

要点	留意点・根拠
2 呼吸音を聴診する ①胸部を露出する ②体表に聴診器の膜面を密着して押し当て，呼吸音を聴診する 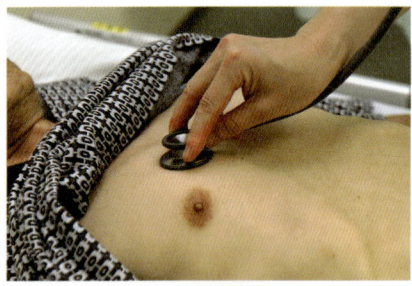 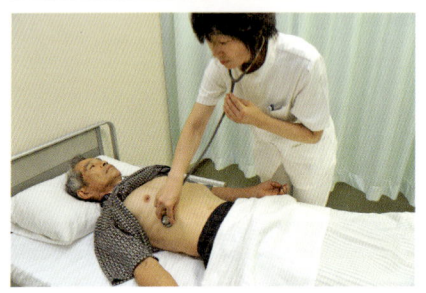	▶ 体位は臥位または座位とする．ここでは，臥位で行う場合を説明する ▶ 呼吸音を聴診する際には，図6の1〜8の順に肺野全体の聴診を行う．その際，1か所につき1呼吸（呼気と吸気）は聞き取るようにする．前胸部の聴診が終わり次第，背部の呼吸音を聴診する **コツ** 呼吸音を聴診する際には，ゆっくりと深い呼吸をするように伝える．この時，声を出さずに行うように説明する　**根拠** 声は呼吸音の聴診の妨げになる 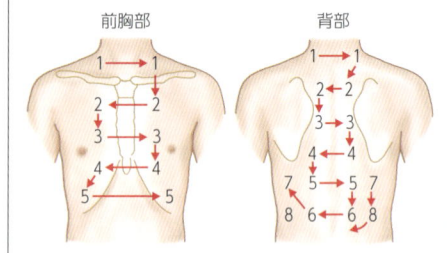 **図6　呼吸音を聴診する部位と聴診する順** **コツ** 呼吸音を聴診する際には，左右差があるかどうか，呼吸音が減弱している部位や消失している部位があるかどうかなどを確認するとともに，聞こえた音の性状を把握する．また，必要時には呼吸数の測定も行い，呼吸状態を総合的に判断する **注意** 咳嗽などの曝露を受けないように注意しながら聴診を行う
3 呼吸数を測定する ①高齢者が呼吸数の測定を意識しないようにしながら，胸部や腹部の動きを確認し，1分間の呼吸回数を測定する．この時，リズムや深さも併せて観察する	▶ 高齢者が測定を意識することにより，呼吸は容易に回数やリズム，深さが変化する．意識されないように配慮して測定する **コツ** 臥床時は横隔膜の動きが制限されやすい．そのため，動きを妨げることのないよう，ベッドのギャッチアップをするなどの工夫が必要になることもある
4 終了後，後片づけ，記録をする ①衣服や寝具を整える ②使用した聴診器をアルコール綿で消毒する ③聴取した呼吸音について記録する ④使用した物品を片づける ⑤手を洗う	

判定

《呼吸数の判定》

- 成人の呼吸数の基準値は，16〜20回/分
- 頻呼吸：25回/分以上
- 徐呼吸：12回/分以下
- 過呼吸：呼吸数は変化なし，もしくは増加し，一回換気量が増大した呼吸
- 減呼吸：呼吸数は変化なし，もしくは減少し，一回換気量が低下した呼吸（睡眠中など）

《呼吸音の判定》

- 肺音の分類は「第3章【3】呼吸・循環管理①吸引」p.386の表2に示すとおりである．このうち，気管音は粗くて大きな音が吸気と呼気でともに聴取できるが，特に呼気で大きな音が聞こえるという特徴がある．また，肺胞音の場合，小さくて低い音を吸気時に聞くことができるが，呼気時は初期しか聞くことができない．

- それぞれの呼吸音を聴取できる場所（図7）が異なっており，例えば気管音は，気管から聴診部位が離れるにつれて音が小さく低くなる．

- 呼吸音を聴診し，性状について判定を行う場合には，以下のような視点を重視する．第一に，呼吸音が正常か異常かを確認する．特に，呼吸音の左右差があるかどうか，呼吸音が減弱している部位や消失している部位があるかどうかなどを確かめる．なお，呼吸音の消失は，異物の誤嚥などの場合にもみられるため，注意深く確認する必要がある．

- 次に，異常音が聴取された場合，その種類について判断する（副雑音には，図8のような分類がある．副雑音とは，呼吸音以外を指す）．例えば，副雑音の1つである水泡音は肺炎や肺水腫などの疾患で，捻髪（ねんぱつ）音は間質性肺炎や肺線維症などの疾患で聴取される．また，喘鳴（ぜんめい）は，狭窄した気道を空気が通過する際に発生する音であり，気管支喘息などの疾患で聴取される．

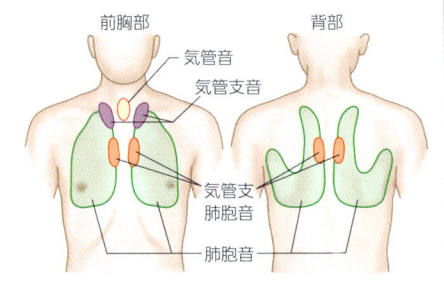

図7 呼吸音を聴取できる場所の分布

断続性ラ音	連続性ラ音	その他
捻髪音（ファインクラックル） バリバリ チリチリ 吸気　呼気 吸気の終末に弱く聞こえる	笛音（ウィーズ） ヒューヒュー ピーピー 吸気　呼気 主に呼気で聞こえる	スクウォーク キュー クゥー 吸気　呼気 吸気終末期に聞こえる（一瞬の短い音）
水泡音（コースクラックル） ブクブク プップツ 吸気　呼気 吸気の早くから聞こえる	いびき音（ロンカイ） グーグー 吸気　呼気 主に呼気で聞かれるが，吸気でも聞かれる	ストライダー ゼーゼー 吸気　呼気 吸気で聞かれる

図8 副雑音の分類

経皮的動脈血酸素飽和度の測定

必要物品 パルスオキシメーター，アルコール綿，メモ用紙，筆記用具

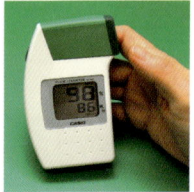
①簡易一体型のパルスオ
キシメーター

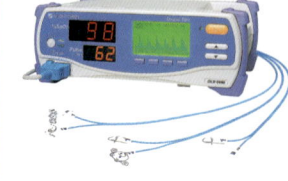
②携帯型のパルスオキシメーター

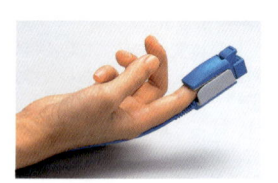
③フィンガープローブ

〔②および③，画像提供：日本光電工業株式会社〕

※ここでは，示指を用いて測定する場合について取り上げる.

手順	
要点	**留意点・根拠**

1 準備を整え，説明する
①手洗いをし，必要物品を用意する
②パルスオキシメーターの作動状況を確認する

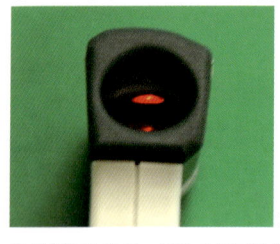

フィンガーホル
ダーを開いて電源
が入るか確認する

③必要物品をベッドサイドに運ぶ
④目的と方法を伝え，測定の承諾を得る
⑤体位を，座位または仰臥位に整える
⑥血圧やパルスオキシメーターを装着する手指の
血液循環，マニキュアの有無，爪や皮膚の色素
沈着の状況などについて確認する

▶ パルスオキシメーターの原理：計測時に装着するプローブは発光部と受光部で構成され，発光部は赤色光と赤外光を発し，これらの光の吸収が動脈血中の酸化ヘモグロビンと還元ヘモグロビンでは異なることを利用して，SpO_2(経皮的動脈血酸素飽和度)を測定する
▶ SpO_2の測定は，採血の必要もなく簡便に行えることから，臨床現場においても高齢者の呼吸機能の状態を把握する目的で広く実施されている

根拠 測定部位の血液循環が不良である場合やマニキュアが付いている場合などでは，正しい測定が行えない

2 酸素飽和度を測定する
①パルスオキシメーターのフィンガーホルダーに
示指を挿入する

▶ 示指で測定することが多い
コツ 持続的に測定を行う場合は，適宜，プローブの装着位置を変更する **根拠** プローブによって圧迫が加わり，装着部位に循環不全などが起こる危険性がある. また，発光部から熱が発生するため(2〜3℃ 発光部の温度上昇がある)，低温熱傷の予防にも努める

要点	留意点・根拠
	コツ 測定する指に冷感が認められる場合には，冷感のない指に変更して測定を試みる．変更が困難な場合には手や指全体を温めてから測定をする **根拠** 末梢血管が収縮し，末梢循環が不良になると動脈の拍動が捉えられず，正確な測定ができなくなる
②示指を挿入するとパルスオキシメーターが自動的に作動し，酸素飽和度を測定する 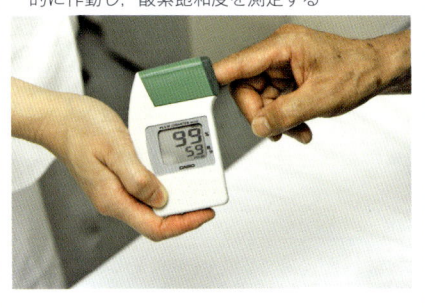	
3 終了後，後片づけ，記録をする ①衣服や寝具を整える ②使用した物品をアルコール綿で消毒する ③ SpO_2 の値を記録する ④使用した物品を片づけ，手を洗う	

判定

- SpO_2 は一般的に 96〜99% が標準値とされている．また，呼吸不全の目安の値は，90% 以下とされている．
- SpO_2 の測定により呼吸機能の状態を把握できることから，在宅酸素療法（HOT）を受ける人の健康保険適用基準にも値が取り入れられている．例えば，高度慢性呼吸不全例のうち，対象となるのは，動脈血酸素分圧（PaO_2）が 55 mmHg（SpO_2 換算で 88%）以下の者，および PaO_2 が 60 mmHg（SpO_2 換算で 90%）以下で，睡眠時または運動負荷時に著しい低酸素血症をきたす者であって，医師が HOT が必要であると認めた者である．

●文献
1）日本高血圧学会高血圧治療ガイドライン作成委員会編：高血圧治療ガイドライン2019，ライフサイエンス出版，2019

❷ 検査

1 血液検査（静脈血採血）

杉本 知子

高齢者における血液検査の注意点

- 一般的に高齢者は血管が細くもろいため，採血がしにくい場合が多い．採血のしづらさから採血時間が長くなり，正しい検査値が得られない場合もあるため，注意する．
- 血液を検体として用いた様々な検査では，高齢者と一般成人の基準値を区別して考える必要性が指摘されている．その理由として高齢者は加齢に伴い代謝機能などが低下しており，一般成人の基準値を用いることで過剰な治療となることが懸念されるためである．
- 高齢者では，以下の検査項目において低い値を示すことがある．
- ・赤血球数(RBC)，血色素量〔ヘモグロビン量(Hb)〕，ヘマトクリット値(Ht)
- 一方，以下の検査項目では加齢に伴って値が上昇することが報告されている．
- ・血清コレステロール（男性は40～50歳代，女性は60歳代頃が最高値となり，その後漸減する），ブドウ糖負荷後2時間値

目的 血液成分は通常，ほぼ一定の範囲内に保たれている．しかし，身体に様々な病的変化が生じると，その成分に変化が生じる．血液検査は，これらの変化を把握することで身体の状況を確認するとともに，その結果を疾患の診断や治療効果の判定などに役立てる目的で実施される．

チェック項目 既往歴，基礎疾患，使用している薬物，アレルギーの有無，ADLの状況

事故防止のポイント 検体の取り違え防止，氏名の未確認や思い込みによる患者誤認防止，注射針の不適切な取り扱いによる針刺し事故防止，血液・器具の不適切な取り扱いによる感染防止

必要物品

- ・注射器による採血：検査依頼書，注射針（成人では一般的に21Gまたは22Gを用いる）(①)，注射器(②)，指示された採血に必要な真空採血管（採血管内部が陰圧になっており，滅菌されている）と検体立て，アルコール綿(③)（アルコール過敏症者では他の消毒薬の使用も検討する），手指消毒剤(④)，駆血帯(⑤)，ディスポーザブル手袋(⑥)，トレイ(⑦)，注射針廃棄専用ボックス(⑧)，絆創膏(⑨)，テープ（あらかじめ必要な長さに切っておく）(⑩)，末梢冷感などがあり血液循環が不良な場合は採血部を保温するもの，肘枕(⑪)，処置用シーツ(⑫)，血液分注用安全器材など
- ・真空採血管による採血（上記の注射針，注射器を以下に変更）：採血ホルダー，採血針
- ・必要時：翼状針（採血困難な場合など）

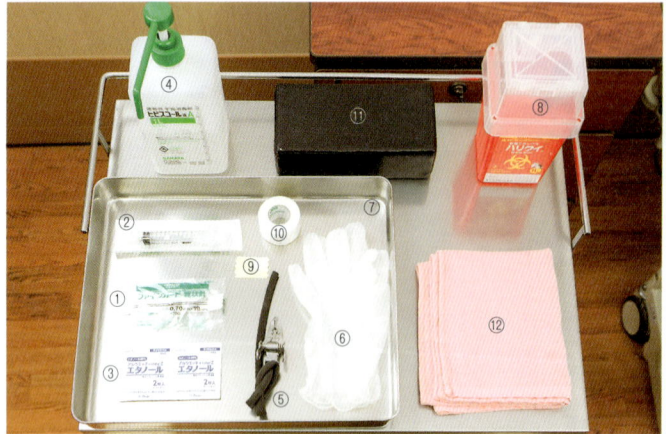

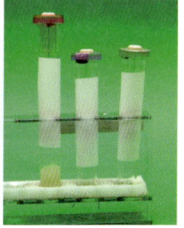

真空採血管

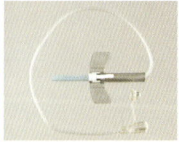

翼状針

要点	留意点・根拠
1 採血前 ①石けんと流水による手洗い（衛生的手洗い）を行う 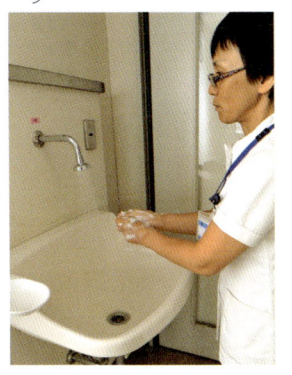 ②必要物品を準備する ③検査依頼書を見て検査項目を確認する ④検査用の真空採血管を準備し，検体ラベルを真空採血管に貼る．検査依頼書と真空採血管に貼ったラベルを照合する	▶ 静脈血を検体として採取（採血）する場合には，注射針を高齢者の身体に刺入しなければならず，その操作に伴い必然的に感染のリスクが生じる．看護師は，採血に際しては衛生的手洗いを行うとともに，感染予防のための正しい知識を備えておく必要がある **事故防止のポイント** 感染防止のため，手洗いを確実に行う ▶ 注射器による採血の場合には，事前に必要な採血量を計算しておく．採血困難が予想される場合は，翼状針を用いて採血を行うことがある ▶ 冷所保管されている真空採血管は室温に戻しておく **コツ** 真空採血管には必要な採血量が記載されている．検査依頼書を見ながら検査の内容と採血量を確認していく **事故防止のポイント** 検査依頼書と採血管のラベルに記載されている氏名，検査項目，採血量などを確認し，検体の取り違えや採血ミスを防ぐ
2 採血の準備をする **《注射器を使用する場合（翼状針）》** ①ベッドサイドに必要物品を運ぶ	▶ 採血中に激しく身体を動かしてしまうことが予測される場合には，介助者と採血実施者の2名で対応することもある **コツ** ベッドサイドでの採血時は，高齢者の状態に応じて看護師が採血を行いやすいようにスペースを確保すること，穿刺から止血までを考えてスムーズな動きができるように物品を配置しておくことが必要になる

要点	留意点・根拠

②氏名を確認した後に検査の目的，方法を伝え，採血の承諾を得る

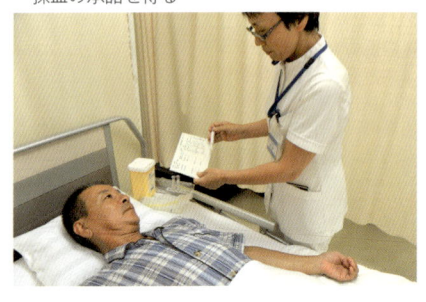

▶ 氏名の確認を行う時は，高齢者自身にフルネームで名乗ってもらうようにする．入院中であればリストバンドを着用していることが多いため，その確認も行う．なお，同姓同名の可能性を考慮して，氏名以外の情報(生年月日など)も併せて確認する．また，採血時に意識を消失したり気分が悪くなったりしたことがあるか，消毒薬に対するアレルギー反応はあるかなども同時に尋ねる

▶ 採血を希望しない部位や食事摂取に関する指示などの採血の条件が守られているか確認する

注意 検査依頼書の高齢者の氏名と依頼内容が，検体ラベルの氏名，内容とすべて一致しているか確認する

事故防止のポイント 患者取り違え事故を防ぐため，氏名は必ず高齢者本人に確認する

③体位を整える．入院している場合は仰臥位で，外来などでは座位で行うことが多い

▶ 座位で採血を行う場合は，意識消失の可能性も考慮し，転落しないように安定した椅子を準備する．看護師は高齢者の状況やベッドサイドのスペースの状況により，立位もしくは座位のポジションを選択する

事故防止のポイント 血管迷走神経反応の既応がある高齢者の場合は，臥床して採血を行う

④手指消毒剤(擦式アルコール消毒薬)を用いて再び手指衛生を行い，ディスポーザブル手袋を着用する

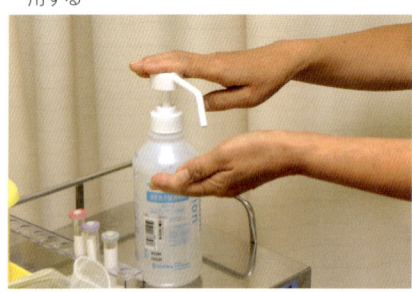

根拠 血液曝露による看護師自身の感染を防ぐため，手袋を必ず着用する

注意 血液など体液に接触するおそれがある場合は，感染リスクを低減させるために手袋を着用する．装着した手袋は採血者の手指を介した感染を防ぐため，高齢者ごとに交換する

⑤注射器を袋から取り出す

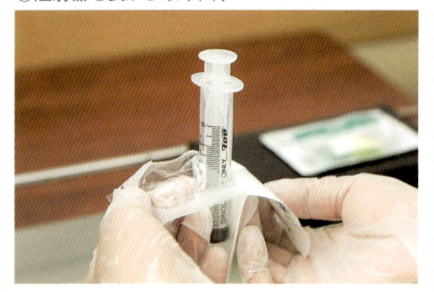

▶ 注射器を取り出す時は，注射針を接続する部位に袋が触れないように注意する

コツ 注射器が入った袋をまとめるようにして持つと，注射針との接続部位が不潔にならない

⑥利き手で注射器を持ちながら，注射針の袋を半分程度開け，注射器との接続部分を露出する

▶ 注射針を取り出す場合も同様に，注射器を接続する部分に袋が触れないように注意する

要点	留意点・根拠

要点

⑦注射器と注射針（翼状針）を接続する

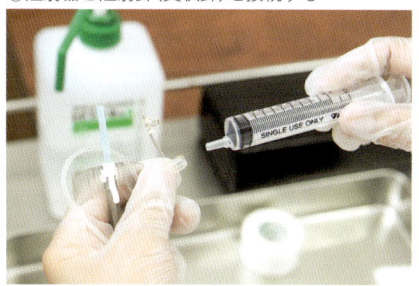

注射器と翼状針を接続する

⑧内筒を引き，注射器に破損がないか，内筒の動きはスムーズかを確認する
⑨高齢者の衣服の袖を上げ，前腕を露出し，採血する血管を選択する

・採血する血管を見つけられない時は，ラップやビニール袋で包んだ温タオルを用いて温める

動画
▶
3-1

3 採血部位の決定
①処置用シーツを敷き，肘枕を置く

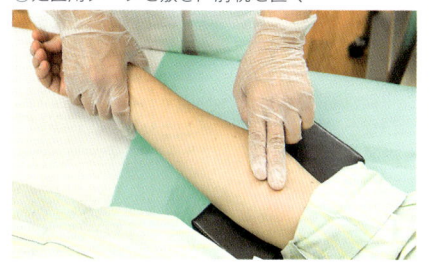

肘正中皮静脈を確認

留意点・根拠

コツ 注射針が入った袋をまとめて持つと，注射器との接続部分が不潔にならない
注意 注射針を注射器に取り付ける際に，看護師の指が接続部に直接触れてはいけない **根拠** 接続部位が不潔になることを防ぐ

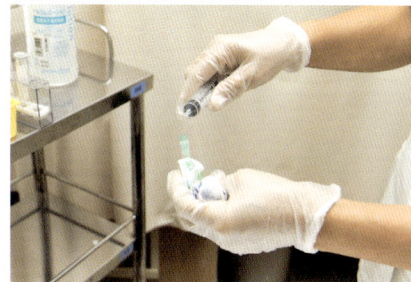

直針の場合，注射針の刃面と注射器の目盛りが同一面上になるように接続する

▶ 高齢者では血管が蛇行していたり，穿刺しようとすると血管が逃げてしまったり，うまく穿刺できないことがある．そのため，採血の前には血管の走行や弾力性，太さなどをよく確かめておくことが重要になる．麻痺や血液透析のシャントがなければ，利き手と反対側の前腕で採血を行うことが多いが，採血困難が予想される場合は，左右の腕をともに露出し，血管の確認を行うこともある
根拠 温めることで，前腕の血管を怒張させることができる

▶ 肘がなるべく屈曲しないように腕の位置を整える．必要時には肘枕を使用し，上肢を肘枕の上にのせ，肘を安定させる **根拠** 肘が屈曲していると，上腕に対して急な角度での刺入となりやすく，深部の組織を損傷する危険性が高まる
▶ 採血する血管は弾力性があり，蛇行していない静脈を選択する．肘窩部の肘正中皮静脈，尺側皮静脈，橈側皮静脈（図1）のうち，血管の太さや弾力性，走行，深さなどを確認し，採血を行う血管を決めるが，いずれの血管においても神経損傷の危険性をゼロにすることはできない
注意 肘正中皮静脈と尺側皮静脈の付近には正中神経が走行していることがあり，正中神経の損傷により感覚障害と運動障害がともに生じるため，注意を特に要する

要点	留意点・根拠

要点

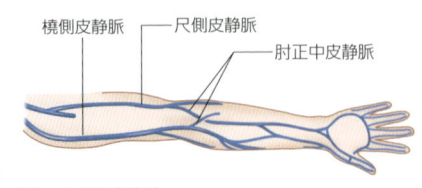

橈側皮静脈　尺側皮静脈　肘正中皮静脈

図1　上肢の皮静脈

②血管の走行を確認する
③刺入部位の7〜10 cm程度中枢側に駆血帯を巻き，採血される側の手掌を軽く握るように促す

・留め金がついていない駆血帯の場合，結び目の輪が末梢側になるようにする

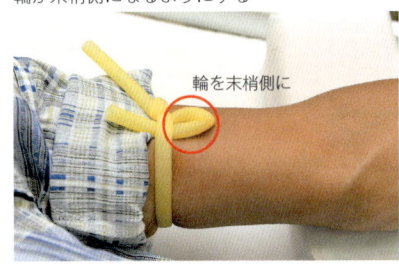

輪を末梢側に

留め金のない駆血帯

留意点・根拠

注意 麻痺がある場合は，麻痺のない側の前腕で採血を行う **根拠** 穿刺時の神経損傷の有無が確認できない

注意 点滴中の場合，点滴していない側の静脈から採血する **根拠** 点滴により血液が希釈され，正しい測定値が得られない

禁忌 血液透析のためにシャントを造設している場合，シャント部の血管を用いて採血してはいけない **根拠** 駆血によりシャント部の血流が一時的であっても遮断されることにより，シャントに負担がかかる．さらに，採血のために針を刺入することで，感染のリスクが高まる

注意 静脈を怒張させるために，手掌の開閉（握ったり開いたりすること）を過度に繰り返すこと（クレンチング）で，カリウム値が高くなる可能性があると指摘されているため，カリウムの測定を目的とした採血時に行うことは控える

コツ 高齢者の皮膚は加齢に伴い薄くなるなど変化しているため，損傷が生じやすい．皮膚が敏感な人に対しては，衣服の上から駆血帯を装着することで，皮膚の損傷を防ぐことができる

コツ 駆血帯の締め具合（きつさ）を尋ね，過度の苦痛が加わっていないか確認する

コツ 駆血後に触れた時に拍動がある血管は動脈であるため，穿刺は避ける

▶ 日本臨床検査標準協議会による『標準採血法ガイドライン JSLM2021』には，刺入部位の7〜10 cm程度中枢側に駆血帯を装着すること，およびきつさは40 mmHg程度が適切とされている

注意 駆血時間はできるだけ短時間になるように心がける **根拠** 駆血時間が長くなると末梢の血液循環が不良となり，しびれなどが生じて苦痛を与える．加えて，長時間の駆血を行うことで血管内の水分が組織内に移動してしまい，正しい検査結果が得られなくなる．なお，先述のガイドラインでは，駆血時間が1分以内であれば，通常の検査項目への影響は許容範囲とされている

根拠 駆血帯の末端が刺入部に触れて汚染されることを防ぐ

4 採血の実施

《注射器採血法を用いる場合（翼状針）》

①刺入部位を決め，アルコール綿でその部位を消毒する

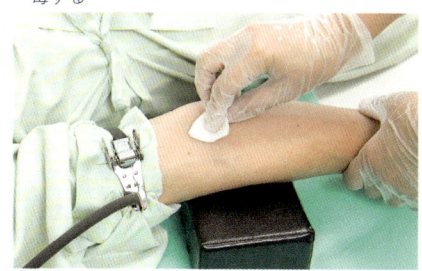

②注射器のキャップを外す

③注射針を刺入するとともに，手先にしびれがないかを確認する

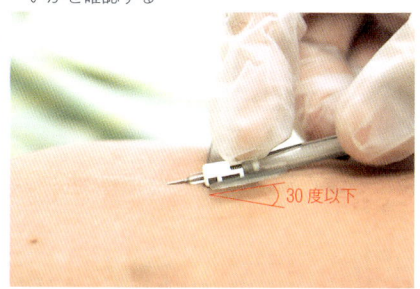

30 度以下で刺入する

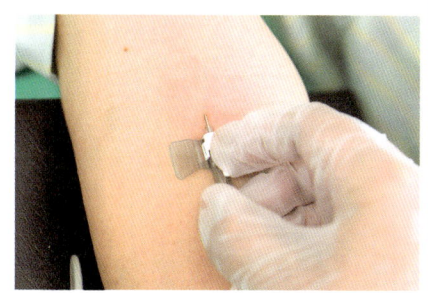

手前から見た刺入部位

▶ 針の刺入は，アルコールが乾燥するまで待つ

コツ 消毒する際は，刺入部から外側に向かって円を描くように消毒する．消毒した部位を再び同じアルコール綿で拭かない **根拠** 同じ部位を拭くと，刺入部が不潔になる

注意 アルコール過敏症がある場合も考慮して，事前に使用できる消毒薬を確認しておく

▶ 直針と翼状針を用いた採血法について，『標準採血法ガイドライン（GP4-A3）』の中では神経損傷防止の面から翼状針の使用が増加傾向にあると述べられている

▶ 先述のガイドラインには，30 度以下の角度で針を刺入することと記されている

コツ 注射針を刺入する時は，注射器を利き手に持ち，反対の手で皮膚を伸展させる（刺入部の3〜5 cm 末梢側の皮膚を母指で軽く押さえ，皮膚を緊張させるようにする）

▶ 高齢者では，穿刺に伴い血管が動いてしまうことも多いため，皮膚を伸展することで血管を固定することができる

コツ 穿刺時に激しく身体を動かしてしまうことが予想される場合は，介助者が肘関節と手関節を固定することもある

注意 注射針を刺入した時は，手先にしびれが生じていないか，激しい痛みを感じていないかを必ず確認する **根拠** 刺入時に手先にしびれが生じた場合は，刺入した針が神経に触れた可能性がある．神経損傷を防ぐために，刺入時は必ずしびれの有無を確認する．刺入した角度が大きいと深部の神経を損傷するリスクが高まるため，先述のガイドラインでは，血管に対して 30 度以下の角度で刺入することとしている

●しびれや強い痛みがあった時

・しびれや強い痛みがみられたら，直ちに針を抜く

・採血を再度行う時は同一部位に穿刺しない

・本人に状況の説明をするとともに，痛みなどが持続する場合には医療者に申し出る（受診する）ように伝える

・医師に報告し，診断と治療について適切な対応を行う

事故防止のポイント 穿刺部位周囲の解剖を正しく理解し，採血する静脈を決める．穿刺前にしびれや強い痛みを感じた時は直ちに伝えるよう説明しておく

要点	留意点・根拠
④内筒を少しずつ引きながら採血を行う 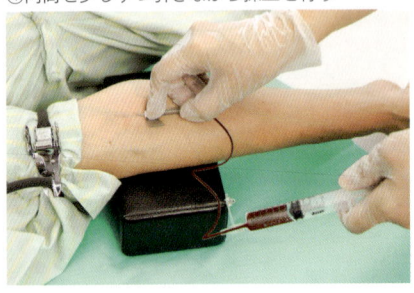	**コツ** 血管に刺入した感触が得られたら，注射針の角度を緩やかにし，血管の走行に沿って針を押し進める **コツ** 逆血（血液逆流）がルート内にみられたら，針先がぶれないように注射器を固定して内筒を引き，指示された血液量を採取する **注意** 採血時に急速に内筒を引くと赤血球が溶血（赤血球が崩壊し，ヘモグロビンなどの成分が細胞外へ流出）し，検査結果に影響を及ぼす危険性がある．逆に時間がかかりすぎると，血液が凝固して正しい検査結果が得られない ▶ 採血量は必要最低限とし，1 回の採血量は 20 mL 以内を目安とする　**根拠** 一度に多量の採血を行うと，血行動態に影響が生じる可能性がある **注意** 血管内脱水が起きている場合，血管内に注射針を刺入できても，十分な血液量を採血できないこともある
⑤駆血帯を緩めるとともに，高齢者に手の力を緩めてもらう ⑥刺入部にアルコール綿を当て，注射針を抜く．協力が得られる場合は，刺入部位をアルコール綿の上から圧迫してもらう 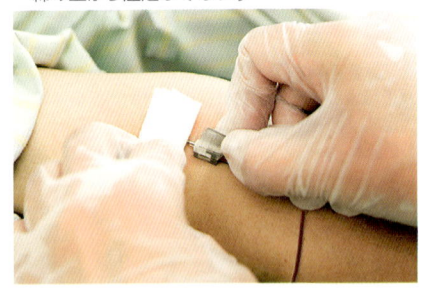	▶ 注射器による採血では，駆血帯を緩めた後に注射針を抜く　**根拠** 駆血帯を結んだまま針を抜くと出血する ▶ 刺入部位を 5 分程度圧迫止血する　**根拠** 先述のガイドラインでは，通常，刺入部位の圧迫を 5 分程度行うこと，採血者は完全に止血されたことを確認する必要があるとしている **コツ** 自分で圧迫することが難しい場合は，用意しておいたテープで刺入部を機械的に圧迫する．特に高齢者では，いったん皮下出血が生じると，吸収されるまでに時間がかかり紫斑になりやすいため，注意する
⑦採血終了後は，高齢者に採血による異変が生じていないかを観察する．さらに以下の点を伝える ・止血を確認した上で，絆創膏を貼る（完全に止血していれば，絆創膏は特に貼らなくてもよい） ・止血の確認後に，採血した手で重い荷物を持つと，再び出血する危険性があるため注意する ・採血当日の入浴は差し支えない ⑧真空採血管に必要量の血液を注入する	**コツ** 止血時には刺入部位をもまないように説明する　**根拠** もむことによって，血管の損傷部位に付着した血小板がはがれてしまい，止血の過程を妨げる **注意** 使用済みのアルコール綿は採血終了後に回収する　**根拠** 感染を防止するため，医療従事者以外が使うごみ箱にアルコール綿を捨てない **注意** 認知症のために異食をする高齢者には，圧迫による止血を徹底し，絆創膏は使用しないようにする ▶ 注射器から針を安全に外した後に血液分注用安全器材を接続し，真空採血管の栓に分注用安全器材の針を刺入させ，陰圧により血液を注入する

・抗凝固薬や凝固促進薬が入った真空採血管を使用する場合は，注入後は薬剤と血液を十分に混和させる（転倒混和）

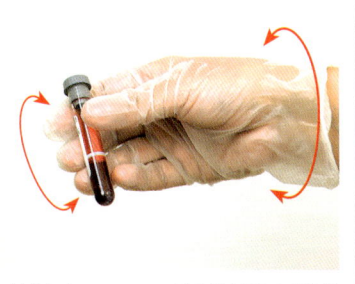

⑨血液の付着したアルコール綿や注射器は感染性医療廃棄物（図2）として施設の規定に沿って処理する

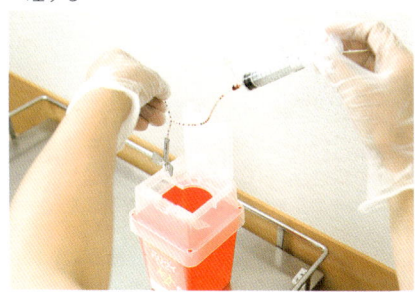

使用済み注射針はリキャップせずに，注射針廃棄専用ボックスに廃棄する

《真空採血法を用いる場合》

①利き手に採血ホルダーを持ち，採血針のホルダー側のキャップを取り外す．また，採血管は室温に戻しておく

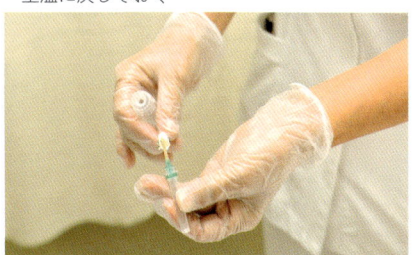

根拠 注射器から針を外さず採血管の栓に直接刺入するなど，血液分注用安全器材を用いない方法は，針刺し事故が起こる危険性がある．なお，『標準採血法ガイドライン（GP4-A3）』には注射器採血法を用いる場合には，分注時に必ず分注用安全器材を使用するように記されている

コツ 血液が抗凝固薬などと完全に混和されるよう，転倒混和を確実に5回以上行う．この時，激しく行うと溶血する危険があるため，緩やかに行うようにする

▶ 針刺し事故の多くは，リキャップ時に起きたという報告がある

コツ 注射針廃棄専用ボックスは，手技を行う看護師の利き手側にあらかじめ配置しておくとよい

事故防止のポイント 針を取り扱う上での注意点の遵守を徹底し，万一事故が起こった際の対処方法を周知しておく

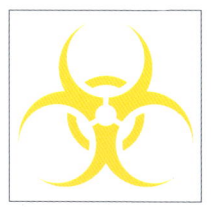

黄色：注射針などの鋭利なもの

図2　感染性医療廃棄物を表すマーク

注意 ホルダー側のキャップを外す時は，真空採血管をつなぐ針が周囲のものに触れないように注意する

▶ 先述したガイドラインでは，特別な理由がない限り真空採血法を用いることが推奨されている

事故防止のポイント 温度の変化によって採血管内の圧力が変化し，採血管内容物が高齢者の体内に流入する危険があるため，使用する採血管は必ず室温に戻しておく．また，抗凝固薬などの入った採血管を使用する時は，内容物を採血管の底部に落としておき，体内への逆流を防ぐ

要点	留意点・根拠
②採血ホルダーに採血針をセットする 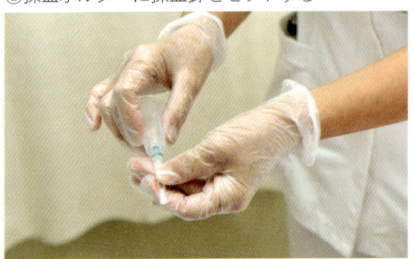 ③部位を選択する ※以下，**3 採血部位の決定**(p.367)と同じ手順で部位を選択する ④アルコール綿で刺入部位を消毒する ⑤注射針のキャップを外し，刺入する 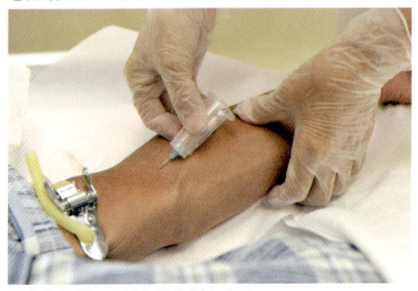 採血ホルダーの採血針を刺入する ⑥真空採血管を採血ホルダーにまっすぐに差し込んで真空採血管への血液の流入を確認し，採血する 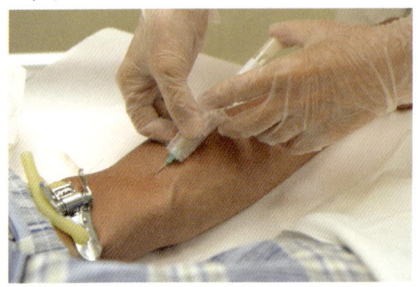	▶ セットする時は，まっすぐに，完全に押し込むようにする **コツ** きちんとセットできると，"カチッ"という音がする **注意** 先述のガイドラインでは，真空採血管と採血針による採血を行う場合，可能な範囲でアームダウン(左の写真のように上肢から採血を行う場合に，肘関節よりも手関節が低い位置にあるようにする)の励行を勧めている **根拠** 採血管内の血液が逆流するのを防ぐ

⑦真空採血管への血液の流入が停止したら採血終了となる．血液の流入が停止したら，すぐに真空採血管を採血ホルダーから外し，握った手を開くように伝えた後，駆血帯を外す

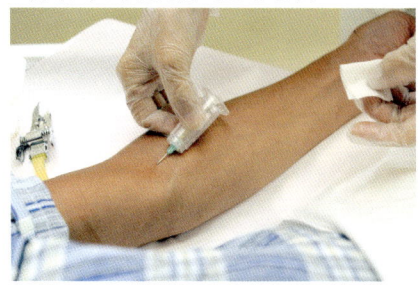

注意 採血ホルダーに真空採血管を差したまま駆血帯を緩めると，真空採血管内の血液が体内に逆流し，感染などを起こす危険がある

▶ 連続して採血する時は，採血ホルダーを片手で固定し，もう一方の手で次の真空採血管に差しかえる．先述のガイドラインにおいて，一度に複数の真空採血管を差しかえて採血する時には，以下の表1の⒜や⒝のような順序で行うことが望ましいと説明されている

表1　ホルダー採血（真空採血）の場合（差し込みの順序）

⒜	⒝
①凝固検査用採血管	①血清用採血管
②赤沈用採血管	②凝固検査用採血管
③血清用採血管	③赤沈用採血管
④ヘパリン入り採血管	④ヘパリン入り採血管
⑤ EDTA 入り採血管	⑤ EDTA 入り採血管
⑥解糖阻害剤入り採血管	⑥解糖阻害剤入り採血管
⑦その他	⑦その他

▶ 翼状針と真空採血管を用いた採血では，翼状針のチューブ内に血液が残り，血液量が不足するリスクがある．そのため，採血量の正確性が求められる凝固検査では，留意する必要がある

注意 ホルダー採血の場合，1本の採血針により採血できる本数は原則10本までとされている

根拠 採血針のゴムスリーブからの血液の漏れ出しのために，採血管の上部やホルダーの内部の血液汚染の危険性が高まる

注意 5〜6回程度の転倒混和を行わないと，真空採血管内の血液が凝固する場合がある．先述のガイドラインでは，採血管をホルダーから除去した後，直ちに転倒混和を行う必要があるとしている

⑧採血の終わった真空採血管は転倒混和を行った上で，検体立てに立てる

⑨アルコール綿を刺入部位に当て，採血針を抜く．協力が得られる場合には刺入部位を5分程度圧迫してもらう

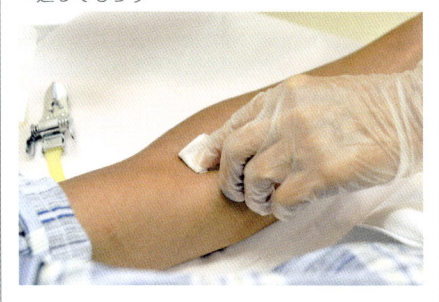

要点	留意点・根拠

※以下，p.370の⑦と同じ手順を行う

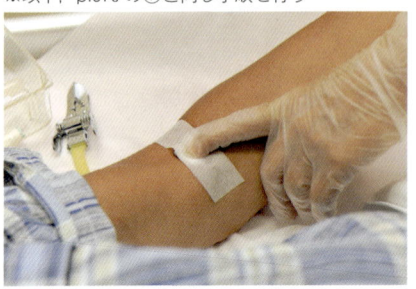

⑩採血針付きのホルダーを，ホルダーごと注射針廃棄専用ボックスに廃棄する

▶ 採血ホルダーは感染予防を重視し，使い捨てとする

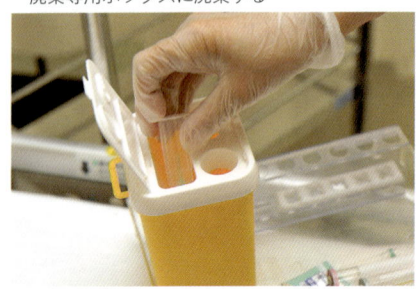

⑤ 採血終了後
①採血が終了したことを伝えるとともに，高齢者に異変がないかを観察する
②片づけが終了したら，ディスポーザブル手袋を外し，手洗いによる手指衛生を行う
③採取した血液が入った真空採血管を速やかに検査室に提出する

注意 検査項目により，採血した検体の保存方法が異なる
根拠 静脈全血のまま放置すると解糖作用により血清中のグルコースは減少する．一方，赤血球からのアンモニアの遊離などが生じアンモニア値は増加するため，正確な検査結果が得られなくなる
事故防止のポイント 真空採血管の氏名が正しいことを確認した上で検体を提出する

② 検査

2 上部消化管内視鏡検査

杉本 知子

高齢者における上部消化管内視鏡検査の注意点

- 内視鏡検査は，口腔などから内視鏡を挿入し，胃や食道などの消化管の状態を肉眼的に観察するものである．特に高齢者では消化管の悪性腫瘍，逆流性食道炎，胃潰瘍などの疾患が多くみられ，これらの診断を確定する上でも内視鏡検査の実施は重要である．検査中の苦痛が少ないという理由で，近年では経鼻的内視鏡検査も多く実施されている．
- 内視鏡検査は観察のみならず，組織の一部を採取して病理学的に調べたり（生検），ポリープの切除を併せて行うこともある．こうした場合は，抗凝固薬などの止血に影響を及ぼす薬物の服薬状況を事前に確認しておく必要がある．また，消化管内に内容物が残存していると検査が行えないため，検査前に医師から示された禁飲食の指示などを確実に守ることができるよう準備を進めなければならない．
- 上部消化管などの内視鏡検査では，検査前後を通して食事摂取などの制限が必要となるが，高齢者には脱水の傾向がみられる人，検査に際して通常服薬している薬物を中断しなければならない人などがいるため，全身状態の変化を注意深く観察する．
- 検査のために服薬を中断した人では，服薬を再開できる時期について把握しておく．
- 高齢者の中には，前立腺肥大症や緑内障の既往がある人もいる．このような高齢者に対して検査中にブチルスコポラミン臭化物製剤を鎮痙薬として使用することにより，症状が悪化する危険性がある．なお，ブチルスコポラミン臭化物製剤を使用できない場合には，グルカゴンが使用されることがあるため，糖尿病の既往を確認しておくことも必要になる．

目的 経口的または経鼻的に内視鏡を挿入し，肉眼的に胃や食道などの粘膜の状態や変化を調べる．

チェック項目 既往歴，基礎疾患，使用している薬物，アレルギーの有無（リドカイン，ヨード，アルコールなど），歯の状態（動揺する歯はないかなど）

適応 上部消化管出血が疑われる場合〔食道静脈瘤，胃静脈瘤，急性胃粘膜病変（AGML），胃・十二指腸潰瘍や腫瘍など〕，胃アニサキス症など，消化管異物の観察と除去，生検

禁忌 消化管穿孔や心肺に重篤な障害のある人，全身状態が不良な人，意識低下などにより誤嚥の危険性がある人，精神疾患などがあり協力が得られない人

事故防止のポイント 氏名の未確認や思い込みによる患者誤認の防止，抗血栓薬・抗凝固薬などの使用薬物の不十分な確認による事故の防止，器具の不適切な取り扱いによる出血・感染の防止，麻酔薬使用に伴う異常の防止

- - - - - - - - - -

必要物品 検査着（無地のもの），処置用シーツ，内視鏡一式（必要時，生検用の鉗子などの鉗子類とホルマリン瓶），X線写真，リドカイン噴霧剤（10 mg/1回の噴霧）（①），リドカイン塩酸塩ビスカス（②），

医師の指示に基づいて準備した薬剤（③，④），注射器（⑤，⑥），注射針（⑦），マウスピース（⑧），テープ（⑨），計量カップ（⑩），スプーン（⑪），ガーゼ（⑫），点滴スタンドおよび救急カート（必要時）など

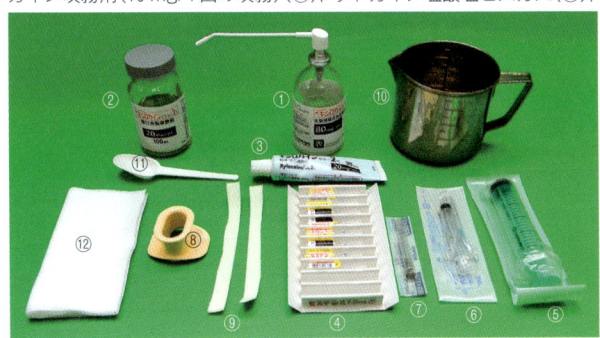

手順

要点	留意点・根拠

1 検査前

①氏名を確認するとともに，検査指示書と照合する

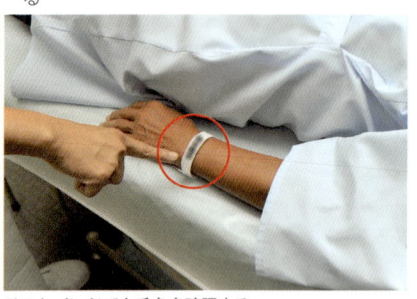

リストバンドでも氏名を確認する

②検査の目的と方法を説明し，承諾を得る
③事前に検査の注意点を説明する（表1）

表1 内視鏡検査の注意点の例

検査前日の注意
・検査前日の夕食内容で特に注意することはない
・21時以降は食べ物と水・茶以外の飲み物の摂取を控える

検査当日の注意
・食事や水と茶以外の飲み物（牛乳，ジュースなど）の摂取や喫煙を控える
・内服薬を服用している場合，検査当日の朝の服薬は医師の指示に従う

④感染症（HBs抗原，HCV抗体，梅毒，HIV抗体など）の有無や既往歴を把握する
⑤抗血小板薬や抗凝固薬など，使用している薬物やアレルギーの有無などを確認する
⑥検査前に，バイタルサインを確認する

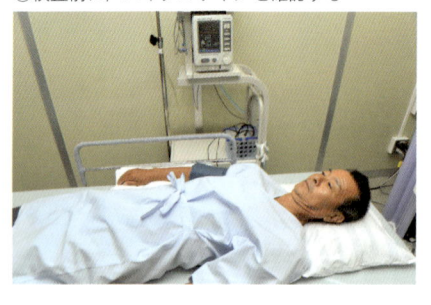

事故防止のポイント 高齢者を確認する時は，本人に姓名を名乗ってもらうとともに，リストバンドでも確認する．また，同意書やカルテから検査内容や同意の状況についての確認も行う

▶ おおむね検査前日の夜9時から禁飲食となる．ただし，指示された時間までは水や茶を飲むことは許可される **根拠** 消化管内に内容物が残存していると検査が行えない

注意 指示された時間以降に，食事や飲み物（水と茶以外）を摂取していたことが判明すれば，検査は中止になる

▶ 抗血栓薬を服用している高齢者への休薬の指示については，必ず医師に確認する．なお，日本消化器内視鏡学会は『抗血栓薬服用者に対する消化器内視鏡診療ガイドライン［直接経口抗凝固薬（DOAC）を含めた抗凝固薬に関する追補2017］』の中で詳細に休薬について説明している

▶ 既往歴を把握し，検査時に使用できる薬物を確認しておく

▶ 服用している場合は，医師の指示に従い，服薬を中断する

▶ 身体状況のみでなく，検査に対する思い，検査に伴う注意事項への理解の程度も確認する

注意 聴力や視力が低下した高齢者では，医療者からの説明が十分に理解できていない，または聞き違いをしていることもある．検査についての理解の程度を事前に把握しておくことは，確実に検査を進めていく上でも重要になる

コツ バイタルサインの測定時には，義歯の使用や抜けそうな歯の有無なども併せて確認しておく．検査までに期間があれば，事前に歯科で治療をしてもらうようにする

事故防止のポイント 急変に備え，救急カートを準備しておく．また，義歯の使用の有無，残存歯の状態を確認することで誤嚥の危険性を回避するように努める

要点	留意点・根拠

2 検査時

①プライバシーの確保された個室または空間で検査着に更衣する

②義歯，眼鏡，コルセットを装着している場合は取り外すように伝える．化粧をしている場合には，口紅を拭き取るように説明する

▶ 身体を締めつけるような衣類は，当日着用しない．また，高齢者では義歯を使用している人が多いが，誤嚥を防ぐために検査前に取り外す

コツ 取り外した義歯は専用のケースにしまう．乾燥に伴う義歯の変形を防ぐため，義歯を水に浸しておく

③胃内有泡性粘液除去剤と胃内粘液溶解除去剤を準備し，検査の5〜15分前に内服してもらう

▶ 胃内の泡を除去し，観察しやすくするために服用する．薬剤の使用については，医師の指示内容を確認し，それに従う

④消化管の蠕動運動の抑制のために，鎮痙薬を皮下注射または筋肉注射する（必要時）

▶ 副作用（動悸や気分不快感，かすみ目，発疹など）の出現の有無を観察する **根拠** 高齢者では薬物の代謝機能が低下しているため，副作用が生じやすい

⑤咽頭麻酔薬を口に含み，頭部を後方に少し傾け，しばらく（約3分）のどにためた後にゆっくりと飲み込む，または吐き出す

▶ 咽頭に麻酔がかかっているため，嚥下反射が鈍くなり，誤嚥が起こる危険性が高い．誤嚥を防ぐためにも，一気に飲み込まず，ゆっくり飲み込むように説明する

⑥検査台の上に臥床してもらい，左側臥位をとるように体位を整える．検査中は頭を動かさないように説明する

▶ 安楽な姿勢となるように体位を整える

▶ ポリープの切除などを併せて行う場合では，血管確保＝静脈確保（緊急時に薬物などの静脈内投与を目的として，留置針などを静脈内に挿入すること）を行うこともある

事故防止のポイント 咽頭麻酔薬として用いられるリドカイン塩酸塩ビスカスの使用に伴う異常（ショック症状など）の有無を観察する

▶ 検査中は声を出すことができないため，伝えたいことがある場合には手を上げて合図をするように説明する

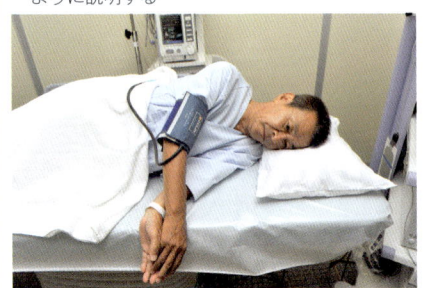

左側臥位をとってもらう

⑦高齢者の状況により，鎮静薬の投薬が行われたり，内視鏡挿入直前にスプレーによる麻酔をのどに噴霧することもある

注意 リドカインスプレーを使用する際には，気道に吸引させないようにするため，しっかり呼吸を止めてもらうように促す

▶ 経鼻的内視鏡検査では，鼻のとおりをよくする薬やリドカインスプレーを鼻に噴霧する

注意 鎮静薬を使用した場合には，バイタルサインを継続的に確認し，急変に備える

⑧マウスピースをくわえてもらう

コツ 歯がないなどの理由によりマウスピースをくわえるのが難しい場合には，テープで固定するなどの工夫が必要になる

要点	留意点・根拠
⑨内視鏡の挿入を徐々に進め，目的位置の状態を肉眼的に観察する 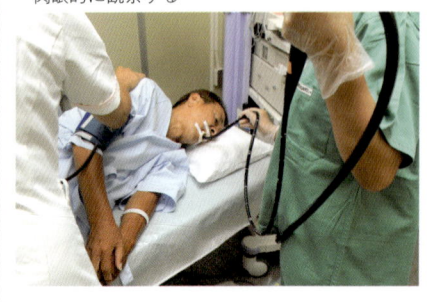	**注意** 内視鏡挿入直後に仰臥位になると，口腔内に貯留していた唾液を誤嚥する危険性があるため，留意する ▶ 検査を行っている間は，身体全体の力を抜き，楽にするように説明する．呼吸を止めないようにするために，口から息を吐き鼻から息を吸うように促したり，呼吸が早くなりすぎないように声かけを行う．また，目を閉じず遠くを見つめてリラックスすること，唾液は飲み込まず外に出してよいことを伝える **根拠** 咽頭麻酔がかかった状態で唾液を飲みこむことにより，唾液が気管に入る危険性がある ▶ 内視鏡検査の際は，おくび(げっぷ)が出そうになることがあるが，なるべく我慢するように説明する **コツ** 検査には苦痛を伴う場合が多い．そのため，検査中は高齢者の手を握るなど，苦痛の緩和を図るための看護を提供する必要がある **コツ** 医師の指示に従って内視鏡を嚥下するように声をかけたり，背部をさすったりすることにより内視鏡の挿入がスムーズになる場合がある **注意** 処置中は高齢者の全身状態，モニターを観察し，状態の変化があれば医師に伝え，指示を仰ぐ
⑩検査の進行に応じ，医師が指示した体位に変えるための介助を行う	
3 検査終了後 ①検査(撮影)が終了したことを伝える ②内視鏡を静かに抜去し，マウスピースを外す ③バイタルサインを測定する ④ティッシュペーパーなどを渡し，唾液をすべて吐き出してもらった後，水で口をすすぐ ⑤高齢者に検査後の注意事項を説明する(表2)．用紙にまとめて渡すとよい ⑥本人の体調を把握し，帰宅の可否を判断する(外来の場合)	▶ 内視鏡による観察のみを行った場合は，検査終了直後にバイタルサインの測定と腹痛などの腹部症状および内視鏡操作に伴う咽頭痛の有無を確認する．また，誤嚥による呼吸状態の悪化が生じる危険性があるため，その観察も十分に行う ▶ 検査終了後，通常は1時間禁飲食となり，ガラガラうがいも控える **根拠** 検査時に使用した咽頭麻酔薬の薬効が残存しており，誤嚥する危険がある ▶ 高齢者の場合，検査後の歩行時にふらついたり転倒することもあるため，できれば家族などの付き添いのもとで帰宅してもらう **注意** 検査のために取り外した義歯などの所持品を忘れて帰宅してしまうこともあるため，本人とともに忘れ物がないか確かめる

表2 内視鏡検査後の注意事項

- ・検査後1〜2時間程度は安静にする．外来で検査を受けた場合は，しばらく休んでから帰宅する
- ・検査後の食事開始は医師の指示に従う．通常，観察のみの場合は検査終了後1時間は禁飲食となる（唾液も検査後1時間は飲み込まない）
- ・検査当日の車の運転は禁止となる（外来の場合）
- ・検査当日は激しい運動や長時間の入浴を避け，シャワー浴程度にする
- ・後日，医師から検査結果について説明がある
- ・検査後に腹痛や悪心が起きた場合，黒色便（タール便）があった場合には，至急受診する

要点	留意点・根拠
⑦使用した器具は，各施設の所定の方法に従って洗浄し，後片づけを行う	**緊急時対応** 腹痛や悪心，黒色便などの症状がみられた場合は，消化管出血や消化管穿孔が起きた可能性があるため，緊急処置が必要になる ▶検査で使用する物品は，感染予防上，ディスポーザブル製品とすることが望ましい ▶洗浄後に滅菌を行って再度使用する物品は慎重にその処理を行い，他の人が感染しないようにする

② 検査

3 X線単純撮影

杉本 知子

高齢者における X 線検査の注意点

- X線検査は，骨や臓器などに吸収された X 線の差によって描かれた画像の読影を目的として行う．健康診断などでもよく行われる．
- 高齢者では，肺炎などの疾患を診断する目的で胸部の X 線単純撮影が行われる場合も多い．この検査は通常立位で行われる．しかし，立位保持が難しい場合は，臥床した状態で行うこともある．
- X線単純撮影を臥位で行う際に用いられる検査台は，狭く滑りやすい．目測を誤って高齢者が検査台から転落する危険もある．そのため，検査時には事故防止に配慮しなければならない．
- X線の照射時は，看護師自身が不必要な被曝を避ける必要がある．撮影時は，看護師は撮影室の外へ出る，またはできるだけ距離をとるようにする．検査中に付き添いが必要な場合は，プロテクターを着用する．看護師が妊娠中の場合は，付き添いの介助を他の看護師に交代する．

目的 骨や臓器に X 線を照射し，その形態や機能の変化を調べる．
チェック項目 既往歴，基礎疾患，ADL の状況，使用している薬物，聴力（難聴の有無や程度）
適応 すべての高齢者
事故防止のポイント 氏名の未確認や思い込みによる患者誤認の防止，検査台からの転落・転倒の防止

必要物品 必要時：検査着（無地のもの），頭髪をまとめるゴム（髪が長い人の場合）など

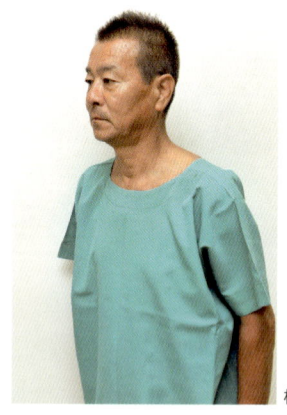

検査着

手順

要点	留意点・根拠
1 検査前 ①氏名を確認する	**事故防止のポイント** 同姓同名の人がいる場合もあるため，高齢者自身に姓名を名乗ってもらうとともに，それ以外の情報（生年月日など）も併せて確認する

要点	留意点・根拠

②検査の目的と方法を説明し，承諾を得る

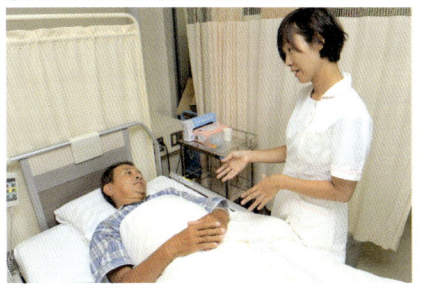

③診療放射線技師や医師の誘導のもと，撮影室に移動する
④プライバシーが確保できる個室などで，下着（ブラジャー）や貴金属を身体から取り外してもらう．必要に応じて検査着に着替えてもらう

注意 不必要な被曝を避けるため，診療放射線技師の指示があるまで，撮影室の中に入らない

▶ 厚めの衣類や柄のついた衣類を着用している時は，検査着に着替えるよう説明する．この際，検査着は素肌に着用してもらう．アクセサリーなどの貴金属，ブラジャーやファスナーなどの金属，ボタンなどのプラスチック製品を身体から取り外してもらう **根拠** それらが検査部位にあると，写真に写ってしまう．湿布薬を貼用している場合も，同様の理由で，検査部位にあるものは取り除く

コツ 頭髪が長い場合はゴムでまとめてもらい，背面にかからないようにする **根拠** 頭髪が背部にかかると撮影部位を隠してしまい，鮮明な写真が撮れなくなる

2 検査中
①診療放射線技師などの誘導のもと，撮影台まで移動する

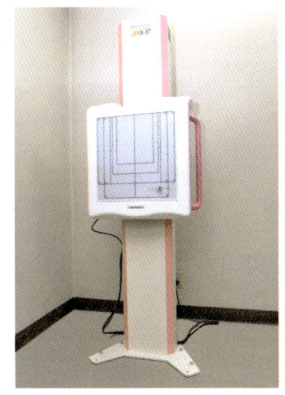

立位撮影台

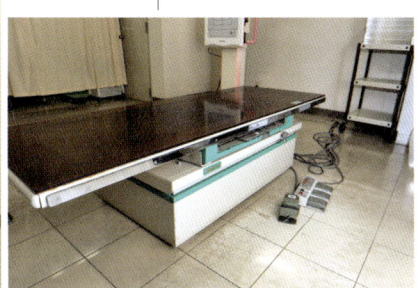

平面撮影台

要点	留意点・根拠
②診療放射線技師の指示に従いながら，高齢者の体位と位置を整える ③体位が整ったら深呼吸を促し，吸気の後に息を止めて姿勢を維持してもらう 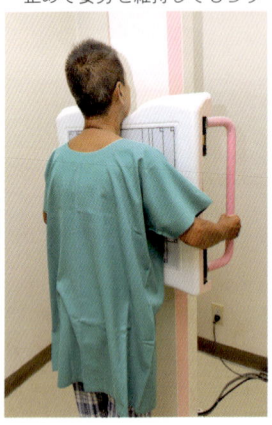	▶ 胸部X線単純撮影は，立位のまま行うことが一般的である ▶ 通常，診療放射線技師などが「息を吸ってください．はい，止めてください」と指示する **コツ** 診療放射線技師などの指示に従い，しっかりと呼吸を止めて姿勢を保持する（身体を動かさないようにする）よう伝える **事故防止のポイント** 臥床して撮影する際は，転落・転倒しないよう検査台の昇降を介助する
④X線を照射して撮影を行う	▶ 照射時に高齢者への付き添いが不要であれば，看護師は撮影室の外へ出る ▶ X線撮影の画像は，X線の照射方向によって正面像と側面像に分けられる．前者には後前像（通常の撮影）と前後像（臥床して撮影した場合）がある．後者には，左側面像と右側面像があるが，この場合は両手を上げた姿勢で撮影する
3 検査終了後 ①検査（撮影）が終了したことを伝える ②更衣するように声をかける ③更衣後は検査室からの退室を介助する	▶ 検査台上に臥床して撮影を行った場合，急に起き上がり転落する人もいるため，細心の注意を払う必要がある ▶ 身体から取り外した貴金属などを置き忘れないよう，最後に忘れ物がないかを確認してもらう **注意** 検査後の歩行時にふらついて転倒することもあるため，注意する

❸ 呼吸・循環管理

1 吸引

亀井 智子

高齢者の特徴と吸引の必要性

- 加齢に伴う嚥下機能や呼吸筋力の低下による痰の自力喀出困難により，誤嚥性肺炎などが生じやすい．
- 成人の，喉頭に達する気道分泌液は 1 日 50〜100 mL であるが，無意識的に嚥下され，痰として喀出される量は少ない．
- 痰量が増加する要因には，呼吸器感染，肺うっ血，アレルギー反応，腫瘍の発生，喫煙，大気汚染，刺激性ガスの吸入，加齢などがある．痰が増加する機序としては，①気管支腺の腫脹と粘液分泌の増加，②滲出液増加，白血球の遊走・食菌作用による膿の産生，③局所のヒスタミン，セロトニン，プロスタグランジン，ロイコトリエン産生による滲出機転の助長が挙げられる．
- 吸引の必要性を検討する前に，予防的アプローチを十分に行う．線毛運動を活発にし，痰の粘稠(ねんちゅう)度を下げるための水分摂取や加湿などのケア，排痰をスムーズに行うための体位(ポジショニング)，用手的排痰法などの援助を実施する．また，十分に去痰ができない場合には薬物吸入・注射・内服により痰の粘稠度を調整したり，気道分泌や肺表面活性物質の分泌の促進を図ることが必要となる．
- 誤嚥性肺炎を予防するためには，口腔ケアを行う，食事時の姿勢を工夫する，嚥下しやすい食形態を選択するといったことも重要である．
- 吸引は高齢者にとって身体的侵襲が大きく，吸引カテーテル操作による口腔内損傷，気管の損傷，咽頭の迷走神経刺激による呼吸停止，低酸素血症などの合併症を誘発するため，慎重に実施する．

呼吸音，痰の貯留状況のアセスメント

1 高齢者の状況

- 体力・活動状況を把握する．
- ・体力を消耗している高齢者や呼吸筋力が低下している高齢者では，痰の喀出力が乏しく，肺に痰が貯留しやすくなる．
- ・臥床時間が長くなると下葉，後肺底区に無気肺が起こり，肺炎を生じやすくなるため，体位変換は欠かせない．
- 既往歴を確認する．
- ・肺結核，肺葉切除術，気胸術など

2 痰の性状，量，色

- ・痰はその性状，色，量から多くの情報を得られるため，注意深く観察する．
- 痰の性状を観察する．
- ・性状は，外見上，漿液性，粘液性，膿性，混合性に分けられる(表 1 は痰の膿性による分類)．
- ・気管支拡張症，慢性気管支炎，びまん性汎細気管支炎，肺化膿症などでは粘液性痰または膿性痰が多くなる．
- ・大量の漿液性痰では肺胞上皮癌を念頭におく．
- ・痰の粘稠度や，水様性，泡沫性かなども観察する．
- 痰の色，臭気はどうか観察する．

表 1 痰の分類 (Miller&Jones)

M_1(粘液性 1 度)	瓶を傾けても流動しにくく，粘稠で透明
M_2(粘液性 2 度)	粘稠で混濁しているが，明らかな膿性部分はない
P_1(膿性 1 度)	M_1 または M_2 の性状を呈するが，ごく一部に明らかな膿を認める
P_2(膿性 2 度)	全体の 1/3〜2/3 が膿性である
P_3(膿性 3 度)	痰のほぼ全体が膿性で，粘稠度はかえって低下している

・透明，白色，灰色，黄色，黄緑色，緑色，ピンク色，黒色，血痰，鉄さび色，チョコレート色など
・非化膿性肺疾患では白色または無色，化膿性肺疾患では黄緑色，気管支喘息などで痰中に多量の好酸球が含まれる場合には黄色を呈することがある．
・急性肺炎では鉄さび色，肺真菌症ではチョコレート色，緑膿菌感染では緑色，肺水腫ではピンク色の泡沫状，じん肺では黒色の痰がみられることがある．
・血痰は気管・気管支粘膜の損傷，肺実質の破壊により血管が損傷した場合に生ずる．気管支炎，気管支拡張症，肺癌，肺結核などが疑われる．
・黄色，黄緑色などの痰では気道感染が疑われ，臭気を伴うこともある．
●1日の痰の量を把握する．
・少ない，いつもと同じ，多いなど

③ 胸部の視診・触診・打診と呼吸音の聴診

●視診のポイント：表情や胸郭の様子の確認
・表情：苦しそうな表情か，眉間（みけん）にしわがよっていないか
・皮膚：皮膚の色，チアノーゼ（酸素状態，栄養状態，脱水などを判断）
・四肢：四肢末梢の色，ばち状指，浮腫，手指温
・口唇：色，口腔内の衛生状態，乾燥状態，口呼吸の有無
・鼻腔：衛生状態，乾燥状態，鼻翼呼吸の有無
・頸部：鎖骨上窩の陥没，呼吸補助筋の使用，頸静脈怒張（頸静脈怒張は右心不全で認められる）
・呼吸運動：深さ，リズム，規則性
・呼吸パターン：図1参照
・胸郭：呼吸様式は胸式か，腹式か
・胸郭運動：呼吸や深呼吸に伴う胸郭運動と左右差〔気胸，無気肺，大葉性肺炎などで患側の胸郭運動が制限されると生じる．吸気時に胸腔内陰圧に伴い胸郭が陥没し，呼気時には膨張するものを動揺胸壁（フレイルチェスト）という〕
・胸郭形態：たる状，陥没

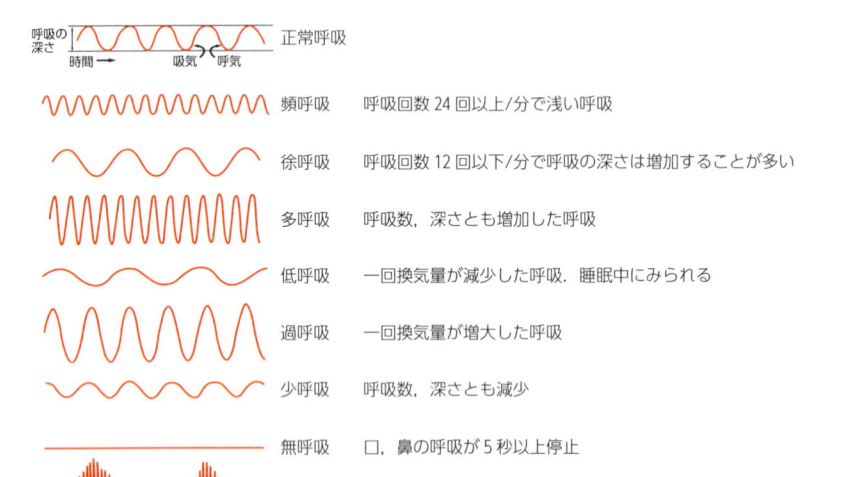

図1 **呼吸パターン**

- ●触診のポイント：胸郭や筋の状態の確認
- ・胸郭：協調性，柔軟性
- ・筋：呼吸筋・呼吸補助筋（図 2）の緊張はないか．頸部（後頭下筋群，僧帽筋，胸鎖乳突筋，斜角筋），前胸部（肋間筋，大胸筋，三角筋），腹部（横隔膜，腹斜筋，腹直筋），背部（菱形筋，広背筋，脊柱起立筋）
- ・触診部位の振動の有無：一般に，肺の病変部では胸郭の動きが低下する．中枢気管支に痰が貯留した場合，ラトリング rattling（ゴロゴロという振動）が手掌に伝わる．

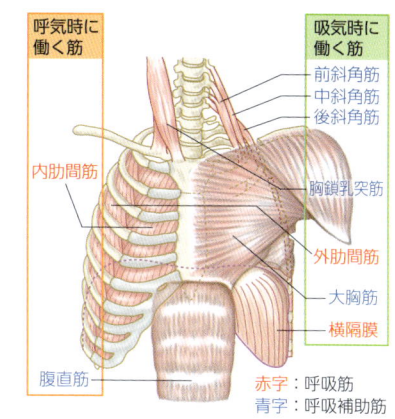

呼気時に働く筋

吸気時に働く筋

前斜角筋
中斜角筋
後斜角筋
内肋間筋
胸鎖乳突筋
外肋間筋
大胸筋
横隔膜
腹直筋

赤字：呼吸筋
青字：呼吸補助筋

図 2　呼吸筋と呼吸補助筋

- ●打診のポイント：胸水貯留，横隔膜位置の推定
- ・清音，濁音，鼓音により肺底や横隔膜の位置，肺の大きさを推定する．肺の下限は平静呼吸時，鎖骨中線上で第 6~7 肋骨
- ・横隔膜の打診は背部で行い，最大吸気位で濁音と清音の水平線を上下させながら深呼気をさせて境界を調べる．濁音が認められる場合は，肺浸潤，肺炎，肺結核，肺化膿症，腫瘍，胸水などが疑われる．
- ●聴診のポイント：痰の貯留の確認
- ・呼吸音（気管音，気管支音，肺胞音），副雑音を聞く．
- ・高齢者の正面ではなく，側方に立ち，気管音，気管支音，肺胞音を聴診する．気管音は頸部気管上で聞かれ，粗く大きな音．気管支音は前胸部胸骨上，背部両肩甲骨間などの狭い範囲でのみ聞かれ，肺胞音よりも大きく高調な音．肺胞音は胸壁正中部，肺尖区以外の肺野で聞かれる．
- ・呼吸音の大きさ，副雑音の有無，種類を左右比較しながら，各肺区域を最低でも 1 吸気呼気サイクル，聴診器の膜面で聴診する．胸側，背側の両方を聴診する．

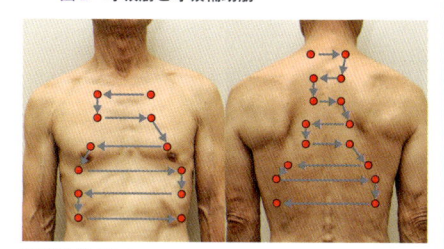

打診のポイント

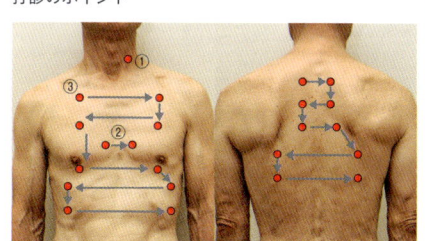

聴診の順序

- ・聴診により換気状態，気管・気管支の閉塞，分泌物貯留，無気肺，胸水の有無を把握する．
- ・副雑音は，連続性副雑音，断続性副雑音に分類され，連続性副雑音は低調性連続性副雑音と高調性連続性副雑音に分けられる．断続性副雑音は，水泡音と捻髪（ねんぱつ）音に分類される（表 2）．
- ・副雑音聴取部位，呼吸音低下部位では，X 線所見も確認する．

表 2　肺音の分類

呼吸音	正常	気管音, 気管支音, 肺胞音
	異常	減弱・消失, 呼気延長, 異なる部位での気管支音化など
副雑音	連続性副雑音	低調性連続性副雑音(いびき音, ロンカイ rhonchi)
		高調性連続性副雑音(笛音, ウィーズ wheeze)
	断続性副雑音	粗い断続性副雑音〔水泡音, コースクラックル coarse crackles(粗)〕
		細かい断続性副雑音〔捻髪音, ファインクラックル fine crackles(細)〕
その他(非肺性副雑音)		胸膜摩擦音, ハンマン徴候など

---

4 水分出納
●経口水分摂取量を把握する.
・脱水傾向にある高齢者の場合, 痰の粘性が高まり, 喀出困難となり, 肺に貯留しやすくなる.
●経管栄養, PEG 使用者では栄養剤注入量を確認する.
●点滴で体内に入る量, 発汗量, 排泄量なども確認する.

---

5 薬物
●内服, 吸入, 注射で使用される去痰薬の種類と効果を理解し, 副作用症状がないか観察する.
・気道分泌促進薬:気道分泌を促進することで, 痰の粘度を低下させ, 痰を出しやすくする.
・気道粘液溶解薬:痰の成分を変化させ, 痰を出しやすくする.
・気道粘液修復薬:気管支粘膜の修復を促進し, 粘液構成成分を調整する.
・上記の薬物にはいずれも食欲不振, 悪心・嘔吐, 下痢, 腹痛などの副作用がある.
●1 日の使用回数を把握する.

---

6 随伴症状
●咳やそれに伴う疲労の程度を把握する.
・排痰の際には咳による喀出が不可欠であるが, 咳による疲労があれば鎮咳も必要となる.
●呼吸困難の有無を観察する.
・急性呼吸不全や気管支異物などでは急激な呼吸困難をきたし, 喘息発作でも呼吸困難を生じる.

---

7 検査・診断
●問診
・既往歴, 痰の量, 現在の疾患と治療内容をどのように把握しているか, 自力喀出が可能かなどを聴取する.
●診察
・視診, 触診, 打診, 聴診
●喀痰検査, 気管支鏡検査(痰を採取して顕微鏡で観察する検査)
・喀痰細菌検査:細菌や真菌(カビ)など, 肺炎や気管支炎の原因となる菌を特定する. 採取した痰を顕微鏡で見る塗抹検査と, 菌を培養して増やし菌の種類を確認する培養検査の 2 つの方法がある. 細菌の培養には 2〜3 日, 結核菌は 6 週間かかる.
・喀痰細胞診:癌の診断の 1 つとして行われる. 細胞を顕微鏡で調べ, 癌細胞がないか検査する. 気管支鏡で粘膜を採取して検査する場合もある.
●胸部 X 線検査
・肺の透過性, 陰影, 空洞影, 浸潤, 硬化, リンパ節, 石灰化, 癒着, 肥厚, 無気肺, うっ血, ブラ, 気胸, 肺気腫などの所見を調べる.
●血液一般検査, 血液生化学検査
・白血球数, CRP などの炎症所見を調べる.
●胸部 CT 検査
・肺癌, 肺結核, 肺炎, 肺気腫, 気管支拡張症などの診断の際に行う.

口腔内吸引

目的 咽頭より手前の口腔内に貯留した痰,気道分泌物,唾液,食物残渣などを吸引器を用いて機械的に吸引し,口腔内を浄化する.

チェック項目 痰の自力喀出状況,気道分泌物の量,嚥下・口腔内の状態,バイタルサイン,認知機能

適応 口腔内に痰,唾液などが貯留し,自力で喀出できない場合.嚥下機能の低下により,唾液がうまく嚥下できない場合.認知機能の低下により痰の喀出に理解が得られない場合

禁忌 口腔内に炎症,出血,潰瘍などがあり,吸引操作で悪化する可能性がある人

事故防止のポイント 吸引操作中の唾液の誤嚥防止,カテーテルによる口腔粘膜の損傷・出血防止

必要物品 吸引器(中央配管されていない場合),吸引瓶,接続チューブ,吸引カテーテル(12〜14 Fr)(①),アルコール綿(②),ディスポーザブル手袋(③),エプロン(④),ゴーグル(⑤),マスク(⑥),パルスオキシメーター(⑦),通水用滅菌蒸留水など

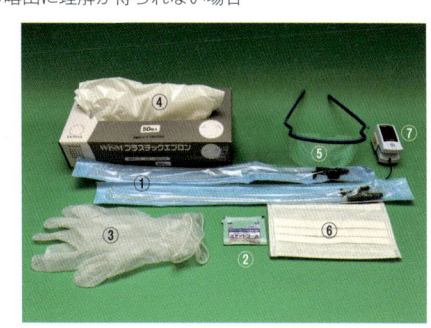

手順

要点	留意点・根拠
1 説明する ①手順,目的,所要時間を伝える 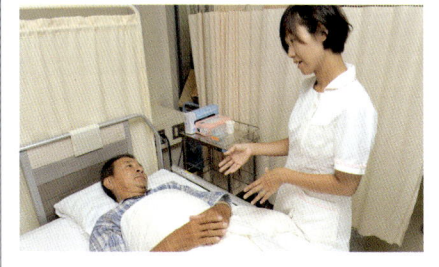	▶ 吸引は苦痛を与える処置であるため,必ず事前に説明して同意を得る **コツ** 認知症高齢者では十分な理解を得ることが難しいため,家族の協力を得ながら行う ▶ 高齢者の質問には丁寧に回答する **根拠** 処置に不安を感じていることが多いため,その軽減を図る
2 必要物品を準備し,環境を整える ①必要物品をベッドサイドに用意する.使用する吸引カテーテルの種類を再確認する ②吸引を行う場合はカーテンを閉めるなど,プライバシーに配慮する	▶ 口腔内吸引カテーテルは気管内吸引よりも太めの 12〜14 Fr を用いるのが一般的である ▶ 吸引器は事前に作動性と吸引力を確認しておく ▶ 同室者がいる場合は,他の者が吸引器などを触ったりしないように物品の配置に留意する **注意** 認知症の同室者がいる場合は,消毒液などの誤飲を防ぐため,物品は吸引のつど用意し運ぶ.病室に置きっぱなしにしない ▶ 在宅ケアでは,社会資源などを利用して吸引器を用意し,必要物品の調達方法を検討しておく.必要物品を置く棚やテーブルも用意する

要点	留意点・根拠
3 処置の準備をする ①全身状態，呼吸状態，口腔内の状態をアセスメントする	▶ バイタルサインの測定，呼吸音の聴診，意識状態の観察，口腔内貯留物の観察を行う．顔色，表情，ゴロゴロと痰がからんだ音がしないかなどを確認する
②パルスオキシメーターを指先に装着し，酸素飽和度を測定する 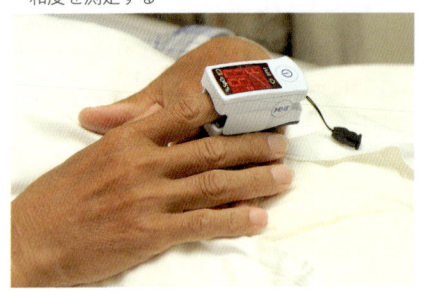	
③看護師のほうを向いてもらう ④口腔内にカテーテルを挿入するため，口を開けてもらう	▶「口を開けてください」と声をかける．なかなか開けてもらえない場合は，口の周囲をマッサージしながら声をかけるなどする **注意** 開口が困難な場合は，カテーテルによる口腔粘膜の損傷を防ぐため，バイトブロックなどを装着する

動画
3-3

4 口腔内吸引を実施する ①看護師は手洗い後，ディスポーザブル手袋，エプロン，ゴーグルを着用する．吸引カテーテルをチューブに接続し，再度作動性と吸引圧を確認する	▶ 口腔内吸引圧は 200〜400 mmHg（26〜52 kPa）が一般的であるが，吸引物の性状や量に応じて調節する
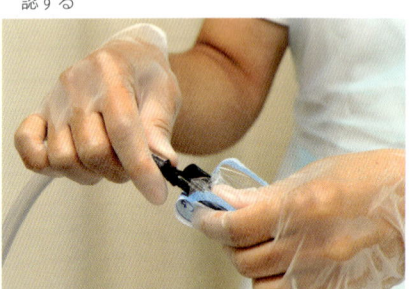 吸引カテーテルの接続	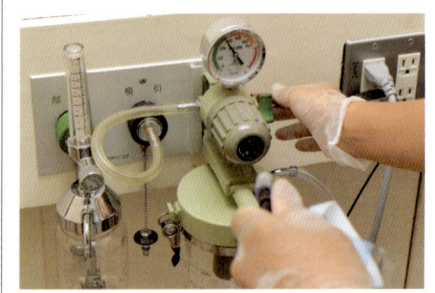 吸引圧の確認

動画
3-4

②容器内の滅菌蒸留水を吸引し，カテーテル内腔に水を通す．水滴を切って，口腔内にカテーテルを静かに5～10 cm挿入し，吸引を行う

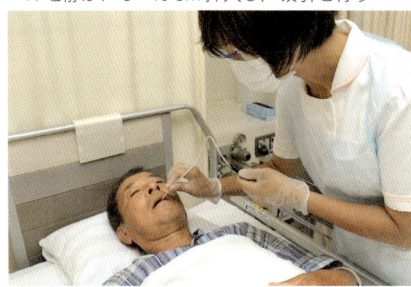

口腔内に吸引カテーテルを挿入し，吸引

③カテーテルを抜去し，吸引が終了したことを伝える
④接続チューブを外し，カテーテルはアルコール綿で清拭して廃棄する

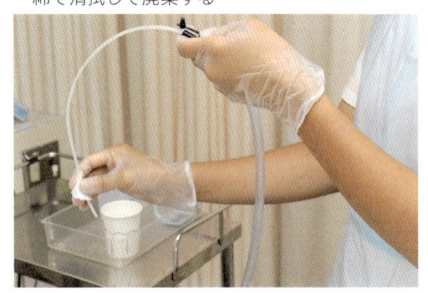

・同一者に引き続き鼻腔内吸引をする場合は，カテーテルはチューブに接続したままで，滅菌蒸留水を吸引し，アルコール綿でカテーテル先端を清拭してから吸引する

▶ カテーテル挿入時は，圧を軽くかける　根拠
急に圧をかけ，粘膜を吸引してしまうことを防ぐ
注意　1回の吸引時間は10秒以内とする．吸引を続ける場合は，本人の呼吸が整ってから行い，低酸素血症を防ぐ
コツ　認知症高齢者の場合，吸引時に手を払いのけられたりすることもある．開口してもらえない場合は，バイトブロックを使用する，指交叉法や開口器を用いることも検討する．カテーテルは細小サイズのものを使用すると，苦痛が緩和される
注意　吸引中に嘔吐が誘発されることがある
事故防止のポイント　吸引操作中の唾液の誤嚥，カテーテルによる口腔粘膜の損傷・出血を防止する
緊急時対応　口腔内の痛みを訴えたり，出血がみられる場合は，すぐに医師に連絡する．口腔粘膜の潰瘍や炎症，損傷のおそれがある
▶「お疲れさまでした」など，ねぎらいの言葉をかける
▶ 吸引カテーテルは単回使用が原則である
禁忌　口腔内吸引に使用したカテーテルを気管内吸引に用いない
注意　COVID-19陽性者の場合，個人防護具を着用して行う

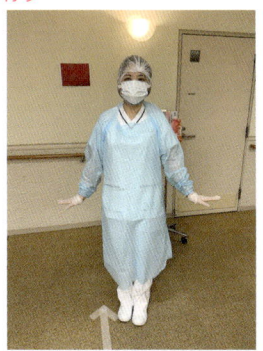

要点	留意点・根拠
⑤手袋，エプロンなどを外し，所定の手順に従い廃棄する 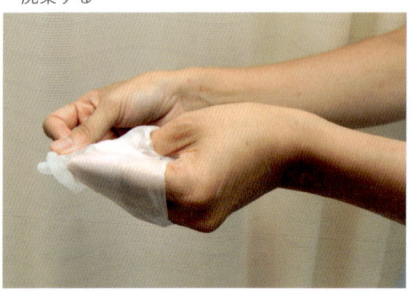 **手袋を外す** ⑥手洗いをする	
5 吸引直後の観察・確認を行う ①痰や唾液の貯留状況，咽頭奥のゴロゴロした音の有無，呼吸状態，吸引による損傷の有無，悪心の有無を観察・確認する 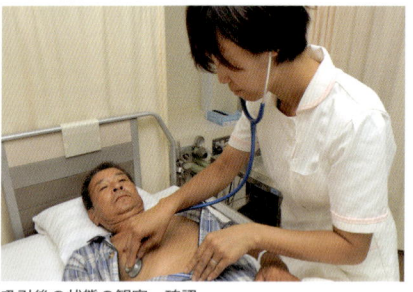 **吸引後の状態の観察・確認** ②痰の色，性状，量を観察する	▶口腔内吸引を実施してもゴロゴロとした音が咽頭部で聞かれる場合は，痰の貯留部位が口腔内ではないと判断できる
6 後片づけをし，記録する ①吸引瓶にたまった廃液を廃棄する ②使用した物品を片づけ，吸引器は保管場所へ戻す ③医療廃棄物は指定された方法で廃棄する ④記録する	▶廃液が吸引瓶の7〜8割までたまったら，廃棄する ▶瓶は洗浄して乾燥させ，保管する．ディスポーザブルのものもある ▶吸引した時間，吸引物の量，性状，高齢者の状態などを記録する

鼻腔内吸引

目的 鼻腔内に貯留した分泌物を吸引器を用いて機械的に吸引し，鼻腔内を浄化する．
チェック項目 鼻汁の量，咽頭への鼻汁の垂れ込み，嚥下状態，気道分泌物の量，バイタルサイン，認知機能など
適応 鼻腔内に分泌物が貯留し，自力で除去できず，咽頭への垂れ込みがある場合
禁忌 鼻腔内に炎症，出血，潰瘍などがあり，吸引操作で悪化する可能性がある人
事故防止のポイント 不適切なカテーテル挿入操作による鼻出血の防止

必要物品 吸引器（中央配管されていない場合），吸引瓶，接続チューブ，吸引カテーテル（10～12 Fr），アルコール綿，ディスポーザブル手袋，エプロン，ゴーグル，マスク，パルスオキシメーター，通水用滅菌蒸留水など

手順

要点	留意点・根拠
1 説明する ①手順，目的，所要時間を伝える	▶ 吸引は苦痛を与える処置であるため，必ず事前に説明して同意を得る **コツ** 認知症高齢者では十分な理解を得ることが難しいため，家族の協力を得ながら行う ▶ 高齢者の質問には丁寧に回答する **根拠** 処置に不安を感じていることが多いため，その軽減を図る
2 必要物品を準備し，環境を整える ※前述の「口腔内吸引」の手順 2 に準じる	▶ 鼻腔内吸引カテーテルは 10～12 Fr を用いるのが一般的である
3 処置の準備をする ①全身状態，呼吸状態，鼻腔内の状態をアセスメントする ②鼻腔内に異常がみられないか確認する ③看護師のほうを向いてもらう	▶ バイタルサイン測定，呼吸音の聴診，意識状態の観察，SpO_2の測定，鼻腔内分泌物の観察を行う．顔色，表情，ゴロゴロと痰がからんだ音がしないかなどを確認する **禁忌** 鼻腔内に損傷，炎症，潰瘍などがある場合，鼻腔内吸引は行わない
動画 3-5 **4 鼻腔内吸引を実施する** ①看護師は手洗い後，ディスポーザブル手袋，エプロン，ゴーグルを着用する．吸引カテーテルをチューブに接続し，再度作動性と吸引圧を確認する ②容器内の滅菌蒸留水を吸引し，カテーテル内腔に水を通す．水滴を切って，鼻腔内にカテーテルを静かに 15～20 cm 挿入し，吸引を行う	▶ 鼻腔内吸引圧は 200～400 mmHg（26～52 kPa）が一般的であるが，吸引物の性状や量に応じて調節する ▶ カテーテル挿入時は，圧を軽くかける **根拠** 急に圧をかけ，粘膜を吸引してしまうことを防ぐ ▶ 挿入は咽頭の手前までとする **注意** 1 回の吸引時間は 10 秒以内とする

要点	留意点・根拠
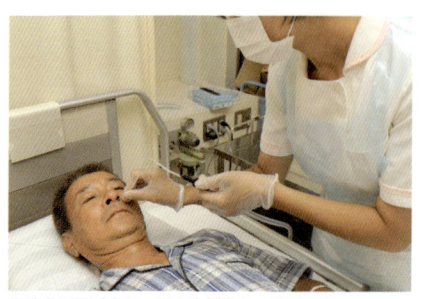 鼻腔内に吸引カテーテルを挿入し，吸引する	**注意** 再吸引の必要があると判断した場合は，呼吸・循環の指標に問題がないことを確認してから次の吸引を行い，低酸素血症などの合併症を防ぐ **事故防止のポイント** 鼻粘膜は薄くて損傷しやすく，鼻出血しやすいキーゼルバッハ部位もあるため，カテーテル挿入は慎重に行う **コツ** 認知症高齢者で吸引に協力が得られない場合は，看護師 2 名で対応するか，家族の協力を得る **緊急時対応** 鼻腔内の痛みを訴えたり，出血がみられる場合は，鼻粘膜の潰瘍や炎症，損傷のおそれがあるため，すぐに医師に連絡する

要点	留意点・根拠
③カテーテルを抜去し，吸引が終了したことを伝える ④接続チューブを外し，カテーテルは廃棄する．施設・在宅ケアでは，カテーテルをアルコール綿で清拭し，洗浄水を吸引して内腔を洗浄後，消毒薬入りの容器に浸して保管する	▶「お疲れさまでした」など，ねぎらいの言葉をかける ▶ 吸引カテーテルは単回使用が原則であるが，カテーテルに損傷や内腔の汚染がなければ，経済性の点から同一者に再利用されることがある．その場合は適切に洗浄・消毒をした上で 1 日 1 回交換する **禁忌** 鼻腔内吸引に使用したカテーテルを気管内吸引に用いない
⑤再度カテーテルを利用する場合は，滅菌蒸留水を吸引した後，拭き綿で清拭してから使用する ⑥手袋，エプロンなどを外し，廃棄する ⑦手洗いをする	

5 吸引直後の観察・確認を行う

要点	留意点・根拠
①鼻汁の貯留状況，咽頭奥のゴロゴロした音の有無，呼吸状態，吸引による損傷の有無を観察・確認する ②吸引物の色，性状，量を観察する	▶ 鼻腔内吸引を実施してもゴロゴロとした音が咽頭部で聞かれる場合は，痰の貯留部位が鼻咽腔内ではないと判断できる

6 後片づけをし，記録する

要点	留意点・根拠
①吸引瓶にたまった廃液を廃棄する ②使用した物品を片づけ，吸引器は保管場所へ戻す ③医療廃棄物は指定された方法で廃棄する ④記録する	▶ 廃液が吸引瓶の 7〜8 割までたまったら，廃棄する ▶ 瓶は洗浄して乾燥させ，保管する．ディスポーザブルのものもある ▶ 吸引した時間，吸引物の量，性状，高齢者の状態などを記録する

気管内吸引

目的 気管内に貯留した痰，気道分泌物，異物などを吸引器を用いて機械的に吸引し，気道を浄化する．
チェック項目 痰の自力喀出状況，嚥下状態，気道分泌物の量，口腔内の状態，SpO_2，バイタルサイン，認知機能など
適応 咳払いなどにより自力で痰を喀出できない人，気管カニューレあるいは気管チューブが挿入されている人（気管切開，気管挿管中の人）．また，咳嗽や体位ドレナージなど，侵襲性の少ない方法では痰の喀出が困難であり，気管内に分泌物の存在を確認できる所見が認められた場合（詳細は日本呼吸療法医学会の『気管吸引ガイドライン2023』参照）
禁忌 絶対的な禁忌はない．次の場合は慎重に行う．低酸素血症，出血傾向・気管内出血，低心機能・心不全，頭蓋内圧亢進状態，気道の過敏性が亢進している状態，吸引刺激で気管支痙攣が起こりやすい状態，吸引刺激により容易に不整脈が出現しやすい状態，吸引刺激により病態悪化の可能性がある場合，気管分泌物を介して重篤な感染症発症のおそれがある場合
事故防止のポイント 吸引カテーテルの無理な挿入操作による気管・気管支壁の損傷の防止

必要物品 吸引器（中央配管されていない場合），吸引瓶，接続チューブ，滅菌吸引カテーテル（10～12 Fr），人工呼吸器使用中は可能な限り閉鎖式吸引カテーテル，鑷子(せっし)，アルコール綿，滅菌精製水，閉鎖式の場合は生理食塩液，ディスポーザブル手袋，エプロン，ゴーグル，パルスオキシメーター，安全対策のためのバッグバルブマスク，酸素，心電図モニターなど

手順

要点	留意点・根拠
1 説明する ①手順，目的，所要時間を伝える	▶ 吸引は苦痛を与える処置であるため，必ず事前に説明して同意を得る **コツ** 認知症高齢者では十分な理解を得ることが難しいため，家族の協力を得ながら行う ▶ 高齢者の質問には丁寧に回答する　**根拠** 処置に不安を感じていることが多いため，その軽減を図る
2 必要物品を準備し，環境を整える ①必要物品をベッドサイドに用意する．使用する吸引カテーテルの種類を再確認する ②吸引を行う場合はカーテンを閉めるなど，プライバシーに配慮する	▶ 吸引カテーテルは，10～12 Fr を用いるのが一般的である ▶ 吸引器はあらかじめ作動性と吸引力を確認しておく ▶ 同室者がいる場合は，他の者が吸引器などを触ったりしないように物品の配置に留意する **注意** 在宅ケアでは，吸引器の選定，必要物品の調達方法を検討しておく．必要物品を置く棚も用意する
3 処置の準備をする ①全身状態および呼吸状態をアセスメントする	▶ バイタルサイン測定，呼吸音の聴診，意識状態の観察，SpO_2 の測定を行う．顔色，表情，ゴロゴロと痰がからんだ音がしないかなどを確認する

要点	留意点・根拠
②吸引前の酸素化を図る	**根拠** 気管内の酸素も吸引されるため，低酸素血症を生じやすい．病態が安定していない人および注意が必要な人に気管内吸引を行う際は，用手的蘇生バッグ（バッグバルブマスク）の使用や人工呼吸器の酸素濃度を上げるなどの対応により，吸引前に酸素化を図ることが推奨される

動画 ▶ **3-6**

4 気管内吸引を実施する

《開放式の場合》

① 手洗いをする

② 看護師はエプロン，ゴーグルを着用し，手洗い後，利き手に滅菌手袋を装着する．吸引カテーテルをチューブに接続し，再度，作動性と吸引圧を確認する

③ 自発呼吸がある高齢者では，吸気時にタイミングを合わせてゆっくりカテーテルを気管チューブ（または気管カニューレ）内に沿って挿入する

④ 陰圧をかけながら吸引カテーテルをゆっくり引き戻す．分泌物がある位置では，カテーテルを引く操作を少しの間止める

▶ 気管内吸引圧は最大で 150 mmHg（20 kPa）とする．圧の設定はカテーテルを完全閉塞させて行う．吸引中は，気管とカテーテルの隙間などが生じるため，圧はそれ以下となる

注意 感染防止のため，滅菌手袋と吸引カテーテルは周囲に触れないよう注意する

注意 気管，気管支の損傷を予防するため，カテーテル挿入の深さは，カテーテルの先端が気管分岐部に当たらない位置までとする．目安は気管カニューレの場合 20〜30 cm，気管チューブの場合 45〜50 cm

コツ あらかじめ気管チューブなどの長さから挿入するカテーテルの位置を確認し，目印をつけておくとよい

▶ カテーテル挿入時は吸引圧をかけない

コツ 気管内吸引の前後で，気管チューブのカフ圧が適切かどうか確認しておくことで，分泌物の垂れこみによる肺炎を予防することができる

▶ カテーテル挿入中は，急に圧をかけ粘膜を吸引してしまうことを防ぐため，ゆっくり圧をかける

▶ 1 回の吸引時間は 10 秒以内，カテーテル挿入から終了までは 20 秒以内とし，低酸素血症を防ぐ

注意 さらに吸引が必要であると判断された場合は，1 回の吸引操作の後，呼吸・循環の指標に問題がないことを確認してから次の吸引を行う

注意 吸引を繰り返す場合，1 回終了ごとにカテーテルの先端に付着した分泌物をアルコール綿で拭き取った後，滅菌水を吸引してカテーテル内の分泌物を除去する

コツ 気管内吸引ではカテーテルの挿入から抜去まで，無理な操作はせず，愛護的に行う

事故防止のポイント 吸引中にカテーテルを上下に動かさない．上下に動かしながら吸引することで吸引量が増えるというエビデンスはなく，逆に気管壁を損傷するおそれがある

注意 定時に吸引を実施するという場合でも，その時に吸引が必要かを評価し，不必要な吸引は避ける

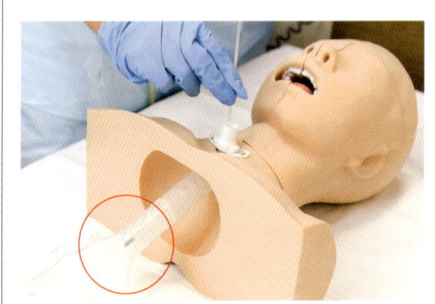

気管内に吸引カテーテルを挿入し吸引する（写真はカテーテル先端に色をつけてある）

⑤カテーテルを抜去し，吸引が終了したことを伝える

⑥接続チューブを外し，カテーテルは廃棄する

⑦手袋，ゴーグル，エプロンを外し，廃棄する
⑧手洗いをする

動画
3-7

《閉鎖式の場合》

①看護師はエプロン，ゴーグル，ディスポーザブル手袋を装着し，閉鎖式吸引システムの吸引器側接続口をチューブに接続する（閉鎖式吸引システムは，気管チューブと人工呼吸器のラインに装着済みとして解説する）
②コントロールバルブのロックを解除し，作動性と吸引圧を確認する

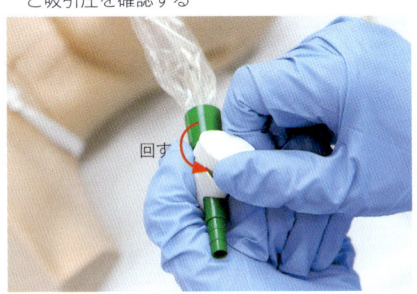

回す

ロックを解除する

③ゆっくりカテーテルを気管チューブ（または気管カニューレ）内に沿って挿入する

緊急時対応 吸引中に合併症が生じた場合には，直ちに操作を中止して医師に連絡し，必要な処置を行い，継続的に観察する
▶「お疲れさまでした」など，ねぎらいの言葉をかける
事故防止のポイント 感染防止のため，吸引カテーテルは廃棄し，再利用しない

▶ 気管内吸引圧は最大で 150 mmHg（20 kPa）とする
注意 閉鎖式吸引システムと気管チューブの接続は，人工呼吸器の回路につながっているため，交換時以外は外さない

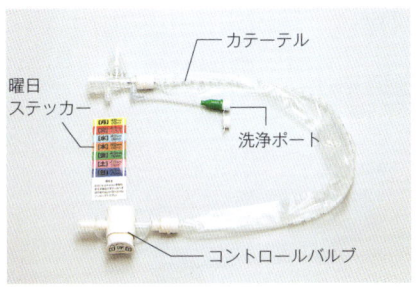

カテーテル
曜日
ステッカー
洗浄ポート
コントロールバルブ

閉鎖式吸引システム

注意 気管，気管支の損傷を予防するため，カテーテル挿入の深さは，カテーテルの先端が気管分岐部に当たらない位置までとする．目安は気管カニューレの場合 20〜30 cm，気管チューブの場合 45〜50 cm
▶ 吸引後のチューブ内の洗浄には生理食塩液を使用する
コツ 閉鎖式吸引カテーテルには目盛りがついているため，カテーテル挿入の長さの目安になる
▶ カテーテル挿入時は吸引圧をかけない
コツ 気管内吸引の前後で，気管チューブのカフ圧が適切かどうか確認しておくことで，分泌物の垂れこみによる肺炎を予防することができる

要点	留意点・根拠
④コントロールバルブを押し，陰圧をかけながらカテーテルをゆっくり，適切な位置まで引き戻す．分泌物がある位置では，カテーテルを引く操作を少しの間止める 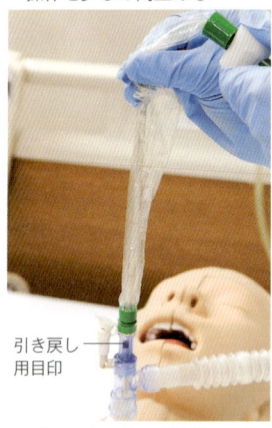 引き戻し用目印 **まっすぐカテーテルを引き戻しながら吸引する** ⑤洗浄液(生理食塩液)で，カテーテル内腔を十分洗浄する 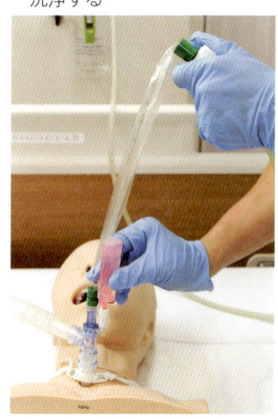 **洗浄ポートに洗浄液のバックを接続して吸引することで，カテーテル内腔を洗浄する** ⑥吸引が終了したことを伝える ⑦吸引チューブを外し，接続部をアルコール綿で拭く．コントロールバルブをロックし，接続部にキャップする．閉鎖式吸引システムを抜去されない位置に戻す	▶ カテーテル挿入中は，急に圧をかけ粘膜を吸引してしまうことを防ぐため，ゆっくり圧をかける ▶ 1回の吸引時間は10秒以内，カテーテル挿入から終了までは20秒以内とし，低酸素血症を防ぐ ▶ カテーテルは，必ず適切な位置まで戻す(引き戻し用目印が目視できるまで) **根拠** カテーテルを引き戻しすぎるとエアリークが起こり，不十分だと気道抵抗が高まる原因となる **注意** さらに吸引が必要であると判断された場合は，1回の吸引操作の後，呼吸・循環の指標に問題がないことを確認してから次の吸引を行う **事故防止のポイント** 吸引中にカテーテルを上下に動かさない．上下に動かしながら吸引することで吸引量が増えるというエビデンスはない **注意** 定時に吸引を実施するという場合でも，その時に吸引が必要かを評価し，不必要な吸引は避ける **緊急時対応** 吸引中に合併症が生じた場合には，直ちに操作を中止して医師に連絡し，必要な処置を行い，継続的に観察する **根拠** カテーテル内腔が閉塞するのを防ぐ ▶「お疲れさまでした」など，ねぎらいの言葉をかける **事故防止のポイント** 閉鎖式吸引システムは，人工呼吸器の回路につながるもののため，不意に抜去されないよう注意を払う

要点	留意点・根拠
⑧手袋，ゴーグル，エプロンを外し，廃棄する ⑨手洗いをする	
5 吸引直後の観察・確認を行う ①本人の状態を観察・確認する ・呼吸数，胸郭の動き，SpO_2，呼吸音，分泌物の色・量・粘性・臭い，出血の有無，意識状態，呼吸困難感の有無 ・人工呼吸器装着者では，肺機能の所見(気道抵抗，換気量など)	▶効果的，安全に気道浄化が行えたか評価する ▶分泌物が効果的に除去されていない場合は，吸引の方法，気道の湿度が適切であったかなどを検討する．合併症を誘発していないか確認する ▶表3に示す合併症の症状・徴候がみられた場合，直ちに医師に連絡する **表3 気管内吸引の合併症** ・気管，気管支粘膜などの損傷 ・低酸素症，低酸素血症 ・不整脈，心停止 ・徐脈・頻脈 ・血圧変動・循環不全 ・呼吸停止 ・咳嗽による疲労 ・嘔吐 ・気管支攣縮(喘息発作) ・不快感，疼痛 ・肺炎 ・無気肺 ・頭蓋内合併症(頭蓋内圧上昇，脳内出血，脳浮腫増悪など) ・気胸 日本呼吸療法医学会気管吸引ガイドライン改訂ワーキンググループ：気管吸引ガイドライン2023(改訂第3版)(成人で人工気道を有する患者のための)．呼吸療法41(1)：Web版をもとに作成
6 後片づけをし，記録する ①吸引瓶にたまった廃液を廃棄する ②物品を片づけ，吸引器は保管場所へ戻す ③医療廃棄物は指定された方法で廃棄する ④記録する	▶廃液が吸引瓶の7〜8割までたまったら，廃棄する ▶瓶は洗浄して乾燥させ，保管する．ディスポーザブルのものもある ▶吸引した時間，吸引物の量，性状，高齢者の状態などを記録する

評価

- 効果的に口腔内，鼻腔内，あるいは気管内吸引を実施し，吸引前の所見が改善したか．
- 気道分泌物の量や吸引の回数が減っているか．
- 吸引以外による排痰方法が確立したか．
- 吸引前後で，酸素化が図られているか．

●文献

1) 日本呼吸療法医学会気管吸引ガイドライン改訂ワーキンググループ：気管吸引ガイドライン2023〔改訂第3版〕(成人で人工気道を有する患者のための)．呼吸療法41(1)：Web版[公開日：2023年12月27日]

③ 呼吸・循環管理
2 排痰

亀井 智子

高齢者の特徴と排痰援助の必要性

- 加齢あるいは低栄養によるやせは，呼吸筋量の減少を招き，痰の自力喀出に必要な呼吸筋力の低下を引き起こす. 高齢者は，臥床が続いたり，誤嚥，術後の安静臥床により，無気肺や肺炎を生じやすい.
- 自力排痰が困難な場合，あるいは挿管中で人工呼吸器を使用している高齢者には，排痰援助を積極的に行う必要がある.
- 排痰の効果は，気道内分泌物を除去することで気道抵抗および呼吸仕事量を減らし，呼吸困難の軽減，換気・ガス交換の改善がなされることである. 高齢者や術後などでは，排痰援助により肺合併症を予防する必要がある.
- 痰の喀出量が 1 日 30 mL 以上ある場合や，1 回の吸引で 5 mL 以上気道分泌物がある場合，痰が粘稠(ねんちゅう)な場合，末梢気道に痰がある場合，咳嗽が困難である場合，挿管中で人工呼吸器を使用している場合などでは，排痰援助が必要となる.
- 排痰法には，水分摂取や加湿(線毛運動を活発にし，痰の粘稠度を下げる)，咳払いによる排痰，排痰をスムーズに行うための体位(ポジショニング)，用手的排痰法などがある. それでも十分に去痰ができない場合，薬物(吸入，注射，内服)によって痰の粘度を下げ，気道分泌や肺表面活性物質の分泌の促進を図る.

水分摂取，加湿，ネブライザーによる排痰の援助

目的
- 線毛運動を活発にし，痰の移動をスムーズにする. ハフィング，体位排痰法，用手的排痰法と組み合わせても行われる(水分摂取，加湿，気道用超音波ネブライザー).
- 痰の粘稠度の低下，気道分泌や肺表面活性物質の分泌促進を図る(ネブライザーによる薬物吸入).

チェック項目 痰の自力喀出状況，喀出力，咳嗽，嚥下状態，気道分泌物の量，痰の性状，飲水量，輸液量，疼痛の有無，認知機能など

適応 人工呼吸器装着者，術後などで安静臥床が続いている人，痰の粘性が強く自力での喀出が困難な人，喘鳴，副雑音が聴取され，痰の貯留が認められる人，認知機能の低下などにより痰の喀出に理解が得られない人，室内が乾燥している場合

注意 水分摂取量が制限されている場合はそれに従う.

必要物品 室内用超音波加湿器，気道用超音波ネブライザーなど

手順

要点	留意点・根拠
1 水分摂取 ①経口摂取可能で水分摂取制限がない場合，水分摂取を勧める ②輸液量を確認する	**根拠** 気道を加湿し，線毛運動を活発にする ▶ 治療上の水分制限が必要な場合を除き，1 日当たり 1,000〜1,500 mL の水分摂取を勧める ▶ 輸液量と排泄量(水分出納)を評価し，脱水傾向に陥っていないか検討する

要点	留意点・根拠
2 室内の湿度の調節 ①室内の湿度は 50〜60% が望ましい．室内用超音波加湿器などを利用して加湿する ②室内用超音波加湿器の水交換は定期的に実施する	▶ 室内で超音波加湿器を利用する場合は，12 時間に 1 回は水を交換する　**根拠** 過敏性肺炎，レジオネラ症などの発生を予防する
3 ネブライザーの使用 ①排痰の際，ネブライザーによる気道加湿・薬物吸入を併用することがある	▶ ネブライザーの使用法は「第 3 章【6】与薬⑦ネブライザー」p.528 参照

体位排痰法（体位ドレナージ）

目的 気道内分泌物が貯留している肺区域が気管支よりも高い位置になる体位をとり，重力を利用して，分泌物の排出を誘導する．

チェック項目 痰の自力喀出状況，喀出力，咳嗽，気道分泌物の量，痰の性状，飲水量，輸液量，疼痛の有無，認知機能など

適応 人工呼吸器装着者，喘鳴，副雑音が聴取され，痰の貯留が認められる人，疼痛があり効果的な咳ができない人，長期臥床状態にある人など

禁忌
・心筋梗塞の急性期：体位変換に伴い循環動態が変動するため行わない．
・気胸のある人：胸腔ドレーンが挿入され，バイタルサインが安定するまで行わない．
・血痰や膿胸がある場合：健側肺に血液や膿が流入するため行わない．
・体位変換により頭蓋内圧への影響が危惧される脳外科手術後や，食道吻合術後で胃内容物が吻合部に逆流する人

事故防止のポイント ベッドからの転落防止

必要物品 枕，クッション，パルスオキシメーター，コップ（痰を出すため），ティッシュペーパーなど

手順	
要点	留意点・根拠
1 説明する ①目的，必要性などを説明する ②どのような体位を何分くらいとるのか説明する	▶ 痰が貯留している部位や体位排痰法の目的などを説明する ▶ 予防的に行う場合は，左右側臥位を 2 時間ごとにとる
2 体位排痰法を実施する ①聴診，X 線検査により痰が貯留している部位を明確にし，適切な体位をとる	▶ 痰が貯留している肺区域を誘導気管支よりも高くし，重力を利用して痰の排出を誘導する ▶ 痰の性状や喀出の状況に応じて，1 つの体位を 15〜30 分とる．聴診による呼吸音やパルスオキシメーターによる酸素化の状況を確認しながら，1 日 2 回程度実施する

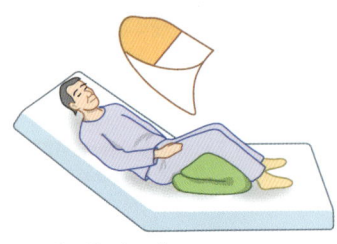

a. 上葉のドレナージ

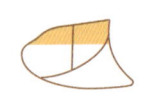

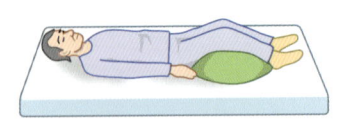

b. 上中葉前部のドレナージ

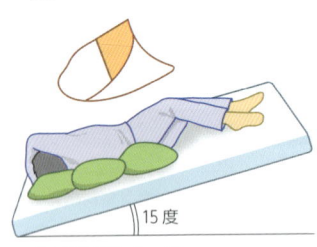

15度

c. 右中葉のドレナージ

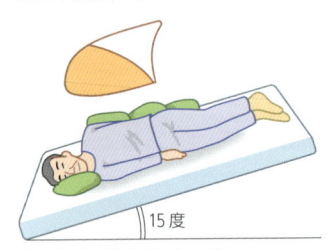

15度

d. 左上葉舌部のドレナージ

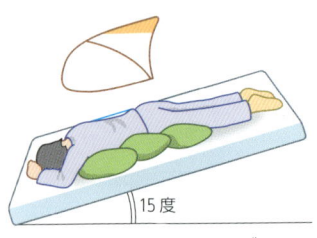

15度

e. 下葉後部，肺底部のドレナージ

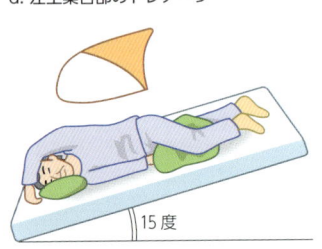

15度

f. 左側肺底部のドレナージ

図1 体位排痰法

要点	留意点・根拠
②枕やクッションを用い適切な体位をとる（図1）	コツ 事前に吸入や加湿を行うと，排痰しやすくなり，効果的である ▶ 体位の固定には枕，クッションなどを利用する ▶ 90度の側臥位をとることが困難な場合は，40〜60度の側臥位をとる コツ 用手的排痰法を併用するとより効果的である 注意 実施中はベッドからの転落に注意する 事故防止のポイント ベッド上で様々な体位をとるため，ベッドから転落しないよう枕やクッションの使い方を工夫する ▶ 実施中は，痰を出すコップ，ティッシュペーパーなどを用意しておく
③実施後，効果を確認する	▶ 終了後は含嗽を行う

ハフィング

3
❷
呼吸・循環管理 ● 排痰

目的 声門を開いたまま強く速い呼気を行い，気道にある痰を咽頭まで移動させ，咳を利用して少ないエネルギーで痰を喀出する.
チェック項目 痰の自力喀出状況，気道分泌物の色，性状，量，認知機能など
適応 気管切開，気道狭窄，術後疼痛などがあり，効果的に咳ができない人，咳により気道攣(れん)縮が誘発される人
禁忌 血痰のある場合

手順

要点	留意点・根拠
1 説明する ①目的，必要性などを説明する	▶ハフィングは声門を開いたまま強くて速い呼気を行い，呼気で痰を移動しやすくする方法であり，体位排痰法などにより咽頭付近まで上がった痰を喀出する．声門は開いているため，胸腔内圧の上昇は抑えることができる
②どのような体位で，どれくらいの頻度で行うのか説明する	▶咳よりも消費エネルギーが少ないため，消耗，疲労が少ないことなども説明する
2 ハフィングを実施する ①座位をとり，前かがみの姿勢をとる（ⓐ）	**根拠** 前かがみの座位姿勢をとることで，腹圧が上昇し，ハフィングが行いやすくなる
②横隔膜が下がるよう，深く吸気を行い，そのまま2〜3秒息を止める（ⓑ） ③口を軽く開け，下腹部に力を入れて，「ハーッ，ハーッ」と2〜3回強く息を呼出する（ⓒ）	

ⓐ 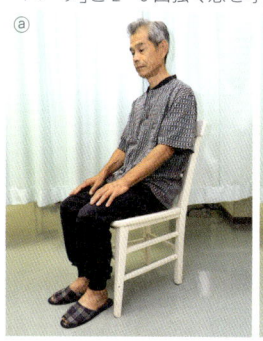 ⓑ 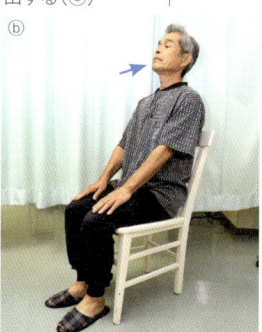 ⓒ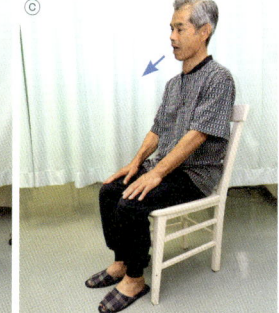

④上記②③を2〜3回繰り返し，痰が出たら休んで呼吸を整える ⑤途中で痰が気道に移動したら，咳をさせて喀出する	**注意** 術後の手術創がある場合は，介助者が創部を押さえ，保護しながら行う

用手的排痰法

> **目的**
> ・胸郭に術者の手で振動や陰圧，陽圧などの刺激を与え，痰の移動を促進する.
> ・体位排痰法に加えて，胸郭に手で振動や圧迫を加えることで，末梢から中枢気道への効果的な痰の移動を図る.
>
> **チェック項目** 痰の自力喀出状況，気道分泌物の色，量，痰の粘稠度，呼吸音，痰の貯留部位，バイタルサイン，認知機能など
>
> **適応** 気道，気管，肺胞などに痰の貯留が認められる人，無気肺の人
>
> **禁忌** 循環動態が不安定な人，動揺胸壁(フレイルチェスト)の人
>
> ....
>
> 必要物品　枕など

手順

要点	留意点・根拠
1 説明する ①痰が貯留している部位，用手的排痰法の目的，必要性を説明する ②どのような方法で，どれくらい時間をかけて行うのか説明する	▶ 肺胞への空気の流入を高めて痰を中枢の気道に移動させるもので，適切な体位をとることが大切であることも説明する
2 用手的排痰法を実施する **《スクイージング》** ①排痰体位をとり，呼気時に痰が貯留している肺区域上の胸郭を圧迫する ・上葉へのスクイージング 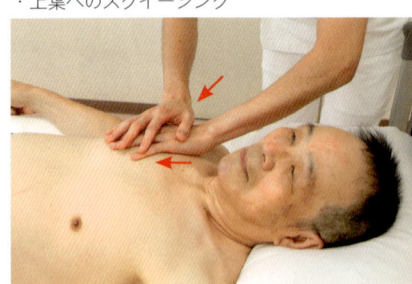	**コツ** 圧迫は呼気時に軽く行う．吸気時には圧迫しない．深呼吸を促し，口すぼめ呼吸を行ってもらうと効果的である **注意** 未熟な手技では，効果は得られないばかりか，骨折などの合併症につながるため，手技を習得し熟練した上で実施する．いずれの手技も，声かけを行い，観察しながら実施する **根拠** 肺胞への空気流入を改善し，痰を移動させる ▶ 第 4 肋骨より上部に手を置き，もう一方の手を重ねる．呼気時に斜め下方に圧迫し，吸気時に緩める

動画
3-8

要点	留意点・根拠

動画
3-9

・下葉へのスクイージング

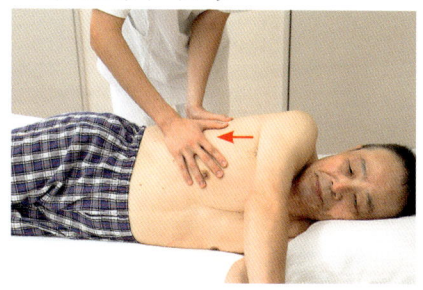

▶ 患側を上にした側臥位で，中腋窩線と第8肋骨の交点より上に手を当てる．呼気時に押し下げ，吸気時に緩める

動画
3-10

・中葉へのスクイージング

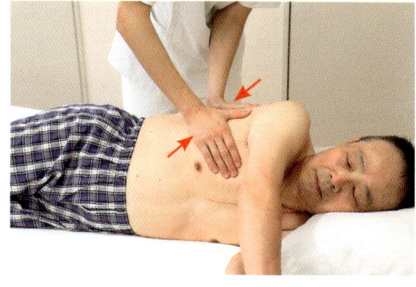

▶ 前胸部側の手は第4肋骨から第6肋骨に挟まれた部位に，背側の手は肩甲骨下角に置く．呼気時に手掌全体で前後から圧迫し，吸気時に緩める

動画
3-11

・後肺底区へのスクイージング

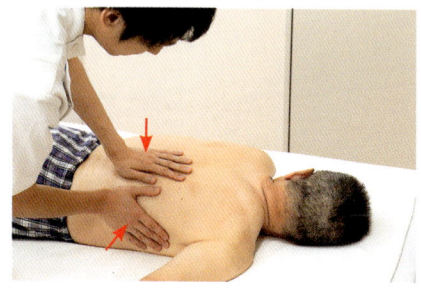

▶ 腹臥位で，背側の手は第10肋骨より上に，側胸部の手は中腋窩線と第8肋骨の交点より上に置く．背側は背中に垂直に圧迫し，側胸部は横方向から呼気時に圧迫し，吸気時に緩める

《バイブレーション》
①排痰体位をとり，手またはバイブレーターを胸郭に当て，痰のある部位に最大呼気位まで細かい振動を与える

根拠 本人の呼気に合わせて振動を与えることで，呼気流速を速め，粘稠な痰を移動させる
禁忌 心臓や肝臓の上は避ける．血小板が減少している人は肺出血を起こしやすいため，禁忌である

《スプリンギング》
①排痰体位をとる

▶ 呼吸音が低下した部位や，無気肺に対して行う．胸郭の弾性を利用して吸気流速を速め，痰の移動を促進する

②胸郭に手を当て，本人の呼気に合わせて胸郭を圧迫する
③「息を吸って」と声かけし，吸気の開始とともに手を素早く離す

▶ 呼気終末まで呼出するように胸郭を圧迫し，保持した後，素早く胸郭から手を離し，胸郭を拡張させる

要点	留意点・根拠

動画
3-12

《ポストリフツ（後肺底挙上）法》
①背側に手を差し込み，吸気に合わせて指で揺することで，空気の流入を改善する

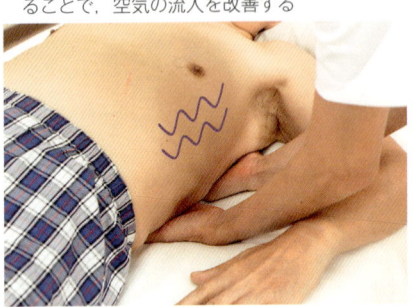

両手をそろえ，脊柱の棘突起に指先が当たるまで背側に手を差し込む．吸気時に指を伸ばしたままで一側の後肺底区を持ち上げて揺する

▶ 大腿骨骨折などにより牽引中で仰臥位を強いられている場合や，体位変換が困難な場合に行う
▶ 後肺底区の肺炎や無気肺の改善には，ポストリフツに健側胸郭の固定とバギング（バッグバルブマスクで換気すること）を併用すると有効である
注意 皮膚を傷つけないよう，指を立てすぎない

《パーカッション》
①わん状にした手で軽く叩打し，振動により痰の遊離，移動を図る

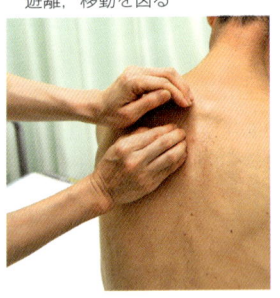

注意 不整脈，気管支攣縮，肺出血などが生じることがあるため，留意する
▶ 肺胞に貯留した痰を移動させる効果に関するエビデンスはないが，気道にある痰に振動を与えて喀出しやすくする

３ 終了後の観察を行う
①実施後の効果を確認する
②高齢者の状態に変化がないか観察する

▶ 終了後，状態に変化があったらナースコールを押すように説明する

評価

- 痰の貯留音（副雑音）が消失したか.
- 無気肺が消失したか.
- 排痰後，酸素化が図られているか.
- 呼吸回数，努力呼吸が改善したか.
- 痰の量，性状が改善したか.

3 酸素吸入療法

亀井 智子

高齢者の特徴とケアの必要性

- 酸素は生体の正常な機能，生命維持に不可欠であるが，反応性が高いために体内に蓄えることができない．酸素供給が不十分となり，細胞のエネルギー代謝が障害された状態を低酸素症という．
- 酸素吸入療法の適応や酸素濃度・流量，投与方法などを決める指標として動脈血酸素分圧(PaO_2)が用いられるが，動脈血中の酸素が不足して低酸素症を起こす状態を低酸素血症という．
- 酸素吸入療法とは，低酸素症に対して酸素を投与することである．呼吸不全を生じる疾患は呼吸器疾患，神経・筋疾患，肺循環障害に大別される(表1)．低酸素症が認められる場合に酸素が処方される．呼吸不全を生じる病態には換気血流比不均等，拡散障害，左→右シャント，肺胞低換気がある．ヘモグロビン濃度，心拍出量，組織血流量の低下によっても低酸素症を起こすことがあるため，注意を要する．
- 呼吸不全の状態が1か月以上持続するものを慢性呼吸不全という．$PaCO_2$(動脈血炭酸ガス分圧)が45 Torr(mmHg)以下のものをⅠ型呼吸不全，45 Torr を超えるものをⅡ型呼吸不全という．慢性呼吸不全で安定した病態にある人(高度慢性呼吸不全，肺高血圧症，慢性心不全，チアノーゼ型先天性心疾患)は在宅酸素療法の適応となる(「第3章【3】呼吸・循環管理④在宅酸素療法」p.416 参照)．
- 酸素飽和度(SaO_2)と酸素分圧(PaO_2)は，ヘモグロビン酸素解離曲線で表される．ポイントとなる値を理解しておく(図1)．

表1 **呼吸不全を呈する疾患**

1. 呼吸器疾患
急性呼吸促迫症候群(ARDS)，肺炎，びまん性肺胞出血症候群，慢性閉塞性肺疾患(COPD)，間質性肺疾患，肺結核後遺症，肺がん，気管支喘息，気胸，など

2. 神経・筋疾患
ギラン・バレー症候群，重症筋無力症，筋萎縮性側索硬化症，脳血管障害(特に延髄)，髄膜炎，脳炎，など

3. 肺循環障害
肺血栓塞栓症，肺高血圧症，肺水腫，など

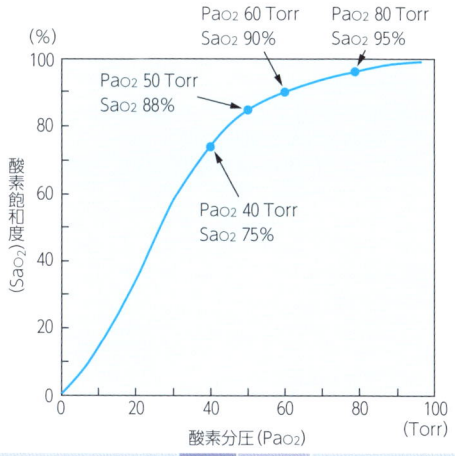

PaO_2 / SaO_2	80 Torr / 95%	・老年健常者動脈血の正常値の目安 ※若年健常者の場合，PaO_2 は 97 Torr，SaO_2 は 98%	PaO_2 / SaO_2	50 Torr / 88%	・安静時 $PaO_2 \leqq 55$ Torr 以下で HOT の適応となる
PaO_2 / SaO_2	60 Torr / 90%	・呼吸不全の目安になる値 ・$PaO_2 \leqq 60$ Torr で睡眠時または運動負荷時に著しい低酸素血症をきたす者の在宅酸素療法(HOT)適応となる値	PaO_2 / SaO_2	40 Torr / 75%	・静脈血の正常値の目安

図1 **ヘモグロビン酸素解離曲線上のポイントとなる値**

- 酸素吸入用具には低流量システム，高流量システム，リザーバーシステムなどがあるが，それぞれ利点や供給される吸気酸素濃度(Fio_2)が異なることに留意する．
- 特に施設や病院で酸素吸入療法を行う呼吸不全の高齢者では，呼吸器系の観察や症状管理，合併症などの全身管理が必要となる．また，身体活動制限や低酸素血症により，せん妄や廃用症候群が生じる可能性があるため，これらの予防的なケアが重要となる．
- 酸素吸入用チューブによる身体的活動の制約や，労作時呼吸困難が心理面に及ぼす影響は大きい．不安によって呼吸困難感が増大するといった影響もあるため，心理的な援助が必要である．

呼吸状態・酸素化のアセスメント

■1 胸部の視診・触診・打診と呼吸音の聴取
- 「第 3 章【3】呼吸・循環管理①吸引」p.384 参照

■2 高齢者の状態
- 手指の観察を行う．
- ・気管支拡張症，肺癌，間質性肺炎などでは，ばち状指(手指末端部が肥大し，爪が彎(わん)曲した状態)がみられる．
- 意識状態を把握する．
- 血圧，脈拍，経皮的動脈血酸素飽和度(Spo_2)を把握する．
- 呼吸回数，異常呼吸の有無を確認する．
- 低酸素血症や高炭酸ガス血症に伴う症状はないか観察する．
- ・低酸素血症に伴う症状：チアノーゼなど
- ・高炭酸ガス血症に伴う症状：頭痛，発汗，傾眠など
- 痰，咳嗽の有無を確認する．
- 呼吸困難の有無を確認する．
- ・呼吸困難とは，呼吸することに苦しさや努力などを有する状態をいう．息切れ(shortness of breath：SOB)と同義で用いられる．
- ・呼吸困難が生じる原因は，外呼吸機能(換気，拡散，血流)の障害による．
- 姿勢・体位はどうか把握する．
- 酸素チューブなどによる拘束感，ストレスや不安はないか確認する．
- 長い文章による通常の会話が困難ではないか確かめる．
- ・呼吸困難が強い場合，問いかけへの回答が「はい」「いいえ」で得られるものに工夫し，長い会話は避ける．

■3 痰の性状，量，色
- 「第 3 章【3】呼吸・循環管理①吸引」p.383 参照

■4 水分出納
- 食事摂取，水分摂取量が十分か確認する．
- ・水分摂取量の不足，下痢や尿量の増加などにより，intake(摂取)量よりも output(排出)量が多い場合，高齢者では容易に脱水が生じる．それにより，気道の線毛運動が低下して排痰が困難となり，痰の貯留や無気肺が生じるなど，ガス交換障害により低酸素血症をきたす．
- ・経管栄養，PEG(経皮内視鏡的胃瘻(ろう)造設術)の人では，1 日当たりの栄養剤注入量も把握する．
- 発汗量，排泄量を把握する．

■5 酸素吸入の開始基準
- 室内気の吸入下で Pao_2 60 Torr(mmHg)未満，あるいは Spo_2 90% 以下の場合(急性呼吸不全)
- ・急性呼吸不全が生じている場合，低酸素血症の症状や身体所見を認める．低酸素症が疑われる場合や，低酸素症へ移行する危険性が高い場合は，低酸素血症の確認ができなくても酸素投与を開始する．
- ・酸素投与の目標値は，Pao_2 60 Torr 以上，あるいは Spo_2 90% 以上である．

6 低酸素血症の臨床症状

- ●Pao_2 の低下により生じる症状を把握する.
- ・Pao_2 60 Torr 以下の症状:頻脈,動悸,高血圧,頻呼吸,失見当識
- ・Pao_2 40 Torr 以下の症状:チアノーゼ,不整脈,重度呼吸困難,不穏,興奮,低血圧,乏尿
- ・Pao_2 30 Torr 以下の症状:意識消失
- ・Pao_2 20 Torr 以下の症状:昏睡,徐脈,チェーン・ストークス呼吸,ショック状態,心停止
- ・低酸素血症の症状は多様である.呼吸困難は心理的な影響も受けるため,心理面のアセスメントも行う.
- ・慢性呼吸不全では,低酸素血症があっても自覚症状が出現しない場合がある.
- ・貧血がある人ではチアノーゼを認めない場合もある.
- ●主観的な呼吸困難の程度をスケールを用いて評価する.
- ・スケールには修正版ボルグスケール(図2),フレッチャー・ヒュー゠ジョーンズ分類(表2),MRC 息切れスケール(Medical Research Council dyspnea scale,表3)などがある.

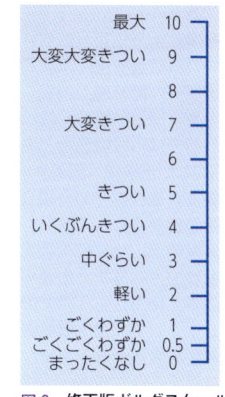

最大	10
大変大変きつい	9
	8
大変きつい	7
	6
きつい	5
いくぶんきつい	4
中ぐらい	3
軽い	2
ごくわずか	1
ごくごくわずか	0.5
まったくなし	0

図2 修正版ボルグスケール

表2 フレッチャー・ヒュー゠ジョーンズ分類

Ⅰ度	同年齢の健常者と同様の労作ができ,歩行,階段昇降も健常者並みにできる
Ⅱ度	同年齢の健常者と同様に歩行できるが,坂,階段昇降は健常者並みにはできない
Ⅲ度	平地でさえ健常者並みには歩けないが,自分のペースでなら 1.6 km 以上歩ける
Ⅳ度	休みながらでなければ 50 m 以上は歩けない
Ⅴ度	会話,衣服の着脱にも息切れがする.息切れのため外出できない

表3 MRC 息切れスケール

0	激しい運動をした時だけ息切れがある
1	平坦な道を速足で歩く,あるいは穏やかな上り坂を歩く時に息切れがある
2	息切れがあるので,同年代の人よりも平坦な道を歩くのが遅い,あるいは平坦な道を自分のペースで歩いている時,息切れのために立ち止まることがある
3	平坦な道を約 100 m,あるいは数分歩くと息切れのために立ち止まる
4	息切れがひどく家から出られない,あるいは衣服の着替えをする時にも息切れがある

7 高炭酸ガス血症の臨床症状

- ●高炭酸ガス血症の症状を把握する.
- ・手のぬくもり,頭痛,発汗,脈圧増大を伴う高血圧,頸動脈の躍動性拍動,縮瞳,羽ばたき振戦,無力感,傾眠,腱反射低下,不整脈,うっ血乳頭,低血圧,痙攣,昏睡など
- ・高炭酸ガス血症による症状は,炭酸ガス分圧の基準値からの上昇の程度,上昇の速度に影響を受ける.

8 CO_2 ナルコーシスの症状

- ●CO_2 ナルコーシスの症状を把握する.
- ・意識障害,呼吸性アシドーシス,自発呼吸の減弱
- ・CO_2 ナルコーシスは,肺胞低換気が原因である.室内気の呼吸下で必ず低酸素血症を伴う.
- ・酸素投与は低濃度から始め,Spo_2 90% 以上を目標とする.
- ・酸素吸入療法のみで効果が得られない場合,非侵襲的陽圧換気(NPPV),または挿管下人工呼吸療法が必要となる.

9 検査・診断
- ● 問診
- ・呼吸不全や低酸素血症に関連する既往歴，現病歴，喫煙歴，過去の治療経過を把握する．
- ・喘息，気管支炎，COPD，無気肺，気道異物，肺炎，肺出血，刺激ガスの吸入，肺塞栓，気胸，胸水，胸膜炎，肺水腫，神経・筋疾患など
- ● 診察：聴診，視診，触診
- ・聴診では，呼吸音などを聴取する．
- ● 胸部 X 線検査，気管支内視鏡検査，CT 検査
- ・胸部 X 線検査や CT 検査では，肺野の透過性亢進，陳旧性炎症などを把握する．
- ● 呼吸機能検査
- ・入院時データ，酸素吸入開始時データ，酸素吸入開始以後のデータを，経時的にアセスメントする．
- ● 動脈血ガス分析，血液一般検査，血液生化学検査
- ・酸素を使用した状態での動脈血採血が指示された場合は，採血時の酸素吸入量を記録する．酸素吸入を中止して採血する場合は，室内気下で 5 分程度経過してから採血する．
- ・慢性呼吸不全などでは，6 分間歩行や労作前後の酸素化を検査し，労作性の低酸素状態が生じないか確認する．
- ● 喀痰塗抹検査，培養検査

低酸素血症，呼吸困難増悪の予防

1 水分摂取を促す，または水分出納を評価し，脱水を防ぐ
- ● 水分制限がある場合を除き，1 日当たり 1,000〜1,500 mL の水分摂取を勧め，排痰しやすくする（気道浄化のための線毛運動を活発にし，粘液線毛輸送の機能を促進する）とともに，脱水を防ぐ．

2 ポジショニング（安楽な体位保持）と呼吸法を行う
- ● 歩行時などに急に呼吸困難が生じた場合（パニック呼吸）には，座位でやや前傾姿勢をとり，両上肢を大腿部に置いてもらい，背面から呼吸介助を行う．椅子がない場合は，壁などにもたれかかる姿勢をとり，呼吸が安定するまで安楽な体位をとる（「第 3 章【3】呼吸・循環管理④在宅酸素療法」p.423 参照）．
- ● 労作時呼吸困難が生じやすい場合は，労作前後に横隔膜（腹式）呼吸を取り入れ，呼気時に労作を行う（「第 3 章【3】呼吸・循環管理④在宅酸素療法」p.422 参照）．
- ● 横隔膜を下げる体位のほうが呼吸困難は軽減するため，臥床の場合は起座位またはセミファウラー位をとる．

3 痰の貯留がみられる場合は，排痰援助を行う
- ● 痰の貯留部位を考慮して適切な体位をとり，体位排痰法を行う（「第 3 章【3】呼吸・循環管理②排痰」p.399 体位排痰法（体位ドレナージ） 参照）．
- ● ハフィングを行う（「第 3 章【3】呼吸・循環管理②排痰」p.401 ハフィング 参照）．

4 精神的なサポートを行う
- ● 低酸素血症に伴う呼吸困難感は不安により増大するため，精神的なサポートが不可欠である．呼吸を整えるような声かけ，不安への対応などを行う．

酸素吸入療法

> **目的** 低酸素症に対し，吸入気の酸素濃度を高めて適量の酸素を投与することにより，酸素化を図る.
> **チェック項目** 酸素処方量，酸素投与方法，血液ガス分析値，Spo₂，低酸素血症に伴う症状，高炭酸ガス血症に伴う症状の有無，バイタルサインなど
> **適応** 室内気の吸入下で Pao₂ 60 Torr 未満，あるいは Spo₂ 90% 以下の急性呼吸不全，重症外傷，急性心筋梗塞，短期的治療，外科手術
> **禁忌** 開始基準を満たす場合は，特に禁忌はない.
> **注意**
> ・吸入酸素濃度を正確にコントロールする必要がない場合は低流量式(鼻カニュラ，酸素マスク，リザーバー付酸素マスク)を，正確にコントロールする必要がある場合は高流量式(ベンチュリマスク，ネブライザー式酸素吸入器)を選択する.
> ・CO_2 ナルコーシス，酸素中毒者には注意する.
> ・火気厳禁，面会者の喫煙に注意する.
> ・酸素投与方法(低流量，高流量，リザーバーシステム)とその適応を理解し，正しく用いる. 特に本人の一回換気量，口呼吸の有無，酸素処方流量，マスクの密着性などを把握しておく.
> **事故防止のポイント** 酸素吸入時の喫煙や火気使用による熱傷の防止
>
> 必要物品　以下の「**2 酸素吸入用具を準備する**」参照

手順

要点	留意点・根拠
1 説明する ①酸素吸入の目的，方法を伝える	▶ 酸素吸入療法中は本人の協力が必要であるため，必ず事前に説明して同意を得る ▶ 意識のある高齢者は，呼吸困難感やそれに伴う不安を感じていることが多いため，その軽減を図るように接する ▶ 具体的な呼吸方法や，食事，トイレ移動時などの酸素吸入についても丁寧に説明する
2 酸素吸入用具を準備する ①必要物品をベッドサイドに用意する ・低流量システム，高流量システム，リザーバーシステムから，適応により選択されたものを用意する(表4) **《低流量システム》** ・本人の一回換気量以下の酸素ガスを供給し，不足分は鼻腔周囲の室内気を吸入することで補う．一回換気量により吸入酸素濃度が異なる **《高流量システム》** ・本人の一回換気量以上の酸素ガスを供給するもの．呼吸パターンによらず，設定した濃度の酸素を吸入させることができる **《リザーバーシステム》** ・酸素チューブから酸素を吸入中，呼気時にリザーバーバッグに酸素をためておくことで高濃度の酸素を吸入できる	**事故防止のポイント** 経皮気管内カテーテルでは，感染防止のため，カテーテルの洗浄を毎日行う **注意** ベンチュリマスクは，マスクが十分に密着していないと期待した酸素濃度にならない

表 4　酸素吸入用具の特徴と酸素流量

a. 低流量システム

器具	特徴	酸素流量・吸入酸素濃度(%) の目安
鼻カニュラ	・鼻腔から酸素を供給 ・簡便で，食事や会話が可能 ・常時口呼吸の人には適さない ・酸素流量が 6 L/分を超えても，吸入酸素濃度の上昇は期待できない ・入院から在宅まで広く使用されている	1 L/分・24% 2 L/分・28% 3 L/分・32% 4 L/分・36% 5 L/分・40% 6 L/分・44%
簡易酸素マスク	・吸入酸素濃度は正確に調整できない ・低濃度酸素吸入には適さない ・酸素流量 5 L/分以下ではマスク内にたまった呼気ガスを再呼吸してしまうため，それ以上の流量で使用する ・$Paco_2$ 上昇の心配のない人に使用する	5〜6 L/分・40% 6〜7 L/分・50% 7〜8 L/分・60%
開放型酸素システム 〔「オープンフェースマスク」画像提供：アトムメディカル株式会社〕	・マスクによる圧迫感，飲食・会話の制限がない ・鼻カニュラのように鼻粘膜乾燥がなく，鼻・口どちらからでも酸素吸入できる ・いびきのある人にも酸素吸入が行える ・CO_2 のモニターができるディフューザー(先端の特殊カップ)もある	3 L/分・40% 5 L/分・50% 10 L/分・60%
オキシアーム 〔画像提供：株式会社エム・ピー・アイ〕	・マスクおよび鼻カニュラと同等の吸入酸素濃度が確保できる	1 L/分・21 〜 27% 4 L/分・32 〜 35% 10 L/分・44 〜 47%
経皮気管内カテーテル	・鼻カニュラと比べて外見上目立たないが，外科的にカテーテルを気管内に挿入する ・血痰，挿入部の皮下気腫，咳・喀痰量の増加，カテーテルの閉塞，気管内損傷などが生じることがある	

b. 高流量システム

器具	特徴	酸素流量・吸入酸素濃度(%) の目安
ベンチュリマスク	・吸入酸素濃度の調整が可能であるため，Ⅱ型呼吸不全に適している ・一回換気量によらず，24〜50% の吸入酸素濃度を吸入できる ・空気取り込み口調節式と酸素流出口調節式(左写真)がある	成人に対しては，供給総流量が最低 30 L/分以上になるよう酸素流量を決める．推奨酸素流量以下の酸素流量であると，吸入酸素濃度は設定値より低下する

器具	特徴	酸素流量・吸入酸素濃度(%)の目安
 ダイリューター(酸素濃度調節管) ※色はメーカーによって異なるため，確認する	・ベルヌーイの原理に基づき，ベンチュリ効果を利用したもの ・騒音が大きいため，会話の障害，食事摂取時の不便さがある ・ダイリューター(左写真)は酸素濃度レベルで色分けされている．各色の酸素推奨適切流量・酸素濃度は右の通り ・各メーカーが提示しているダイリューターの色と酸素推奨適切流量を十分に確認すること	ベンチュリマスクのダイリューター(酸素濃度調節管)表面に刻印された適切流量で行う 青：　　　　4 L・24% 黄：　　　　4 L・28% 白：　　　　6 L・31% 緑：　　　　8 L・35% ピンク：　　8 L・40% オレンジ：10 L・50%
ネブライザー式酸素吸入器	・十分な加湿が必要な開胸術後で，痰の喀出が困難な人に適する ・ベンチュリマスクにネブライザー機能が付いたもの	10 L/分・40% 20 L/分・60% 30 L/分・80%

c. リザーバーシステム

器具	特徴	酸素流量・吸入酸素濃度(%)の目安
リザーバー付酸素マスク 	・60% 以上の高濃度酸素吸入ができる ・6 L/分以上に設定しないと，呼気ガスを再呼吸することになる ・**酸素の加湿が必要** ・高濃度酸素投与による CO_2 ナルコーシスに注意する ・マスクと顔の隙間から空気が入り込むため，吸入酸素濃度が上がらないことがある ・吸気時にリザーバーバッグがしぼむことを確認する	6 L/分・60% 7 L/分・70% 8 L/分・80% 9 L/分・90% 10 L/分・91% 以上
高流量鼻カニュラ (ハイフローネーザルカニュラ：HFNC) 〔「F ＆ P Optiflow™＋ 鼻カニューレ」画像提供：Fisher ＆ Paykel Healthcare 株式会社〕	・総流量 60 L/分まで可能な高流量酸素投与システム．21〜100% まで安定して供給できる ・線毛機能の維持，気道浄化，喀痰喀出を促す ・解剖学的死腔内の CO_2 を洗い流し，死腔換気量を減らす ・装着時の不快感が少なく，経口摂取が可能	総流量 30 L/分が一般的．重症 I 型呼吸不全では 50〜60 L/分程度まで上げる
リザーバー付鼻カニュラ	・鼻カニュラの流出口にリザーバーが付いたもの ・酸素節約のために使用されることが多い ・リザーバーに水滴が付くと機能しなくなるため，加湿器との併用は避ける ・鼻カニュラと比べ，最大 75% の酸素を節約できる	鼻カニュラと同じ吸入酸素濃度に相当するリザーバー付鼻カニュラの酸素流量と節約効果(%)．鼻カニュラ 2 L/分に対してリザーバー付では 0.5 L/分(75% の節約)
ペンダント型リザーバー付鼻カニュラ	・鼻カニュラの流出口の胸元にリザーバーが付いたもの ・他の特徴は同上	3 L/分→ 1.0 L/分(同 67%) 4 L/分→ 2.0 L/分(同 50%) 5 L/分→ 2.5 L/分(同 50%)

要点	留意点・根拠
②酸素投与方法，流量を確認する ③ ADL に応じて便器やポータブルトイレを用意する ④飲食時にも酸素吸入を行えるようにする 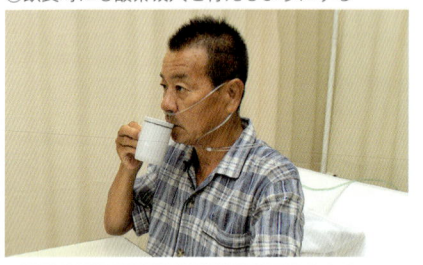	▶ 排泄時にも確実に酸素吸入が行えるよう，チューブを延長するか，便器やポータブルトイレを用意する ▶ 飲食の時には，鼻カニュラに一時的に変更するなどし，酸素吸入を行えるようにする
3 注意事項を説明する ①鼻呼吸をするよう促す ②酸素は支燃性ガスであり，2 m 以内は火気厳禁であることを必ず伝える	（根拠）経鼻的な酸素吸入の効率を高める ▶ 誰が見てもわかるように「火気厳禁」と表示する （事故防止のポイント）喫煙は火災や熱傷につながる．高齢者自身はもちろんのこと，面会者の喫煙も禁止とする
◆鼻カニュラの場合 **1 必要物品を確認する** ①鼻カニュラ，酸素流量計を確認する ②酸素流量によっては，加湿瓶，加湿水を用意する	▶ 日本人で，3 L/分以下の酸素流量の場合，鼻腔症状がなければ加湿する必要はないとされているが，酸素を加湿しなくてよいというわけではない．加湿水を使用しない場合，室内の加温加湿に留意する．ディスポーザブルタイプの加湿水を使用する場合もある ▶ 酸素を吸入しながら会話や食事ができるが，鼻粘膜への刺激があるため，酸素流量は通常 6 L/分以下が薦められている
2 機器を準備し，吸入を実施する 《中央配管の場合》 ①配管の酸素口を確認する ②酸素流量計と加湿瓶をつなぎ，中央配管の酸素口（緑）に接続する 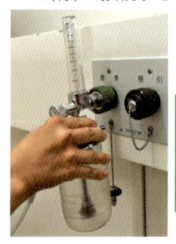 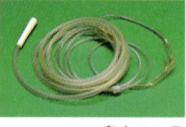 　　　　　　　　　　　鼻カニュラ	（注意）流量計の接続不良による回路からの酸素漏れがないか確認する ▶ 流量計をアウトレットにカチッと音がするまで差し込んだ時にボールが一瞬動くか確認する

要点	留意点・根拠
③鼻カニュラを流量計に接続し，指示量の酸素を流す ④高齢者に装着し，鼻カニュラをストッパーリング，またはテープで固定する	注意 流量計の調節は，正面から見て行う

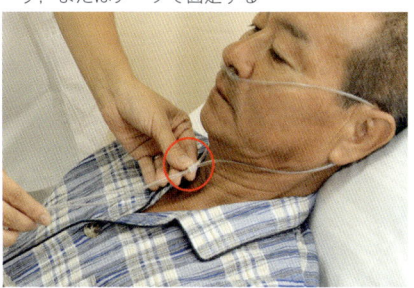

ストッパーリング

《酸素ボンベの場合》
①酸素ボンベと流量計付き圧力計を接続し，スパナで固定する

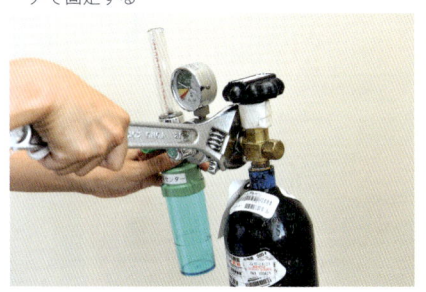

②バルブを人がいないほうに向けて，静かにゆっくり開け，全開にする
③圧力計の目盛りを読み，酸素残量を確認する

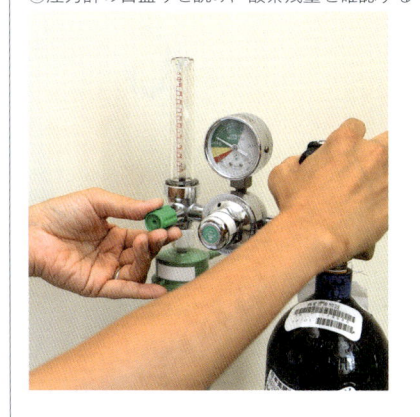

▶院内では，主に検査の際や移動中に酸素ボンベを使用する

▶酸素残量の不足に留意する
●酸素ボンベの酸素残量の計算
　　ボンベ残量(L)＝
　　ボンベ容量(L)×ボンベ残圧(MPa)÷ボンベ圧力(MPa)
・医療施設で最も多く使われる酸素ボンベは容量500 L のものであり，通常 14.7 MPa(150 kgf/cm²)の高圧で酸素が充填されている
　例)500 L酸素ボンベ(ボンベ圧力 14.7 MPa)で，残圧が 5 MPa の場合，上記の式で求めると
　　500 L(容量)×5 MPa(残圧)÷14.7 MPa(圧力)≒ 170 L(残量)
　となる
●酸素ボンベ使用可能時間の計算
　　使用可能時間(分)＝ボンベ残量(L)÷使用流量(L/分)
　例)上記の例で，2 L/分で使用している場合，
　　170 L(残量)÷2 L/分(使用流量)＝ 85(分)
　となる

要点	留意点・根拠
④酸素ボンベを架台(ストレッチャー用，車椅子用カート)に載せる 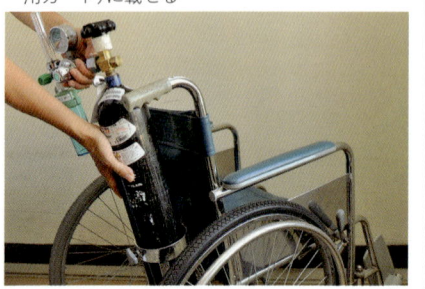 ⑤鼻カニュラを流量計に接続し，酸素を流す ⑥高齢者に装着し，鼻カニュラを固定する	
3 後片づけをする ①物品を片づける ②不要になった物品は規定に沿って廃棄・消毒する	▶ 酸素ボンベを片づける場合は，流量計とバルブの両方を閉じる
◆ベンチュリマスクの場合 **1 必要物品を確認する** ①ベンチュリマスク，酸素流量計を確認する ②酸素流量によっては，加湿瓶，加湿水を用意する	
2 機器を準備し，吸入を実施する **《中央配管の場合》** ①配管の酸素口を確認する ②酸素流量計と加湿瓶をつなぎ，中央配管の酸素口(緑)に接続する ③酸素チューブをダイリューター(酸素濃度調節管)に接続し，指示量の酸素を流す ④高齢者に装着し，ゴムバンドの長さを調節した上でマスクを固定する 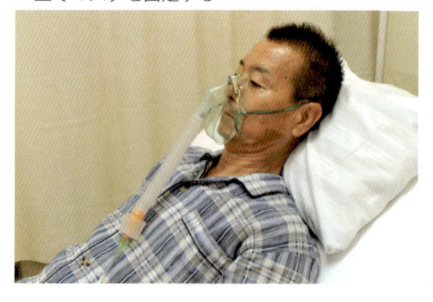	**注意** マスクが外れたり，密着していない場合，酸素濃度は期待値まで得られない ▶ マスクを清潔にし，かぶれに留意する ▶ 耳介に医療関連機器褥瘡(MDRPU)が発生しやすいため，皮膚保護用具を適切に使用する

要点	留意点・根拠
《酸素ボンベの場合》 ①酸素ボンベと流量計付き圧力計を接続し、スパナで固定する ②バルブを人がいないほうに向けて静かにゆっくり開け、全開にする ③圧力計の目盛りを読み、酸素残量を確認する ④酸素ボンベを架台(ストレッチャー用、車椅子用カート)に載せる ⑤酸素チューブをダイリューターに接続し、酸素を流す ⑥高齢者に装着し、マスクを固定する	▶院内では、主に検査の際や移動中に酸素ボンベを使用する
3 酸素吸入療法中の高齢者の状態を観察し、チューブ、接続部、酸素流量をチェックする ①呼吸状態、全身状態を観察する ②チューブの閉塞、接続部の緩みはないかをチェックする ③酸素流量を確認する ④加湿瓶をチェックする	▶意識障害、自発呼吸の減弱は CO_2 ナルコーシスを疑う ▶指示量の通りか、流量計を適時確認する ▶加湿水を使用する場合、水が減ってきたら残りは廃棄し、加湿瓶を洗浄してから蒸留水を指示線まで注入する **注意** 残っている水につぎ足しての使用は禁止
4 後片づけをする ①物品を片づける ②不要になった物品は規定に沿って廃棄・消毒する ③高齢者の状態を観察する	▶酸素ボンベを片づける場合は、流量計とバルブの両方を閉じる ▶高齢者のそばを離れる際は、ナースコールを手の届くところに置く ▶状態変化に留意する。ナースコールがなくても訪室し、声をかけ、観察を行う

評価

- Sp_{O_2} 90% 以上に保てたか.
- 体動、食事、歩行、排泄、入浴時に酸素吸入の中断がなく、低酸素症が生じなかったか.
- 高炭酸ガス血症、CO_2 ナルコーシスが生じなかったか.
- 酸素吸入に伴うストレス、身体拘束感を軽減できたか.
- 安全に酸素吸入できたか.

③ 呼吸・循環管理
4 在宅酸素療法

亀井 智子

高齢者の特徴と在宅酸素療法の導入に向けた援助の必要性

- 安定した病態にある慢性呼吸不全者に対する在宅医療の1つとして在宅酸素療法(home oxygen therapy：HOT)があり，1985年に保険適用が開始され，実施者は約18万人に上る(2022年推定).
- HOTの対象疾患は，高度慢性呼吸不全〔肺気腫，慢性気管支炎などの慢性閉塞性肺疾患(COPD)，肺結核後遺症，間質性肺炎，肺癌など〕，肺高血圧症，慢性心不全〔NYHA(心機能分類)Ⅲ度以上と認められ，睡眠時にチェーン・ストークス呼吸がみられ，無呼吸低呼吸指数が20以上であることが睡眠ポリグラフィーで確認されている〕，チアノーゼ型先天性心疾患(ファロー四徴症，大血管転位症，三尖弁閉鎖症など)，重度の群発頭痛である．高齢者の場合，慢性呼吸不全，肺高血圧症によるものが多い.
- HOTの適応となった場合，本人，かかりつけ医，専門医療機関と相談の上，酸素供給装置・機器を決めて，業者に連絡する．本人と家族には，疾患について説明し，酸素吸入の方法や日常生活(食事，労作，入浴，排泄など)の方法，薬物治療，呼吸法，排痰法，酸素供給装置・機器の取り扱い方法を指導する．退院日に合わせて，酸素供給装置を自宅に設置できるよう手配し，業者からもその取り扱いについて説明を受けられるようにする.
- 健康保険制度による訪問看護，あるいは介護保険制度によるケアマネジメントに基づく訪問看護，訪問介護，訪問診療，身体障害者福祉制度による社会資源の利用などを勧める．身体障害者福祉制度と介護保険制度のサービスが重複する場合は，介護保険制度が優先される．特に高齢や独居のHOT実施者にとって，制度の活用は療養生活を安定して送る上で重要である.
- HOT実施者の年齢は，70~80歳代が多い．特に高齢者では，呼吸器合併症や呼吸器以外の合併症をもつ人が多く，安定した療養生活を送るためには，酸素吸入以外にも食事，運動，呼吸法，呼吸器感染症予防，薬物治療など，包括的な呼吸リハビリテーションを行うことが重要である.

導入のためのアセスメント

1 呼吸の状態

- 問診，聴診，視診，打診，触診により，呼吸の状態を把握する.
- 慢性呼吸不全者は，換気障害などによる低酸素血症が持続している状態にあり，自覚症状として呼吸困難，労作時呼吸困難感などが生じやすい．低酸素血症による症状(「第3章③呼吸・循環管理③酸素吸入療法」p.407「6 低酸素血症の臨床症状」参照)の程度を把握する.
- 問診
- 既往歴(結核などの呼吸器疾患，心疾患，その他の疾患)，現病歴(発症時期，疾病経過)，喫煙歴〔1日喫煙本数×喫煙期間(年)＝喫煙指数〕，職業歴(特定物質への曝露の有無と期間)を聴取する.
- HOT開始前の日常生活や喫煙状況などと現在の状況を比較する.
- 慢性呼吸不全の原因・増悪因子(呼吸器感染，肺炎，合併症の増悪など)を把握する.
- 聴診(「第3章③呼吸・循環管理①吸引」p.385「聴診のポイント」参照)
- 気道の浄化状況(痰の貯留の有無・程度)を確認する.
- 視診(「第3章③呼吸・循環管理①吸引」p.384「視診のポイント」参照)
- 胸郭の可動性，補助呼吸筋群の使用，体型(やせ，肥満)，低酸素血症によるチアノーゼの有無などを観察する.
- 胸郭打診(「第3章③呼吸・循環管理①吸引」p.385「打診のポイント」参照)
- 肺の大きさを推定する．肺気腫などでは肺の過拡張，横隔膜平低化が生じる.
- 胸郭触診
- 中枢気管支に痰の貯留がある場合，胸郭を触診すると手掌にゴロゴロとした振動が伝わる(ラトリング rattling).
- 症状
- 息切れ，呼吸困難感(「第3章③呼吸・循環管理③酸素吸入療法」p.407参照)を，安静時，労作時，

運動時に分けて確認する.
- 痰の量，色，性状を確認する（「第3章【3】呼吸・循環管理①吸引」p.383「**2 痰の性状，量，色**」参照）.
- 咳の状況（湿性・乾性，頻度，時間帯）を把握する.
- ●その他
- 右心不全を合併している人などでは，浮腫，体重変化を確認する.
- 尿量，体重，BMI（body mass index）とその変化を把握する.
- 慢性閉塞性肺疾患（chronic obstructive pulmonary disease：COPD）の人では，呼吸筋酸素消費量の増大，代謝亢進が認められ，体重減少や栄養障害を生じる場合がある．脂肪とともに筋蛋白も利用され，筋量が減少するため，呼吸筋力や換気効率がさらに低下する.
  - ・軽度の体重減少　80%≦ % IBW < 90%
  - ・中等度以上の体重減少　% IBW < 80%
    （% IBW：% ideal body weight，% 理想体重）
- 重度の群発頭痛のある人では，頭痛発現の時間帯（夜間，日中），持続時間，期間，頭痛の部位，痛みの質，酸素吸入の有用性，頭痛軽減の有無，使用薬剤（内服，自己注射，点鼻薬など）の有用性などを確認する.
- ●検査
- 動脈血液ガス，経皮的動脈血酸素飽和度（Spo$_2$）：血液の酸素化が十分に行われているか，高炭酸ガス血症を生じていないかなど確認する．高炭酸ガス血症のある人では，高濃度酸素の投与により CO$_2$ ナルコーシスの危険性があることを念頭におく.
- 呼吸機能検査（肺機能検査）：% 肺活量（% VC），1秒量（FEV$_1$），1秒率（FEV$_1$%）などから呼吸機能障害を判定する（図1）．正常（図中 B），閉塞性障害（D），拘束性障害（A），混合性障害（C）のいずれかを判定する.

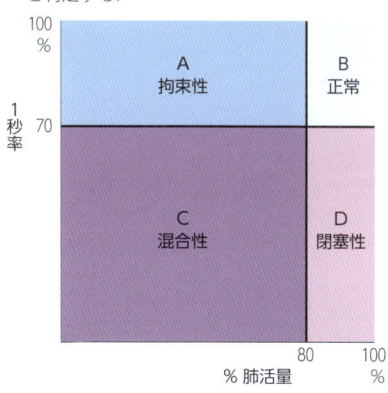

図1　呼吸機能障害の分類

- 胸部 X 線検査：肺気腫などでは肺の過拡張，横隔膜平低化（図2），ビールだる状の胸郭変形，肺野末梢血管影の狭小化，肋骨間の開大が生じる．肺結核後遺症では，石灰化，空洞化が生じる.

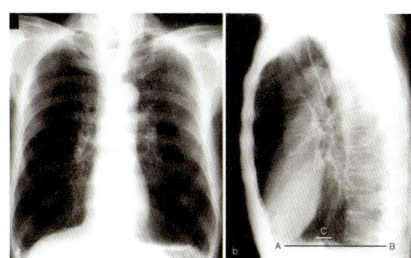

正面像（左）：肋間腔の開大，横隔膜の平低化が認められる
側面像（右）：横隔膜の平低化が認められる

三嶋理晃：COPD（慢性閉塞性肺疾患）（肺気腫，慢性気管支炎を含む），高久史麿，尾形悦郎，黒川　清他監：新臨床内科学　第9版．p.67，医学書院，2009

図2　肺気腫の X 線胸部平面画像

・肺CT検査：COPD（肺気腫，慢性気管支炎）では，LAA（low attenuation area，低吸収領域）が多数存在するなどの変化を高分解能肺CTで認める（図3）.

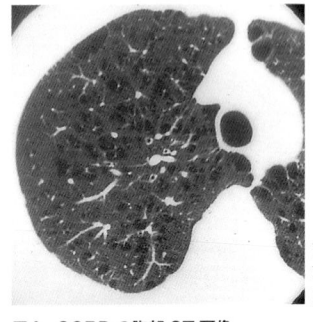

西村浩一：COPDの症状・検査・診断，泉　孝英，中山昌彦，
西村浩一編：医療者のための喘息とCOPDの知識．p.129,
医学書院，2007

図3　COPDの胸部CT画像

・運動負荷試験（6分間歩行テスト，米国胸部学会による）：歩行能，持久力を評価する．

2 心身・認知機能
● HOTが開始されることへの思い，不安感，うつなどの有無・程度を確認する．
・慢性呼吸不全者は，労作時呼吸困難感などの症状により，不安やうつ傾向に陥りやすいため，心理的状態を把握し，不安を受け止め，その軽減に努める．
● 酸素供給機器や酸素処方流量の調整などについて，本人の理解力を把握する．
・認知機能低下者，中～重度認知症者で独居の場合，HOTの自己管理は困難である．
・同居家族や介護者がいる場合には，家族や介護者にもHOT開始時の教育的指導を行う．

3 食事内容，水分摂取状況
● 食事摂取内容と量を把握する．
● エネルギー摂取量，栄養バランス，水分摂取量は十分か，測定する．
・COPDの人では安静時エネルギー消費量が増大するため，代謝が亢進し，栄養障害を生じやすい．また，食後の呼吸困難感の増大や呼吸困難が生じるために運動量が低下し，食欲がわかず，食事摂取量が低下しやすい．炎症性サイトカインが摂食抑制因子として関与することも示唆されている．

4 薬物
● 使用している薬物の種類と副作用を把握する．
・高齢者は複数の薬物を使用していることが多く，副作用を生じやすい．
● 気管支拡張薬（β_2刺激薬，抗コリン薬），ステロイド薬，抗アレルギー薬が処方されている場合，副作用がないか確認する．また，それらの投与方法（貼布剤，吸入薬，内服薬など）を把握する．
・長期ステロイド薬服用の場合，肥満体型，骨粗鬆（そしょう）症などの副作用が生じていないか確認する．
・β_2刺激薬では，動悸，頻脈，頭痛，手足の震え，口渇，食欲不振，発疹などの副作用が生じていないか確認する．
・抗コリン薬，抗うつ薬，催眠薬，鎮痛・鎮静薬などは，腸蠕動運動を低下させ，便秘を起こしやすい．
● 排便時の努責は，呼吸困難を増強するため，緩下薬の使用を検討する．

5 家族，介護者
● 同居家族の構成，非同居家族，介護者の状況を把握する．
・介護者の健康状態，介護意欲，介護負担感，仕事の有無，家族内の役割などについて情報を得て，安全にHOTを開始できるか検討する．
・同居家族が禁煙，および酸素供給機器2m以内における火気（ガスコンロ，ストーブ，線香，ろうそく）厳禁を徹底できるか検討する．

⑥ 在宅療養環境

● 酸素供給装置・機器の設置場所を検討する.

・換気しやすく，壁から5~10 cm離れ，周囲に火気がないところであるか確認する.

・トイレ，洗面所，浴室など身体に負荷がかかる場所で酸素吸入が確実に行えるよう，設置場所を家族にも検討してもらう．チューブは約20 mまで延長が可能である.

・本人の専用部屋の有無を確認する.

---

⑦ 地域資源，社会資源（HOT 実施者が利用可能なサービス）

● 相談窓口には下記のものがある．本人の居住地域の資源を把握する.

・保健福祉センター，福祉事務所，市区町村介護保険担当課，市区町村障害福祉課，地域包括支援センター（主任介護支援専門員），社会福祉協議会，ボランティアセンター，医療機関の医療ソーシャルワーカー，入退院調整部門

● 身体障害者手帳（身体障害者福祉法に基づく）の有無を確認する.

・呼吸器機能に一定の障害がある人は，「身体障害者手帳」が取得できる場合がある（表1）.

・当事者会や，NPO法人日本呼吸器障害者情報センターの存在を知っているか，活用しているかを確かめる.

・当事者・家族の交流や情報交換の場として，日本呼吸器疾患患者団体連合会や病院が中心となっている会などがある.

表1　呼吸器機能障害の等級とその基準　　　　　　　　　　　　注）2級はない

等級	障害の程度	判定の目安
1級	呼吸器の機能の障害により自己の身辺の日常生活活動が極度に制限されるもの	呼吸困難が強くほとんど歩けない 呼吸障害のため予測肺活量1秒率*（以下，指数という）の測定ができない．またはPao_2が50 Torr以下
3級	呼吸器の機能の障害により家庭内での日常生活活動が著しく制限されるもの	指数が20を超え30以下．もしくはPao_2が50 Torrを超え60 Torr以下．またはこれに準ずる場合
4級	呼吸器の機能の障害により社会での日常生活活動が著しく制限されるもの	指数が30を超え40以下．もしくはPao_2が60 Torrを超え70 Torr以下．またはこれに準ずる場合

＊予測肺活量1秒率（指数）＝1秒量÷予測肺活量×100

在宅酸素療法の導入

目的
・本人がセルフマネジメントについて理解し，退院後に実践できる．
・在宅酸素療法（HOT）の対象疾患や日常生活（食事，排泄，運動，薬物療法，睡眠など），呼吸・排痰法，酸素供給機器の取り扱い，社会制度の利用方法などについて理解する．
・自宅に酸素供給機器を設置し，安全に在宅酸素療法を開始できる．

チェック項目 主疾患，合併症，医師からの説明内容，症状，呼吸困難感（安静時，労作時）の程度，食事の摂取状況，栄養状態，呼吸・排痰法の習得状況，薬物（内服，吸入）への理解の程度，家族・介護者の有無，介護状況，自宅内の酸素供給機器の設置場所，心身の観察と療養記録（SpO_2，血圧，脈拍，体温，食事摂取量，排泄，呼吸困難感，痰の性状・色・量）など

適応
・病態が安定し，1 か月以上呼吸不全が持続し，HOT が必要と医師が判断した人
・HOT 開始にあたっての教育を受け，本人または家族が HOT および日常生活の留意点について理解できる場合

禁忌
・病態が不安定である．
・禁煙できない（酸素吸入中の喫煙により熱傷事故が発生しているため，禁煙を徹底する）．
・認知機能の低下が著しく，酸素吸入への理解が得られない．
・独居でかつ認知機能または自立度の低下が著しく，HOT の管理が困難である．
・同居家族の理解・協力が得られない．

必要物品 酸素供給機器（酸素濃縮器あるいは液化酸素システム），携帯用酸素ボンベ，呼吸同調酸素供給装置，酸素めがね，鼻カニュラ，パルスオキシメーター，在宅ケアノート，ビデオ教材，冊子教材，クリニカルパスなどの指導計画書，地域連携パスなどの地域との連携ツール

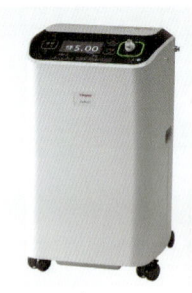 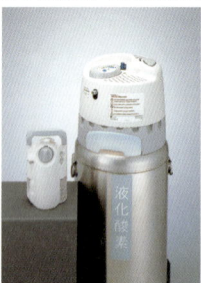 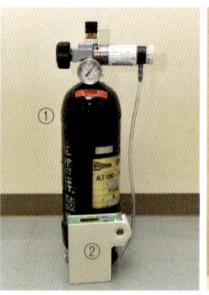 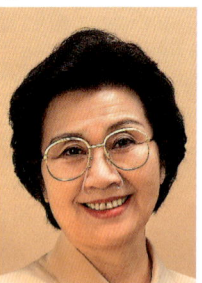

酸素濃縮器[1]　　液化酸素システム[2]　　携帯用酸素ボンベ（①）と呼吸同調酸素供給装置（②）　　酸素めがね[3]

〔画像提供　1：帝人ヘルスケア株式会社，2：ケアメディカルジャパン株式会社，3：チェスト株式会社〕

手順

要点	留意点・根拠
1 説明する ①医師から HOT を行う必要性などを説明されているが，再度，理解した内容，本人の思いを確認する	

要点	留意点・根拠
② HOT を開始する目的，開始までの手順，必要な準備について具体的に説明する 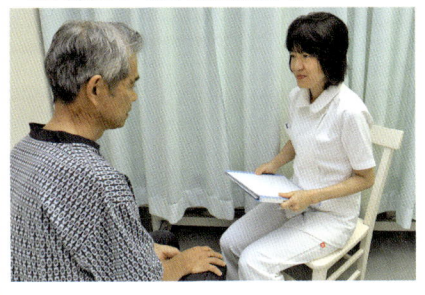	▶ 指導計画を作成し，段階的に進める ▶ 指導を受けられる心身状態にあるか確認する ▶ 高齢者の質問に対しては丁寧に回答する ▶ 保健・医療・福祉にわたる多角的，重層的な支援が必要であるため，医師，看護師，薬剤師，栄養士，理学療法士，医療ソーシャルワーカー，介護支援専門員など，チームで支援する ▶ 高齢者は酸素を自宅で吸入して生活することを具体的にイメージしにくい場合がある．また，退院を勧められると，病院から見放されたと不安を感じることも多い．そこで先行実施例を紹介したり，ビデオ教材などを用いて，生活像をイメージしやすくし，不安を軽減する
2 HOT 開始のための教育的指導の準備をする ①酸素処方(酸素供給装置の機種，酸素流量，酸素吸入時間，呼吸同調酸素供給装置使用の有無)を確認の上，酸素濃縮器，携帯用酸素ボンベ，蒸留水など教育に必要な物品を用意する ②ビデオ教材，冊子教材などを効果的に活用し，段階的に教育的指導を進めていく	 ▶ 理解度や認知機能は個人差が大きい．場合によっては，家族にも説明が必要となる ▶ 手順や手技を適切に行えたら，そのたびにほめ，行動を認める言葉をかける **根拠** 長年の習慣を変えることや，新たなことを取り入れることに対して抵抗が大きい場合がある **コツ** 平易で，理解しやすい用語を用いる．小集団で教育を行う場合もある
3 呼吸器疾患セルフマネジメントに基づく HOT 開始のための教育的指導を行う **《疾患などについて説明し，理解してもらう》** ①肺，呼吸器系の構造と仕組みについて説明し，理解してもらう ②疾患，病態(肺気腫，肺結核後遺症など)，合併症，薬物治療について丁寧に説明し，理解してもらう	▶ COPD による慢性呼吸不全者に対しては，『COPD(慢性閉塞性肺疾患)診断と治療のためのガイドライン 2022〔第 6 版〕』(日本呼吸器学会，2022)に基づいたセルフマネジメント支援を行う．他の疾患による慢性呼吸不全のために HOT を開始する場合も，医師の指示に基づき，多職種間で連携をとりながら包括的な教育を行う ▶ セルフマネジメント支援は，社交活動，運動療法，作業療法，理学療法，酸素療法，栄養指導，薬物療法，患者教育(禁煙，日常生活全般)，精神的サポートなどの基本的要素から構成されている ▶ わかりやすく，丁寧に説明する **根拠** これらについて正しく理解しておくことは，在宅での自己管理上重要である．主疾患と合併症，疾患増悪時の症状などを，本人や家族が理解できるように説明する

要点	留意点・根拠
《呼吸法について説明し，理解してもらう》 ①口すぼめ呼吸について説明し，理解してもらう	▶ 口すぼめ呼吸は，口先を鼻腔よりも小さくすぼめ，吸気時の2倍の時間をかけて，ゆっくり息を吐き出す方法である．気道内圧を高め，気道を広げて保つことができ，気道の虚脱を防ぐ ▶ 口すぼめ呼吸の原理を説明し，安静時，労作時の効果を自覚できるように練習してもらう
②横隔膜(腹式)呼吸について説明し，理解してもらう	▶ 横隔膜(腹式)呼吸の原理を説明し，労作開始の前後，呼吸困難時，パニック発作時に確実に行えるように練習してもらう

1)臥位の場合
・セミファウラー位をとり，膝を立てる．腹部の上に軽く手を乗せる(ⓐ)
・腹部を膨らませるように，鼻から大きく息を吸う．この時，胸郭に空気が流入し出すと，腹部に当てた手が持ち上がる(ⓑ)
・口からゆっくりと息を吐く．同時に腹壁をへこませ(横隔膜を上げ)，すべての息を吐き出す(ⓒ)

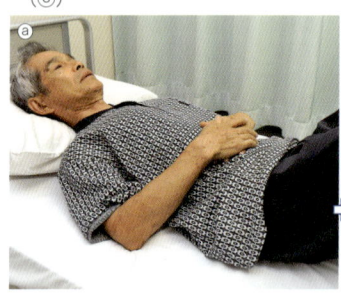 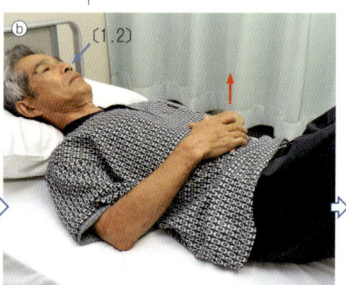

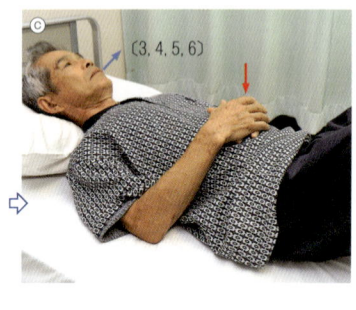

→ 呼吸．〔　〕内の数字は吸気，呼気にかける時間(カウント)を表す
→ 腹部の動きを表す

2)座位の場合

・胸部と腹部に手を当てる. 腹部を膨らませるように, 鼻から大きく息を吸う. この時, 腹部に当てた手が前に押し出される(ⓐ)

・口からゆっくりと息を吐く. 同時に腹壁をへこませ(横隔膜を上げ), すべての息を吐き出す. この時, 腹部に当てた手は引っ込む(ⓑ)

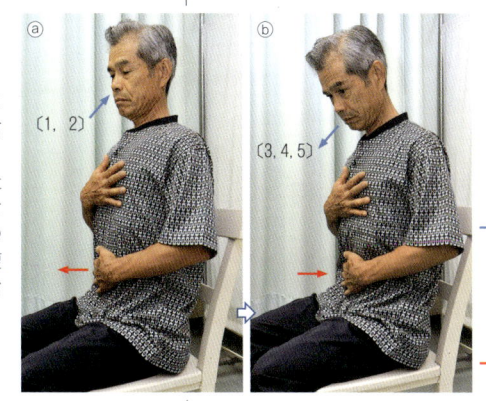

ⓐ 〔1, 2〕
ⓑ 〔3, 4, 5〕

→ 呼吸.〔 〕内の数字は吸気, 呼気にかける時間(カウント)を表す
→ 腹部の動きを表す

③パニックコントロール呼吸とリラクセーションについて説明し, 理解してもらう

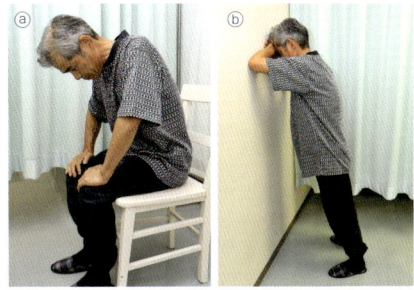

パニック発作時のパニックコントロール呼吸

④日常生活動作とエネルギーの節約について説明し, 理解してもらう

▶パニック発作時にパニックコントロール呼吸が行えるように練習してもらう

・座位の場合:やや前傾姿勢をとり, 両手を両膝辺りに置いて身体を支える. 発作的な呼吸困難が治まるまで, 口すぼめ呼吸または横隔膜(腹式)呼吸を続ける(ⓐ)

・立位の場合:壁などに上肢を付けてもたれかかり, 頭部と身体を支える. 呼吸困難をコントロールできるまで, 口すぼめ呼吸または横隔膜(腹式)呼吸を続ける(ⓑ)

▶呼吸困難に伴う頸部や肩の呼吸補助筋(僧帽筋, 胸鎖乳突筋など)の緊張を緩和し, リラクセーションを図る

▶物を持ち上げる, 階段を上るなどの日常生活動作で息切れが増強しないよう, 以下のような呼吸法を練習してもらう

・労作前に横隔膜(腹式)呼吸を行う→歩行や労作を呼気時に行う→労作後, 再度, 横隔膜(腹式)呼吸で呼吸を整える

▶一連の労作と呼吸法を指導し, 実際に行えるようにする

要点	留意点・根拠

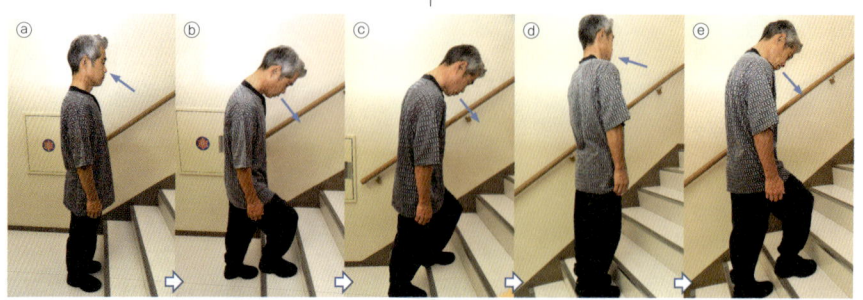

エネルギーを節約する階段の昇降　　　　　　　　　　→ 呼吸

・階段を上る前に息を深く吸い込む（ⓐ）
・呼気の開始とともに1段上る（ⓑ）
・2回目の呼気でもう1段上る（ⓒ）
・一度止まり，両足をそろえる．再度息を深く吸い込む（ⓓ）
・呼気に合わせ，再び1段上る．これを繰り返しながら，上がっていく（ⓔ）

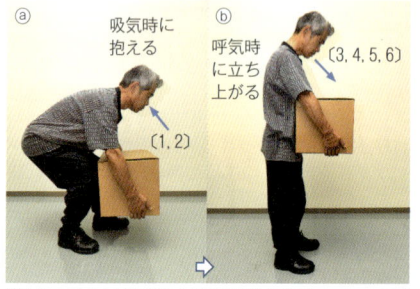

荷物や布団の上げ下ろしなどの労作と呼気法　　→ 呼吸

・なるべく身体に近い所から荷物に手をかけ，1，2のカウントで息を吸い込みながら抱える（ⓐ）
・3〜6のカウントで息を吐きながら立ち上がる（ⓑ）
・ポイントは，労作は呼気時に行うこと

《気道浄化・排痰法について説明し，実施できるよう支援する．他者が行うものについては，理解してもらう》

①体位排痰法（体位ドレナージ）について説明し，理解してもらう（詳細は「第3章【3】呼吸・循環管理②排痰」の 体位排痰法（体位ドレナージ） p.399参照）

▶ 痰の貯留部位を看護師とともに本人が聴診などで確認する．自宅では，吸入薬の吸入を行った後に，痰がたまりやすい部位を高くした適切な体位をとってもらうよう説明する

コツ 自宅の枕，クッションなどを利用する

②効果的な咳，ハフィングについて説明し，理解してもらう

▶ 効果的な咳の方法：咳をする前に横隔膜（腹式）呼吸を行い，強く咳をする．これにより呼気流速が速まり，痰が出しやすくなる

▶ ハフィングは声門を開いたまま強くて速い呼気を行い，痰を移動しやすくする方法．声門は開いているため，胸腔内圧の上昇は抑えることができる．咳よりも消費エネルギーが少ないため，消耗，疲労が少ない

▶ ハフィングの方法：横隔膜を下げるよう深く吸気を行い，そのまま2〜3秒息を止める（ⓐ）．口を軽く開け，下腹部に力を入れて「ハーッ，ハーッ」と2〜3回，強く速く息を吐く（ⓑ）．呼吸を整える（ⓒ）．これを2〜3回繰り返す．痰が出たら休んで呼吸を整える

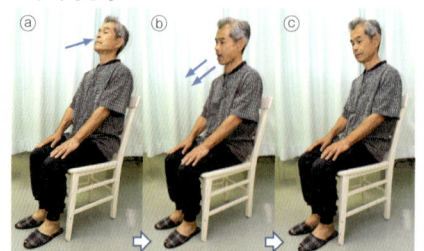

ハフィング　　　　　　　　　　　　　　　　→ 呼吸

③スクイージング(呼気圧迫法)について説明し，理解してもらう

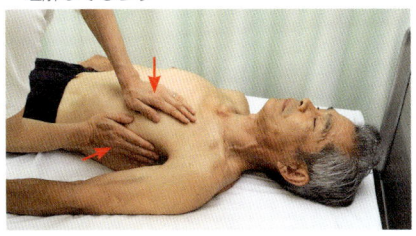

▶スクイージングやバイブレーション，パーカッションなどの方法は，必要に応じて家族が身につけ，実施できるようにする．いずれも吸入を行い，水分を摂取するか室内を加湿し，適切な体位をとった上で実施するよう指導する

▶スクイージングの方法：本人の呼気に合わせて，痰が貯留している肺区域の胸郭を圧迫する．呼気流速を速めて，肺胞にある痰を遊離させ，咳などにより気管支，気道に移動させる

注意 胸郭を強く圧迫しすぎない

④バイブレーション(振動法)について説明し，理解してもらう

▶バイブレーションの方法：呼気に合わせて，家族が痰の貯留した部位の胸郭にバイブレーターを押し当てる

コツ バイブレーターは，自宅では電気マッサージ器で代用可能である

⑤パーカッション(軽打法)について説明し，理解してもらう

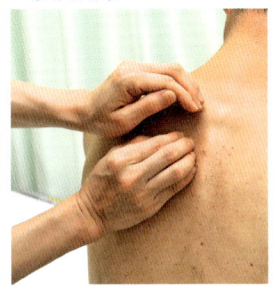

パーカッション

▶パーカッションの方法：手をわん状にし，手首のスナップを効かせて軽打する．これにより，肺胞にある痰を排出する

▶エビデンスはないが，気道にある痰に振動を与え，喀出しやすくする目的で行う

注意 ステロイド薬の服用者では，特に骨折に留意して軽く叩く

⑥排痰後は含嗽を行い，口腔内を清浄化するよう説明する
⑦痰の色，量，臭気，血液混入がないか観察し，療養日誌に記録をつけるよう指導する

《運動の必要性と内容について説明し，理解してもらう》

▶筋緊張を改善するとともに，呼吸に必要な筋肉の持久力を高めてエネルギーの消費を抑え，呼吸困難を緩和することを目的とする

▶運動強度，持続時間，運動の種類を医師に確認する

▶運動の前には，酸素流量を運動時の処方量に変更する

▶運動は呼吸法を取り入れながら行う．運動強度は息切れの程度や酸素飽和度，6分間歩行テストを目安に調整し，無理なく継続的に行えるようにする

①上肢，肩，頸部のストレッチについて説明し，理解してもらう

▶上肢，肩，首の挙上，回転，ストレッチなどを行い，呼吸筋の緊張を緩める

要点	留意点・根拠

〈上肢のストレッチ〉
・椅子などに腰掛ける．両腕を下げ，手には丸めたタオルなどを握り，リラックスした状態にする．そこから，息を吸いながら両腕を肩の高さまで広げる（ⓐ）
・息を吐きながら，両腕をゆっくり下ろす（ⓑ）

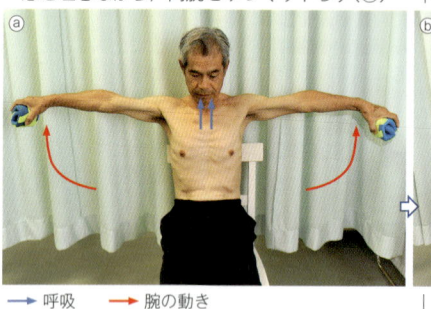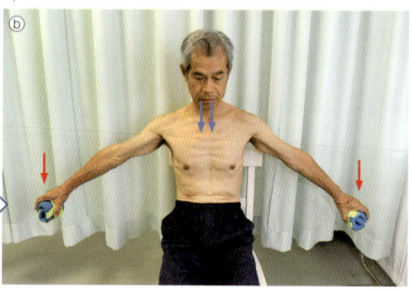

⟶ 呼吸　　⟶ 腕の動き

〈肩のストレッチ〉
・背筋を伸ばしリラックスした状態から，息を鼻から深く吸いながら，両肩をすくめるように挙上する（ⓐ）
・息をゆっくり吐きながら，両肩を下げる（ⓑ）

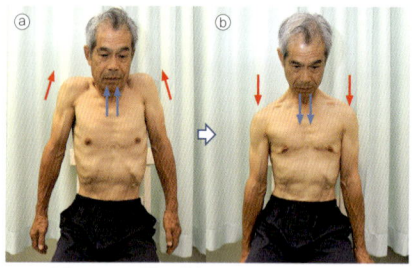

⟶ 呼吸　　⟶ 肩の動き

②下肢の運動（歩行，筋力トレーニング）について説明し，理解してもらう

▶ 歩行時には，歩数計を用いて目標を設定するなど工夫する．異常がなければ，1日20〜30分程度の歩行を行う
▶ 下肢筋力トレーニングは，ゴムバンドなどを用いて，筋力負荷をかけた方法で実施する　根拠
呼吸筋のみでなく，下肢や全身の筋肉を使った体操により，筋力を維持する

〈下肢の運動〉
・片方の膝を立て，もう一方の足を伸ばし，息を吸う（ⓐ）
・息を吐きながら伸ばした足を上に引き上げる（ⓑ）
・足を上で止め，息を吸う（ⓒ）
・上げた足を下げながら息を吐く（ⓓ）

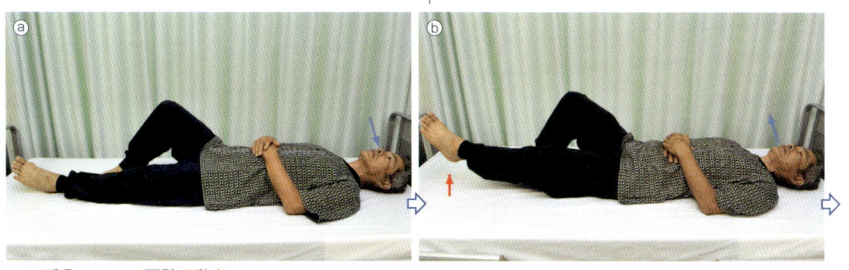

→ 呼吸　→ 下肢の動き

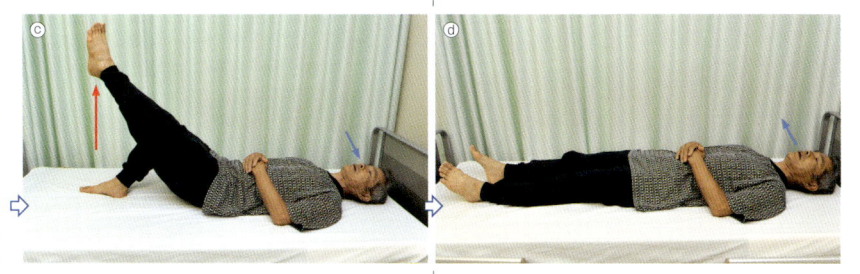

③呼吸筋ストレッチ体操について説明する

④呼吸筋訓練器具について説明する

《入浴, 排泄動作の指導を行う》
①入浴時の負担を少なくする工夫を伝える

・入浴時の酸素吸入の工夫

・前傾姿勢をとらない工夫

・上肢を挙上する労作を少なくする工夫

・呼吸困難感を増強しない湯量にする

②排便を促す腹部マッサージや排便時の呼吸法を説明し, 習得してもらう

▶ 呼吸筋ストレッチ体操は家族の協力が必要であるため, 家族にも原理や方法を説明し, 理解しているか確認する

▶ 呼吸筋訓練は, 医師の指示により実施する. ピーフレックス®などの器具があり, 抵抗弁によって呼気時に気道内を陽圧にし, 呼吸筋を増強させるものである

▶ 入浴は心身両面に効果がある. 身体面では温熱効果や浮力作用で血液循環がよくなり, 筋が柔軟になる. 心理面ではゆったり, さっぱりした気分になる

注意 効果がある反面, 水圧による呼吸困難感や, 肺を圧迫するような上肢を挙上する姿勢, 身体を洗う動作や洗髪の動作により, 呼吸困難の増強が生じやすい

▶ 入浴時にも酸素吸入を行えるよう, 延長チューブや携帯用酸素チューブを延長する

コツ 洗髪時はシャンプーハットを利用し, 息を止めたり, 前傾姿勢にならずに洗髪できるよう工夫する

コツ 身体を洗う時は, 長いタオルを利用するなどし, 上肢の挙上が少なく済むように工夫する. また, 動作は呼気時に行うようにする

注意 湯船の湯量は少なめとする. 水圧がかかり過ぎて呼吸困難感が増すため, 肩まで深くつからない

注意 腹部マッサージなどを行い, 呼気時に軽く努責をかけるが, 排便時に息を止めないように注意する

要点	留意点・根拠
③緩下薬を服用する **《薬物療法の指導を行う》** ①処方されている内服薬，吸入薬，貼付剤について，量，使用回数，使用方法を指導する．また，薬剤の名称，効果，副作用について説明し，理解してもらう	▶ 便が硬くて出にくい場合は，緩下薬を服用する ▶ 排便時の努責は，呼吸困難を増強するため，緩下薬の使用も検討する ▶ 薬物の自己管理が可能であるか，アセスメントする ▶ 自己管理が困難である場合には，同居家族，介護者，ホームヘルパーなど，誰が管理を行えるか確認し，その人に説明する ▶ 副作用の症状と観察ポイントを説明し，症状出現時には医師に報告するよう説明する ・長期ステロイド薬服用の場合，肥満体型，骨粗鬆症などの副作用が生じていないか確認する ・β_2刺激薬では，動悸，頻脈，頭痛，手足の震え，口渇，食欲不振，発疹などの副作用が生じていないか確認する ・抗コリン薬，抗うつ薬，催眠薬，鎮痛・鎮静薬などは腸蠕動運動を低下させ，便秘を起こしやすいため注意する ▶ 貼付剤では，貼付部位の皮膚を観察し，剝がした部位の皮膚の清潔保持に努めるよう説明する
《在宅酸素療法の実際について指導する》 ①酸素供給機器の取り扱い方を指導する	※実際に機器を用いて指導する ▶ 機器の取り扱い方を具体的に説明し，安全に正しく使用でき，自宅で自己管理できるように指導する ▶ 現在では，吸着型酸素濃縮器を家庭や職場で使用し，外出・運動時には携帯用酸素ボンベを使用する方法でHOTが行われることが多い．酸素処方時間，酸素流量，機種を確認する ▶ 吸着型酸素濃縮器の原理は，シリンダー内に窒素を吸着する機能のある特殊なゼオライト（モレキュラーシーブ）を入れ，加圧と減圧を繰り返して濃縮器に取り込んだ空気の酸素と窒素を分離し，酸素を97％程度まで濃縮するものである．電源が必要である
・吸着型酸素濃縮器 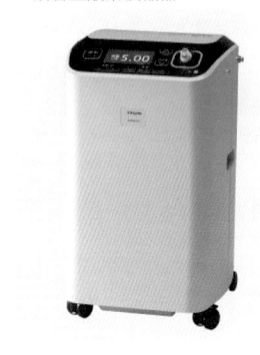 〔画像提供： 　帝人ヘルスケア 　株式会社〕	

・液化酸素

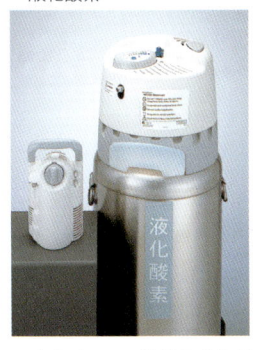

左：子器，右：親器
〔画像提供：ケアメディカルジャパン株式会社〕

・酸素ボンベ，携帯用酸素ボンベ，ボンベカート

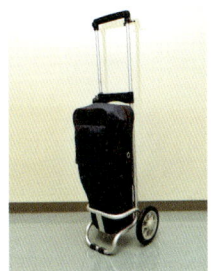 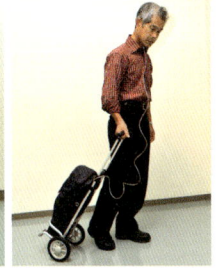

携帯用酸素ボンベとボンベカート

②呼吸同調酸素供給装置の取り扱い方を指導する

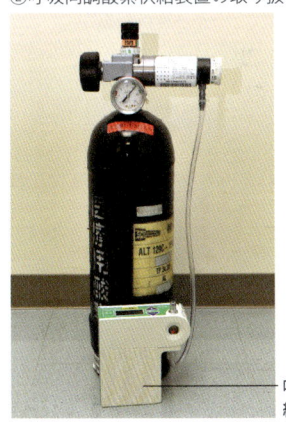

呼吸同調酸素供給装置

▶ 液化（液体）酸素は，タンク内に充填された－189.1℃の液状の酸素を－183℃の沸点で気化させ，100％濃度の酸素を供給するもの．携帯用には，本人や家族が親タンク（親器）から小型タンク（子器）に酸素を充填して使用する．親タンクは定期的に交換が必要であるが，電源を必要としないという利点がある

▶ 使用する場合には，20日前までに居住している都道府県知事に「高圧ガス製造事業届け」を提出する必要がある．これらの方法についても指導する

注意 液化酸素は自然蒸発により，1日2～3%目減りするため，月2～3回は親器の交換が必要である

▶ 携帯用酸素は，軽量小型グラスファイバー製などの2～3kgの酸素ボンベに充填し，外出時などに使用する．また，停電時のバックアップボンベとしても用意しておく

▶ 呼吸同調酸素供給装置（呼吸同調式デマンドバルブ）は，携帯用酸素ボンベなどに取り付ける．この装置は吸気・呼気を感知し，吸気時のみに酸素ボンベのバルブが開いて酸素を流す仕組みになっており，呼気時の吸入しない酸素を節約するためのものである．医師の指示によって使用する

要点	留意点・根拠
③鼻カニュラについて説明する 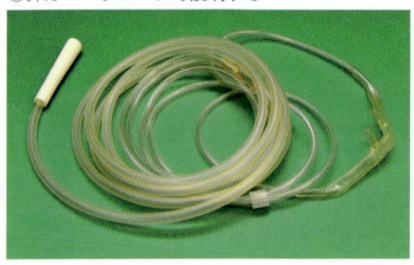 鼻カニュラ	▶ 鼻カニュラには透明で目立たない色のものや，眼鏡のつるに沿ってチューブが誘導されているめがねタイプのものなどがある ▶ 気管に直接酸素を投与する経気管酸素療法（transtracheal oxygen therapy：TTO）もある ▶ 保険点数は，酸素濃縮器のみ，酸素濃縮器＋携帯用酸素，酸素濃縮器＋携帯用酸素ボンベ＋呼吸同調酸素供給装置の 3 種類があり，それぞれ点数が異なり，自己負担額も異なる
④酸素供給装置・機器の設置場所について指導する	▶ 設置する場所は，生活時間が長い，換気しやすい，壁から 5〜10 cm 離れている，周囲に火気がないところとする．また，トイレ，洗面所，浴室など身体に負荷がかかる場所で延長チューブを用いて酸素吸入が確実に行える場所に設置する 注意 火気からは 2 m 以上離す．HOT 利用者の喫煙による熱傷事故が報告され，HOT における火気の取り扱いへの注意を徹底するよう 2010 年 1 月に厚生労働省から通知が出された．HOT 利用者と周囲の人の禁煙，2 m 以内における火気厳禁を徹底するよう指導する
⑤日々の機器の手入れについて指導する	▶ 日々の機器の点検として，鼻カニュラや濃縮器の空気取り込み口フィルターを掃除したり，加湿水（蒸留水）を使用する機種では，水交換を行う．フィルターは掃除機でほこりを吸い，週 1 回は洗剤で洗い，陰干しする ▶ 鼻カニュラは硬くなったら交換する
⑥酸素供給業者による定期点検について説明する	▶ 業者の訪問により作動状況の点検を定期的に受ける 注意 機器の異常時，災害時の酸素供給体制についても確認しておく
⑦パルスオキシメーターの目的を説明し，使用法について指導する 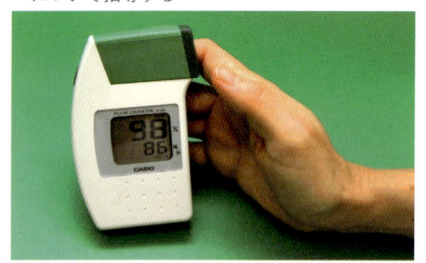 パルスオキシメーター	▶ パルスオキシメーターは，本人が経皮的動脈血酸素飽和度（SpO_2）を確認して呼吸状態を自己管理しやすくするために利用する ▶ 各自で購入する必要があるため，本人と相談する．自治体によっては身体障害者手帳の等級により，日常生活用具として給付される場合がある ▶ SpO_2 が普段の値の 3〜4% 低下した場合には急性増悪の存在が疑われるため[1]，主治医や訪問看護師に連絡するよう説明する 注意 体動，末梢循環障害，マニュキュアをしている場合には測定誤差が生じるため，正しい測定方法を説明する

要点	留意点・根拠

⑧ピークフローメーターについて指導する
・ピークフローメーターの使い方
1) 目盛りが0になっていることを確認する
2) 測定は立位でし、立てない場合は座位で行う。目盛りに指がかからないように片手で持つ
3) 口を開けて、これ以上吸い込めなくなるまで思い切り息を吸う（写真ⓐ）
4) ピークフローメーターのマウスピース（吹き口）を口唇でしっかりはさみ、できるだけ一気に息を吐き出す（写真ⓑ）
5) 3回ほど繰り返し、最大値を記録する。自己最良値との差を出し、評価する

▶ ピークフローメーターは、COPD や喘息の高齢者が最大呼気流量を測定し、気道閉塞の状態を自己管理できるようにするためのもので、医師の指示により使用する
▶ 測定値は以下の3段階のゾーンに分けられ、各段階での症状、支障、対処方法が示されている
・自己最良値の80～100%：症状がほとんどなく、日常活動や睡眠に支障はない
・自己最良値の50～80%：咳、喘鳴などの症状があり、睡眠や日常活動に支障がある。発作の場合は β_2 刺激薬を吸入
・自己最良値の50%以下：安静時にも喘息症状があり、日常活動に支障をきたす。直ちに β_2 刺激薬、経口ステロイド薬を使用
▶ 非侵襲的陽圧換気療法（NPPV）を併用する場合もあるため、処方された高齢者には機器の使用方法、マスクの適切な装着方法について説明する

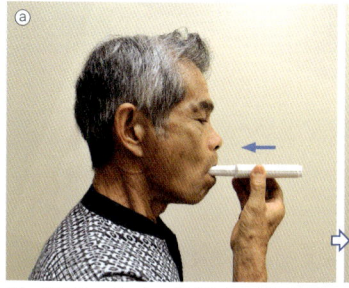
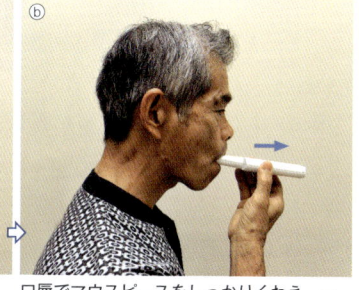

ピークフローメーターをくわえ、思い切り息を吸い込む

口唇でマウスピースをしっかりくわえ、一気に息を吐き出す

《日常生活のポイントについて説明・指導する》

① 心身の状態を観察する方法を説明し、理解してもらう（表2）

② 療養日誌を作成し、表2の観察項目について記入するように指導する

③ 月1度の定期受診が必要なことを理解してもらう

④ 喫煙をする高齢者には禁煙を指導する

⑤ 訪問看護、介護保険制度の申請、利用について説明する

▶ 家族にも日常の病状観察を担ってもらうことが重要であるため、十分説明し、理解したことを確認する
▶ 療養日誌に各自で記載してもらう。外来受診時に持参してもらい、医師が確認し、療養生活の経過を把握できるようにする
▶ 健康保険を利用する人では、月1回の受診が必要である
▶ COPD では、長期の喫煙が疾患のリスク要因となっている。HOT を開始するためには禁煙は必須である。ニコチン製剤を利用しながら禁煙する方法があることなどを説明し、本人の禁煙意思を確認する。必要に応じて、禁煙外来などを紹介する
▶ COPD、気管支喘息は介護保険制度の特定疾患に該当するため、40歳以上から要介護認定の申請ができる

表2 日常の病状観察のポイント

体温，血圧，脈拍，酸素飽和度	いつもの値と大きく異なっていないか
呼吸回数，呼吸音	呼吸の深さ，痰がからんだ音はないか
息苦しさ，息切れ	いつもより強くないか
チアノーゼ	唇や爪の色はどうか，紫色になったのはいつか
咳	いつもより強く続いているか，乾性か湿性か
痰	色，量，性状，臭いはどうか
喘鳴	午前，午後，夜間のいつ生じるか，ゼイゼイ，ヒューヒューなど，どんな音か，吸気時・呼気時のどちらで生じるか
食欲	食事摂取量はどうか
睡眠	深さ，満足度
排泄	排便・排尿回数
活動性	動きたくない，歩きたくないなどの感覚はないか
浮腫	部位・程度，尿量減少はないか，合併症の悪化はないか
疼痛	胸痛，背部痛，関節痛，頭痛などの強さ，咳との関係
動悸	いつ起きるか，いつもより強いか，汗やめまい，悪心を伴っていないか
意識状態	眠り続けていないか，奇妙なことを言わないか，頭痛はないか

要点	留意点・根拠
⑥訪問介護やショートステイなどの活用を促す	▶家族や介護者の休息にも配慮する．介護負担が1人に集中しないようにし，介護疲労の軽減を図る
⑦呼吸不全の急性増悪，原因疾患の増悪，合併症の増悪への対処について説明し，理解してもらう	▶呼吸不全急性増悪の徴候（発熱，痰に色がつく，痰量の増加，呼吸困難感の増強，食欲低下など）があれば，早めに診察を受けるよう指導する
⑧緊急時（停電，地震などの災害）の対処法を説明し，理解してもらう	▶停電，災害などの緊急時で酸素濃縮器が使用できない時は，携帯用酸素ボンベに切り替え，避難場所があれば避難するよう説明しておく
	▶避難先の集団生活では呼吸器感染を受けやすいため，医師，看護師らの巡回診察を受け，増悪予防に努めるよう説明しておく
	▶地震に備え，ボンベなどの転倒防止対策を講じておくよう指導する
《栄養・食事のポイントについて説明・指導する》①BMIの評価と適正体重の維持について説明し，食事指導を行う②やせ型の場合，必要エネルギー量を摂取できるように工夫する	▶慢性呼吸不全者は，呼吸運動によるエネルギー消費や代謝の亢進により，食欲低下や摂取エネルギー不足がみられ，やせ型が多い．また，COPDの人では，pink puffer タイプ（やせ）と blue bloater タイプ（肥満）があり，同じ疾患でも体型の差が大きい．どちらも適正体重を維持できるよう，体重を増加させる，または減量するため，管理栄養士と連携して食事指導を行う
③呼吸困難感を増強しない食事摂取の工夫について説明し，指導する・高カロリー，高蛋白の食品から先に食べる	

・ガスを発生しやすい食品(豆類,いも類,たまねぎ,キムチ,りんご,とうもろこし,炭酸飲料など)は控える ・炒め物,揚げ物などエネルギーの高い献立を効率よく利用する ・よくかんで,ゆっくり食べる ・少量ずつ分食にする ・呼吸商の低い食品(表3)を摂取する ・食事中の水分摂取は控えめにする ・テーブルに早めにつき,口すぼめ呼吸などで呼吸を整える ・食事の前後で休み,疲労しないようにする ・楽しい食事にするが,会話は減らす ・栄養補助製剤(プルモケア®-EX など)の利用を検討する ・運動などを取り入れ,空腹感が生じるようにする	**根拠** COPD の人は呼吸から二酸化炭素を排出する機能が低下しているため,呼吸商*の低い栄養素の食品を優先して摂取し,肺の仕事量の負担を軽減する ＊食事で摂取した栄養をエネルギーとして利用する時に酸素が消費され,二酸化炭素が発生する.この時,酸素1に対して発生した二酸化炭素の量を「呼吸商」で表す

表3 **主な栄養素と呼吸商**

栄養素	呼吸商	食品の例
炭水化物(糖質)	1.0	米飯,うどん,そば,パンなど
蛋白質	0.83	肉,卵,大豆製品など
脂質	0.71	バター,クリーム,オリーブ油,ゴマ油など

《趣味,楽しみが継続できるよう支援する》

▶ 趣味や楽しみが続けられるようサポートし,住み慣れた自宅で生きがいをもって前向きに生活ができるようにする

①友人や地域のサポートを得られるようにする

▶ 酸素チューブにつながれることに伴う生活上の様々な制約は,心理的なストレスとなる.人前でのチューブ使用に気が引け,閉じこもりがちとなりやすいため,友人や地域のサポートが必要となる

②外出や旅行も可能であることを理解してもらい,前向きに生きることを支援する

▶ 航空機を利用する場合,酸素ボンベの機内持ち込みのための診断書の提出の他,事前の手続きが必要である.自身の酸素ボンベを持ち込めるかは各航空会社に確認するなど事前に問い合わせを行う.飛行中は高度が上昇しても機内は約 0.8 気圧に保たれる.この気圧では吸入気の酸素分圧が低下し,肺内ガスの容量は 1.4 倍になるといわれている[1]ため,酸素流量については事前に医師に相談する.また,宿泊先に酸素濃縮器などを設置してもらえるよう,酸素供給業者にも連絡をしておく

《社会資源の利用について説明する》
①日常生活全般に関する公的制度やインフォーマルな地域の社会資源について情報提供し,その利用方法を説明する

▶ 前述の **7** 地域資源,社会資源(p.419)を参照

要点	留意点・根拠
4 教育的指導を段階的に進め，終了する ① HOT 開始までに教育的指導が必要な項目について，チェック用紙を用いて確認する ②指導内容，指導者の職種，理解度を記録し，チームで情報を共有しながら進めていく	▶ 教育的指導は本人の理解度を確認しながら段階的に進める ▶ 看護師は，医師，薬剤師，栄養士，医療ソーシャルワーカー，介護支援専門員間のコーディネートの役割を担う．高齢者が病院から地域(在宅)へスムーズに移行できるように支援する

評価

- 高齢者が酸素供給機器の管理，呼吸法，排痰法，運動，入浴，排泄，薬物療法，食事などセルフマネジメントについて理解できたか，また実行できたか．
- 安全に HOT が開始されたか．
- 家族・介護者の介護負担感は強くないか．
- 地域機関との連携や必要な社会資源の利用はスムーズであったか．
- HOT 開始後，急性増悪による入院が頻回ではないか．

● 文献
1) 日本呼吸器学会肺生理専門委員会，日本呼吸ケア・リハビリテーション学会酸素療法マニュアル作成委員会編：酸素療法マニュアル．メディカルレビュー社，2017
2) 日本呼吸器学会 COPD ガイドライン第 6 版作成委員会編：COPD(慢性閉塞性肺疾患)診断と治療のためのガイドライン 2022　第 6 版．メディカルレビュー社，2022
3) 髙橋仁美，宮川哲夫，塩谷隆信編：動画でわかる呼吸リハビリテーション　第 5 版．中山書店，2020
4) 亀井智子：テレナーシング―その理論と実践．照林社，2024
5) 田中一正編：やさしい COPD(慢性閉塞性肺疾患)リハビリテーションの自己管理．医薬ジャーナル社，2005
6) 矢﨑義雄監：新臨床内科学　第 10 版．医学書院，2020
7) 泉　孝英，中山昌彦，西村浩一編：医療者のための喘息と COPD の知識．医学書院，2007

在宅慢性呼吸不全者のためのテレナーシング

■テレナーシングとは

テレナーシング（遠隔看護）は欧米では1980年代から普及してきたが，わが国では現在発展中の新たな看護である[*1]．テレナース（遠隔看護師）と在宅療養者は，ICT（情報通信技術）を活用し，相談・教育・保健指導を行う．テレナースは，メンター（信頼のおける助言者，相談相手）としての役割を担う．

■HOT利用者へのテレナーシング

HOT利用者を対象としたテレナーシングでは，利用者の心身のモニタリングにより呼吸不全急性増悪の徴候がないか，トリアージを行うことが大切である．HOT利用者は慢性呼吸不全により呼吸機能の低下が著明であり，呼吸器感染や原疾患の進行による増悪により，肺炎，低酸素血症が進行し，再入院することが多いためである．

酸素供給機器の進歩により，慢性呼吸不全者は自宅で生活することが可能となり，生活の質が向上した．しかし，再入院を繰り返すことで，自立度や生活の質は再び低下しやすいため，定期的な診察や，訪問看護に加え，心身状態をテレナースが遠隔地から見守り，増悪の徴候段階で早期に適切に対応することが重要である．

テレナーシングは急性増悪による再入院を防ぎ，在宅生活の安定した継続のために利用される．また，再入院を防ぐことで，医療費の低減効果も期待される．

■端末設置の注意点

①ネット端末の周囲をなるべく明るくすることが必要（窓際に端末を設置している場合は，窓側の障害などは開けたほうがよい）

②利用者はなるべくwebカメラに近づいて，顔や観察点がカメラに映る位置になるようにする

③端末を床に設置した場合，利用者の背景の様子もカメラに写ることをあらかじめ伝える

■遠隔看護観察・モニタリング

SpO_2，酸素使用時間，服薬状況，食欲，気分などを尋ねる．顔色，呼吸状態，努力呼吸，口唇チアノーゼ，爪床チアノーゼ，痰，会話時の息切れ，浮腫の有無を観察する．会話内容が2〜3の単語のみの場合，かなり苦しいと推測できる．

■遠隔コミュニケーションのための工夫

看護師と在宅慢性呼吸不全者とのコミュニケーションや心身の観察は，ウェブカメラを通したものであり，会話のタイムラグや画像の乱れがあること，色の再現性に限界があることを前提に行う必要がある．そこで次の7点に注意するとよい．

①ゆっくり，はっきりと話す

②カメラの位置に注意し，身体を動かしたりする時はカメラ画面から外れないようにする

③2人同時に話さない

④看護師は利用者に回答を急がせない

⑤身振りや動作は，ゆっくりとオーバー気味に行う

⑥利用者の周囲も映るため，プライバシーに注意してもらう

⑦口唇のチアノーゼや爪床色の観察には，色見本を用いるとよい

---

①HOT利用者宅
●ネットターミナル端末
・日々の心身情報の送信
・血圧，酸素飽和度自動読取
・経過表の提示
・回答に応じたメッセージ表示
・web教材へのアクセス
●呼吸ケア用具
・パルスオキシメーター
・血圧計，体温計

②看護モニターセンター
・医師の指示書によるトリガー対応
・看護プロトコルの作成
・データトリアージ
・テレメンタリング[*2]の提供
・医師連絡

④教材（web版・テキスト版）
・テキストシリーズ
・呼吸ケア用具壁かけ
・携帯用バッグ

③データサーバ
・利用者データの受信と保存
・データ分析
・メッセージ送信

[*1] 2018年4月から「在宅患者酸素療法指導料（遠隔モニタリング加算）」が創設された．

[*2] テレメンタリング：ITを利用して，メンタリング（親身になって相談にのること）を遠隔地から行うこと

④ ストーマ管理

山本 由子

高齢者の特徴とストーマケアの必要性

- ストーマとは，原因疾患治療のために，本来の排泄経路を変更して，腹壁に人工的につくられた排泄開口部をいう．これにより，排泄という基本的生活動作の重要な働きは維持することができるが，ボディイメージの変化を受け入れ，毎日のセルフケアの方法を考え確立させていかねばならない．
- ストーマ保有者の高齢化に加え，高齢者にストーマを造設するケースが増加傾向にある．ストーマのセルフケアは高齢者にとって身体的・心理的な負担が大きく，家族や介護者の支援も必要となる．独居者の増加や，介護者である家族も高齢化していく中で，退院後の日常生活に合ったセルフケアの指導が，その人のQOLを左右することを十分に意識して取り組まなければならない．
- 高齢者の身体機能の変化として，視覚・聴覚・筋力の低下，手指の巧緻性の低下，また新しいことを記憶することの困難さや総合的な管理能力の低下などのために，スキントラブルを起こしやすく，長引きやすい．これらのことから，キーパーソンの介入が必要となる．
- 排泄は人間の尊厳に深く関わるため，セルフケアの指導にあたっては，その人の個別性を重視し，時間をかけて行っていくことが必要である．さらに，外来などで継続して関わっていく必要がある．

ストーマに関する押さえておくべき基本的知識

１ ストーマ造設が必要な疾患
- 消化器系疾患(直腸癌，クローン病，潰瘍性大腸炎など)
- 尿路系疾患(膀胱癌，前立腺癌など)
・外科的治療として，一時的または永久的ストーマを選択する．

２ 解剖生理
- 左右の腎臓から尿管，膀胱，尿道とつながる尿路系を理解する．
- 消化管では特に小腸と大腸の解剖生理，疾患の病態について理解する．

３ ストーマの種類(図1，2)
- ストーマは造設される期間，部位・臓器，機能，開口部の数などによって下記のように分類できる．
・期間による分類：一時的ストーマ/永久的ストーマ
・部位・臓器による分類：結腸ストーマ(コロストミー)/回腸ストーマ(イレオストミー)/尿路系ストーマ(ウロストミー)
・機能による分類：禁制(制御性)ストーマ/非禁制(非制御性)ストーマ
・開口部の数による分類：単孔式ストーマ/双孔式ストーマ

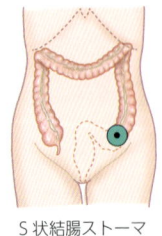
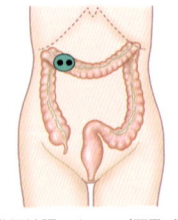

S状結腸ストーマ　　横行結腸ストーマ(双孔式)

図1　消化管ストーマ

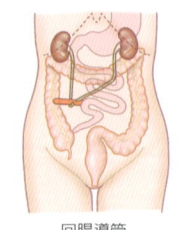
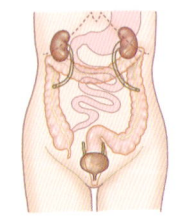

回腸導管　　　　尿管皮膚瘻(両側)

図2　尿路系ストーマ

4 ストーマ装具

● 装具の種類・選択

・ストーマに装着する器具は，主に①面板（フランジ），②ストーマ袋（パウチ）からなっている．①と②が一体となっているものを単品系装具（ワンピース式），別々になっているものを二品系装具（ツーピース式）と呼ぶ．

・術直後は浮腫などによりストーマの形状が定まらず，便汁の漏れや粘膜の損傷を起こしやすいため，単品系装具を用いて便汁が皮膚に付着しないよう留意する．二品系装具を用いる場合は，創部を圧迫しないよう，あらかじめストーマ袋をセットするか浮動型フランジを使用する．

・ストーマは術後6〜8週間で一定のサイズに落ち着く．

・ストーマ袋には排出口がなく，底が閉鎖しているクローズ型もある．排便が安定している人，注腸後の人に使用する（1日の処理回数が少ない場合に適している）．

● ストーマ用アクセサリー

・アクセサリーとして，消臭剤，剝離剤・溶剤，洗浄剤，皮膚被膜剤，皮膚被覆材，吸水・凝固剤，排出口閉鎖具，またパウチカバー，機能的下着などがある．

・消臭剤は排泄物の悪臭を分解除去，または化学反応によって消臭を図るもので，よく使用される．活性炭やセラミックに悪臭を吸着させるタイプのものもある．

・剝離剤や洗浄剤は，皮膚に付着した排泄物を乳化し，溶解・洗浄するために用いる．市販の弱酸性石けんを用いてもよい．

ストーマ術前・術後のアセスメントとケアのポイント

1 術前準備

● ストーマへの理解と受け入れの促進

・ストーマによる障害の種類と特徴を，本人の認知能力に合わせ十分に説明する．また，家族への説明も忘れてはならない．

・ストーマ保有者の多くは括約筋がなく，失禁状態であり，便やガスがいつ排泄されるかわからない．尿は常に流れ出ることが特徴である．そのため，排泄に関わる不安や緊張が避けられず，それが排泄行動や活動範囲に影響する．

● サイトマーキング（造設するストーマの位置決め）の実施

・本人および介護者にとって見やすく，長期的に操作しやすい位置にストーマを造設する．それにより，術後の合併症予防，セルフケア習得につながる．

・ストーマは皮膚のしわ，たるみ，手術創を避けて造設する必要があるが，高齢者では腹壁の平坦な場所が確保しにくい．

・ストーマの位置によって，排泄物の性状は変わる（大腸での水分再吸収作用のため）．

・サイトマーキングの機会を利用して装着模擬訓練を行い，ストーマがある日常生活をイメージしてもらう．

---

2 ストーマ管理のアセスメント

● 入院前の日常生活，排泄習慣はどのようなものか把握する．

● セルフケアがどの程度行えるか確認する．

・ストーマのサイズに合わせて装具をはさみでカットするなど，比較的細かい手先の巧緻性や握力が必要となる．

● サポート体制はあるか確認する．

・高齢者のみの家族では，総合的な管理能力が低かったり，忘れやすいなど，セルフケア困難が生じやすい．継続して関わりをもつ工夫が必要となる．

● 精神面への配慮がなされているか確かめる．

・環境の変化やストーマ造設後の生活の変化は，大きなストレスとなる．

・原疾患の不安に加え，ストーマ造設に伴うボディイメージの変化に対してショックを受けている可能性を十分配慮し，本人・家族へ精神的サポートを行う．

3 術後の経過

●術後早期合併症の防止

・粘膜皮膚縫合部や創の感染を防止する．ストーマの形状悪化やしわの出現は，衛生管理に支障をきたすため注意する．

・異常（出血，粘膜壊死，陥没など）の早期発見に努める．

●ストーマの観察（早期）

・装具を外し，粘膜の色，形，弾力性，サイズ，湿潤状態，粘膜と皮膚接合部の状態，出血，壊死組織の有無を観察する．

・近接皮膚の発赤，腫脹，疼痛，熱感の有無と程度も確認する．

・出血は不十分な止血，壊死は腹壁などの圧迫による血流障害を示唆する．ストーマを造設する際に腸管や腸管粘膜を過度に伸展することで，腸辺縁の血管に血流障害が生じる．

・静脈の還流障害が一過性に粘膜を腫脹させるため，術後3〜4日目は浮腫が増強する．

●セルフケアの導入

・初めは医療スタッフ主体でストーマ処置を行い，創痛などに配慮し，落ち着いた状態をつくる．

・実際のストーマを初めて目にし，触れる過程で，本人の抱くイメージと異なる可能性がある．まずはストーマを直視できるよう受容を促す声かけを行い，手技の導入を焦らない（本人が精神的に落ち着き，ストーマを受容することがセルフケアにつながる）．

・認知症高齢者では，家族や介護者と連携して実施する．また，本人が行うことをシンプルに設定し，できたことをほめたりねぎらいながら進める．

●晩期合併症の防止

・晩期合併症として，ストーマの狭窄，脱出，陥没，壊死，装具による損傷がある．いずれの場合も，定期的に医師の診察を受け，対応する．

・腹壁内経路で造設された双孔式ストーマの多くは，体外に飛び出すため，損傷を受けやすい．

●ストーマの観察（晩期）

・位置，サイズ，色，脱出，ヘルニア，陥没の有無，排泄物の性状・量を観察する．

●皮膚障害の防止

・ストーマ周囲の皮膚の異常，発赤，腫脹，疼痛の有無を確認する．

・消化器系の癌やクローン病の人では，低栄養状態や副腎皮質ホルモン製剤投与によって皮膚が脆弱になっているため，皮膚保護剤の使用を検討する．

・回腸ストーマの排泄物は水様でアルカリ性のため，弱酸性の皮膚に強い刺激となる．ストーマ近接部の皮膚の状態や痛みの有無を観察・確認する．

4 日常生活への援助

●食事

・暴飲・暴食を避ければ特に制限はないことを説明する．

・神経質にならないよう可能な限り楽しんで食事ができるよう援助する．下痢を避けるようにする．

●入浴

・入浴しても問題ないことを説明する．体内圧は湯の水圧より高いため，ストーマから湯が入ることはない．

・装具を外して入浴する場合は，身体を洗う際にストーマ周囲を強くこすらないよう指導する．

●衣服

・ストーマ装具への圧迫や持続的な摩擦が加わらないような衣服を着用するよう指導する．ゆとりがあれば，通常の衣服でよい．

5 排尿障害，性機能障害への援助

●排尿障害

・排尿困難が生じている場合，対応法を習得してもらう．用手法として叩打法，手圧法，間欠的自己導尿がある．

●性機能障害

・主に男性に認められる．本人が直接主治医と相談できるよう援助する．

・心理的要因が複雑に絡むなど，看護師だけでは対応しきれない問題でもあることに留意する．

ストーマトラブルの予防

1 悪臭と不快音への対策
- ●腸内ガス
- ・呑気と食物が消化器に入ると，消化・吸収の過程で便とガスがつくられる．平均的に腸内ガスは1日1L以上つくられ，1回100mLほどのおならが10回ほど発生するため，消臭フィルターをストーマ袋自体や袋の排気口，腹帯，下着などに取り付けるなどの工夫をする．
- ・外出や面会の前には経口消臭剤，消臭補助食品(ビスマス製剤)を使用する．
- ●食事内容
- ・ガスの発生時に臭いが強くなる食材を避ける．窒素を含むものはアンモニアに，魚はトリメチルアミンに，卵は硫化水素に，玉ねぎはメルカプタンになる．
- ●ストーマ関連音(おなら，腹鳴，排泄物が出る音，排泄物の振動音，ストーマ袋と衣類・カバー・皮膚との接触音など)
- ・外出時は灌注排便法を行い，装具はノイズフリーでかさばらないものにし，防音着・防音袋・カバー類を用いる．
- ・音が出そうな時は，タオルなどを当てて手で押さえる．
- ・ストーマからの排泄は不随意であるため，装着操作は周囲に人がいないところで速やかに行う．

2 スキンケアによるトラブルの予防
- ●スキンケア
- ・スキンケアの原則は，①皮膚の清潔を保つ，②刺激物を除去する，③機械的刺激を避ける，④感染を防止する，である．
- ・皮膚を保護し，排泄物によるスキントラブルを極力予防する．
- ・表皮障害性の炎症である接触皮膚炎を予防する．
- ●スキンケア用品
- ・界面活性剤は表面張力を低下させ，洗剤成分を浸透しやすくする．
- ・石けんは泡立てることで汚れを吸着し，皮膚から汚れを引き剝がすように働く．
- ・剝離剤・溶剤は，洗浄時の機械的刺激を軽減する．
- ・入浴やシャワー浴ができない場合，局所の保清には排泄物を乳化し，溶解・洗浄効果を発揮する洗浄剤を使用する．
- ・殿部の薬用洗浄剤(サニーナ®)などは皮膚への刺激が少なく汚れを落とせるが，ストーマ周囲では油分を十分に洗い流すよう留意する．
- ・適切な皮膚保護剤は，構成成分とその比率，疎水性と親水性，面板の形態，添加物(糊剤，防腐剤など)によって異なるため，個々人に合ったものを選択する．

3 感染症の予防・対策
- ●発赤，硬結，疼痛，熱感などの感染徴候の早期発見に努める．
- ●剝離した装具やストーマ周囲を観察し，漏れのリスクはないか，皮膚や形状に変化はないか確認する．

ストーマ装具の交換

目的
- ・新たな排泄習慣を確立するため，個々人の状況に合った装具を選択し，使用方法を指導する．
- ・交換によって①専用のストーマ装具を直接ストーマ周囲の皮膚に装着し，ストーマからの排泄物を収集する．②ストーマ周囲の皮膚が排泄物にさらされ，皮膚障害を起こすことを予防する．
- ・本人が安心して日常生活を送ることができるようにする．

チェック項目 便・便汁の貯留状況(1/3〜1/2貯留していれば交換)，最終交換時間，量・性状，ストーマ孔の大きさ，形状の変化，ストーマ周囲の皮膚の状態・変化，腹痛の有無など

適応 ストーマがあり，ストーマ袋の交換が必要な人

必要物品 ストーマ装具〔ワンピース（①），ツーピース（②），ツーピース面板（③）〕，ペースト剤（④），石けん（⑤），薬用洗浄剤（サニーナ®）（⑥），剝離剤（⑦），皮膚保護剤，パウダー，微温湯と洗浄器（⑧），清拭用布数枚（15×15 cm 程度のディスポーザブルの布），ディスポーザブル手袋，はさみ（⑨），クリップ（⑩），ゲージ（⑪），鏡（⑫），ガーゼ（⑬），ティッシュペーパーまたはトイレットペーパー（⑭），ゴミ袋（⑮），処置用シーツ，個人防護具（エプロン，手袋），筆記用具など

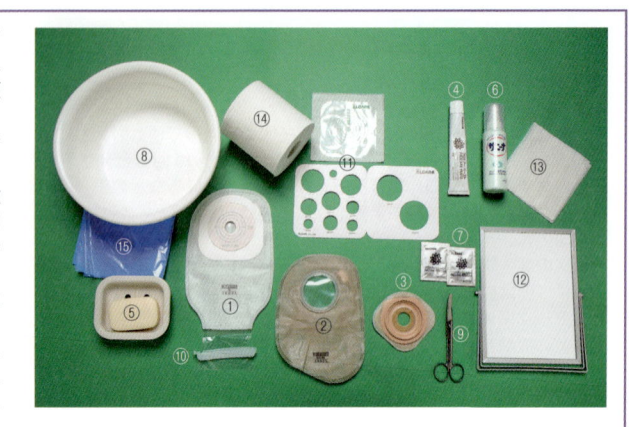

手順

要点	留意点・根拠
1 説明する ①事前にストーマケアについて説明し，同意を得る	**根拠** ストーマ保有者の多くは，ストーマケアに対して不安を抱えているため，十分に説明し，その軽減に努める **コツ** ストーマの状態がよいなど，前向きな言葉かけを行う **コツ** 認知機能が低下している場合，十分な理解を得ることが難しいため，家族の協力を得ながら進める
②手順，目的，所要時間，使用物品を伝える	▶ ストーマ保有者の質問に対しては丁寧に応える
2 必要物品を準備し，環境を整える ①必要物品をベッドサイドに用意し，使用するストーマ装具の種類を再確認する ②話す内容や手技は羞恥心や尊厳に関わるため，カーテンを閉めるなどプライバシーに配慮する	▶ 食事の前後を避ける **根拠** 食後 2〜3 時間は腸蠕動運動が活発になり，排泄の可能性が高く，交換中に便が排泄されることもある ▶ 病室に人がいない時間帯に実施する ▶ 面会時間は避けるが，高齢者では介護する家族（キーパーソン）と共に行うことを考慮する ▶ 悪臭や音にも配慮する

要点	留意点・根拠

3 ストーマの大きさ，形を測る

①交換時に寝衣やベッド周辺を汚さないよう，下着（ズボン）の上部（ストーマの下方）に処置用シーツなどを入れ込む

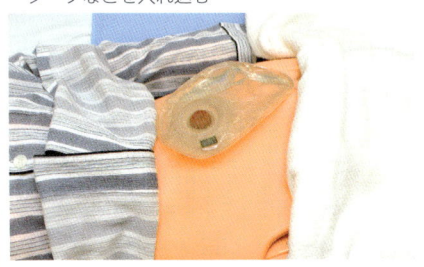

②ストーマがよく見えるよう体位と寝衣を整える

▶ 看護師が行う場合は仰臥位，保有者が自分で行う場合は座位とする

コツ 自分で行う場合は，正面に鏡を置き，ストーマの位置や大きさ，状態を確認するとよい

③ストーマにゲージを当てて大きさと形を測り（ⓐ，ⓑ），測った大きさと形を油性ペンで面板に写し（ⓒ），その形に合わせてはさみで切る（ⓓ）

▶ ゲージには穴あきゲージとフィルム状のゲージがある

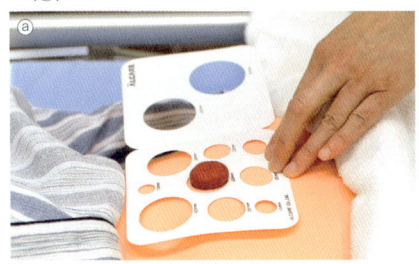

穴あきゲージで大きさと形を測る

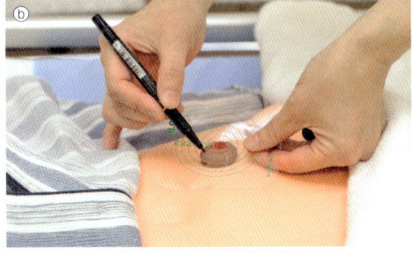

フィルム状のゲージで大きさと形を測る

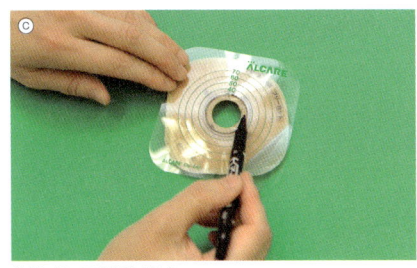

油性ペンで面板に写す

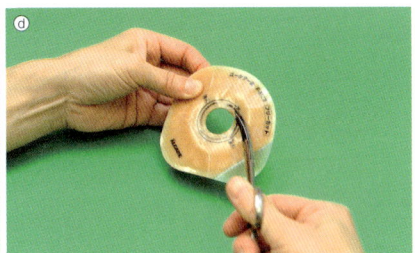

はさみで面板を切る

④使用するストーマ装具（面板，ストーマ袋の装着部分）をあらかじめはさみで切り，用意しておく

▶ ただし，ストーマの浮腫が消退し，形や大きさが決まった時点で行うようにする．術後2週間くらいまでは毎回計測し，大きさに合わせて切ることが必要である

要点	留意点・根拠
4 装具交換を行う	▶ 食後の落ち着いた時間で，ストーマ袋内に便がある程度たまった状態で行うのがよい **根拠** 装具交換の刺激により，腸蠕動が促され，便が排出されやすい **コツ** 腹式深呼吸を繰り返したり，軽く腹部マッサージを行って蠕動運動を促した後に行う
①看護師はディスポーザブル手袋を装着し，付けていた装具を上部から剝がす 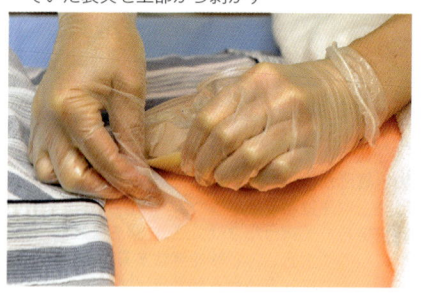	▶ 皮膚と装具の間に付いている粘着剤を，湯で軽く絞った布や剝離剤でそっと剝がす ▶ 剝がした後の面板を観察し，皮膚保護剤の溶解や湿潤の程度を観察する **注意** 毎回少しずつ剝がし始める部位をずらす **根拠** 皮膚の同一部位への機械的刺激を緩和できる
②便や尿を拭き取る 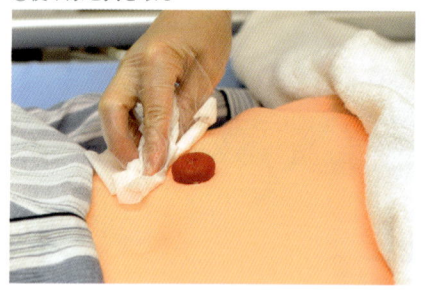	▶ 付着した便はティッシュペーパーで拭き取る．尿の場合はティッシュペーパーを筒状にしてストーマに当て，吸収させる
③ストーマ周囲の皮膚を洗浄する 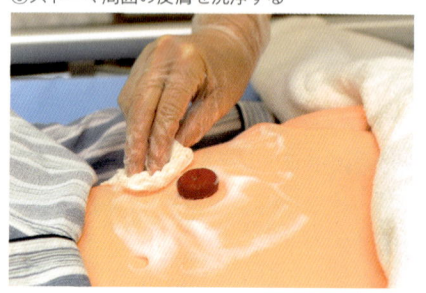	▶ 石けんを十分に泡立てて泡で汚れを包み込むように優しく洗い，微温湯できれいに洗い流す．必要時，薬用洗浄剤や剝離剤を使用する
④水分を拭き取る ⑤装具を準備する	▶ 水分は丁寧に拭き取り，皮膚を十分に乾燥させる．この時，皮膚とストーマの状態をよく観察する **根拠** 感染予防および異常の早期発見 ▶ ストーマの大きさに合わせて，さらに1〜3mm程度大きく面板に孔をあける．すでに用意してある場合はサイズが合っているかどうかを確認する

⑥皮膚保護剤を塗布し，面板を貼る

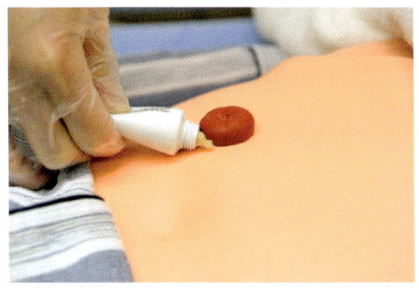

皮膚保護剤を塗布する

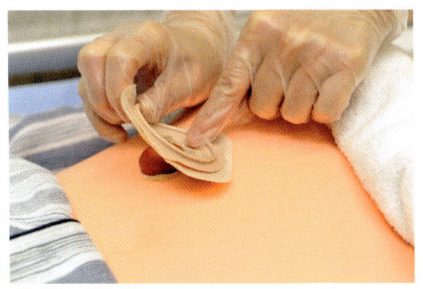

面板を貼る

⑦ストーマ袋を装着する

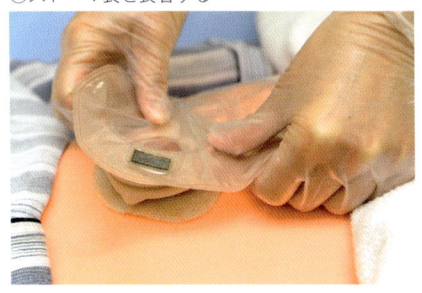

⑧必要に応じて排出口より袋内に皮膚洗浄剤を適量噴霧する

▶ 面板の接着面の裏紙を取り，しわにならないよう皮膚を軽く伸ばし，面板ストーマ孔が中央にくるようにバランスよく貼付する

▶ ストーマ孔から外側に向かって，しわが寄らないようになじませ，皮膚保護剤が皮膚にしっかり接着するよう軽く圧迫する　**根拠** 排泄物が漏れないようにする

コツ ストーマ周囲にしわやくぼみがあり，平らな面が得にくい場合は，補助剤としてペーストを併用する

コツ 皮膚保護剤とストーマの隙間に皮膚が露出する場合は，補正用皮膚保護剤(バリケア®パウダー)を散布する

▶ ツーピース装具の場合は，面板を貼付した後にストーマ袋を装着する．確実に装着できているかどうか，軽く引っ張るなどして確認する

根拠 ストーマ袋内が滑りやすくなり，排泄物の処理が容易になる

要点	留意点・根拠
⑨排出口のあるタイプでは，排出口を扇子折りにし，クリップで止める 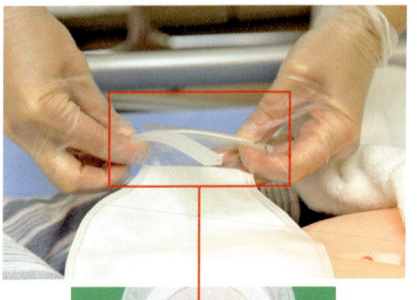 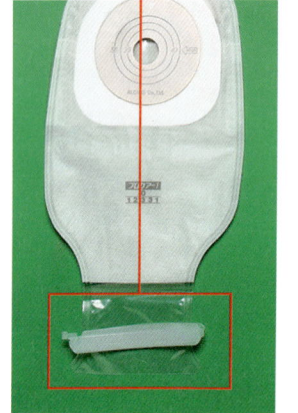 排出口にクリップが付属しているストーマ袋	▶ 便の性状や交換回数によって使用するストーマ袋は様々であり，排出口のないクローズタイプもある ▶ 必要に応じて布で金具をカバーする 【コツ】ストーマ袋内の空気を抜き，裾を1.5cm程度外側に折っておく．3つ折り，扇子折りにし，輪ゴムやクリップで止める．また，備え付けのクランプを用いて1~2回内側へ折り曲げるタイプもある
5 後片づけをする ①不要になった物品は規定に沿って廃棄・消毒する ②装具交換でできたところをほめ，本人の感想や不安な点を確認する	▶ 使用した物品の処理や廃棄について説明し，実施する．初めは看護師が行う 【根拠】ストーマの造設自体や，その後ずっと排泄物を処理していくことは本人にとって大きな苦痛であり，十分に受容することが自己管理につながる 【コツ】「いい場所ですね」「上手ですね」など，肯定的な言葉かけを行う

評価

- ストーマの造設による排泄経路の変更を理解したか.
- 排泄物による日常生活への影響を理解したか.
- 適切なストーマ装具が選択できるか.
- 装具交換がスムーズに行えるか.
- 合併症やスキントラブルを予防，または対処できるか.

❺ 皮膚管理

1 スキンケア

亀井 智子

高齢者の特徴とスキンケアの必要性

- 加齢に伴う皮脂，角質細胞間脂質（セラミド），NMF（natural moisturizing factor，自然保湿因子）の低下，皮膚角質層の菲（ひ）薄化，ホルモン分泌低下による皮脂分泌機能の衰退，皮膚角質の水分保持機能の減退などにより，皮膚のバリア機能が障害された状態をドライスキンという．
- 高齢者では，前述の加齢による皮膚機能の低下に，低栄養による皮下組織の弾力性低下や物理的刺激が加わることがあり，ドライスキンを生じやすい（老年性乾皮症）．
- 高齢者の95％はドライスキンを生じているともいわれているため，一次予防を欠くことはできない．
- わが国では，冬季など，低湿度の季節にドライスキンの発生頻度が高いが，空調機を年間にわたり使用する影響で，季節にかかわらず発生し得る．
- 特に施設や病院で生活している高齢者は，室内の乾燥，発汗，タオルによる皮膚の過度な摩擦や寝衣の締めつけなどの物理的刺激，おむつ内の排泄物によるアルカリ性刺激や皮膚の浸軟，入浴や清拭時の石けんなどによる化学的刺激，食物，ダニ，細菌や真菌などのアレルギー性刺激物，ビタミンA欠乏症，腎障害，アトピー性皮膚炎などの全身の基礎疾患，服用している薬物の影響，食事摂取量の減少による皮下脂肪量の低下など，様々な要因によってドライスキンが生じやすい状態にある．
- ドライスキンにより皮膚のバリア機能が破綻した状態では，水分保持機能が衰退し，皮膚の瘙痒感を生じる．皮膚を掻くことにより損傷部位からの水分蒸発が生じ，さらにドライスキンとなるなど，悪循環を招きやすいが，スキンケアの優先順位は高くなりにくい現状がある．
- 高齢者は皮膚の脆弱性によりスキン-テア（皮膚裂傷）が生じやすい．そのため，リスクアセスメントを行い，ベッド周囲の柵のカバーなど外力から皮膚を保護するためのケアや皮膚の保湿などのスキンケア，看護師・家族への教育が求められる．
- 瘙痒感は就寝時に生じやすく，睡眠の妨げになり，睡眠薬の使用につながりかねない．夜間に瘙痒感で目覚め，ベッドから降りる際に転倒する可能性もある．
- 寝たきりや車椅子での座位時間が長い高齢者では，褥瘡予防の観点からの皮膚ケアも必要となるため，皮膚の発赤，湿潤，褥瘡の深さをアセスメントする．
- 殿部のスキンケアでは，排泄物の臭気やプライバシーなどへの配慮が必要である．また，1日のケア頻度が高いため，家族が行う場合には負担にもつながる．さらに，清潔保持が中心となっているため，清潔感が得られる反面，殿部の皮脂や水分を過度に除去してしまい，皮膚が易刺激性の状態となり得る．
- いずれの高齢者に対しても予防的アプローチを行う．ドライスキンによる皮膚の瘙痒感が起きた場合には保湿剤を塗布する，衣類を肌触りのよいものにする，入浴時の湯温をぬるめにする，皮膚をこすらない愛護的なケアを行うといった対処が必要である．

スキンケアのためのアセスメント

❶ 皮膚の状態

- 四肢伸側（しんそく），下肢前面，踵（しょう）部，殿部，腹部の皮膚をよく観察する．高齢者の表皮は薄いため，丁寧に視診，触診を行い，観察する（図1）．
- ・皮疹，湿疹，亀裂，落屑（せつ），臭気
- ・表皮の厚さ，湿潤，浸軟
- ・乾燥の程度，かさつき，瘙痒感，掻破痕，点状出血，痂皮（かひ）
- ・保湿機能は，角質細胞に適度な水分を保持し，皮膚の柔軟性を保つ働きで，皮脂，セラミド，NMFの3つが関与している．
- ・臥床時間が長い高齢者では，循環障害により発汗しにくく，皮脂分泌が少ない．
- ・ドライスキンではカビや細菌，アレルゲンなどの侵入を防ぐバリア機能が低下し，発赤，腫脹，瘙痒感を生じやすい．
- 殿部の皮膚では，湿潤，浸軟の程度とともに，尿失禁・便失禁の有無，使用しているおむつの種類，通気性，おむつ交換の頻度を把握する．

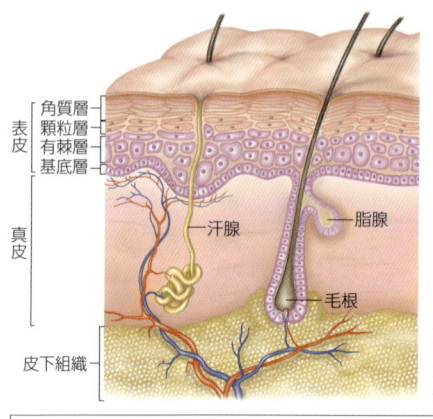

図1 皮膚の構造（断面）
皮膚は表皮，真皮，皮下組織の3層からなり，28日サイクルで基底層，有棘層，顆粒層，角質層へと新陳代謝する．

（表皮：角質層，顆粒層，有棘層，基底層）
汗腺
脂腺
毛根
真皮
皮下組織

- ・おむつを使用している場合はむれによって皮膚の浸軟が生じ，皮膚を損傷しやすくなる．排泄された尿や便が皮膚に長く付着していると，皮膚pHがアルカリ化して皮膚のバリア機能が低下し，皮膚感染を生じやすくなる．
- ・おむつ交換，寝衣交換時に皮膚に機械的摩擦が生じ，皮膚の損傷部位から水分が喪失することになる．排泄後の殿部の微温湯とタオルによるこすり洗いは，皮脂膜を除去して水分を喪失させる．
- ●皮膚疾患の既往，感染性皮膚疾患の有無を確認する．
- ・正常な皮膚では，角質層から分泌される皮脂が皮脂膜をつくり，外界からのアレルゲンや刺激物が生体内に侵入するのを防いでいる（バリア機能）．また，皮脂膜は生体内の水分が蒸散するのも防いでいる（保湿機能）．

② 入浴，衣類
- ●入浴の頻度，入浴時の湯温，身体の洗い方（ナイロンタオル，垢すりの使用など），石けんの使用など，個人の清潔に関する意識を把握する．
- ・高齢者の場合，毎日の入浴は皮脂量の低下につながりやすい．
- ・ナイロンタオルなどによる皮膚のこすり洗いや，42℃以上の湯では，皮脂が除去されてしまい，ドライスキンを生じやすい．
- ●衣類の素材，締め付け具合いなどを確認する．

③ 食事・水分摂取状況
- ●食事摂取内容と量，水分摂取は十分か，脱水傾向はないか確認する．
- ・経管栄養，PEG（胃瘻）使用者の水分量も把握する．
- ●ビタミンA欠乏症をきたしていないか確認する．
- ・ビタミンAが欠乏すると，角質層の過剰形成が起きたり，脱落が遅延して角質層が厚くなるため，皮膚が乾燥し，硬化する二次的ドライスキンが生じることがある．

④ 薬物の使用状況
- ●服用している薬物の種類を把握する．

⑤ 原因疾患，合併症
- ●疾患および治療（透析，放射線治療，化学療法など）に伴う皮膚障害の有無を確認する．
- ・慢性腎不全者では，皮膚の色の変化，全身の皮膚の乾燥，落屑，発汗障害，瘙痒感などがみられる．
- ●湿疹がある場合，食物，ダニ，ハウスダストなどをアレルゲンとするアトピー性皮膚炎，薬疹，ウイルス性発疹，いぼ，真菌感染症など，その原因を把握する．
- ・アトピー性皮膚炎の成因は，皮膚バリア異常と免疫異常に分けられるが，両者が関与している．アトピー性皮膚炎はアトピックドライスキンといわれ，角質層の保湿機能や，セラミドが低下してバリア機能が障害されている状態である．
- ●アレルギー症状がみられる場合，食物，金属，ダニ，ハウスダスト，動物など，アレルゲンを特定する．

⑥ 検査・診断

● 問診

・既往歴，皮膚疾患の治療歴，症状（瘙痒感，湿疹，発赤など）の有無を聴取する.
・おむつの使用の有無，失禁回数，便の性状を確認する.
・室内の湿度などの生活環境を確認する.
・皮膚疾患をもつ人の QOL の評価票として，DLQI（dermatology life quality index）（10 項目），Skindex 29（30 項目，1 項目はダミー）などがある. 皮膚の状態や症状による日常生活への影響の程度を把握できる.

● 診察

・皮膚疾患（疥癬（かいせん），白癬，アトピー性皮膚炎，尋常性魚鱗癬（りんせん）など，感染性の有無）
・疾患や治療に伴う皮膚障害の有無を確認する.
・施設入所者では，疥癬などの感染伝播を生じる場合があるため，感染性皮膚疾患や治療を要する皮膚疾患を鑑別する.
・疥癬，白癬では，足，陰部，体幹，頭部，毛髪，爪などの部位，ポケットの有無をよく観察する.

● 検査（臨床的にはあまり行われていない）

・皮膚バリア機能の測定：経表皮水分蒸散量（transepidermal water loss：TEWL）の測定（皮膚表面から蒸散する微量の水分を測定することで，角質層のバリア能を知ることができる）
・水分保持機能の測定：角質水分含有量の測定（高周波電流による皮膚の電気伝導度や電気容量から角質層水分量を評価する）. 正常な皮膚の角質水分量は約 20% とされるが，ドライスキンでは 10% 以下となる.
・皮膚の皮脂量，水分量の測定：フェイシャルアナライザー（コアフロント株式会社製）（プローベ部分を数秒間皮膚に押し当てて測定，0〜99% の範囲）

スキン-テア（皮膚裂傷）の予防

❶ リスクアセスメントを行う

● 下記表 1 の「個体要因」のうち 1 つでも該当すれば，表 2 の「外力発生要因」のリスクアセスメント表に進み，高齢者本人のリスクアセスメントを行う.

❷ リスクアセスメントに基づき，スキン-テアの発生と再発の予防ケアを行う

● 各表で 1 項目でも該当すれば「リスクあり」と判定し，スキン-テアの発生と再発の予防ケアを行う.
・ベッド周囲の柵や棚の角などにカバーを装着する.
・レッグカバー，アームカバーを装着し，四肢の損傷を防ぐ.
・高齢者の四肢はつかまず，下から支えるように保持する.
・タオルで皮膚を擦らず，押さえ拭きする.

表 1 個体要因のリスクアセスメント表

全身状態	皮膚状態
□加齢（75 歳以上） □治療（長期ステロイド薬使用，抗凝固薬使用） □低活動性 □過度な日光曝露歴（屋外作業・レジャー歴） □抗がん剤・分子標的薬治療歴 □放射線治療歴 □透析治療歴 □低栄養状態（脱水含む） □認知機能低下	□乾燥・鱗屑 □紫斑 □浮腫 □水疱 □ティッシュペーパー様（皮膚が白くカサカサして薄い状態）

日本創傷・オストミー・失禁管理学会編：ベストプラクティス スキン-テア（皮膚裂傷）の予防と管理. p.19, 照林社，2015

表 2 外力発生要因のリスクアセスメント表

患者行動 （患者本人の行動によって摩擦・ずれが生じる場合）	管理状況 （ケアによって摩擦・ずれが生じる場合）
□痙攣・不随意運動 □不穏行動 □物にぶつかる（ベッド柵，車椅子など）	□体位変換・移動介助（車椅子，ストレッチャーなど） □入浴・清拭などの清潔ケアの介助 □更衣の介助 □医療用テープの貼付 □器具（抑制具，医療用リストバンドなど）の使用 □リハビリテーションの実施

日本創傷・オストミー・失禁管理学会編：ベストプラクティス スキン-テア（皮膚裂傷）の予防と管理. p.19, 照林社，2015

スキントラブルの予防

1 食事内容を改善する
- 高タンパク食, ビタミンが多く含まれる食品を摂取し, 栄養素とエネルギー量を確保する.
- ・摂取が進むよう, 食事が楽しみな時間となるように工夫する.
- 皮下脂肪や皮脂分泌が低下しないよう, 食事摂取量を維持する.

2 十分な水分を摂取し, 脱水を予防する
- 水分をいつでも摂れるよう, ピッチャーなどを用意しておく.
- ・高齢者はトイレが頻回になるのを防ぐために, 水分を制限しがちである. 好みの飲み物を摂取しやすくするとよい.

3 生活環境, 衣類の調整を行う
- 室内温度, 湿度を調整する.
- ・室温 25℃ 程度, 湿度 40〜60% に調整する.
- ・室内温度は高すぎると瘙痒感を助長する. 湿度が低いと皮膚の乾燥が起こる.
- 冷暖房器具や空調機からの送風が, 高齢者に直接当たらないようにする.
- ・空調機からの送風が皮膚に直接当たると, 皮膚の乾燥を助長する.
- 衣類を調整する.
- ・皮膚に直接触れる衣類は, ウールや化学繊維を避け, 柔らかく吸湿性のよい綿, ガーゼ, ネル素材とする. 洗濯のりは使用しない. ゴムなどで強く締め付けない衣類とする.

4 瘙痒を増強する要因を除去したり, 搔破による皮膚の損傷を防ぐ
- 刺激物の摂取を制限する.
- ・香辛料, 酒, コーヒーは毛細血管を拡張させ, 瘙痒感を増強する.
- 爪を切り, 手指の清潔を図る.
- ・瘙痒感から無意識に皮膚を搔いて傷つけるおそれがあるため, 爪を切っておく.

5 入浴・部分浴, 清拭により皮膚の清潔を保つ
- 入浴・部分浴, 清拭は, 皮膚保護に留意しながら行う.
- ・湯の温度は, 42℃ を超えると皮脂膜が除去されてしまうため, 40℃ 程度とする.
- ・タオルや石けんで皮膚を擦るなどして強い刺激を与えない.
- ・石けんをよく泡立て, 泡をつぶさないように皮膚に塗布し, 洗浄する. 泡をよく洗い流し, タオルを皮膚に押し当てるようにして水分を拭き取る. 泡状清拭剤, 弱酸性清拭剤などを利用してもよい.

おむつ使用者へのスキンケア

- おむつ使用者には殿部のスキンケアを行う.
- ・排便後は速やかに殿部洗浄を行う.
- ・湯温は 40℃ 程度とし, 石けんを泡立て, 泡をつぶさないように殿部の皮膚をこすらずに洗浄する.
- ・湯で流した後, 水分はタオルで皮膚を押さえるようにして拭き取る.
- ・おむつ使用者では, 浸軟した皮膚から細菌が侵入しやすくなるため, 尿便などが長時間皮膚に付着したままにならないようにする. 尿は時間が経つと尿素がアンモニアに分解され, アルカリ化する. 便もアルカリ性の消化酵素を多量に含むため, 皮膚に触れると炎症が起こる.
- ・下痢便にはアルカリ性の消化酵素が多量に含まれ, 皮膚に刺激を与える. 下痢が続く場合は, 皮膚の保護効果のある肛門清拭剤, 皮膚被膜剤を使用したり, ストーマパウチを貼付すると発赤を予防できる.

スキンケア（保湿のための軟膏塗布など）

目的
・角質の水分保持機能が減退し，バリア機能が障害された皮膚を保護し，乾燥を改善する.
・瘙痒感や炎症を防止する.

チェック項目
・四肢伸側，下肢前面，踵部，殿部，腹部の皮膚観察
・皮疹，湿疹，亀裂，落屑，掻破痕，点状出血，痂皮，瘙痒の有無
・殿部の皮膚では，尿失禁・便失禁の有無，使用しているおむつの通気性，殿部の湿潤，浸軟
・皮膚疾患の既往，感染性皮膚疾患（疥癬，真菌感染症など）の有無
・生理的ドライスキンであるか，治療すべき皮膚疾患であるかを鑑別する.

適応
・ドライスキンによる皮膚の瘙痒感がある人
・皮膚疾患があり，セルフケアが困難な人
・日常生活動作（ADL）や排泄動作（座る，姿勢の保持，排泄後の始末，衣服の脱ぎ着や上げ下ろし）の
　自立度が低下し，皮膚の清潔保持ができない人
・尿・便失禁があり，おむつを使用している人

注意
・感染力の強い角化型疥癬では，感染防止対策（隔離とガウンテクニック）を実施し，ケアにあたる.
・高齢者ケア施設からの転入院後に皮膚感染が確認される場合がある.
・退院後，家族，在宅ケア専門職による市中への感染拡大に留意する.

事故防止のポイント 薬剤の取り違え防止

- -

必要物品　弱酸性石けん（①），タオル（②），保湿
剤，処方されている軟膏（③），ディスポーザブ
ル手袋（④），冬季は加湿器など

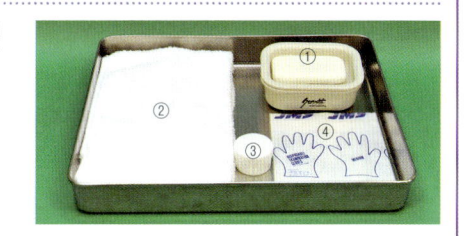

手順

要点	留意点・根拠
1 説明する ①スキンケアの手順，目的，所要時間を伝え，同意を得る 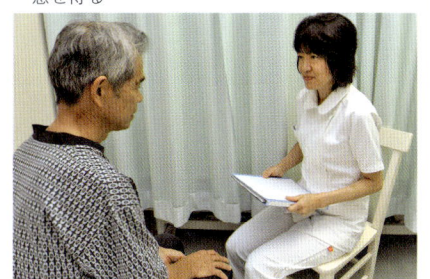	▶ 高齢者の質問には丁寧に回答する　**根拠** 心理的ストレスは瘙痒感を強く感じさせるため，丁寧な応対により不安や緊張を軽減する **コツ** 認知症高齢者の場合，十分な理解を得ることが難しいため，家族の協力を得ながら行う **コツ** 家族にも手順などについて具体的に説明し，在宅でケアが行えるようにする

要点	留意点・根拠

2 必要物品を用意し，環境を整える
①必要物品をベッドサイドに準備する

▶ 皮膚の清潔を保持するため，低刺激の弱酸性石けんを用意する．また，速やかに保湿剤または軟膏を塗布できるよう準備しておく

②カーテンを閉めるなど，プライバシーに配慮する

3 薬物を塗布する
《処方薬（軟膏）の塗布》
①処方薬と塗布部位を確認する．尿素軟膏，抗ヒスタミン軟膏，ステロイド軟膏など
②手袋を装着し，皮膚全体に軟膏を薄く塗布する

▶ 「第 3 章【6】与薬④外用薬・貼付剤」p.482 参照

▶ 薬物の種類と効能を確認する
・尿素軟膏：角質層の水分保持機能を増強し，皮膚の乾燥を改善
・抗ヒスタミン軟膏：かゆみのメディエーターであるヒスタミンを抑制
・ステロイド軟膏：抗炎症作用により湿疹，皮膚炎を改善
　事故防止のポイント　薬剤の取り違えがないよう処方箋と薬剤，本人の確認をする

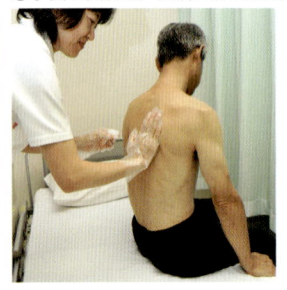

《市販軟膏の塗布》
①本人に適した軟膏かどうか，種類を確認する．ワセリン，スクアレン，油，セラミド，尿素，ヘパリン類似物質など
②処方薬に準じて塗布する

▶ 薬物の種類と効能を確認する
・ワセリン，スクアレン，油：皮膜をつくり，角質層水分量が増加
・セラミド：角質細胞間脂質の補給
・尿素，ヘパリン類似物質：吸水物質の補給

《軟膏のみでは瘙痒感が落ち着かない場合》
①抗ヒスタミン薬，抗アレルギー薬の内服も検討する

注意　搔破を防ぐためにミトン手袋を使用することは，身体拘束とみなされるため，介護保健施設では安易に行わない

《透析者のスキンケア》
①ドライスキンと同様の点に留意してスキンケアを行う
・入浴時の湯温に注意する
・タオルによる皮膚への摩擦を避ける
・低刺激の石けんを用い，よく泡立てた泡で皮膚を洗浄する
・保湿剤入りの入浴剤を利用したり，入浴後に軟膏やクリームを塗布して保湿する

▶ 前述の スキントラブルの予防 (p.448)参照

4 後片づけをする
①使用した物品を片付ける．不要になった物品は規定に沿って廃棄する
②スキンケア後に瘙痒感などを尋ね，効果を確認する

▶ 高齢者のそばを離れる際は，ナースコールを手の届くところに置くようにする．また，ナースコールがなくても瘙痒感などに留意して訪室し，本人の状態を観察する

評価

- ●皮膚の瘙痒感が改善したか.
- ●皮膚のかさつきが改善したか.
- ●夜間良眠できたか.
- ●認知症高齢者では,皮膚の瘙痒感によるそわそわした行動などが減少したか.
- ●皮膚の感染性疾患への感染が防げたか.
- ●皮膚に裂傷はないか.
- ●ベッド周囲の環境においてスキン-テア予防対策がとれているか.

●**文献**

1) 日本看護協会認定看護師制度委員会創傷ケア基準検討会編:スキンケアガイダンス.日本看護協会出版会,2002
2) 日本美容皮膚科学会監修:美容皮膚科学　改訂第2版.南山堂,2009
3) 亀井智子:看護の視点で石鹸と皮膚保護洗浄剤を科学する.臨牀看護 32(5):736-741,2006
4) 日本創傷・オストミー・失禁管理学会編:ベストプラクティス スキン-テア(皮膚裂傷)の予防と管理.p.19,照林社,2015

⑤ 皮膚管理
2 褥瘡ケア

谷口 好美

高齢者の特徴と褥瘡ケアの必要性

- 褥瘡（じょくそう）（床ずれともいう）とは，持続的な圧迫により発生する皮膚および皮下組織の損傷である．長時間同じ姿勢で臥床すると，体重のかかる部位に血行障害（虚血）が生じ，皮膚や組織が壊死する．
- 脳血管障害や下肢の筋力低下，骨折などで寝たきり状態になると，褥瘡が起こりやすい．
- 高齢者の場合，皮膚が脆弱で傷つきやすい状態にあることを理解する．加齢により表皮が薄くなること，表皮と真皮の間の基底膜による結合が弱くなり，繰り返し摩擦を受けることで表皮剥離が起こりやすくなる．
- 虚弱な高齢者の場合，感染症や脱水，低血圧により，局所への循環障害が起こりやすい．
- 他の疾患治療のための内服薬の中には，創傷治癒を妨げるものも含まれる（抗癌剤，降圧薬など）．
- 褥瘡が発生して重症化すると，治癒に時間がかかるため，予測スケールを活用し，早期発見に努めることが重要である．
- 褥瘡予防のために，褥瘡好発部位の除圧や全身の皮膚の清潔を保持することが必要である．また，褥瘡が発生した場合，経過を観察し，状態に応じた適切なケアにより治癒を促進する．

褥瘡のアセスメント

1 予防
- 危険因子を評価する．
- 褥瘡発生の危険因子として，圧迫，湿潤，摩擦・ずれ，低栄養が挙げられる．これらを適切に評価することで，褥瘡予防策につなげる．
- 局所が圧迫されると血行が悪くなり，皮膚組織が壊死する．皮膚の毛細血管圧（32 mmHg）以上の圧迫により，毛細血管が閉塞する．脳血管障害，骨折などによる長期の安静臥床，意識レベル低下，皮膚の知覚異常で圧迫による痛みが自覚できないなど，体位変換が困難な状態が局所圧迫の要因となる．
- 褥瘡好発部位（骨突出部位）の皮膚の状態を把握する．
- 褥瘡の主な好発部位として，仙骨部，大転子部，踵（しょう）骨部などが挙げられる（図1）．
- 予防のために，骨突出部位にドレッシング材（ハイドロコロイド，ポリウレタンフォームなど）を貼付する

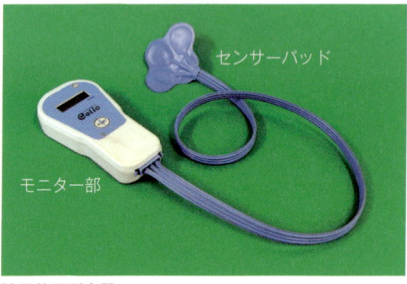

簡易体圧測定器

センサーパッド
モニター部

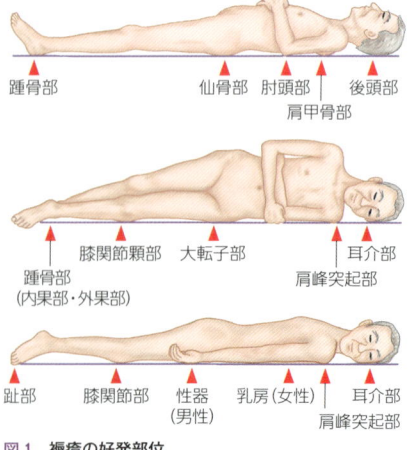

踵骨部　　　　　仙骨部　肘頭部　　後頭部
　　　　　　　　　　　　　肩甲骨部

膝関節顆部　大転子部　　　　　耳介部
踵骨部　　　　　　　　　　　　肩峰突起部
（内果部・外果部）

趾部　　膝関節部　性器　乳房（女性）　耳介部
　　　　　　　　（男性）　　　　　肩峰突起部

図1　褥瘡の好発部位

- 簡易体圧測定器で体圧を測定し，骨突出の程度を把握する．測定法は下記の通り．
①センサーパッドをモニター部に装着．センサー部はディスポーザブルのビニール袋で覆う．
②センサー中央部を測定したい骨突出部などに当てる(ⓐ)．
③高齢者を測定したい体位に整え，スタートボタンを押す．約10秒後に測定値が表示される(ⓑ)．
- 日常生活動作(ADL)，関節拘縮の有無・程度を把握する．
- 皮膚の湿潤状態を確認する．
・発汗が多い，尿・便失禁などで皮膚が湿潤状態にあると，損傷を起こしやすくなる．
- 全身の浮腫の有無・程度を把握する．
・浮腫が起こると，皮膚が損傷しやすくなる．背部，下腿前面，足部などの褥瘡好発部位に圧痕(シーツのしわ，下着や靴下のゴムの跡など)がないか確認する．
- 摩擦・ずれの有無・程度を把握する．
・皮膚の発赤している部位に摩擦が加わると，褥瘡が悪化する．
・具体的な状況として，ギャッチアップ時，車椅子に座っている姿勢が下方にずれる，シーツや寝衣のしわなどで擦れる，などが挙げられる．
- 栄養状態を把握する．
・高齢者はタンパク質やビタミンが不足し，低栄養状態になりやすく，褥瘡が発生しやすい．
・総タンパク(TP)6 g/dL 未満，アルブミン(Alb)3 g/dL 未満，BMI 18.5 未満のやせ型，体重減少などは低栄養状態を示す．
・食欲がない，嚥下困難，低アルブミン血症，貧血は，低栄養状態につながる危険因子である．
- アセスメントスケールを活用し，褥瘡発生のリスクを予測する．
・褥瘡発生要因をアセスメントし，褥瘡発生のリスクを予測するスケールとして，ここではブレーデンスケールを取り上げる(表1)．
・ブレーデンスケール：「知覚の認知」「湿潤」「活動性」「可動性」「栄養状態」「摩擦とずれ」の程度をそれぞれ採点する．合計点が低いほど褥瘡発生のリスクが高くなり，褥瘡発生危険点は，病院・施設 14 点以下，在宅 17 点以下とする．

---

2 褥瘡発生後

- DESIGN-R®を用いて，褥瘡の経過を評価する(表2, p.455)．
・日本褥瘡学会により開発されたツールで，評価項目の Depth(深さ)，Exudate(滲出液)，Size(大きさ)，Inflammation/Infection(炎症/感染)，Granulation(肉芽組織)，Necrotic tissue(壊死組織)の頭文字をとって DESIGN-R®と呼ばれる(R は Rating(評価・評点)]．
・各項目を採点し，合計点(0〜66 点)を算出することで，褥瘡の局所状態の評価と重症度の判定ができる．合計点が高いほど重症で，治療に伴って点数が下がれば改善傾向を示していると判断できる．
・ただし，採点にあたって，Depth(深さ)の得点は合計点に加えないことに留意する．
- 深さ(D)：8段階に区分され，創内の最も深いところで判定する．褥瘡の重症度は深さ(深達度)によって判定されることもあり，NPUAP(米国褥瘡諮問委員会)-EPUAP(欧州褥瘡諮問委員会)-PPPIA(環太平洋褥瘡対策連合)による分類などが臨床現場で用いられている(図2, p.456)．
- 滲出液(E)：ドレッシング材の交換頻度により4段階で評価する．
- 大きさ(S)：皮膚損傷部の長径(cm)と短径(cm)(長径と直交する最大径)を測定し，それぞれをかけあわせる．かけあわせた数値は7段階に区分される．
- 炎症/感染(I)：創周辺の炎症あるいは創自体の感染の徴候を5段階で評価する．
- 肉芽組織(G)：創面の良性肉芽の割合を6段階で評価する．
- 壊死組織(N)：壊死組織とその性状を3段階で評価する．壊死組織が混在している場合は，全体的に多い病態をもって評価する．
- ポケット(P)：ポケットが存在する場合のみ記述する．その場合，DESIGN の後に「-P」と記述し，スコア化して5段階で評価する．

表 1　褥瘡発生予測スケール（日本語版ブレーデンスケール）

知覚の認知 圧迫による不快感に対して適切に反応できる能力	湿潤 皮膚が湿潤にさらされる程度	活動性 行動の範囲	可動性 体位を変えたり整えたりできる能力	栄養状態 普段の食事摂取状況	摩擦とずれ
1. 全く知覚なし 痛みに対する反応（うめく，避ける，つかむなど）なし．この反応は，意識レベルの低下や鎮静による．あるいは，体のおおよそ全体にわたり痛覚の障害がある．	1. 常に湿っている 皮膚は汗や尿などのため，ほとんどいつも湿っている．患者を移動したり，体位変換するごとに湿気が認められる．	1. 臥床 寝たきりの状態である．	1. 全く体動なし 介助なしでは，体幹または四肢を少しも動かさない．	1. 不良 決して全量摂取しない．めったに出された食事の1/3以上を食べない．タンパク質・乳製品は1日2皿（カップ）分以下の摂取である．水分摂取が不足している．消化態栄養剤（半消化態，経腸栄養剤）の補充はない．あるいは，絶食であったり，透明な流動食（お茶・ジュースなど）なら摂取したりする．または，末梢点滴を5日間以上続けている．	1. 問題あり 移動のためには，中等度から最大限の介助を要する．シーツでこすれずに体を動かすことは不可能である．しばしば床上や椅子の上でずり落ち，全面介助で何度も元の位置に戻すことが必要となる．痙攣，拘縮，振戦で持続的に摩擦が起きている．
2. 重度の障害あり 痛みにのみ反応する．不快感を伝える時には，うめくことや身の置き場なく動くことしかできない．あるいは，知覚障害があり，体の1/2以上にわたり痛みや不快感の感じ方が完全ではない．	2. たいてい湿っている 皮膚はいつもではないが，しばしば湿っている．各勤務時間中に少なくとも1回は寝衣寝具を交換しなければならない．	2. 座位可能 ほとんど，または全く歩けない．自力で体重を支えられなかったり，椅子や車椅子に座る時は，介助が必要であったりする．	2. 非常に限られる 時々体幹または四肢を少し動かす．しかし，しばしば自力で動かしたり，または有効な（圧迫を除去するような）体動はしない．	2. やや不良 めったに全量摂取しない．普段は出された食事の約1/2しか食べない．タンパク質・乳製品は1日3皿（カップ）分の摂取である．時々消化態栄養剤（半消化態，経腸栄養剤）を摂取することもある．あるいは，流動食や経管栄養を受けているが，その量は1日必要摂取量以下である．	2. 潜在的に問題あり 弱々しく動く，または最小限の介助が必要である．移動時皮膚は，ある程度シーツや椅子，抑制帯，補助具などにこすれている可能性がある．たいがいの時間は，椅子や床上で比較的よい体位を保つことができる．
3. 軽度の障害あり 呼びかけに反応する．しかし，不快感や体位変換のニードを伝えることが，いつもできるとは限らない．あるいは，いくぶん知覚障害があり，四肢の1，2本において痛みや不快感の感じ方が完全ではない部位がある．	3. 時々湿っている 皮膚は時々湿っている．定期的な交換以外に，1日1回程度，寝衣寝具を追加して交換する必要がある．	3. 時々歩行可能 介助の有無にかかわらず，日中時々歩くが，非常に短い距離に限られる．各勤務時間中に，ほとんどの時間を床上で過ごす．	3. やや限られる 少しの動きではあるが，しばしば自力で体幹または四肢を動かす．	3. 良好 たいていは1日3回食事をし，1食につき半分以上は食べる．タンパク質・乳製品を1日4皿（カップ）分摂取する．時々食事を拒否することもあるが，勧めれば通常補食する．あるいは，栄養的におおよそ整った経管栄養や高カロリー輸液を受けている．	3. 問題なし 自力で椅子や床上を動き，移動中十分に体を支える筋力を備えている．いつでも，椅子や床上でよい体位を保つことができる．
4. 障害なし 呼びかけに反応する．知覚欠損はなく，痛みや不快感を訴えることができる．	4. めったに湿っていない 皮膚は通常乾燥している．定期的に寝衣寝具を交換すればよい．	4. 歩行可能 起きている間は少なくとも1日2回は部屋の外を歩く．そして少なくとも2時間に1回は室内を歩く．	4. 自由に体動する 介助なしで頻回にかつ適切な（体位を変えるような）体動をする．	4. 非常に良好 毎食おおよそ食べる．通常はタンパク質・乳製品を1日4皿（カップ）分以上摂取する．時々間食（おやつ）を食べる．補食する必要はない．	
				Total	

● 14〜17点が褥瘡発生危険点（配点は各項目の頭の数字）

　　訳：真田弘美（東京大学大学院医学系研究科）／大岡みち子（North West Community Hospital. IL, USA）

表2 DESIGN-R®2020 褥瘡経過評価用

						月/日	/	/	/	/	/	/
Depth[*1] 深さ 創内の一番深い部分で評価し，改善に伴い創底が浅くなった場合，これと相応の深さとして評価する											
d	0	皮膚損傷・発赤なし	D	3	皮下組織までの損傷						
				4	皮下組織を越える損傷						
	1	持続する発赤		5	関節腔，体腔に至る損傷						
				DTI	深部損傷褥瘡(DTI)疑い[*2]						
	2	真皮までの損傷		U	壊死組織で覆われ深さの判定が不能						
Exudate 滲出液											
e	0	なし	E	6	多量：1日2回以上のドレッシング交換を要する						
	1	少量：毎日のドレッシング交換を要しない									
	3	中等量：1日1回のドレッシング交換を要する									
Size 大きさ 皮膚損傷範囲を測定：[長径(cm)×短径[*3](cm)][*4]											
s	0	皮膚損傷なし	S	15	100 以上						
	3	4 未満									
	6	4 以上 16 未満									
	8	16 以上 36 未満									
	9	36 以上 64 未満									
	12	64 以上 100 未満									
Inflammation/Infection 炎症/感染											
i	0	局所の炎症徴候なし	I	3C[*5]	臨界的定着疑い(創面にぬめりがあり，滲出液が多い，肉芽があれば，浮腫性で脆弱など)						
				3[*5]	局所の明らかな感染徴候あり(炎症徴候，膿，悪臭など)						
	1	局所の炎症徴候あり(創周囲の発赤，腫脹，熱感，疼痛)		9	全身的影響あり(発熱など)						
Granulation 肉芽組織											
g	0	創が治癒した場合，創の浅い場合，深部損傷褥瘡(DTI)疑いの場合	G	4	良性肉芽が創面の 10% 以上 50% 未満を占める						
	1	良性肉芽が創面の 90% 以上を占める		5	良性肉芽が創面の 10% 未満を占める						
	3	良性肉芽が創面の 50% 以上 90% 未満を占める		6	良性肉芽が全く形成されていない						
Necrotic tissue 壊死組織 混在している場合は全体的に多い病態をもって評価する											
n	0	壊死組織なし	N	3	柔らかい壊死組織あり						
				6	硬く厚い密着した壊死組織あり						
Pocket ポケット 毎回同じ体位で，ポケット全周(潰瘍面も含め)[長径(cm)×短径[*3](cm)]から潰瘍の大きさを差し引いたもの											
p	0	ポケットなし	P	6	4 未満						
				9	4 以上 16 未満						
				12	16 以上 36 未満						
				24	36 以上						
部位[仙骨部，坐骨部，大転子部，踵骨部，その他( )]					合計[*1]						

*1：深さ(Depth：d/D)の点数は合計には加えない
*2：深部損傷褥瘡(DTI)疑いは，視診・触診，補助データ(発生経緯，血液検査，画像診断等)から判断する
*3："短径"とは"長径と直交する最大径"である
*4：持続する発赤の場合も皮膚損傷に準じて評価する
*5：「3C」あるいは「3」のいずれかを記載する．いずれの場合も点数は3点とする

©日本褥瘡学会/2020

	DESIGN-R® 深さ (2020 年)	NPUAP-EPUAP-PPPIA による褥瘡の重症度分類
	d0 皮膚損傷・発赤なし	—
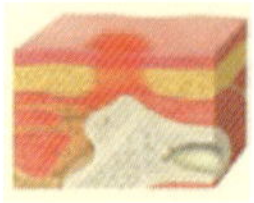	DTI 深部損傷褥瘡(DTI) 疑い	DTI*疑い 圧力やせん断力によって生じた皮下軟部組織が損傷に起因する，限局性の紫色または栗色の皮膚変色または血疱 ＊DTI：皮膚に発赤を認めない，あるいは軽度の褥瘡にみえてもすでに深部で損傷が起こっている状態
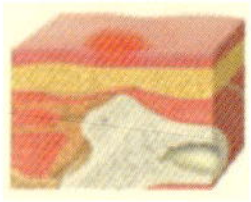	d1 持続する発赤	ステージ I 通常，骨突出部に限局された領域に消退しない発赤を伴う損傷のない皮膚．色素の濃い皮膚には明白な消退は起こらないが，周囲の皮膚と色が異なることがある
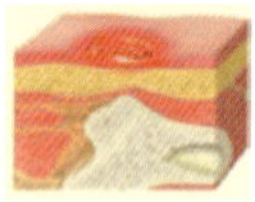	d2 真皮までの損傷	ステージ II 黄色壊死組織(スラフ)を伴わない，創底が薄赤色の浅い潰瘍として現れる真皮の部分層欠損．水疱蓋が破れていないもしくは開放/破裂した，血清で満たされた水疱を呈することもある
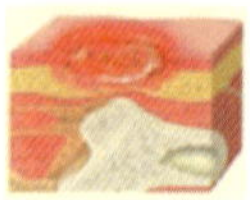	D3 皮下組織までの 損傷	ステージ III 全層組織欠損．皮下脂肪は確認できるが，骨，腱，筋肉は露出していない．組織欠損の深度がわからなくなるほどではないがスラフが付着していることがある．ポケットや瘻孔が存在することもある
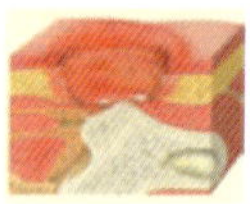	D4 皮下組織を 越える損傷 D5 関節腔，体腔に至る 損傷	ステージ IV 骨，腱，筋肉の露出を伴う全層組織欠損．スラフまたはエスカー(黒色壊死組織)が創底に付着していることがある．ポケットや瘻孔を伴うことが多い
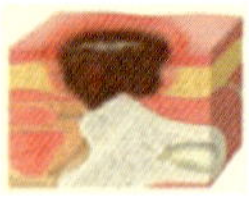	U 壊死組織で覆われ深 さの判定が不能	判定不能 潰瘍底がスラフ(黄色，黄褐色，灰色，緑色または茶色)やエスカー(黄褐色，茶色または黒色)に覆われている全層組織欠損

DESIGN-R®2020 の深さ項目と NPUAP-EPUAP-PPPIA による褥瘡の重症度(深達度)分類の比較
図2 **褥瘡の深さ分類**

褥瘡予防のケア

目的
・褥瘡の好発部位の減圧を行うなど，褥瘡の原因を除去し，予防する.
・褥瘡が発生した場合，早期発見・早期対応を行う.
チェック項目 基礎疾患，ADL，皮膚の状態，圧迫，湿潤，骨突出の程度，栄養状態
適応 褥瘡の危険性がある人：不動状態，移動能力が低下している，自分で寝返りを打つことができない状態にある，入浴ができない状況にある，尿・便失禁があり，おむつを使用している，低栄養状態，やせて骨が突出している状態，浮腫など

必要物品 体圧分散マットレス，体位変換用枕(大きさ，数は高齢者の状況による)，ムートン，簡易体圧測定器

手順

要点	留意点・根拠
1 リスクアセスメントを行い，褥瘡予防の必要性を説明する ①ブレーデンスケールなどを用いて，褥瘡発生のリスクアセスメントを行う ②本人にリスクアセスメントの結果を伝える ③褥瘡を予防する方法を具体的に説明し，理解を得る	▶ 質問に対しては丁寧に回答する．また，家族にも必ず説明し，協力を得る ▶ 環境整備（体圧分散マットレスの使用など），体位の工夫，体位変換，皮膚の湿潤・汚染の予防，低栄養状態の予防などの必要性を本人・家族に説明する
2 褥瘡予防ケアを実施する ①体圧分散マットレスを選択する	**根拠** 褥瘡の好発部位への圧迫を避ける．体圧分散マットレスを使用することで褥瘡発生が高い確率で予防できることが明らかにされている ▶ マットレスには様々な種類がある（表3）．それぞれの特徴を把握した上で，本人の褥瘡発生リスクに応じて適切に選択する必要がある．一般的には，褥瘡発生リスクの高い人には高機能タイプのマットレスが，低い人には汎用タイプのマットレスが好ましいとされる

②体位の工夫，体位変換を行う．仰臥位から側臥位にし，背部，下腿部に体位変換用枕を入れる

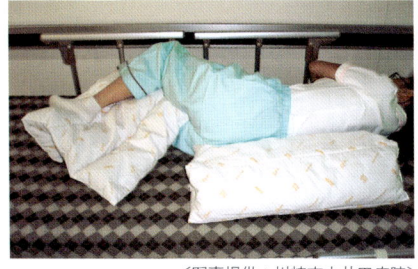

〔写真提供：川崎市立井田病院〕

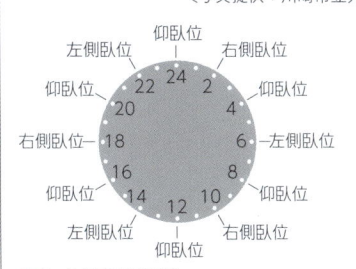

図3　**体位変換表（例）**

▶ 体位変換は2時間ごとを目安に実施する
根拠 一定の圧力が特定の皮膚に2時間以上かかると組織が損傷されると考えられている．褥瘡発生のリスクが高い場合や発赤がみられる場合は，1時間ごとの体位変換を検討する
注意 夜間の体位変換は，睡眠を妨げるため，エアマットレス（圧切り替え型エアマットレス）の活用を検討する
▶ 30度側臥位にする　**根拠** 通常の側臥位（90度）では褥瘡好発部位である大転子部が圧迫される．体幹のねじれの程度を考慮し，30度側臥位を目安とする
注意 体位変換時に褥瘡好発部位の骨突出部を観察する．発赤がみられたら，体位変換間隔を短くする
▶ 体位変換は原則2時間おきに行う．在宅などでは介護負担を減らすために，エアマットレスへの変更を検討する
コツ 体幹がぐらつかないように，必要に応じて肘関節，肩関節，膝関節，股関節にも枕，クッションを入れ，安定を図る
コツ チームで体位変換を行う場合，ベッドサイドに体位変換表（図3）を準備し，実施するとよい

表3 体圧分散マットレスの分類

タイプ	マットレスの分類	特徴	対象
高機能タイプ ・圧切り替え型 ・体位自動変換型	エアマットレス	・高齢者の個別のリスク（骨突出，関節拘縮など）に応じて体圧管理ができる ・圧切り替えのため動力を必要とする ・自力で体位変換する場合，安定感が少ない	・身体機能が低下し，自力で体位変換が困難な人 ・終末期ケア，疾患により体位の制限がある人 ・すでに褥瘡がみられる人．個別のリスクとして骨突出，拘縮，浮腫などがある人
汎用タイプ ・静止型	ウレタンフォームマットレス	・発泡素材により，体表面に沿って広い面で身体を支持し，体圧を分散する ・全体が同じ柔らかさのため，個別のリスク（骨突出，関節拘縮など）に応じた体圧管理はできない ・身体との密着面が広く，皮膚が湿潤し，熱がこもりやすい ・清潔を保ちにくい．水に弱く，表面に汚れが付着しても洗濯できない ・長時間の使用で劣化すると，元の厚みがなくなり，圧分散が低下する．ベッドに底づきしていないかチェックを行う	・褥瘡予防，自立支援を目的とした使用 ・自力で体位変換できる人
	天然ゴム系，ゲル素材	・清潔を保ちやすい．マットレス表面に付いた汚れを拭き取ることができる ・マットレスの表面温度が低い．冷たく感じる場合がある	・褥瘡予防，自立支援を目的とした使用 ・自力で体位変換できる人

要点	留意点・根拠
③ギャッチアップを図る ・股関節をベッドの可動基点に合わせた上で，下肢を挙上してから，上体を挙上する．ギャッチアップは30度以下にする 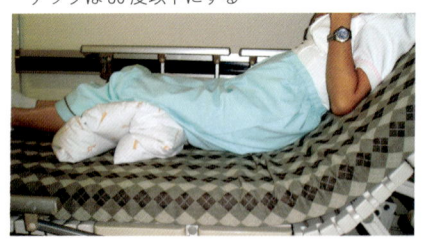	**注意** 動くことができる人は，自分で枕を外すことがある．また30度側臥位が安楽ではないこともあるため，体圧分散マットレスの使用が望ましい **注意** 体圧分散マットレス使用の場合，体位変換の間隔は4時間を超えないように注意する **根拠** 下肢より先に上体をギャッチアップすると，重力でマットレスと背部の接触面にずれが生じ，褥瘡を誘発する．また，ギャッチアップが30度以上になると，上半身の重さが殿部にかかり，仙骨部に圧力が集中し，褥瘡のリスクが高くなる

要点	留意点・根拠
・ギャッチアップした後，抱き起こして，背抜きを行う 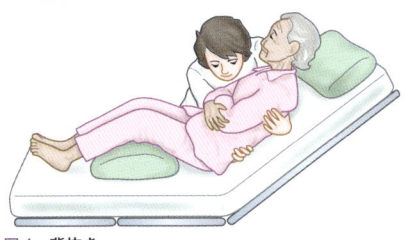 図4　背抜き	▶ 背抜き(図4)は，上体を挙上した後，ベッドに貼りついたようになっている背中に空気を入れる動作．これにより上体を挙上した際に生じた体圧やずれ力が解消される
④栄養状態を把握し，改善する	**根拠** 褥瘡発生と栄養状態には密接な関係がある．食欲不振になっていないか確認したり，食欲を減退させる原因を把握する

評価

- 褥瘡好発部位に褥瘡の徴候（発赤など）がみられないか．
- 褥瘡の原因となる圧迫，ずれ，摩擦が軽減したか．
- 褥瘡好発部位の皮膚の状態が清潔に保たれ，発汗や失禁による湿潤が軽減したか．
- 本人から精神的な安寧，満足感が得られたとの感想を聞けたか．

褥瘡ケア

目的
- 褥瘡が発生した場合，早期発見・早期対応を行う．
- 褥瘡の状態に応じた適切なドレッシング材を選択したり，褥瘡部位を洗浄し，治癒を促進する．

チェック項目 褥瘡の状態，基礎疾患，ADL，皮膚の状態，圧迫，湿潤，骨突出の程度，栄養状態

適応 褥瘡がある高齢者

事故防止のポイント 感染防止

必要物品 ドレッシング材，紙おむつ，膿盆，洗浄用ボトル，微温湯，石けん，タオル，生理食塩液(100 mL)，18 G注射針，シリンジ，防水シーツ，ディスポーザブル手袋，経過観察用ゲージ，デジタルカメラ（本人・家族の同意を得ている場合）など

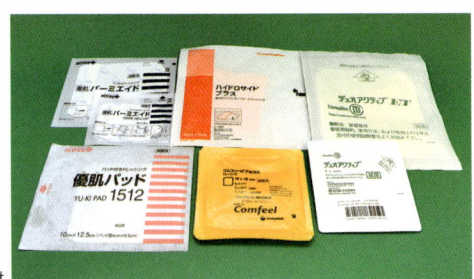

ドレッシング材

手順

要点	留意点・根拠
１ 本人の状態や褥瘡の状態を把握する ①褥瘡ケアを実施することを説明する ②全身状態，身体状況，生活状況などを把握する ③低栄養，関節拘縮，基礎疾患，全身疾患の有無を確認する ④経過観察用ゲージを用いて褥瘡の大きさを計測し，記録する ⑤ DESIGN-R®などを用いて，褥瘡の状態を把握する	▶ 同一部位への持続的な荷重を避けるための体位変換スケジュールを検討する ▶ 本人の状態に応じて体圧分散マットレスを検討する 根拠 褥瘡対策チームが経過をアセスメントできるようになる．本人・家族の許可を得て，デジタルカメラで創部の画像記録をとる場合もある 根拠 褥瘡の状態によって治療方法が異なるため，状態を正しく評価する必要がある ▶ 深さ，滲出液，大きさ，炎症/感染，肉芽組織，壊死組織，ポケットを評価する
２ ドレッシング材を貼る ①褥瘡の状態（発赤，水疱，びらん，潰瘍，滲出液，感染・炎症，肉芽組織，壊死組織）や部位に応じて，適切なドレッシング材を用いる．ドレッシング材の代わりに，外用薬を塗布したガーゼを用いることもある **《半透過性ドレッシングの場合》** ①ディスポーザブル手袋を装着する ②半透過性ドレッシング（商品名：テガダーム）の周囲のシートを剝がしながら，しっかりと皮膚に貼る	▶ ドレッシング材には様々な素材，タイプがあるため，それぞれの特性を理解した上で適切に選択する ▶ 創傷治癒を促進するには，湿潤環境を保つことが重要である 注意 ガーゼの単独使用は創面を乾燥させるため，避ける 注意 ドレッシング材の適切な選択，交換時期を間違えると，褥瘡を悪化させることもあるため，使用にあたっては添付文書で十分に確認する 事故防止のポイント 壊死組織やポケットの存在は感染の原因となりやすい．感染を起こさないよう創状態に応じた洗浄などの処置を行うとともに，発赤，腫脹，熱感，疼痛などの徴候を見逃さない ▶ ドレッシング材は，使用上の注意に従い，ゆっくりとやさしく貼る ▶ 限局的な発赤の場合，観察できるよう半透過性ドレッシング材で保護する

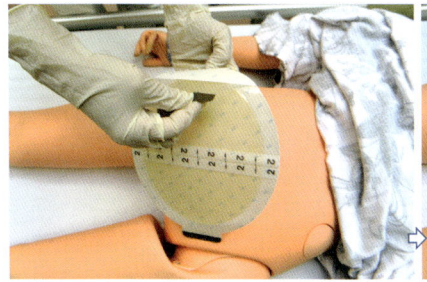

剥離紙を剥がす

フィルムを剥がす

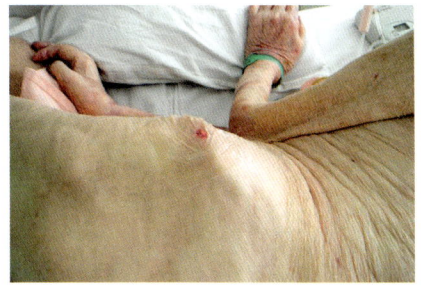

実際に半透過性ドレッシングを貼付した例
〔写真提供：川崎市立井田病院〕

③日付と時間を書き入れたシールを貼るか，ドレッシング材の上に油性ペンで日付と時間を記入する

根拠 貼った日時がわかると，剥がす際の目安となる

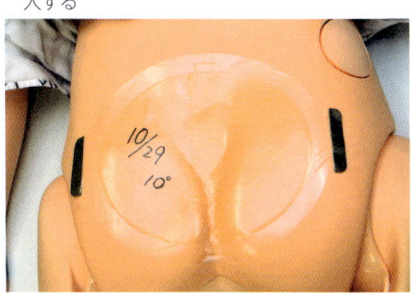

《ハイドロコロイドドレッシングの場合》
①ハイドロコロイドドレッシング（商品名：デュオアクティブ®）のシートを剥がし（ⓐ），しっかりと皮膚に貼る
②日付と時間を書き入れたシールを貼るか，ドレッシング材の上に油性ペンで日付と時間を記入する（ⓑ）

根拠 貼った日時がわかると，剥がす際の目安となる

要点	留意点・根拠

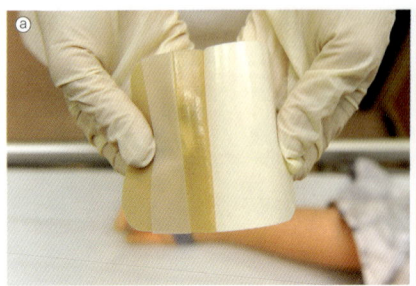

シートを剝がす

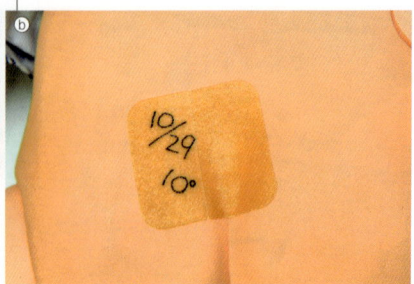

ドレッシング材の上に日付と時間を記入する

---

3 褥瘡部位を洗浄する（仙骨部の褥瘡の場合）
①褥瘡部位を洗浄することを説明し，同意を得る
②必要物品をベッドサイドに準備する
③カーテンを引き，プライバシーを保護する

▶ 本人の羞恥心に留意し，殿部・陰部が露出する時間を短縮する．必要時，バスタオルなどで殿部を保護する
根拠 感染防止

④ディスポーザブル手袋を装着する．状況によってはガウンも使用する
⑤側臥位にし，殿部（褥瘡部位）を露出する
⑥前回のドレッシング材を除去し，創部の観察を行う．経過観察用ゲージを使用し，大きさを測定，記録しておく

▶ 本人・家族の許可を得て，デジタルカメラで創部の記録をとる場合もある．褥瘡対策チームの方針を確認するとともに，本人・家族に対する倫理的な配慮も必要となる

⑦洗浄中にシーツを汚染しないよう，殿部の下に防水シーツ，紙おむつを敷く
⑧創周囲を洗浄する．ガーゼに石けんをつけ，よく泡立てた上でやさしく洗浄する

▶ 創傷の状態に合わせて，弱酸性の石けんを使用せず，微温湯のみで洗浄する場合もあるため，事前に確認しておく
注意 創内部を石けんで洗わないように注意する

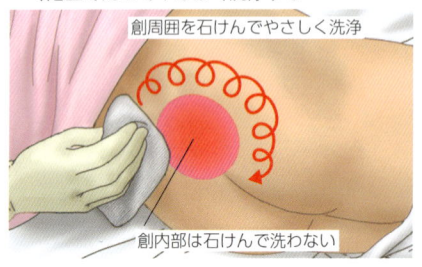

創周囲を石けんでやさしく洗浄

創内部は石けんで洗わない

要点	留意点・根拠

⑨片手に微温湯の入ったボトルを持ち，もう一方の手で紙おむつや膿盆などで汚水を受けながら，周囲の石けん分をよく洗い流す

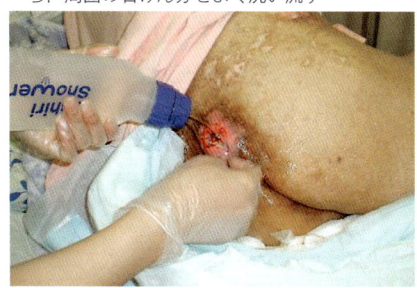

〔写真提供：川崎市立井田病院〕

⑩創部の洗浄を行う．温めた生理食塩液のボトル（18 G 注射針をゴム栓に刺したもの）を持ち，水圧を加えて洗い流す

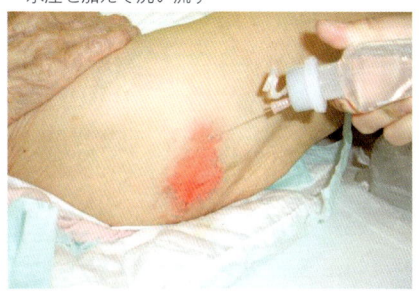

圧を加えて洗い流す

〔写真提供：川崎市立井田病院〕

⑪創周囲の皮膚を清潔なタオルで拭く．創部は清潔なガーゼで水分を拭き取り，乾燥させる
⑫創部を観察し，適切なドレッシング材を貼る（手順は「**2** ドレッシング材を貼る」を参照）
⑬洗浄に使用した紙おむつ，防水シーツを除去し，手袋を外す
⑭終了したことを伝え，寝衣と体位を整える

コツ 紙おむつを使用せず，防水シーツのみ敷く場合は，汚水を受けるために膿盆を当てる

▶感染防止のため，創部の洗浄には生理食塩液か滅菌蒸留水を使用する

5
❷

皮膚管理 ● 褥瘡ケア

評価

- 発赤，水疱，びらん，潰瘍が消失したか，あるいは進行が止まったか．
- 水疱，びらん，潰瘍が治癒し，表皮が再生したか．
- 褥瘡発生部位に感染が起こらなかったか．

●文献
1）日本褥瘡学会編：褥瘡予防・管理ガイドライン 第5版．照林社，2022
2）日本褥瘡学会：DESIGN-R®2020 褥瘡経過評価用
　https://www.jspu.org/medical/design-r/docs/design-r2020.pdf（2024/8/20）
3）日本褥瘡学会編：在宅褥瘡テキストブック．照林社，2020

⑥ 与薬
1 与薬事故防止

松本 美香

高齢者の特徴と適正な与薬の必要性

- 高齢者においては，身体組織や生理機能の加齢変化により，薬物動態や効果発現に変化がみられる．特に腎機能の低下が顕著で，腎排泄型薬剤の血中濃度が上がりやすい．また，抗不安薬や麻薬性鎮痛薬に対する感受性も高まる．このような背景から有害事象が生じやすく，与薬事故が起きた際の影響が大きくなりがちである．
- 薬の体内動態の個人差は遺伝的因子と環境的因子による．高齢者の場合，環境的因子として第一に取り上げなければならないのは食事である．次いでアルコールや喫煙などの嗜好品も薬の代謝に影響を及ぼしている．
- 加齢に伴う視力，聴力などの身体機能の低下に加え，記憶力，理解力などの認知機能の低下による服薬アドヒアランスの不良，服薬能力の低下などが問題になる．
- 正しい服薬や副作用の早期発見と予防には，高齢者の服薬管理を行う家族や介護者への適切な服薬指導が重要である．
- 服薬背景を十分にアセスメントし，個々の高齢者の知識レベルに応じた医薬品情報を提供することも大切である．

薬物療法の原則とアセスメント

1 高齢者における薬物有害事象の防止
- 薬物服用歴を詳細に聴取する．
- ・特に他科，他院の処方を見落としやすい．また漢方薬やサプリメントは薬と認識されていないことも多いため，併せて聴取する．
- 加齢による薬物の，体内動態および作用の変化を正しく知る．
- ・本項「5 薬物動態」参照
- 薬物間の相互作用や服薬アドヒアランスの低下などを常に監視し，有害事象の発現を防止する．
- ・高齢者は一般にアドヒアランスが低いと考えられがちであるが，すべての高齢者が低いわけではなく，その程度は様々である．
- ・有害事象が発現しても服薬を中止しないこともあるため，本人および家族に十分説明する必要がある．
- 高齢者に多い症状（老年症候群）を起こす薬物に注意する（表1）．
- ・高齢者における急激な症状の出現は，薬の副作用を考える必要がある．
- 病態や臓器機能，認知機能，ADLの程度などの全体像から，薬物の適応と優先順位を判断し，安全性に留意した処方が行われるようにする．

表1 薬物により高齢者に起こりやすい症状・徴候

・錯乱症状	・便秘
・うつ病	・尿失禁
・転倒	・パーキンソン症候群
・起立性低血圧	

2 投与経路と作用時間
- 薬の投与経路
- ・薬の投与経路は，血管内腔に直接注入する血管内投与と，血管外投与に分類できる（表2）．
- ・投与経路によって，薬効出現までの時間や作用時間が変わる．
- 薬の作用持続時間
- ・薬物によって，作用持続時間は異なる．抗菌薬などは最小有効血中濃度（これ以上の血中濃度なら薬の効果が得られる値）以上の濃度を常に維持できるように，一定の時間間隔で投与する．

表2 薬物の投与経路

血管内投与	動脈内，静脈内，心腔内
血管外投与	経口（胃腸管），筋肉内注射，皮膚（皮下・皮内）注射，皮膚粘膜塗布，貼付，口腔内，舌下，直腸内，腟内，髄腔内，硬膜外，点眼，点鼻，肺（吸入）

3 生体リズムと薬物治療

● 生体リズムと薬物治療

・睡眠,覚醒のサイクル,自律神経機能,ホルモン分泌機能,免疫機能などの生体機能には,概日リズムが備わっているため,疾患・症状にもその影響を受けた変化がある.そのため,与薬時間により薬効が大きく異なる.

・受容体,神経伝達物質などの生体の感受性や薬物動態の概日リズムは,多くの薬物の効果・副作用,薬物動態に影響する.

● 生体リズムの例

・起床時,副腎皮質ホルモン(コルチゾール)が急激に上昇することにより,眠りから覚めて行動できるようになる.

・日中は交感神経の活動が活発になり,夜は副交感神経が優位となる.

・喘息発作による呼吸困難の増悪および最大気流量の低下は深夜に起こる.

・消化性潰瘍の胃酸分泌増加は夜間に起こる.

・コレステロールの生合成は夜間に高まる.

4 薬物の主作用と副作用

● 薬理学的には,疾患・症状を治療するという薬剤本来の目的に合った作用を主作用というのに対し,治療上妨害となる作用を副作用という.

・厳密には主作用も副作用も薬物の作用である.今まで副作用とされていたものも,ある時点から治療に役立つようなこともあるため,主作用・副作用という区別ではなく,常用量で発現する有害で意図しない反応を「有害反応」と呼ぶほうがよいとする考え方もある.

● 薬物の作用が使用する量に比例して強まることを用量依存性という一方で,使用する量とは関係なく起こることを用量非依存性という.

・用量非依存性の副作用を過敏反応という.先天的,遺伝的に規定されたものは特異体質,後天的に成立したものは薬物アレルギーという.

● 複数の薬を同時に投与した時には,薬物相互作用がみられることがある.

・薬の吸収・分布・代謝・排泄に関連したものを薬物動態学的相互作用という.

5 薬物動態

《薬物動態とは》

● 薬物が投与されてから排泄されるまでの過程を薬物動態という.

・その過程は吸収(absorption),分布(distribution),代謝(metabolism),排泄(excretion)の4つからなり,それぞれの頭文字をとって,ADMEと呼ばれる.

・生体内へ投与されたほとんどの薬物は,血液循環系に吸収され,各組織に分布し代謝を受け,体外へ排泄される(図1).

《加齢に伴う変化と薬物動態への影響》

● 吸収

・薬物は様々な経路から投与されるが,経口薬の場合は胃で溶解され,小腸粘膜から吸収された後,循環血液中に取り込まれる.

・加齢に伴い,胃酸分泌の減少や消化管血流量の低下,消化管運動の減退など,消化管機能は低下するため,薬物の吸収に影響が及ぶ.ただし,その影響は少ないとされる.

● 分布

・血中に取り込まれた薬物は作用部位である臓器に到達するために,血液循環によって全身に運ばれていく.

・年齢を重ねるにつれ,体脂肪量は増加する一方で,体内総水量は低下する.そのため,水溶性薬物の血中濃度は上がりやすく,反対に脂溶性薬物の血中濃度は低下する.

・薬物は血中の主にアルブミンと結合して効果を穏やかにする.しかし,加齢によって血中アルブミン値が低下するため,アルブミンと結合していない遊離型の薬物では血中濃度が上昇し,薬効が強く発現することがある.

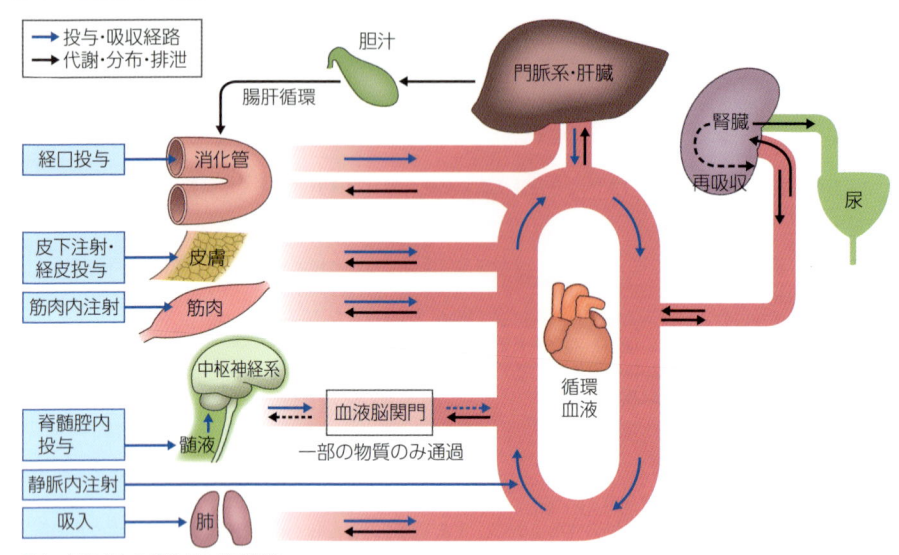

図1　投与された薬物がたどる経路
吉岡充弘：薬の体内挙動（薬物動態学），吉岡充弘，泉　剛，井関　健他：系統看護学講座　専門基礎分野　疾病のなりたちと回復の促進[3]薬理学．p.24，医学書院，2022

- ●代謝
- ・吸収された薬物は主に肝臓で代謝される．
- ・高齢者では肝機能や肝血流量が減少するため，薬物代謝は低下する．
- ●排泄
- ・肝臓で代謝された薬物は主に腎臓から尿中へ排泄される．
- ・加齢に伴い，腎機能は衰え，腎臓のネフロンの減少や腎血流量の低下，糸球体濾過率の低下などが生じる．そのため，腎排泄型薬物の血中濃度が高まり，副作用を起こしやすくなる．

服薬に関するアセスメント

- ●加齢に伴う生理的機能の低下が服薬に及ぼす影響を把握する．
- ・口渇（唾液分泌低下）により薬剤の口腔内付着が生じる．
- ・食道運動低下により薬剤の胃への移行が悪化し，薬剤が食道に停留する．
- ・非ステロイド性抗炎症薬では食道潰瘍を引き起こす可能性がある．
- ●薬剤の剤形や大きさ，数を確認し，服薬のしやすさを評価する．
- ・高齢者にとって最も適している剤形は，直径 7〜8 mm の糖衣の錠剤
- ・大きいものほど付着しやすく（喉につかえる），カプセル剤が最も付着しやすい．
- ・角の取れた薬剤は付着しにくい．糖衣錠が最も付着しにくい．
- ・散剤は飛散性，薬包への付着がある．
- ・顆粒は義歯の間に入り，痛みが生じる．
- ●手指の運動性の程度を把握する．
- ・水薬は高齢者自身での計量が困難な場合がある．
- ●服薬時の飲水量を確認する．
- ・薬剤の食道停留を予防するには，最低でもコップ半分以上の水（100 mL 以上）で服用する．
- ●体位，姿勢が適切か評価する．
- ・できるだけ上体を起こした状態で服用する．服用後 5〜10 分程度は臥位にならない．

服薬指導と服薬アドヒアランス評価のポイント

1 服薬指導

- 薬剤の自己管理ができるかどうか,把握する(表3).
- 理解力・記憶力・視力の低下を前提に,服薬指導を行う.
- 口頭の説明だけでは不十分である.イラストなどを掲載したわかりやすいリーフレットや,「お薬説明カード」を用いるとよい.
- お薬手帳は,本人・家族のみならず,他施設の医師,保険薬局の薬剤師などへの正確な情報提供にも役立つ.
- 誤薬を防ぐために,1患者1メディボックスとし,服薬時間ごとの分包,メディボックスへのセットなどを徹底する.
- 副作用の早期発見のために,高齢者には自覚症状を,介護者には他覚症状を説明しておく.
- 併用してはいけない薬の薬品名と,その薬が処方される可能性のある疾患名を事前に説明する.
- 服薬に携わる看護師,服薬管理を代行する介護者は,添付文書を必ず確認する.

表3 薬剤自己管理のチェックポイント

- □ 薬剤の目的,作用・副作用を理解している
- □ 薬剤の服用方法(用量・用法)を理解している
- □ 薬剤の保管方法を理解している
- □ 副作用が生じた時の対処法を理解している

2 高齢者における服薬アドヒアランスの評価

- 服薬アドヒアランスの良否と有害作用の有無を併せて確認する.
- 医療者側は薬剤の継続・減量・変更・中止を検討する時の判断基準を明確にしておく.
- 薬剤が有効でも有害作用が強い場合は,高齢者が指示どおりに服用しているか評価する.
- 特に服薬が変更(減量,増量,中止)になった場合,指示どおりにできているか確認する.
- 急に中止すると病状が悪化するものがある.
- 服薬方法と実際のアドヒアランスの再評価を行う.

与薬事故防止

目的 与薬の安全確認の6Rを遵守し,事故を防止する.

チェック項目

- 与薬の安全確認の6R(表4)
- アレルギーの既往歴,禁止薬の有無,薬の自己管理能力の程度
- 自施設で使用されているガイドライン,マニュアル,ハイアラートドラッグ(要注意薬)や名称類似医薬品・外観類似医薬品などのリスト
- 医薬品に関する過誤
- 処方:処方の失念・遅延・重複,禁忌薬物の処方,処方対象者の誤認,処方薬物・処方量・処方単位の過誤,口頭指示受けでの誤認
- 調剤:調剤の失念,処方箋・注射箋監査の過誤,秤量・数量・分包・規格・単位の過誤,薬剤・製剤・説明文書の取り違え,交付対象者の誤認,期限切れ薬剤の交付
- 薬剤管理:薬袋・ボトルの記載過誤,異物混入,細菌汚染,薬剤の期限切れ
- 与薬:投与量の過誤,投与時間・日付の過誤,重複与薬,禁忌薬物の投与,投与速度の誤認,対象者・薬剤・単位・与薬方法の過誤,未与薬

表4 与薬の安全確認の6R

1 正しい患者(Right Patient)
2 正しい薬剤(Right Drug)
3 正しい用量(Right Dose)
4 正しい用法(Right Route)
5 正しい時間(Right Time)
6 正しい目的(Right Purpose)

手順	

要点	留意点・根拠
1 医薬品に関する過誤を防ぐ ①ハイアラートドラッグ(要注意薬)の取り扱いに注意する ・ハイアラートドラッグリストを確認する ・補助的なラベル(注意書き)や警告を使用する ②名称類似医薬品・外観類似医薬品に対応する	▶ハイアラートドラッグとは,誤った使用によりその対象に顕著な害を生じる可能性の高い,取り扱いに特に注意を要する医薬品を指す.自施設のハイアラートドラッグが何か確認する **事故防止のポイント** 名称の異なる他剤への変更を考慮する.表示や配置の工夫によって類似医薬品の取り違えを防ぐ **注意** 取り扱い過程(指示→指示受け,申し送り→薬剤部での調剤→病棟,外来での準備→与薬)において事故が発生する可能性が高い
③入院時持参薬への対応を行う	▶医療費自己負担率の引き上げや,医療機関側におけるDPC(診断群別包括払い制度)の導入などにより,積極的に高齢者の持参薬を活用するようになった背景がある.その結果,持参薬に関する事故が多発している **事故防止のポイント** ・持参薬取り扱い運用手順の明確化 ・医師,看護師,薬剤師,その他の関連職種間での情報の共有化 ・薬剤師の積極的な関与,管理指導
④処方箋・指示の記載方法を統一する	▶医薬品投与の過誤を防止する,解釈の誤りを防止するために記載上のルールを設けることが必要
⑤指示(入院患者指示,注射処方)の基本事項を周知し,徹底する	▶自施設において,指示に関する各マニュアルを整備する(指示の記入,指示受け,指示の変更,指示の実施,注射箋の指示記載方法)
2 確認する ①指示を指差し呼称(指差しと同時に声を出して確認する)で確認する	▶与薬の安全確認の6Rを指差し呼称で確認する **根拠** 指差し呼称することで,ヒューマンエラーといわれる見落とし,見逃し,錯覚,見間違いなどを1/6に低下させることができるとされる
②薬剤を確認する(医師の指示内容と薬剤とを1つひとつ指差し呼称で確認する)	▶与薬の安全確認の6Rを3回(薬剤を取り出す時,薬剤を準備する時,薬剤を戻す時),指差し呼称しながらダブルチェック(2人の看護師が一緒に確認)することで,思い込みによるミスやエラーを防止する
③高齢者の氏名を複数の方法で確認する 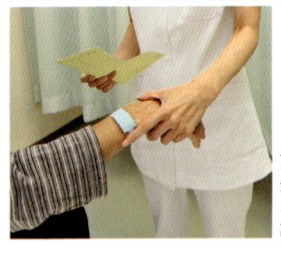 高齢者本人に名乗ってもらう,ネームバンドで確認,処方箋で確認	**事故防止のポイント** 高齢者本人にフルネームで名乗ってもらう,ネームバンドで氏名を確認する,処方箋の氏名と一致しているか確認することで誤認を防ぐ **注意** 高齢者や認知症者は間違った名前で呼ばれても返事をしてしまう可能性がある.ネームバンドの文字が薄れて見えにくくなっていないかなども確認する

要点	留意点・根拠
3 説明し，同意を得る ①与薬の目的を説明し，理解してもらう ②薬の作用と副作用についてもわかりやすく説明し，理解してもらう	▶本人が自分の受ける治療を理解し，納得していることが大切である．これから行うことをわかりやすく説明し，同意を得る ▶日常的なインフォームドコンセントに基づいた対話は，事故が事件に発展しないための重要な鍵となる ▶理解力の低下している高齢者においても，説明内容は異なっても対応は同様である
4 与薬準備に専念できる作業環境を整える ①与薬準備の作業はできる限り中断せずに行う	**根拠** 薬剤・薬液準備のプロセスにおいて，作業を中断することによる事故が多発している．やむを得ず作業を中断する場合は，カードを置いてその場を離れる 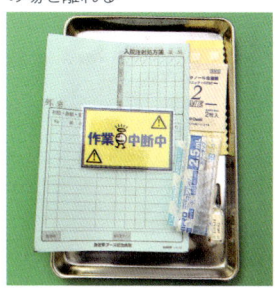 作業中断カード
5 禁止薬に関する情報の共有化を図る ①禁止薬の情報を職種間で共有し，徹底する	▶医師，看護師，薬剤師などの職種間で，対象者の禁止薬の情報の共有を図る **コツ** 禁止薬の指示受け運用手順を明確にし，もれのないようにするために，チェックボックス式の禁止薬報告書を作成する

評価

- ハイアラートドラッグや名称類似医薬品・外観類似医薬品に関する過誤を防ぐために，具体的な対策を講じたか．
- 指差し呼称の重要性を理解し，確実に実行できているか．
- 高齢者の氏名を複数の方法で確認するなど，対象者の誤認を確実に防げるようにしているか．
- 対象者の禁止薬情報を医師・看護師・薬剤師などの職種間で共有できているか．
- 与薬の前にわかりやすく説明し，理解と同意を得ているか．
- 指示に関するマニュアルは周知し，遵守しているか．

●文献
1）吉岡充弘，泉　剛，井関　健他：系統看護学講座　専門基礎分野　疾病のなりたちと回復の促進[3]薬理学．医学書院，2022

NOTE

ポリファーマシーの防止

■ポリファーマシーの背景，概要

　高齢者は複数の疾患(心不全，糖尿病，認知症など)をもっていることが多く，多剤併用となりやすい．これに加え，身体組織や生理機能の加齢変化が，体内の薬物動態(吸収，分布，代謝，排泄)および薬力学(薬効，副作用)に影響を及ぼし，薬物有害事象(adverse drug reaction：ADR)が生じやすい状態にある．このような背景から，厚生労働省より「高齢者の医薬品適正使用の指針」[1, 2]が公表された．

　多剤併用により引き起こされるADRなどの問題をポリファーマシーという．ポリファーマシーは，単に服用薬剤数が多いことではなく，ADRのリスク増加，服薬過誤，服薬アドヒアランス低下などの問題につながる状態として位置づけられている．

■システマティックレビューによる分析

　多剤併用に対する処方の見直しに関するシステマティックレビューが増えている．Huiskesらが RCT(randomized controlled trials，ランダム化比較試験)のシステマティックレビューおよびメタアナリシスを用いて短期的介入としての薬剤レビューの有効性を評価した結果，薬剤関連のアウトカム(服薬関連の問題の減少，服薬数の減少など)に影響する一方で，QOLには影響を及ぼさないことが示された[3]．また，Daviesらは，高齢者ではポリファーマシーが増えているが，多様な要因が関係していることから，有害事象の原因が明確でないと報告している[4]．

■ポリファーマシーの防止における看護師の役割

　まず，高齢者の服薬状況(処方数，処方の内容，処方の重複の有無，薬剤による相互作用の有無，医師からの説明の有無，服薬への理解度，訪問薬剤師の有無)の実態や生活環境などを十分に把握し，その情報整理を行う必要がある．次に，そこから課題を抽出し，高齢者の視聴覚機能や認知機能，生活機能に応じた情報提供など，個別性のある看護介入を行うことが求められる．

　また，在宅で服薬の自己管理をしている高齢者も多いため，地域における医師や薬剤師などとの多職種連携も重要となる．

(桑原良子)

●文献
1) 厚生労働省：高齢者の医薬品適正使用の指針(総論編). 2018
2) 厚生労働省：高齢者の医薬品適正使用の指針　各論編(療養環境別). 2019
3) Huiskes VJ, Burger DM, van den Ende CH, et al：Effectiveness of medication review：a systematic review and meta-analysis of randomized controlled trials. BMC Fam Pract18(5). doi：10.1186/s12875-016-0577-x, 2017
4) Davies LE, Spiers G, Kingston A, et al：Adverse outcomes of polypharmacy in older people：systematic review of reviews. J Am Med Dir Assoc 21(2)：181-187, 2020

⑥ 与薬

2 経口薬

松本 美香

高齢者の特徴と適正な与薬の必要性

- 経口投与された薬物は，腸管で吸収（absorption）され，体内に分布（distribution）し，代謝（metabolism）を受けた後，体外に排泄（excretion）される．薬物動態（ADME）の加齢変化の一般的な事項と，各薬物がどのような動態を示すかを理解することは，高齢者の薬物療法の基礎を知る上で重要である（「第3章⑥与薬①与薬事故防止」p.465 参照）．
- 高齢者は複数の疾患および慢性化した合併症をもっていることが多いために，多剤併用や他科受診による重複投与などが生じ，薬物相互作用に伴う重篤な副作用が問題になる．
- 高齢者は手指の運動機能や嚥下機能，認知機能が低下している場合が多い．そのため，看護師が薬剤をスプーンにのせて口に運ぶ，服薬補助ゼリーやとろみをつけてゼリー状にしたお茶を用いるなど，本人の状態に応じた服薬介助が必要となる．

経口与薬

目的
- 薬物を消化管粘膜から吸収させることで，期待する薬の作用効果をもたらす．
- 下部消化管を直接刺激して，下痢止めや殺菌・寄生虫駆除などの効果をもたらす．

チェック項目
- 経口与薬に適しているか（意識障害の有無，嚥下機能，消化管機能など）．
- 病態（変化）に適した薬物が投与されているか．
- 1回の用量・用法は適切か（特に睡眠薬や緩下薬などは状態に応じて調節する必要がある）．
- 指示された薬物の期待される作用と副作用症状
- 検査を受けるために絶飲食の指示が出ていないか．
- 指示変更（減量，増量，中止，禁止など）がないか．
- 本人への説明と同意は得られているか．
- 本人への説明用資料（服薬方法を記載したリーフレット，「お薬説明カード」など）を用意できているか．
- 与薬に関するインシデントが発生しやすい場面を把握しているか．
  ①製剤管理：薬袋・ボトルの記載過誤，異物混入，細菌汚染，期限切れ製剤
  ②与薬：投与量の過誤，投与時間・日付の過誤，重複与薬，禁忌薬物の投与，対象者・薬剤・単位・与薬方法の過誤，未与薬

適応
- 嚥下機能に問題がなく経口摂取ができる人
- 消化管運動や消化管吸収能力に異常がない人

禁忌 意識障害，嚥下機能障害，消化管機能障害などを認める人

事故防止のポイント 与薬の安全確認の6Rの遵守

手順

要点	留意点・根拠
1 準備と確認作業を行う ①手洗いをする	

要点	留意点・根拠
②指示（処方箋）の確認をする	**事故防止のポイント** 安全確認行動を遵守する．処方箋（処方確認画面）で与薬の安全確認の6Rを指差し呼称で確認する
③薬剤の準備と確認をする 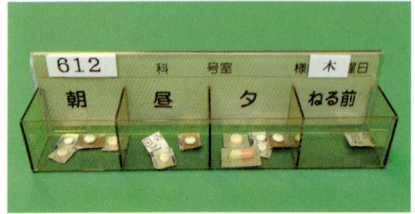 メディボックス	▶ 処方箋と薬剤を照合しながら，指差し呼称で6Rを，①薬剤を取り出す時，②薬剤を準備する時，③薬剤を戻す時に確認する ▶ メディボックスには薬剤を包装のまま入れる ▶ 服薬を自己管理している高齢者には，空包装を捨てずにメディボックスに戻すように指導する **根拠** 残された薬剤の包装で服薬状況を確認できる
・水薬（油剤・乳剤を含む）の準備 ④準備した薬剤と処方箋を照合し，確認する 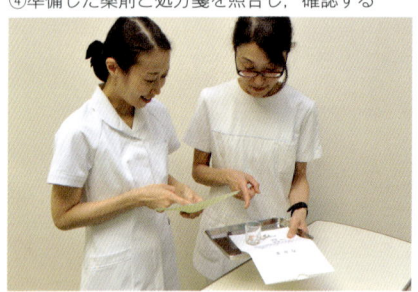	▶ 薬剤の使用期限を確認する ▶ 容器をよく振って混和し，沈殿している薬剤を均一にする ▶ 目の高さで目盛りを正確に読み，薬杯に注ぐ ▶ 油剤の場合は冷水を先に入れ，その上に注ぐ ▶ 準備した看護師が処方箋を読み上げ，もう1人の看護師は薬剤を確認するように，2人の看護師で6Rを指差し呼称しながらダブルチェックする
2 与薬を実施する（高齢者のベッドサイドで） ①本人にフルネームで姓名を名乗ってもらう ②さらにネームバンドで本人の氏名を確認する ③与薬の目的，作用と副作用について説明し，同意を得る ④与薬直前の本人の状態や，用量・用法が適切かなどをアセスメントする	▶ 誤認防止の安全確認行動を徹底する．処方箋の氏名と一致しているか確認する **根拠** 高齢者は名前を呼ばれると，間違っていても気づかずに返事をしてしまう可能性がある ▶ アドヒアランスには個人差があるため，個々に応じた説明方法と内容を考慮する ▶ 指示された薬剤は現在の状態に適しているか，1回の用量・用法は適切か，経口与薬できるか（意識障害，嚥下障害，消化器系症状の有無），食事摂取状況はどうか，絶飲食の検査が予定されていないかなどを確認する ▶ 高齢者でよくみられる夜間のひとり歩きや健忘症，転倒などの問題や日中の傾眠傾向を回避するために，睡眠薬や精神安定薬などは，本人の状態に応じて適切に用量を調整することが重要である

要点	留意点・根拠

⑤与薬直前の最終確認として，医師の指示内容を処方箋（処方確認画面）で確認する
⑥薬剤の包装を外し，薬杯に入れる

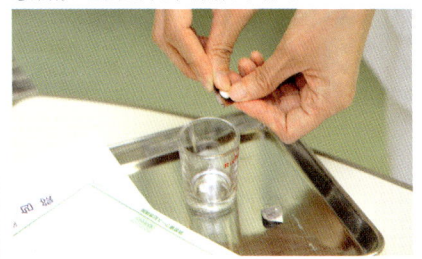

注意 特に緩下薬は排便状況に応じた調節を要するため，投与前の腹部症状のアセスメントが必須
▶ 6 R を指差し呼称で確認する．電子カルテの場合は最新表示で指示変更の有無を確認する
▶ 手掌にのせて口に運ぶと，薬剤を不注意に落としてしまうことがあるため，薬杯に入れる

⑦高齢者の上体を起こし，座位をとってもらう
・座位保持できない場合はベッドを挙上する

コツ この時，視野が前方を向くようにする．また，枕などで頭部をやや前屈させる　**根拠** 前屈すると咽頭と気管に角度がつき，誤嚥しにくくなる
注意 嚥下しにくくなるため，前屈し過ぎないようにする

⑧薬杯を渡し，薬剤を口に入れてもらう

コツ 手指の運動機能が低下している場合は，スプーンに薬剤をのせて，看護師が口に運ぶ

⑨高齢者が薬剤を口に入れたら水の入ったコップを手渡し，最低でもコップ半分以上の水で服用してもらう

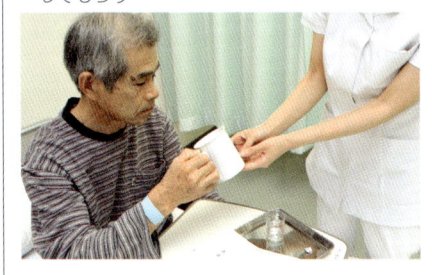

注意 服用後に十分水を飲ませ，薬剤が食道内で停滞しないようにする
コツ 加齢，脳血管障害により嚥下機能が低下している高齢者や，嚥下への注意力・集中力が低下している認知症高齢者の服薬介助方法として，ゼリー状のオブラート（服薬補助ゼリー）が効果的である．専用の服薬補助ゼリーは全体の約 85% が水分で，流動性があり，喉に張り付くことなく，スムーズに胃に届く．そのため，服用後にさらに水を飲む必要がなく，水でむせやすい高齢者には有効である．
▶ ゼリー状のオブラートには，顆粒，散剤，錠剤，カプセルなど，多剤をまとめて服用できるという利点もある．また，胃での崩壊速度や溶出率は，水での服用と差がなく，薬の体内動態にも影響しないとされる
コツ とろみをつけてゼリー状にしたお茶を用いて服用する方法もある
注意 とろみの具合によっては誤嚥の危険性が高くなる．とろみをつけすぎると，流動性がなくなり，また粘着性および付着性が高まって喉に張り付きやすくなる
▶ 嚥下のしやすさを考慮し，1 回の飲み込み量はティースプーンサイズですくえる程度を目安とする．直径 8 mm の錠剤なら 3 錠は包み込めるが，錠剤数が多い時は複数回に分けて服用する

要点	留意点・根拠
	禁忌 食事に薬剤を混ぜて服用させない **根拠** pH が酸性側で溶出または配合変化する薬剤がある．また，苦みなど味の低下の原因となったり，服薬アドヒアランスや薬の体内動態に影響を及ぼす可能性がある
・麻痺がある場合は，健側を下にした側臥位をとり，吸い飲みを使う 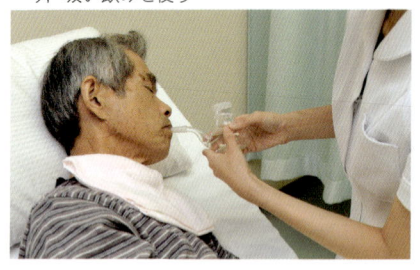	**根拠** 嚥下運動に重要な舌・咽頭筋などの麻痺は，四肢と同側の可能性が高い．健側を下にした側臥位をとることで，麻痺のない側の舌・咽頭筋を用いて嚥下できるようになる
⑩服用後 5〜10 分程度は臥位にならないようにする ⑪服用後，口腔内を観察し，薬剤が残っていないか確認する	**根拠** 非ステロイド性抗炎症薬では食道潰瘍を引き起こす可能性がある **注意** 嚥下機能の低下している高齢者では，薬剤が口腔内(舌の内側も)に残っていないか確認する **注意** 唾液分泌が少なく，口腔内が乾燥しやすい高齢者では，OD 錠(口腔内崩壊錠)が溶けにくく，口蓋に付着することがある
⑫本人の状態を観察し，副作用の出現に留意する	**緊急時対応** 服用後に発赤，発疹，瘙痒感，ショック症状などがみられたら，直ちに医師に報告し，指示を確認する
3 後片づけをし，記録する ①後片づけをする ②薬剤名，用量・用法，時間，本人の状態を正確に記録する	
4 服薬自己管理への援助を行う ①薬剤(薬袋ごと)，メディボックス，薬杯などを高齢者に渡し，服用法，自己管理についてわかりやすく説明する ②高齢者は 1 日分の薬剤を，指示された時間ごとに分けてメディボックスに入れる ③高齢者が準備した薬剤を，服用時間前に看護師は処方箋(処方確認画面)と照合する ④高齢者は指示された時間に薬剤を服用する．薬剤の空包装は捨てずにメディボックスに残すように説明する ⑤薬が変更になった場合は，高齢者の手元にある薬剤を回収する	▶ 安全確認行動を遵守する．6 R を指差し呼称して確認する **根拠** 服用したことを後で看護師が確認できる ▶ 誤薬の原因にならないよう回収を確実に行う ▶ 必要時は新たに薬剤を分包し直し，変更薬剤の用法・用量などを説明する

経鼻栄養チューブ（胃チューブ）・胃瘻カテーテルからの与薬

手順

要点	留意点・根拠
動画 3-13 **1** 経鼻栄養チューブ（胃チューブ）・胃瘻(ろう)カテーテルが正しく胃内に挿入されていることを確認する ①口腔内に経鼻栄養チューブが吐き出されていないかを確認する ②経鼻栄養チューブにカテーテルチップシリンジで空気を 20〜30 mL 注入し，心窩部で気泡音を聴取できるかを確認する 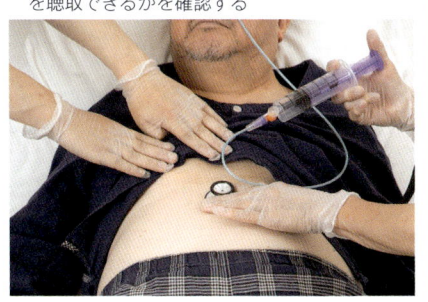	▶ 経鼻栄養チューブが 45〜60 cm 挿入されているかを確認する ▶ 投与する前には必ず経鼻栄養チューブ先端の位置を確認する．また，胃瘻カテーテルの場合，軽く引っ張り，抜けないことを確認する ▶ 他分野（輸液・麻酔など）との誤接続の防止や不意の外れの防止，国際的な整合性による製品の安定供給を目的として，経腸栄養関連の小口径コネクターの形状が国際規格化（ISO 80369-3）されることとなった（図1）．既存規格製品は 2021 年 11 月末に出荷停止となった

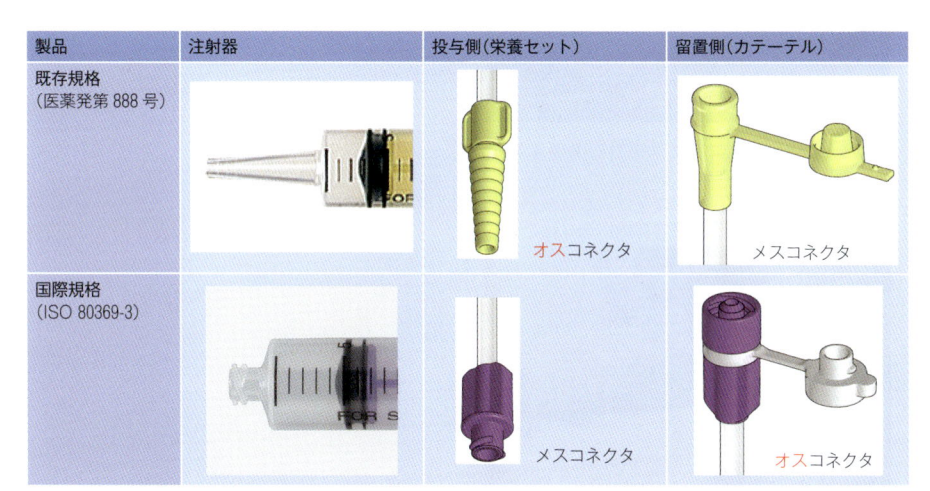

製品	注射器	投与側（栄養セット）	留置側（カテーテル）
既存規格 （医薬発第 888 号）		オスコネクタ	メスコネクタ
国際規格 （ISO 80369-3）		メスコネクタ	オスコネクタ

図 1　既存規格と国際規格の違い（画像・イラスト提供：株式会社ジェイ・エム・エス）

要点	留意点・根拠
③胃液が吸引できることを必ず確認する 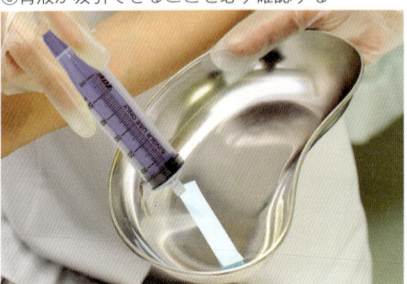 pH試験紙で胃液であることを確かめる	▶ 気泡音の確認だけでは不十分である ▶ 可能ならば吸引液が胃液であることをpH試験紙で確める 【注意】経管栄養の注入前および栄養注入後の与薬の前に，必ず経鼻栄養チューブの先端の位置の確認作業をする．就寝前薬など単独で注入する場合も，経鼻栄養チューブの先端の位置確認は必須である
《経鼻栄養チューブの先端の位置が確認できない場合》 ①他の看護師に確認を依頼する ②2名で行っても確認できない場合は，X線非透過の経鼻栄養チューブで挿入し直す ③経鼻栄養チューブの挿入が困難な場合は，医師に挿入を依頼する	【禁忌】不安全行動（未確認および確認不十分）のまま作業を進めない（薬を注入しない） ▶ あらかじめ挿入困難の対象者をリストアップしておく
② 薬剤をカテーテルに注入する ①指示された薬剤をカテーテルチップシリンジでコネクターからカテーテルに注入する 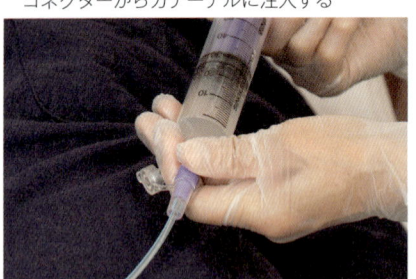 ②薬剤注入後，同じシリンジで微温湯を20〜30 mL吸い上げる ③エア抜きをした後，微温湯を注入し，カテーテル内に付着している薬剤を胃内に送り込む 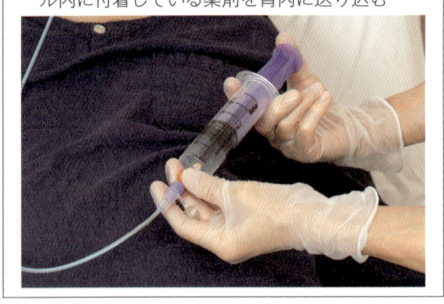	※以降，経鼻栄養チューブと胃瘻カテーテルを合わせて「カテーテル」と表記する ▶ 経管栄養専用のシリンジ（カテーテルチップシリンジ）を用いることにより，静脈注射など血管内ルートへの誤接続防止になる．ほとんどの製品がカラーシリンジで識別しやすくなっている 【注意】注入前にエア抜きをする

④薬剤注入後はカテーテルにふたをする. または三方活栓を接続している場合は向きを OFF にする

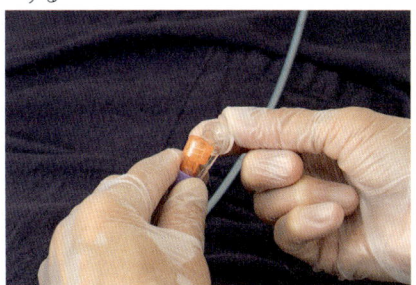

経鼻栄養チューブにふたをする

《簡易懸濁法》

①投与する薬剤を溶解するためのカップに入れる
② 55℃ の温湯約 20 mL を加え, 撹拌(かくはん)し, 10 分間放置する

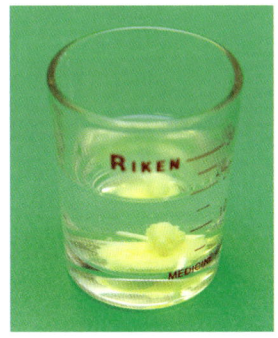

薬剤をカップに入れて溶解する

根拠 逆流防止
▶ 経鼻栄養チューブまたは胃瘻カテーテルに排液ドレーンを接続している場合, 薬剤注入時は排液バッグ側の三方活栓の向きを OFF にする **根拠** 注入した薬剤が排液されてしまうのを防止する
▶ 注入後 2 時間はクランプしておき, その後忘れずに三方活栓の向きを変え, 排液できるようにしておく **根拠** 2 時間クランプすることにより薬剤の吸収が確保され, 血中濃度がピークに達する

▶ 簡易懸濁法とは錠剤やカプセルを湯に入れて崩壊・懸濁・溶解させ, カテーテルを経由して与薬する方法である(表1)
注意 簡易懸濁に適する薬剤と適さない薬剤があることに注意する

根拠 カプセルは 37℃ の温湯に 10 分間放置すると溶解する. 55℃ の温湯だと 10 分間放置しても 37℃ 以下にはならないため, 確実にカプセルを溶解することができる
コツ ポットの湯と水を 2:1 で混ぜると, ほぼ 55℃ の湯温になる

表1　簡易懸濁法の利点

- ・カテーテルチップシリンジや経管栄養チューブへの薬物の付着の減少, 配合の変化による質・量的問題の減少
- ・調剤者・看護師への健康被害の可能性の減少
- ・汚れ, 閉塞などの経管栄養チューブトラブルの減少
- ・業務の簡便化

評価

- ● 高齢者における薬物動態や薬物療法の特徴を把握し, 適切な経口与薬が実施できたか.
- ● 多剤服用や認知能力, 視力, 聴力, 手指の運動など, 服薬背景を十分にアセスメントした管理指導が実施できたか.
- ● 経鼻栄養チューブからの与薬を実施するにあたって, チューブが正しく胃内に挿入されているか確認したか.
- ● 副作用の早期発見と予防のための観察が適切に実施できているか.
- ● 食事の摂取状況や病状の変化に対応した適切な与薬が行われているか.
- ● 薬剤の使用有効期限の管理は, 定期的に実施されているか.
- ● 与薬事故防止のための安全確認行動は, 場面に応じて確実に遵守できているか.
- ● 与薬の前にわかりやすく説明し, 理解と同意を得ているか.
- ● 指示(変更・中止を含む)受けは確実に実施できたか.

⑥ 与薬
3 坐薬

松本 美香

高齢者の特徴と適正な与薬の必要性

- 経口投与された薬物は腸管で吸収され，体内に分布し，肝代謝を受けた後に体外に排泄される．それに対し，直腸内与薬は薬物が直腸粘膜から吸収され，そのまま全身の体循環に入るため，肝代謝を受けず，薬物動態の加齢変化の影響を受けることがほとんどない．
- 直腸内与薬では20〜30分で作用が出現し，静脈内注射とほぼ同じ効果を得られる．
- 高齢者に多い不安定な経口摂取状況の制約を受けずに，速やかに期待する薬効をもつ薬剤を投与できる利点がある（表1）．

表1 坐薬の利点

- ・内服や注射によって起こる副作用が少ない
- ・効果が速く一定である
- ・薬物の分解・代謝が回避できる
- ・内服・注射が不能な場合に有効である
- ・味，臭いの強い薬物の投与に適する
- ・自宅療法が可能である

坐薬の種類

1 剤形による分類

- 基剤型坐薬：主剤と基剤の混合されたもの
- ・冷所に保管する．室温で軟化するため，取り出した後，長時間放置しない．
- カプセルに薬液を封入したもの
- チューブ式容器に半固形剤を充填したもの
- 錠剤で，坐薬の目的に用いられるもの

2 適用部位による分類

- 肛門坐薬（直腸坐薬）：紡錘形または円錐形など．重さ1〜3g，長さ3〜4cm
- ・全身作用を目的とするものは肛門坐薬のみ．直腸に適用する．
- 腟坐薬（腟錠，腟球）：球形または卵形．重さ2〜4g
- ・主としてトリコモナス腟炎やカンジダなどによる女性泌尿器の感染症および避妊用に用いられる．
- 尿道坐薬
- ・現在はほとんど使用されていない．

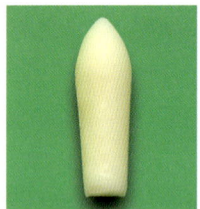 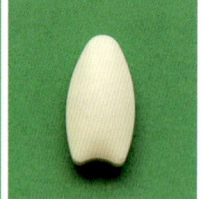

肛門坐薬の例 　　腟坐薬の例

3 作用による分類

- 局所作用を目的とするもの
- ・直腸，肛門，腟，尿道などに対して局所作用を与えるもの．通常，痔疾患，炎症，便秘，出血などに対し，緩和，収れん，止血，局所麻酔，殺菌，緩下，陣痛誘発などを目的として用いられる．
- ・同時に全身作用を現すことがあるため，注意を要する．
- ・患部が肛門外や外陰部にまで広がっている場合は，坐薬のみの適用では効果が不十分であるため，同一薬物を含有する軟膏剤を併用する．
- 全身作用を目的とするもの
- ・薬物が，血管やリンパ管が豊富に存在する直腸・結腸の粘膜から吸収され，血管内に入って薬効を発現するもの
- ・発熱，疼痛，炎症，感染症，喘息，精神疾患，悪性腫瘍などに対して用いられる．解熱・鎮痛・抗炎症薬，向精神薬，抗菌薬，鎮痙薬，喘息治療薬，抗癌剤，麻薬など

坐薬投与（直腸内）

目的
- 薬剤を肛門から挿入し，直腸粘膜から吸収させ，目的とする部位に作用させる．
- 全身作用を期待する場合と局所作用を期待する場合とがある．

チェック項目
- 本人が直腸内与薬に適しているか（下痢などの排便状況，下血，肛門周囲のただれや痛みの有無）．
- 挿入後のバイタルサインの変化，全身状態
- 1回用量は適切か．
- プライバシーが保護されているか．

適応
- 局所的に薬を作用させたい場合（痔疾患治療薬，緩下薬）
- 悪心・嘔吐，咳嗽，意識障害などで経口与薬が困難な場合（制吐薬，解熱薬，鎮痛薬，麻薬など）
- 主薬の性状や本人の状態により注射が不適当な場合

禁忌 直腸粘膜に異常がある場合，頻回に下痢症状がある場合

事故防止のポイント 与薬の安全確認の6Rの遵守，（女性の場合）腟への誤挿入防止

必要物品 指示処方箋または電子カルテの処方確認画面，指示された坐薬（①），潤滑剤（ワセリンなど）（②），ガーゼ（③），ディスポーザブル手袋（④），（ビニール袋で包んだ）膿盆（後片づけの際に便利）（⑤），綿毛布またはバスタオル，緩下作用がある場合は紙おむつ（⑥），便器，ポータブルトイレなど（本人の状態に応じて適宜用いる．高齢者は便意をもよおしてからトイレまで，移動が間に合わない可能性もある）

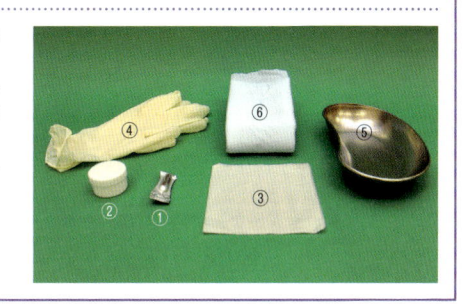

手順

要点	留意点・根拠
1 準備と薬剤の確認作業を行う ①手洗いをする ②指示処方箋の確認をする ③薬剤の準備と確認をする ④準備した薬剤と処方箋を照合し，確認する	▶「第3章【6】与薬①与薬事故防止」p.468 参照 **事故防止のポイント** 処方箋で与薬の安全確認の6R（p.467）を指差し呼称で確認する ▶ 処方箋と薬剤を照合しながら，指差し呼称で6Rを，①薬剤を取り出す時，②薬剤を準備する時，③薬剤を戻す時に確認する ▶ 準備した看護師が処方箋を読み上げ，もう1人の看護師は薬剤を確認するように，2人の看護師で6Rを指差し呼称しながらダブルチェックする
2 高齢者の氏名を確認し，説明して同意を得る ①本人に氏名を名乗ってもらう ②さらにネームバンドで氏名を確認する ③処方箋の姓名と一致していることを確認する ④坐薬挿入の目的，薬の作用と副作用について平易な言葉で丁寧に説明し，同意を得る	**根拠** 高齢者は名前を呼ばれると，間違っていても返事をしてしまう可能性がある ▶ 個々の高齢者に応じた説明方法と内容を考慮する

要点	留意点・根拠

動画
3-14

3 高齢者の準備と環境整備を行う

①坐薬挿入の前に便意の有無，排便状況を必ず確認する

> **根拠** 坐薬挿入によって直腸が刺激され，便意をもよおし排便すると，挿入した薬剤の効果が期待できない．ただし，緩下薬の場合は問題ない

②カーテンを引き，プライバシーに配慮する

③側臥位にし，膝を屈曲させ殿部を突き出してもらう

④下半身を綿毛布やバスタオルで覆い，その下で寝衣を下げる

> **根拠** 羞恥心に配慮し，露出を少なくする

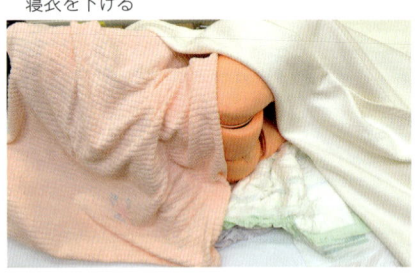

4 坐薬を挿入する

①ディスポーザブル手袋を着用し，坐薬を開封し取り出す

②ガーゼに潤滑剤を出し，坐薬の先端（尖っているほう）に塗布する（ⓐ）

③利き手で坐薬を持ち，他方の手で肛門を開くようにする（ⓑ）

> **注意** 素手で持つと坐薬が溶解する

> **根拠** 坐薬の滑りをよくして，肛門管や直腸粘膜の損傷を予防する

> **コツ** 高齢者に口呼吸を促し，力まないよう指示する

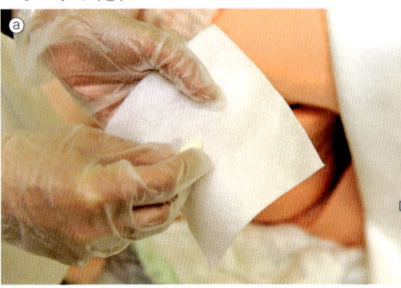

潤滑剤を塗布する　　利き手で坐薬を持ち，他方の手で肛門を開く

④「ハー」と息を吐いてもらい，呼気に合わせて示指で坐薬を挿入する

> **根拠** 大きく息を吐くと，肛門括約筋の緊張が緩む
>
> ▶ 第2関節（3〜5cm）まで挿入する
>
> ▶ 挿入時に抵抗がある場合は，無理に押し進めず，挿入方向を変えてみる
>
> **コツ** 便塊を避け，直腸壁に沿わせるように挿入する **根拠** 便の中に坐薬を押し込むと，薬剤が吸収されない

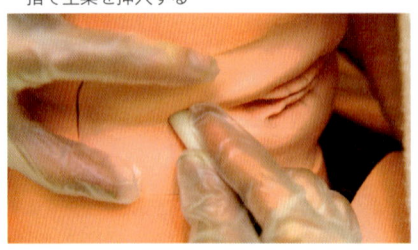

要点	留意点・根拠
⑤坐薬挿入後 2～3 分ガーゼで肛門を押さえる 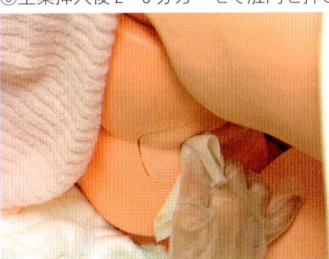	
⑥ガーゼを外し，坐薬が完全に挿入されたことを確認し，終了を伝える	▶ 便意をもよおしても腹圧をかけずにしばらく我慢していると，便意は消失することを説明する **根拠** 坐薬は 20～30 分で溶解し，直腸から吸収される．溶解に伴い便意は少しずつ治まる ▶ 排便してしまった場合は，坐薬が排出された可能性があるため，看護師に知らせるよう伝える **注意** 坐薬が排出された場合は薬効が期待できない可能性がある．医師に報告し，指示を確認する
⑦手袋を外し，寝衣を整える ⑧しばらく本人の状態を観察する	▶ 必要時速やかに対応できるように，ナースコールを高齢者の手元に置く **注意** 麻薬や解熱・鎮痛・抗炎症薬は急激な血圧低下をきたす場合があるため，しばらく注意する
5 後片づけをし，記録する ①外した手袋を規定に従って廃棄する ②手洗いをする ③薬剤名，用量・用法，時間，本人の状態などを記録する	

評価

- ●肛門・直腸を損傷することなく，安全に正しく坐薬の挿入ができたか．
- ●高齢者が直腸内与薬に適しているかどうかアセスメントできたか．
- ●プライバシーに配慮できたか．
- ●直腸内与薬後，記録・観察ができたか．
- ●薬物の吸収が不明な場合，医師に報告し，指示を確認できたか．

⑥ 与薬
4 外用薬・貼付剤

松本 美香

高齢者の特徴と適正な与薬の必要性

- 年齢とともに角層の細胞間脂質や天然保湿因子，皮脂分泌が減少するため，高齢者はドライスキンとなりやすい．老化に伴う皮膚の乾燥を基盤として，老人性皮膚瘙痒症を発症する人も多く，また瘙痒による搔破が原因で二次的に搔破痕や湿疹性変化を認めることもある．この治療として，皮膚の乾燥に対しては保湿外用薬が，湿疹性変化にはステロイド外用薬が用いられる．
- 加齢に伴い，角質層の厚さは変化しないが，角質細胞が大きくなると報告されており，薬剤の主な経皮吸収経路である細胞間隙は狭くなると考えられている．そのため，高齢者では経皮吸収性が低下し，成人に比べ，十分な薬効を得られない可能性があることを念頭に置く必要がある．
- 加齢による脊柱や関節の退行変性により，多くの高齢者が腰背部痛や関節痛を訴えるようになる．運動器に関連した痛みに対する薬物療法として，主に非ステロイド性抗炎症薬や非ピリン系解熱鎮痛薬が貼付剤で用いられる．
- 看護師には，高齢者の皮膚の特徴や身体的変性を理解するとともに，個々の外用薬・貼付剤の薬効・作用・副作用を十分に把握し，適正に使用することが求められる．
- また，高齢者を取り巻く社会的な状況として，在宅で服薬管理をしている人も多いため，服薬アドヒアランスの向上に向けて，適切な指導を行うことも必要である．

貼付剤・外用薬の分類と特徴

◾ 貼付剤の分類と特徴（表1）

《作用範囲による分類》

- 局所作用型貼付剤（局所作用型外用剤）
  ・皮膚表面の疾患・症状に用いる．
  ・支持体容積が薄いため，貼付時蒸れによる刺激が少ない．貼付部位が目立たず，フィルムの柔軟性があるため，使いやすい．
  〔例〕皮膚疾患抗炎症薬＝プレドニゾロン含有貼付剤

表1 貼付剤の分類

局所作用型貼付剤（局所作用型外用剤）	水溶性	パップ剤（泥状または成形）	冷(感)タイプ
			温(感)タイプ
	油性	テープ剤	冷(感)タイプ
			温(感)タイプ
全身作用型貼付剤（経皮吸収型製剤）	水溶性		
	油性		

- 全身作用型貼付剤（経皮吸収型製剤）
  ・皮膚・粘膜を透過し，血管，リンパ管に入って全身効果をもたらす．
  ・安定した形で持続的に経皮吸収させる．粘着テープに主剤を含ませ，胸部，上腹部，背部などに貼付して用いる．効果は24〜48時間．
  〔例〕虚血性心疾患治療薬＝フランドルテープ，ホルモン剤＝エストラーナテープ

《基剤による分類》

- 貼付剤は，その基剤から表1で示したように分類される．
- パップ剤（ガーゼ，不織布型）：泥状に製するか，あるいは布の上に延ばして成形した用剤．水溶性高分子を主たる基剤成分にしており，水分含有量が多く，厚みがある．局所刺激薬，抗炎症・鎮痛薬，抗菌薬，角質溶解薬などを含んでいる．
  ・冷(感)タイプ：局所刺激作用をもつカンフル
  〔例〕非ステロイド性抗炎症薬・鎮痛薬を含むもの＝モーラス，カトレップ，ハッカ油，メントールなどを含む製剤．皮下および筋肉から経皮吸収されて消炎・鎮痛作用を示し，急性炎症期の疾患に用いられる．

- ・温(感)タイプ：トウガラシエキス，ノニル酸ワニリルアミドを含有するものは，皮膚の温感点を刺激する慢性炎症期に用いられる．
- ●テープ剤：半透明のポリエチレンフィルム上に，アクリル樹脂系の粘着剤を塗布したものに薬を含ませた剤形で，粘着テープである．脂溶性の高分子を主たる基剤成分にしており，面積あたりの塗布量は少なく，薄い．使用法が簡便で，粘着力が強い．均一な効果が期待でき，皮膚刺激が少ない．

《特殊な剤形》

- ●創傷，熱傷，出血，角化症などの局所治療および感染予防に，抗菌薬，角質溶解薬などをガーゼやリント布にしみこませ，直接患部に貼付して使用する．適度な粘着性をもち，ずれる心配がない．
  〔例〕感染性皮膚疾患治療薬＝ソフラチュール貼付剤，化膿性皮膚疾患治療薬＝フシジンレオ軟膏

《その他の貼付剤》

- ●創傷保護剤：熱傷，皮膚剝削創，外傷性皮膚欠損創などに用いる生体包帯

---

② 外用薬の構成成分，分類

《外用薬の構成成分(主剤，基剤)》

- ●外用薬は主剤と基剤からなる．
- ・主剤は薬効成分のことで，抗菌薬，抗真菌薬，鎮痛薬，鎮痒薬，収れん薬，消炎薬(抗ヒスタミン薬，ステロイド薬)，酵素製剤などがある．
- ・一方，基剤は，主剤を病変部に運搬し，経皮吸収を促進させ，主剤の薬理作用を発揮させるための補助的物質である．基剤には，軟膏，クリーム，ローション，ゲル剤，テープ剤などの様々な形態があり，用途によって使い分ける．

《基剤(軟膏)の分類と機能》

- ●軟膏は基剤により，①油脂性軟膏，②乳剤性軟膏，③水溶性軟膏の3つに分類される．
- ・油脂性軟膏は，動植物性油脂やワセリンなどを基剤としている．油分だけで構成されるため，水にはなじまない．機能としては，皮膚の保護作用や柔軟作用，痂疲軟化作用，肉芽形成促進作用があり，湿潤面・乾燥面ともに適応がある．
- ・乳剤性軟膏は，水分と油脂を乳化剤で混合したものを基剤としている．水分が多い水中油型(oil in water：o/w型)と油脂が多い油中水型(water in oil：w/o型)に分けられる．薬剤の浸透性は高いが，湿潤面には不適当である．
- ・水溶性軟膏は，完全に水に溶解するマクロゴール軟膏が基剤として用いられている．吸水性が強いため，分泌物の吸収がよく，湿潤面に適している．

貼付剤の使用

目的
- ・皮膚に経皮吸収型製剤を貼付し，経皮的に薬剤を吸収させ，全身に薬効をもたらす．
- ・炎症や疼痛のある局所部位に貼付剤を用い，作用させる．
- ・標的組織に対して直接効果をもたらす．
- ・効果を持続化する．
- ・全身性副作用を軽減する．
- ・与薬管理の簡便化

チェック項目
- ・過敏症状〔発疹(紅斑など)，発赤，腫脹，刺激感，瘙痒感など〕の有無
- ・アレルギーの既往
- ・前回貼付した貼付剤の除去．麻薬性鎮痛薬の場合は使用済み貼付剤の返却
- ・新たに貼付する部位の皮膚の状態
- ・使用する貼付剤への日時の記載
- ・貼付剤の薬効の持続時間

適応 経口薬に適さない人，持続性を期待する場合，消化管障害を回避したい場合，一定の血中濃度を得たい場合，苦味や臭いの強い内服薬の経口与薬が難しい場合

・皮膚が過敏症で刺激に弱く，接触皮膚炎を起こしやすい人
・アスピリン喘息（非ステロイド性抗炎症薬などによる喘息発作の誘発），またはその既往歴のある人では使用する貼付剤により重大な副作用を発現するおそれがある.

事故防止のポイント 与薬の安全確認の6Rの遵守

手順

要点	留意点・根拠
1 準備と薬剤の確認作業を行う ①手洗いをする ②指示処方箋の確認をする ③薬剤の準備と確認をする ④準備した薬剤と処方箋を照合し，確認する	▶「第3章【6】与薬①与薬事故防止」p.468参照 事故防止のポイント 処方箋で与薬の安全確認の6R（p.467）を指差し呼称で確認する ▶処方箋と薬剤を照合しながら，指差し呼称で6Rを，①薬剤を取り出す時，②薬剤を準備する時，③薬剤を戻す時に確認する ▶準備した看護師が処方箋を読み上げ，もう1人の看護師は薬剤を確認するように，2人の看護師で6Rを指差し呼称しながらダブルチェックする
2 高齢者の氏名を確認し，説明して同意を得る ①本人に氏名を名乗ってもらう ②さらにネームバンドで氏名を確認する ③処方箋の姓名と一致していることを確認する ④貼付剤の目的，作用と副作用について説明し，同意を得る ⑤次回の交換日時を伝え，それまで剝がさないように説明する	根拠 高齢者は名前を呼ばれると，間違っていても返事をしてしまう可能性がある ▶平易な言葉で丁寧に説明し，同意してもらう ▶個々の高齢者に応じた説明方法と内容を考慮する 注意 自分で勝手に剝がさないように，また剝がれたら看護師に知らせるように説明する 根拠 勝手に剝がしてしまうと，十分な薬効を得られなくなる コツ 認知症高齢者では手の届かない部位に貼付する
3 高齢者の準備と環境整備を行う ①カーテンを引き，プライバシーに配慮する ②貼付部位によっては貼付しやすい体位を確保する ③下半身を露出する場合は，綿毛布，バスタオルで覆う	根拠 貼付時に皮膚が露出する 根拠 羞恥心に配慮し，露出をできるだけ少なくする
4 前回の貼付剤を剝がす ①手袋を着用し，前回の貼付剤を剝がす．貼付部位の皮膚の状態を観察する	▶発赤，発疹（紅斑など），刺激感，瘙痒感などの過敏症状の有無を確認する ▶貼付部位を変える必要があるかアセスメントする

②確認の結果，貼付部位を変更しなければならない場合は，胸部，上腹部，背部，上腕部，大腿部など，貼り替え部位を選択する

・麻薬性鎮痛薬を貼り替える場合は，使用済み貼付剤は回収し，薬剤部に返却する

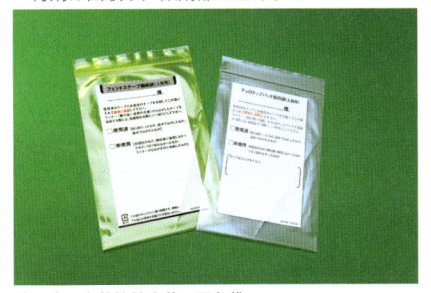

使用済み麻薬性鎮痛薬の回収袋

▶ 皮膚症状のない部位を選択する
▶ 角質層が厚い部位（足裏など）は避ける
注意 認知症や不穏がある場合は，本人の手の届かない部位を選択する
▶ 回収用の袋に入れて薬剤部（麻薬管理者）に返却する
注意 万一使用済みの貼付剤を紛失した場合，麻薬紛失事故の取り扱いとなる

5 貼付する
①新しい貼付剤に「取り替え日時」を書き込む

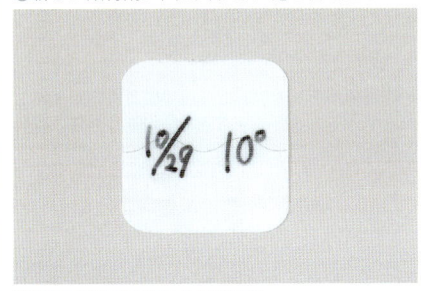

取り替え日時を書き込んだ貼付剤

②貼付部位の皮膚の清潔を確保する．特に発汗している場所は汗を拭き取る
③貼付剤を貼る

コツ 貼付してからでは取り替え日時を記載しにくい場合がある．あらかじめ貼付剤に日時を書いておくとよい

根拠 発汗などで皮膚が湿潤していると粘着力が弱くなり，貼付剤が皮膚に密着しない

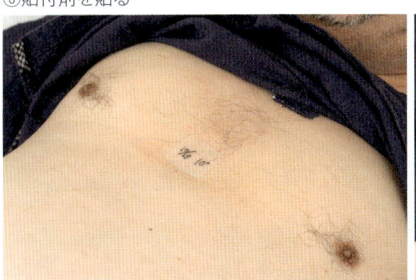
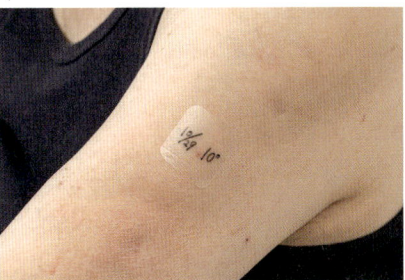

添付文書に記載された部位に貼付する

6
4

与薬 ● 外用薬・貼付剤

要点	留意点・根拠
④慢性疾患（変形性膝関節症など）で長期間の貼付となる場合や皮膚がかぶれやすい場合は，ガーゼなどで貼付剤を被覆する 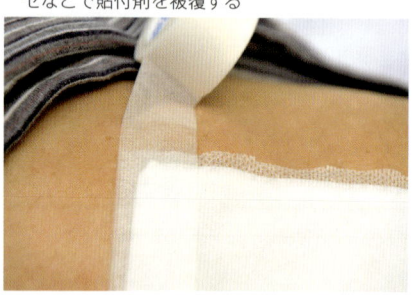 ⑤手袋を外し，寝衣を整える	▶貼付剤を防水性の布，油紙，ポリエチレンフィルム，ガーゼなどで被覆し，皮膚を保護する **コツ** 貼付剤は剝がれやすいため，テープなどで固定する．ただし，テープかぶれに注意する
6 後片づけをし，記録する ①外した手袋を規定に従って廃棄する ②手洗いをする ③本人の状態を観察した後，記録する	▶薬剤の作用，副作用に留意する ▶薬剤名，用量（貼付枚数），貼付時間，貼付部位，皮膚の状態を記録する
7 貼付剤を保管する ①汚染，薬物の成分変化，乾燥，吸湿および粘着力低下などの防止のため，直射日光や高温・多湿を避け，なるべく低温で密封容器に保管する	▶開封部がチャック式になっているものが主流になってきているが，そうでない場合は包装の開封部を折り曲げて使用残部を保存する **注意** 滅菌してあるものは，細菌やカビの混入，使用期限に注意する

評価

- 適切な貼付部位を選択できたか．
- 貼付部位に接触皮膚炎や過敏症状〔発赤，発疹（紅斑など），瘙痒感，刺激感など〕はみられなかったか．
- 貼付部位に応じた適切な対処を施したか．
- 麻薬性鎮痛薬（貼付剤）の場合は，使用済み貼付剤を回収し，薬剤部に返却したか．

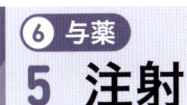

高齢者の特徴と適正な与薬の必要性

- 注射は非経口的薬物療法の１つであり，消化管の影響を受けないために経口与薬に比べて迅速に安定して高濃度の薬物を患部や組織に到達させることができる．
- 適応となるのは，内服不可能な身体状態である場合や迅速で確実な効果を期待する場合などである．
- 最大の目的は，治療を行うために薬物を体内に注入することである．
- その他の目的として，診断をするために必要な検査において，薬物を体内に注入すること（造影剤，シンチグラフィーにおけるアイソトープの注射，MRI の増感剤，各種負荷テストの薬剤など）が挙げられる．
- また，予防の目的でワクチン（新型コロナウイルスワクチン，インフルエンザワクチン，肺炎球菌ワクチン，BCG ワクチン，DTP 三種混合ワクチンなど）を注入することもある．
- 高齢者は腎機能や肝機能などの生理的機能が低下していることが多く，医薬品の副作用が発現しやすい傾向にあるため，十分な観察が必要である．
- 静脈内注射を 24 時間継続して実施する場合に問題となるのが，認知症などで理解力の低下した高齢者が点滴を自己抜針してしまうライントラブルである．このようなトラブルを防ぐには，適切なリスクアセスメントを行い，個別的な対策を講じる必要がある．
- 注射の実施には重大な医療事故に直結するリスクが潜んでおり，その発生要因は医療者側の問題によるところが大きい．事故を防止するには，与薬安全確認の６R，指差し呼称，ダブルチェックの遵守などを徹底しなければならない．

事故防止のアセスメント

■ 指示受けから準備した薬剤の確認
- 「第 3 章【6】与薬①与薬事故防止」p.468 参照

■ 注射における薬物間相互作用
- 静脈内注射などで 2 種類以上の薬液を混注した場合，混合による変化はないか観察する．
- 外観の変化（混濁，沈殿，着色，変色，結晶析出，ゲル化など）はないか．
- 効果の増減や，相互作用による何らかの影響がみられないか．
- 混注により薬液の浸透圧や pH のバランスが崩れると混濁するものがあるため，注意深く観察する．
- 薬剤部は注射薬のみならず内服薬を含めた処方鑑査を行い，薬物間相互作用や配合変化のある薬剤をチェックしているが，薬剤部でも見落としのエラーが発生する可能性がある．
- 注射薬をコネクター（三方活栓）などから注入する場合は，ゆっくり実施して混濁などの異常がないかを観察する．混合直後に変化の現れた薬剤は使用せず，薬剤部に報告する．
- 薬液の希釈濃度や混合順序を変えることで，配合変化を防止できる．

■ 注射による合併症・副作用
- 注射による合併症には，全身的合併症（狭義の副作用，アレルギー反応，空気塞栓など）と，局所的合併症（静脈炎，血管外漏出による局所壊死，神経損傷など）がある．
- アレルギーの既往などを事前に把握しておくことは事故防止の上で必須である．
- 薬物アレルギー反応の徴候がみられないか観察する．
- 気分不快感，一過性の悪寒戦慄，眠気，発疹，アナフィラキシーショック（血圧低下，ショック，痙攣など）がないか．
- 空気塞栓の徴候がないか観察する．
- 点滴交換時や，三方活栓やコネクターからの静注（側管注）時にルート内への空気混入がないか．
- 抗腫瘍薬や局所刺激性の高い薬液を静脈内注射した際，血管外漏出（薬液漏れ）の徴候はないか観察する．
- 局所の激痛，変色はないか．

- ・これらの薬液の漏れは組織壊死を起こすおそれがある．抗腫瘍薬のアルキル化薬，抗癌性抗生物質，白金錯体などは作用が強力で毒性も強い．癌細胞だけではなく，正常細胞も同様に攻撃・破壊する．
- ●静脈炎，静脈血栓の徴候はないか観察する．
- ・局所の発赤，腫脹，疼痛はないか．
- ・発熱はみられないか．
- ●神経損傷の徴候はないか観察する．
- ・皮下，筋肉，静脈を穿刺した際に痛み(放散痛，激痛)，しびれ，麻痺はないか．
- ●抗菌薬や造影剤などは使用前に皮内反応の確認が必要とされているが，皮内テストで異常がなくてもアレルギーが出る症例もあるため，皮内テストの有効性に疑問の声がある．
- ・施設によっては実施していないこともあり，その場合は少量の薬剤を緩徐に注入して異常がないことを確認してから投与を行っている．

皮下注射

- ●皮下注射は皮下注射用薬剤を皮下組織内に注入し，主としてリンパを介して吸収させ，治療効果を期待する用法である．
- ●皮下組織は血管が乏しいため，末梢血管内とリンパに薬物が吸収される．吸収後は肝臓の解毒作用を受けずに組織に達する．その吸収速度は静脈内注射の 1/10，筋肉内注射の 1/2 程度である．吸収可能な薬液量は 2 mL くらいまでである．
- ●身体のどの部位でも注射ができるが，血管や神経の分布が少なく，皮下結合組織がまばらで皮下脂肪の厚い部位が注射に適しており，一般に上腕外側，腹部が用いられている．きわめてやせた高齢者でも，通常 5 mm 以上の皮下脂肪を有しており，皮下注射には問題がない．

目的
- ・インスリン投与(最も一般的)
- ・予防接種(院内感染予防目的の季節性や新型インフルエンザワクチン，肺炎球菌ワクチンなど)
- ・皮下注射に適し，緩やかな薬効を期待する場合
- ・モルヒネ塩酸塩の持続皮下注射法による疼痛コントロール

チェック項目
- ・皮下注射に適した部位(皮下脂肪の厚みが 5 mm 以上あること)か．
- ・インスリン注射の場合は前回の注射部位から毎回 1 横指ずつずらして刺入しているか．

適応
- ・経口による薬剤投与が困難な場合(消化管の吸収障害，意識レベルの低下など)
- ・インスリン注射を行う糖尿病の人

注意
- ・るいそう(やせ)が著しく皮下脂肪がほとんどない場合，皮下注射の実施には注意を要する．
- ・薬物アレルギー，高齢者には慎重投与

事故防止のポイント 神経損傷防止，アレルギー症状の確認，与薬の安全確認の 6 R の遵守

必要物品 注射処方箋(①)，薬剤(②)，注射器(1〜2.5 mL 用)(③)，インスリン注射の場合はインスリン専用注射器，注射針〔薬液準備用 23 G(④)，皮下注射用 26〜27 G(⑤)〕，アルコール綿(⑥)，ディスポーザブル手袋(⑦)，マスク，トレイ(⑧)，膿盆(⑨)，専用廃棄容器

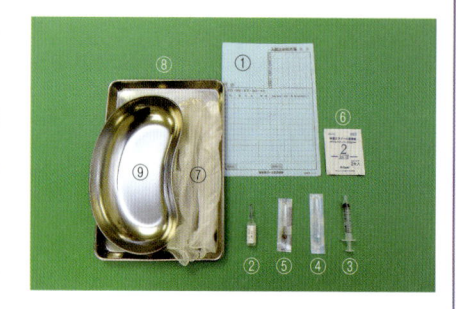

各種インスリン専用注射器

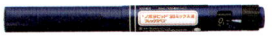
ノボラピッド 30 ミックス注
フレックスペン

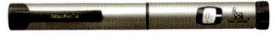
ノボペン 4
（専用インスリンカートリッジ使用）

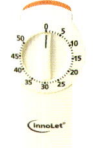
ノボラピッド注　イノレット
（目盛りが大きく，操作しやすい．
高齢者向け）

トレシーバー注
フレックスタッチ

〔画像 4 点提供：ノボノルディスクファーマ株式会社〕

手順

要点	留意点・根拠
1 必要物品などの準備をする ①手洗いをする ②手袋，マスクを装着する ③注射処方箋と注射薬の確認をする ④目的に合った注射器と注射針を準備し，針を接続する	▶「第 3 章【6】与薬①与薬事故防止」p.468 参照 ▶ 注射器に対象者の氏名と薬剤名を記入する ▶ 薬液準備の際に太めの注射針付きの注射器を用いる場合は，準備の後，穿刺の前に 26〜27 G の注射針に交換する ▶ 薬液の量に応じて注射器を選択する

動画
3-15

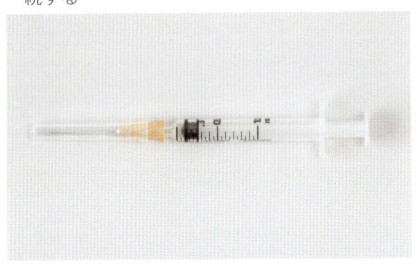

⑤針の刃面と注射器の目盛りを合わせる

根拠 薬液の吸い上げや注射の際に用量の確認がしやすい

⑥アンプルの頭部を指ではじき，薬液を下部に集める
⑦アンプルのくびれ部分をアルコール綿で消毒し，カットする

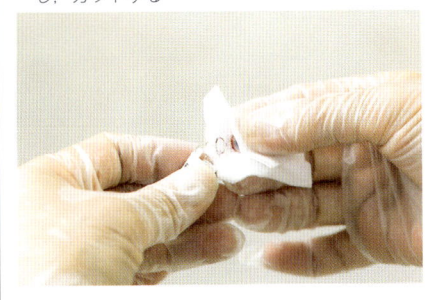

要点	留意点・根拠
⑧注射針のキャップを外す ⑨針がアンプルの切り口に触れないよう注意し，アンプルを傾けて針先を薬液の中に入れ，薬液を吸い上げる	**注意** 空アンプルは注射終了後まで捨てずにトレイに置いておく

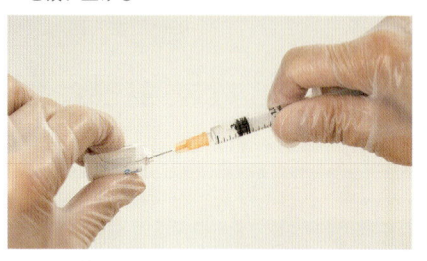

要点	留意点・根拠
⑩利き手で注射器を上から持ち，キャップを針ですくい上げるように装着する ⑪皮下注射用の針(26〜27 G)に交換する場合はここで行う ⑫注射器を垂直にし，注射器内の空気を完全に抜く	**コツ** キャップは手に持たずに装着する ▶ 薬液の準備に用いた注射針を専用廃棄容器に捨てる **コツ** 垂直にした注射器を指で軽くはじき，注射器内の空気を上に集めてから内筒をゆっくり慎重に押して空気だけを抜く **注意** 注射器内の薬液まで押し出さない

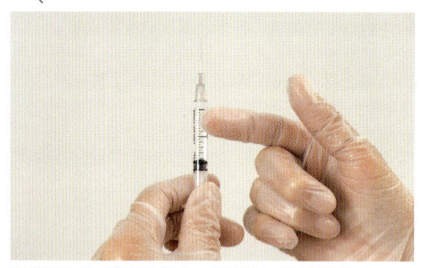

注射器を指で軽くはじき，注射器内の空気を抜く

⑬利き手で注射器を上から持ち，キャップを針ですくい上げるようにして装着する．針がキャップに収まったら外れないように固定する
⑭必要物品をトレイに準備する

2 高齢者の氏名を確認し，説明して同意を得る
①本人に氏名を名乗ってもらう

根拠 高齢者は名前を呼ばれると，間違っていても返事をしてしまう可能性がある

②さらにネームバンドで氏名を確認する
③注射処方箋の姓名と一致しているか確認する
④準備した薬剤を確認する

事故防止のポイント 与薬の安全確認の6R(表1)を指差し呼称し，ダブルチェックを行う

表1 与薬の安全確認の6R

正しい患者(Right Patient)
正しい薬剤(Right Drug)
正しい用量(Right Dose)
正しい用法(Right Route)
正しい時間(Right Time)
正しい目的(Right Purpose)

要点	留意点・根拠
⑤皮下注射の目的，方法について丁寧に説明し，同意を得る	▶個々の高齢者に応じた説明方法と内容を考慮する

動画
3-16

要点	留意点・根拠
3 適切な刺入部位を選択し，消毒する ①注射に適した安定した体位をとってもらう ②適切な刺入部位を選択する ・上腕後部の場合：肩峰と上腕後面肘頭を結ぶ線上の下方1/3の部位の皮膚をつまみ，皮下脂肪の厚さを確認する ③刺入部位をアルコール綿で消毒する	▶前回注射時の刺入部位などを十分に考慮して選択する **コツ** 中心から外側に向かって円を描くようにアルコール綿で拭く

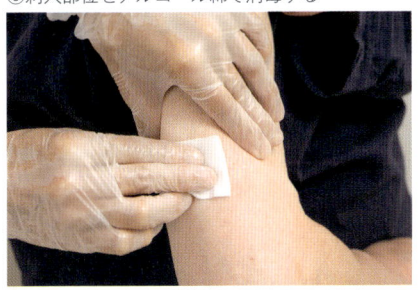

要点	留意点・根拠
④アルコールが乾燥するのを待つ	**根拠** アルコールは乾いた時に消毒効果を発揮する

要点	留意点・根拠
4 注射針を刺入する ①消毒部位が不潔にならないよう注意し，左手（注射器を持たない側）で刺入部位の皮膚を引っ張り上げるようにつまみ上げる（ⓐ） ②注射針を10〜30度の角度で，刃面が上向きであることを確認して皮下に刺入する（ⓑ）	**コツ** 注射針を上腕に平行にして浅く刺入できるように，消毒した部位の皮膚を母指と示指の先でつまみ上げる．刺入部位の皮膚を上から引っ張るようにして，皮膚を伸展させる **コツ** 針は素早く刺入し，疼痛と組織への侵襲を最小限にする

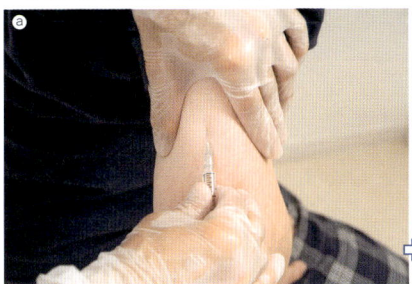
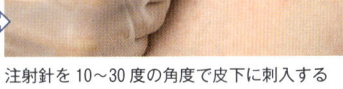
ⓑ
10〜30度

刺入部位の皮膚を引っ張り上げるようにつまみ上げる
注射針を10〜30度の角度で皮下に刺入する

要点	留意点・根拠
③異常がないか確認する	▶手先のしびれ感，激しい疼痛はないか確認する

要点	留意点・根拠
④皮膚をつまんでいる手を外し，針を 1/3〜3/4 刺入した深さで注射器を固定し，内筒を引き，血液の逆流がないことを確認する	▶ 血液の逆流がみられた場合は，針が血管内に入っていることになる．針を抜き，再度他の部位に刺入し直す必要がある

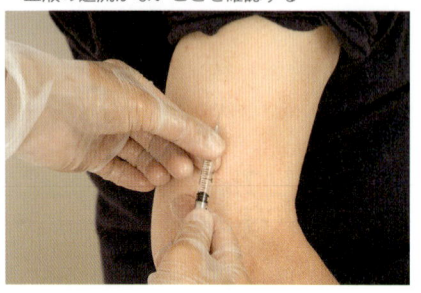

要点	留意点・根拠
⑤ゆっくり内筒を押し，薬液を注入する ⑥刺入角度を変えずに素早く針を抜き，アルコール綿を当てる	▶ 薬液の浸透圧により痛みが生じる **コツ** あらかじめ刺入部位にアルコール綿を添えておく

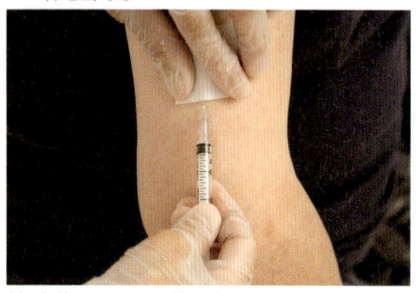

刺入部位にアルコール綿を添えて注射針を抜く

要点	留意点・根拠
⑦必要な場合のみ，アルコール綿を当てたまま刺入部位を軽くマッサージする	**根拠** 薬液を皮下組織に広く拡散させ，硬結を予防する **根拠** 局所の血液の供給を高め，薬剤の吸収を促す **注意** 一定の吸収速度で作用時間を保つ必要がある薬剤（インスリン）や緩徐に吸収されるのが適している薬剤（ワクチンなど）ではマッサージしない

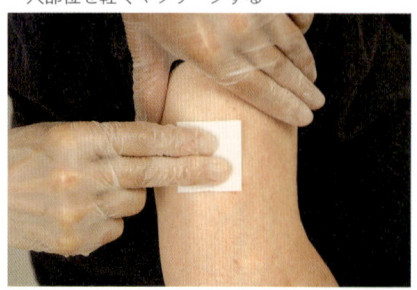

5 後片づけをし，記録する
①針はリキャップせずに専用廃棄容器に捨てる

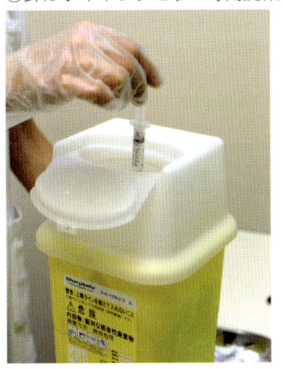

▶空アンプルは廃棄時に注射ラベルまたは注射処方箋と照合する

②高齢者の衣類を整え，全身状態と局所の観察をする

③手指衛生をし，記録をする

> **注意** アレルギー反応は直後から出現する

> **注意** 実施者のサインを忘れずにする

◆インスリン注射

1 高齢者の氏名を確認し，説明して同意を得る
①**皮下注射**の**2**(p.490)に同じ

▶食前・食直前・食直後・就眠前・起床後など，インスリン製剤に応じた正しいタイミングで，決まった時間に注射する

> **注意** 複数のインスリン製剤(超速効型，速効型，中間型，混合型，持効型)を使用している場合は，種類を間違えないよう注意する(表2)

表2 **作用時間による分類の例**

	超速効型	速効型	中間型	混合型	持効型
液の性状	無色透明	無色透明	白濁	白濁	無色透明
効果発現時間	15分以内	約30分後	約1.5時間後	約15〜30分後	約1時間後
ピーク	約1時間	約2時間	約4時間	約1〜2時間	なし
持続時間	約4時間	約8時間	約24時間	約24時間	約24時間
持続化剤	なし	なし	あり	あり	なし

2 注射部位を選択する
①注射部位による吸入速度の違いなどを考慮した上で，注射部位(図1)を選択する

▶インスリンの吸収速度は，腹部＞上腕＞殿部＞大腿の順である．腹部はインスリンの吸収速度が速く，運動や温度の変化が少ない

要点	留意点・根拠

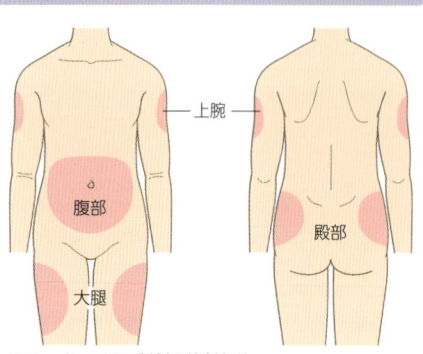

図1 インスリン製剤の注射部位

（上腕，腹部，大腿，殿部）

注意 安静時に比べて，運動時や入浴時などでは毛細血管の血流量が増え，インスリンの吸収速度が高まる

コツ 選択した注射部位を4分割する．一区画を1週間使用した後，次の区画に移行する（図2）

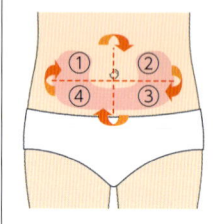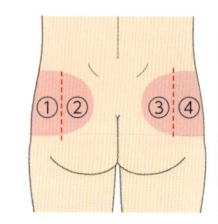

図2 注射部位のローテーションの例（腹部，殿部）

3 濁っているインスリン製剤は注射前によく混ぜる

①液全体が乳白色になるまで，容器を手掌で10回以上回転させる（ⓐ），または10回以上転倒混和する（ⓑ）

▶ 中間型，中間型が混ざった混合型のインスリン製剤は，持続化剤（硫酸プロタミン）によりインスリンが結晶化し，濁っている

注意 注射前にインスリンとプロタミンをよく混ぜ合わせて均一にしておかないと，体内への吸収速度が不安定になり，血糖をコントロールできなくなる

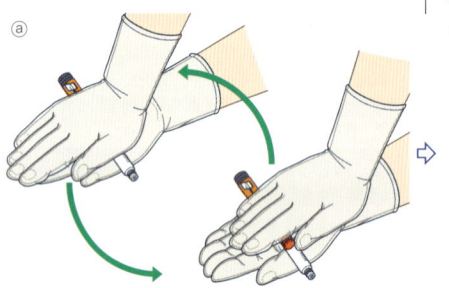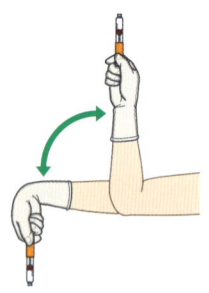

4 注射針の取り付けを行う

①インスリン専用注射器（注入器）のキャップを外す
②ゴム栓を消毒する
③注射針を注射器のゴム栓に真っすぐに取り付ける

▶ 注射針は毎回必ず新しいものを使用直前に取り付ける **根拠** 針を取り付けたまま放置すると，①ピストン棒とワッシャーの間に隙間ができ，ワッシャーが外れる，②カートリッジ内にエアが入る，③針から液が漏れる，④薬液が針に詰まる，といった現象が生じる可能性がある

注意 斜めに取り付けると，後針が曲がり，液が出ない原因となる

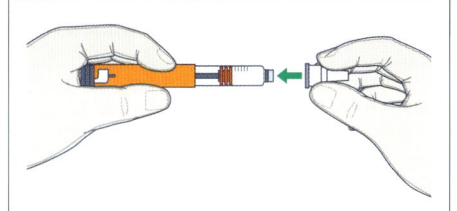

④針ケースを外し，次に針キャップを外す

5 空打ち（試し打ち）をする
①単位を2単位に設定する
②針先を上に向けたまま3～4回軽くはじき，気泡を上に集める
③注入ボタンをしっかり押し，針先から液が出ることを確認する

▶ カートリッジ内や注射針内の空気を除去する，液の流路が閉塞していないことや注入器が壊れていないことを確認するために，空打ちを行う

注意 数回空打ちをしても液が出ない，かつ注入ボタンのダイヤル表示が「0」に戻らない場合は，注射針がきちんと刺さっていない可能性がある
事故防止のポイント 注射針が正しく取り付けられていて，かつ6回空打ちしても液が出ない場合は，その注入器を使用不可とする

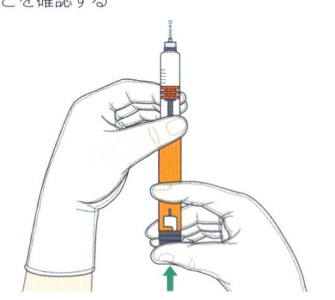

6 薬剤投与量の設定をする
①ダイアル表示「0」を確認する
②残量目盛りで注射する単位が残っているか確認する
③指示された単位にセットする

▶ 「0」になるまで注入ボタンを押し続ける

▶ 1単位ごとに小さな「カチッ」というクリック音がある．回しすぎた時は逆に回して，正しい単位に戻す．単位合わせダイアルが止まったら無理に回さない
▶ 単位合わせをサポートするため，投与量設定時に逆戻しする時のそれぞれの音が異なるように工夫された製品もある

7 インスリン製剤を注入する
※ここでは，針刺し防止機構付き注射針の例を示す
①穿刺部位を消毒する

6
5

与薬 ● 注射

要点	留意点・根拠

②皮膚を軽くつまみ上げ，皮下に垂直に注射針を刺す

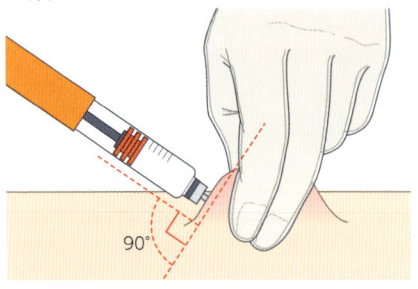

コツ 皮膚のつまみ上げには，母指と示指を，場合により中指も使うとよい　**根拠** 手全体を使うと皮下組織とともに筋肉を持ち上げてしまい，筋肉内注射につながるおそれがある
▶ 単位設定のダイアル表示が見えるように正しく握る
▶ 4 mm 針なら，皮膚のつまみ上げは不要
注意 穿刺時に注入ボタンを押さないようにする
▶ 注射のたびに穿刺部位をずらす

③注入ボタンを真上から押し，インスリン製剤を注入する

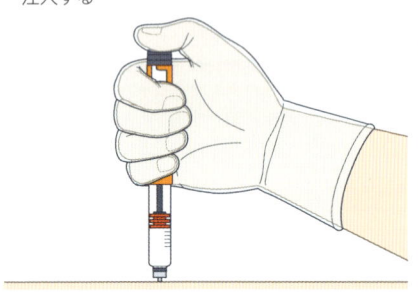

▶ ダイアル表示が「0」に戻るまで注入ボタンを押す
▶ 表示が動いている時は「カチッカチッ」という音がし，注入終了時は大きな「カチッ」というクリック音がする．ただし，2 単位などの低用量では聞こえない場合がある
▶ 6 秒以上，確実にカウントする
注意 注射器が斜めの状態で注入ボタンを押したり，最後まで押し切らなかったりすると，設定量より少ない量しか注入されない
▶ 途中で注入ボタンから手を離してしまった場合，注射針を抜いていなければ，ダイアル表示が「0」になるまでそのままボタンを押す

④ダイアル表示が「0」になってから 6 〜 10 秒間おいた上で，注入ボタンを押したまま真っ直ぐ針を抜く

▶ 抜針時にダイアル表示が「0」でない場合は，表示されている単位を記録する．注射針を交換し，空打ちをした後，記録した単位の残りを注射する
事故防止のポイント リキャップしない．抜針後，自動的に針先が内シールドに保護されて，ロックされる

⑤穿刺部位は揉まず，アルコール綿で軽く押さえる
⑥針ケースを装着し，注射針を針ケースごと回して抜き抜く

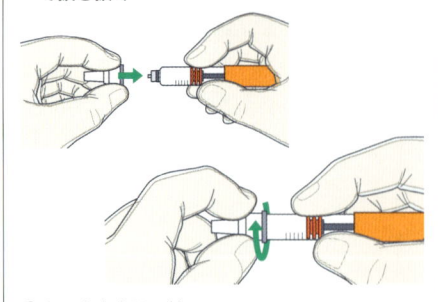

⑦専用廃棄容器に捨てる

根拠 揉むと，インスリンの吸収速度が速まり，血糖コントロールに影響が出ることがある
注意 針ケースを斜めからかぶせると，注射針が突き抜けたり，取り外しができない
コツ 注射器を時計回りに回し，引っ張って外す
▶ 注入器から取り外すと，自動的に後針が後針カバーに保護されて，ロックされる

要点	留意点・根拠
8 後片づけをし，記録する ①高齢者の衣類を整え，全身状態と局所の観察をする ②注射器にキャップを取り付け，保管する ③手指衛生をし，記録する	 ▶ 使用を開始したインスリン製剤は遮光・室温（25℃）で保管する．未使用の場合は，4℃ の冷蔵庫で保管し，凍結を避ける **注意** 実施者のサインを忘れずにする

評価

- 与薬の安全確認の 6 R，指差し呼称，ダブルチェックを遵守できたか．
- 皮下注射，インスリン注射に適した部位の選択ができたか．
- 血管の損傷や筋肉への誤刺入がなく，皮下組織に確実に薬剤を投与できたか．
- 対象者の苦痛を最小限に抑えられたか．
- 使用後の針はリキャップせずに専用廃棄容器に捨てたか．

筋肉内注射

- ●筋肉内注射は，組織への刺激性があり皮下注射に適さない薬剤を，筋肉内に注入する方法である．
- ●血管の豊富な筋肉内は薬液が容易に毛細血管に移行し，血液循環により目的とする部位や全身に広がり，薬理効果が発現する．
- ●薬剤の吸収速度は静脈内注射の 1/5，皮下注射の約 2 倍であり，注射後約 3 分で 70〜80% が吸収される．中殿筋，外側広筋，三角筋の順に吸収が速くなるのは，血液量の影響を受けるためである．

目的 筋肉内に薬剤を注入し，皮下注射より速く，静脈内注射より緩やかな薬理作用を得る．

チェック項目
・神経刺激症状（注射針刺入時の疼痛やしびれ）の有無
・適切な注射部位（太い血管や神経の少ない部位）を選択したか．

適応
・経口や静脈内など他の経路で薬剤投与ができない場合
・皮下注射より多い薬液の注入が必要な場合（吸収可能な薬液量は 5 mL まで）
・薬剤が油性，懸濁液で，皮下や静脈内への投与ができない場合

禁忌
・乳房切除術でリンパ節郭清をした側の上腕
・透析のシャント造設側の上腕
・熱傷，瘢痕，炎症のある異常な組織

事故防止のポイント 神経損傷防止，筋肉組織傷害防止，副作用（アナフィラキシーショック）防止，針刺し事故防止，与薬の安全確認の 6 R の遵守

必要物品 注射処方箋，薬剤，注射器（2.5〜5 mL 用），注射針（バイアルの場合は薬液準備用 18 G（①），筋肉内注射用 21〜23 G レギュラーベベル（RB）（②）），アルコール綿，ディスポーザブル手袋，マスク，トレイ，膿盆，専用廃棄容器

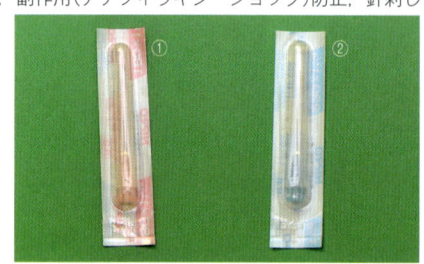

手順

要点	留意点・根拠
1 必要物品などの準備をする ①手洗いをする ②手袋，マスクを装着する ③注射処方箋と注射薬の確認をする ④目的に合った注射器と注射針を準備し，針を接続する ⑤針の刃面と注射器の目盛りを合わせる ⑥アンプルの頭部を指ではじき，薬液を下部に集める ⑦アンプルのくびれ部分をアルコール綿で消毒し，カットする ⑧注射針のキャップを外す	▶ 前述の **皮下注射** の **1** (p.489)参照 ▶「第 3 章【6】与薬①与薬事故防止」p.468 参照 ▶ 注射器に対象者の氏名と薬剤名を記入する ▶ 薬液準備の際に太めの注射針付きの注射器を用いる場合は，準備の後，穿刺の前に 21〜23 G の注射針に交換する **根拠** 薬液の吸い上げや注射の際に用量の確認がしやすい

要点	留意点・根拠
⑨針がアンプルの切り口に触れないように注意し，アンプルを傾けて針先を薬液の中に入れ，薬液を吸い上げる	**注意** 空アンプルは注射終了後まで捨てずにトレイに置いておく
⑩利き手で注射器を上から持ち，キャップを針ですくい上げるように装着する	**コツ** キャップは手に持たずに装着する
⑪筋肉内注射用の針(21〜23 G)に交換する場合はここで行う	▶ 薬液準備に用いた注射針を専用廃棄容器に捨てる
⑫注射器を垂直にし，注射器内の空気を完全に抜く	**コツ** 垂直にした注射器を軽く指ではじき，注射器内の空気を上に集めてから内筒をゆっくり慎重に押して空気だけを抜く
	注意 注射器内の薬液まで押し出さない
⑬利き手で注射器を上から持ち，キャップを針ですくい上げるようにして装着する．針がキャップに収まったら外れないように固定する	
⑭必要物品をトレイに準備する	

2 高齢者の氏名を確認し，説明して同意を得る
①本人に氏名を名乗ってもらう

②さらにネームバンドで氏名を確認する
③注射処方箋の姓名と一致していることを確認する
④準備した薬剤を確認する

⑤注射の目的，方法について丁寧に説明し，同意を得る

根拠 高齢者は名前を呼ばれると，間違っていても返事をしてしまう可能性がある

事故防止のポイント 与薬の安全確認の6Rを指差し呼称し，ダブルチェックを行う
▶ 最終チェック段階でエラーが発見されることも多い
▶ 個々の高齢者に応じた説明方法と内容を考慮する

動画 3-17

3 適切な刺入部位を選択し，消毒する
《(上腕)三角筋の場合》
①肘を自然に下ろした姿勢をとってもらい，手掌は体幹を向くようにする

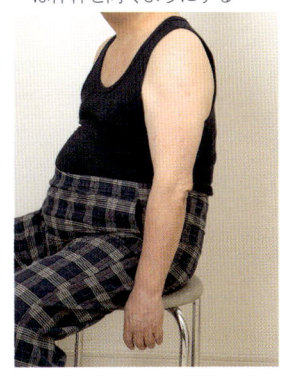

▶ 三角筋は皮下脂肪のない筋肉であり，この部位に注射された薬物は急速に吸収される
コツ 注射に適した安定した体位は座位である．肩峰から上腕までしっかりと露出する
▶ 腰に手を当てない **根拠** 腰に手を当てると肩関節が内旋し，正面の橈骨神経を誤って刺すおそれがある
注意 接種者も腰をかけて目線を下げる **根拠** 目線が高いと，SIRVA(ワクチン接種に伴う肩損傷)や腋窩神経障害のリスク部位に誤って刺すおそれがある

要点	留意点・根拠

要点

②肩甲骨の肩峰突起最下端より2〜3横指(2.5〜4.5 cm)下の三角筋中央部かやや前方に注射する(図1)

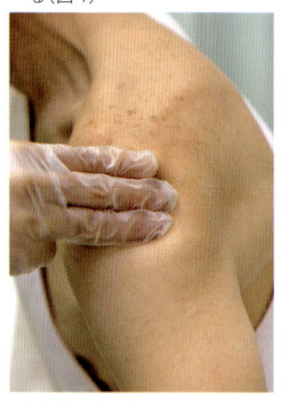

三角筋の刺入部位

《中殿筋の場合》
①高齢者に側臥位もしくは腹臥位になってもらう
②下着を下ろし、中殿筋部を露出する

③刺入部位となるクラークの点を確認する

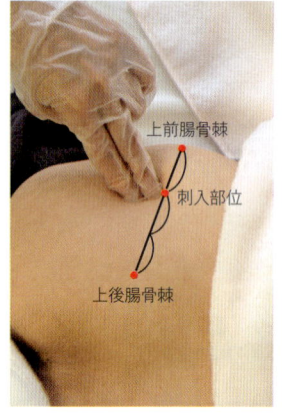

中殿筋部分

④皮下脂肪の厚さを確認する
⑤刺入部位を消毒する

4 注射針を刺入する
①注射針のキャップを外し、注射器を垂直にして注射器内の空気を完全に抜く

留意点・根拠

根拠 筋肉の最も厚い領域で、神経や血管の損傷リスクが低い

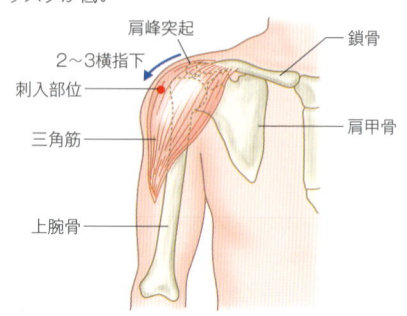

図1 三角筋の刺入部位

▶ 筋肉内注射の中で最も筋層が厚く、安全な部位である

注意 プライバシーに配慮し、バスタオルなどで覆い、不必要な露出を避ける

▶ 上前腸骨棘と上後腸骨棘の両棘を結ぶ線の上前腸骨棘側1/3の部位がクラークの点(図2)

事故防止のポイント 中殿筋は大殿筋の上側部に小さな膨らみを形作っており、下方に坐骨神経が走行しているが、クラークの点に注射することで坐骨神経損傷を避けることができる

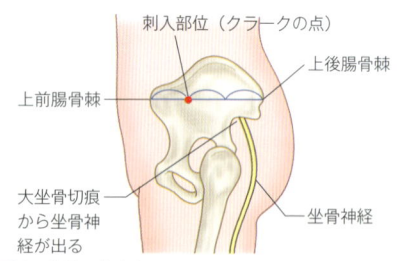

図2 クラークの点

▶ 刺入部位の皮膚をつまんで確認する

コツ 刺入部位を伸展させ、アルコール綿で中心から円を描くように拭き、乾燥を待つ 根拠 上下に往復した拭き方では、菌が残存しやすい

コツ 垂直にした注射器を指で軽くはじき、注射器内の空気を上に集めてから内筒をゆっくり慎重に押して空気だけを抜く

注意 注射器内の薬液まで押し出さない

②注射針を刺入する
・三角筋の場合：高齢者に声をかけ，筋肉を大きくつまみ，注射針を 45〜90 度の角度で 2〜2.5 cm 刺入する

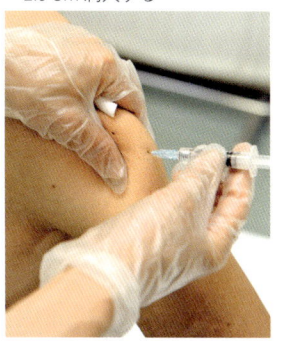

根拠 肩峰から腋窩神経までの最短距離は 5 cm であるため，注射針の刺入角度を 90 度以下，刺入深度は 2〜2.5 cm にして，神経損傷を回避する

・中殿筋の場合：高齢者に声をかけ，皮膚を張るように伸展させ，注射針を直角に刺入する

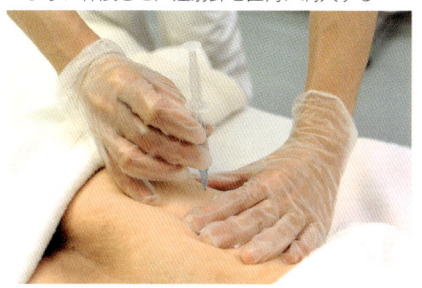

▶ クラークの点に刺入する．クラークの点の皮下組織の厚さは成人男性約 2 cm，成人女性約 3 cm である
コツ 注射器を鉛筆のように持つ

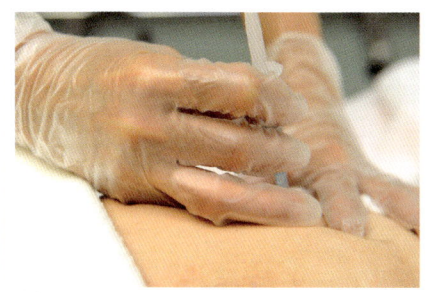

注射器を持つ手の尺側面を殿部に固定する
③針の刺入後，神経刺激症状（激痛，しびれ）の有無を確認する

コツ 注射器の持ち手の尺側面（小指側）を殿部に固定する　**根拠** 注射器を把持する持ち手が安定する

緊急時対応 しびれや激痛を訴えた場合は，直ちに針を抜き，状態を観察するとともに医師に報告し，診察を依頼する
注意 高齢者では筋肉が萎縮し，薬剤の吸収が悪い場合がある．また痛みを感じにくいこともある
注意 注射による神経麻痺のうち，約半数が注射直後は無症状でその後に麻痺が生じている

要点	留意点・根拠
④注射器を固定し，内筒をわずかに引きながら血液の逆流の有無を確認する ⑤神経刺激症状と血液の逆流がなければ，ゆっくり薬液を注入する ⑥針の刺入角度と同じ角度で抜針し，アルコール綿で軽く押さえて止血し，マッサージを行う	**注意** 二次的に神経以外の組織の増殖が起こり，神経圧迫による麻痺が生じる場合がある ▶ 血液の逆流がみられた場合は，針が血管に入っていることになる．針を抜き，他の部位に刺入し直す必要がある ▶ 刺入部位，全身状態の変化を観察しながら行う ▶ 筋肉内注射であっても針を抜いた後の押さえが不十分だと，しばらくしてから出血や内出血を起こす高齢者が多い．抜針後 1 分間はしっかり押さえることが重要 **コツ** あらかじめアルコール綿を刺入部位に添えておく **注意** マッサージ禁の薬剤の場合は，マッサージしない
5 後片づけをし，記録する ①針はリキャップせずに専用廃棄容器に捨てる ②高齢者の衣類を整え，全身状態と局所の観察をする ③手指衛生をし，記録をする	▶ 空アンプルは廃棄時に注射ラベルまたは注射処方箋（処方箋確認画面）と照合する **注意** 実施者のサインを忘れずにする

評価

- 与薬の安全確認の 6 R，指差し呼称，ダブルチェックを遵守できたか．
- 注射薬の作用機序，常用量，与薬方法，薬理効果，副作用を理解して筋肉内注射を実施したか．
- 神経や動脈への侵襲を回避した安全な部位を選択できたか．
- 神経刺激症状の有無を確認して薬液を注入したか．

静脈内注射

- 静脈内注射とは静脈に注射針を刺入，もしくは輸液ラインの側管から注射器を用いて薬液を注入する方法である．
- 注射器を用いて薬液を1回ごと投与する方法を「ワンショット（静注）」という．
- 高齢者では表在血管の減少，血管の狭小化や蛇行がみられ，皮下組織の弾力線維が薄くなっている．そのために針の刺入時に血管の逃避がみられるなど，静脈内注射の実施を困難にしている．

目的
・静脈内に直接薬液を注入し，迅速に薬効を得る．

チェック項目
・神経刺激症状（注射針刺入時の疼痛やしびれ）の有無
・薬物アレルギーの既往

適応
・他の投与経路では薬剤の刺激が強いかまたは無効である場合
・薬剤の迅速かつ強力な効果を期待する場合
・薬剤が血液または血管に作用することを期待する場合
・検査，処置に伴う薬剤投与

禁忌
・薬剤の禁忌事項に該当する人
・薬剤の慎重投与に該当する人では十分な注意を要する．
・配合変化などの禁忌事項に該当する薬剤の使用（混合禁の薬剤）

事故防止のポイント 神経損傷防止，医師の指示および指示受けの誤り防止，副作用（アナフィラキシーショック）防止，血管外漏出防止，血管外注入防止，静脈炎（感染や組織壊死の原因になる）防止，ライントラブル（自己抜去，誤接続，接続外れ，血液逆流，出血，閉塞，空気塞栓）防止，油性剤を誤って静脈に注入した場合の静脈塞栓防止，感染防止，針刺し事故防止，与薬の安全確認の6Rの遵守

必要物品 注射処方箋，薬剤，注射器（①），注射針〔薬液準備用23G，薬液準備用18G，静脈内注射用20〜23Gレギュラーベベル（RB）または翼状針20〜23G（②）〕，駆血帯（③），止血バンド，固定用テープ，圧迫用の綿花，アルコール綿（④），パッド付き絆創膏（⑤），ディスポーザブル手袋，マスク，トレイ，膿盆，専用廃棄容器

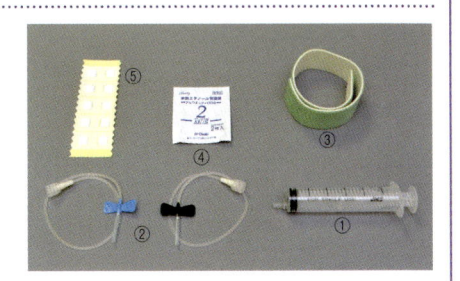

手順

要点	留意点・根拠
1 必要物品などの準備をする ①手洗いをする ②手袋，マスクを装着する ③注射処方箋と注射薬の確認をする ④目的に合った注射器と注射針を準備し，針を接続する	▶ 前述の **皮下注射** の **1**（p.489）参照 ▶「第3章【6】与薬①与薬事故防止」p.468参照 ▶ 注射器に対象者の氏名と薬剤名を記入する ▶ 薬液準備の際に太めの注射針付きの注射器を用いる場合は，準備の後，穿刺の前に静脈内注射用の針（20〜23G）に交換する

要点	留意点・根拠
⑤針の刃面と注射器の目盛りを合わせる	**根拠** 薬液の吸い上げや注射の際に用量の確認がしやすい
⑥アンプルの頭部を指ではじき，薬液を下部に集める	
⑦アンプルのくびれ部分をアルコール綿で消毒し，カットする	
⑧注射針のキャップを外す	**注意** 空アンプルは注射終了後まで捨てずにトレイに置いておく
⑨針がアンプルの切り口に触れないように注意し，アンプルを傾けて針先を薬液の中に入れ，薬液を吸い上げる	
⑩利き手で注射器を上から持ち，キャップを針ですくい上げるように装着する	**コツ** キャップは手に持たずに装着する
⑪静脈内注射用の針(20～23 G)に交換する場合はここで行う	▶ 薬液準備に用いた注射針を専用廃棄容器に捨てる
⑫注射器を垂直にし，注射器内の空気を完全に抜く	**コツ** 垂直にした注射器を軽く指ではじき，注射器内の空気を上に集めてから内筒をゆっくり慎重に押して空気だけを抜く
	注意 注射器内の薬液まで押し出さない
⑬利き手で注射器を上から持ち，キャップを針ですくい上げるようにして装着する．針がキャップに収まったら外れないように固定する	
⑭必要物品をトレイに準備する	▶ 翼状針を使用する場合は，交換する翼状針のチューブ内を薬液で満たしておく
2 高齢者の氏名を確認し，説明して同意を得る	
①本人に氏名を名乗ってもらう	**根拠** 高齢者は名前を呼ばれると，間違っていても返事をしてしまう可能性がある
②さらにネームバンドで氏名を確認する	
③注射処方箋の姓名と一致していることを確認する	
④準備した薬剤を確認する	**事故防止のポイント** 与薬の安全確認の6Rを指差し呼称し，ダブルチェックを行う
	▶ 最終チェック段階でエラーが発見されることも多い
⑤注射の目的，方法について丁寧に説明し，同意を得る	▶ 個々の高齢者に応じた説明方法と内容を考慮する
3 適切な刺入部位を選択し，消毒する	
①刺入部位を選択する	▶ 表在する静脈はすべて注射できる

動画
▶
3-18

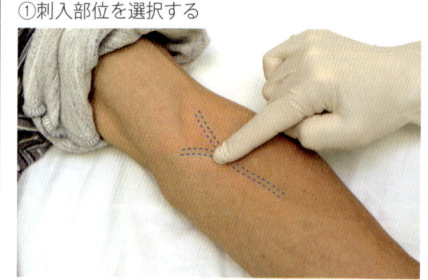

正中皮静脈の場合

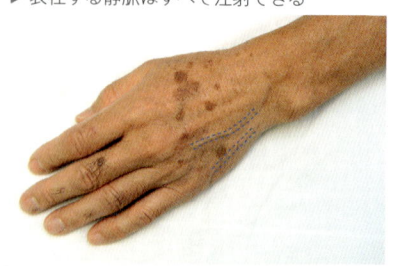

手背の場合

要点	留意点・根拠
	コツ 注射に適した安定した体位である座位または仰臥位をとってもらう．また，固定や刺入部の観察がしやすい部位を選択し，なるべく太く弾力のある血管を用いる
	注意 下肢静脈は血栓症や静脈炎などのリスクが高いため，できるだけ避ける．また，循環障害，知覚麻痺のある四肢は避ける
	禁忌 透析用シャント造設側，腋窩リンパ節郭清をしている側の上肢は避ける
	注意 動脈穿刺や神経損傷のリスクが高いため，尺側皮静脈は避ける
	コツ 同側で刺し替える場合は，前回の刺入部よりも末梢部位で駆血帯を締めることにより，前回刺入部からの出血と汚染を回避できる
	注意 蛇行している血管や関節付近は避ける
②駆血帯を締め，怒張した静脈を選択する	▶刺入部位より中枢側で駆血帯を締める
	注意 駆血は2〜3分以内とする **根拠** 駆血しすぎると，うっ血により血球が変化したり，毛細血管圧が上昇し，障害を生じる
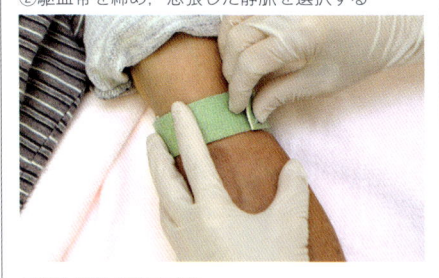	**コツ** 指先で血管の走行や深さ，弾力性，拍動の有無を確認する
	コツ 示指に伝わる感触で血管の状態を確認する．動脈なら拍動を感じる
③刺入部位を消毒する	**コツ** 刺入部位を伸展させ，アルコール綿で中心から円を描くように拭き，乾燥を待つ **根拠** 上下に往復した拭き方では，菌が残存しやすい
《血管が怒張しない場合の対処》 ・母指を中にして，手の握ったり開いたりを繰り返してもらう ・末梢から中枢に向かってさすったり，軽く叩くなどして血管を浮き上がらせる ・駆血した上肢を下垂させる（アームダウン） ・駆血した上肢をのせる枕が高い場合は低いものに替える ・寒冷時，末梢血管が収縮している場合は，事前に温かいタオルで温めて血管を拡張させる	▶筋肉を動かして静脈血管を刺激する **注意** 血管を選択できない時は，他の看護師や医師に依頼する
4 注射針を選択し，刺入する ①注射針を選択する．以下の場合は翼状針を使用する ・血管が細い ・前腕正中静脈以外の静脈 ・薬液注入に時間がかかる	**注意** 油性や粘稠度の高い薬剤，輸血や大量輸液の場合は太い針（18〜20 G）を選択する

6
⑤
与薬 ● 注射

要点	留意点・根拠

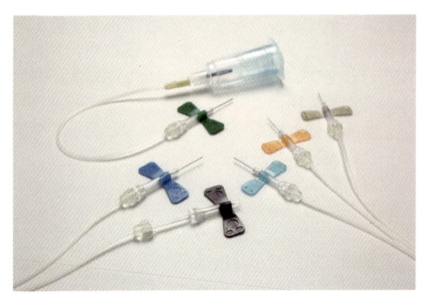

〔画像提供：ニプロ株式会社〕

▶ 針刺し防止機構付き翼状針も使用されている．注射針が血管内にある状態（穿刺したまま）で安全ボタンを押すと，針が本体に収納され，抜針後の針刺し損傷を防止する

②注射針のキャップを外し，注射器を垂直にして注射器内の空気を完全に抜く

コツ 垂直にした注射器を指で軽くはじき，注射器内の空気を上に集めてから内筒をゆっくり慎重に押し上げて空気だけを抜く
注意 注射器内の薬液まで押し出さない

③高齢者に声をかけ，注射針を刺入する

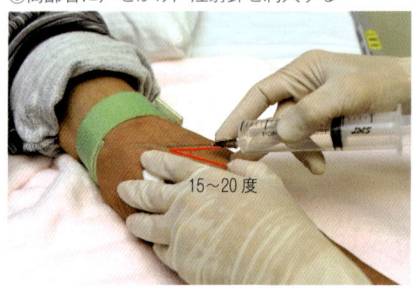

15〜20 度

▶ 注射針の刃面を上にし，皮膚面に対して 15〜20 度の角度で刺入する
▶ 刺入はなるべく 1 回で済ませる **根拠** 刺入の回数が増えるほど皮膚損傷や神経損傷，感染のリスクが高くなる
注意 高齢者の血管は蛇行していたり，針を刺した後に血管が逃げて針先から外れることが多い
コツ 空いている手指で皮膚をぴんと張るように縦横に引くと，血管を固定しやすい
注意 高齢者は血管壁が薄く，脆弱であるため，針を刺入すると血管壁が破れやすい

・翼状針の場合は翼（ウィング）を閉じて持ち，刺入する

禁忌 注射針と皮膚の角度を 45 度以上にしない
根拠 表在血管に刺入するため，注射針の刺入角度を小さくして神経損傷を回避する
▶ 静脈内に針が入ると，針先への抵抗の減弱を感じる

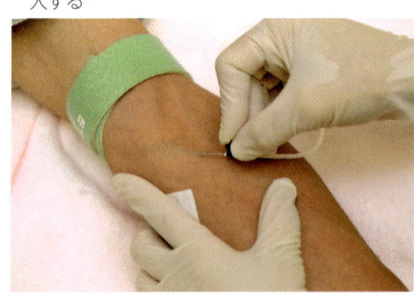

④内筒を少し引き，血液の逆流を確認する

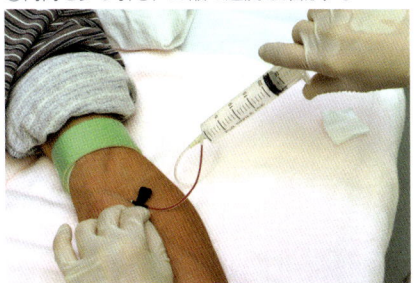

血液の逆流を確認する

⑤注射器を固定し，駆血帯を外す

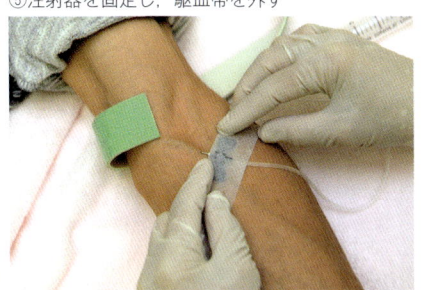

翼状針の翼を開き，固定する

⑥指示された速度で薬液をゆっくり注入しながら，神経刺激症状（激痛，しびれ）の有無を確認する

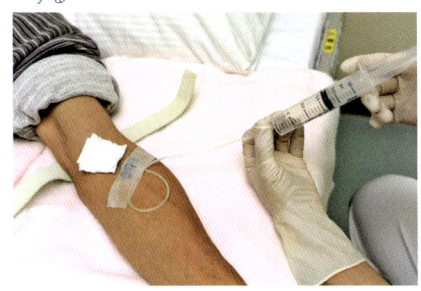

▶ 血液の逆流がない場合，針をわずかに進めたり引いたりする．ただし，さらに角度を深くして刺すことはしない **根拠** 神経損傷の可能性がある

コツ 注射器を利き手で固定し，反対の手で駆血帯を外す
注意 注射器を把持する持ち手が不安定にならないようにする．看護師のわずかな動きで針先がぶれることもあり，それに伴い痛みが生じたり，針先が血管外に外れたりすることがある
コツ 翼状針の場合は閉じていた翼を開き，利き手と逆の手でしっかり固定するか，テープで固定する

緊急時対応 しびれや激痛を訴えた場合は，直ちに針を抜き，状態を観察するとともに医師に報告し，診察を依頼する
▶ 穿刺した部位よりも末梢側の指の動き，放散痛や激痛，しびれの有無を確認する
注意 高齢者では痛みを感じにくいこともある
注意 注射による神経麻痺のうち，約半数が注射直後は無症状でその後に麻痺が生じている
注意 二次的に神経以外の組織の増殖が起こり，神経圧迫による麻痺が生じる場合がある
注意 薬液の注入は刺入部位と全身状態を観察しながらゆっくり行う必要があるが，看護師の手元が不安定になりやすく，刺入した針が血管外に移動してしまうおそれがある
事故防止のポイント
・事前に既往歴を十分に問診する
・ショックに対応できる救急処置の整備
・注射の開始直後から終了までは，安静下で十分に観察する

6
⑤

与薬 ● 注射

要点	留意点・根拠

⑦針の刺入角度と同じ角度で抜針し，アルコール綿でしっかり圧迫する

⑧刺入部位に小さく丸めた圧迫用のガーゼか綿花を当て，テープで固定した後，止血バンドを巻く．止血を確認できたら，パッド付き絆創膏で保護する

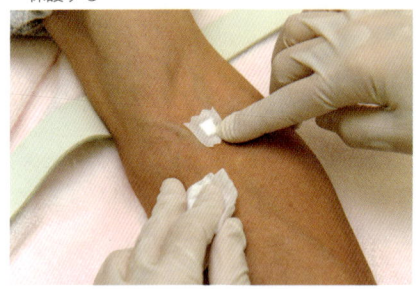

パッド付き絆創膏で刺入部位を保護する

《動脈に刺入した可能性のある場合の対処》

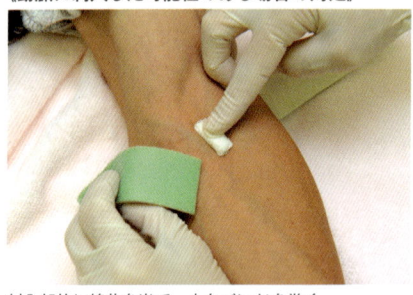

刺入部位に綿花を当て，止血バンドを巻く

《アレルギー反応が起こった場合の対応》
①直ちに薬剤注入を中止する

《血管外漏出が起こった場合の対応》
①針は抜かずに直ちに医師に報告する
②漏れた薬剤をできるだけ吸引する

③局所麻酔薬(1% キシロカイン，塩酸プロカイン注)などの局注をする

コツ あらかじめアルコール綿を刺入部位に添えておく

事故防止のポイント 針刺し損傷の確率が高い翼状針は，抜針後，注射器から取り外さずに専用廃棄容器に捨てる

緊急時対応 血液の逆流が強く拍動がある場合は，動脈穿刺の可能性がある．他の看護師に応援を求め，抜針後の圧迫止血を十分に行う．圧迫は5分間以上行い，医師に報告し，指示を確認する

コツ 刺入部位に小さく丸めた圧迫用のガーゼか綿花を当て，止血バンドを巻く

▶ 圧迫解除後も穿刺部位からの出血傾向がないか観察を続ける

事故防止のポイント 抗血栓薬を服用中の場合，出血傾向が強いため，完全に止血できたか確認する

▶ 救命のための薬剤注入の静脈路が別に確保されている場合は，ショックを起こした薬剤注入に使用したルートは抜去する **根拠** チューブ内に残っている原因薬剤が，それ以上体内に入らないようにする

▶ 静脈路が他にない場合はルートは抜去せずに，留置針の接続部の延長チューブからすべて交換して使用する

注意 手関節やその末梢で血管外漏出が起きると，特に重篤な後遺症を残す可能性が高い

事故防止のポイント

・曝露防止のための防護用具(手袋，マスク，ゴーグル，帽子，ガウンなど)の使用

・薬剤がボトル内から漏出しないように，バイアル内は陽圧にしない

要点	留意点・根拠

《血腫がみられた場合の対応》

①抜針後，少なくとも1分間は刺入部位を圧迫するよう指導する

▶血管壁が損傷し，血管外に血液がたまることにより形成される

注意 抗血栓薬を内服している際には特に止血が不良であるため，場合によっては止血帯などによる圧迫固定が必要である

禁忌 血管を傷めるため，静脈内注射部位はマッサージしない

②圧迫解除後さらに1分間は刺入部位の腫脹や出血傾向がないか観察する
③小さな血腫の場合，出現直後は冷却し，その後温めて吸収を促す

⑤ 後片づけをし，記録する

①針はリキャップせずに，専用廃棄容器に捨てる

②高齢者の衣類を整え，全身状態と局所の観察をする

③手指衛生をし，記録をする

▶空アンプルは廃棄時に注射ラベルまたは注射処方箋(処方確認画面)と照合する

▶知覚異常，発赤，腫脹，熱感，蕁麻疹，悪心・嘔吐などのアレルギー症状は後から出現することもある

注意 実施者のサインを忘れずにする

◆輸液ラインからの側管注

《閉鎖式輸液ラインの場合》

①金属針の付いていない静注専用注射器を準備する

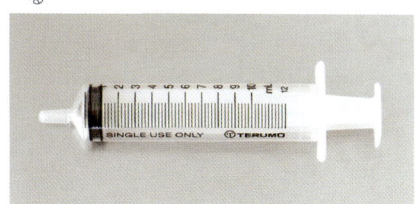

禁忌 閉鎖式輸液セット(クローズドシステム)には絶対に注射針を刺入してはいけない **根拠** 内部のシリコンシールが破損し，薬液漏れの原因になる

②刺入部位を観察，確認する

▶静注に使う点滴静脈内注射の刺入部位を観察，確認する

注意 刺入部痛，発赤，腫脹などがある場合は血管外漏出(薬液漏れ)の可能性がある

禁忌 このようなラインから静注してはいけない

▶留置針を一度抜針し，別の血管を確保する

③延長チューブコネクター接続部(注入口)を消毒する
④注射器と接続する

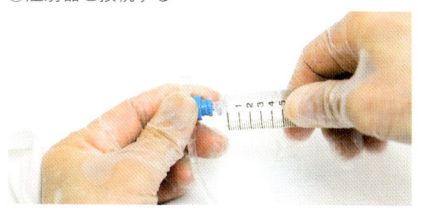

コツ 注射器のオス・ルアーコネクター＊を注入口に真っすぐ押し込んでから左右のどちらかに15度くらい押し回しすると，固定できる

＊ルアーコネクター：ルアーテーパー(luer taper)ともいい，差し込み式の接続方法のこと．オス(male)ルアーと，メス(female)ルアーの2種類を差し込むことで薬液漏れのない接続が可能となる

要点	留意点・根拠
⑤注射器の内筒を少し引き，薬液の逆流の確認をする ⑥薬液を注入する ⑦注射器を抜去する	**注意** 指示された速度でゆっくり注入する ▶ 注射器の内筒を押しながら抜去する **根拠** 押しながら抜去しないと，チューブ先端部に血液逆流による血栓形成と細菌感染の可能性が生じる **注意** コネクターにはキャップは不要である

《三方活栓（L 型）を使用している場合》
①三方活栓の接続ルート側を OFF にし，保護栓を外す
②薬液を流出させ，ハブ内の空気を抜く
③ハブをアルコール綿で消毒する
④準備した薬液の入った注射器を高齢者側を OFF にした三方活栓に接続する
⑤コックを輸液ラインのボトル側に倒す

▶ ハブの内腔も拭く．保護栓は捨てる

▶ 側管注をする薬液（のみ）を注入する時は，ボトル側を OFF にする

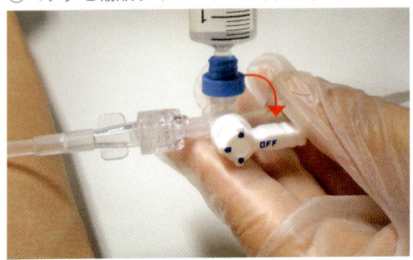

コックをボトル側に倒す〔画像提供：ニプロ株式会社〕

⑥ゆっくりと薬液を注入する

注意 注射器は立てておく **根拠** ハブ内の空気が注射器に入った場合に，その空気を注射器の上部に上げ，薬液注入の際に一緒に流し込まないようにする

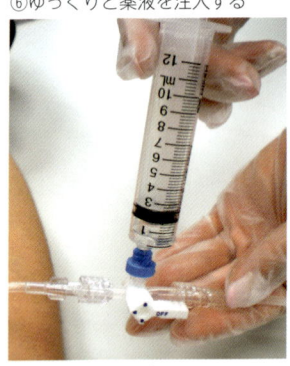

〔画像提供：
ニプロ株式会社〕

注射器を立てておく

⑦コックを注射器側に倒し，注射器を外す
⑧アルコール綿で接続部に付着している薬液を拭き取り，ハブとその内腔を消毒する
⑨新しい保護栓を三方活栓に取り付ける

根拠 三方活栓内に薬液が残留していると細菌が繁殖し，輸液ラインからの感染リスクが高くなる

評価

- 与薬の安全確認の 6 R，指差し呼称，ダブルチェックを遵守できたか．
- 注射薬の作用機序，常用量，与薬方法，薬理効果，副作用，配合禁忌を理解して静脈内注射を実施したか．
- 神経や動脈への侵襲を回避した安全な部位を選択できたか．
- 神経刺激症状の有無を確認して薬液を注入したか．
- 血管外漏出，血管外注入，動脈穿刺，神経穿刺，薬剤の配合変化，アナフィラキシーショックが起きた時の対処方法を熟知しているか．
- 実施前に対象者の禁忌薬剤，アレルギーの有無を確認したか．

点滴静脈内注射

- 点滴静脈内注射とは，末梢の静脈に注射針を留置し，持続的に薬液を注入する方法である．
- 高齢者は体重に占める体内水分量が成人に比し約 5% 減少し，特に細胞内液は 40～30% に減少している．そのため，脱水や浮腫，電解質異常が生じやすく，輸液管理が必要となる場合がある．
- 高齢者は慢性疾患や複数の疾患に罹患していることが多く，輸液療法は長期に必要となりやすい．
- 点滴静脈内注射，輸液療法は，薬剤や輸液剤の処方から始まり，輸液の調剤，静脈路の確保，点滴の開始，実施終了までの過程がある．それらの過程において発生する可能性のあるエラーを想定した事故防止の取り組みが重要である．

目的
- 水，電解質，酸塩基平衡の維持・補正を行う．
- 治療薬剤を持続投与する．
- 循環血液量，膠質浸透圧を維持する．

チェック項目
- 本人(家族)の説明への理解の程度
- 輸液ライントラブル(不適切な固定，誤接続，接続外れ，混濁，屈曲，気泡の混入)の有無
- 複数ラインの場合の取り違え防止対策(各々薬剤名を明記したテープをつけて区別するなど)，自己抜去防止対策，体動，不穏などに対する対応策が講じられているか．
- ナースコールの位置
- ME 機器(輸液ポンプ，シリンジポンプ)の操作方法，作動状況
- 環境整備(ベッド周囲の整理整頓，輸液ラインおよび点滴スタンドの位置の調整など)がなされているか．

適応
- 大量の水分を喪失している場合：重症の下痢，手術中や手術後の人
- 身体に必要な水分・栄養を経口的に摂取できない場合：消化管障害や意識障害のある人
- 他の投与経路では薬剤の刺激が強いかまたは無効である場合：昇圧薬の持続注入など
- 体液の電解質異常があり，補正する必要がある場合
- 検査，処置に伴う血管確保が必要な場合

禁忌
- 薬剤の禁忌事項に該当する人
- 配合変化などの禁忌事項に該当する薬剤の使用(混合禁の薬剤)

事故防止のポイント
以下を防止する：
　医師の指示および指示受けの誤り，輸液ラインとそれ以外のライン〔経管栄養，持続洗浄用ライン(ヒビテン)など〕の取り違え，輸液量の過剰投与〔腎機能，心機能異常のある人では危険(脱水状態では輸液量の不足も同様に危険)〕，糖尿病のある人へのブドウ糖の過剰投与(高濃度のブドウ糖輸液は異常高血糖を招く)，カリウム製剤の過剰投与(カリウムを急速に投与した場合は致命的な影響を与える)，持続点滴の薬剤注入速度の誤り(昇圧薬，降圧薬，鎮痛薬，インスリンなどは注入速度が重要)，安全器材の不十分な操作技術，点滴静脈内注射の重大な合併症である感染症(菌血症，真菌血症，敗血症)，血管外漏出，血管外注入，静脈炎(感染や組織壊死の原因になる)，ライントラブル(自己抜去，誤接続，接続外れ，血液逆流，出血，閉塞，空気塞栓)，副作用(アナフィラキシーショック)，針刺し，与薬の安全確認の 6 R の不徹底

〈輸液の準備〉
注射処方箋，薬剤，輸液バッグ，溶解液，注射器，プラスチックカニューラまたは注射針，アルコール綿，トレイ，ディスポーザブル手袋，擦式消毒用アルコール製剤，マスク，輸液セット，延長チューブ
〈点滴静脈内注射の実施〉
注射処方箋，輸液セット，延長チューブ，留置針，アルコール綿，透明フィルム，固定用テープ，油性ペン，はさみ，防水シーツ，駆血帯，ディスポーザブル手袋，擦式消毒用アルコール製剤，マスク，トレイ，専用廃棄容器，点滴スタンド

〈輸液ラインのヘパリンロック〉
プレフィルドシリンジ，アルコール綿，三方活栓のキャップ，固定用テープ，網包帯，ガーゼ，はさみ，
ディスポーザブル手袋，擦式消毒用アルコール製剤，マスク，トレイ，専用廃棄容器

手順

要点	留意点・根拠
◆輸液の準備 ※薬剤師によるクリーンルームやクリーンベンチでの実施が理想的であるが，できない場合には以下のことに留意して行う **1 事前準備をする** ①手洗いをし，ディスポーザブル手袋とマスクを装着する ②注射処方箋と注射薬の確認をする	 **事故防止のポイント** 作業台は使用前に消毒液で清拭しておく ▶「第3章【6】与薬①与薬事故防止」p.468 参照
2 ミキシングを行う ①輸液バッグを開封し，ゴム栓をアルコール綿で消毒する ②ゴム栓の穿刺用くぼみ(IN)に注射針を垂直に刺し，輸液バッグ内に準備した薬液を混注する 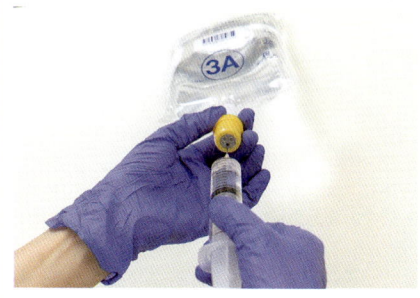 ③注射針を抜く ④輸液バッグを軽く上下させ，混ぜる	**根拠** 輸液のゴム栓表面の無菌性は保証されていない ▶ ゴム栓の穿刺用くぼみ IN/OUT は，同一くぼみへの再穿刺防止のための区別であり，どちらに刺しても問題はない ▶ ミキシングの目的は2つ以上の薬剤を合わせることである．アンプルやバイアルから注射器で薬液を吸い上げて混注する方法の他，薬剤と溶解液が一体化している隔壁開通タイプ，溶解液にバイアルを押し込むタイプ，プレフィルドシリンジ製剤(薬剤が充填されている注射器)を用いる方法などがある **コツ** 輸液バッグの内壁に沿うように静かに注入すると，泡立ちにくくなる ▶ 輸液バッグを立て，注入した薬液と同量のエア抜きをし，垂直に注射針を抜去する
3 プライミングを行う ①輸液ラインのクレンメを滴下筒近くに動かし，閉じる ②輸液バッグを点滴スタンドにかけ，ゴム栓をアルコール綿で消毒する ③ゴム栓の穿刺用くぼみ(OUT)に輸液ラインの針を刺す	 ▶ 必要に応じて輸液ラインに三方活栓，延長チューブを接続する ▶ 延長チューブは，高齢者の行動範囲をアセスメントして調整する **コツ** ゴム栓面に対し，垂直にゆっくりと刺す **根拠** コアリング(注射針をゴム栓に穿刺する時，ゴム栓が削り取られ，ゴム片が発生する現象)の防止

要点	留意点・根拠
④5〜6回ポンピング(指で軽く押しはさむ)し, 滴下筒の1/3〜1/2程度薬液を満たす 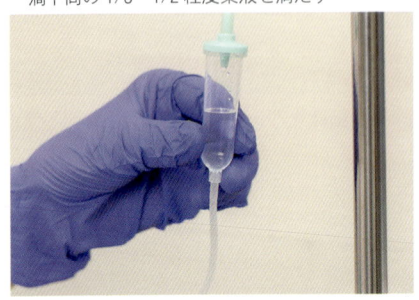	**注意** クレンメは閉じたまま行う. また, 薬液が少なすぎると気泡が混入しやすい ▶留置針の場合, 針と輸液ラインは別の状態で準備し, 針を刺入した後でプライミングされたラインと接続する ▶翼状針の場合, 輸液ラインと翼状針を接続した状態でプライミングする
⑤クレンメをゆっくり開き, ラインの先端まで薬液を流す. 先から液が出たら, クレンメを閉じる	**注意** 急速にプライミング(ラインを薬液で満たすこと)を行うと, ライン内に気泡が生じる **禁忌** 輸液バッグに油性ペンで直接文字を書かない **根拠** 油性ペンの成分であるキシレンなどの溶剤がバッグ内に移行することが確認されている
⑥輸液ルートをまとめ, 必要物品をトレイに準備する	▶下記の「**◆点滴静脈内注射の実施**」へ続く

◆点滴静脈内注射の実施

1 高齢者の氏名を確認し, 説明して同意を得る ①本人に氏名を名乗ってもらう ②さらにネームバンドで氏名を確認する ③注射処方箋の姓名と一致しているか確認する ④準備した薬剤を確認する ⑤点滴静脈注射の目的や方法などをわかりやすく丁寧に説明し, 同意を得る	**根拠** 高齢者は名前を呼ばれると, 間違っていても返事をしてしまう可能性がある **事故防止のポイント** 与薬の安全確認の6Rを指差し呼称し, ダブルチェックを行う ▶個々の高齢者に応じた説明方法と内容を考慮する
動画 3-19**2** 適切な刺入部位を選択し, 消毒する ①体位を整える ②適切な刺入部位を選択する 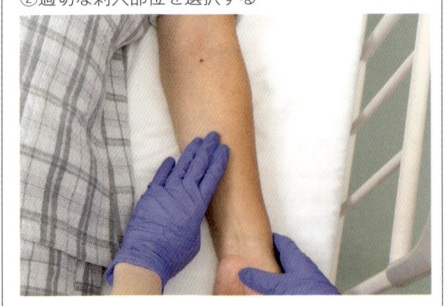	▶点滴静脈内注射に適した安定した体位は仰臥位である ▶対象者の動きを制限しないことを第一とした上で, 固定や刺入部の観察がしやすい部位を選択する ▶刺入時の痛みを軽減するために, 痛点が少ない順(前腕の外側→前腕の内側→手背)に血管を探す **コツ** 認知症高齢者の場合は, 上肢の可動域を確認し, なるべく手の届かない部位を優先的に選択する **コツ** 1本の血管が長く見えている時は, 末梢から穿刺していく **根拠** 穿刺に失敗してもその部位より上部の血管を使える **注意** 蛇行している血管や関節付近は避ける **禁忌** 透析用シャント造設側, 腋窩リンパ節郭清をしている側の上肢は避ける

要点	留意点・根拠
③駆血帯を締める ④刺入部位を消毒する	コツ 単包化されたアルコール綿を使用する 禁忌 アルコール綿の作り置きはしない

3 安全カバーおよび止血弁付き留置針を刺入し，輸液ラインを接続する

①安全カバーを保持したまま，針先を傷めないようにプロテクターを外す

事故防止のポイント 静脈用留置針は，針刺し事故防止機能をもつ安全カバー装置付きや，挿入時の血液曝露防止機能をもつ止血弁付きのものが適している〔以下写真7点提供：メディキット株式会社（参考商品スーパーキャス）〕
▶ 持続的に投与する場合は静脈留置針を用いるが，短時間の点滴静脈内注射ならば翼状針でもよい

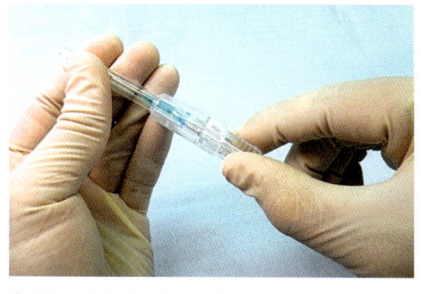

②刃面の向きが上向きであることを確認し，安全カバーを持って静脈に刺入する

▶ カテーテルが金属内針の刃面部分に覆いかぶさっていないことを確認する
▶ 白いボタンスイッチが上向きの場合，刃面も上向きとなる
コツ 穿刺角度は 30 〜 45 度を目安とする
事故防止のポイント 針の刺入後，神経刺激症状（激痛，しびれ）の有無を確認し，症状がみられた場合は直ちに抜針する

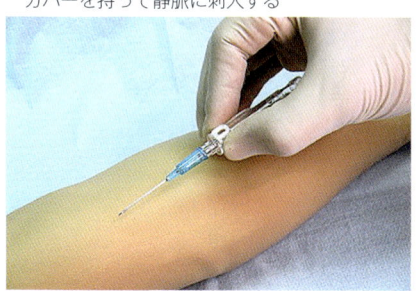

③フラッシュバック（血液逆流）を確認する

▶ 静脈内に針が入ると針先への抵抗の減弱を感じる

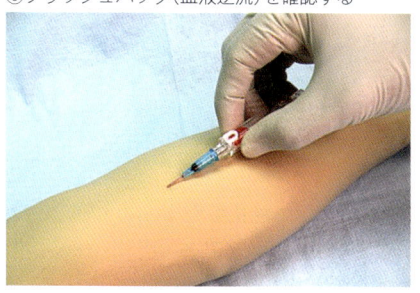

要点	留意点・根拠

④血管を確保したら，内針を動かさずカテーテルを必要な深さまで進める

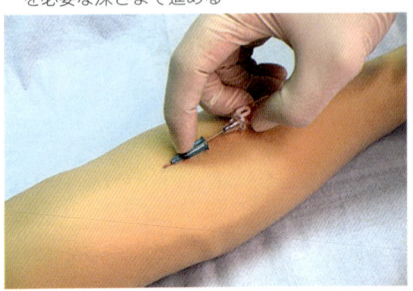

コツ 挿入角度を 15 度くらいに寝かせ，カテーテルだけゆっくり進める

注意 内針の再挿入はしない

注意 カテーテルの進入が浅すぎると血管内腔に到達せず，反対に深すぎると血管壁を貫通してしまう

⑤カテーテルハブ内への血液逆流の確認したら，直ちに駆血帯を外す

⑥金属内針がカテーテル内にある時に白いボタンスイッチを押し，金属内針を安全カバー内に収納する

▶ カテーテルハブ内蔵の止血弁により圧迫止血は不要である

▶ ボタンスイッチを押しても金属内針が収納されない場合は，もう一度スイッチを押す．再度押しても作動しない場合は，金属内針をゆっくりと抜去し，速やかに専用廃棄容器に捨てる

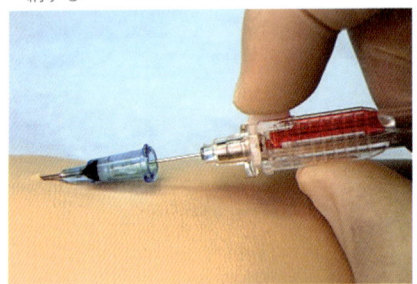

⑦金属内針を安全カバーに収納した後は速やかに専用廃棄容器に捨てる

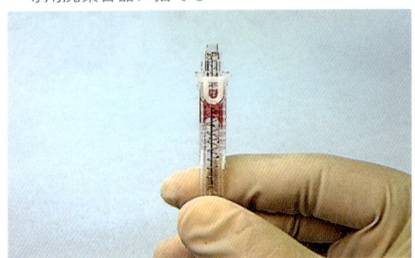

安全カバーに収納された状態

要点	留意点・根拠
⑧カテーテルハブと輸液ラインを接続する 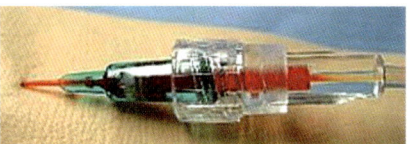 **ラインと接続した状態**	▶ 止血弁付き留置針では，血液曝露による感染リスクが少なく，また残血処理が不要のため，ライン接続部を衛生的に保持できる（凝血付着などがない） ▶ 止血弁機構の有効作用時間は十数秒程度 [注意] 止血弁機構は1回限りのみ有効で，一度でも注射器やラインと接続したら，外す際には圧迫止血し，血液曝露を防止する [注意] 止血弁が付いていない従来の留置針では，必ず中枢側で血管を圧迫し，止血すること
4 滴下する ①正確かつ適切な速度調節を行う	▶ NOTE(p.523)参照 [コツ] 認知症高齢者の場合，点滴スタンドなどは手の届かないところ，または視界に入らない位置に置く
動画 3-20**5 刺入部を固定する** ①刺入部に透明フィルムを貼り，針基盤を固定する 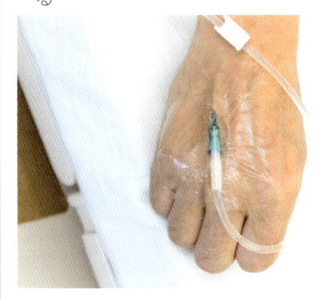 ②延長チューブはループを作るようにテープで固定する ③その上に日時を記入したテープを貼り，固定する 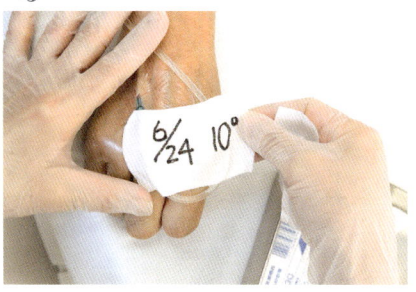	
	[事故防止のポイント] 外的な力(引っ張られること)による針先の抜去，血管外移動を防止する [事故防止のポイント] 針を72〜96時間以内に刺し替えする　[根拠] 静脈炎の防止．高濃度(15%以上)のブドウ糖を含む浸透圧の高い液体を末梢静脈から輸液すると，血管内皮細胞の内側から細胞外(血管内)へ水が移動する．これにより細胞が損傷され，静脈炎を起こす ▶ 毎日，刺入部の観察を各勤務帯で行い，点滴漏れや発赤，腫脹などの異常を早期発見する

要点	留意点・根拠
6 後片づけをし，記録する ①高齢者の衣類を整え，全身状態と局所の観察を行う ②手指衛生をし，記録する	**注意** 知覚異常，発赤，腫脹，熱感，蕁麻疹，悪心・嘔吐などのアレルギー症状は後から出現することもある **コツ** 点滴自己抜去防止対策として，昼夜逆転，夜間せん妄のある高齢者の場合，可能であれば日勤帯もしくは消灯時間までに終了する **注意** 実施者のサインを忘れずにする

◆輸液管理中の観察・評価

要点	留意点・根拠
1 輸液量の評価，過剰症状・欠乏症状の観察を行う ①IN/OUT バランスと身体所見から輸液量が適切で，体液量が一定に保たれているかを評価する ②過剰症状や欠乏症状の徴候がないか観察し，早期発見に努める ③輸液の効果を心拍数や血液・尿の検査データ，体重などから評価する	▶ IN/OUT バランスの計算式は，下記のとおり （輸液量＋経口摂取量＋代謝水）－（尿量＋便＋不感蒸泄＋排液量） ▶ 過剰症状としては，血圧低下や脈拍数の増加，体重増加，起坐呼吸，30 度以上の座位での頸静脈怒張，末梢浮腫などが挙げられ，心不全をきたす危険性がある ▶ 欠乏症状としては，口渇（口腔粘膜の乾燥），皮膚ツルゴール反応の低下，ハンカチーフサイン，急激な体重減少，尿量減少などがあり，脱水をきたす危険性がある
2 輸液による影響を評価する ①バイタルサイン測定とフィジカルアセスメントを実施し，輸液による影響を評価する ②副作用や危険な症状が出ていないか，注意深く観察する	▶ 顔色の変化や，呼吸苦，副雑音，頻脈，不整脈，気分不快感，頸静脈怒張などが生じていなか観察する **緊急時対応** 異常呼吸がみられた場合，低酸素血症に陥っている可能性があるため，ABCD 評価を行い，早急に医師に報告し，指示に従う ▶ 薬剤が末梢静脈→肺循環→左心→体循環という経路をたどり全身に行きわたるのに要する時間は5～10 分と迅速であるが，生命に危険のある副作用を引き起こす可能性も高い **注意** 高カロリー輸液では，静脈血に直接グルコースを投与するため，血糖の急上昇・急降下が起こりやすく，実施中に高血糖・低血糖症状が出現する可能性がある **緊急時対応** 症状がみられた場合には，血糖チェックを行い，医師に報告するとともに，高血糖・低血糖に対する処置を速やかに行う **注意** 輸液ライン内に空気が混入していると，それが血流にのって肺まで到達し，肺空気塞栓を起こすおそれがある．胸痛や呼吸苦，低酸素血症，ショック症状などを見逃さない

要点	留意点・根拠
3 輸液速度が適切か評価する ①輸液残量と輸液時間から医師の指示通りの輸液速度となっているか確かめる	▶ 必要に応じて，滴数を調節する ▶ NOTE（p.523）参照
4 刺入部や輸液ラインを観察する ①刺入部の皮膚の状態を観察する ②刺入部の固定が適切になされているか確認する ③刺入部に液濡れや汚染がないかチェックする ④体動などによって輸液ラインのトラブルが生じていないか確認する	▶ 刺入部周囲に発赤や腫脹，疼痛，熱感などの皮膚の異常はないか確かめる ▶ ドレッシング材やテープが剝がれていないか確認する **注意** 刺入部をシーネや包帯で固定している場合は，包帯に隠れた部分の皮膚の観察と清潔保持も必要である ▶ 液濡れや汚染がある場合は，刺入部の消毒と再固定が必要となる ▶ 閉塞や屈曲，接続部の緩みがないかなどをチェックする **注意** 認知症高齢者などに対する点滴自己抜去防止対策としての身体拘束（つなぎの着用，ミトン装着，抑制帯の使用など）は最小限にとどめる
5 薬剤配合変化が生じていないか観察する ①配合変化が起こっていないか注意深く観察する ・配合変化とは，2種類以上の注射薬を混合することで生じる物理的，化学的変化のことで，ボトル・バッグ内，注射器内，フィルター，投与ルート内などで生じる ・外観変化を認める場合と認めない場合に分かれる ・通常，注射薬には主薬の他に溶解補助剤，安定化剤などが添加されており，注射薬の配合変化は，主薬相互，主薬と添加剤，添加剤相互に起因する場合などに分類される	▶ 配合変化の多い注射薬として，オメプラール，ネオフィリン，チエナム，エフオーワイ，ドルミカムなどが挙げられる **注意** 強酸性側の注射薬と強アルカリ性側の注射薬を混合すると，pHの変動による混濁，沈殿，結晶析出，変色などの外観変化が起こる **注意** CVラインや静脈ラインからの側管注（ラシックス，ビソルボン，セルシンなど）によりライン内で白濁し，ラインが閉塞する可能性もある **注意** 目視で確認できる外観変化を認めなくても，亜硫酸塩（アミノ酸輸液，一部の高カロリー輸液製剤などに含まれている）と，ガベキサートメシル酸塩（注射用エフオーワイ），ナファモスタットメシル酸塩（注射用フサン）などとの配合は禁忌である **根拠** 亜硫酸塩の触媒作用により加水分解反応が起き，薬剤が分解される **事故防止のポイント** ・注射薬の組成，主薬の性状，安定性，緩衝能などを理解し，配合変化を予測する ・混合順序や混合方法などを工夫する．これにより配合変化を回避できる場合も多い

要点	留意点・根拠
◆輸液ラインのヘパリンロック（三方活栓付き延長チューブを介した方法）	▶ 頻繁に輸液を行う必要がある場合，不要な針刺しを回避するため留置針を使用する．輸液をしていない時に留置針や管の部分に血液がたまって凝固し，カテーテルが閉塞するのを防止するため，ヘパリン加生理食塩液または生理食塩液をカテーテル内に充填しておく．この手技をヘパリンロック（または生食ロック）という
1 必要物品などの準備をする ①手洗いをし，ディスポーザブル手袋とマスクを装着する ②注射処方箋とヘパリンロック用薬剤の確認をする ③必要物品をトレイに準備する	▶「第3章【6】与薬①与薬事故防止」p.468 参照 ▶ プレフィルドシリンジ（ヘパリン製剤または生理食塩液があらかじめ充填された注射器），三方活栓のキャップ，アルコール綿，網包帯，ガーゼ，固定用テープを準備する ▶ プレフィルドシリンジの長所として，ヘパリン加生理食塩液を作る手間が省け，異物混入や細菌感染，誤薬などを防止できる
2 高齢者の氏名を確認し，説明して同意を得る ①本人に氏名を名乗ってもらう ②さらにネームバンドで氏名を確認する 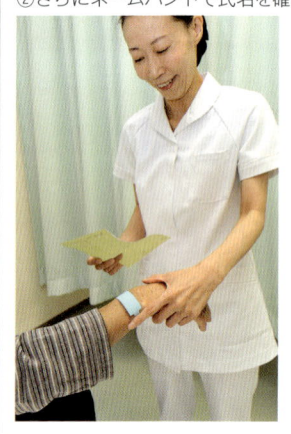 ③準備した物品を確認する ④ヘパリンロックの目的や方法などをわかりやすく丁寧に説明し，同意を得る	**根拠** 高齢者は名前を呼ばれると，間違っていても返事をしてしまう可能性がある ▶ 個々の高齢者に応じた説明方法と内容を考慮する
3 ヘパリンロックを実施する ①三方活栓のコックを高齢者側に回し，輸液のメインルートを遮断する ②三方活栓の接続部をアルコール綿で消毒し，プレフィルドシリンジをつなぐ	

③シリンジ側と高齢者側が開通するようにコックをメインルート側に回す(通路を確保する)

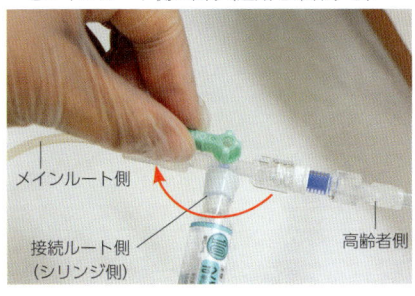

メインルート側

接続ルート側
(シリンジ側)

高齢者側

④シリンジを立てて内筒を引き,三方活栓内の空気を抜くと同時に刺入部の逆血を確認する
⑤ゆっくりと注入する

⑥完全に注入が終了する前に,シリンジの内筒を押しながら三方活栓のコックをシリンジ側に回し,メインルート側と高齢者側が交通するようにする(陽圧ロック)

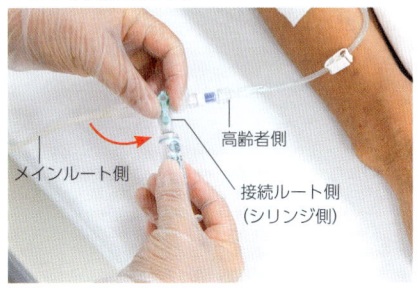

メインルート側

高齢者側

接続ルート側
(シリンジ側)

⑦シリンジを抜き,三方活栓の接続部を消毒する
⑧新しい三方活栓のキャップをする
⑨ラインを固定する

コツ 開通が困難な場合,1 mL シリンジでフラッシュすると,効果的に圧力を加えることができる
注意 血液凝固を認めた場合はフラッシュせずに抜去し,別の部位に留置針を再挿入する

注意 逆血がない場合,外筒の先が詰まっているか,針先が血管壁に当たっている可能性がある
根拠 急速に注入すると,血管外漏出の原因となる
注意 注入中に刺入部位が膨れてきたり,痛がる時は中止する
根拠 加圧しながらコックを閉鎖することでルート内を陽圧に保ち,血液の逆流を防止できる

コツ 延長チューブを巻くようにしてまとめ,網包帯などでカバーする
▶ 三方活栓が直接皮膚に当たらないようガーゼで包む

評価

- 与薬の安全確認の6R，指差し呼称，ダブルチェックを遵守できたか．
- 注射薬の作用機序，常用量，与薬方法，薬理効果，副作用，配合禁忌を理解して点滴静脈内注射を実施したか．
- 神経や動脈への侵襲を回避した安全な部位を選択できたか．
- 神経刺激症状の有無を確認して薬液を注入したか．
- 血管外漏出，血管外注入，動脈穿刺，神経穿刺，薬剤の配合変化，アナフィラキシーショックが起きた時の対処方法を熟知しているか．
- 実施前に対象者の禁忌薬剤，アレルギーの有無を確認したか．
- 輸液管理中，異常がないか十分な観察，評価を行い，事故を防止できたか．
- ヘパリンロックの目的を理解し，正しく実施できたか．

輸液の速度調節

■輸液の速度調節の重大性

　看護師には，医師の指示に従い，輸液の速度調節を正確かつ適切に行うことが求められる．速度が速すぎると，うっ血性心不全や肺水腫，異常呼吸，動悸，気分不快感などが起こりやすい（表1）．事故防止のポイントとして，添付文書やラベルに「ゆっくりと」「緩徐に」「○○以上の時間をかけて」など，速度に関する記載がされている場合は，万全の注意を払う．

表1　投与速度に注意すべき主な薬剤

薬剤名	起こる得る重篤な副作用
カリウム製剤	不整脈，心停止
リドカイン製剤	心停止
昇圧薬 （カテコラミン系循環器用剤）	心停止，一過性の血圧低下，循環・呼吸障害
抗菌薬	静脈炎，血管痛，心停止
ステロイド剤	心停止，不整脈
抗癌剤	意識低下，昏睡状態

■1分間の滴下数の求め方

$$\frac{輸液セットの滴下数/mL \times 1時間当たりの輸液量（mL/時）}{60}$$

〈例1〉成人用輸液セット20/mLを使用して500 mLを5時間で投与する場合
・1時間当たりの輸液量は500（mL）÷5（時間）＝100 mL
・上記の式にあてはめると，20×100÷60 ≒ 33滴数/分となる
⇒15秒当たり8滴数を目安に調節する

〈例2〉小児用輸液セット60/mLを使用して500 mLを12時間で投与する場合
・1時間当たりの輸液量は500（mL）÷12（時間）≒ 42 mL
・上記の式にあてはめると，60×42÷60 ≒ 42滴数/分となる
⇒15秒当たり10滴数を目安に調節する

■滴下数の正確な維持

　滴下数を正確に保つためには，滴下数に影響を及ぼす要因（体位，関節の屈曲，輸液ラインの圧迫・屈曲，留置針の先端が血管壁に当たっている，クレンメ，接続部の緩み，輸液バッグと刺入部位の落差，他の薬剤の側管注入）を十分に把握し，適切な頻度で観察することが重要である．

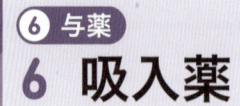

⑥ 与薬
6 吸入薬

亀井 智子

高齢者の特徴と吸入療法の必要性

- 吸入療法は, 気管支喘息や高齢者に多い慢性閉塞性肺疾患(COPD)の主な治療法の1つになっており, 比較的少量の薬物を気道や気管支に限局して噴霧する.
- 吸入器にはジェットネブライザー, 超音波ネブライザー, 定量噴霧式吸入器(MDI), ドライパウダー式吸入器(DPI), ソフトミスト定量吸入器(SMI)などがあり, 携帯が容易である.
- 高齢者では MDI の噴霧と吸入のタイミングが合わないこともある. その場合は, スペーサーやリザーバーなどの吸入補助具を使用する.

吸入のアセスメント

1 呼吸状態, 痰, 気管狭窄
- 問診, 聴診, 視診により, 呼吸困難の状態, 痰の貯留状況, 気管狭窄の程度などを把握する.
- COPD などの慢性呼吸不全者では, 閉塞性換気障害などにより, 呼吸困難, 特に労作時呼吸困難感などが生じやすい.
- 胸郭の聴診では, 肺副雑音の有無を確認する.
- 息切れ, 呼吸困難感の程度を評価する. 安静時, 労作時, 運動時に分けて確認する. 息切れは主観的なものであるが, 評価する際には, 客観的な指標(修正版ボルグスケール, MRC 息切れスケール, フレッチャー・ヒュー゠ジョーンズ分類など)を用いる(「第3章【3】呼吸・循環管理③酸素吸入療法」p.407 参照).
- 痰の量, 色, 性状(「第3章【3】呼吸・循環管理①吸引」p.383 参照)を確認する.
- 咳の様子(湿性・乾性, 頻度, 時間帯)を観察する.

2 心身・認知機能
- 吸入薬の名前と使用方法を理解できているか, 不安感などがないか確認する.
- 本人の理解が得られにくい場合は, 家族にも指導する.
- ステロイド吸入後は, 口腔カンジダ症予防のために含嗽を行うことを理解しているか確認する.

3 吸入薬
- 処方されている薬剤の種類を把握する.
- 気管支拡張薬(β_2刺激薬, 抗コリン薬), ステロイド薬, 抗アレルギー薬, 合剤など
- MDI では, 懸濁タイプの薬物の粒子径は 3.11 μm, 肺内沈着率は 10〜30% である. 溶液タイプの薬物の平均粒子径は 1.1 μm, 肺内沈着率は気管支喘息の人においても約 50% である.
- 1 日の使用回数を確認する.

吸入指導

- **目的** 気管支拡張薬(β_2刺激薬, 抗コリン薬), ステロイド薬, 抗アレルギー薬などの薬物を吸気中に混入して, 直接気道, 気管, 肺胞, 全身に作用させる.
- **チェック項目** 処方吸入薬剤名, 吸入回数, 呼吸音, 痰の貯留状況, 呼吸困難の程度
- **適応** 気管支喘息, COPD など
- **禁忌** 過敏症の既往のある人, 結核性疾患の人, 感染症・糖尿病の人には慎重投与

必要物品 処方箋, 吸入薬, 吸入器(DPI(①, ②), MDI(③, ④), SMI), 吸入補助具(スペーサー, ⑤)

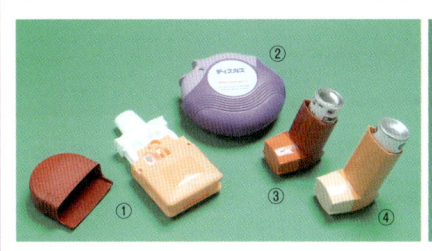
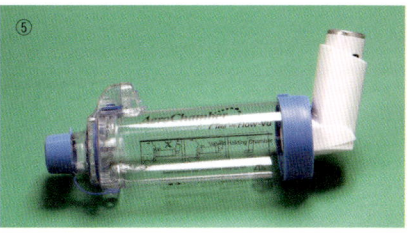

※様々な種類の吸入器が販売されている．それぞれ正しい吸入方法を指導する．

ドライパウダー式吸入器（DPI）の例			
ディスカス	アドエア® ディスカス® 〔画像提供：グラクソ・スミスクライン株式会社〕	ブリーズヘラー	シーブリ® ブリーズヘラー® 〔画像提供：ノバルティスファーマ株式会社〕
エリプタ	レルベア® エリプタ® 〔画像提供：グラクソ・スミスクライン株式会社〕	ハンディヘラー	スピリーバ® ハンディヘラー® 〔画像提供：日本ベーリンガーインゲルハイム株式会社〕
タービュヘイラー	シムビコート® タービュヘイラー® 〔画像提供：アストラゼネカ株式会社〕	ロタディスク	セレベント® ロタディスク® 〔画像提供：グラクソ・スミスクライン株式会社〕
定量噴霧式吸入器（MDI）の例		ソフトミスト定量吸入器（SMI）の例	
エアゾール	アドエア® エアゾール® 〔画像提供：グラクソ・スミスクライン株式会社〕	レスピマット	スピリーバ® レスピマット® 〔画像提供：日本ベーリンガーインゲルハイム株式会社〕

手順

要点	留意点・根拠
1 MDIの使い方 ①容器をよく振る	▶ 勢いよく吸気を行うため，吸入は座位で行う．懸濁タイプのMDIは高圧充填された代替フロンとともに薬が充填されているため，使用する直前によく振る．溶液タイプは振る必要はない
②ふたを外す．容器の向きを確認し，口から3cmほど離して持つ 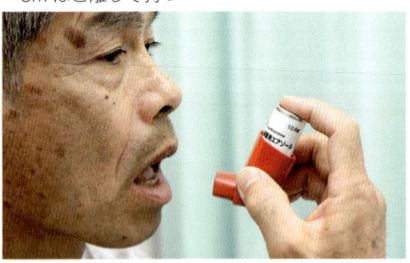	根拠 少し口から離して噴霧したほうが，気管支に薬剤が到達する 注意 吸入口をくわえて吸い込まない（口を開けたまま吸入する）
③息を吸い始めると同時に噴霧する	注意 息を最後まで吐ききってから，素早く吸い込まない．安静吸気位，または安静吸気位より少し息を呼出することでよい
④ゆっくりと深く周囲の空気とともに息を吸い込み，5秒くらい息を止める	コツ 薬剤を気管支に長く滞在させるために最低でも4秒以上息を止める 注意 噴霧と同時に急いで吸入しない．周囲の空気とともにゆっくり深く吸入する
⑤タイミングがうまく合わない場合は，スペーサーやリザーバーなどの吸入補助具を使用する 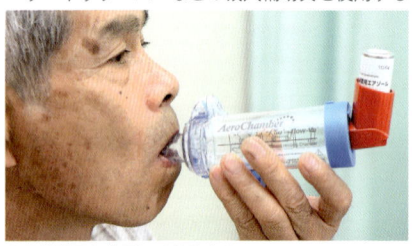 吸入補助具を使用して吸入する ⑥ゆっくり息を吐く ⑦2回吸入する時は1分以上間隔をあけてから同じように吸入する ⑧吸入後，含嗽を行う	▶ 吸入補助具は吸入を容易にし，薬剤の肺内沈着率を上げ，口腔内や咽頭への付着量を減少させるために用いる．スペーサーは，MDIと口の間に間隙をつくり，薬剤の噴射速度を和らげることで吸入のタイミングをとりやすくする．リザーバーは，噴霧した薬剤の霧をいったん中にためて，そこから吸入するものである 根拠 口腔内や咽頭に付着した薬剤を除去する．特にステロイド薬の場合，付着したままにすると口腔カンジダ症を招く
2 DPIの使い方 ※ロタディスク，ディスカスなどの器具がある	注意 ・自発呼吸のない人や人工呼吸器装着者には使用できない ・吸気流量の弱い人（高齢者，呼吸器疾患をもつ人）は正しく吸入できない ・喘息発作中は正しく吸入できない

要点	留意点・根拠

《ロタディスクタイプ》（p.525 必要物品の①）

①カバーを外し，トレーを引き出してディスク状の薬をセットする

②トレーを元の位置にカチッと音がするまでしっかり押し戻す（ディスク上面に数字が見える）

③トレーを再び引き出してまた押し戻す．表示窓に「4」の数字が現れるまでこれを繰り返す．これで薬（ディスク）の装着が完了

④吸入器のふたを垂直になるまで立て，再びふたを閉じる．これでディスクに穴が開く

⑤吸入器を水平に持ち，息を吐いた後，吸入口をくわえ，できるだけ速く大きく吸い込む．口を離し，数秒間息を止める

⑥吸入口はふたをして清潔に保つ

⑦吸入後，含嗽を行う

コツ MDI と異なり，DPI では速く吸入する
注意 息止めは無理をしない程度の長さにする

根拠 口腔内や咽頭に付着した薬剤を除去する．特にステロイド薬の場合，付着したままにすると口腔カンジダ症を招く

《ディスカスタイプ》（p.525 必要物品の②）

①片手でカバーを持ち，もう一方の手の母指をグリップに当て，グリップが止まるところまで回す

②吸入口を自分に向けて持ち，レバーをグリップのところまで押しつける

③吸入器を水平に持ち，息を吐いた後，吸入口をくわえ，できるだけ速く深く息を吸い込む．口を離し，数秒間息を止め，ゆっくりと息を吐き出す

④吸入器のカバーを閉じる

⑤吸入後，含嗽を行う

根拠 口腔内や咽頭に付着した薬剤を除去する．特にステロイド薬の場合，付着したままにすると口腔カンジダ症を招く

3 SMI の使い方

※レスピマット（スピリーバ），スピオルト

①本体をカートリッジに入れ，奥まで挿入する

▶ カートリッジが固いため，しっかり押してセットする

②カートリッジを回転し，キャップを開け，ミスト噴射を確認する

③吸入口を隙間なくくわえ，普通の呼吸で息を吸う

コツ 舌を下げて咽頭奥を広げると，効果的に吸入できる

④吸入後，含嗽を行う

評価

● 吸入器，吸入補助具を適切に使用し，正しく吸入できたか．
● 継続的に使用し，症状のコントロールができているか．

⑥ 与薬
7 ネブライザー

松本 美香

ネブライザーによる吸入

※「高齢者の特徴と吸入療法の必要性」は,「第 3 章【6】与薬⑥吸入薬」p.524 参照

目的
・薬液をエアロゾルにして吸気とともに吸い込ませ,薬効をもたらす.
・気道の加湿を行う.

チェック項目 指示の薬剤,吸入回数,ネブライザー機器の洗浄・消毒状況,呼吸状態(呼吸数,深さ,呼吸困難の有無,痰がからむ程度,呼吸音)

適応 気道内に直接,去痰薬,気管支拡張薬などの薬剤を投与する場合,気道分泌物が増加し,喀出困難な場合,気道内の加湿が必要な場合

禁忌 薬によるアレルギー,過敏症状の既往がある場合は注意を要する.

事故防止のポイント 与薬の安全確認の 6 R の遵守,注射用シリンジとの取り違え防止,吸入中の誤嚥防止,機器を介した感染防止

必要物品 指示処方箋,ネブライザー,薬剤(カラーシリンジに準備する),トレイ,冷却水(蒸留水または水道水),ネブライザー用マウスピースまたはマスク,膿盆,ガーグルベースン,タオル,ティッシュペーパー

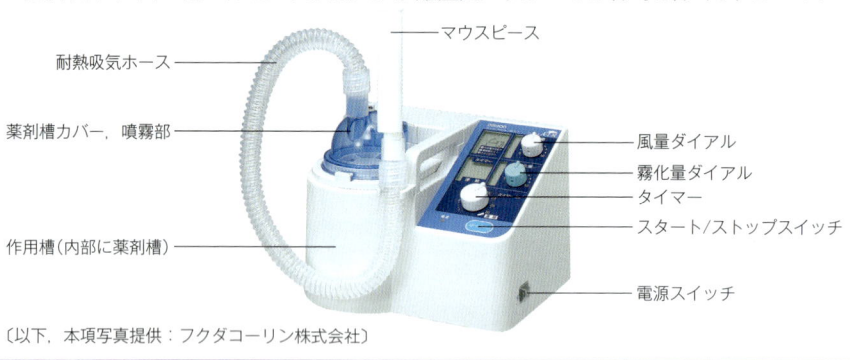

耐熱吸気ホース ——
マウスピース
薬剤槽カバー,噴霧部 ——
作用槽(内部に薬剤槽) ——
風量ダイアル
霧化量ダイアル
タイマー
スタート/ストップスイッチ
電源スイッチ

〔以下,本項写真提供:フクダコーリン株式会社〕

手順

要点	留意点・根拠
1 準備と薬剤の確認作業を行う ①手洗いをする ②指示処方箋の確認をする ③薬剤の準備をする	▶「第 3 章【6】与薬①与薬事故防止」p.468 参照 **事故防止のポイント** 与薬の安全確認の 6 R を指差し呼称で確認する ▶ 与薬の安全確認の 6 R を指差し呼称で,①薬剤を取り出す時,②薬剤を準備する時,③薬剤を戻す時に確認する **事故防止のポイント** 薬剤はカラーシリンジに準備し,薬剤名と「吸入用」と明記したテープを貼る.また,静脈ラインと接続できないカテーテルチップ型のものを使用し,注射用シリンジと色・形状

要点	留意点・根拠
④準備した薬剤を確認する	の区別を明確にする ▶ 2 人の看護師で与薬の安全確認の 6 R を指差し呼称しながら，準備した薬剤を詰めたカラーシリンジと処方箋をダブルチェックする
◆ **ネブライザーの準備** **1 冷却水を入れる** ①薬剤槽カバーの固定レバーを時計回りに回し，噴霧部を取り外す 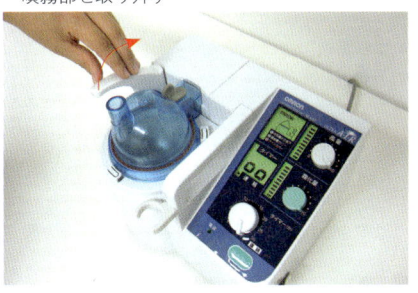	**禁忌** 人工呼吸器とネブライザーを接続して使用してはならない **根拠** 呼吸装置からの圧力が本体を通ることで低下し，呼吸装置がエラーになるおそれがある．また，人工呼吸器（麻酔器に組み入れたものを含む）の呼吸回路の呼吸器側にフィルターを装着し使用すると，フィルターが目詰まりを起こし，呼吸困難を起こす可能性がある
②作用槽内に冷却水を指定水位まで入れる 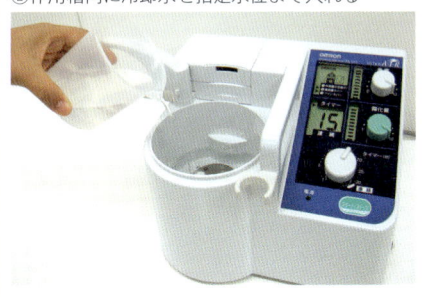	**注意** 作用槽内には水（水道水もしくは蒸留水）以外の液体を入れないこと．振動子が劣化し，破損の原因になる ▶ 適量は約 375 mL **根拠** 作用槽内の水位が「water level」を下回ると，「作用槽水位低下」のエラーとなる **コツ** 作用槽に水を入れる際，勢いよく入れると水圧により排水ホース口から水が飛び出すことがあるため，静かに入れる **注意** 作用槽内の水の温度が低いと噴霧能力が低下する場合がある（推奨温度は約 26℃） ▶ 長時間連続で使用する場合は，最低でも 24 時間ごとに交換する
2 薬液を入れる ①薬剤槽カバーを反時計回りに回して取り外す 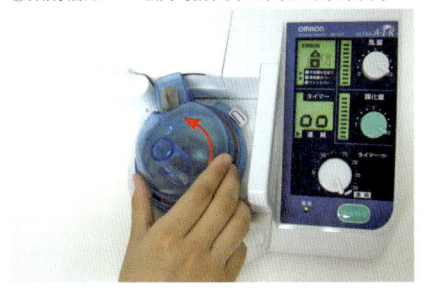 ②薬剤槽に薬液を入れる前に薬剤槽に破損，穴がないことを確認する	

要点	留意点・根拠

③薬剤槽に薬液を入れる

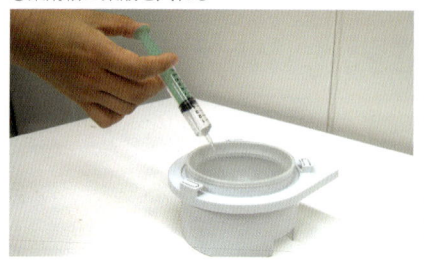

注意 注射針をつけたシリンジでバイアルから薬液を吸入した場合，注射針にキャップをしてから注射針を外し，薬剤槽に薬液を入れる

・薬液量が少量(5 mL 以下)の場合は付属の小容量霧化セットを使用する

▶ 小容量霧化セットを使用する場合の留意点
・噴霧量が少なくなるため，マウスピース，ガラスオリーブ，小児用オリーブ，ノーズピースとの併用は不可
・吸入マスクを使用する
・5 mL 以上薬液を入れると霧化できない場合がある．また，5 mL の薬液をすべて霧化することはできない．薬液の種類によるが，多少の薬液は残る(生理食塩液の噴霧時で残量は約 2 mL)

コツ 確実に最後まで回す

④薬剤槽カバーを時計回りに回して組み立て，本体に取り付ける

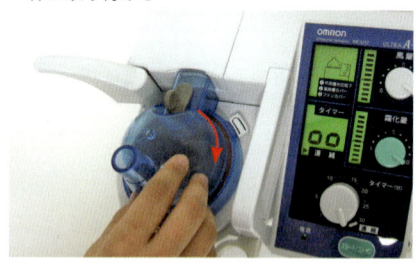

3 本体に噴霧部を組み立てる
①薬剤槽カバーの固定レバーを反時計回りに回し，噴霧部を固定する(ⓐ)
②耐熱吸気ホース，マウスピースセットを取り付ける(ⓑⓒ)

注意 噴霧部を固定レバーで固定しないと，噴霧中に噴霧部が外れることがある
コツ しっかり差し込む

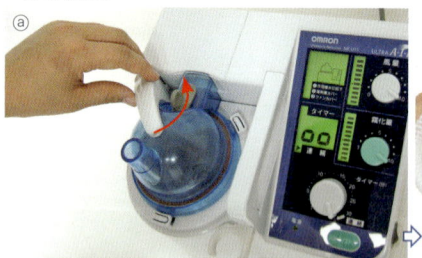

噴霧部を固定する

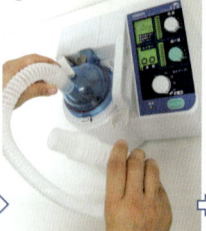

耐熱吸気ホースを取り付ける

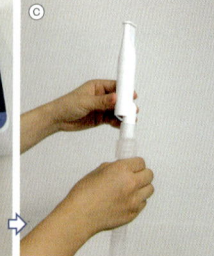

マウスピースセットをしっかり差し込む

要点	留意点・根拠
③本体右側の電源スイッチが「切」になっていることを確認し，電源コードを接続する ④電源スイッチを「入」にする．液晶表示部が全点灯後，「ERROR」表示部の点滅なしを確認する	禁忌 専用電源コード以外は使用しない ▶ 電源スイッチを「入」にすると同時に，本体内部で部品を冷却させるファンが回る．異常ではない

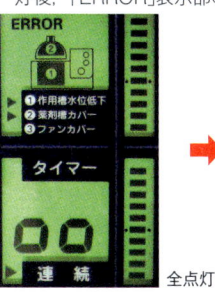 全点灯 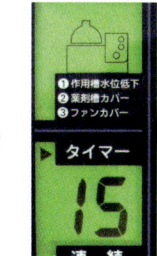 点滅のない状態

4 高齢者の氏名を確認し，説明して同意を得る ①本人に氏名を名乗ってもらう ②さらにネームバンドで氏名を確認する ③処方箋の氏名と一致していることを確認する ④ネブライザーの目的，方法について説明し，同意を得る	根拠 高齢者は名前を呼ばれると，間違っていても返事をしてしまう可能性がある ▶ 個々の高齢者に応じた説明方法と内容を考慮する
5 高齢者の準備を行う ①体位を整える．上半身を起こした体位（起座位，ファウラー位）をとってもらう ②吸入を実施してもらう ③吸入中の呼吸方法，喀痰排出方法を指導し，練習する ④呼吸状態をアセスメントする	根拠 横隔膜が下がり，胸郭が広がる コツ 胸郭が広がるようにリラックスした姿勢をとってもらう コツ 看護師も一緒に行い，吸入方法を会得してもらう ▶ 呼吸は口呼吸＋腹式呼吸：腹部に手を当て，吸気時に腹部を膨らませ，呼気時にへこませる 事故防止のポイント 意識障害のある人は側臥位とし，吸入中の誤嚥を防止する ▶ 呼吸数，呼吸の深さ，呼吸困難の有無，痰のからみの程度，呼吸音など

◆ネブライザーの実施

1 吸入時間を設定する ①タイマーを設定する	▶ 15 分までは 1 分間隔で，15〜30 分までは 1〜2 分間隔でタイマーが設定できる ▶ タイマーを使用している時，表示は 1 分ごとにカウントダウンする

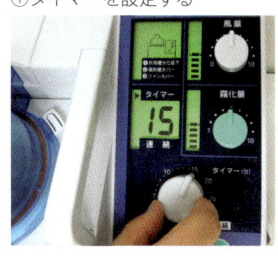

要点	留意点・根拠
②タイマーのつまみを時計回りに，「連続」の位置まで回す	▶ タイマー表示部の「連続」が点灯し，デジタル表示文字が回転して連続使用中であることを知らせる
・連続使用中に設定変更する場合は，タイマーのつまみを回す	▶ 時間が再設定されてスタートする

2 スタート/ストップスイッチを押す
①スタート/ストップスイッチを押すとファンが回転し，噴霧がスタートする
②風量と霧化量を調節する

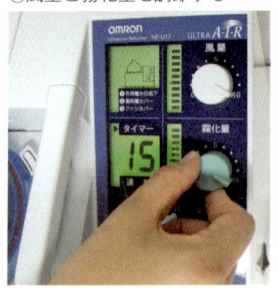

	▶ 耐熱吸気ホースから出てくる霧を見ながら風量ダイアルと霧化量ダイアルで風量と霧化量を調節する
	▶ マウスピース，マスクなど，使用する部品に合わせて風量，霧化量を調節する．霧化量とは，薬液が霧状になった時の霧の量のこと
③使用する薬液を一度噴霧させて確認する	**根拠** 薬液の種類によって噴霧にムラが生じることがある．粘度や表面張力の高い薬液は，噴霧能力が低下する場合がある
	▶ 薬液が 150 mL，風量，霧化量ともに「10」で使用し始めた時は，噴霧が断続的になる．このような場合は霧化量ダイアルで霧化量を調節する
	コツ 少量の薬液を効率よく霧化させるためには霧化量「6」，風量「10」に調整するとよい

3 吸入を実施する

①高齢者の状態を観察しながら，正しい方法で吸入してもらう	**注意** 薬剤により悪心や味覚変化を生じやすいため，吸入の実施は食事の直前直後は避ける
	▶ 呼吸状態(咳嗽，痰のからみ，呼吸困難)，循環状態(冷汗，チアノーゼ，気分不快感など)，消化器症状(悪心・嘔吐など)の有無を観察する
	注意 霧化した薬剤が気道を刺激し，気管支痙攣を誘発することがある
	注意 吸入薬剤の肺における血中移行が速いため，副作用の出現に注意する
	▶ 酸素飽和度を測定しながら吸入を行う **根拠** 人工呼吸器装着時，意識障害のある人や呼吸状態不良の人では吸入中に酸素飽和度が低下することがある
②マウスピースは軽く当てる	**根拠** 呼吸がしにくくならないようにする
	▶ マウスピースにのみ，逆流防止弁がついている理由は，呼気の水蒸気中の細菌が，水滴に混入して逆流する可能性があるため
③口腔内に貯留した薬液は飲み込まずに吐き出してもらう	**根拠** 薬液が消化管から吸収されると，悪心・嘔吐，全身作用が発現することがある

要点	留意点・根拠
4 吸入を終了する ①吸入が終了したら電源スイッチを「切」にする ②連続使用を停止する時は，スタート/ストップスイッチを押す ③電源コードを抜く ④吸入が終了したことを伝え，寝衣を整えて姿勢を楽にし，吸入後の本人の状態を観察する ⑤痰がからんでいる場合は排痰を促す ⑥苦味のある薬剤を使用した時はうがいをしてもらう	▶ タイマー終了時間にブザーが鳴り，運転を停止する．終了すると表示部に「0」が点灯し，初めの設定時間表示に戻る ▶ 自力喀出できない場合は吸引を行う
5 後片づけをし，記録する ①使用機器の取り外しのできる部分を取り外し，洗浄，消毒，乾燥してから，元の位置に戻す ②取り外しできない部分は消毒用エタノールで丁寧に拭き，機器を所定の場所に戻す ③吸入薬剤，吸入時間，吸入条件，吸入後の本人の状態などを記録する	**事故防止のポイント** 院内感染の防止のため，機器の使い回しはしない **根拠** 物品の連続使用，薬液・冷却水の補充，追加注入は，細菌汚染の原因になる．特にマウスピースの汚染度が高いため，十分な流水による洗浄，消毒，自然乾燥を行う．消毒薬は次亜塩素酸ナトリウムを用いる

評価

- ●ネブライザー機器を正しく取り扱えたか．
- ●吸入により，気道分泌物の喀出が容易になるとともに，分泌物は減少したか．
- ●気道の加湿が得られたか．

⑥ 与薬
8 点眼薬

松本 美香

高齢者の特徴と適正な与薬の必要性

- 視機能の中で最も加齢の影響を受けやすいのは，調節機能である．焦点調節機能を担う水晶体は加齢により器質的変化を生じ，その機能が低下する．一般に「老視」と呼ばれるもので，臨床的には 40 歳前後から日常生活に支障をきたすようになってくる．
- 高齢者の視力障害の原因となる主たる眼疾患には，白内障，加齢黄斑変性，緑内障，糖尿病網膜症がある．
- 眼科では，手術，薬物，経過観察，リハビリテーションなどがあるが，薬物治療が第一選択として採用される頻度が高い．
- 高齢者は複数の疾患および慢性化した合併症をもっていることが多いために，多剤併用の日常化や他科受診による重複投与などがみられ，薬物間相互作用による重篤な副作用が問題になる．
- 高齢者で罹患率が高い緑内障の治療に用いられる β 遮断薬においては全身性の副作用が報告されており，その原因のほとんどが正しい点眼の手技が遵守されていないことによる．この背景には，高齢者特有の認知機能低下や視力，手指の運動などの身体機能の低下によるアドヒアランスの不良，点眼手技の不良などがある．
- 白内障は高齢者の多くにみられ，80 歳代になると，90% 以上の人が発症するとされる．厚生労働省によると，2017 年の患者総数は 90,800 人で，その内訳は入院数 7,500 人，外来数 83,400 人であった．日帰りで白内障手術を受け，点眼薬を自己管理している高齢者が多いため，適切な使用方法を指導することが非常に重要である．

眼科における薬物療法

1 点眼薬の移行経路

- 点眼薬は溶液，懸濁液，または軟膏の形で眼に投与される．
- 点眼液 1 滴は 30～50 μL であるのに対し，結膜嚢の最大保持容量は約 30 μL であるため，点眼された点眼液の大部分は，まばたきにより涙液と混じり合い，眼球表面からあふれ出る．
- 結膜嚢におさまった薬液は，涙液と混合して角膜上皮から上皮内を通過し，角膜実質，角膜内皮を通って前房水や虹彩，毛様体，水晶体に拡散していく．さらに，結膜や眼瞼の脈管系より移行したものは全身循環に入る．

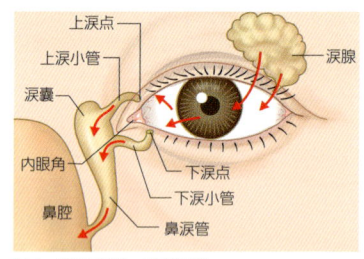

図 1　涙の分泌・排出経路

- 結膜嚢におさまったものの眼内に移行しなかった薬液は，涙液の流れと同様に，涙点から涙嚢を通って鼻涙管，さらに鼻腔内へ排出される．
- ・涙腺で作られた涙は，排出管から眼球表面に流れ込み，涙点→涙嚢→鼻涙管→下鼻道へと流れる（図1）．
- ・このため，薬液の鼻涙管への排出を遅らせるには，点眼後に涙嚢部をしばらく圧迫するほうがよい．
- ・健康成人の目覚めている時の涙液の分泌量は 1 μL/分で，結膜嚢には約 7 μL の涙液が常時存在している．

2 点眼薬の種類

- 散瞳薬，調節麻痺薬
- ・精密眼底検査，虹彩毛様体炎や網膜剝離，散瞳，調節痙攣の治療，精密な屈折検査のための調節麻痺などに欠かすことができない重要な点眼薬である．
- 縮瞳薬，緑内障治療薬
- ・房水産生抑制と房水流出促進により眼圧下降を図る．

- ●白内障治療薬
- ・水晶体の水溶性タンパク質の変性を防止するカタリン(ピレノキシン)点眼薬などがある.
- ●抗菌薬,抗真菌薬
- ・感染症の起炎菌に対する感受性が優れ,感染部位によく移行するものを選択する.
- ●副腎皮質ステロイド薬
- ・強い抗炎症作用があり,眼科においては臨床上不可欠の薬物である.
- ●抗ウイルス薬
- ・単純ヘルペス性角膜炎治療用の核酸合成阻害薬などがある.
- ●その他の点眼薬
- ・眼圧測定や手術時の表面麻酔薬,角膜炎治療用の補酵素型ビタミン B_2 点眼薬,アレルギー性疾患に対するインタール(クロモグリク酸ナトリウム)点眼液,涙液減少症に対する人工涙液,白内障手術時の眼内灌流液や眼内レンズ挿入時の前房水形成用に注入するヒアルロン酸製剤などがある.

3 眼軟膏の特徴

- ●水溶性点眼薬に比べ,まばたきによって排出される速度が遅いため,徐放効果が期待できる.
- ・通常の水溶性点眼薬は涙道を通じて速やかに排出されるため,点眼直後をピークにして60分くらいで眼球表面からほぼ消失する.
- ・眼軟膏は涙液に攪拌(かくはん)されつつ徐々に溶出するため,効果持続時間が長い.そのため,角膜潰瘍など,頻回の点眼が必要な高齢者の睡眠中の管理に有用である.
- ●眼球表面に長時間停留するため,開瞼状態にある眼の乾燥を防止する.
- ・再発性角膜上皮びらんの人の夜間の角膜保護に有用である.
- ●水溶性点眼薬に比べて汚染に強い.
- ●短所は,角膜表面に不規則な油膜を作り,視機能障害を起こすことである.
- ・細かい作業や車の運転はできないため,注意が必要である.
- ●その他の徐放製剤:熱応答ゲル化製剤
- ・メチルセルロースを主成分とする基剤で,保存状態(10℃)では液状,眼表面温度(32℃)ではゲル化する.そのため,結膜嚢に停留し,涙液に拡散するとともにゲルが徐々に分解されることによる徐放効果があり,通常の点眼薬に比べ有効作用時間が延長する.

点眼における留意点

1 点眼時の涙嚢部圧迫と閉眼

- ●点眼後約1分間は涙嚢部を圧迫するか,閉眼するようにする.
- ・閉眼することで,まばたきによって点眼液が涙液とともに排出されてしまうのを防ぐ.
- ・圧迫することで薬液の涙嚢部から下鼻道への移行が抑制され,結膜嚢内での薬物滞留時間が延長する.これにより,眼内への移行が高まり,治療効果の増強が期待でき,また全身性の副作用が軽減される.

2 点眼容器先端の手や眼への接触の回避

- ●点眼容器のノズル部分の先端が,手や眼に触れないようにする.
- ・汚染原因の大部分は,ノズル部分の先端の手や結膜嚢への接触に伴う細菌汚染など,点眼薬の不適切な取り扱いや点眼方法にある.
- ・点眼時にノズル部分の先端が眼に触れることで,涙液が点眼容器に逆流する可能性があり,汚染の原因となる.

3 点眼薬を複数使用する場合

- ●点眼間隔を5分以上あけて点眼する.
- ・涙液の産生速度と結膜還流から最初の薬液が吸収されるまで,最低5分間要する.
- ・点眼間隔が短いと,最初に点眼した薬剤の効果が期待できない場合がある.
- ●点眼順序:原則として医師の指示に従う.一般的には,水性薬剤-〈5分後〉→粘性薬剤(懸濁性薬剤)-〈5分後〉→非水溶性薬剤(油性薬剤)-〈5分後〉→眼軟膏の順である.

- ・懸濁性薬剤は使用前に必ず容器をよく振る．水に溶けにくく，吸収されにくいという特徴がある．
- ・油性薬剤や眼軟膏は水性薬剤をはじくため，水性薬剤の後に使用する．
- ・点眼後にゲル化する薬剤は後から点眼する．
- ・より効かせたい薬剤を後にする方法もある．
- ・眼軟膏や油性点眼薬を先に投与してしまった場合，10分以上間隔をあけてから次の点眼薬を投与する．
- ●高齢者や視覚障害者の点眼薬への識別性と視認性を向上させる．
- ・点眼容器キャップの色で区別したり，容器に識別シールを貼ったりする．色の識別がしにくい視力の弱い人には，輪ゴムを巻いて識別を容易にする．

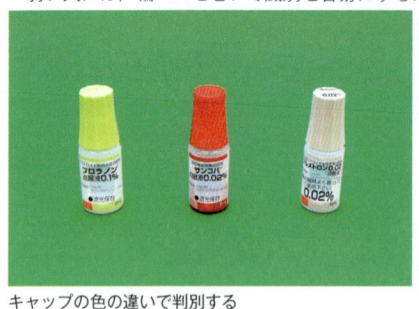

キャップの色の違いで判別する

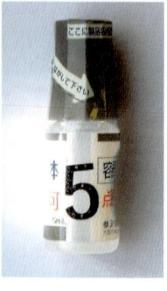

1日の点眼回数がわかるように，大きな数字の識別シールを貼る
〔画像提供：参天製薬株式会社〕

点眼に関わる身体機能や認知機能，点眼補助具のアセスメント

- ●理解力，記憶力，視力の低下の有無・程度を把握する．
- ●指先の運動機能低下によって，点眼容器を押せない，点眼容器のノズル部分の先端の位置を調節できない，などはないか確認する．
- ・機能低下で正しく点眼できない場合は点眼補助具の使用方法を指導する．
- ●点眼補助具の以下の利点を理解し，高齢者の身体機能から点眼補助具が必要かどうかアセスメントする．
- ・手を眼の上の通常の点眼位置までもってこなくても点眼できる．
- ・手指の少しの動きで点眼容器が押せる．
- ・点眼容器の脱着が簡単にできる．
- ・片手で操作ができる．
- ・点眼可能な角度の範囲が大きい．
- ・ノズル部分の先端が眼瞼や睫毛につかない高さに保てる．

点眼・点入

目的 薬剤を眼球結膜に滴下（点眼）または直接塗布（点入）し，薬効をもたらす．

チェック項目
- ・点眼薬のさし心地：眼という非常に敏感な器官に投与されるために，さし心地の良し悪しは，本人のアドヒアランスに大きく影響する．
- ・点眼薬の保管方法：菌や異物の混入による汚染，温度の影響による変性などの有無
- ・回数，順序
- ・アレルギーの既往
- ・点眼薬によるアレルギー症状の有無
- ・点眼・点入に関する本人のアドヒアランス
- ・本人の点眼・点入手技

適応
・眼疾患の治療（緑内障，白内障，角膜炎の治療，消炎，感染防止など）をする場合
・診察や検査のために散瞳・縮瞳を必要とする場合
・表面麻酔をする場合
・涙液の補充（ドライアイへの対処）をする場合

禁忌 心疾患や喘息をもつ人への β 遮断薬（緑内障や高眼圧症などの治療薬）投与

事故防止のポイント 与薬の安全確認の 6 R の遵守，同名の皮膚科用剤・外用薬との取り違え防止，感染防止，薬剤容器の汚染防止，重複点眼防止

必要物品 指示処方箋または電子カルテの処方確認画面，指示された点眼薬（①），（ビニール袋で包んだ）膿盆（②），拭き綿（0.02% クロルヘキシジングルコン酸塩液をしみ込ませたもの．市販の単包化されているものが便利）（③），ディスポーザブル手袋（④）

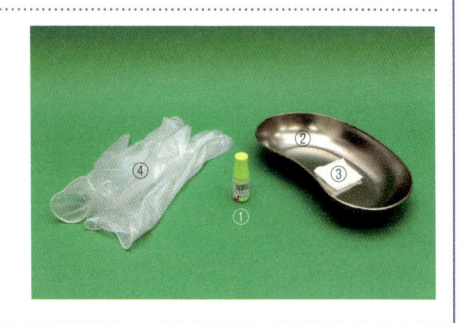

手順

要点	留意点・根拠
1 準備と薬剤の確認を行う ①手洗いをする ②指示処方箋の確認をする	▶「第 3 章【6】与薬①与薬事故防止」p.468 参照 **事故防止のポイント** 与薬の安全確認の 6 R（表 1）を指差し呼称で確認する **表 1　与薬の安全確認の 6 R** 正しい患者（Right Patient） 正しい薬剤（Right Drug） 正しい用量（Right Dose） 正しい用法（Right Route） 正しい時間（Right Time） 正しい目的（Right Purpose）
③薬剤の準備をする	▶ 与薬の安全確認の 6 R を指差し呼称で，①薬剤を取り出す時，②薬剤を準備する時，③薬剤を戻す時に確認する **事故防止のポイント** 同名の皮膚科用剤・外用薬があり，間違えて眼に使用すると重篤な角膜障害を起こす危険があるため，十分に注意を払う
④準備した薬剤を確認する	▶ 2 人の看護師で与薬の安全確認の 6 R を指差し呼称しながら薬剤と処方箋をダブルチェックする
2 高齢者の氏名を確認し，説明して同意を得る ①本人に氏名を名乗ってもらう ②さらにネームバンドで氏名を確認する	**根拠** 高齢者は名前を呼ばれると，間違っていても返事をしてしまう可能性がある

要点	留意点・根拠
③処方箋の氏名と一致していることを確認する ④点眼・点入の目的，薬剤の作用と副作用について説明し，同意を得る	▶ 平易な言葉で丁寧に説明し，薬剤の点眼・点入について同意してもらう ▶ 個々の高齢者に応じた説明方法と内容を考慮する ▶ 散瞳薬，眼軟膏投与後はしばらく物が見えにくくなることを前もって伝えておく
3 点眼を実施する ①点眼しやすい体位(座位または仰臥位)をとってもらう ②ディスポーザブル手袋を着用する ③眼に分泌物が付着している場合は，拭き綿で拭き取る ④利き手に点眼薬を持ち，拭き綿を持った他方の手で高齢者の下眼瞼を引き下げ，眼瞼結膜を露出させる ⑤高齢者に上方を見てもらい，眼球を上転させ，指示量を滴下(通常１滴)する 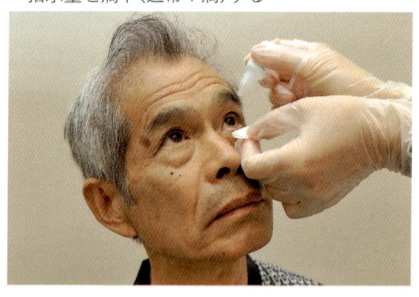 ⑥１分間程度閉眼してもらい，拭き綿で内眼角を軽く押さえる ⑦眼からあふれた薬液は，拭き綿で拭き取る	根拠 看護師の手指からの感染防止と高齢者の体液に直接触れないようにする ▶ 内眼角から外眼角に向けて拭く　根拠 分泌物が涙嚢に流れるのを防ぐ 事故防止のポイント なるべく分泌物の少ない側の眼に先に点眼し，感染のリスクを減らす 注意 点眼容器の先端が，眼球や眼周囲に触れないようにする　根拠 接触により眼球を傷つけたり，容器先端に薬液が逆流したり，容器内に細菌が侵入する可能性がある 注意 アレルギー症状に注意する．点眼薬によりアレルギー性接触皮膚炎やアレルギー性結膜炎が生じることがある 注意 蛍光眼底造影剤，局所麻酔薬，抗菌薬，非ステロイド性抗炎症薬はショックを引き起こすことがある ▶ 眼局所投与法として，点眼の他，結膜下注射，テノン嚢下注射，球後注射，前房内注射，硝子体内注射がある 根拠 薬液が涙嚢から下鼻道に流れないようにする．また，まばたきにより薬液が涙とともに流出するのを防ぐ 根拠 薬液が皮膚に付着すると，接触皮膚炎を起こす可能性がある 注意 投与後の転倒などに注意する．必要時，トイレ誘導や歩行介助を行う

4 複数の薬剤を点眼する場合

①薬剤名，点眼時間，点眼回数がわかるように点眼表を作成する

表 2　白内障術後の点眼表の例

・目薬は手術をしたほうの目だけにつけてください

・1回 1〜2 滴です

・目薬ごとで 5 分以上間隔をあけてください

目薬（キャップの色）	朝	昼	晩	寝る前
ベガモックス（あずき色） 1 日 4 回	○	○	○	○
ジクロード（水色） 1 日 4 回	○	○	○	○
リンデロン（白色） 1 日 2 回	○		○	

②点眼表を見てもらいながら説明する

③点眼を行う

・初めの 1 本を専用の遮光袋（保管袋）から取り出し，点眼する

④点眼がすんだ容器は遮光袋に戻し，保管する

・2 本目以降も，③と④の手順を繰り返す

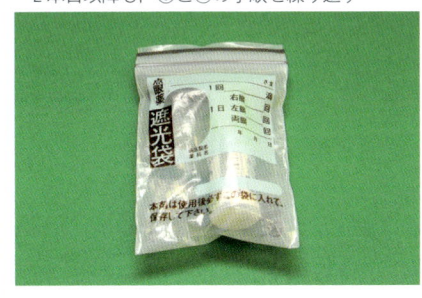

5 眼軟膏を点入する

①利き手に眼軟膏チューブを持ち，他方の手で高齢者の下眼瞼を引き下げ，軟膏の「受け皿」を作る

コツ 点眼表は，点眼容器のキャップの色に合わせて作成する（表 2）．色の識別が不十分な視力の弱い人には，点眼薬の種類や点眼回数の違いがわかるように，容器に輪ゴムを巻いたり，テープを貼るなどの工夫をする

▶ 必要に応じて，イラストや写真を加えるとよい

▶ 高齢者では口頭による説明だけでは不十分であるため，点眼表などを用いながら，丁寧に使用方法を伝える

▶ 自己点眼が可能な場合は，自分で点眼してもらう

事故防止のポイント 重複点眼を避けるために，点眼がすんだ容器はその都度遮光袋に戻し，保管場所に移す

注意 室内でも遮光袋に入れて保管するようにする　**根拠** 白色蛍光灯により，薬剤の成分が分解されることがある

▶ 添付文書の指示どおりに保管する（「10℃ 以下保存」「15℃ 以下保存」「冷所保存」など）

▶ 個人単位で保管する．複数の人の薬剤をまとめて保管しないようにする　**根拠** 薬剤間違いの防止，および個々人の病態，治療，薬剤を一元的にとらえる

▶ 薬剤の使用有効期限を定期的に確認する

▶ 薬剤を用いるまでの手順は点眼に準じる

要点	留意点・根拠
②適量（通常1〜2cm）を内眼角から外眼角に向けて点入する．硝子棒に取って，結膜嚢に塗布する方法もある 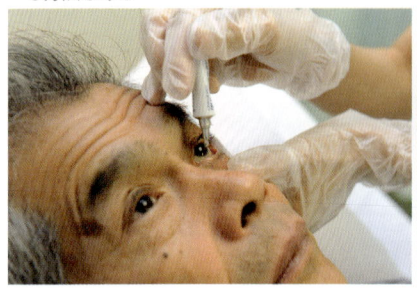 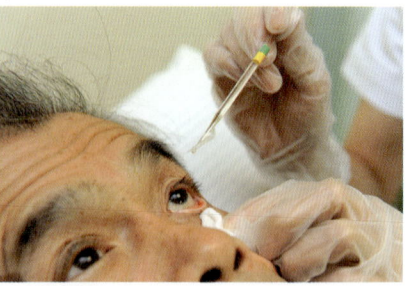 硝子棒で塗布	**注意** 点眼と点入を続けて行う場合は，5分間間隔をあけてから行う．順番を間違えた場合は10分間以上間隔をあけてから点眼薬を投与する
③点入後1〜2回まばたきしてから閉眼してもらう	**根拠** 眼軟膏の徐放効果：結膜嚢に停留した軟膏は，まばたきにより表面が攪拌され，徐々に涙液中に薬物を放出する．これにより眼軟膏は結膜・角膜表面に広がる **コツ** 指示への理解が不十分な高齢者の場合は，拭き綿で眼瞼を軽く押さえてマッサージをし，眼軟膏を広げる
④点入後，眼軟膏チューブの先端は清潔なガーゼかティッシュペーパーで拭き取り，キャップをする	**事故防止のポイント** 先端の開口部に触れないようにする **注意** キャップを閉めた後に薬剤がはみ出していると，感染源になる可能性がある
6 後片づけをし，記録する ①点眼・点入が終了したことを告げ，物品の後片づけをする ②手袋を外し，規定に沿って廃棄し，手洗いをする ③薬剤名，用量・用法，時間を記録する ④点眼・点入後の本人の状態を観察する	

評価

- 点眼・点入により期待される薬効が得られるよう，正しい手技で投与できたか．
- 誤薬防止のための安全確認行動は場面に応じて確実に遵守できたか．
- 点眼・点入の回数や順序を指示どおりに行えたか．
- 薬剤の使用有効期限の確認を定期的に行っているか．
- 自己点眼している高齢者のアドヒアランスをアセスメントし，適切な点眼指導につなげているか．
- 点眼薬の安全性・安定性を損なうことのないように添付文書に従って適切に保存管理されているか．

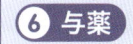

9 点鼻薬

松本 美香

高齢者の特徴と適正な与薬の必要性

- 高齢者における嗅覚低下は，味覚とともに食事摂取量の低下を招き，それに伴う免疫機能や，生活意欲の低下などをもたらす．
- 70歳以降の高齢者では嗅覚機能の低下が著明になってくるが，障害の自覚のない人が多く，原因不明であることが多い．また，加齢による嗅覚機能の低下や障害に対して有効な治療法は現在のところない．
- 高齢者は加齢に伴う視力，聴力などの身体機能の低下に加え，記憶力や理解力の低下などによるアドヒアランスの不良，服薬能力の低下などが問題となる．
- このような服薬背景において，看護師には高齢者の身体機能や認知機能に応じた方法で点鼻を実施することが求められる．また，在宅での服薬管理が適切にできるように指導し，アドヒアランスの向上を図ることも重要である．

鼻腔の生理機能と点鼻薬の種類

1 鼻腔の生理機能
- 鼻から吸い込まれる空気（吸気）の加湿，加温，除塵（じん）作用
- ・加湿は，鼻腺から水性鼻汁が分泌されて行われる．
- ・加温は，左右各3枚のひだ状の鼻甲介を流れる血液によって行われる．
- ・大きな塵（ちり）は鼻前庭の鼻毛で除かれる．鼻腔内に入った塵はくしゃみによって排出される．小さな塵は粘膜線毛によって運ばれ後鼻漏となって，中・下咽頭に排泄される．
- ・ハウスダストなどのような小さな粉塵は鼻粘膜に付着せず，肺にまで吸い込まれてアレルギー性喘息を引き起こす．
- ・鼻呼吸では水分の再利用が行われ，全体として身体からの水分損失量が少なくなる．呼気はほぼ湿度100%であるが，狭い上咽頭から広い鼻腔に入ると圧が下がり，呼気内の水蒸気が鼻粘膜に結露する．この結露した水分は，吸気が乾燥している時には蒸発して，湿度を保つのに利用される．
- 経鼻的物質吸収
- ・鼻粘膜は非常に薬物吸収力が強いため，薬物投与部位として利用されている．
- ・注射による与薬に近い吸収能があることが実験で証明されている．
- 嗅覚機能
- ・鼻腔の上・中鼻甲介の部分には嗅細胞が分布する．
- ・においは，空気中の嗅物質が嗅細胞を興奮させ，嗅糸・嗅球を経て嗅覚中枢に伝えられることによって感じられる．

2 点鼻薬の種類
- 血管収縮薬入り点鼻薬
- ・適応と作用：鼻の粘膜の充血，炎症，腫れを抑える．使用すると直ちに鼻づまりが改善するが，連用により効果が減少する．
- ・連用により鼻腔粘膜肥厚化，鼻閉の悪化などがみられることがある．
- 抗アレルギー薬入り点鼻薬
- ・適応と作用：くしゃみ，鼻水，鼻づまりを主症状とする花粉症などのアレルギー性鼻炎を抑える．即効性は期待できないが，長期間の使用が可能である．
- ・毎日指示どおりに数週〜数か月点鼻していると，症状が改善する．予防的に用いることもある．
- ステロイド薬（副腎皮質ホルモン）入り点鼻薬
- ・適応と作用：炎症を抑えるためのステロイドは抗アレルギー薬より即効性がある．局所的な作用で全身の副作用がほとんどない．
- ・花粉症などの症状がある間だけ，期間限定で使用する（数週間〜数か月）．

点鼻

目的 鼻腔内に薬剤を噴霧または滴下し，局所的または全身的に薬の作用をもたらす．

チェック項目
・点鼻薬に関する本人のアドヒアランス
・自己管理している本人の点鼻手技
・投与前の鼻腔内の状態
・ホルモン剤など少量で効果が大きい薬剤の用量・回数

適応
・鼻腔内に局所的に薬剤(ステロイド薬，抗アレルギー薬，血管収縮薬など)を作用させたい場合
・全身に作用させる点鼻薬(ホルモン剤)が処方された場合
・内服が難しい場合や頻回注射などで苦痛が大きく，点鼻薬による投与が可能な場合

禁忌 鼻腔内粘膜に異常がある場合

事故防止のポイント 与薬の安全確認の6Rの遵守

必要物品 指示処方箋または電子カルテの処方確認画面，指示された点鼻薬，(ビニール袋で包んだ)膿盆，ティッシュペーパー，ディスポーザブル手袋

手順

要点	留意点・根拠
1 準備と薬剤の確認を行う ①手洗いをする ②指示処方箋の確認をする	▶「第3章【6】与薬①与薬事故防止」p.468 参照 **事故防止のポイント** 与薬の安全確認の6R(表1)を指差し呼称で確認する **表1 与薬の安全確認の6R** 正しい患者(Right Patient) 正しい薬剤(Right Drug) 正しい用量(Right Dose) 正しい用法(Right Route) 正しい時間(Right Time) 正しい目的(Right Purpose)
③薬剤の準備をする	▶ 与薬の安全確認の6Rを指差し呼称で，①薬剤を取り出す時，②薬剤を準備する時，③薬剤を戻す時に確認する
④準備した薬剤を確認する	▶ 2人の看護師で与薬の安全確認の6Rを指差し呼称しながら薬剤と処方箋をダブルチェックする
2 高齢者の氏名を確認し，説明して同意を得る ①本人に氏名を名乗ってもらう ②さらにネームバンドで氏名を確認する ③処方箋の氏名と一致していることを確認する ④点鼻の目的，薬剤の作用と副作用について説明し，同意を得る	**根拠** 高齢者は名前を呼ばれると，間違っていても返事をしてしまう可能性がある ▶ 平易な言葉で丁寧に説明し，薬剤の点鼻について同意してもらう ▶ 個々の高齢者に応じた説明方法と内容を考慮する

要点	留意点・根拠

3 点鼻を実施する（噴霧式）
①点鼻しやすい体位（座位）をとってもらう
②ディスポーザブル手袋を着用する

③鼻をかんでもらう．自分でかめない場合は鼻腔
　吸引を行う
④薬剤容器のキャップを外し，頭を下げ，ノズル
　の先端を鼻腔に入れる

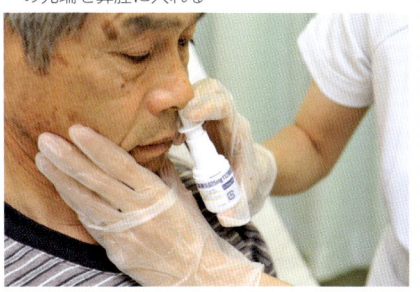

⑤片方の鼻腔を指でふさいでもらい，噴霧する

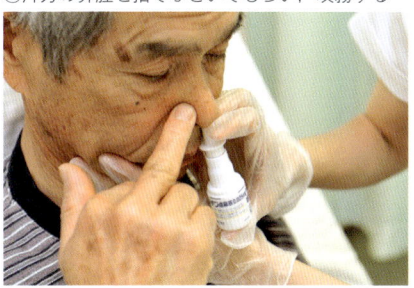

⑥噴霧時の呼吸は，軽く息をする．息を止めるな
　ど，薬剤ごとの指示に従う
⑦噴霧後は頭部を後ろに傾けた状態で，数秒間静
　かに鼻で呼吸する
⑧ノズルの先端をティッシュペーパーで拭き，
　キャップをして保存する

4 後片づけをし，記録する
①点鼻が終了したことを告げ，物品の後片づけを
　する
②手袋を外し，規定に沿って廃棄し，手洗いをする
③薬剤名，用量・用法，時間を記録する
④点鼻後の本人の状態を観察する

根拠 看護師の手指からの感染防止と高齢者の体
液に直接触れないようにする
根拠 鼻汁が貯留していると，薬剤が鼻腔粘膜か
ら吸収されにくくなる
注意 ノズルは立て過ぎたり寝かせ過ぎず，また
鼻腔の奥まで入れ過ぎないようにする

注意 噴霧薬は各製剤によって投与方法が異なる
ため，必ず添付文書を確認する．噴霧回数は指示
どおりにする
コツ 薬液は初回使用時，薬液が霧状になるまで
数回噴霧（予備噴霧）し，詰まりがないことを確認
する

▶ 滴下式の場合は下記に留意する
・滴下薬を鼻腔全体に行きわたらせるため，投与
　時は上を向く
・投与後，上向きを保持し，吸収を待つ
▶ 保存方法は添付文書で確認する
▶ 薬剤の使用有効期限の確認を定期的に行う

評価

- ●点鼻により期待される薬効が得られるよう，正しい手技で投与できたか．
- ●誤薬防止のための安全確認行動は場面に応じて確実に遵守できたか．
- ●点鼻の回数は指示どおりに行えたか．
- ●薬剤の使用有効期限の確認を定期的に行っているか．
- ●自己点鼻している高齢者のアドヒアランスをアセスメントし，適切な点鼻指導につなげているか．
- ●点鼻薬の安全性・安定性を損なうことのないように添付文書に従って保存管理されているか．

1 疼痛緩和

山本 由子

高齢者の特徴と疼痛緩和の必要性

- 高齢者では加齢に伴う軟骨の退行変化，骨量の減少に伴う骨粗鬆症，支持している靭帯・筋肉の減弱によって姿勢の異常が発生し，腰背部痛，膝関節痛，手足のしびれ，浮腫などの問題を生じやすい．
- 高齢者の慢性疼痛の原因は様々であり，痛みが高齢者の生活の質(QOL)に与える影響を考慮することは重要である．
- 疼痛は，身体や精神，社会生活などの様々な面に影響を及ぼす．例えば，疼痛は，食事，排泄，清潔，移動などの日常生活動作(ADL)を低下させ，行動を不活発にする．それにより，筋力が低下して徐々に寝たきり状態になり，廃用症候群や認知機能の低下が誘発される．また，寝たきり状態が進行すると，介助の負担が増大し，入院や入所につながることもある．さらに，疼痛は不安や抑うつ，睡眠障害などとも関連している．
- 疼痛の影響や，疼痛の原因となる疾患，疼痛の部位・程度などを把握し，適切な援助を行う必要がある．
- 安楽は人間の基本的な欲求であり，看護技術のすべての中で常に念頭におくべき概念である．特に疾患に伴う疼痛による生活の制限や苦痛への対処の方法や，高齢者が入院・入所といった環境の変化の中で，本人にとっての安楽な状況をどのように作り出していくかを検討していくことが必要である．

疼痛が及ぼす影響に関するアセスメント

■1 疼痛の原因となる疾患の有無

- 問診による既往歴，現在の疾患，治療などの情報から疼痛の原因となる疾患がないか把握する．
- ・胆囊炎，膵炎などの炎症症状，悪性腫瘍などが疼痛の原因となっていることもある．
- X線検査，CT検査，MRI検査，関節可動域検査
- ・疼痛の原因となる胸椎の後彎(わん)，腰椎の前彎，脊柱管狭窄などの有無を把握できる．
- ・骨折や関節疾患(変形性関節症，関節リウマチ)も高齢者に起こりやすい．
- 血液一般検査，血液生化学検査
- ・炎症所見，栄養状態，貧血，電解質異常の有無，また腫瘍マーカーの確認などができる．

■2 疼痛

- 安静時，体動時，運動時における疼痛の範囲や程度，強さ，持続時間などを観察する．
- ・環境の整備，罨法や体位の工夫以外で，医療処置が必要かどうかを評価する．
- スケールを用いて痛みを評価する．
- ・VAS(Visual Analogue Scale)，NRS(Numerical Rating Scale)，VRS(Verbal Rating Scale)などを用いて，本人が感じている痛みの程度を数字や点数でできるだけ客観的に表す．
- ・フェイススケールは，本人に痛みに相応する表情を選んでもらうもので，6段階と20段階のものがある．
- 知覚障害，歩行障害などの有無を確認する．
- ・しびれ，麻痺，感覚鈍麻などの知覚障害や歩行障害がないか確認し，脳血管障害など，新たな疾患の前駆症状との鑑別をする．

■3 食事の摂取状況，栄養状態

- 食事の摂取状況，栄養状態を把握する．
- ・疼痛があると，食欲が低下し，栄養状態の低下や全身状態の悪化を招きやすい．入院・入所前と現在の食事の摂取状況を比較し，疼痛による影響の有無・程度を評価する．
- ・疼痛が緩和することで，食欲が増し，栄養状態や全身状態の改善が図れる．
- ・食事摂取時に適した体位をとっているか，自力で摂取可能かなどを確認する．
- ・BMI(BMI＝体重(kg)/身長(m)^2)やアルブミン値，体重などの情報から，低栄養のリスクがないか評価する．

4 呼吸状態
- ●呼吸音を聴取し，呼吸苦や異常音の有無を確認する.
- ●呼吸回数の変化を把握する.

5 排泄の状況
- ●疼痛が排泄行動に及ぼしている影響や腹部の状態を把握する.
- ・疼痛の部位と程度によっては，トイレでの座位が保持しにくくなったり，トイレまで歩いて行くのが困難になる. その結果，排泄を我慢し，合併症を起こすことがある.
- ・腹部を触り，その状態(膨満，腸蠕動音，腸管ガス，腹水など)を確認する.

6 清潔の状況
- ●保清の方法や頻度，皮膚の状態を把握する.
- ・一般的に，疼痛があると，清拭や入浴回数が減少する. また，臥床時間が長くなり，褥瘡や皮膚炎が生じやすい.

7 睡眠の状況
- ●疼痛による睡眠への影響を評価する.
- ・夜間・昼間の睡眠時間を把握する.
- ・疼痛により睡眠障害の症状(入眠困難，熟眠感の喪失，中途覚醒)がみられないか確認する.
- ・入院による環境の変化もストレスとなり，睡眠障害につながる.

8 薬物の服用状況
- ●服薬している薬物を把握する.
- ・高齢者は腎臓の排泄機能，肝臓の薬物代謝機能が低下しており，薬が体内に蓄積されやすい. また，複数の薬物を服用していることが多いため，副作用に注意する.

疼痛の予防・緩和

1 安楽な体位の工夫
- ●安静を保つ.
- ・疼痛への対処として安静の保持がある. 筋肉・筋膜などの損傷により生じる疼痛に関しては，安静が必要となる.
- ・安静が長期に及ぶと，循環障害，皮膚障害，可動域制限などの二次障害が起こる. それを予防するには，回復過程に応じてアセスメントを行い，早期離床を目指すことが重要となる.
- ●体位変換，または安楽な体位をとる.
- ・ベッドと身体の接触部分を補正し，同一部位への圧迫を解除することで疼痛を緩和する.

2 罨法(あんぽう)
- ●温罨法
- ・温熱刺激によって，血管の拡張，循環血流量の増加，疼痛刺激の伝達の抑制が起こる.
- ・温熱刺激によって結合組織の伸長性が増加し，関節可動域の拡大が起こることで，運動が円滑になり腱・関節拘縮を軽減する.
- ●冷罨法
- ・頭部を冷却することで副交感神経優位の状態になり，睡眠が促進される.

3 リハビリテーション
- ●負荷の少ない理学療法などを行う.
- ・前傾姿勢の改善，筋力低下の防止につながり，転倒を防止できる.

- ●様々な訓練を組み合わせて行う.
- ・痛みのために関節を動かさない状態が続くと，関節可動域も狭まり，さらに疼痛が悪化するため，関節可動域訓練を行う. また，筋力強化訓練，協調運動訓練，歩行訓練，移乗訓練などを組み合わせて実施する.

4 環境の整備
- ●本人が安心して過ごせるよう環境を整える.
- ・1日の大半をベッドを中心とした病室で過ごすため，寝具，照明，温度，騒音など，その環境に十分配慮しなければならない.
- ・同室者との関係やプライバシーなどの社会的要因にも配慮する.

5 精神的サポート
- ●話を聞く，傾聴する.
- ・声かけなどを行い，ストレスや不安が表出・軽減できるように援助する.
- ・認知症高齢者では，痛みや不安を言葉で表現することが難しく，行動・心理症状(BPSD)が現れやすいことに留意する.

6 鎮痛薬
- ●改善策を試みても疼痛が改善しない場合は医師に相談し，消炎鎮痛薬，坐薬，貼付剤などの薬物療法を行う.
- ・貼付剤の場合は適切な時間での除去を指導し，皮膚の状態を観察する.

7 高齢者に多い疼痛の原因疾患とその対処法
- ●関節リウマチ
- ・発症直後からリハビリテーション的アプローチを開始する.
- ・進行性のため，継続的な服薬治療が欠かせない.
- ・関節の炎症が進行する急性期では冷罨法を用いる.
- ・慢性期では冷やさないよう手袋や膝掛けを用い，手浴や足浴を行う.
- ●関節拘縮
- ・クッションなどを用いたポジショニングを実施する.
- ・麻痺側に生じやすいため，予防を目的として可動域訓練を継続する.
- ●腰痛
- ・コルセットなどによる圧分散やマッサージを行う.
- ・負荷の少ない有酸素運動(歩行，水中運動など)や，筋力維持運動を取り入れる.
- ●慢性疼痛(関節炎，癌，糖尿病，線維筋痛症など)
- ・痛みに対する不安など，本人の思いを聞く.
- ・睡眠を確保する.
- ・痛みに対する感受性の緩和を図る(アロマオイル，マッサージ，音楽など).
- ・畳から椅子，電動ベッドの使用といった環境因子を整備する.

評価
- ●高齢者の特徴や疼痛が身体，精神，社会生活に及ぼす影響などを理解できたか.
- ●疼痛が及ぼす影響に関するアセスメントの内容を把握しているか.
- ●疼痛の予防・緩和の方法を理解できたか.

⑦ 安楽

2 ポジショニング

山本 由子

高齢者の特徴とポジショニングの必要性

- 疼痛緩和の項(p.545)で述べたように，高齢者にとって痛みが QOL に与える影響は大きい.
- 痛みの他，疾患や麻痺・拘縮，筋力の低下などのために自分の手足を自然な位置に維持・調整することが難しいと，制限された体位で過ごさなければならないことによる違和感や苦痛を伴う場合がある.
- 痛みのために自力で安楽な体位をとることが難しい高齢者には，枕やクッションなどを用いて身体への負担を少なくするケア(ポジショニング)が必要となる.
- 効果的なポジショニングを行うことによって，身体の緊張やゆがみを緩和し，関節拘縮を予防する.
- ベッド上での安定した姿勢，または車椅子での機能的な座位姿勢は，本人の安楽や活動性につながる.
- 疼痛緩和の観点に加え，ポジショニングは，同一体位による褥瘡や浮腫，静脈血栓症などの循環器系，無気肺，誤嚥性肺炎などの呼吸器系の二次的合併症の予防にも有効である.

ポジショニングに関するアセスメント

1 ポジショニングの適応となる疾患・症状，全身状態
- 疼痛，麻痺，関節拘縮，浮腫の有無や骨突出の程度を確認する.
- 褥瘡の有無，栄養状態を把握する.
- ドレーンやカテーテル類の挿入の有無を確認する.
- 自ら体位を変えられるか，座位を保持できるかなど，運動機能や筋力の程度を把握する.

2 循環機能
- 血圧変動，不整脈，動悸などの自覚症状の有無を把握する.

3 呼吸機能
- 呼吸音を聴取し，異常がないか確認する.
- ボルグスケールなどを用いて，呼吸困難感の有無・程度を評価する.
- 酸素使用の有無を確認する.
- 酸素飽和度をパルスオキシメーターで把握し，顔色，爪床色，チアノーゼの有無などを観察する.

4 効果の測定
- ブレーデンスケールなどにより褥瘡発生リスクを評価する.
- 日常生活への影響(睡眠状況，食事摂取，姿勢など)を評価する.
- 視覚的アナログスケール(VAS)などにより疼痛の程度の変化を評価する.

ポジショニングのチェックポイント

1 仰臥位
- 頭部・脊柱・殿部の体軸が一直線であるか.
- 脊柱の生理的彎(わん)曲を保つため，頸部が屈曲していないか.
- 麻痺側の肩が重力で下垂・伸展していないか.
- 股関節，膝関節が軽度屈曲しているか.
- ・軽度屈曲することで，伸展による腓骨神経麻痺や足関節の外旋を防ぐ.
- 肩甲骨部(肩部)・腰部・殿部の体圧分散を行ったか.

2 側臥位
- 安楽枕や四肢の位置はどうか(身体がベッドに接する面が少ないため).
- 患側を上にしているか.

・麻痺側を下にすると，循環障害を生じやすくなる.
●股関節，膝関節が軽度屈曲しているか.
●下側の上肢は体幹の下になっていないか.
●肩部・大転子部の体圧分散を行ったか.

3 座位・ファウラー位
●適時，腰部，殿部，足部の体圧分散を行ったか.
・坐骨部に最も重力がかかり，重心がずれやすい.
●定期的に位置を確認したか.
・身体が下方にずり落ちやすい.
●患側に姿勢が傾くため，クッションやタオルなどで支えを行ったか.
●患側の上肢は肘関節より下垂していないか.

疼痛緩和のための安楽な体位のとり方

目的 疼痛，疾患，麻痺・拘縮，筋力の低下などにより自力では安楽な姿勢をとることができない人では，筋・関節に負担がかかり，腰背部痛や関節障害が発生することがある. また，長時間同一体位でいることにより，褥瘡や浮腫，静脈血栓症などの局所あるいは全身の循環障害や，沈下性肺炎，無気肺といった呼吸器合併症などの二次的合併症が生じる. ポジショニングにより安楽な体位を保持することで，これらを予防する.

チェック項目
・ベッド周辺は清潔か，マットレスの弾性は適切か，湿潤はないか.
・どこまで身体を動かすことができるか（できることは自力で行ってもらう）.
・麻痺の有無（麻痺がある場合は，麻痺側を下にしない）
・圧迫される皮膚の状態はどうか.

適応 意識障害，神経障害，運動器疾患などの様々な理由により，自分で体位を変えることのできない人，動きに制限や注意が必要な人

禁忌 骨折，心疾患や椎間板ヘルニアの急性期など，医師より絶対安静の指示がある場合

事故防止のポイント 時間経過に伴うずれ防止，同一部位の長時間の圧迫防止

必要物品 安楽枕（大中小），高密度・低反発のウレタンマットなど，クッション，バスタオル，離被架（りひか），必要な場合はエアマットを使用

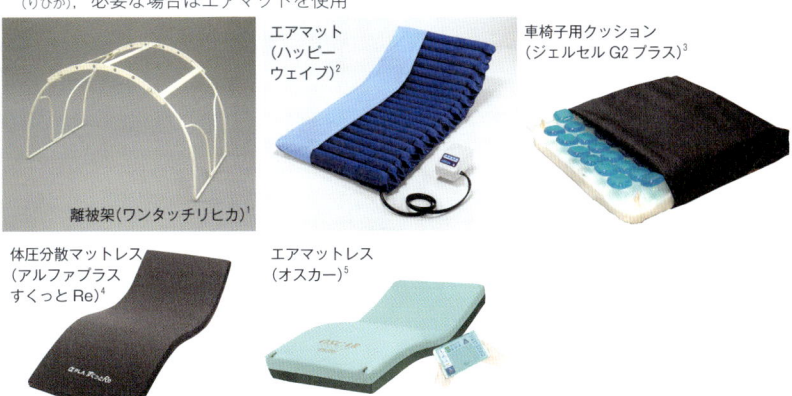

離被架（ワンタッチリヒカ）[1]

エアマット（ハッピーウェイブ）[2]

車椅子用クッション（ジェルセル G2 プラス）[3]

体圧分散マットレス（アルファプラスすくっと Re）[4]

エアマットレス（オスカー）[5]

〔画像1,2提供：三和化研工業株式会社，画像3提供：タカノ株式会社，画像4提供：株式会社タイカ，画像5提供：株式会社モルテン〕

手順

要点	留意点・根拠

1 説明する
①体位変換は時間を決めて行う

②手順，目的，所要時間を伝え，同意を得る

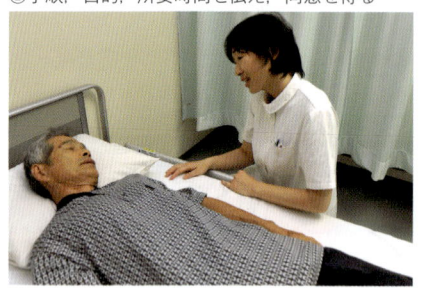

▶ 清拭や入浴，食事の時間帯を避け，落ち着いた時間帯に実施する
（根拠）動けるところはできるだけ本人にも協力してもらう
▶ 高齢者の質問に対しては丁寧に回答する
（注意）腰などに無理な負荷がかからないよう，必要時は他のスタッフや家族に協力を依頼する

2 仰臥位
①使用している掛け物を外す
②側臥位にし，背面の体圧がかかる部位の観察を行う
③身体の位置が下方にずれている場合は，身体を頭側に持ち上げ，頭部，脊柱，骨盤が一直線上になるよう調整する
④枕が肩，頸部，頭部にかけて当たるように位置を調整する

⑤殿部とベッドの間にクッションを挿入し，仙骨部の体圧分散を行う

⑥足関節を90度に保つよう足底部にクッションなどを当てる

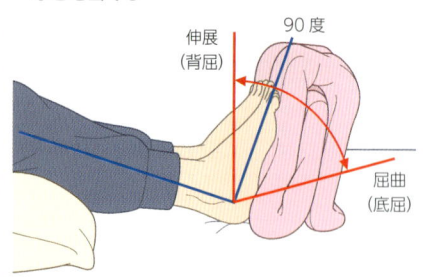

（根拠）身体の位置やベッド上の移動空間を確認する
▶ 体圧がかかりやすい後頭部，肩甲骨部，仙骨部，踵骨部に痛みや不快感などがないか確認する
▶ 正面から見て，身体各部が斜めにずれないようにする

▶ 枕の高さと位置を整え，頸部が屈曲しないようにする　（根拠）枕の高さと位置が適切でないと，頸部が屈曲して脊柱の生理的彎曲を保てず，体圧分散が不十分となる
（根拠）高齢者では殿部の筋肉の萎縮，円背が起こるため，仙骨部に荷重が集中する
（コツ）クッションの位置を決めてから身体を持ち上げるとよい
▶ 足関節が足底のほうへ屈曲（底屈）したままにならないよう足首を直角に保つ　（根拠）尖足を予防する．尖足はいったん起こると元に戻すのが困難なため，予防が重要となる
（コツ）掛け物の重さが足に加わらないよう，離被架（足を保護する器具）を使用するとよい
▶ 関節の拘縮・変形を予防するために，可能な限り関節の自動・他動運動，筋力維持訓練を行う
（コツ）足関節の曲げ伸ばし，つまり背屈と底屈を繰り返す運動補助によって血流を促進し，血栓予防につなげる

⑦股間を適度に開き，膝を軽く屈曲させる

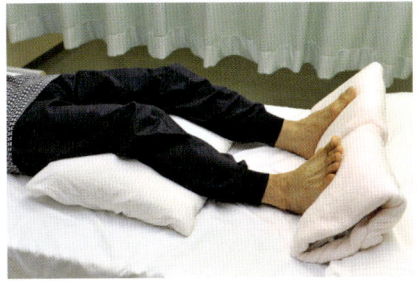

尖足予防と膝の屈曲

▶股関節は 15 度外転させ，10〜30 度屈曲し，内旋・外旋中間位とする　**根拠** 膝の屈曲により腹筋の緊張が緩み，腰痛の軽減が図れる
コツ 在宅ケアでは，日常で使用している寝具や布団を用いる場合もある

⑧前腕の下にクッションを置く

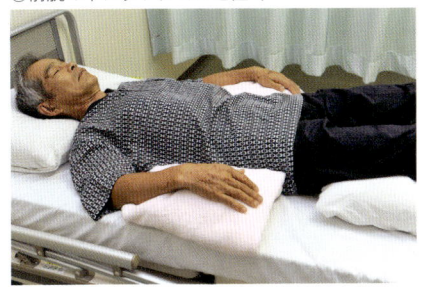

▶肩関節は 10〜30 度外転させ，肘関節は 90 度程度の屈曲を保ち，回内・回外中間位を保持する
注意 特に麻痺のある人では，肩の重みにより肩甲帯の伸展を起こしやすい
コツ 小枕やタオルを使って肩甲帯をやや屈曲位に保つ
▶仰臥位は体位の中で最も基底面積が大きく安定し，全身の筋肉の緊張が少ない
コツ 他の体位と組み合わせて体位変換計画を立てるとよい

⑨マットレスと腰部・殿部・肩部の接触面に手を入れて圧抜きを行う

コツ 体圧の確認の際，外側が滑りやすく内側が滑りにくいマルチグローブなどを使用するとよい
コツ 圧抜きで手を入れる際，衣類やシーツのしわをそっと伸ばすとよい

3 側臥位

①使用している掛け物を外す

②左右どちらかで側臥位，半背臥位，半腹臥位のいずれかをとる．どの体位をとるかをあらかじめ決めておく

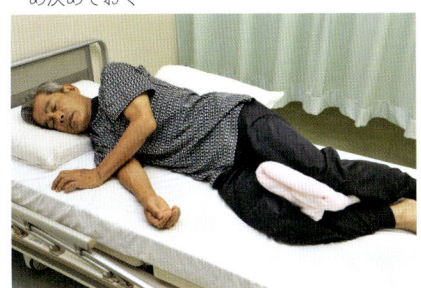

側臥位

根拠 身体の位置やベッド上の移動空間を確認する
▶好む体位を聞き，適宜取り入れる
根拠 いずれも腰背部にかかる重力を緩和できる
禁忌 麻痺のある側を下にしない．患肢は上にして安楽枕などで肢位を整える　**根拠** 麻痺側に荷重が加わり血管が圧迫されると，循環障害や褥瘡，浮腫の原因になる．また，関節の脱臼を起こしやすい
コツ 背部の枕は身体の重みを支持するため，適切に入れると楽になる
コツ 半腹臥位では，下側の上肢を背部側に位置させる，または枕を抱えるようにする

要点	留意点・根拠

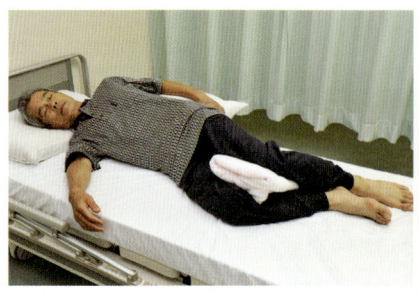 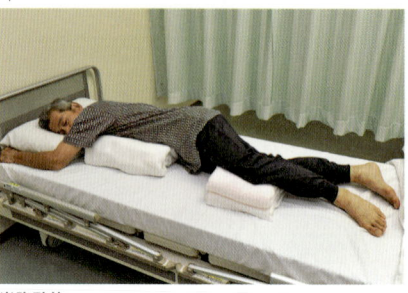

半背臥位

半腹臥位

③股・膝関節を適度に屈曲し，安定させる

④上側の下肢を前方にずらして股関節を 90 度ほど屈曲させ，枕やクッションに乗せる

根拠 基底面積が広がることで，安定性が増し，身体の筋肉の緊張が緩和される

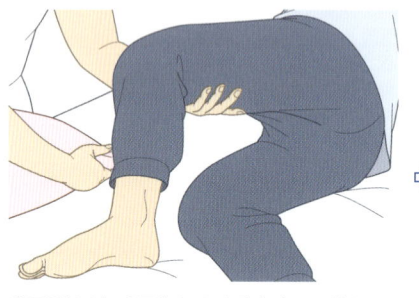 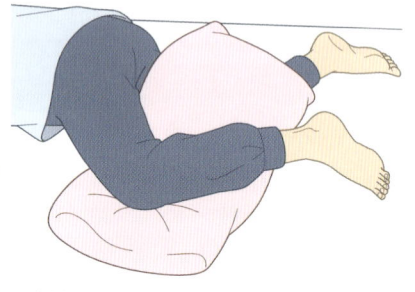

⑤肩関節を軽く屈曲させ,胸腹部全面に枕を入れ,上側の上肢で抱えるようにする

▶上側上肢の肩甲帯を前に突き出すような姿勢を維持する 根拠 上側上肢が反って肩甲帯が伸展した状態が続くと，痛みや伸展位での関節拘縮を生じる
▶この時，肘関節も屈曲させる

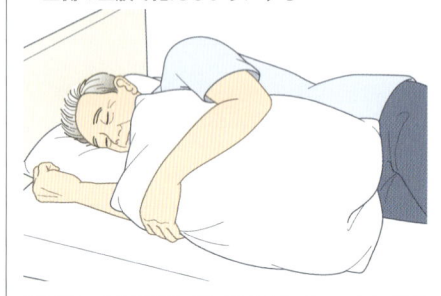

⑥肩部，大転子部などに手を入れてマットレス面との接触を解除し，圧抜きを行う
⑦下肢の位置を調整する

⑧頭部から頸部をしっかり支えられるよう，枕の位置を調整する

根拠 体幹の重みにより圧がかかりやすい部位の体圧分散を行い，循環障害や神経障害を防止する
▶上側下肢の内転を避ける．また，下側下肢の腓骨小頭部に体圧がかからないようにする

要点	留意点・根拠

要点

⑨背部にも安楽枕を当てる

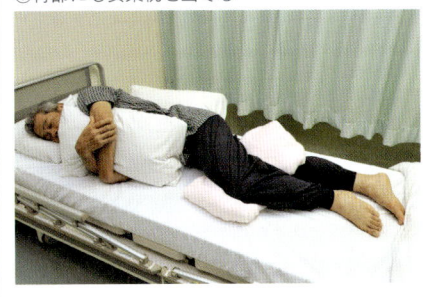

留意点・根拠

▶ 90 度側臥位では肩峰部や大転子部に圧が集中するため，殿部（殿筋）で荷重を受けるように 30 度側臥位をとるとよい（図 1）

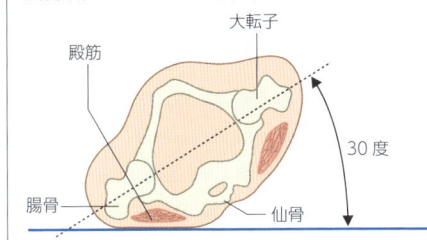

大転子
殿筋
30 度
腸骨
仙骨

図 1　30 度側臥位

▶ チームで体位変換を行う場合，p.457，図 3 のような体位変換表を用いるとよい

注意 体位変換の間隔は 4 時間を目途とし，画一的ではなく，本人の状態，疲労度によって調整する

▶ 日本褥瘡学会の『褥瘡予防・管理ガイドライン第 5 版』では，粘弾性フォームマットレスや圧切替式エアマットレスなど，体圧分散マットレスを使用した上で 4 時間を超えない体位変換間隔が提案されている

4 半座位（ファウラー位，セミファウラー位）

①使用している掛け物を外す

②枕の位置をベッド上方にとり，身体を水平移動する

③徐々にギャッチアップしていく

根拠 身体の位置やベッド上の移動空間を確認する

根拠 ベッドの屈曲部の上に大転子部がくるように身体を移動することで，ずり落ちを予防する

▶ 本人の呼吸状態や意識状態，様子を観察する

根拠 ギャッチアップにより，骨格筋の緊張が高まり，循環動態が変化する

コツ 足側→頭側の順で挙上する

▶ ギャッチアップの角度はその人の状態や目的に応じて変更する

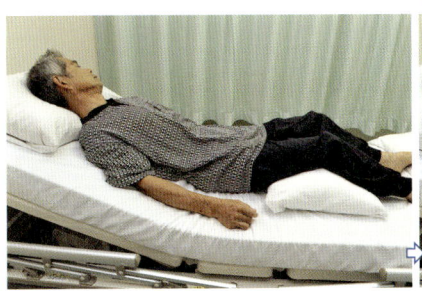
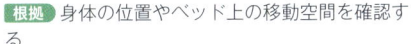
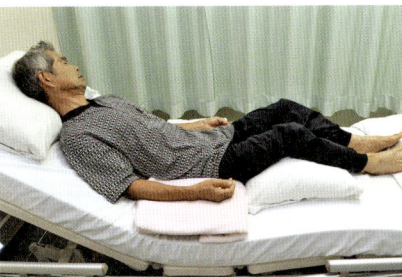

要点	留意点・根拠
	▶ 術後や長期臥床者で，肺合併症や誤嚥のリスクのある場合は，半座位を取り入れた体位変換を計画する．意識障害や安静臥床の人であっても，日中は食事の前後など，一定時間半座位をとる **根拠** 座位・半座位は内臓や横隔膜が重力によって下垂し，胸郭が広がるため，呼吸しやすい体位である．誤嚥，無気肺・肺炎などの肺合併症の予防，また大脳皮質への刺激を高める効果がある **根拠** 半座位においては坐骨結節部に局所的に体圧が集中し，長時間の同一部位への圧迫につながりやすい
④背部から腰部・殿部の圧抜きをし，体圧分散を適切に行う	▶ 適宜，枕やクッション，高密度・低反発のウレタンマットなどを使用する **事故防止のポイント** 体圧分散によって褥瘡の発生を防ぐ **根拠** 重力により身体が徐々にずり落ちてくる．その際，坐骨部とリネンの間にずれと平行で向きが逆の力(剪断応力)が生じ，長時間経つと皮膚組織が挫滅する
⑤身体がずり落ちていないかを定期的に確認する ・自分で体位を変えることができない高齢者では，体圧分散マットレスを使用し，状態や疲労度をみながら調整する	**事故防止のポイント** 時間を決めてこまめに観察し，ずれがある場合は身体を安定した位置に戻す **コツ** 身体とマットレスをいったん離す背抜き(p.459)を行うとよい **コツ** 必ず良肢位(日常動作で最も不自由が少なくなるとされる関節の位置，角度)を保持する
5 後片づけ ①使用した物品は施設の規定に沿って洗浄・消毒する，または所定の場所に片づける ②時間を決めて定期的に訪室し，状態を確認する	▶ 高齢者のそばを離れる際は，ナースコールを手の届くところに置く ▶ 夜間はできるだけ睡眠を優先する

評価

- しわ，布のよりができないように寝衣やシーツを整えたか．
- 目的に応じたポジショニングを実施し，体圧分散ができたか．
- 全身状態を十分に観察したか．
- 体位の安楽に影響を及ぼす要因を考慮し，体位を選択したか．

車椅子上での体圧分散

目的
- 車椅子上で正しい座位姿勢がとれるように援助し，体圧を分散させる．
- 座位姿勢にずれが生じた場合には，姿勢を修正し，腰部・殿部に圧が集中しないようにする．
- 除圧動作を行うことで，背部・腰部・殿部にかかる圧を解除し，褥瘡などの皮膚障害を防止する．

チェック項目 上下肢の筋力の程度，座位時の姿勢，本人の身体状態（血圧，体温），顔色，疲労感の有無・程度，関節可動域，関節拘縮の有無，体動の可否

適応 車椅子への移乗が自力または援助を受けて可能な人

禁忌 筋力の低下や関節の拘縮，麻痺などにより座位がとれない場合

事故防止のポイント 車椅子からの転落防止，長時間の同一部位への圧迫による褥瘡発生の防止

必要物品
本人の体形に合った車椅子，クッション，枕

手順

要点	留意点・根拠
1 高齢者の状態を評価する ①車椅子上で過ごせる状態か確認する	▶ 血圧，体温などのバイタルサイン，睡眠時間，顔色，疲労感の有無を確認する
2 物品の準備と車椅子への移乗を行う ①車椅子と必要物品を準備する	▶「第2章【3】活動③移動介助（車椅子）」p.221 参照 ▶ 適した形状の車椅子，体圧分散シート，身体の傾きを支えるクッションなどを用意する 体圧分散と安定保持を両立させる二層構造 〔「マイクッションCK-398」画像提供：株式会社ケープ〕
②説明し，車椅子に移乗してもらう	▶ 座位をとることに伴う循環動態の変化，姿勢を保持する筋力の状態を確認する **根拠** 高齢者の全身状態は変動しやすい **注意** 移乗の際に目を離すと，転倒し，捻挫や骨折を生じるおそれがあるため，細心の注意を払う

要点	留意点・根拠

3 車椅子での座位姿勢を整える

①正しい座位姿勢となるよう援助する
・股関節・膝関節・足関節ができるだけ 90 度になるように座る（図 2）

根拠 90 度にして座ると，体重が大腿後面に広く分散する．その結果，体圧分散が良好となり，疲れにくく，また褥瘡を予防できる

注意 身体が傾いたり，斜め座りにならないよう注意する（図 3）

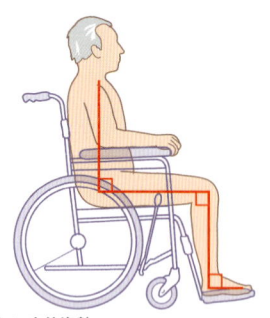

図 2　正しい座位姿勢

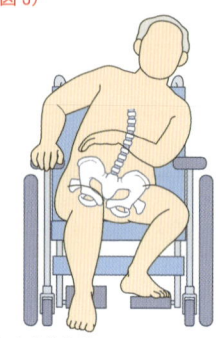

図 3　不適切な座位姿勢

コツ 正しい姿勢を維持するために，車椅子のアームサポート，フットサポート，バックサポートを利用する

根拠 ずれがあると，腰部・殿部に圧が集中し，褥瘡のリスクが高くなる

注意 正しい姿勢で座位を保っていても，体圧に筋肉が押されて徐々に姿勢にずれが生じてくる（図 4）

②座位姿勢にずれが生じている場合は，修正する

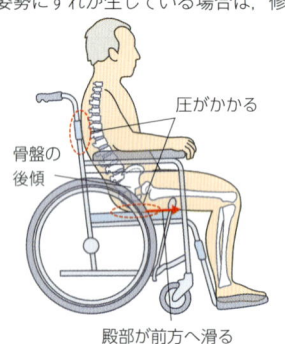

圧がかかる

骨盤の後傾

殿部が前方へ滑る

図 4　長時間の座位による姿勢のずれ

コツ 体形や関節拘縮などを考慮し，身体を支えるクッションや枕などを使用して姿勢を保つ．円背により前かがみ姿勢となる人では，ティルト・リクライニング型の車椅子を利用し，顔が正面を向くようにするとよい

▶ 長時間車椅子で過ごすことが本人の身体機能に悪影響を及ぼす可能性がある場合は，臥位になる時間を組み入れる

4 車椅子での除圧を行う

①同じ姿勢での長時間座位を避けるために，除圧を行う

▶ 体動が可能な場合，除圧は 15 分ごとに行う．体動ができない人では，様子を見つつ，乗車時間は 1 時間程度とする

要点	留意点・根拠
②本人の状態に応じた除圧動作を実施する ・前屈（ⓐ） ・立ち上がり（プッシュアップ）（ⓑ） ・側屈（ⓒ）	▶ 前屈では，身体を前方に曲げることで背部をバックサポートから離し，さらに殿部と座面の接触を解除する **コツ** 前屈ではオーバーテーブルを利用するとよい．背骨の突出部分をそっとさすり，寝衣のしわを伸ばすようにする ▶ プッシュアップでは，車椅子のアームサポートに手を置き，両足を安定させた状態で腰を浮かして殿部と座面の接触を解除する ▶ 側屈は立ち上がりが困難な高齢者で実施する．アームサポートに片方の肘を置き，反対側の腰を浮かして除圧する．これを左右で行う

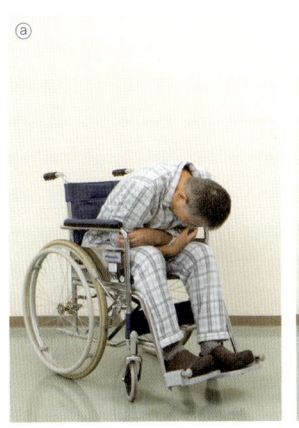
ⓐ

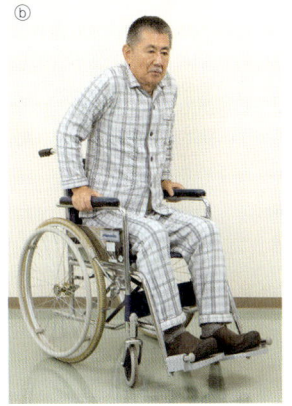
ⓑ

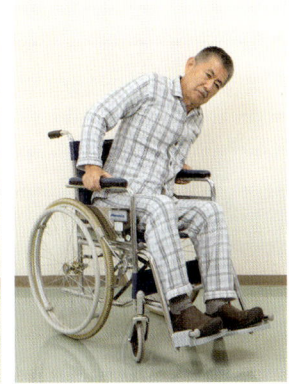
ⓒ

評価

- 車椅子上で正しい座位姿勢がとれ，苦痛などの訴えがなかったか．
- 座位姿勢のずれを修正し，腰部・殿部にかかる圧を分散できたか．
- 座位時間は適切だったか，姿勢のくずれはなかったか．

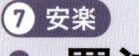

3 罨法

山本 由子

高齢者の特徴と罨法の必要性

- 罨法(あんぽう)とは，身体の局所に温度刺激(温熱，寒冷)を与えることにより，血管や筋肉，神経系に作用効果をもたらす方法である．温熱刺激には，知覚神経への作用による筋肉の緊張や疼痛の緩和，血液循環の改善，腸の蠕動運動の促進といった効果がある．また，寒冷刺激により消炎，鎮痛，止血，解熱を図ることができる．
- 高齢者では加齢により基礎代謝や細胞内水分量が低下するなど，身体生理機能が低下する．また発熱に関係する骨格筋の減少や脂肪組織の増加によって，外気温はもとより，皮膚表面の温度変化の影響を受けやすい．
- 高齢者は，体温調節機能の能力を超える高温環境による体温上昇や，体温の変化に伴う脱水症状を起こしやすく，それらが腎機能や脳血管・心臓血管循環系の機能に影響を及ぼし，異常につながる．
- 安静や安楽を目的とした罨法は，本人の希望や看護師独自の判断で計画および実施できる．したがって，温度刺激が高齢者にどのように影響するのかを正しく理解し，根拠にのっとって方法を選択し，その効果や副作用の有無を評価しながら実施する．
- 終末期では末梢循環が低下するため，四肢冷感が生じやすい．低温熱傷に気をつけながら温罨法や掛け物で調整する．

罨法のためのアセスメント

1 疼痛や発熱の原因
- 問診，既往歴，現在の疾患，治療方針を把握し，疼痛や発熱の原因として何が考えられるかアセスメントする．
- 血液一般検査，血液生化学検査を行う．
- ・炎症性病変，電解質異常の有無，腸管以外の腫瘍の有無やその周囲の広がりを把握できる．

注意 炎症および疾患の急性期では温罨法は用いない．血流促進や代謝亢進により炎症が拡大したり，悪化するおそれがある．

---

2 疼痛
- 本人の訴えを聴取し，客観的評価を行う．
- ・疼痛の範囲や程度，強さ，持続時間などを確認する．
- ・血流の増加または神経興奮の鎮静化により，疼痛の誘因の除去が図れる．温罨法か冷罨法のいずれが適するかを評価する．
- 悪化要因と緩和要因を把握する．
- ・身体面，心理社会面，環境面からの影響と変化を捉える．

---

3 皮膚の状態
- 罨法を実施する部位の皮膚に損傷や術創がないか確認する．
- 本人の温度刺激に対する感度を把握する．

---

4 排泄状況
- 腹部不快，便秘の有無を確認する．
- ・腸蠕動音を聴取して排便，排ガス状況を確認し，温罨法の適応となるか検討する．

---

5 睡眠の状況
- 夜間・昼間の睡眠の状況を把握する．
- ・睡眠時間や疼痛による睡眠障害の有無を確認する．

- 入眠障害，睡眠の深さ，中途覚醒の有無を把握する．
- ・温度刺激による「快い」感覚は副交感神経優位の状態をつくり，入眠を促す．

6 薬物の服用状況
- 薬物の作用・副作用による睡眠への影響の有無を把握する．
- ・十分な睡眠は心身の回復に必須であるため，効果的に薬物を使用することが重要である．一方で，不適切な使用によるリスクもあるため，注意する（「第2章【4】休息・睡眠②睡眠援助」p.272 参照）．

7 罨法の種類と目的（表 1, 2）
- 罨法には温罨法と冷罨法がある．
- ・手段，温度，継続時間，目的などを考慮し，状態に応じた方法を選択する．

表 1 温罨法

種類		目的
乾性	カイロ 湯たんぽ*1 電気あんか ホットパック*2	・疼痛緩和 ・腸蠕動運動促進，排尿促進 ・入眠効果，鎮静 ・皮膚温 − 体温の上昇 ・血腫の消退 ・薬液の吸収促進 ・血管穿刺を容易にする
湿性	温湿布 メンタ湿布 ホットパック*2	

*1 素材には天然ゴム，塩化ビニール，ラテックスなどがある
*2 使われている素材により乾性か湿性に分かれる．素材が天然小麦，火山灰，セラミックなどの場合は，電子レンジで加温できる

表 2 冷罨法

種類		目的
乾性	氷枕 氷嚢，氷頸 冷却枕（アイスノン®）など （CMC 製品*3）	・体温下降（動脈血管部の冷却による） ・頭痛，歯痛，体熱感の緩和（頭部，額部の冷却による）
湿性	冷湿布 パップ剤	・入眠促進 ・化学療法時の脱毛予防 ・薬液の吸収抑制

*3 carboxymethyl cellulose カルボキシメチルセルロース製品：固形シリコンよりもやわらかい感触になる．温・冷が可能である

罨法

目的 身体の一部に温熱あるいは寒冷刺激を与えることにより，局所病変の治癒過程の促進，疼痛の緩和，身体の安楽，入眠の促進などを図る．

チェック項目 目的とする部位の皮膚に術創や損傷がないか，本人の温度刺激に対する感覚が敏感すぎないか，または刺激を感じにくくはないか．

適応
- ・温罨法：全身または局所の保温・加温が必要な人，腸蠕動が低下している人，知覚神経への温熱効果が期待される場合
- ・冷罨法：局所が急性炎症を起こしている人，局所の冷却により神経の鎮静，不快感の軽減が期待される人，発熱がある人

禁忌
- ・温罨法：消化管閉塞・穿孔の疑い，出血傾向，細菌感染，局所に悪性腫瘍がある場合
- ・冷罨法：血栓形成しやすい，循環不全がある場合など

事故防止のポイント 熱傷または凍傷などの組織損傷（特に低温熱傷は重症になりやすい）の防止

必要物品
- ・温罨法：湯たんぽ（①），湯たんぽカバー（②），ホットパック（③），洗面器（④），ハッカ油(メンタ湿布の際)，タオル，ピッチャー（60〜70℃ の湯入り）（⑤），水温計（⑥），バスタオルなど
- ・冷罨法：氷枕（①），氷嚢（②），氷頸（③），氷，冷却枕（④），防水シーツなど

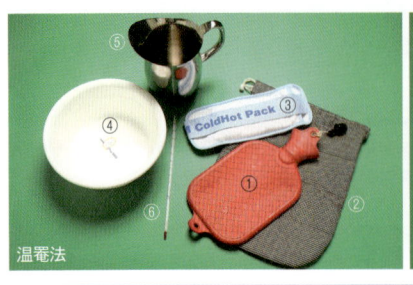

温罨法

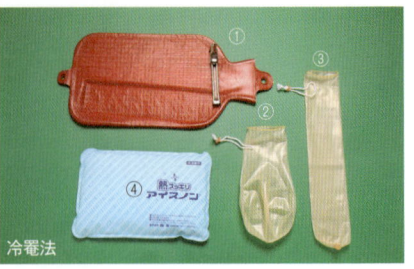

冷罨法

手順

要点	留意点・根拠

1 説明する
①事前に排尿を済ませてもらう

②目的に合った方法を選択し，手順，所要時間を伝え，同意を得る

根拠 排泄のために罨法を中断することがないようにする
▶ 苦痛を緩和する処置であることなども説明する．また，高齢者の質問に対しては丁寧に回答する 根拠 高齢者は不安を感じていることが多いため，その軽減を図る
注意 湯や氷を使用するため，認知症症状がある高齢者には慎重に行う
注意 浮腫，著しいやせ，知覚麻痺，意識障害のある人の場合は温度や貼用時間を検討する 根拠 皮膚の損傷や二次合併症を未然に防ぐ

2 温罨法
①必要物品を用意する
②本人の苦痛（冷感による不眠，悪寒・戦慄，便秘・腹痛など）に応じて適切な方法を選択する
※ここでは本人の冷感に対し，湯たんぽを用いる方法を示す

③ピッチャーの湯を湯たんぽの 1/2〜2/3 まで入れ，空気を抜いて栓を締める．漏れがないことを確認する

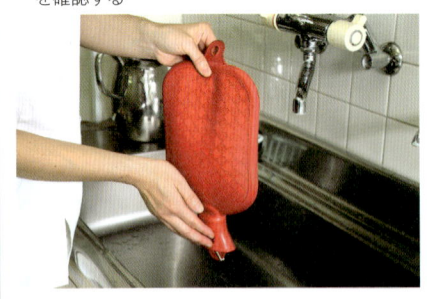

▶ 本人の訴えや状態に合わせた方法（湯たんぽ，ホットパック，メンタ湿布など）で行う
▶ 温度感覚は個人差が大きいため，本人の快適感覚を確認しておく．また，直接刺激による皮膚障害を予防する
▶ ピッチャーの湯は 60〜70℃ に調整しておく
根拠 湯の温度が低いと末梢血管が収縮し，血圧上昇や腹痛を招く．湯温が高いと皮膚粘膜を損傷するおそれがある
注意 湯たんぽのゴムの部分，栓の部分に損傷がないか確認する．必要時，防水シートを敷いておく
注意 沸騰した湯はゴムを劣化させるため，使用しない
注意 湯たんぽに湯を入れすぎないようにする
根拠 形が不安定になる他，熱で空気が膨張し，漏れの原因となる

④湯たんぽの周囲の水分をタオルで拭き，カバーに入れる

⑤足元から 10 cm ほど離して置き，その後は頻回に訪室し，状態を確認する

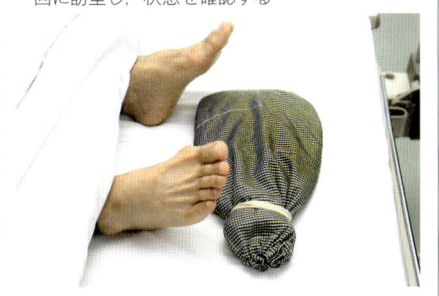

《ホットパックの部分的な使用例》
①ホットパックを電子レンジ，保温庫で温める
②ホットパックを疼痛のある部位(肩，腰など)にカバーやタオルに包んで当てる

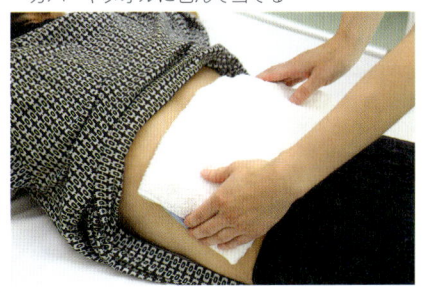

3 腹部膨満を訴える高齢者へのメンタ湿布
①洗面器に湯を入れ，ハッカ油を 1 滴たらす

②フェイスタオルを洗面器に入れ，湯に浸す

③洗面器からフェイスタオルを取り出し，よく絞る

④フェイスタオルの熱さを確認し，高齢者の腹部に当てる

留意点・根拠

根拠 カバーは熱伝導率が小さく，保温効果を長持ちさせる

注意 60℃ の湯であっても熱傷を発生する可能性があるため，厚手のカバーを用いる

注意 高齢者は，やせていたり皮下組織が少ないため，容易に熱傷を起こす．動けない人では，体位のずれや四肢の強直により，直接温熱源に接触し，熱傷を起こす場合があるため，注意する

事故防止のポイント 必ず身体から 10 cm ほど離れた位置に置き，熱傷を予防する

コツ 寝具で覆うことにより湯たんぽの表面温度は 15～20 分くらいまで上昇を続けるため，最初 15 分程度は足元から 10 cm 以上離した位置に置き，その後は足元から 10 cm ほどの距離に移動させ，状況をみる

注意 温度に注意する **根拠** 人間の皮膚は 45℃ 以上で熱傷を起こす可能性がある

コツ 貼付する場合，時間は 10～15 分程度とする

根拠 メントールの刺激により，腸の動きが改善し，腹鳴や排ガス，便意を促す可能性がある
▶ 腸蠕動音を聴取しておき，バイタルサインの測定を適宜行う

コツ 皮膚の露出は最小限にする．また，長時間皮膚表面が湿潤することで皮膚が傷つきやすくなるため，時折皮膚を十分に乾燥させる

注意 メンタ湿布(メントール湿布)を行う前に，便塊が肛門まで来ていないか確認し，必要時，先に摘便を行うとよい
▶ 適宜，腹部にオリーブオイルなどを塗り，皮膚を保湿・保護する **根拠** 高齢者では皮下脂肪が薄く，スキントラブルを起こしやすい

要点	留意点・根拠
⑤湿布（フェイスタオル）をビニール，バスタオルで覆い，腹帯などで固定し，寝衣を整える 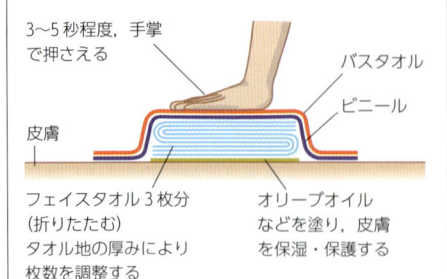 3～5秒程度，手掌で押さえる　バスタオル　ビニール　皮膚 フェイスタオル3枚分（折りたたむ）タオル地の厚みにより枚数を調整する　オリーブオイルなどを塗り，皮膚を保湿・保護する	▶腹部では臍部を中心に，腰背部では第5～6腰椎を中心に貼用する　根拠 腸管部分に当たり，腸の動きが改善される コツ 貼用時間は10分程度を目安とし，冷めないうちに適宜フェイスタオルを交換する
4 冷罨法 ①必要物品を準備する ②本人の苦痛の程度，目的（鎮痛・消炎，止血，解熱）に応じて，適切な方法を選択する	▶本人の訴えや状態に合わせた方法（氷枕，氷囊，冷却枕など）で行う ▶温度感覚は個人差が大きいため，本人の快適感覚を確認しておく．また，直接刺激による皮膚障害を予防する
《冷感を得るなど安楽を目的として氷枕を用いる場合》 ①バイタルサインを測定し，悪寒などの訴えや末梢皮膚温などを確認する	▶悪寒がある場合は頭部への使用を避ける 根拠 体温が1℃上昇すると，心拍はおよそ10拍/分増加するなど，高齢者ではバイタルサインの変動が大きくなることが予想される コツ 体温上昇期では，まず温罨法を行い，体温が上昇しきってから冷罨法を実施する
②氷枕を作る．氷枕に氷を2/3入れ，約200 mLの水を加える	▶氷の量は氷枕全体の1/3～2/3までとし，余裕をもたせる コツ 氷の性状によって加える水の量を調整する 注意 空気の量が多いと効果が薄れ，安定感に欠ける．氷囊はこぶし大，氷頸は1/2程度の氷と少量の水とし，いずれの場合も水をかけて氷の角をとる
③空気を抜き（ⓐ），留め金具を上部にしっかりかける（ⓑ）．漏れがないことを確認し，カバーをかける	

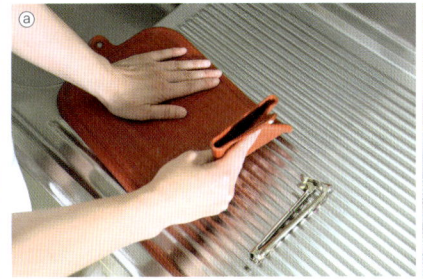

空気を抜く

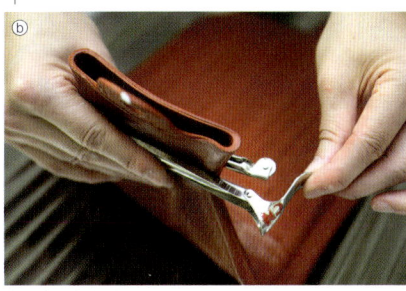

留め金具をかける

④枕を外し，氷枕を本人の頭が中央にくるように置く．冷たさ，安定性などを本人に確認し，タオルを適宜使用する

⑤適宜訪室し，皮膚の状態などの観察を行う

《急速な解熱を目的として氷嚢や氷頸を用いる場合》
①氷嚢や氷頸を用いて表在性の太い血管を直接冷却する

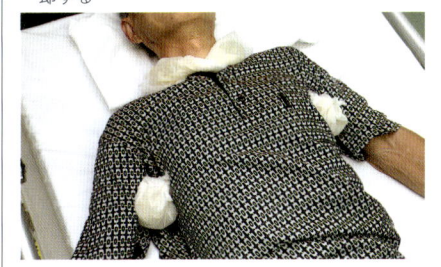

注意 冷やし過ぎないように注意する **根拠** 温度差により氷枕表面に結露が生じ，氷枕カバーが濡れてしまう．湿潤状態では熱伝導が高い分，皮膚損傷（凍傷）につながる

▶ 頸動脈，腋窩動脈，大腿動脈などの血管を冷やす

コツ 頸動脈を冷却する場合，氷頸を中央で1回ねじり，カバーをつけて使用する．他は氷嚢を使用する

注意 意識状態，体動を観察し，慎重に行う．頭部，額部の冷却に解熱効果はない

5 後片づけをする
①物品は規定に沿って廃棄・消毒・収納する

②本人の状態，訴えに注意し，経時的にバイタルサインや皮膚の変化の有無を確認する

▶ 使用したゴム製品は洗浄，消毒した後，よく乾かし，直射日光を避けて保管する **根拠** ゴム製品は湿気，熱，紫外線によって劣化する

コツ 氷枕は内部の水分を十分に切り，新聞紙などをたたんで差し込む．氷嚢・氷頸は表面・裏面ともによく拭いて乾燥用のパウダーをふり，両面の密着を避けて保管する **根拠** ゴム面の水分を完全になくし，劣化を防ぐ

▶ 高齢者のそばを離れる際は，ナースコールを手の届くところに置く

評価

- 高齢者の状態や目的に応じた罨法を選択できたか．
- 熱傷，凍傷などの組織損傷を予防できたか．
- 温罨法により悪寒・戦慄，冷感などは改善されたか．
- 冷罨法により鎮痛，消炎，止血，解熱などが図れたか．
- リラクセーションとしての効果は得られたか．

7
❸

安楽 ● 罨法

⑦ 安楽
4 リラクセーション

山本 由子

高齢者の特徴とリラクセーションの必要性

- 様々な疾患や，加齢のもとでの療養生活に伴う苦痛は，身体面(疼痛，ADL の低下など)にとどまらず，精神・心理面(抑うつ，不安など)，社会生活面(家族関係の変化，社会的な役割の喪失)など，多方面に影響を及ぼす．
- 高齢者は，疾患の回復過程が緩徐であり，入院中から地域での生活に向けた ADL の維持や機能低下の予防をすることが重要である．この過程においては，本人の身体状態や精神状態，利用できる制度，社会資源などを統合的に捉え，積極的に働きかけていく必要がある．
- 身体的な働きかけから自律神経系に作用して，リラックス状態を作り出すリラクセーションも有効であり，呼吸法，イメージ法，マッサージ，漸進的筋弛緩法，自律訓練法などがある．これらは病床にある高齢者の不安や悩み，疼痛，不眠といった問題に効果的といわれている．
- 終末期の場合，耐え難い倦怠感に襲われることがある．軽いマッサージや体位などを工夫する．

リラクセーション法を選択する上でのアセスメント

1 本人の訴え
- 疾患や療養生活に伴う苦痛による本人の訴えを把握する．
- 痛みや緊張，不安，落ち込んだ気分など，本人が訴える症状を注意深く聴取する．

- -

2 リラクセーション法の選択
- 本人の訴えから，どのリラクセーション法が適切か検討する．
- 緊張や不安がある場合は呼吸法，痛みを訴える際はイメージ法，筋肉の緊張がある場合はマッサージなど，本人の訴えに応じて適切な方法を選択する．
- 呼吸法
- 深呼吸や腹式呼吸を用いて自律神経に働きかけることで，副交感神経が優位になり，心身のリラックスを図ることができる．
- 呼吸・循環動態，胸郭の動き，気管および肺疾患の有無を把握する．
- イメージ法
- これまでに一番くつろぐことができた場面を頭の中で思い浮かべてもらうことで，痛みへの意識がそれ，疼痛緩和を図ることができる．
- 疼痛の程度や，ゆったりした衣類か，空腹感はないかなどを確認する．
- マッサージ
- 皮膚をさすったり，なでたり，触れたりするなど，優しく，力をあまり入れないマッサージを行うことで，筋肉の緊張が緩和される．
- 皮膚の状態，触れてほしくない部位の有無を把握する．また，部屋の温度やプライバシーへの配慮がなされているか確認する．

安楽(リラクセーション)につながる援助

1 入院生活環境の改善
- 喜びにつながる食事内容と食形態を検討する．
- 自力摂取が可能か，経鼻胃管または胃瘻(ろう)によるか判断する．必要な栄養を摂取するのみならず，食べる楽しみは生きる喜びにつながる．
- 十分な水分量の摂取を勧める．
- 治療による水分制限の必要がある場合を除き，十分な水分摂取を勧める(体格によっても異なるが，一般的に 1 日当たり 1,000〜1,500 mL の水分が必要である)．

- 排泄環境を整える.
  - ・ADL に合った排泄方法(トイレ歩行, ポータブルトイレ, おむつなど)を考える.
  - ・安静制限によりポータブルトイレを使う場合は, 音や臭い, プライバシー, 羞恥心に配慮する.
  - ・高齢者は排泄をがまんしたり, 環境が変わることで下痢や便秘を起こしたり, トイレの場所がわからずに混乱したりしやすい.
- ベッド周囲の環境を整備する.
  - ・自宅から持ってきたカレンダー, 家族の写真など, 本人にとってなじみのある物を身近に置く.

2 睡眠, 休養への援助
- 入眠を促す方法を見つけられるよう援助する
  - ・筋弛緩法, 読書, 音楽, アロマなど, 自分に合った心身をリラックスさせる方法を見つけられるよう支援する.

3 精神・心理面への援助
- 話しやすい環境をつくる.
  - ・声かけなどを行い, ストレスや不安を表出・軽減できるように援助する.
- 相談できる環境を整える.
  - ・経済面や家族関係など, 本人にとって大きな問題については, 医療ソーシャルワーカー(MSW)またはうちとけたスタッフへ相談できるよう調整する. 相談相手を決めて, 後に情報を共有してもよい.

4 リハビリテーション
- 理学療法士(PT), 作業療法士(OT), 言語聴覚士によるリハビリテーションプランを実施する.
  - ・治療上, 臥床生活を余儀なくされる場合や, 麻痺・関節拘縮がある場合に適応となる.
  - ・本人の現在の状況認識や回復意欲の向上, 身体機能の維持・向上を図る.

5 適切な薬物の投与
- 改善策を試みても不眠や不安といった症状を訴える場合は医師に相談し, 入眠促進薬, 抗うつ薬などの薬物療法を行う.
  - ・その場合, 適切な使用方法を指導し, 薬による効果がみられたかどうか確認する.
  - ・高齢者は腎臓の排泄機能, 肝臓の薬物代謝機能が低下しており, 薬物が体内に蓄積されやすいため, 思わぬ副作用の出現に注意する.

リラクセーション

目的
- ・身体的な働きかけ, 精神心理的な働きかけを通して, 緊張状態にある高齢者の副交感神経を活性化させ, リラックスした状態を生み出す.
- ・力を抜く方法により筋肉が緩んで緊張がほぐれる感覚を実感してもらい, 不安や気分の落ち込みを和らげる.

チェック項目 疼痛, 不安, 悪心・嘔吐の有無と程度, 睡眠状況, 認知機能, 服薬状況, バイタルサイン, 寝衣やシーツは清潔か, マットレスの弾性は適切かなどの生活環境

適応 様々な原因により不安・苦痛があり, 精神的ショック状態, ストレス状態, 筋の緊張状態などにある人

禁忌 過去に過換気の既往がある人. 頭蓋内圧亢進症状がある, または予測される人. 体力の低下が著しい人など

必要物品　手のマッサージに用いるもの：バスタオル（①），ベースン（②），オイル（③），保湿クリーム（④）	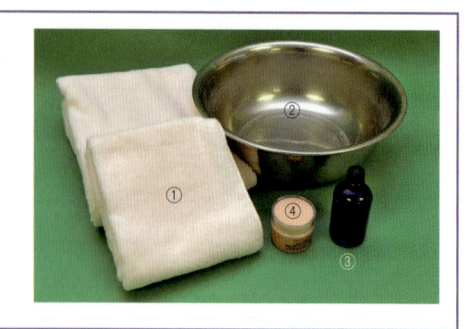

手順

要点	留意点・根拠
1 説明する ①排尿を済ませてもらう ②手順，目的，所要時間を伝え，同意を得る	**根拠** 排尿して膀胱を空にすることで余分な腹圧を下げる ▶ 必ず事前に説明して同意を得る **コツ** 認知症高齢者では十分な理解を得ることが難しいため，家族の協力を得ながら行う ▶ 高齢者の質問には丁寧に回答する　**根拠** 高齢者は何をされるのか不安を感じることが多い
2 呼吸法（緊張や不安の緩和） ①ベッドサイドに立ち，掛け物を外す ②両膝を立て，仰向けの姿勢で行う. **《通常の呼吸を続けてもらう深呼吸法》** ①呼気を意識的に大きくする. 同時に吸気も大きくなり，ゆっくり深い呼吸ができる **《腹式呼吸法（表 1）》** ①最初は深呼吸を 1〜2 回行う ②片手を胸に，もう一方を腹部に置く. ゆっくりと呼気で腹部が凹み，吸気時に腹部が膨らむことを確認する ③ゆっくり息を吐き，次に腹部に意識を集中させて 3 秒くらいかけて鼻から息を吸う. その後，2 倍の時間をかけてゆっくり息を吐く	▶ 呼吸法は最も手軽なリラクセーション法であり，他の手技と組み合わせて使える ▶ 下肢に軽いタオルケットかバスタオルを掛けてもよい **根拠** 呼吸によって酸素が全身の細胞に供給され，特に身体の細胞の約 20 倍の酸素を必要とする脳の神経細胞の活動が正常化する. 深呼吸によって脳のリラックス時に働く副交感神経が優位になり，ホルモンの分泌や免疫の働きが正常になる **コツ** 通常は吸気のほうが長いが，呼気を長くすることで深く大きな呼吸ができる **表 1　腹式呼吸と胸式呼吸** 腹式呼吸：横隔膜の上下運動による 胸式呼吸：肋間筋の働きで胸郭を広げることによる. 一般に，呼吸に必要な腹筋があまり発達していない女性は胸式呼吸が多い. ただし，睡眠や安静時は，代謝の減少により男女とも胸式呼吸になる **根拠** 深呼吸，あるいは腹式呼吸を行うことで肺や横隔膜を最大限に機能させ，身体を活性化できる

要点	留意点・根拠
④最後に，全身の力を抜いて腹式呼吸を繰り返す	**注意** 呼気を十分に行わないまま，吸気を2倍程度長くすると過換気になるおそれがある．呼吸法実施中にめまいや気分不快感が生じたら中止し，普通の呼吸に戻す

3 イメージ法（痛みの緩和）

要点	留意点・根拠
①これまでに一番ゆったりとくつろぐことができた場面をイメージしてもらう．イメージの導入として，好きな音楽をかけ，ゆっくりした呼吸法を促す	▶ 1回15分程度，毎日あるいは週に2～3回行う ▶ 痛みが持続している間，意識を他へそらすことで，その緩和を図る方法 **根拠** 副交感神経が優位になることで筋肉の弛緩，心拍数の減少，脳波のα波の増加が生じ，リラックスした状態になる **コツ** 呼吸法と組み合わせる．日常的な看護の中で用いられる方法である
②イメージを誘導する言葉を高齢者にかける	**コツ** 肯定的な内容とする，現在進行しているように話す，五感を刺激する，日常的な言葉を使う，イメージが自由に広がるよう，細かな指示をしない，キーワードは繰り返し使う
③イメージを終了させる言葉をかける．ただし，そのまま睡眠する場合は覚醒を促さず，リラックスした状態で入眠させる	▶「ゆっくり眼を開いていってください」「はい，戻りましょう」「手を振りましょう．それから2～3回曲げ伸ばししましょう」など

4 マッサージ（快刺激の提供）

要点	留意点・根拠
①リラクセーションを目的としたマッサージの特徴や高齢者の皮膚の特徴（表2）を理解する 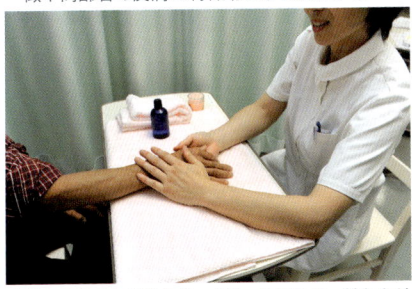 手指や手掌で皮膚をさすったり，なでたり，触れたりする	▶ ツボ刺激や筋肉の疲労回復を目的としたマッサージと異なり，優しく，力をあまり必要としないマッサージを行い，筋肉の緊張の緩和や，言葉をかわすことによる心理的安寧などを図る **注意** 特に虚弱な高齢者では皮下出血や組織の挫滅を起こさないよう気をつける **表2 高齢者の皮膚の特徴** ・表皮，真皮ともに薄くなる：加齢とともに再生機能が低下し，創傷治癒が遅延する ・老人性紫斑：皮膚の毛細血管が脆弱化しているため，皮下出血を起こしやすい ・ドライスキン：水分保持能力の低下，皮脂分泌の減少，発汗の減少により皮膚が乾燥し，老人性乾皮症，老人性瘙痒症，皮膚欠乏性湿疹などが起こる
②マッサージ部位や実施の方法，タイミングを考える	▶ マッサージ部位として，手指や手掌，足部，背部などが挙げられる ▶ 手は，マッサージ部位として最も抵抗なく受け入れられる可能性が高い **根拠** 医療や介護の現場では，高齢者とスタッフは頻繁に手をつないだり，触れたりしている ▶ 手であれば，椅子に座っても，ベット上でも可能である ▶ 背部の場合，衣服の上からでもマッサージが可能なため，衣服を脱ぐことや皮膚の露出を嫌がる人でも実施できる

要点	留意点・根拠

動画
3-21

《**手のマッサージ**》
①看護師，高齢者は両手を洗う
②高齢者の手を 40℃ 程度の湯を入れたベースンに浸し，温める
③椅子，またはベッドサイドに向かって腰かける
④高齢者の両手を包みこむように握る
⑤手全体→手の甲→指・指先→手掌→合谷(ごうこく)の順でマッサージを行っていく

> **コツ** 看護師はあらかじめ両手を温めておく
> ▶ 敏感な部分を刺激することにより，マッサージ効果を高めることができる
> **コツ** 相手の了解を得てオイルや保湿クリームを用いるとよい．高齢者の衣類はオイルを使用しても汚れないよう肘上または膝上までまくり上げておく

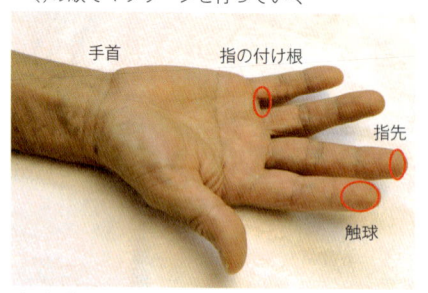

手の敏感な部分

⑥手全体のマッサージ：利き手から片方ずつマッサージを行う(ⓐ)
⑦手の甲のマッサージ：甲の中心から外側へ開くように，広くなでるようにマッサージする．5 回程度繰り返す(ⓑ)

> **コツ** 高齢者の手首近くを下から持ち上げるようにして両手で包み，手の甲・手掌・指の間全体にオイルまたはクリームを伸ばす
> ▶ オイルやクリームは途中で乾燥・吸収されるため，適宜補充する
> ※矢印はマッサージの方向を示す(以下の写真も同様)

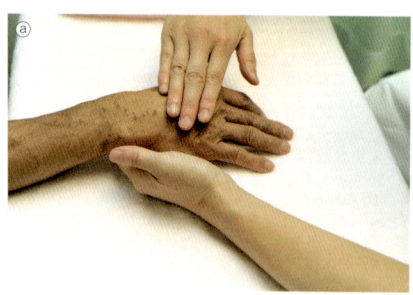

手全体のマッサージ

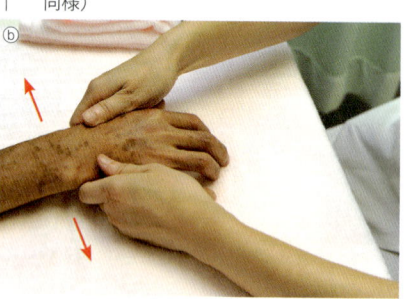

手の甲のマッサージ

⑧指・指先のマッサージ：指の付け根から指先に向かってらせんを描くように 1 本ずつマッサージし(ⓒ)，指先まできたら触球を軽くつまむように圧迫する．すべての指に対して，3 回程度繰り返して行う
⑨手掌のマッサージ：高齢者の手掌を広げ，看護師の示指で下から支えるようにし，母指を用いて中心から左右外側へ向かってマッサージする．3 回程度繰り返す(ⓓ)

> **コツ** 次の指に移る際，軽く指先を押してけじめをつけるようにする
>
> ▶ 手首は小さい円を描くようにマッサージする．最後に触球も軽く圧迫する
> **コツ** 看護師は母指の触球を使うと力が入り過ぎない

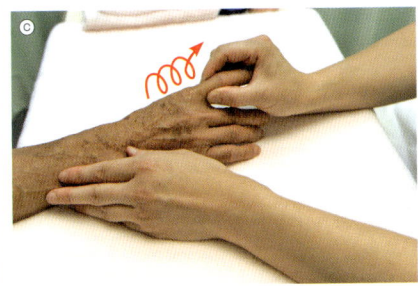

指・指先のマッサージ

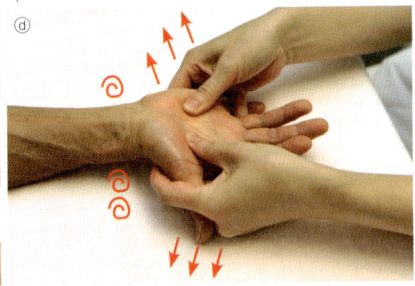

手掌のマッサージ

⑩合谷のマッサージ：第1中手骨と第2中手骨の合わさるところのくぼみが合谷で，マッサージの仕上げに圧迫を加えるとよい

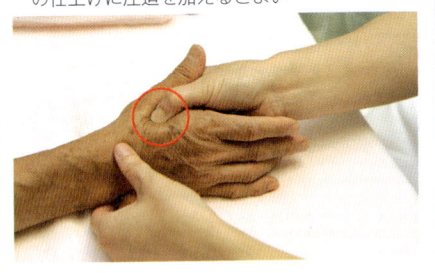

根拠 圧迫刺激によって，それまで脳が感じていた痛みが和らぎ，リラックス効果が期待できる

⑪最後に高齢者の両手を包み込んで終了する

動画 3-22

《背部マッサージ》
①保湿クリームを適量手にとる
②手掌全体を使って脊柱から両肩に円を描くようにマッサージし，脊柱に沿って下方まで行う（ⓐ）

③脊柱の両側を下から上へ軽く押し上げていき，背中全体に保湿クリームを伸ばす（ⓑ）

コツ 看護師は実施前に両手を温めておく
▶ 実施中，高齢者の状態を注意深く観察する
コツ 力が強すぎないか，速さはこのくらいでよいか，特にどこが気持ちよいかなど尋ねながら，マッサージのやり方を調整していく
根拠 背骨の両側には脊柱起立筋があり，緊張をほぐすことで肩こりの改善やリラックス効果が図れる

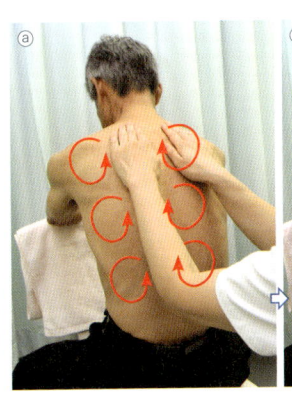
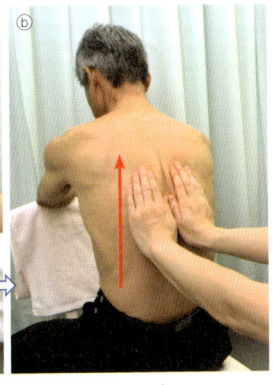

要点	留意点・根拠
④ゆっくり，常に左右どちらかの手が高齢者に触れているように行う．終える際は声をかける	**根拠** 両手が離れると高齢者は不安がったり，終了したと感じる

要点	留意点・根拠
5 アニマルセラピー，ドールセラピー ①犬，猫など高齢者がよく知っている身近な動物と触れ合ってもらう 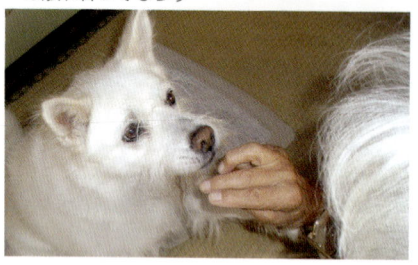 ②動物と接する時間は 15〜30 分程度に決めておく ③動物に抵抗がある高齢者もいることを考慮する．その場合は，人形を用いたドールセラピーなども試みる ④高齢者の衣類を整え，手を洗う ⑤看護師は手洗いをする	**根拠** 手頃な大きさであり，触れれば温かさを感じる動物によって癒しの効果が得られる．また，動物では対人的コミュニケーションで発生する「構え」が必要なく，喜びや楽しみといった率直な感情表現が観察できる ▶ 訓練を受けた動物で，飼育係やボランティアが付くことが望ましい ▶ 施設によっては小鳥，金魚などを飼育している ▶ 飼育型アニマルセラピーと訪問型アニマルセラピーとがある．後者では，犬はセラピードッグとしての訓練を受け，人と接する基本的なしつけや健康管理が行われている **コツ** 挨拶をする，名前を呼ぶ，水を飲ませるなどの簡単なメニューを用意する ▶ 黙って触れ合うだけの時間も設定する ▶ 赤ちゃん人形を手渡すことで気分を落ち着かせられることがある **コツ** 各個人の背景に合わせて人形を用意することで大きな効果が得られる ▶ 衣服を整え，洗面所へ誘導して流水で高齢者の手を洗う
6 後片づけをする ①不要になった物品は規定に沿って廃棄,消毒し,片づける ②定期的に訪室し，状態を確認する	 ▶ そばを離れる際は，ナースコールを手の届くところに置くようにする．また，ナースコールがなくても訪室して声をかけ，状態変化に留意する

評価

- ●訴えを表出できるようなコミュニケーションをとれているか.
- ●緊張や不安，疼痛が緩和できたか.
- ●快適な睡眠は得られたか.
- ●リラックスした状態にすることができたか.
- ●安全で適切な環境づくりがなされているか.

第 **4** 章

救急手技

① 窒息

鳥谷 めぐみ

高齢者の特徴と処置の必要性

- 窒息は，何らかの原因により上気道が閉塞した状態である．高齢者の窒息の原因としては異物の誤嚥によるものが多く，その他には，意識障害や心肺停止による舌根沈下，アレルギー，気管チューブ抜管後の喉頭浮腫などがある．
- 高齢者は加齢に伴う摂食・嚥下機能の低下に加え，歯の欠損や唾液の分泌低下，咳嗽反射の低下が生じるため，誤嚥した異物を自力で排出することができず，窒息が起こりやすい．誤嚥による窒息に対しては，食事内容に十分注意することに加え，窒息時の対応を普段から覚えておくことが重要である．
- 窒息は危険で緊急度の高い状態であり，処置が遅れると死に至る可能性がある．窒息を発見した場合は適切な援助をしながら，応援を求めることが大切である．
- 窒息は不慮の事故による死亡の原因として転倒・転落・墜落に次いで多い．

窒息時のアセスメント

1 窒息の有無

- 「喉がつまりましたか？」などと，本人に窒息かどうか確認する．
- ・突然呼吸困難が起こった場合に，異物による窒息であるかを見分けることで，適切な処置を行うことができる．
- チョークサインの有無を観察する．
- ・完全な気道閉塞がある場合は声が出ず，自分の頸部に両手をもっていき，苦しそうに喉をつかむような動作（チョークサイン）を示す．
- ・高齢者の場合は典型的なチョークサインを示さず，いつの間にか黙り込んで，意識が低下していることもある．

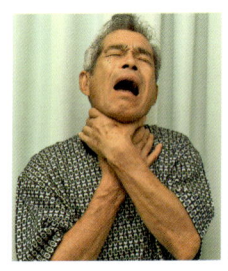

チョークサイン

2 意識状態

- 呼びかけて，意識状態を確認する．
- 発声や会話が可能か確認する．
- ・部分的な気道閉塞では会話が可能である．また，嗄声(させい)を認める場合もある．
- ・意識がない場合や，会話ができない場合は，重篤な窒息と判断し，直ちに応援を呼び，心肺蘇生時の処置を行う．

3 呼吸の状態

- 咳やむせの有無を確認する．
- ・咳は誤嚥や喉頭へ異物が侵入した場合の正常な生理的反応である．高齢者はこの反応が低下している可能性があるため，注意する．
- 呼吸音を確認する．
- ・窒息では呼吸音が聴取できない他，吸気時に喘鳴や高音の副雑音が聞かれる場合がある．
- 胸腹部の動きを確認する．
- ・不完全な閉塞時にはシーソー呼吸（吸気時に鎖骨上窩と喉頭部が下がる呼吸，図1）がみられ，完全な閉塞時には呼吸ができない．心停止直後にしゃくりあげるような途切れ途切れの死戦期呼吸がみられた場合は，心停止とみなし，心肺蘇生時の処置を行う．
- チアノーゼの有無を確認する．
- ・十分な酸素が供給されない場合に，低酸素血症が起こり，チアノーゼがみられる．初めは口唇や爪などのような末

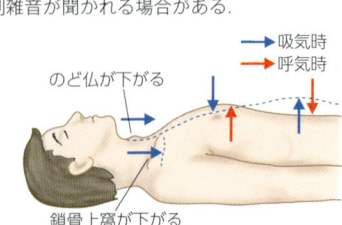

のど仏が下がる
吸気時
呼気時
鎖骨上窩が下がる

図1 シーソー呼吸

梢からみられ，低酸素血症が進行すると全身にみられる．
・完全な気道閉塞時は，急速にチアノーゼが出現し，10 分前後で心停止に至る．
●経皮的動脈血酸素飽和度（SpO_2）を測定する．
・SpO_2 が 90~93% 程度になるとチアノーゼが出現する．

4 口腔内の状況
●窒息の原因となる食べ物や異物が口腔内にあるか確認する．
・高齢者の窒息は食事中に発生することが多い．
・異物が見えない場合は，窒息の原因検索を十分に行う．

5 発症時の状況
●突然の発症かどうか確認する．
・それまで元気であった人が，突然呼吸困難をきたした場合は，異物による窒息を疑う．
●誤嚥や窒息の原因を確認する．
・窒息の原因の異物には，食べ物，義歯，痰などの貯留分泌物，内服薬の包装シートなどがある．
・寝たきり状態や気管カニューレ，人工呼吸器を使用している高齢者は，呼吸器感染症などの合併症などにより痰が増加したり，痰の粘稠(ねんちゅう)度が増して痰の喀出が困難だったりし，窒息を起こすことがある．
●周囲に口に入れそうな物などがないか確認する．
・窒息の原因食品は餅，米飯，パンなどが多い．それらを食べていたかどうかを確認する．
・認知症高齢者の場合は，食べ物以外にも湿布剤やティッシュペーパー，トイレットペーパー，紙おむつなど，食べ物ではない物を食べる異食が窒息の原因になることもある．

窒息の予防

◆食事中の窒息の予防

1 食事内容を確認する
●食物の形態を工夫する．
・口の中で押しつぶしやすく，食塊形成が容易な物，喉ごしのよい物で，本人の好みに合った食事を準備する．
・窒息の原因食品には，粘りのある餅などや，パンなど水分の少ない物の他に，粘膜に貼り付きやすい物，水分と固形物に分かれる物，吸い込んで食べる物などがある．
●咀しゃく・嚥下機能に応じた食べ物の大きさに調理する．
・大きすぎる食物(肉など)はよくかまずに飲み込む危険性がある．
・認知症高齢者の場合は一口量が大きくなりすぎないように，小さなスプーンを使って食べてもらうことを試みる．

2 食事時の準備を十分に整える
●姿勢を整える．
・テーブルの高さは肘から手首をテーブルにのせた時に，肘の角度が 90 度になるくらいにする．足は床につくように座位を整え，安定した姿勢をとれるよう援助する．
・正しい座位をとることで，頸部が伸展位になるのを防ぐ．
●適切な義歯を使用する．
・義歯が合っていないと十分にかめずに飲み込むことになる．さらに不安定な義歯は，それ自体が窒息の原因になる可能性がある．

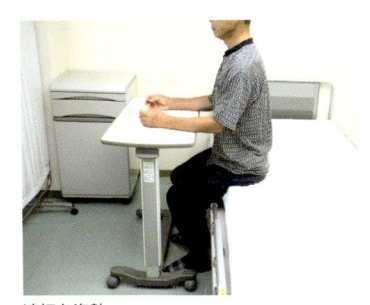

適切な姿勢

3 食事のペースを整える
● 一口ごとに喉頭の動きを確認し，嚥下を確認してから次の一口を勧める．
・食事のペースが速すぎると，口腔内に食べ物を詰め込みすぎることになる．
・認知症高齢者は，速すぎる食事のペースや，詰め込みなどが原因で誤嚥や窒息を起こすことがある．食事のペースが適切な人の隣に座ってもらうことも 1 つの方法である．

4 食事環境を整える
● 食事に集中できる環境を整える．
・食事に集中することで嚥下に注意を向ける．
・認知症高齢者には「今から食事をします」と伝えたり，食事を見せたりする．
・食事中に人の動きやテレビ，周囲の音などで注意がそれることがある．
● 食べ物が口に入っている時に話しかけない．
・食事中に話しかけると食事から注意がそれ，よくかまないうちに飲み込む危険がある．

◆異食による窒息の予防

● 食べ物以外の物を飲み込まないように身の回りの環境を整える．
・認知症高齢者では，果物の皮や内服薬の包装シートなどの異食によって窒息を起こす危険性がある．
・食事時には目につくところや，手の届くところに，口に入る大きさの異物を置かないように，きめ細かな観察と環境整備を行う．飲み込む前に見つけた場合は，口に入れたものを出してもらう．

◆痰などの分泌物による窒息の予防

● 気管カニューレや人工呼吸器装着中の場合，痰の貯留が多い場合は，効果的な排痰ケアを行い，気道内に痰が貯留しないように予防する．
・体位変換や体位ドレナージ，スクイージング法，吸引方法などを習得する（「第 3 章【3】呼吸・循環管理①吸引，②排痰」p.383，398 参照）．

窒息時の対応

目的 異物による気道閉塞を解除し，気道を確保する．必要であれば，心肺蘇生時の対応を行い，二次救命処置が可能な環境へ搬送する．
チェック項目 口腔内・気道内の異物の有無，呼吸状態，意識状態，脈拍の触知など
適応 食べ物や分泌物などの異物による気道の閉塞を生じた高齢者
事故防止のポイント 不適切な圧迫による肋骨骨折・臓器損傷の防止

必要物品　ビニール手袋，ガーゼ

手順

要点	留意点・根拠
1 応援を要請する ①窒息と判断した場合は，すぐに応援を要請する	▶ 意識があり，呼吸が確保されている場合には，咳をするように促すことで異物の除去が可能な場合がある

要点	留意点・根拠
2 強く咳をさせる ①咳が出る場合は，咳を続けるように促す	根拠 咳は誤嚥した場合に異物を気管外に排出するための重要な防御反応である コツ 食事中にむせたり，咳き込んだ場合は，咳を止めようとして水を飲ませたりせず，咳を続けるよう声をかけて励ます 注意 呼吸が安定するまで，口に何も入れないようにする
②咳をするように促しても咳ができない場合は，異物を除去する緊急処置である背部叩打法か腹部突き上げ法に切り替える	注意 むせている時に背中を叩く（タッピングする）と食べ物が肺に送りこまれるため，行わない

◆気道から異物を除去する手技

※意識はあるが，会話ができない場合は，背部叩打法，腹部突き上げ法，胸部突き上げ法を実施する

1 背部叩打法
①座位や立位の場合は，高齢者の前胸部を支え，うつむかせ，両肩甲骨の間を手掌基部で4，5回連続して叩く

手掌基部

②臥位の場合は，側臥位にし，座っている場合と同じように，両肩甲骨の間を叩く

	注意 意識のない場合は，心肺蘇生時の対応を行う
	注意 異物による窒息と確認できたら，まず背部叩打法を行う．背部叩打法で異物を除去できなかった場合は，腹部突き上げ法や胸部突き上げ法を行う ▶ 支える腕は高齢者の胸に当てて，しっかり身体を支える
	▶ 口から異物が排出されていないか観察しながら行う コツ 臥位の場合は，高齢者の胸側に膝を置いて身体を支える

2 腹部突き上げ法（ハイムリック法）
①高齢者に処置することを伝える

▶ 高齢者の顔を見ながら説明する　根拠 窒息によってパニックになっていることもあるため，救助することを伝え，まず落ち着かせる

要点	留意点・根拠

要点

②座位または立位の場合は,高齢者の背後に回り,脇の下から手を回し,片方の手で握りこぶしをつくり,母指側を患者の上腹部に当てる

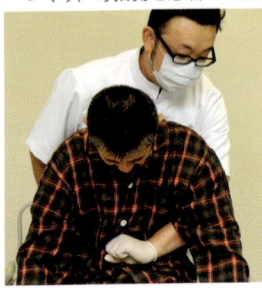

③もう一方の手を,握りこぶしを包むようにしっかり重ねる

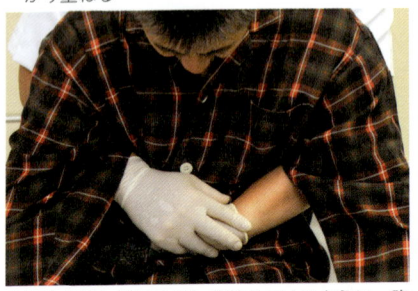

④救助者側に握りこぶしを引きつけるように,腹部を圧迫し,手前上方にすばやく突き上げる

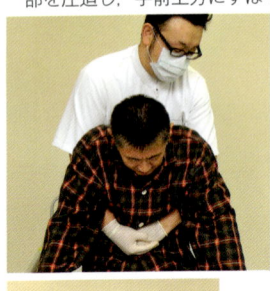

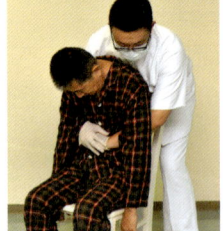
椅子に座っている場合の圧迫方法

留意点・根拠

▶ 握りこぶしを当てる場所は剣状突起と臍の間を目安にする(図2)

【注意】 剣状突起を圧迫すると,剣状突起によって腹部臓器が損傷される危険性がある

【事故防止のポイント】 不適切な部位を圧迫すると臓器を損傷するおそれがあるため,圧迫部位を正しく選択する

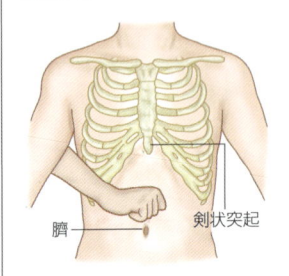

臍 ——　　剣状突起

図2 腹部突き上げ法の圧迫部位

【根拠】 腹部突き上げ法は,横隔膜を押し上げることにより気道内圧の上昇をもたらし,肺からの呼気を促す.これによって人工的に咳が起こり,異物が気道から吐き出される可能性がある

【コツ】 椅子や車椅子に座っている場合は,座ったまま腹部突き上げ法を行う

▶ 途中で意識が消失した場合は,心肺蘇生を開始する

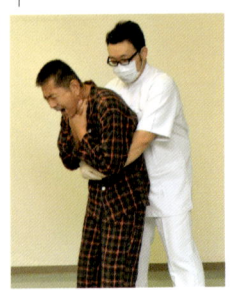
立位の圧迫方法

⑤異物を吐き出すまで，何回かこの動作を繰り返す

⑥高齢者の反応がなくなった場合は，心肺停止に対する心肺蘇生を開始する

注意 異物が除去できた場合も，必ず医師の診察を受ける．また，診察時には腹部突き上げ法を行ったことを伝える．剣状突起や胸郭縁の近くを圧迫すると，肋骨骨折や，腹部や胸部臓器へ重篤な障害を起こす危険性がある

3 胸部突き上げ法

※肥満者には腹部突き上げ法に代わる方法として，胸部突き上げ法を試みる

①高齢者の背後に回って，両腕を高齢者の腋窩から前胸部に回す

②片方の手で握りこぶしをつくり，手掌側が胸骨側になるように胸骨の中央に置く

③反対の手で握りこぶしを包み込むように握り，後方に突き上げる

▶心肺蘇生時に行う胸骨圧迫の位置に握りこぶしを当てる（図3）

注意 剣状突起や胸郭縁に圧迫が加わり，肋骨骨折の危険性がある

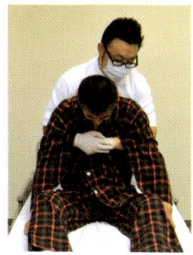

胸部突き上げ法

④高齢者の反応がなくなった場合は，心肺停止に対する心肺蘇生を開始する

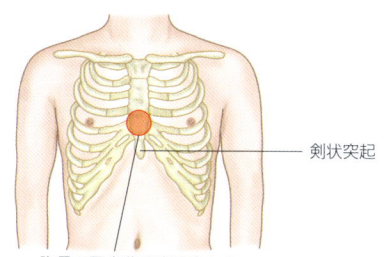

剣状突起

胸骨の下半分で胸の真ん中

図3 胸骨圧迫部位

◆口腔内の異物を除去する手技

※意識がなく，口腔内に異物が確認できる場合に実施してもよい

事故防止のポイント 意識のある場合や咳などの反応がある場合は，手をかまれたりする危険があるため実施しない

注意 異物を除去する際，喉の奥に押し込まないように注意する

注意 異物が確認できない場合に，むやみに口腔内を指で探るようなことはしない．より深刻な閉塞や損傷を生じるおそれがある

①口を大きく開けて異物を確認する

②手袋を装着する

注意 感染予防のために手袋を装着する

要点	留意点・根拠
③母指を上歯に，示指を下歯に当て，ひねって開口させる（指交差法） 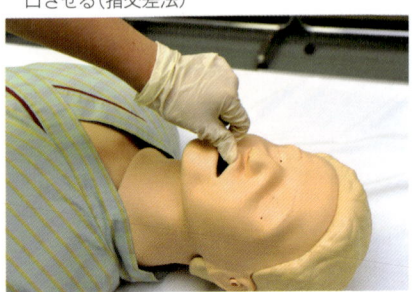 指交差法による開口	**コツ** がま口を開けるように，手首をひねるようにする **注意** 入れ歯を使用している場合は外す．普段から入れ歯の有無を把握しておくことが必要である
④口腔内に異物がある場合は高齢者の顔を横に向け，もう一方の手の示指で異物をかき出す（指拭法） 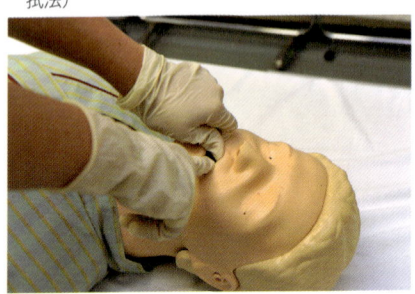 指拭法	▶ 指に清潔なガーゼや布を巻きつけて，かき出す **注意** 自力で異物を出そうとする様子がある場合には，不用意に指を口腔内に挿入しない **禁忌** 在宅での窒息では，掃除機による吸引が紹介されることがあるが，掃除機による吸引は口腔内損傷の原因となるだけで効果のないことが多いため，掃除機のノズルやホースを直接口に入れるようなことは絶対にしない
◆**医師による異物除去** ※背部叩打法，腹部突き上げ法を実施しても異物除去ができない場合は，医師によって，喉頭鏡とマギール鉗子などを用いた異物除去が行われる	

評価

- 口腔内または気道内の異物が除去できたか．
- 呼吸が確認できたか．
- 意識が戻ったか．
- 会話ができるか．

② 転倒・転落, 打撲, 骨折

松本 美香

高齢者の特徴と処置の必要性

- 高齢者に多い骨粗鬆(しょう)症と変形性関節症は人口の高齢化とともに急増しており，それに伴い高齢者の骨折は高齢期医療の重大な課題となっている．
- 加齢に伴う骨量の低下や骨梁の脆弱性は骨折の前提要因であるが，それがいかに進行していても「転倒」という発生機転が存在しなければ骨折は起こらない．
- 骨粗鬆症による骨折には脊椎骨折，橈骨遠位端骨折，上腕骨近位端骨折，大腿骨頸部骨折などがある．これら骨粗鬆性骨折の中で最も高齢者への影響度が大きいものは大腿骨頸部骨折であり，その9割以上が転倒によって生じている．
- 転倒により起こる障害は様々であるが，およそ7割前後の人が何らかのけがをしている．その中で最も多いのは打撲であり，次いで擦過傷，切傷，骨折の順となっており，骨折は1〜2割にみられる．また，何の外傷がなくても転倒後症候群により ADL の低下をきたすことが少なくない．
- 転倒・転落の事故が発生した際は，全身状態を的確にアセスメントし，身体状態や受傷の程度に応じた処置を迅速に行う必要がある．
- 転倒・転落による打撲は，その打撲部位(頭部，頸部，背部，胸部，腹部など)ごとで観察のポイントが異なる．各部位の観察項目を理解し，適切な処置を施すことが求められる．
- 転倒・転落による骨折の発生に備え，骨折部位ごとの固定方法を十分に理解しておくことも重要である．

転倒・転落発生時のアセスメント

1 急性疾患との鑑別
- 急性疾患やもともとの疾患により引き起こされた症状か，転倒により生じた症状かを識別することが重要である．
- ・いずれの場合も発見時の初期対応が重要となる．

2 ショック状態
- 意識消失，顔面蒼白，頻脈，脈拍触知不可，チアノーゼ，全身冷汗など，ショックを示唆する症状の有無を確認する．
- ・考えられる要因：多量失血，頭部外傷，脳血管障害，脊髄損傷，内臓出血などによる血圧の低下，急性心筋梗塞による心臓のポンプ作用の低下，胸部大動脈瘤の破裂，致死性不整脈による心停止，何らかの原因による呼吸停止，アナフィラキシーショック，強度の疼痛による失神など

3 高度の意識障害
- 意識レベルの低下・消失，見当識障害などの有無を観察する．
- 手足の麻痺，悪心・嘔吐，痙攣の有無を確認する．
- ・考えられる要因：頭蓋内出血，頭部外傷，頸椎損傷，肝性昏睡，高(低)血糖昏睡などの代謝性疾患，低酸素脳症，薬物中毒，ガス中毒など

4 胸痛, 呼吸困難
- 胸全体の痛み，左胸から肩背部にかけての放散痛，心窩部痛，呼吸促迫，あえぎ呼吸，急激なチアノーゼ，頸静脈怒張，顔面および上半身の冷汗，末梢冷汗など，不整脈の有無を確認する．
- ・考えられる要因：肺挫傷などの外傷による呼吸困難，解離性大動脈瘤，急性心筋梗塞，左心不全，自然気胸，肺梗塞などによる呼吸困難，慢性閉塞性肺疾患の急性増悪による呼吸困難など

5 けがの程度
- けがの程度や状態を把握する．
- ・四肢・腰部・頭部・腹部などの痛みや外傷の有無・程度，出血や打撲，骨折の有無，四肢の動きはどうかなどを確認する．

事故発生時の対応

目的 まず全身状態を的確に把握し，救命などの初期対応が必要な場合は迅速に対処する．次に転倒・転落による受傷の程度に応じた適切な処置を施し，有害事象の影響を最小限に抑える．
チェック項目 意識レベル，救命処置が必要な全身状態か，けがの程度，骨折の有無，搬送方法など
適応 転倒・転落の事故発生時

必要物品 救命の初期対応が必要な場合は救急カート，AED，搬送用具（ストレッチャー，車椅子），骨折の可能性のある場合は三角巾，副木（代替品）

手順

要点	留意点・根拠
◆打撲の場合 **1 転倒現場の対応手順** ①応援を呼ぶ ②呼名反応（意識障害）の有無を確認する ③呼吸状態を確認する ④意識障害がある場合，仰臥位にして気道を確保する ⑤麻痺の有無を確認する ⑥出血の有無を確認する	**緊急時対応** 的確な状況判断を瞬時に行うと同時に，対応に必要な応援人員を要請する．1人で高齢者を動かそうとしない **緊急時対応** 気道の確保，心肺蘇生，AED，救急処置 **緊急時対応** 出血があれば傷口をガーゼなどで圧迫して止血する **コツ** 原則として出血部位は心臓の位置よりも高くする．止血用の布がなければビニール袋をはめた手で止血を行ってもよい
2 転倒して頭部を打撲した場合 **《観察項目》** ①意識レベルが低下していないか ②呼吸状態が悪化していないか ③手足の麻痺がないか ④悪心・嘔吐，痙攣がないか ⑤頭部に腫れや腫瘤がないか	**注意** 頭蓋骨骨折，脳挫傷，頭蓋内出血を起こしている可能性もある．その障害が致命的となる危険性があるため，発見時の初期対応が重要である **緊急時対応** 気道の確保，心肺蘇生，AED，救急処置 **コツ** 嘔吐がなければ頭部をやや高めにして（15〜30 cm），呼吸が楽にできるよう顎を少し上げる **注意** 悪心・嘔吐がある場合は，吐物を誤嚥しないよう顔を横に向ける ▶ 打撲による腫れがあれば氷や冷湿布で冷やす **注意** 冷やし過ぎると頭痛の原因になるため，タオルなどで局所を保護してから氷嚢をのせる
3 転倒により頸部や背部を打撲した場合 **《観察項目》** ①手足の動きが悪くないか ②手足に感覚麻痺がないか ③呼吸状態が悪くないか ④痛みが強くないか	▶ 搬送は担架やストレッチャーを使用する **注意** 頸部，背部を打撲した時は頸椎（髄）損傷の可能性を考え，頸部の安静を保つ ▶ 救急処置を行う

要点	留意点・根拠

4 転倒により胸部を打撲した場合
《観察項目》
①激しい痛みがないか
②呼吸性の胸痛がないか，呼吸苦がないか

▶ 呼吸性の胸痛や呼吸困難があれば肋骨骨折を疑い，打撲部をバスタオルなどで押さえて肋骨の動きをなるべく制限した静かな呼吸を促す
▶ 救急処置を行う

5 転倒により腹部を打撲した場合
《観察項目》
①激しい腹痛がないか
②顔面蒼白はないか
③腹部が板のように硬くなっていないか
④嘔吐，吐血がないか
⑤呼吸状態が悪化していないか

注意 嘔吐や吐血がある場合，内臓破裂，内臓損傷の可能性がある．救急処置を行う
コツ 膝の下にクッションや座布団などを丸めて入れて膝を曲げることで，腹部の緊張が和らぐ．打撲部を冷やす

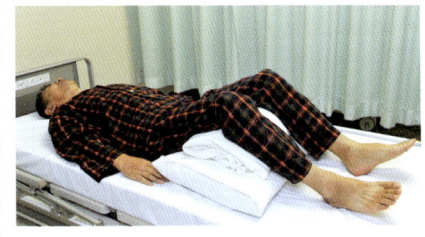

6 転倒により骨盤部を打撲した場合
《観察項目》
①殿部や下腹部に強い痛みや腫れがないか

コツ 骨盤(恥骨，腸骨，坐骨)骨折の可能性がある場合，仰臥位にする．また，足の下にクッションなどを入れて，30 cm くらい挙上すると骨盤部の負担が軽くなる

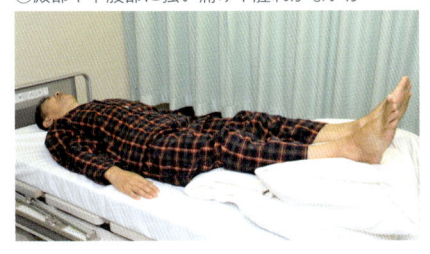

◆骨折が疑われる場合

1 観察
《観察項目》
①受傷部位が不自然に変形していないか
②激しい痛みがないか
③受傷部位が腫脹していないか
④骨が突き出ていないか
⑤手足の動きが緩慢ではないか
⑥動かすと痛がらないか
⑦大腿骨頸部骨折の特徴的な所見はないか
・大腿骨頸部の圧痛
・大腿骨幅の拡大，大腿骨の長さの短縮
・内・外旋痛
・下肢が外旋位をとっている
・長軸方向の圧痛，膝関節痛

▶ 骨折部位をある程度特定できるのも高齢者の特徴で，脊椎，大腿骨頸部，橈骨，上腕骨が代表的
注意 大腿骨頸部や脊椎の骨折は，寝たきりにつながる危険性が高い
▶ 寝たきり高齢者では，原因や発生時期が不明の骨折を発見することがある．骨折状態(折れ方)から骨折した場面や原因(他物との衝突，打撃，圧迫，ねじれ)を推定し，再発防止策につなげる
注意 自発動作の乏しい高齢者では，療養上の看護(移乗，更衣など)を行う際，ひねりの力によるねじれが原因で上腕骨骨折を起こしやすい
▶ 橈骨遠位端骨折では手がフォークの背状に変形するなど，特徴的な所見がみられることがある
注意 高齢者は骨折していても痛みを感じない場合が多く，骨折部位の症状を見落としてしまうこともある

a. 腓骨頭の圧迫

b. 腓骨頭の圧迫防止

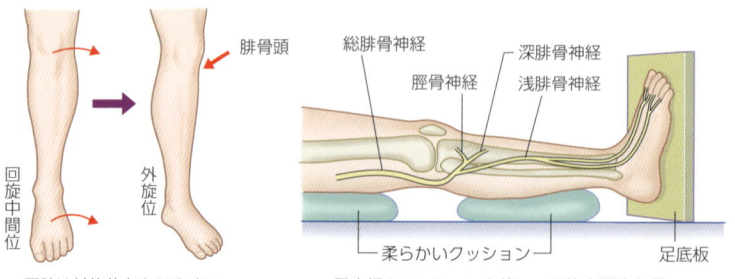

腓骨頭

総腓骨神経　　深腓骨神経
脛骨神経　　浅腓骨神経

回旋中間位　　外旋位

柔らかいクッション　　足底板

下肢は外旋位をとりやすい

足底板やクッションを使い，回旋中間位を保つ

図 1　腓骨神経麻痺の予防

要点	留意点・根拠
	事故防止のポイント 家族への説明は，事故原因の究明と再発防止策に対する施設の対応姿勢を示すことにつながる
2 骨折部位の固定方法 《**大腿骨頸部骨折の固定方法**》 ①仰臥位にして膝を曲げた姿勢をとり，膝の下にクッションなどを当てがい，股関節周囲の筋肉の緊張を緩めるとともに，骨折部分を固定し，安静を保つ	**注意** 下肢は外旋位をとりやすい．外旋位は腓骨頭を圧迫して腓骨神経麻痺を起こすため，足底板やクッションを使い，回旋中間位を保つ（図 1） 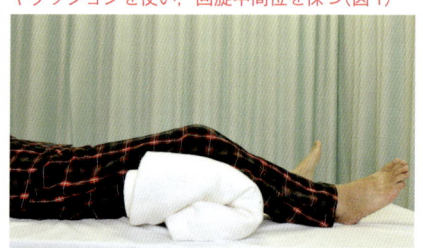
《**肩関節，肘関節，手関節部の固定——三角巾を首で結ぶ方法**》 ①三角巾の 90 度の端を骨折側の脇に通し，45 度の端を反対側の肩に回す（ⓐ） ②三角巾で骨折部位を包み，もう一方の 45 度の端を骨折側の肩に回す（ⓑ）	**コツ** 45 度の端を骨折部位とは反対側に回す

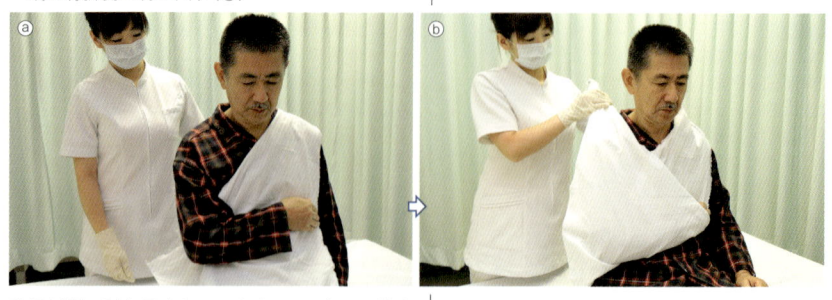

③骨折側の肘を固定し，三角巾の 45 度の両端を首の後ろで結ぶ（ⓒ）

④三角巾の 90 度の先端を止め結びし，内側に折り込む（ⓓ）

コツ 止め結びした部分の処理をする

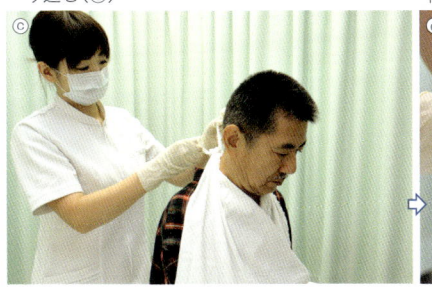
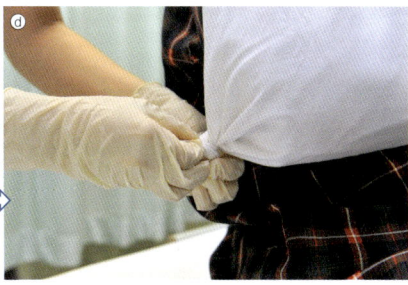

⑤別の布を細長く折り，背中から腋窩に通し，三角巾の上で結ぶ

コツ 別の布で骨折部位を身体に固定する

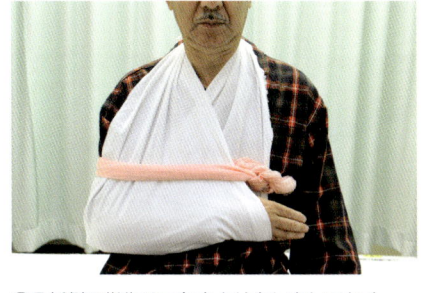

⑥骨折側の指先は三角巾より少し出しておく

《手指，手指の関節部の固定方法》

▶ 在宅にて骨折したことが疑われる高齢者が受診した際には，以下のように副木などを用いて患部を応急的に固定する

①骨折が疑われる指に厚紙などを当て，そのままの形で固定した後，隣の指と一緒にテープか包帯を巻く

コツ 指の内側から手掌にかけて，割り箸などを副木として当ててもよい

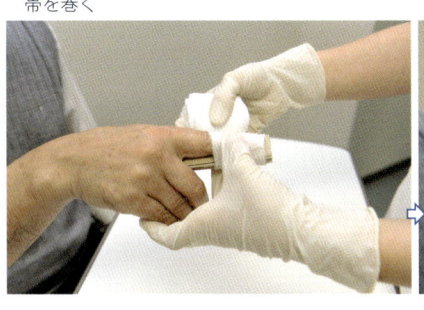
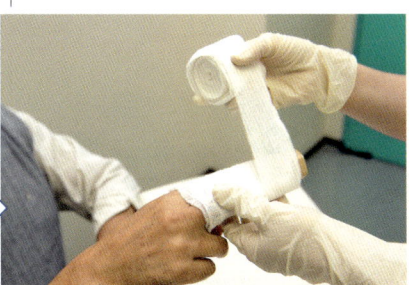

要点	留意点・根拠

《手関節部の固定方法》
①雑誌などを折り曲げて副木として手関節部に当て固定する

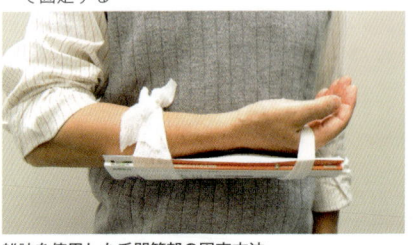

雑誌を使用した手関節部の固定方法

《下腿部のシーネによる固定》
①下腿部に合わせてシーネを折り曲げて当てる（ⓐ）
②巻軸包帯などを巻いて固定する（ⓑ）

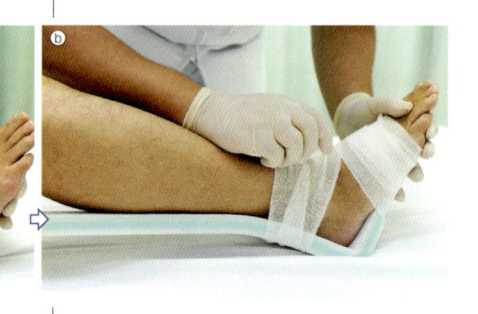

◆家族への説明，再発の防止

1 家族への説明
①転倒・転落の事故発生状況，身体面への影響などを説明する

▶ 施設の事故対応への姿勢を示すとともに，再転倒・転落の危険性について理解してもらう

2 再発の防止
①転倒・転落に関わる行動パターンをとっていないかアセスメントする
②転倒の内的・外的要因の有無を確認し，あれば取り除く．また，環境要因の見直しも行う

▶「第2章【3】活動⑤転倒予防」(p.243)参照

③転倒予防体操などの運動療法を導入し，下肢筋力の向上を図る

▶「第2章【3】活動⑤転倒予防」(p.247)参照

評価

- 転倒・転落により生命の危機に直結する事態に直面しても，冷静，沈着，迅速に救命の初期対応を行えたか.
- 必要に応じて応援体制を要請して適切な救急処置を施し，高齢者への影響を最小限に抑えられたか.
- 転倒・転落の発生状況を家族に説明し，現時点での再転倒・転落の危険性について理解を得られたか.
- 転倒・転落にまつわる行動パターンを把握し，再発防止につなげられたか.
- 転倒・転落に対する過度の恐怖心から，日常生活行動を高齢者自らが制限してしまわないよう，安全で快適な療養環境の確保が目指せているか.
- 環境要因の見直しや適切な運動療法などの導入によって，再発防止に努めているか.

③ せん妄

長谷川 真澄

高齢者の特徴とケアの必要性

- せん妄は脳機能の低下により一時的に意識が混濁し，注意障害，見当識障害，興奮，幻覚，妄想，睡眠障害などが現れる．これらの症状は突然出現し，1 日の中で症状が悪化したり消失したり変動する特徴がある．低酸素血症や脱水，薬物の副作用などの身体要因と，環境変化，感覚遮断，疼痛，不動，不安など複数の促進要因が関連して発症する．
- 高齢者は，加齢や認知症，脳血管疾患に伴い脳機能が脆弱であること，加齢や慢性疾患などに伴い低酸素血症や脱水を起こしやすいこと，加齢に伴う肝・腎機能の低下により薬物の副作用が現れやすいことから，身体疾患の発症，増悪時や手術後に，せん妄を発症しやすい．また，加齢により環境への適応力も低下しており，入院，施設入所などをきっかけにせん妄を発症する場合もある．
- せん妄を発症すると本来の治療やケアの継続が困難になり，在院日数の長期化，医療費の増大，ADL や QOL の低下を招き，死亡率を高める．したがって，高齢者のせん妄の発症を予測し，予防ケアを行うことが重要になる．
- せん妄の予防ケアは，高齢者のリスクを評価し，保有するせん妄の発症要因の影響を軽減する援助が主体になる．また，せん妄を発症した場合は，二次的事故の防止，せん妄症状を緩和する援助，家族に対するケアが必要になる．

せん妄のアセスメント

■1 加齢変化，バイタルサイン，全身状態

- 加齢変化
- ・高齢であることや，フレイルのように加齢や慢性疾患の影響で身体・認知機能の低下や予備力の低下がある場合は，せん妄を発症しやすい．
- バイタルサイン
- ・せん妄は一般身体疾患の悪化や全身状態の変化に付随して発症することが多い．せん妄を全身状態の変化のサインと捉え，身体状態を丁寧にアセスメントすることが重要である（表 1）．
- 意識状態
- ・ジャパン・コーマ・スケール（JCS）（「第 4 章【5】心肺停止」p.604 参照），グラスゴー・コーマ・スケール（GCS）（表 2）などで意識レベルを評価する．
- ・せん妄を発症した人の意識レベルは清明や昏睡ではなく，もうろうとした状態であり，JCS で 1〜2 桁レベルに該当する．

表 1　せん妄時に把握すべきバイタルサイン，検査

バイタルサイン，検査項目	せん妄の原因となり得る要因
呼吸（呼吸数，呼吸パターン，呼吸音，経皮的動脈血酸素飽和度（SpO_2））	低酸素血症，呼吸不全
循環（血圧，脈拍，経皮的動脈血酸素飽和度）	循環障害，ショック
体温	低体温，高体温
水分出納	脱水，体液不均衡
血液一般検査	貧血，炎症所見
血液生化学検査	電解質不均衡，腎機能，肝機能，低血糖，高血糖，炎症所見，栄養状態
動脈血ガス分析	低酸素血症，酸塩基不均衡
心電図	不整脈，心筋虚血
胸部 X 線検査	呼吸不全，呼吸器感染症
頭部 CT，MRI，PET	頭部病変
薬物血中濃度	ジゴキシン，テオフィリンなどの血中濃度

表2　グラスゴー・コーマ・スケール(Glasgow Coma Scale：GCS)

開眼；eye opening		最良言語反応；best verbal response		最良運動反応；best motor response	
自発的に開眼	E-4	見当識あり	V-5	命令に従う	M-6
呼びかけに開眼	3	混乱した会話	4	痛み刺激部位に手足をもってくる	5
痛み刺激で開眼	2	不適当な言葉	3	痛み刺激に逃避動作	4
開眼しない	1	理解不明の音声	2	痛み刺激に異常屈曲	3
		発語しない	1	痛み刺激に四肢伸展	2
				全く動かない	1

2 せん妄を起こしやすい疾患，薬
- 中枢神経疾患：認知症，頭部外傷，痙攣発作，脳血管疾患，脳腫瘍など
- ・認知症の人のせん妄発症リスクは，認知症でない人の5.2倍に上る．
- 内分泌・代謝性障害：低酸素血症，貧血，脱水，電解質不均衡，酸塩基不均衡，低血糖，高血糖，肝不全，腎不全，甲状腺・副甲状腺疾患
- 循環器・呼吸器疾患：心筋梗塞，うっ血性心不全，不整脈，ショック，肺塞栓，呼吸不全
- その他の全身性疾患：アルコール離脱，感染症，悪性腫瘍，重症外傷，手術侵襲(術式，麻酔方法，麻酔・手術時間)，低体温，高体温
- 薬物：ベンゾジアゼピン系薬物，パーキンソン病治療薬，抗うつ薬，抗ヒスタミン薬，抗菌薬，抗癌剤，消化性潰瘍治療薬，非ステロイド性抗炎症薬(NSAIDs)
- ・高齢者は複数の薬剤を服用していることが多い．また，加齢に伴う肝・腎機能の低下から薬物の副作用を起こしやすい．

3 せん妄の促進要因
- 環境変化：急な入院・施設入所・不慣れな環境，見慣れない人の存在など
- ・特に認知症の人は，なじみのない環境に置かれるだけでせん妄を発症しやすい．
- 感覚遮断，過剰な感覚刺激：眼鏡，補聴器などの補助具を適正に使用していない場合など
- ・加齢により感覚機能が低下している高齢者は，感覚障害の補正がされないと周囲環境からの情報の入力が遮断されたり，誤って知覚する原因となる．
- ・モニター音，機械音，靴音，話し声などの騒音は過剰な感覚刺激となり，ストレスになる．
- ICU，廊下側のベッドなどで自然採光が入らない．または昼夜の区別なく照明がついている．
- ・昼夜の手がかりが得られない環境は，サーカディアンリズム(体内時計)が乱れる要因となる．
- 疼痛
- ・疼痛があっても我慢し，自ら訴えない高齢者は多い．
- ・高齢者や認知症の人の疼痛閾値は一般成人と変わりない．
- 身体活動の制限：治療のための安静指示，身体拘束具の使用，種々のカテーテル，ドレーン，モニターなどが装着されている状態で活動が制限されている．
- 便秘，排泄に関する問題
- ・認知症の人は便秘によってせん妄状態に陥ることもある．
- ・入院などにより，通常とは異なる排泄方法(膀胱内留置カテーテル，おむつ，ポータブルトイレなど)を強いられることによるストレスが要因となり得る．
- ・「下の世話を受けることだけは避けたい」という価値観，信念をもつ高齢者は多く，排泄の自立を妨げられることによるストレスは想像以上に大きい．
- 睡眠障害：入眠困難，中途覚醒，熟睡感がない，不眠，昼夜逆転など
- ・睡眠障害はせん妄の一症状であり，かつせん妄を促進する要因にもなる．
- 不安，精神的ストレス：疾患に伴う苦痛や病状に関する不安，死の恐怖，喪失体験など

4 せん妄症状とその特徴
- せん妄は認知症に類似した症状が出現するが，その発症形式や経過が認知症とは大きく異なる．そのため認知症患者では，家族や施設職員などから日常の状態を把握し，ベースラインと比較することが

表3　J-NCS の構成と得点評価

領域	項目	得点	評価	
認知・情報処理	注意力	0〜4 点	27〜30 点	正常
	指示反応性	0〜5 点	25〜26 点	発症の危険性が高い
	見当識	0〜5 点	20〜24 点	軽度または発症早期の混乱・錯乱状態
行動	外観	0〜2 点	0〜19 点	中程度から重度の混乱・錯乱状態
	動作	0〜4 点		
	話し方	0〜4 点		
生理学的コントロール	生命機能の安定性	0〜2 点		
	酸素飽和度の安定性	0〜2 点		
	排尿機能のコントロール	0〜2 点		

所見 1：精神状態変化の急性発症または変動性の経過
（鎮静スケール，意識レベル）

＋

所見 2：注意力欠如
（注意力スクリーニングテスト）

＋

所見 3：意識レベルの変化　　または　　所見 4：無秩序な思考
（清明，過緊張，嗜眠，昏迷）　　　　　　（思考の一貫性を問う質問）

＝　せん妄

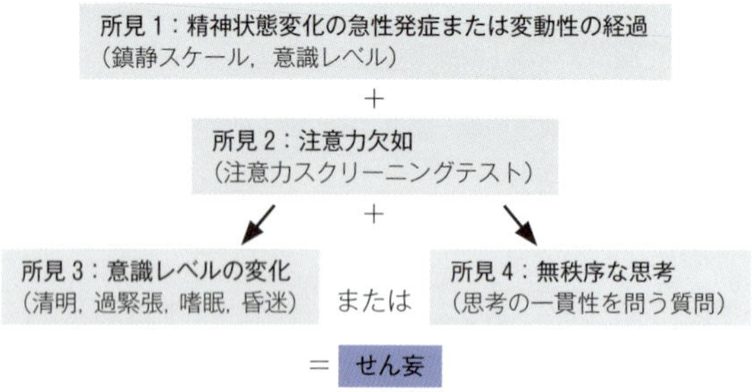

図1　CAM-ICU の所見の種類と評価
ICU のためのせん妄評価法(CAM-ICU)トレーニング・マニュアル改訂版. p.10 を改変

　　せん妄か否かを判断する鍵になる.
● 注意障害：注意集中を持続できない，注意散漫で落ち着きがない.
・注意障害はせん妄の必須症状である.
● 認知障害：近時記憶の障害（長期記憶は保たれる），日時・場所・人の見当識障害，思考の混乱（つじつまが合わないことを言う）
● 知覚障害：錯視（例：壁のしみが虫に見える），幻視（現実には存在していない人や物が見える），幻聴（現実に聞こえない音が聞こえる），妄想（幻覚内容に一致するゆがんだ現実認知がある. 妄想に基づいて情動的・行動的反応を示す. 例：悪い人たちから逃れようとベッドを抜け出す. 毒を入れられると思い点滴を引き抜く）など
● 言語障害：ろれつが回らない，物の名前が出てこない，失語
● 情動変化：不安，恐怖，多幸，抑うつ，無感情，突然怒り出すなど感情が不安定になる.
● 精神運動障害：多弁，多動，興奮，暴言，暴力，異常行動
● 睡眠覚醒周期の障害：不眠，日中の傾眠，昼夜逆転. せん妄の前兆として睡眠障害が現れる場合もある.
● 症状の出現と経過
・上記の症状が数時間から数日のうちに突然現れる. また，夜間に症状が現れ，日中は全く正常に戻るなど，症状が 1 日の中で変動する.
・急性発症と症状の日内変動はせん妄の特徴であり，認知症との鑑別に重要である.

----

5 スケールによるせん妄の評価
● 急性期や術後ケアを行う臨床現場では，定期的にスケールによる評価を行いスタッフ間で共有することが，せん妄の予防や早期発見につながる.
・各スケールの詳細は本項の末尾の文献を参照
● 日本語版 NEECHAM 混乱・錯乱スケール（J-NCS）[1]（表 3）
・J-NCS は，患者とのやりとりの中で観察した言動，表情などから，せん妄のリスクと重症度を評価する.
・認知・情報処理，行動，生理学的コントロールの 3 領域で構成され，30 点満点中の合計得点により 4 段階で評価する.

- ●ICU のためのせん妄評価法（CAM-ICU）[2]（図 1）
- ・CAM-ICU は，ICU などの重症集中ケア領域において人工呼吸器装着患者などの言語的コミュニケーションが困難な人のせん妄の診断支援のために開発された.
- ・CAM-ICU は，精神状態変化の急性発症または変動性の経過，注意力欠如，意識レベルの変化，無秩序な思考の 4 つの所見を評価し，各所見の組み合わせで総合的にせん妄かどうかを判定する.

せん妄の予防

■ 全身状態を整える
- ●脱水の予防と水分管理
- ・食事・水分摂取量，尿量などの排泄量，脱水症状や嘔吐，下痢の有無，利尿薬の投与，血液生化学検査データ（電解質，腎機能，栄養状態）について把握する.
- ・せん妄の原因となる脱水，電解質不均衡，低栄養がないか把握する.
- ・適正な水分出納を保てるよう援助する（「第 2 章【1】食事②脱水予防」p.74 参照）.
- ●呼吸・循環動態の把握と，適正な循環と酸素化を維持するケアの実施
- ・バイタルサイン，経皮的動脈血酸素飽和度，動脈血ガス分析，心電図，胸部 X 線，心機能検査などにより呼吸・循環動態を把握する.
- ・正常な酸素化や循環を妨げる呼吸器・循環器疾患，貧血，低血圧，発熱がないか把握する.
- ・せん妄の原因となる低酸素血症や循環機能障害がないか把握する.
- ・必要に応じて，換気を促進する体位をとる，酸素消費を抑えるために活動の制限や調整を行う，医師の指示により酸素吸入を行う，原因疾患の治療が受けられるよう援助する.

② 薬物を管理する
- ●せん妄を発症しやすい薬物の服用状況の把握
- ・ベンゾジアゼピン系薬物，パーキンソン病治療薬，抗うつ薬，抗ヒスタミン薬，抗菌薬，抗癌剤，消化性潰瘍治療薬，非ステロイド性抗炎症薬（NSAIDs）などの，せん妄を起こしやすい薬物服用の有無，血中濃度，副作用，相互作用について把握する.
- ●薬物の投与量の変更，開始，中止の把握
- ・薬物の開始，増量，中止時期とせん妄の出現が一致する場合は，薬物性のせん妄を疑い，医師，薬剤師と与薬内容について検討する.

③ 活動と休息のバランスを保つ
- ●睡眠状況の把握と，睡眠を妨げる要因の除去
- ・入院前の睡眠パターンを把握し，入院中も同様のパターンが維持できるように援助する. 夜間の点滴，処置などはできるだけ行わない.
- ●入眠を促すケアの実施
- ・入眠前の足浴，マッサージ，温かい飲み物の提供，室温，寝具の調整など（「第 2 章【4】休息・睡眠②睡眠援助」p.272 参照）
- ・睡眠導入薬を使用する場合は，ベンゾジアゼピン系薬物を避けるよう医師，薬剤師と検討する. 日常的にベンゾジアゼピン系抗不安薬や睡眠薬を服用している場合は，離脱症状によるせん妄にも注意する.
- ・ベンゾジアゼピン系薬物は長期服用による中毒作用，中断による離脱症状の，いずれにおいてもせん妄を起こすことがある.
- ●昼間の適正な活動の維持
- ・日中の離床を促し，可能な範囲で運動，散歩，レクリエーションなどの活動を行う.
- ・加齢に伴う運動機能の低下や入院生活により身体活動が減少することや，日中の過剰な睡眠と休息が，夜間の睡眠を妨げる.
- ●日光浴の実施
- ・午前中に太陽光（窓越しの光でよい）を浴びる.
- ・加齢に伴いメラトニン分泌が低下する. 昼間の日光浴は，夜間のメラトニン分泌を促し，睡眠障害の改善に効果がある.

4 排泄パターンを保つ
- ●排泄パターンの把握と，そのパターンを維持する援助の実施
- ・排尿障害，排尿障害をもたらす薬剤（利尿薬など）や処置（24時間点滴），日常の排泄方法からの変更（膀胱内留置カテーテル，おむつ，ポータブルトイレ）がないか把握する．
- ・本人が納得する排泄方法が維持できるよう援助する．失禁など排尿障害に応じた治療・ケアが受けられるよう援助する（「第2章【2】排泄②失禁のケア」p.148 参照）．
- ●便秘の有無の把握，便秘予防と排便を促す援助の実施（「第2章【2】排泄⑤便秘」p.178 参照）
- ・特に認知症の人は，便秘によりせん妄を発症することもある．

5 疼痛をコントロールする
- ●疼痛の有無の把握と，軽減するケアの実施
- ・VAS（Visual Analogue Scale）や訴え，表情，行動などから主観的・客観的に疼痛を評価する．
- ・痛みがあっても我慢する場合や，認知症などで自ら訴えない場合もある．
- ・疼痛の原因，種類に応じた疼痛緩和の援助（鎮痛薬の投与，罨法，体位変換，マッサージ，リラクセーションなど）を行う（「第3章【7】安楽①疼痛緩和」p.545 参照）．
- ・手術後や癌終末期などは，医師，薬剤師と連携し十分な除痛を行う．

6 環境を調整する
- ●環境変化の影響を抑えるため，病室やベッドの移動は最低限にする．
- ●なじみの関係が構築できるようにするため，できるだけ同じスタッフが関わるようにする．
- ●受け持ち看護師は担当勤務帯ごとに自分の名前，担当であることを明確に伝える．
- ・病院，施設などでは，様々な職種が多数関わるため混乱しやすい．
- ●眼鏡，補聴器などの補助具はきちんと装着し，作動状態を確認する．
- ・突然の入院や手術後などでは，これらの感覚補助具を装着し忘れることが多い．
- ●本人にとってなじみのある物（写真，枕，茶碗，箸など）を持ち込み，安心できる環境をつくる．
- ●モニター音，機械音などの騒音を必要最小限にする．
- ・過剰な感覚刺激がせん妄の発症要因になる．
- ●話しかける際は，テレビを消すなど周囲の騒音を排除する．視線を合わせゆっくりと明瞭に話す．必要に応じて要点を繰り返したり，書いたものを渡す．
- ・加齢に伴う聴覚機能の低下や認知症による情報処理能力の低下があると，理解が難しくなる．
- ●加齢に伴い暗順応が低下するため，夜間の照明はまぶし過ぎず，かつ夜間覚醒時に周囲の状況がわかる程度に調整する．
- ●カテーテル類，モニターなど高齢者の動きを妨げるものは必要最小限にし，できるだけ早期に取り除く．
- ・せん妄の発症要因になる不動状態を回避する．
- ●身体拘束はせん妄の発症要因になるため，必要最小限にする．

7 現実認知を促進する
- ●日時，場所，天気，最近のニュース，出来事など，現実認知を促す情報を日常会話に入れる．
- ・見当識に障害がないかを試し，無理に覚えさせるのではなく，日常会話にさりげなく手がかりを入れる．
- ●カレンダー，時計を高齢者の見える位置に設置し，自分で日時を確認できるようにする．
- ●好みのテレビ，ラジオなどを視聴できるようにする．
- ・決まった曜日，時間の番組を視聴することで日時の手がかりが得られる場合もある．

8 不安を軽減する
- ●不安やストレスの把握と，安心して過ごせるような援助
- ・入院，治療などに付随し，不安や心配がないか尋ねる．高齢者の訴えを傾聴し，訴えの意味を把握する．
- ・不安や心配事に応じた対応（情報提供，家族の面会の調整など）を行う．

せん妄発症時の対応

> **目的** せん妄による二次的事故を予防するとともに，せん妄の発症要因を取り除く，または軽減するケアを行い，早期にせん妄から回復させる．
> **チェック項目** バイタルサイン，全身状態，せん妄症状，安全，家族の不安など
> **適応** せん妄状態にある人
> **事故防止のポイント** 転倒防止，点滴などの自己（事故）抜去の防止

手順

要点	留意点・根拠
1 高齢者の安全を守る ①夜間せん妄の場合，可能であれば個室などに移す ②転倒，点滴などの自己（事故）抜去，暴力や自傷の危険がある場合は，看護師の目が届く場所にベッドごと移動する ③頻回に高齢者のもとに足を運び，観察する	**根拠** 夜間，興奮し大声を出したり，看護師が観察のためにたびたび訪室することは，他の同室者の睡眠を妨げる **根拠** せん妄によるカテーテル類の自己抜去，転倒などの事故を予防する（「第2章【3】活動⑤転倒予防」p.242 参照） **事故防止のポイント** 感覚機能の低下により危険を察知できず転倒したり，カテーテル類を抜去することがあるため，高齢者の様子に注意する
2 高齢者を安心させる ①冷静に落ち着いた雰囲気で関わる ②周囲の騒音を排除し，視線を合わせて穏やかに話しかける ③不安や恐怖感，幻覚，妄想を訴える場合は，情動を受け止めながら安心できるように関わる ④家族に面会の協力を要請する	▶ 興奮している場合は安全を確保した上で，見守っているうちに落ち着く場合もある **根拠** 本人が興奮していると看護師も強い口調で説得しがちだが，そのような対応は逆効果になり興奮を助長する場合もある **コツ** 本人が理解できる言葉，短文で伝える ▶ 高齢者の感情を受け入れながら，現実の状況を簡潔に説明する **根拠** せん妄状態にある時は，幻覚，妄想などから不安や恐怖感を伴う体験をしている場合が多い ▶ 可能であれば家族にそばに付いてもらう **根拠** 認知症の場合，家族などなじみのある人がそばにいることで安心し落ち着くこともある
3 せん妄の発症要因をアセスメントする ①バイタルサインや全身状態に変化がないか観察する ②せん妄の発症要因となる薬物投与の有無を確認する ③せん妄の促進要因がないか確認する	▶ せん妄の発症要因となる身体疾患の徴候がないか，バイタルサイン，各種検査データ，身体状態の変化を把握する **根拠** せん妄症状の出現が，全身状態の変化と一致することも多い ▶ ベンゾジアゼピン系薬物，パーキンソン病治療薬，抗うつ薬，抗ヒスタミン薬，抗菌薬，抗癌剤，消化性潰瘍治療薬，非ステロイド性抗炎症薬（NSAIDs）など ▶ 感覚遮断，過剰な感覚刺激，疼痛，身体活動の制限，睡眠障害，不安，排泄に関する問題など

要点	留意点・根拠
④本人の有するせん妄の発症要因を軽減する援助を行う	▶ 本項の「せん妄のアセスメント」p.586,「せん妄の予防」p.589 参照
4 せん妄症状の変化を把握する ①J-NCS や CAM-ICU などのスケールによる評価を行う ②せん妄症状や対応とその効果を記録する	▶ せん妄症状が消失するまで,定期的にスケールによる評価を行い,スタッフで共有する **根拠** 症状の変化をモニターすることで,治療や看護ケアの効果や状態の変化を把握できる ▶ 高齢者によりせん妄の症状や効果的な対応は異なる **根拠** 個々の高齢者のせん妄の経過や効果的な対応方法を蓄積し,スタッフ間で共有することで,せん妄に対するケアの充実が図れる
5 せん妄の薬物療法を行う ①興奮が激しく,身体状態の悪化が懸念される場合や,検査などのために静止が必要な場合は,医師と薬物投与を検討する ②アルコール離脱せん妄が予測される場合は,医師の指示のもと早期に治療を行う	▶ 抗精神病薬のクエチアピン(セロクエル®),リスペリドン(リスパダール®),ハロペリドール(セレネース®),ペロスピロン(ルーラン®),オランザピン(ジプレキサ®)がよく使われるが,いずれも保険適用外であるため,本人や家族の同意を得た上で投与する **注意** リスペリドン,ハロペリドール,ペロスピロンは,錐体外路症状の出現に注意する **注意** クエチアピン,オランザピンは,糖尿病に禁忌である **注意** ハロペリドールを使用する際は,呼吸抑制,せん妄の遷延,悪化に注意する **注意** セレネース使用時は心電図に QTc 延長や不整脈がないことを確認する ▶ アルコール依存症では,断酒後 7〜24 時間で自律神経症状(悪心・嘔吐,頻脈,発汗,発熱,心悸亢進,血圧上昇)や手・舌の振戦が現れ,断酒後 48〜72 時間で離脱せん妄を発症する ▶ アルコール離脱症状を起こし得るすべての高齢者にビタミン B_1 のチアミン塩化物塩酸塩(メタボリン®)を投与する **根拠** アルコール離脱せん妄出現時は栄養障害(低血糖,ビタミン欠乏)や脱水を認めることが多い ▶ アルコール離脱せん妄に対しては,ベンゾジアゼピン系薬物(ジアゼパム),抗精神病薬(ハロペリドール,ミアンセリン塩酸塩),ビタミン B_1,グルコース,電解質補液を投与する
6 家族を支援する ①せん妄に関する知識を提供する	▶ せん妄とは何か,原因,症状,経過,治療などについて,わかりやすく説明する **根拠** 突然,せん妄を発症した姿を目の当たりにする家族はショックを受ける場合もある.また,せん妄は一般の人になじみがなく,自分の家族が認知症や精神病になったのではないかと誤解する場合もある

要点	留意点・根拠
②本人との関わり方を説明する	▶ 本人が安心し，現実を認識できるような声かけをしてもらう．本人の好みの音楽や話題を提供してもらう **根拠** 興奮状態にある，家族の顔もわからなくなっている場合は，家族はどう関わればよいかわからない
③家族の精神的支援を行う	▶ 心配なことやわからないことがあれば，いつでも尋ねてよいことを伝える．家族が見ていない時の本人の状態(症状が落ち着いた時期のこと，回復の徴候など)を伝えることで安心する場合もある **根拠** せん妄状態にあることで他の高齢者や医療者に迷惑をかけているという思いから，家族は心配なことや疑問があっても医療者に率直に訴えられない場合がある
④本人の言動の意味を理解するために家族と協働する	▶ 本人の混乱した訴えや行動に関して，家族に心当たりがないか確認する(例：「葬式が……」という訴えがあり，家族に確認すると妻の法事のことが気がかりになっていることがわかった) **根拠** 言動の中に，その深層心理を知る手がかりが含まれていることもある
7 他職種と連携・協働する ①主治医との情報交換を行い，治療やケアの方針について調整する	▶ せん妄を緩和するケアの中には，疼痛コントロール，安静度の拡大，カテーテル類の早期抜去，薬物の選択などがあり，医師による診断や治療方針との調整が必要になる
②薬剤師，理学療法士，作業療法士，栄養士などの他職種と連携する	▶ せん妄を発症した人について他職種とも情報交換し，チームアプローチを発揮することで，ケアの効果を高める

評価

- せん妄症状は消失したか．
- せん妄の身体要因に対する治療ケアは効果的であったか．
- せん妄の促進要因に対するケアは効果的であったか．
- 家族は安心して高齢者と関われるか．

●文献
1) 綿貫成明：せん妄のアセスメントツール① 日本語版ニーチャム混乱・錯乱スケール．一瀬邦弘，太田喜久子，堀川直史監：せん妄―すぐに見つけて！すぐに対応．pp.26-39，照林社，2002
2) ICU のためのせん妄評価法(CAM-ICU)トレーニング・マニュアル改訂版

3

せん妄

4 熱傷

長谷川 真澄

長谷川 真澄

高齢者の特徴とケアの必要性

- 熱傷は高温の気体，液体，固体に触れることで起こる皮膚・粘膜組織の傷害であり，重症熱傷ではショック，肺水腫，心不全，腎不全，敗血症，播種性血管内凝固（DIC）症候群などから死に至る場合もある．
- 国民生活センターの調査によると，高齢者の家庭内事故のうち，熱傷は重症度が高く死亡に至る場合もある．熱傷の原因は，ガスコンロ，ろうそく，衣服に引火したタバコの火，風呂の湯などが多い．また，冬季は電気あんか，湯たんぽなどの暖房器具による低温熱傷も増加する．
- 低温熱傷は，寝たきりや麻痺などで身体の動きが不自由な人，加齢や糖尿病などで皮膚感覚が低下している人，睡眠中などに起こりやすい．また，加齢に伴う皮膚や皮下脂肪の菲(ひ)薄化，糖尿病などで末梢循環障害のある人では，表面上は軽症に見えても，深部に損傷が及び重症熱傷である場合も多い．
- 加齢や脳血管疾患に伴い身体機能が低下している高齢者では，火災や着衣への引火に遭遇した際，素早く逃げることができないために重症熱傷を負いやすい．
- 糖尿病，心疾患，呼吸器疾患などの慢性疾患をもつ高齢者では合併症発生リスクや死亡率が高くなる．
- 加齢や疾患に伴い運動機能，感覚機能が低下している高齢者とその家族に対し，不用意な熱傷事故を起こさないための生活上の注意点や，熱傷時の応急処置について指導する必要がある．

熱傷のアセスメント

1 熱傷の種類と原因

- 熱傷：火炎，熱湯，油，アイロン，タバコなど，高温の気体，液体，固体との接触による組織損傷
- ・接触温度 55～60℃ の場合は 10 秒以上，70℃ 以上では 1～2 秒で皮膚組織が破壊される．
- 低温熱傷：電気あんか，湯たんぽ，カイロ，温風ヒーター，電気カーペットなどの比較的低温の熱が長時間接触し，皮膚の変性を生じる熱傷
- ・接触温度 44℃ の場合は，約 6 時間で皮膚壊死を生じる．
- 気道熱傷：火災，爆発などで高熱の気体や煤(すす)を吸い込み，気道に損傷を起こす．
- ・浮腫を生じ気道閉塞を起こすため，緊急を要する．気管挿管が最優先される．
- 化学熱傷：消毒薬，灯油，石油ベンジンなどの化学薬品との接触による組織損傷
- ・接触した化学薬品によっては中和剤による洗浄が必要なため，具体的な薬品名を確認する．
- 電撃傷：高電圧電流や落雷による通電で組織，臓器を損傷
- ・通電経路により心肺停止に至ることがある．救命処置を最優先する．

2 熱傷の深度

- 熱による組織の損傷がどの深さまで及んでいるか外見と症状から熱傷深度を判断する（図1）．
- 外見：発赤，紅斑，水疱，蒼白，壊死
- ・表皮のみの熱傷で水疱を形成していなければ（Ⅰ度熱傷），適切な応急処置により数日で治癒する（表1）．熱傷深度が深くなるほど感染の危険が増す．

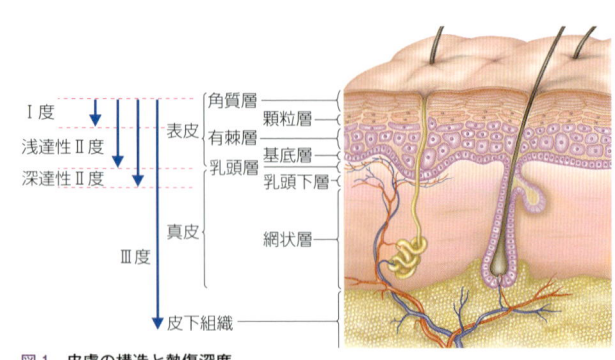

図1 皮膚の構造と熱傷深度

表 1　熱傷深度の分類

熱傷深度	障害組織	外見	症状	治療期間
Ⅰ度	表皮(角質層)	紅斑(血管の拡張・充血)	疼痛，熱感	数日
浅達性Ⅱ度	表皮(有棘層，基底層)	水疱(血管壁の透過性亢進，血漿の血管外への滲出)	強い疼痛，灼熱感，知覚鈍麻	約 10 日間
深達性Ⅱ度	真皮(乳頭層，乳頭下層)			3 週間
Ⅲ度	真皮全層，皮下組織	壊死(血管の破裂，血管内の血球破壊，血流の途絶)	無痛性	自然治癒なし，瘢痕拘縮

- ・加齢に伴い皮膚が菲(ひ)薄化している高齢者では，低温熱傷の場合など，表面上は発赤や水疱だけに見えても，深部に損傷を負っていることもあるため，医療機関の受診を勧める.
- ●症状：熱感，疼痛，灼熱感，知覚鈍麻
- ・pin-prick test(滅菌針で熱傷部位を刺激する)で痛みがない場合はⅢ度である.

3 熱傷の部位，範囲

- ●熱傷部位：顔面，頭部，四肢，体幹，陰部など
- ・顔面の熱傷では気道熱傷の有無も確認する. 嗄声，鼻毛の焼失，口腔や鼻腔に煤などがある場合，気道熱傷を疑う.
- ・陰部の熱傷では排尿障害を起こす場合がある.
- ●熱傷面積の評価：手掌法，ウォレスの 9 の法則
- ・手掌法：熱傷範囲が狭い場合は手のひらの面積を体表面積の 1% として算出する.
- ・9 の法則：救急現場で汎用されている評価法. 体表面積を 9 の倍数(%)で 11 の区域に細分化して熱傷面積を算出する(図 2).
- ●高齢者では体表面積 10% 以上のⅡ度, Ⅲ度熱傷で急速に熱傷ショックに陥る危険があるため，救急搬送する.
- ・熱傷後早期に全身の血管透過性が亢進するため，循環血液量が減少し，ショックに陥る.

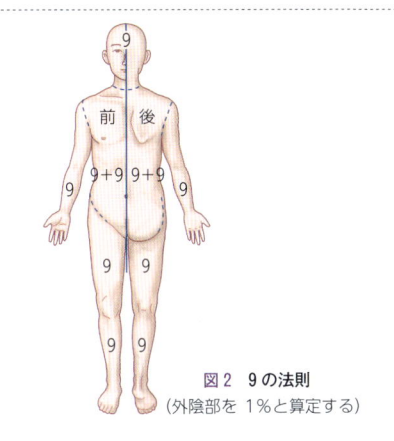

図 2　9 の法則
(外陰部を 1% と算定する)

4 熱傷の重症度

- ●熱傷指数 burn index(BI)
- ・BI＝Ⅱ度熱傷面積(%)×1/2＋Ⅲ度熱傷面積(%). 10～15 以上が重症熱傷である.
- ●熱傷予後指数 prognostic burn index(PBI)
- ・PBI＝年齢 ＋BI. 80～100 が重症熱傷, 120 以上が致命的熱傷である.
- ●Artz の基準(表 2)
- ・熱傷深度，全身熱傷面積(total body surface area：TBSA)，合併症をもとに，熱傷の重症度を三段階(軽症，中等度，重症)で評価する.

表 2　Artz の基準

重症熱傷(総合病院，熱傷専門病院で入院加療)	中等度熱傷(一般病院での入院加療)
・Ⅱ度 30% TBSA 以上	・Ⅱ度 15 ～ 30% TBSA
・Ⅲ度 10% TBSA 以上	・Ⅲ度 10% TBSA 以下(顔, 手, 足を除く)
・顔面, 手, 足のⅢ度熱傷	**軽症熱傷(外来で治療可能)**
・気道損傷の合併	・Ⅱ度 15% TBSA 以下
・軟部組織の損傷や骨折の合併	・Ⅲ度 2% TBSA 以下
・電撃傷	

Artz CP, Moncrief JA：The Treatment of Burns, 2nd ed. pp.94-98, WB Saunders, 1969 より引用，一部改変

5 バイタルサイン，全身状態

●意識
・電撃傷で頭部や胸部に通電すると，一過性意識障害や心肺停止を起こすことがある．また，火災による熱傷では一酸化炭素中毒で意識障害を起こす．この場合，直ちに一次救命処置を行い，救急搬送する．
●呼吸：呼吸数，呼吸音，呼吸困難の有無，気道内分泌物の量・色・性状など
・気道熱傷が疑われる場合は，早期に気管挿管を行う．
・気道熱傷では急速に浮腫が生じ，気道閉塞を起こす．気道狭窄が起こってからでは気管挿管は困難なため，初療の段階で気道を確保しておく．
●循環：血圧，脈拍，尿量，中心静脈圧(CVP)など
・循環動態を把握し，輸液療法などの必要な処置を速やかに行う．
・重症熱傷では受傷後早期に全身の血管透過性の亢進反応や心筋抑制が生じ，重大な循環障害が起こる．
・熱傷の初期は，代償性に末梢血管抵抗を増加させ血圧を維持するため，循環血液量の指標としては血圧より脈拍，尿量，CVP が有用である．
●体温：低体温に注意
・熱傷により皮膚の体温調節機能は破綻する．また，熱傷部位の冷却，洗浄，大量輸液などで体温はいっそう低下しやすくなる．

6 検査

●血液一般検査，血液生化学検査：炎症所見，血液凝固機能，電解質異常，腎機能，栄養状態などの把握
●尿検査：ヘモグロビン尿，ミオグロビン尿の有無
●胸部・腹部 X 線検査：心不全や呼吸不全の有無，電撃傷などでの臓器損傷，骨折の有無
●心電図検査：不整脈，心筋虚血の有無
●動脈血ガス分析：低酸素血症，代謝性アシドーシスの有無
●中心静脈圧(CVP)：循環血液量の指標
●経皮的動脈血酸素飽和度(Sp_{O_2})：生体組織の酸素化，末梢循環状態の把握
●一酸化炭素ヘモグロビン(CO-Hb)濃度検査：一酸化炭素中毒の有無
●気管支鏡検査：気道熱傷の有無
●熱傷組織片などの培養検査：創感染の有無，起炎菌の把握
●動脈血培養検査：敗血症の有無，起炎菌の把握

7 既往歴

●糖尿病の人は創傷治癒が遅く，感染を起こしやすい．
●心機能が低下している人は，熱傷ショックから循環血液量減少性ショックや急性心不全に陥りやすい．
●呼吸機能が低下している人は，気道熱傷や熱傷後の肺水腫などから急性呼吸不全に陥りやすい．
●腎機能が低下している人は，熱傷ショックや溶血により急性腎不全に陥りやすい．

熱傷事故の予防

1 着衣への引火や火の不始末を防止する
- 衣類は引火しやすい化学繊維などを避け，防炎製品を選ぶ.
- ・防炎製品として防炎加工が施されたアームカバー，エプロン，かっぽう着，パジャマ，カーディガンなどが市販されている.
- ・防炎加工がされていない綿，ポリエステル，ウールなどの一般製品は着火後，数分で燃え広がる．一方，防炎製品は炎から離すとすぐに燃焼が終了する.
- 袖口の広がった衣類はろうそくやガスコンロの火がつきやすいため，避ける.
- ろうそく，タバコなどの火は使用後すぐに消す.
- 仏壇のろうそくやガスコンロを電気製品にする.

2 高温湯による熱傷を防止する
- 風呂などの給湯やシャワーの温度設定は高温にしない.
- やかん，ポット，湯茶など高温液体を持ち運ぶ際の転倒に注意する.
- ・高齢者は運動機能や感覚機能の低下に伴い転倒しやすい.

3 暖房器具による低温熱傷を防止する
- 暖房器具は取り扱い注意事項をよく読み，使用温度，使用時間などの使用方法を必ず守る.
- カイロ，電気あんか，湯たんぽなどの暖房器具は直接，皮膚に接触しないようにする.
- ・接触温度 44℃ の場合は，約 6 時間で皮膚壊死を生じる.
- 電気あんか，電気毛布は就寝前に温め，寝床に入った後は電源を切る，温度設定を低くして使用する.
- 電気カーペットの上やこたつの中で寝ない.
- 熱いと感じた時は，すぐに使用を中止する.
- 寝たきり，麻痺などで自ら温度調節ができない人が暖房器具を使用する時は，周囲の者が上記について注意を払う.

熱傷の応急処置

目的 熱傷部位を冷却または水で洗浄することで熱傷の進行を防止し，疼痛などの症状を緩和し，感染を予防する．

チェック項目 熱傷の原因，熱傷の部位・範囲・深度，発赤・水疱・腫脹・疼痛の有無，嗄声，鼻毛の焼失，口腔や鼻腔の煤，呼吸困難の有無，バイタルサインなど

適応 火炎，熱湯，暖房器具，化学薬品などによる熱傷

事故防止のポイント 熱傷部位からの感染防止

必要物品 冷却パック，滅菌被覆材，手袋（①），ガウン（②），帽子（③），ゴーグル（④），マスク（⑤）など

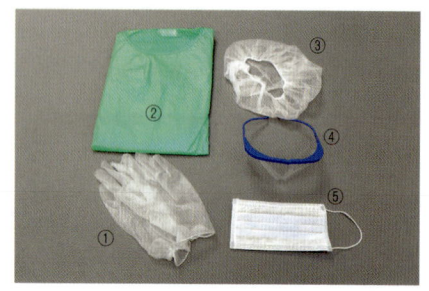

手順

要点	留意点・根拠
1 感染防止を図る ①応急処置を行う者は清潔な手袋，ガウン，帽子，ゴーグル，マスクを装着する	**根拠** 熱傷部位の感染防止．また，化学熱傷の場合は，応急処置を行う者の二次災害を防止する **コツ** 家庭などでは，ディスポーザブルのビニール手袋でもよい
2 冷却する ①熱傷を負ったら，すぐに熱傷部位に水道水などの冷水をかけ，最低 10 分は冷やす	▶ 痛みが軽減するまで冷却する．熱傷部位によっては，冷却パックなどで冷やしてもよい **根拠** 熱傷の進行を防ぎ，痛みや腫脹を軽減する **注意** 氷や保冷剤を直接患部に当てると，皮膚に接着し損傷することがあるため注意する **コツ** 広範囲熱傷の場合は，風呂場で衣服の上から冷水シャワーをかける，浴槽などの冷水に浸してもよい **注意** 高齢者は体温が低下しやすいため，広範囲，長時間の冷却時には注意する
②熱傷部位に衣類が張り付いている場合は，無理に取り除かない	**根拠** 皮膚組織を損傷し，感染の危険が増す
③熱傷部位の腫脹が始まる前に指輪などのアクセサリー，腕時計，ベルト，きつめの衣類などは取り除く	**根拠** 熱傷部位の腫脹によって指輪などが外れなくなり，循環障害を起こす危険がある
④水疱は破らない	**根拠** 水疱を破ると感染の危険が増す
3 洗浄する ①化学熱傷の場合は 20 分間以上，水道水を熱傷部位にかけて化学薬品を流し落とす	**根拠** 大量の水による洗浄で化学薬品の濃度を希釈し，熱傷の進行を抑える．熱傷部位の pH 8.0 以下が洗浄終了の目安になる

要点	留意点・根拠
②汚染されている衣類などを取り除く	注意 汚染された洗浄水が他に飛び散らないように注意する 禁忌 硫酸，金属ナトリウムなど水と反応し発熱する薬品による熱傷の場合 注意 必ずビニール手袋などを装着する 根拠 汚染された衣類に直接接触することで，さらなる化学熱傷を引き起こす危険がある
③熱傷の原因となった化学薬品の種類，名称などを確認し，直ちに医療機関へ搬送する	根拠 医療機関での処置の際に中和剤を使用する場合があるが，化学薬品により中和剤が異なるため，医療者に正確な情報を提供する
4 熱傷部位の処置を行う ①Ⅰ度熱傷で発赤のみであれば，感染の危険もなく，特別な治療は必要ない	▶ 疼痛緩和の目的で抗生物質含有ワセリン基剤軟膏，ステロイド含有軟膏を塗り，開放しておくと2～3日で治癒する 注意 疼痛や腫脹が続いたり，化膿したりしている場合は，すぐに医療機関を受診する 注意 アロエ，味噌などを患部に塗布しない 根拠 民間療法で感染を起こし，かえって創傷治癒を遅らせる危険がある
②体表面積1%(手掌の大きさ)以上，またはⅡ度以上の熱傷は医療機関での治療が必要である ③医療機関で診察を受けた後は，指示された局所の処置を行う	
5 搬送時の留意事項 ①医療機関への搬送時は，熱傷部位を清潔な被覆材で覆う	根拠 熱傷部位の感染を防止する コツ 家庭などで滅菌被覆材がない場合は，清潔なガーゼ，ビニール袋，食品用ラップでもよい 事故防止のポイント 感染予防のため熱傷部位を保護する
②疼痛がある場合は，被覆材の上から冷却パックなどで冷やす ③寒気やふるえがある場合は，全身を清潔なシーツで覆い，その上に毛布などをかけ，保温しながら搬送する ④口渇を訴える場合，飲めるようであれば水やスポーツ飲料を与えてよい	注意 冷却時に熱傷部位を強く圧迫しないように注意する 根拠 熱傷により皮膚の体温調節機能は破綻する．また，熱傷部位の冷却，洗浄などで体温が低下する ▶ 嘔吐，誤嚥の危険がなければ水分補給は重要である 根拠 熱傷後は，血管透過性の亢進により脱水に陥りやすい 禁忌 意識障害のある人(誤嚥の危険性が高い)

評価

- 熱傷の進行がないか．
- 疼痛が緩和したか．
- 熱傷部位の感染予防ができているか．

重症熱傷のケアのポイント

> **目的** 重症熱傷の人に対し，局所の治療・処置とともに全身状態をモニターし，ショック，心不全，呼吸不全，敗血症，播種性血管内凝固(DIC)症候群などの合併症を予防する．
> **チェック項目** 熱傷の原因，熱傷の部位・範囲・深度，循環・呼吸状態，体温，腎機能，栄養状態など
> **適応** 体表面積 10% 以上のⅡ度，Ⅲ度の熱傷，気道熱傷
> **事故防止のポイント** 熱傷部位からの感染防止

手順

要点	留意点・根拠
1 全身管理を行う ①循環動態のモニター：血圧，脈拍，尿量，中心静脈圧(CVP)，血液一般検査データ(赤血球，ヘモグロビン，ヘマトクリット)	▶ 広範囲熱傷，気道熱傷，高齢者の熱傷では，心機能モニターのためにスワン・ガンツカテーテルを挿入する場合もある **根拠** 熱傷直後から全身の血管透過性が亢進し，急激な脱水，熱傷ショックに陥る．受傷後 24〜72 時間で血管透過性は正常化し，組織間に移動していた体液が循環系に戻ってくる．この時期に適正な利尿が得られないと循環血液量が過剰になり，心不全，肺水腫を引き起こす
②輸液管理：乳酸リンゲル液などの輸液，循環動態に応じた輸液管理	**根拠** 受傷直後は血管透過性の亢進，全身性炎症性反応症候群(SIRS)による熱傷性ショックを回避するために，早期に経静脈輸液を開始する．受傷 2〜7 日のショック離脱期には，非機能的細胞外液が血管内に戻るため，心不全や肺水腫に注意が必要となる ▶ 初期輸液量は Baxter の公式(4 mL×体重 kg×熱傷面積 % の 1/2 を最初の 8 時間で投与)や循環動態，尿量を指標に調整する
③呼吸状態のモニター：呼吸数，呼吸パターン，呼吸音，呼吸困難の有無，気道内分泌物の量・色・性状，経皮的動脈血酸素飽和度(SpO_2)，動脈血ガス分析，一酸化炭素ヘモグロビン(CO-Hb)濃度，胸部 X 線検査	▶ 低酸素血症，気道熱傷，一酸化炭素中毒，気胸，肺水腫，肺炎の有無などを総合的に判断する ▶ 気道熱傷の場合は，速やかに気管挿管の介助を行い，医師の指示に従って呼吸管理を行う **根拠** 気道熱傷では急速に浮腫が進行し，気道閉塞を起こす ▶ 気管支鏡により気道浮腫や障害の程度を把握する場合もある．また，気管内に煤や剝離粘膜が付着している場合は，洗浄，吸引を行う
④酸素化：酸素吸入，排痰の促進，気管内分泌物の吸引	▶ 低酸素血症の場合は医師の指示により，酸素吸入，人工呼吸管理を行う．一酸化炭素中毒では 100% 酸素吸入，高圧酸素療法などを行う
⑤腎機能のモニター：尿量，尿比重，血尿の有無，血液生化学検査データ(ナトリウム，カリウム，クロール，尿素窒素，クレアチニンなど)	**根拠** 循環血液量の減少により腎血流量も低下する．また，熱傷により血管内溶血が生じるとヘモグロビン尿がみられる．電撃傷などで筋肉を損傷した場合は，ミオグロビン尿がみられる．これらは適切に対処しないと急性腎不全に陥る．加齢に伴い腎機能が低下している高齢者では，腎不全のリスクが高くなる

⑥栄養状態のモニター：熱傷部位からの滲出液の量，血液生化学検査データ(総タンパク，アルブミン，血糖など)

⑦栄養管理

⑧消化機能のモニター：腸蠕動音，胃管からの排液状態，腹部 X 線検査，血液生化学検査データ(AST，ALT，LDH，ビリルビン)，消化器症状の有無

⑨血液凝固機能のモニター：血液検査データ(血小板数，血清 FDP，血漿フィブリノゲン濃度，プロトロビン時間など)，出血症状の有無

根拠 熱傷部位から多量に血漿成分が漏出するため，低タンパク血症となる．加齢に伴い栄養状態が低下している高齢者では，熱傷による血漿タンパクの漏出から低栄養が進行し，感染しやすくなる

▶ 広範囲熱傷の場合，2,500 kcal/日以上の栄養エネルギーが必要になる．受傷直後は循環動態が不安定なため，中心静脈栄養を行う．状態が安定したら早期に経口または経腸栄養にする

根拠 重症熱傷の場合，ストレスによる消化性潰瘍，熱傷ショックに伴う腸内細菌の腸管リンバ節への移動(bacterial translocation)，麻痺性イレウス，肝機能障害などの消化器合併症を起こしやすい

▶ 重症熱傷では熱傷部位の凝固・炎症反応が広範なため，播種性血管内凝固(DIC)症候群を起こしやすい

2 保温する
①体温モニター

②保温：露出部分を最小限にする，電気毛布，送風式加温装置，輸液の加温，室温調節

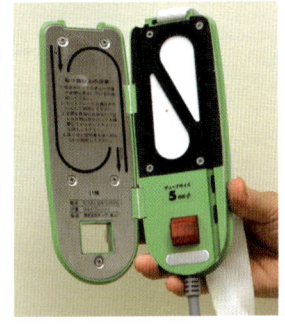

輸液の加温装置

根拠 広範囲熱傷では，皮膚の体温調節機能の破綻，冷却，洗浄，大量輸液により体温が低下しやすい．また，高齢者は加齢により体温調節機能が低下している

▶ 体温維持のため，様々な加温手段を用いる
根拠 広範囲熱傷者は，ひとたび体温が低下すると復温しにくい

▶ 大量，急速輸液を行う場合は，輸液を加温装置で温めながら点滴を行う **根拠** 冷たい輸液が血中に注入されることによる体温低下を防ぐ

3 感染を予防する
①熱傷部位の感染，肺炎，消化管感染症，尿路感染症，敗血症などの感染徴候の把握：体温，熱型，炎症所見(白血球数，C 反応性タンパク)，創部・血液培養検査，各感染症の症状の有無

▶ 熱傷での感染症としては，呼吸器感染症が最も多く，次いで熱傷部位の感染症，消化管感染症が多い．広範囲熱傷では，抗菌薬の予防投与を行う場合がある **根拠** 熱傷は皮膚の生理的防御機能を破綻させるため，感染を起こしやすい．また，タンパク代謝亢進による免疫機能の低下が全身性の感染症を引き起こしやすくする

4

熱傷

要点	留意点・根拠
②カテーテル感染の予防	▶ 中心静脈カテーテル，スワン・ガンツカテーテル，末梢静脈ラインなどの血管内留置カテーテル，膀胱内留置カテーテルの清潔管理を徹底し，定期的にカテーテル交換を行う
③呼吸器感染の予防	▶ 気管挿管している高齢者の吸引は閉鎖型気管内吸引カテーテルを使用し，口腔ケアを徹底する
④ bacterial translocation の予防	▶ 早期に経口摂取または経腸栄養を開始する 根拠 腸内常在細菌叢を維持する
⑤入室者のガウンテクニックの徹底	▶ 病室への入室者の手洗い，ガウン，マスク着用を徹底する
⑥環境整備	▶ シーツなどのリネン類は常に清潔な状態にしておく．病室の床やベッド周囲は消毒用エタノールなどで清拭する 根拠 熱傷部位からの滲出液や落屑でシーツなどは汚染されやすい．また，ガーゼ交換などで床も汚染されやすい 事故防止のポイント 熱傷部位は細菌の好培地となるため，対策を徹底して感染を予防する
4 熱傷部位の局所管理を行う ①熱傷部位の観察：発赤，水疱，腫脹，紅斑，蒼白，壊死，炭化，上皮化の有無，滲出液の量，色，性状，臭い	▶ 熱傷部位の範囲，深度，感染の有無，創傷治癒の状態について判断する
②ガーゼ交換	▶ 熱傷後数日間は多量の滲出液が出るため，ガーゼを厚めに当て，適宜，ガーゼ交換を行う ▶ 油紙やポリエチレンフィルムなどは使用しない 根拠 滲出液が貯留し，感染を起こしやすい
③外用処置	▶ 熱傷直後はガーゼによる被覆のみで，原則として軟膏処置は必要ない．創傷治癒プロセスに沿って適切な外用薬やドレッシング材を医師の指示に基づいて用いる
④減張切開	▶ 末梢循環障害や呼吸抑制がある場合に減張切開を行うことがある 根拠 Ⅲ度の四肢，手指，頸部，胸部の全周性熱傷の場合，皮膚の硬化，浮腫による内圧上昇で神経，血管を損傷することがある
⑤デブリドマン	▶ 壊死組織がある場合は早期に除去する 根拠 壊死組織は，創傷治癒を遅らせ，局所の感染や敗血症を引き起こす
⑥植皮術	▶ Ⅲ度の広範囲熱傷では，高齢者自身の皮膚や人工皮膚などで植皮を行う 根拠 植皮により，熱傷部位の上皮化の促進，感染予防，全身状態の安定が期待できる
5 身体的・精神的苦痛を緩和する ①疼痛の評価	▶ VAS(Visual Analogue Scale) などを用いて，疼痛を評価する 根拠 浅達性Ⅱ度熱傷では強い疼痛がある．その他，ガーゼ交換などの処置時の疼痛，植皮術のために採皮した部位の疼痛などがあり，不安・恐怖などの心理的要因によっても疼痛が増強する

要点	留意点・根拠
②疼痛コントロール	▶ 痛みを我慢させない．医師の指示により処置前には必ず鎮痛薬を投与する．エアマットなどで体圧を分散する　**根拠** 疼痛を我慢させると闘病意欲を低下させ，治療拒否を起こす場合がある
③不安・恐怖などの精神的苦痛の把握	▶ 高齢者が不安や恐怖を表出できるように関わる　**根拠** 熱傷や処置に伴う身体的苦痛に加え，慣れない病院環境，死への不安，ボディイメージの変化,受傷時の恐怖,社会復帰に対する不安など様々な原因による精神的苦痛を抱えている
④夜間睡眠を得られるようにするケア	▶ 夜間睡眠が得られるよう疼痛コントロール，環境整備，睡眠を促す援助を実施する　**根拠** 疼痛や不安などから夜間不眠となる
⑤せん妄症状の早期発見	▶ 熱傷による全身状態の悪化や疼痛，精神的ストレスなどに伴いせん妄を発症する場合がある(詳細は「第4章【3】せん妄」p.586 参照)
⑥精神的苦痛を軽減するケア	▶ 高齢者と信頼関係を築き，本人の状況に応じた精神的援助を行う．自殺企図による熱傷者や，心的外傷後ストレス障害(PTSD)，希死念慮のある人の場合，必要に応じて精神科医やリエゾンナースの介入を求める
6 拘縮，変形を予防する ①全身状態，熱傷部位の回復状態に応じたリハビリテーションの計画，実施	**根拠** 重症熱傷では，長期の安静臥床を強いられることから筋力低下や廃用性萎縮を生じやすい．また関節周囲の熱傷では，拘縮により関節可動域が低下することもある ▶ 理学療法士，作業療法士などと連携しながら日常ケアに自動・他動運動を取り入れる ▶ 四肢，手指などの熱傷では，副子を用いて良肢位を保持する

評価
● 循環動態が安定しているか. ● 呼吸状態が安定しているか. ● 体温の異常がみられないか. ● 感染の徴候がないか. ● 疼痛がないか. ● 精神的苦痛がないか.

⑤ 心肺停止

長谷川 真澄

高齢者の特徴と処置の必要性

- 加齢変化や長年の生活習慣に伴う動脈硬化, 高血圧, 肥満, 耐糖能異常, 脂質異常症のある高齢者では, 脳卒中や虚血性心疾患の発症リスクが高くなる. また, 加齢に伴う感覚機能や運動機能の低下などから交通事故, 窒息, 熱傷, 溺水など思わぬ事故に遭遇することも多い.
- 総務省消防庁の統計によると, 2023 年に救急搬送された人のうち, 65 歳以上の高齢者は 6 割を占める. そのうち中等症以上(重症, 死亡を含む)の割合は 63.1% と高い. また, 疾病分類別でみると, 脳疾患・心疾患などを含む循環器系疾患が多い.
- 心臓が停止すると全身の臓器・組織への血流が途絶え, 低酸素状態となる. 脳への血流停止から 15 秒以内に意識は消失し, 3〜4 分以上の無酸素状態で脳に不可逆性の変化が生じることから, 速やかな救命処置が必要となる.
- 自動体外式除細動器(AED)が公共施設などの様々な場所に設置されるようになり, 一般市民による応急手当が実施された場合の 1 か月後の生存率, 社会復帰率ともに高くなっている. 高齢者や同居する家族などに対し, 思わぬ事故の予防と応急処置について啓発・教育することも重要である.

急変時のアセスメント

- 急変時には, 意識, 呼吸, 循環, 全身状態をすばやく評価して生命の危険に陥っていないか緊急度を判断し, 速やかに一次救命処置を開始する(本項の「一次救命処置」p.606 参照).
- 高齢者に多い緊急度の高い疾患は, 急性心筋梗塞, 心不全, 不整脈, 解離性大動脈瘤, 肺塞栓症, 脳梗塞, 脳出血, くも膜下出血, 高カリウム血症, 低カリウム血症, 熱中症, 溺水, 窒息, アナフィラキシーショックなどである.

1 意識

- 声かけや痛み刺激に反応があるか→全く反応がなければ, 直ちに一次救命処置を開始する.
- 意識障害は, 脳血管疾患, 頭部外傷などの頭蓋内疾患と, ショック, 低酸素血症・高炭酸ガス血症, 低血糖・高血糖, 肝不全, 腎不全, 電解質異常, 体温異常などの全身性疾患が原因で起こる. その他のバイタルサインや基礎疾患などから総合的に判断する.
- 何らかの反応がある場合は, ジャパン・コーマ・スケール(JCS, 表 1)で意識レベルを判定する.

表 1 ジャパン・コーマ・スケール(Japan Coma Scale:JCS)

Ⅰ	刺激がなくても覚醒している	1	意識清明とはいえず, 今ひとつはっきりしない
		2	見当識障害がある
		3	自分の名前, 生年月日が言えない
Ⅱ	刺激すると覚醒する	10	普通の呼びかけで容易に開眼する
		20	大きな声または身体を揺すると開眼する
		30	痛み刺激を加えつつ呼びかけを繰り返すとかろうじて開眼する
Ⅲ	刺激しても覚醒しない	100	痛み刺激に払いのける動作をする
		200	痛み刺激に少し手足を動かしたり, 顔をしかめる
		300	痛み刺激に全く反応しない

R:不穏, I:糞尿失禁, A:自発性喪失. 例えば, 失禁がある場合は, 「JCS 200-I」などと表す.

2 呼吸

- 呼吸の有無
- 呼吸停止→直ちに一次救命処置を開始

- 呼吸停止は，窒息，舌根沈下，喉頭浮腫による気道閉塞や，頭蓋内疾患，脊髄損傷による中枢性障害などで起こる．
- 呼吸あり→呼吸数，呼吸パターン（深さ，リズム）（図1），呼吸音（聴診）の異常の有無
- 可能であれば，経皮的動脈血酸素飽和度（SpO_2），動脈血ガスを測定する．
- 呼吸不全の重症度を評価する．
- SpO_2 90% 以下の低酸素血症は危険である．
- ショックなどで末梢の血流障害があると SpO_2 は低く表示されることや，測定できないことがある．

チェーン・ストークス呼吸 ＝脳卒中，心不全	
ビオー呼吸 ＝髄膜炎，脳腫瘍，脳外傷	
クスマウル呼吸 ＝糖尿病性ケトアシドーシス	
失調性呼吸 ＝終末期の呼吸，延髄の障害	
あえぎ呼吸 ＝危篤状態	

図1　異常な呼吸パターン

3 循環
- 脈拍（橈骨動脈，頸動脈）の有無
- 頸動脈の触知不可または微弱→直ちに一次救命処置を開始する．
- 頸動脈で触知できなければ収縮期血圧は 50 mmHg 以下であり，極めて危険な状態である．
- 橈骨動脈の触知可→脈拍数，リズム，緊張を確認する．
- 脈拍数 40/分以下の徐脈で意識障害を伴う場合（アダムス・ストークス発作），脈拍数 100/分以上の頻脈で血圧低下がある場合（ショック）は危険である．
- 脈拍に異常あり→心電図モニターを確認する．
- 心電図により緊急度を判断する．
- 致死性不整脈である心室細動，意識消失を伴う心室頻拍は，直ちに一次救命処置，電気的除細動を行う．
- 血圧：収縮期血圧，拡張期血圧，脈圧，左右差
- 血圧上昇は，脳卒中，頭部外傷による頭蓋内圧亢進や解離性大動脈瘤の他，疼痛や呼吸困難などの苦痛，極度の精神的緊張で生じる．
- 血圧低下は，心ポンプ機能の低下や出血などによる全身の臓器・組織への血流障害を示唆する．意識レベル，末梢循環，尿量などから総合的に判断する．収縮期血圧 90 mmHg 以下（平常時血圧 150 mmHg 以上の場合は平常時より 60 mmHg 以上の低下，平常時血圧 110 mmHg 以下の場合は 20 mmHg 以上の低下）は，ショックの可能性が高い．
- 血圧の左右差，上下肢差がある場合，解離性大動脈瘤，閉塞性動脈疾患などが考えられる．
- 脈圧の低下は，脱水，出血，心不全などでみられる．急な脈圧低下は心タンポナーデの可能性があり，危険である．
- 上腕動脈の聴診不可→橈骨動脈の触診で収縮期血圧のみ測定する．
- 末梢循環：皮膚の蒼白，冷感，湿潤

4 体温
- 体温の上昇，低下の有無
- 高齢者は厳しい暑さや寒さにさらされると熱中症や低体温を起こしやすい．
- 加齢に伴う体温調節中枢機能の低下，皮下脂肪や筋肉量の減少，末梢血管収縮反応の低下などにより体温調節機能が低下する．
- 高齢者は体温調節機能の低下により，平常時の体温が低く感染症でも発熱しないことがある．
- 39℃ 以上の高体温，35℃ 以下の低体温では意識レベルが低下し，原因疾患により随伴症状を呈する．40℃ 以上では組織細胞に不可逆的障害が生じ，32℃ 以下では心室細動，心肺停止の危険がある．

5 神経学的所見
- 瞳孔の大きさ，左右差，偏視の有無
- 対光反射の有無
- 瞳孔は直径 2〜4 mm，左右同じ大きさで正中に位置するのが正常である．
- 両側散大，対光反射消失は脳幹障害を，左右不同は脳ヘルニアを示唆し，極めて危険である．

6 全身の観察

- 外傷，出血，運動障害(麻痺)，異常姿勢(除脳硬直，図2)，痙攣の有無
- ・除脳硬直は，脳ヘルニアが進行した中脳の機能障害を示唆し，危険である．
- その他の急変時の訴え：頭痛，胸痛，腹痛，悪心・嘔吐，吐血，下血など

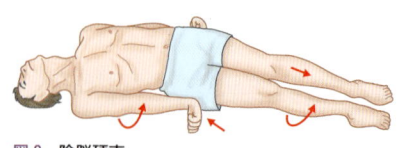

図2 除脳硬直

入浴時の急変・事故の予防

- 心疾患，脳血管疾患の既往がある高齢者では，入浴中に急変し，意識消失，心肺停止に陥るリスクが高いため，特に注意が必要である．

1 脱衣所，浴室は温かく保つ

- 特に冬季は，事前に脱衣所や浴室を 25℃ 以上に温めておく．
- ・急な温度変化は血圧や脈拍を変動させ，心筋梗塞や脳卒中の誘因となる．

2 高温浴，全身浴，長湯をしない

- 湯温は 38～40℃ で中温浴とする．
- ・42℃ 以上の高温浴は血圧が著明に上昇する．体温が 2℃ 以上上昇すると血栓が生じやすくなる．
- ・高齢者は感覚機能の低下により，高温の湯を熱いと感じない場合がある．
- 全身浴より半身浴のほうが危険は少ない．
- ・全身浴は静水圧により心臓への負荷が大きくなる．
- 湯につかる時間は，脈拍が上昇しない 5～7 分程度にとどめる．
- ・加齢に伴う感覚機能の低下により，高齢者は長湯をしてものぼせを感じにくい．入浴時間が長くなるとのぼせて気分不快感や意識低下が生じる．高齢者が1人で入浴中に意識消失した場合，溺れる危険がある．

3 飲酒後の入浴は控える

- 飲酒後の入浴は血圧低下をきたしやすく危険である．
- ・飲酒で血管が拡張している時に入浴すると，体温上昇に伴い，さらなる血管拡張，血圧低下，意識低下をきたす危険がある．

4 入浴中は時々声をかけて異常の有無を確認する

- 高齢者は1人で入浴する際，家族に伝えてから入浴する．家族は入浴中の高齢者に注意し，たびたび声をかけることで異常を早期に発見できる．場合によっては，高齢者1人での入浴を避けて介助する．

一次救命処置

目的 急性の疾病や外傷により心肺停止，あるいは，その危険が高い人を救命するために必要な心肺蘇生(cardiopulmonary resuscitation：CPR)および自動体外式除細動器(automated external defibrillator：AED)による一次救命処置を行い，適切な医療処置につなげる．

チェック項目 意識・反応の有無，呼吸の有無，脈拍の有無，外傷・出血の有無など

適応 心肺停止またはそれに近い状態にある場合

禁忌 癌末期患者や超高齢で誰もが大往生と納得しており，延命治療や心肺蘇生を行わないという事前の意思表示が確認され，担当医師の DNR(do not resuscitate)，DNAR(do not attempt resuscitation)の指示がある人

事故防止のポイント 胸骨圧迫による肋骨骨折防止，不安定な義歯・差し歯の誤嚥防止，剣状突起圧迫による臓器損傷防止

必要物品　ディスポーザブル手袋(①)，ゴーグル(②)，ガウン，フェイスシールド(③)，ポケットフェイスマスク(④)(以上，感染防護具)，バッグバルブマスク，背板，自動体外式除細動器(AED)，救急カートなど

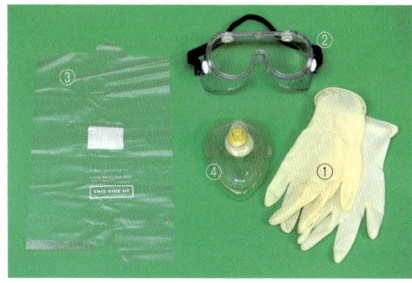 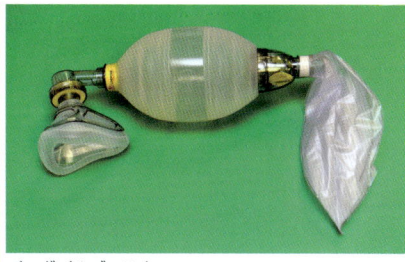

バッグバルブマスク

手順

要点	留意点・根拠

1 周囲の安全確認と感染防御をする
①高齢者が倒れている場所が屋外，道路など危険な場合は，安全な場所に移動させる
②救助者は可能な限りディスポーザブル手袋，ゴーグル，ガウンなどの感染防護具を装着する

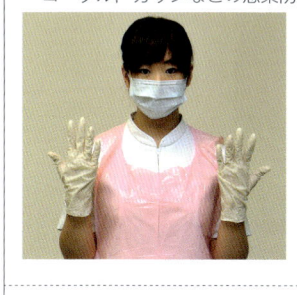
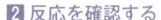

▶ 発見者は高齢者のそばを離れず応援を呼び，振動を与えないようにして移動させる
コツ 入浴中に異常を発見した場合は，あごを引き上げて浴槽の栓を抜く．可能であれば，高齢者を浴槽から搬出し，平坦な場所に仰臥位にする．無理なら搬出せず，救急要請する　**根拠** 救助者自身の安全を守る

2 反応を確認する
①両肩に手を置き，「大丈夫ですか」「○○さん(氏名がわかる場合)」と声をかけて反応を確認する

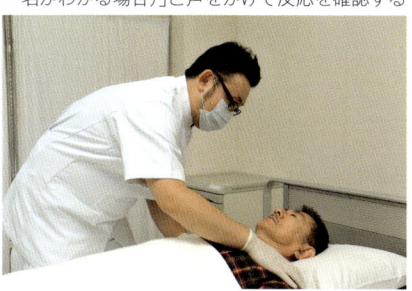

▶ この時，激しく揺さぶったり，叩いたりしない

※以下の写真では，身体の動きをわかりやすくするためガウンを外して撮影している

要点	留意点・根拠

3 応援を要請する

①病棟ではナースコールや PHS で「○○さんが急変です．緊急コール，救急カート，AED をお願いします」などと状況を手短に伝える

②ナースコールに返事がない時は大声で人を呼ぶ．または家族や同室者に応援を呼んできてもらう

▶ 屋外で緊急事態に遭遇した場合は，居合わせた人に「119 番通報お願いします」「AED を持ってきてください」と具体的に指示する

▶ 周囲に誰もいない時は，自分で 119 番または応援を手配し，身近に設置されている AED を取り出して高齢者のところに戻る．AED の収納ボックスを開けると警報ブザーが鳴る場合があるが，無視してよい

4 気道を確保する

高齢者を硬い平面上に寝かせる．後頭部と項部を支えながら，身体をねじらないようにして仰臥位にする．以下のいずれかの方法で気道を確保する

《頭部後屈あご先挙上法（図 3）による気道確保》

▶ 効果的な CPR ができる態勢にする

▶ 高齢者が腹臥位で倒れている場合は，身体をねじらないようにして仰臥位にする 【根拠】頸髄損傷では，体位変換により神経麻痺を起こす

【禁忌】頭頸部の外傷，頸椎症の高齢者には行わない．高齢者は骨がもろく，無理な頭部後屈で頸椎損傷を引き起こす危険があるため，頭部後屈あご先挙上法を行わず，下顎(かがく)挙上法により気道を確保する

①一方の手掌を高齢者の前額部に当て，押し下げるようにして頭部を後屈させる

②他方の手の指先を下顎骨の下に当て，あご先を挙上する

【注意】あご先下の軟部組織を圧迫すると気道を閉塞する危険があるため，必ず指は骨のある硬い部分に当てる

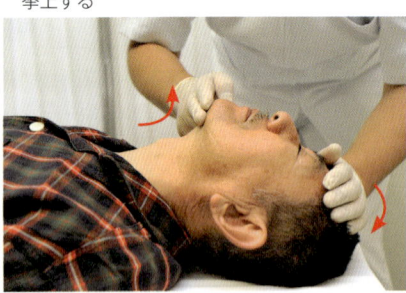

《下顎挙上法による気道確保》

①高齢者の頭側から両手で左右の下顎骨をつかみ，あご先を上方に引き上げる

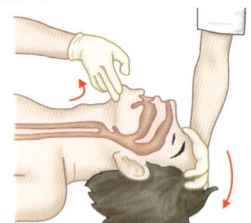

図 3 頭部後屈あご先挙上法

▶ 頭頸部の外傷，頸椎症がある高齢者に有効

【コツ】頭部を後屈させず，下顎を前上方に押し出して「受け口」にする

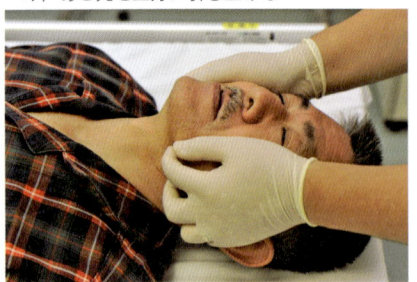

⑤ 呼吸状態を観察する

①高齢者の口元に耳を近づけ，目線は胸郭の動き を見て，呼吸の有無を5〜10秒以内で確認する （ⓐ）

▶ 気道確保した状態で呼吸の有無を確認する

コツ 胸郭が動いているか，呼吸音が聞こえるか，高齢者の呼気が頬で感じられるかを「見て，聞いて，感じて」，有効な呼吸かどうか評価する

②呼吸がある場合は，回復体位をとらせる（ⓑ）

▶ 回復体位は舌根沈下や，分泌物や吐物の誤嚥を防ぐ安定した体位である

禁忌 頭頸部の外傷,頸椎症の高齢者には行わない

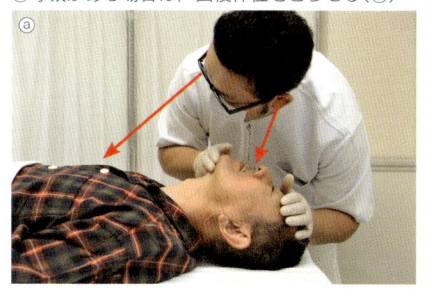

ⓐ

ⓑ 回復体位

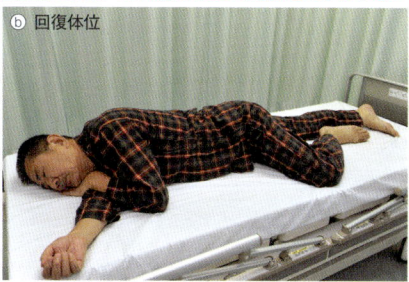

・呼吸がないと判断した場合は，直ちに胸骨圧迫 を行う

③頸動脈を触知し，10秒以内で脈拍の有無を確認する

▶ 心肺蘇生に熟練している者のみが実施する．脈拍確認の手技に自信がもてない場合は，呼吸の観察に専念する **根拠** 脈拍の確認に手間どり，CPR開始を遅らせてはならない

▶ 手の指2〜3本で甲状軟骨（のどぼとけ）を確認し，その指を気管と筋肉の間溝に沿って移動させ頸動脈を触知する（図4）

注意 脈拍の確認のために迅速なCPRの開始を遅らせない

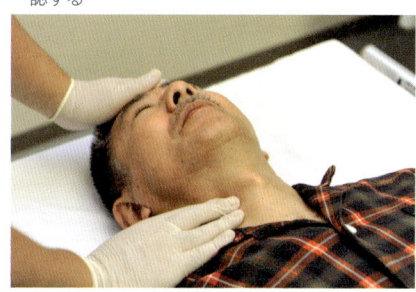

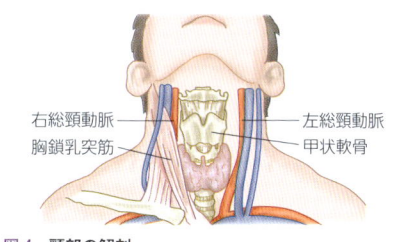

右総頸動脈 ──── ──── 左総頸動脈
胸鎖乳突筋 ──── ──── 甲状軟骨

図4　頸部の解剖

④呼吸がないか，異常な呼吸（死戦期呼吸）が認められ，脈が触れない場合は，心停止と判断し，直ちにCPRを開始する

▶ 死戦期呼吸：あえぎ呼吸，下顎呼吸ともいう．子どもが激しく泣いた後，しゃくりあげるように息を吸うような反応．心停止直後に現れることが多い

⑥ 胸骨圧迫を行う

①高齢者がベッドに臥床している場合は，背部に背板を入れる

▶ 自宅などで背板がない場合は，まな板などの堅い板状のもので代用する．また，エアマット使用時はCPRボタンを押して速やかに脱気する **根拠** 柔らかいマットの上では，胸骨圧迫を行っても有効な圧迫ができず，血流が得られない

5

心肺停止

要点	留意点・根拠
②胸骨の下半分，胸の真ん中に片方の手掌の付け根を置く（図5） ③その手の上にもう一方の手を重ねて指を組み，指先をそらす 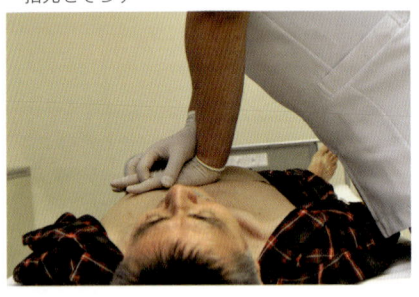	**注意** 背板を挿入する場合，胸骨圧迫の開始の遅れや中断を最小限にする **根拠** 加齢に伴う骨密度低下や骨粗鬆症によって高齢者は骨折しやすい．手の位置が正しくなかったり，指や手掌全体で圧迫したりすると，片方の肋骨に力が加わり肋骨骨折を起こしやすい **注意** 手掌基部で圧迫し，指や手掌全体で圧迫しない **事故防止のポイント** 剣状突起を圧迫しない．剣状突起によって肝臓，肺などを傷つけることがある 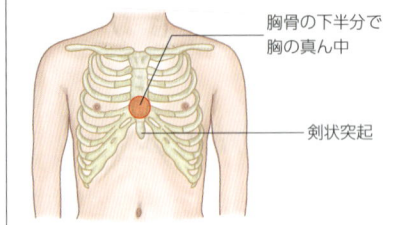 胸骨の下半分で胸の真ん中 剣状突起 図5 胸骨圧迫部位
④腕を真っ直ぐ伸ばし，圧迫する手の真上に救助者の肩がくるようにする 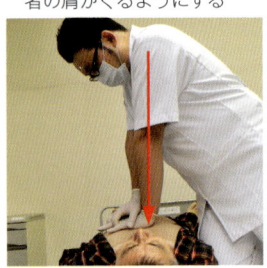	**根拠** 垂直に圧迫しないと圧迫の効果が不十分になったり，肋骨骨折などの合併症の原因となったりする **事故防止のポイント** 骨折を起こさないように垂直に圧迫する
⑤上記④の姿勢のまま，胸骨を垂直に約5cm沈む程度，6cmを超えない強さで，1分間に100〜120回のテンポで圧迫する ⑥30回の胸骨圧迫後，10秒以内に2回の人工呼吸を行う．このサイクル（心肺蘇生）を高齢者の循環が回復するまで，中断せずに繰り返す	**コツ** 圧迫と圧迫の間は，胸骨を押す力を完全に抜いて胸壁が元の高さに戻るようにする　**根拠** 胸壁が元に戻ることで静脈血が心臓に戻り，有効な心拍出量が得られる **注意** 胸骨圧迫人員の交代，AED電極パッドの貼付，気道確保，人工呼吸などで圧迫を中断する時間は10秒を超えないようにする ▶ 2人以上で心肺蘇生を行う場合は，5サイクルまたは2分間ごとに交代するのが望ましい　**根拠** 心肺蘇生を1分間行うとかなり疲労し，有効な圧迫回数が減少する
7 人工呼吸を行う 　気道確保した状態で，以下のいずれかの方法で人工呼吸を行う ①口腔内に吐物や異物がある場合は，それらを除去する（「第4章【1】窒息」p.572参照）	▶ 人工呼吸がうまくいかない原因は，気道確保が不十分な場合が多い **注意** 高齢者の反応がなく，それらの摘出が難しい場合は，直ちに胸部圧迫を30回行ってから人工呼吸を行う

②口腔内に義歯や差し歯がある場合は，通常，除去して人工呼吸を行う

根拠 義歯や差し歯が外れて誤嚥したり気道を閉塞することがある．しかし，義歯を外すことで口角が落ち込み，吹き込んだ息が漏れやすくなる場合がある．その際は義歯を装着したままでよい

事故防止のポイント 不安定な義歯や差し歯を誤嚥しないよう注意する

《口対口人工呼吸》

①鼻をつまみ，口と口を密着させる（ⓐ）
・フェイスシールドがある場合は，高齢者の口をフェイスシールドで覆って口を密着させる（ⓑ）

根拠 口対口人工呼吸による感染の危険性は低いといわれている．しかし，心理的に抵抗を感じたり，屋外などでマスクタイプの感染防護具がない場合には，携帯型フェイスシールドは高齢者との直接接触を防ぐのに有効である

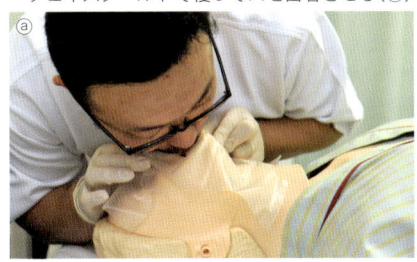

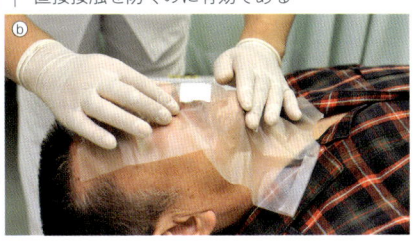

②1回1秒で息を吹き込む．この際，胸郭が上がることを確認する

注意 速い，または強い吹き込みは，胃に空気が入りやすくなり，胃部の膨満・逆流，誤嚥，肺炎などの合併症を引き起こす

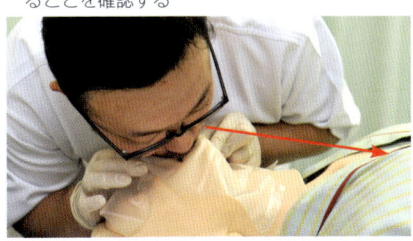

《ポケットフェイスマスクによる人工呼吸》

①高齢者の鼻と口を覆うようにポケットフェイスマスクを当てる（ⓐ）
②1回1秒で息を吹き込む．この際，胸郭が上がることを確認する（ⓑ）

▶ 前額部に当てている手の母指と示指でフェイスマスクを高齢者の鼻根部で固定する
▶ あご先を挙上している手の母指でフェイスマスクの底辺を押さえる

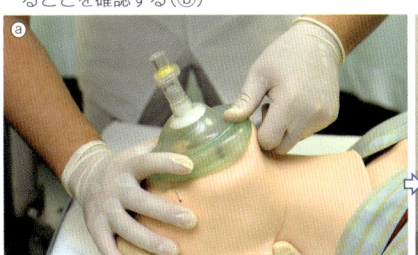

ポケットフェイスマスクを当てる

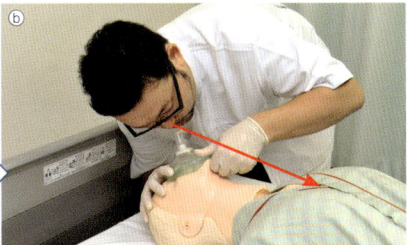

息を吹き込み胸部を確認する

5

心肺停止

要点	留意点・根拠

《バッグバルブマスク(BVM)による人工呼吸》

　　バッグバルブマスクは救急カートなどに常備されており，蘇生開始の初期に有効な換気方法であるが，手技には習熟が必要である．1 人で行う方法と 2 人で行う方法がある

〈1 人で行う場合〉

①気道を確保した状態でマスクを顔面に密着させる(EC 法)

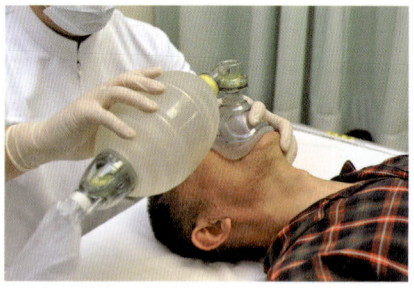

マスクの押さえ方(EC 法)

注意 マスクのサイズが不適切だったり，頬がこけていたりするとマスクを密着させられない

コツ マスクは鼻と口を十分覆える大きさを選ぶ．水に浸したガーゼを頬とマスクの隙間に挟んで密着させる．きちんと固定された義歯の場合は外さないで換気する

▶ EC 法：下顎挙上する手の小指，環指，中指が E の形に，マスクを顔面に密着させる母指と示指が C の形になる(図 6)

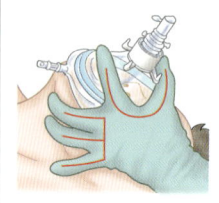

図 6　EC 法

②1 回 1 秒かけてバッグを押す．バッグを押した時に胸郭が上がることを確認する

コツ バッグを押す力は，バッグが 1/2〜1/3 へこむ程度とする．成人用バッグの容量は 1,600 mL である．バッグ全体をつぶしてしまうと過量換気となり，胃部の膨満・逆流，誤嚥を起こす

〈2 人で行う場合〉

①1 人は気道を確保し，マスクが顔に密着するように両手で押さえる(母指球法)

②もう 1 人が 1 回 1 秒かけてバッグを押す．バッグを押した時に胸郭が上がることを確認する

▶ 母指球法：両手の母指球でマスクを顔面に密着させ，残り 4 本の指で下顎を挙上する

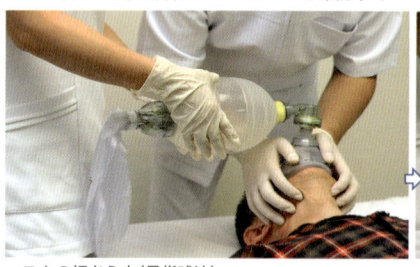 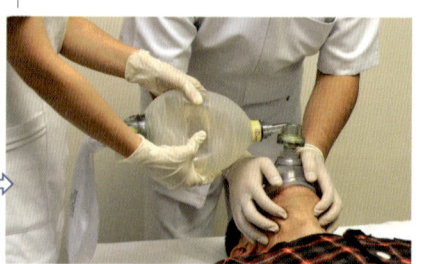

マスクの押さえ方(母指球法)

要点	留意点・根拠

⑧ AED（自動体外式除細動器）を使用する

①電源を入れる

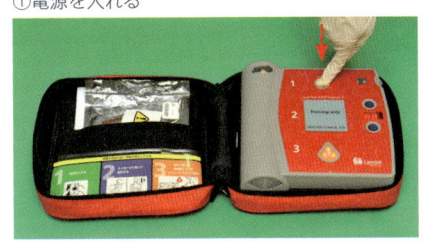

▶ 電源は蓋を開けると自動的に入る機種もある．電源を入れたら音声ガイドに従って操作する

②前胸部を露出する

▶ 胸部が濡れていないか，汚れていないか確認する　**根拠** 湿潤や汚染で電極パッドが密着しないと電気ショックの通電効果が得られなかったり，熱傷の原因となる

注意 胸部が汗などで濡れている場合や，貼付剤が貼ってある場合は，静かに剝がして拭き取る

③付属の電極パッドを袋から取り出し，接続ケーブルをつなぐ

④フィルムを剝がした電極パッドを右胸上部（鎖骨の下で胸骨の右）と，左胸下部（腋窩下5〜8 cm，乳頭の斜め下）に1枚ずつ貼る

▶ 電極パッドに貼付部位の絵が描かれている

注意 電極パッドの貼付部位にペースメーカーや植込み型除細動器（ICD）が埋め込まれている場合は，その部位を避けて貼る

注意 電極パッドと皮膚との間に隙間がないように貼る

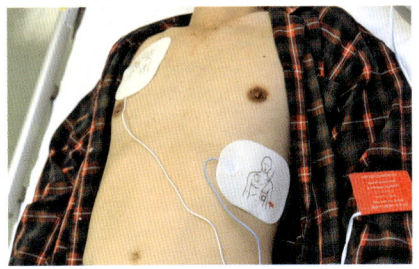

電極パッドを貼る

⑤電極パッドを貼ると「患者から離れてください」と音声メッセージが流れ，自動的に心電図解析を始める

⑥解析の結果，電気ショックが必要と判断すると「ショックが必要です」と音声メッセージが流れ，自動的に充電を開始する

⑦周りの人に「みんな離れてください」と声をかけ，身体に誰も触れていないことを確認する

▶ 機種によって操作が若干異なる場合があるが，音声メッセージの指示に従い解析ボタンを押す

禁忌 解析中は高齢者の身体に触れない

根拠 身体に触れたまま電気ショックを行うと，感電事故や熱傷の危険がある

要点	留意点・根拠
⑧全員離れていることを確認して，ショックボタンを押す（ⓐ） ⑨ AED ショック後，直ちに胸骨圧迫を再開する（ⓑ）	**根拠** 電気ショックにより細動が消失した直後は，心停止や無脈性電気活動（PEA）となる．AED ショック後すぐに胸骨圧迫を行うことで，最終的に自己心拍が再開するケースが多い

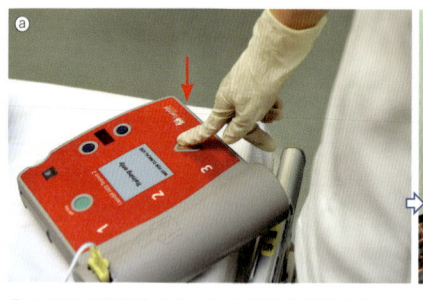 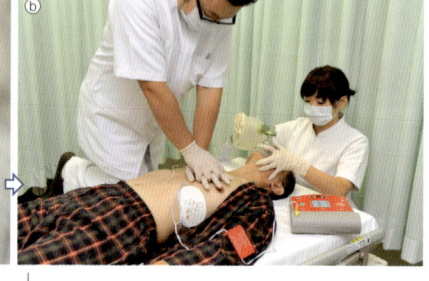

要点	留意点・根拠
⑩ 2 分間心肺蘇生を行ったら脈拍を確認する ⑪心拍再開がなければ再度 AED ショック（⑤～⑨）を行い，心肺蘇生を継続する ⑫高齢者の体動がみられるか（循環の回復），意識が回復するまで心肺蘇生を継続し，蘇生チームの到着を待って二次救命処置（advanced life support：ALS）に移行する	▶ AED の音声メッセージに従って，約 2 分おきに⑤～⑨の手順を繰り返す

評価

- 自己心拍は再開したか．
- 自発呼吸は再開したか．
- 意識は回復したか．

経口気管挿管の介助

目的 心肺停止に対する蘇生，手術時の全身麻酔，あるいは重症心不全・呼吸不全，頭蓋内病変による中枢性呼吸障害，多臓器不全，気道熱傷などで治療上の呼吸管理が必要な場合に，気管内にチューブを挿入固定し，確実，安全に長期間，気道を確保する．また，気道内分泌物の吸引，気道・肺への分泌物流入の防止につなげる．

チェック項目 意識レベル，呼吸状態，循環動態，最終食事時間，義歯・差し歯の有無，頸椎損傷の有無

適応 心肺停止，または全身麻酔や治療上の呼吸管理が必要な人

禁忌 癌末期患者や超高齢で誰もが大往生と納得しており，延命治療や心肺蘇生を行わないという事前の意思表示が確認され，担当医師の DNR(do not resuscitate)，DNAR(do not attempt resuscitation)の指示がある人

事故防止のポイント 感染防止，急変時対応の準備，吐物の誤嚥防止，絆創膏による皮膚損傷防止

必要物品 気管チューブ(①)，スタイレット(②)，キシロカイン(リドカイン塩酸塩)ゼリー(③)，カフ用シリンジ(④)，喉頭鏡(⑤)，バイトブロック(⑥)，チューブホルダー(⑦)，舌圧子，マギール鉗子，聴診器，絆創膏，感染防護具(ディスポーザブル手袋，ゴーグル，ガウンなど)，吸引器一式(吸引器，口腔内吸引チューブ，気管内吸引チューブ)，酸素吸入器一式(加湿流量計，延長チューブ)，人工呼吸器，心電図モニター，パルスオキシメーター，EDD(食道挿管判定器)，CO_2 チェッカー(呼気二酸化炭素検出器)，救急カート

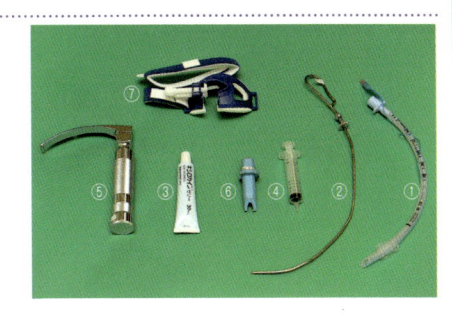

手順

要点	留意点・根拠
１ 挿管準備と感染防御をする ①挿管する医師，介助する看護師はディスポーザブル手袋，ゴーグルなどの感染防護具を装着する ②喉頭鏡のライトは明るさが十分か点検する ③医師の指示により本人の体格に適した気管チューブを準備する ④気管チューブのカフをシリンジで膨らませ破損がないか点検する 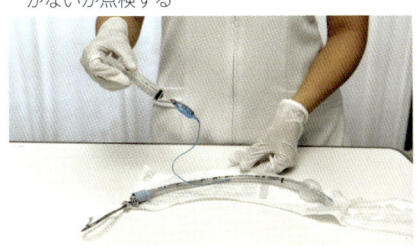	**根拠** スタンダードプリコーションにより医療従事者の安全を守る **事故防止のポイント** 体液に触れる可能性がある時は，スタンダードプリコーションを遵守し，感染のリスクを低減する ▶ 電池切れ，電球切れの場合は交換する ▶ 一般成人の気管チューブの内径は，男性 7.5～8.5 mm，女性 7.0～8.0 mm である

要点	留意点・根拠

⑤気管チューブにスタイレットを挿入し，先端からスタイレットが突出しない位置で固定する

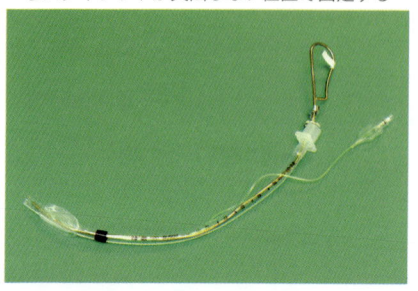

▶スタイレットの長さは，適切な位置できちんと固定する　根拠　スタイレットが気管チューブ先端から突出した場合，挿管時にスタイレットで気道粘膜を損傷する危険がある

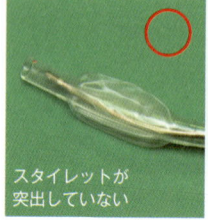 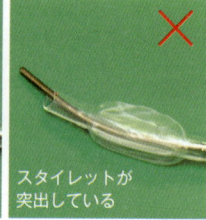

スタイレットが突出していない　　スタイレットが突出している

⑥気管チューブのカフ周囲にキシロカインゼリーを塗布する

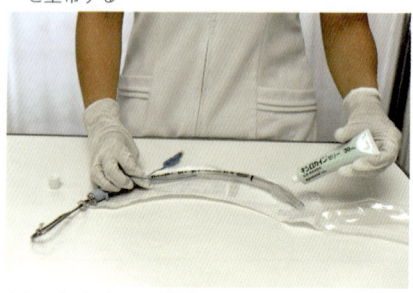

キシロカインゼリーの塗布

▶キシロカインゼリーは潤滑剤として使用する

⑦義歯，差し歯は外しておく

⑧必要時，口腔内または気管内吸引ができるよう吸引器を準備しておく

⑨胃管が挿入されている場合は吸引しておく

⑩必要時，酸素吸入ができるよう準備しておく

⑪心電図モニター，パルスオキシメーター，血圧計などを装着し，高齢者の状態をモニターする
⑫医師が高齢者の頭側に立って挿管しやすいようベッドの位置，高さを調整する

▶折れやすいグラグラした歯がある場合も注意する　根拠　挿管の際に歯が折れたり義歯が外れたりし，誤嚥するおそれがある
▶いつでも使用できる状態にセットしておく
根拠　口腔内に分泌物や吐物がある場合，挿管前に吸引し除去しないと，喉頭展開や挿管がうまくできない．挿管手技により嘔吐や出血する場合もある
根拠　気管挿管の刺激で胃内容物が逆流し，誤嚥する危険がある
▶いつでもバッグバルブマスクによる高濃度酸素人工換気ができるようにしておく　根拠　挿管がスムーズにいかないと，低酸素状態に陥る
事故防止のポイント　急変に備え，救急カートをそばに用意しておく

要点	留意点・根拠

要点

⑬枕やタオルなどを用いて，下顎を前に突き出した体位 sniffing position（臭いをかぐ姿勢）にする

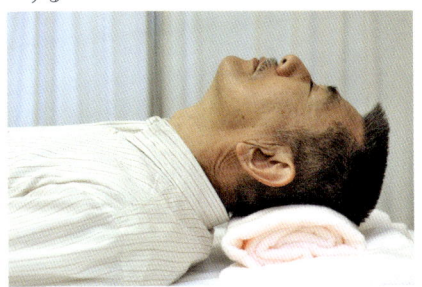

下顎を前に突き出した体位

2 挿管の介助を行う

①喉頭鏡のブレードを高齢者の足側に向けて医師の左手に手渡す

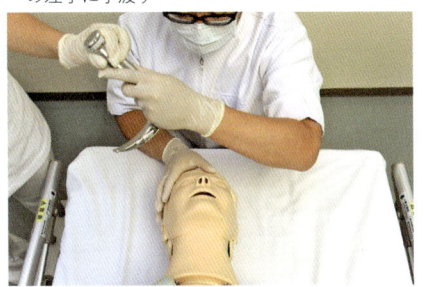

②必要時，介助者は指先で高齢者の口角を外側に引く

③医師の指示があれば，介助者は母指と示指で輪状軟骨を軽く圧迫する

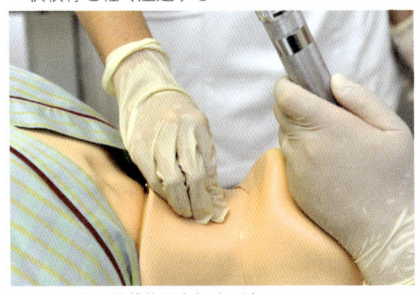

母指と示指で輪状軟骨を軽く圧迫

留意点・根拠

根拠 sniffing position では，口腔軸，咽頭軸，喉頭軸が一直線に近くなり，医師が喉頭展開した際に声帯を直視しやすくなる（図 7）

禁忌 頭頸部の外傷，頸椎症の人には行わない

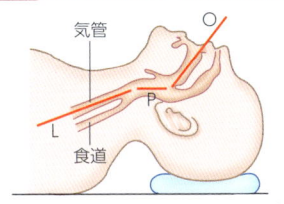

気管
食道
口腔軸（O），咽頭軸（P），喉頭軸（L）が一直線状に近くなる

図 7　枕の位置と口腔・咽頭・喉頭軸の関係

注意 心肺蘇生中に気管挿管を行う場合は，胸骨圧迫の中断時間は 10 秒以内とする
▶ 利き手と反対の手に喉頭鏡を手渡す

▶ 医師は喉頭鏡の先端で喉頭蓋を押すように展開し，気管入口部の声帯を直視する
根拠 口角を引くことで視野が広がる
根拠 輪状軟骨を圧迫すると食道が閉鎖され，胃内容物の逆流が防げる．また，後方，上方，右方へと圧迫すると声帯が見えやすくなる（セリック法）
▶ ルーチンでは行わない
コツ 圧迫の強さは，自分の輪状軟骨を押さえて唾が飲み込みにくい程度でよい
▶ 必要時，口腔内の分泌物や吐物を吸引することがある　**根拠** 喉頭展開や気管チューブを挿入する際の刺激で胃の内容物を嘔吐することがある
注意 嘔吐した場合は誤嚥を防ぐために顔を横に向ける
事故防止のポイント 吐物誤嚥による窒息を起こさない

要点	留意点・根拠
④喉頭展開ができたらスタイレットが固定された気管チューブを医師の右手に手渡す 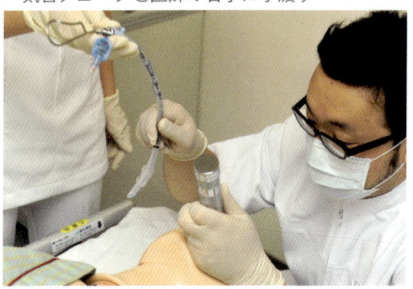 気管チューブを手渡す	▶ 医師が利き手で気管チューブの中ほどを把持して挿管しやすいように手渡す　**根拠** 医師は高齢者の声帯を直視し，目が離せない
⑤気管チューブの先端が声門を通過したら医師の指示によりスタイレットを静かに抜く ⑥挿管したら気管チューブにバッグバルブマスクを接続して換気する	**注意** 気管チューブを一緒に引き抜かないよう注意する
⑦介助者は側管からカフ用シリンジで空気をゆっくり注入し，カフを膨らませる（ⓐ） ⑧カフ圧は 20〜25 cmH$_2$O 程度にカフ圧計で測定，管理する（ⓑ）	▶ 換気する際の空気漏れ（エアリーク）の音が聞こえなくなるまで，またはパイロットバルーンが耳たぶくらいの柔らかさになるまでカフを膨らませる **根拠** カフ圧が高すぎると気道粘膜の血流を阻害し，気道浮腫や潰瘍形成の危険がある
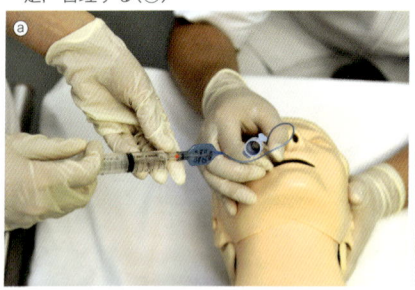 カフを膨らませる	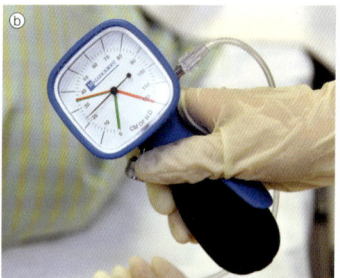 カフ圧は 20〜25 cmH$_2$O
⑨バイトブロックを噛ませる ⑩気管挿管の確認ができるまで，気管チューブが抜けないようバイトブロックとともに把持する	**根拠** 高齢者が気管チューブを噛んで閉塞させないようにする
3 気管挿管を確認する 　以下の方法で間違いなく気管内に挿管できたかを確認する ①吸気時に胃が膨らむ，胃上部でゴボゴボという音が聴診される時は，食道挿管（誤挿管）と判断する ②呼気時に気管チューブが呼気水蒸気で曇る	▶ 食道挿管の場合は，直ちに気管チューブを抜去し，バッグバルブマスクによる人工呼吸を行い，挿管をやり直す　**根拠** 食道挿管では，気管挿管の目的である換気が行われず，気づかずにいると致命的になる

要点	留意点・根拠
③吸気時に胸部が左右均等に上がる	▶ 左右均等に上がらない，片肺しか呼吸音が聴取されない場合は，片肺挿管の可能性がある．気管チューブを少し引き抜いて呼吸音を再度確認する ▶ 気管分岐部において右気管支のほうが鈍角なため，気管チューブを深く入れすぎると右気管支に入りやすくなる
④5点聴診：左右の前胸部，側胸部，胃上部を聴診する 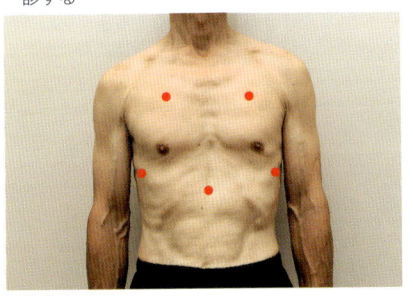 **聴診部位**	▶ 呼吸音の左右差の有無，胃に空気が入る音が聞こえないか確認する
⑤EDD（食道挿管判定器）やCO$_2$チェッカー（呼気二酸化炭素検出器）による確認	▶ 食道挿管の二次確認としてEDDやCO$_2$チェッカーを用いて判定する ▶ EDDは，ボール状のバルブをへこませて気管チューブに取り付ける．気管に入っていればバルブは膨らむが，食道に入っていると，チューブ先端に食道壁が吸いつくため，バルブは膨らまない ▶ CO$_2$チェッカーは，気管チューブとバッグバルブマスクの間に取り付ける．呼気中の二酸化炭素を検出するとインジケーターが紫色から黄色に変色する．食道挿管の場合はチューブから出てくるガスの二酸化炭素濃度が0のため，インジケーターは黄色に変わらない 注意 気管内に正しく挿管されていても呼吸不全により二酸化炭素分圧が低い場合は，インジケーターが反応しないことがある
4 気管チューブを固定する ①気管チューブは門歯の位置で指示された長さであることを確認する	▶ 一般成人の気管チューブの長さは，20〜22 cmである ▶ 気管チューブの太さ，長さ，カフ圧は必ず記録する

要点	留意点・根拠
②気管チューブを指示された位置でバイトブロックと別々に絆創膏で上顎に固定する 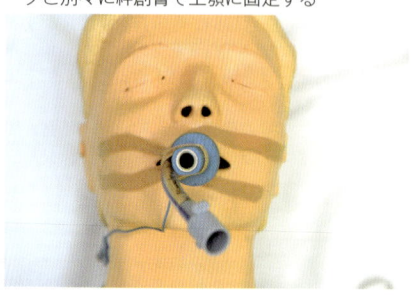	▶ 絆創膏は粘着力のある剝がれにくいものを用い，上顎に固定する　根拠　固定が緩いと思わぬ事故で気管チューブが抜けてしまう危険がある．下顎は動くが上顎は動かないため，固定が安定する ▶ 皮膚が弱い高齢者で絆創膏による皮膚損傷のおそれがある場合は，ハイドロコロイドドレッシング材で皮膚を保護した上から絆創膏固定する 事故防止のポイント　絆創膏による皮膚損傷を起こさないように，皮膚の状態に応じた絆創膏を選択する
③顔面の損傷や熱傷，ヒゲなどで絆創膏固定ができない場合は，チューブホルダーを用いる 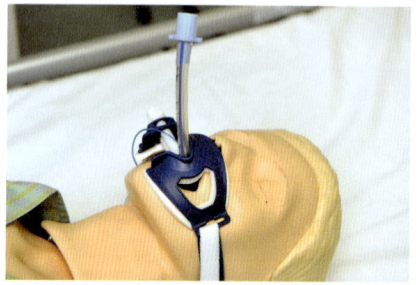 チューブホルダーによる固定	
5 合併症の有無を確認する ①気管チューブの固定後に再度，胸部聴診を行う ②胸部X線写真を撮影し，気管チューブの位置，無気肺の有無などを確認する	

評価

- 陽圧換気時に胸部が左右均等に上がるか．
- 陽圧換気時に上腹部が膨張したり，胃上部でゴボゴボという音が聴診されなかったか．
- 換気時に異常なエアリーク音が聞かれなかったか．
- 気管チューブから人工呼吸管理ができるか．

●文献
1）総務省消防庁：令和5年版救急・救助の現況，2024

索引